Carl Wernicke

Grundriss der Psychiatrie
in
klinischen Vorlesungen

Elibron Classics
www.elibron.com

Elibron Classics series.

ISBN 1-4212-5382-8 (paperback)
ISBN 1-4212-5381-X (hardcover)

This Elibron Classics Replica Edition is an unabridged facsimile of the edition published in 1906 by Georg Thieme, Leipzig.

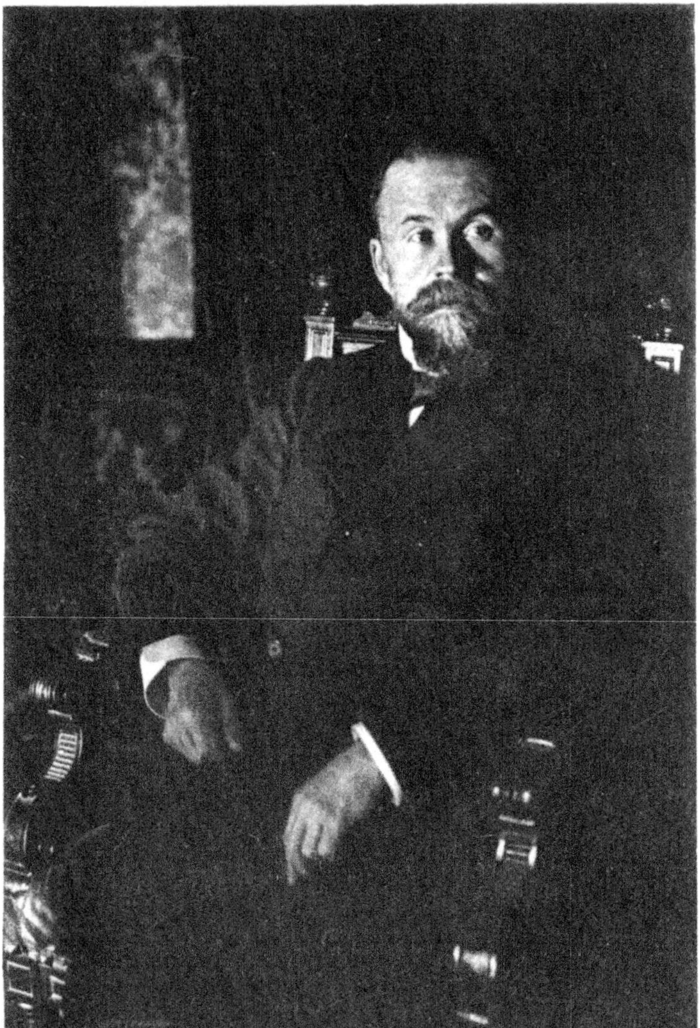

Nach einer Aufn. v Max Glauer in Oppeln

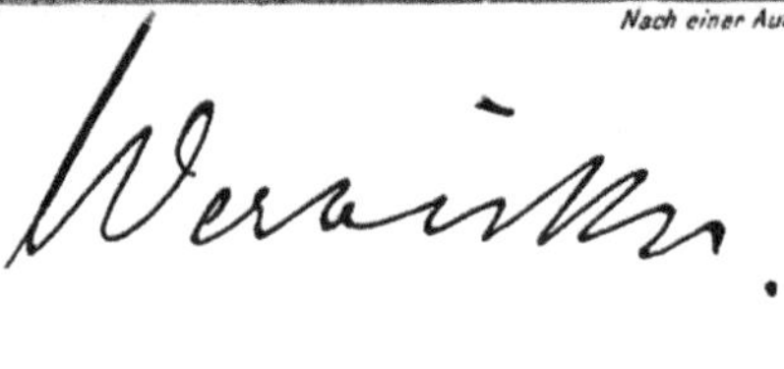

Grundriss der Psychiatrie

in

klinischen Vorlesungen

von

Carl Wernicke

Zweite revidierte Auflage

Mit einem Bildnis des Verfassers

Leipzig
Verlag von Georg Thieme
1906.

Vorwort.

Mitten in der Vorbereitung dieser zweiten Auflage begriffen, wurde Carl Wernicke von jähem Tode ereilt. Die Revision war nur bis zu dem Ende des zweiten Teiles gediehen. Sie beschränkte sich auf eine größere Zahl kleiner Änderungen und Zusätze, welche mit Bleistift neben und unter den Text eingetragen waren, ohne daß Inhalt und Formung irgendwie wesentlich andere Gestalt gewonnen hätten.

Das Revisionsexemplar wurde gemeinschaftlich von Herrn Oberarzt Dr. Knapp, Wernicke's erstem Assistenten in Halle, und mir einer Durchsicht unterzogen und offenbar nicht zur Veröffentlichung bestimmte Privatnotizen wurden ausgesondert.

Im Auftrage der Gattin des Verstorbenen habe ich die Herausgabe besorgt.

Für den dritten unrevidierten Teil ergab sich der unveränderte Abdruck von selbst. Daß Wernicke auch an ihm nichts Wesentliches zu ändern gefunden hatte, daß dieser Teil noch dem Stande seiner letzten Anschauungen entsprach — dafür zeugte eines der wenigen Worte, die der todwunde, um das Schicksals eines Lebenswerkes besorgte Mann auf seinem Sterbelager sprach: „Zweite Auflage wie sie ist".

Einleitende Worte dem Werke vorauszuschicken, erübrigt sich. Es spricht für sich selbst.

H. Liepmann.

Inhaltsverzeichnis.

Psycho-physiologische Einleitung.

Die paranoischen Zustände.

Die akuten Psychosen und die Defektzustände.

Erste Vorlesung.

Geisteskrankheiten sind Gehirnkrankheiten, praktisch aber dennoch von ihnen unterschieden. Projektionssystem und zentrale Projektionsfelder. Assoziationsorgan. Gehirnkrankheiten zu definieren als: Krankheiten des Projektionssystems, Geisteskrankheiten als verbreitete Krankheiten des Assoziationsorganes. Gegensatz von primärer und sekundärer Identifikation im Falle der Sprache.

Meine Herren!

Der Gegenstand, welcher uns hier beschäftigen soll, die Lehre von den Geisteskrankheiten, ist eigentlich ein Teilgebiet der inneren Medizin, das aber durch seine praktische Wichtigkeit und aus anderen Gründen mehr äußerlicher Art von jeher eine besondere Behandlung erfordert und erfahren hat. Leider ist es zugleich dasjenige Gebiet, welches in seiner Entwicklung zurückgeblieben ist und noch jetzt auf einem Standpunkt steht, wie etwa vor einem Jahrhundert die gesamte übrige Medizin. Sie wissen, daß damals eine entwickelte Krankheitslehre in unserem modernen Sinne, d. h. eine solche, welche sich auf die krankhaften Störungen von Einzelorganen bekannter Funktion stützte, noch nicht vorhanden war, und daß man deshalb gewissen Symptomen, welche besonders häufig, wenn auch in den verschiedensten Gruppierungen wiederkehrten, die Bedeutung von Krankheitsgattungen zuschrieb. Mit diesem Standpunkt ging die ärztliche Kenntnis von den Krankheiten nicht weit über dasjenige Wissen hinaus, das wir noch jetzt beim Laienpublikum verbreitet finden, wenn es den Husten, das Herzklopfen, das Fieber, die Gelbsucht, die Bleichsucht und die Abzehrung als eigentliche Krankheiten betrachtet. Genau dies ist der gegenwärtige Standpunkt der Psychiatrie, wenigstens bei der Mehrzahl der Irrenärzte, ihrer Vertreter. Gewisse Symptome von besonderer Prägnanz bilden auch für sie das eigentliche Wesen der Krankheit, so eine deprimierte Gemütslage im weitesten Sinne das Wesen der

Melancholie, die gehobene Stimmung mit einem Überschuß von Bewegungen das der Manie u. dgl. m. Man unterscheidet jetzt eine ganze Anzahl derartiger vermeintlicher Krankheiten. Da aber in der Natur die Kombination der Symptome bei weitem mannigfaltiger und zusammengesetzter ist, so ergibt sich daraus die Notwendigkeit, die künstlichen Rahmen bald weiter, bald enger zu fassen, was von den verschiedenen Beobachtern in sehr verschiedener Weise geschieht; trotz allem Bemühen, die Krankheitsfälle künstlich in eine Form zu bringen, daß sie in den Rahmen hineinpassen, bleibt dann doch noch eine große Zahl von Fällen übrig, welche sich nicht zurechtzwängen lassen und auf keine Weise dem Rahmen anbequemen. Ja, wer unbefangen urteilt und die nötige Erfahrung besitzt, der findet, daß die große Überzahl der Fälle sich der üblichen Betrachtungsweise nicht fügen will. Dabei gebe ich bereitwillig zu, daß auch die Psychiatrie in neuerer Zeit erhebliche Fortschritte aufzuweisen hat. Die Arbeit von Männern wie Griesinger, H. Neumann, Kahlbaum, Meynert, Emminghaus und manchen anderen ist nicht vergeblich geblieben. Aber selbst von diesen hervorragenden Forschern ist noch jeder der Versuchung erlegen, einzelne Symptome mit dem Wesen der Krankheit zu verwechseln, und wie tief der Durchschnittsstandpunkt der Psychiatrie noch heut steht, kann man daran ermessen, daß die herrschende Lehre von der Verrücktheit, deren Verdienst in einer bequemen Nomenklatur aufgeht, sich noch jetzt allgemeiner Anerkennung erfreut und von einem Denker wie Meynert s. Z. als Fortschritt begrüßt werden konnte.

Unter diesen Umständen ist der Lehrer der Psychiatrie darauf angewiesen, über Gebühr, wenn man den Maßstab einer anderen Disziplin anlegen will, bei der Symptomatologie zu verweilen. Seine Aufgabe aber hierbei wird ihm klar vorgezeichnet sein, er wird wie bei den Schwesterdisziplinen der Medizin verfahren und die Symptomatologie aus den bekannten Eigenschaften des Organes herleiten müssen, um dessen Erkrankung es sich handelt, d. h. in unserem Falle aus den Eigenschaften des Gehirns. Nur dieser Weg bietet uns die Aussicht, eine natürliche, d. h. im Wesen der Dinge begründete und zugleich erschöpfende Einteilung und Übersicht der Symptome zu gewinnen.

Die Voraussetzung, daß die Geisteskrankheiten Gehirnkrankheiten sind, wird wohl heute von keinem Fachmanne mehr bestritten.[1]) Gehen wir davon aus, so müssen wir bald hinzufügen,

---

[1]) Nur darüber, inwieweit sie funktioneller Natur oder durch palpable Veränderungen bedingt sind, herrscht eine Meinungsdifferenz.

Krankheiten des Gehirns von besonderer Art und besonderem Sitz; denn mit den sog. organischen Gehirnkrankheiten, die uns ja weit besser bekannt sind, sind sie keinesfalls identisch. Erinnern wir uns der Einteilung der Gehirnkrankheiten in Herderkrankungen und Allgemeinerkrankungen, so ließen sich die Geisteskrankheiten sicher nicht unter die ersteren, wohl aber vielleicht unter die letzteren subsummieren. Bekanntlich sind es wesentlich zwei Allgemeinerkrankungen, welche den organischen Gehirnkrankheiten zugerechnet werden: die Meningitis und die progressive Paralyse. Nichts würde uns hindern, ihnen die Geisteskrankheiten als dritte Kategorie anzureihen. Es entsteht nun aber die Frage, welches sind die fundamentalen Merkmale, wodurch sich diese dritte Kategorie von Allgemeinerkrankungen des Gehirns von den beiden anderen sog. organischen unterscheidet.

Um dieser Frage näher zu treten, müssen wir uns einen Augenblick mit der Symptomatologie der Gehirnkrankheiten überhaupt beschäftigen. Alle Symptome der Gehirnkrankheiten sind, wie Sie wissen, entweder Herdsymptome oder Allgemeinerscheinungen. Die vorbezeichneten beiden Allgemeinerkrankungen des Gehirns, welche zu den organischen Gehirnkrankheiten gehören, sind Beispiele von Gehirnkrankheiten mit überwiegenden Allgemeinerscheinungen im klinischen Bilde. Andererseits sind sie aber geradezu charakterisiert dadurch, daß auch Herdsymptome bei ihnen auftreten, ja man kann wohl sagen, niemals gänzlich vermißt werden; die Geisteskrankheiten dagegen zeigen derartige Herdsymptome nicht. Demnach würden die Geisteskrankheiten Allgemeinerkrankungen des Gehirns darstellen von der besonderen Art, daß sie niemals von Herdsymptomen begleitet sind.

Meine Herren! Die Wichtigkeit, welche nach dieser Begriffsbestimmung die Herdsymptome auch für unsern Gegenstand erlangen, läßt es geraten erscheinen, das Wesen derselben näher ins Auge zu fassen. Durch Meynert haben wir erfahren, daß die willkürliche Muskulatur und die Sinnesorgane mit der Rinde des großen Gehirns durch leitende Bahnen verknüpft sind, welche sich in physiologischer Kontinuität durch das Gehirn, das Rückenmark und das peripherische Nervensystem erstrecken. Die Summe dieser Bahnen, in denen das Gesetz der isolierten Leitung herrscht, nennt er das Projektionssystem und gibt damit der Tatsache der physiologischen Kontinuität im Gegensatz zur anatomischen Kontinuität — einer Tatsache, welche durch neuere Forschungen als durchweg gültig herausgestellt ist — einen klaren und unzweideutigen Ausdruck. Entsprechend der Einteilung des großen

Gehirns in zwei Hemisphären ist auch das Projektionssystem in zwei Hälften gegliedert, bekanntlich mit der Anordnung, daß Motilität und Sensibilität je einer Körperhälfte der entgegengesetzten Großhirnhemisphäre zugeordnet ist.[1]) Der Ausdruck Projektion ist offenbar aus dem Gebiete der Optik entlehnt; wie hier der Gang der Strahlen durch ein Linsensystem genau zu verfolgen ist, so bleibt auch trotz aller Einschaltung von Ganglienelementen in den Bahnen des Projektionssystems die physiologische Kontinuität und die isolierte Leitung überall gewahrt. Die Mehrzahl der Herdsymptome läßt sich ungezwungen auf lokale Unterbrechung oder Reizung der im Projektionssystem enthaltenen Leitungsbahnen zurückführen.

Eine zweite Reihe von Herdsymptomen läßt sich auf die Tatsache zurückführen, daß auch die End- bzw. Ursprungsstätten der im Projektionssystem enthaltenen Bahnen an verschiedenen Stellen der Großhirnrinde lokalisiert sind. Das in jenen herrschende Gesetz der isolierten Leitung erstreckt sich auf diese Weise bis auf ihre Einmündung in bestimmte Rindenbezirke des Großhirns. Solche Endstätten des Projektionssystems — wir wollen sie Projektionsfelder nennen — sind uns beispielsweise bekannt für den Tractus opticus im Hinterhauptslappen, für den Acusticus im Schläfelappen, für Motilität und Sensibilität des Beines, Armes, Faciolingualgebietes in dem sog. oberen, mittleren und unteren Drittel der beiden Zentralwindungen, für die motorische Sprachbahn in der Brocaschen Windung. Damit ist natürlich nicht gesagt, daß für die Art und Weise der Projektion innerhalb dieser Gebiete etwa dieselbe Anordnung maßgebend ist, welche sich in den Fasern eines peripherischen Nerven vorfindet. Wir wissen im Gegenteil, daß in den Projektionsfeldern der Rinde die Zusammenfassung von in der Peripherie oft weit auseinander liegenden Nervengebieten zu gemeinschaftlicher Funktion stattfindet, und führen als bekanntestes Beispiel hierfür das Projektionsfeld der Sprache in der Brocaschen Windung an. Wie wir später sehen werden, muß das Prinzip der Funktion deshalb das maßgebende für die Art und Weise ihrer Projektion in der Hirnrinde sein, weil nur das funktionierende Nervensystem Beziehungen zu der Hirnrinde gewinnt. Damit hängt eine zweite Eigenschaft der Projektionsfelder zusammen: die Projektionsfelder der Rinde sind zugleich die Stätten, wo die Erinnerungsbilder der verschiedenartigen funktionellen Leistungen des Nervensystems ihren Sitz haben. Die Lokalisation der Erinnerungsbilder folgt also dem gleichen Prinzip, so daß der

---

[1]) Wenigstens trifft das im großen und ganzen zu.

Hinterhauptslappen zugleich die Stätte der optischen, der Schläfelappen die der akustischen Erinnerungsbilder bildet, das sog. mittlere Drittel der Zentralwindungen — die Armregion — zugleich die Erinnerungsbilder der mit der Hand erworbenen Tasteindrücke enthält. Auch der Ausfall derartig bestimmter Kategorien von Erinnerungsbildern gehört zu den Herdsymptomen der Gehirnkrankheiten.

Demnach zeigen sich die Herdsymptome durchweg dadurch charakterisiert, daß sie die gestörte Funktion des Projektionssystems, sei es in seinen Bahnen, sei es in den Projektionsfeldern der Rinde, zur Darstellung bringen. Sind also die Herdsymptome des Gehirns sämtlich auf Funktionsstörungen des Projektionssystems und seiner Endstätten in den verschiedenen Projektionsfeldern der Großhirnrinde zurückzuführen, so sind die Geisteskrankheiten vor den beiden anderen sog. organischen Allgemeinerkrankungen des Gehirns dadurch ausgezeichnet, daß das Projektionssystem und die Projektionsfelder dabei nicht in Mitleidenschaft gezogen werden.

Meine Herren! Über die Ausdehnung der Projektionsfelder in der Großhirnrinde und ihre genauere Lokalität sind wir bis jetzt nur zum Teil unterrichtet. Es könnte aber leicht sein, daß der Fortschritt unserer Kenntnisse in dieser Beziehung zu dem Ergebnis führt, daß die gesamte Rinde des großen Gehirns von derartigen Projektionsfeldern eingenommen wird. Werden wir dann nicht bei unserem Suchen nach einer Lokalität, die den Ort der Erkrankung darstellt, aus dem Gehirn hinaus und ins Transzendentale verwiesen? Nun, dies ist durchaus nicht der Fall, es steht uns vielmehr jenseits der Projektionsfelder noch ein anatomisches Substrat von mächtigem Umfange zur Verfügung, das wir mit gutem Recht als Sitz der Geisteskrankheiten in Anspruch nehmen dürfen, nämlich das System der zur Verbindung der Projektionsfelder untereinander dienenden Assoziationsfasern. Trifft dies zu, so bilden die Geisteskrankheiten die besonderen Krankheiten dieses Assoziationsorganes.

Zerstörung derartiger Assoziationsbahnen anzunehmen sind wir auch schon bei gewissen Herderkrankungen des Gehirns genötigt; sie bilden in der Tat den natürlichen Übergang zu den Geisteskrankheiten. Ein Fall der Art liegt in gewissen seltenen Beispielen sog. transkortikaler Aphasie vor.

Meine Herren! Von alters her hat man gerade an die Aphasie die Hoffnung geknüpft, daß sie den Ausgangspunkt bilden werde, von dem aus ein Verständnis der Geisteskrankheiten sich anbahnen könnte. Daß wir in dieser Hoffnung nicht getäuscht worden sind, daß es vielmehr wirklich Fälle von Aphasie gibt, welche im innigsten Zusammenhange mit bekannten Geisteskrankheiten stehen, möge Ihnen der Kranke beweisen, dessen Demonstration uns jetzt beschäftigen soll.

Sie sehen einen Kranken vor sich,[1]) der die Spuren einer schweren Geisteskrankheit, die er in den Jahren 1885—89 überstanden hat, noch jetzt von weitem kenntlich an sich trägt. Er steht und geht in einer bestimmten fixierten Haltung, was ihn aber nicht hindert, als Kunsttischler zu arbeiten und sich und die Seinen redlich zu ernähren. Alle Fragen, die wir an ihn richten, bleiben unbeantwortet oder nur durch Gesten beantwortet. In der Tat ist er vollkommen stumm und seit fünf Jahren nicht imstande gewesen, einen Laut herauszubringen. Dabei versteht er zunächst alles, was ich zu ihm rede, wie Sie aus seinen Gesten und der Ausführung von ihm erteilten Aufträgen deutlich ersehen können. Richte ich jedoch bestimmte andere Fragen oder Aufforderungen an ihn, so gibt er deutlich zu erkennen, daß er sie nicht versteht. Er verfügt somit nicht unbedingt, sondern nur in einem gewissen — übrigens immer gleichen — Umfang über das Verständnis der Sprache, während er die motorische Fähigkeit der Sprache vollständig verloren hat.

Dieser Zustand der kompletten motorischen und partiellen sensorischen Aphasie hat sich aus einer bestimmten Geisteskrankheit, die ich vorläufig Motilitätspsychose nennen will, heraus entwickelt und ist dann als dauernder Defekt zurückgeblieben. Im Verlauf dieser Krankheit waren ihm zeitweilig Mutazismus und Verbigeration vorangegangen, zwei psychotische Symptome, die sich ebenfalls auf dem Gebiete der Sprache bewegen.[2])

Suchen wir nun zu einem genaueren Verständnis dieses Zusammenhanges zu gelangen, so müssen wir die verschiedenen Formen der Aphasie, welche durch klinische Beobachtung festgestellt sind, ins Auge fassen. Folgen Sie mir zu diesem Zweck einen Augenblick auf das Nachbargebiet der sog. organischen Gehirnkrankheiten.

Es sind uns zwei Projektionsfelder der Sprache bekannt, ein motorisches und ein sensorisches. Das motorische (m) ist die Ursprungsstätte der motorischen Sprachbahn (m b), eines Teils des Projektionssystems, welcher zu den bei der Sprache beteiligten Nervenkernen des verlängerten Markes führt. Zugleich ist es der

[1]) Vgl. Verhandlungen des Kongresses für innere Medizin. Wiesbaden 1890. S. 273, und Heilbronner, Aphasie und Geisteskrankheit, Psychiatrische Abhandlungen. Breslau 1896, Heft 1.

[2]) Mutazismus nennen wir die zeitweilige Stummheit der Geisteskranken, Verbigeration das eintönige meist rhythmische Wiederholen eines oder einiger weniger Wörter.

Sitz von Erinnerungsbildern der beim Sprechakt stattfindenden Bewegungen oder der Sprachbewegungsvorstellungen. Das sensorische Sprachfeld (s) enthält die zentrale Endigung der sensorischen Sprachbahn (a s) und somit des Gehörnerven, es ist aber zugleich der Sitz der Erinnerungsbilder der Sprachklänge oder, wie sie seit Helmholtz genannt werden, der Klangbilder der Worte. Das klinische Bild der motorischen oder sensorischen Aphasie resultiert, je nachdem dieses motorische oder das sensorische Projektionsfeld zerstört ist.

Sehen wir nun aber von unserem Kranken ab, welcher in der Tat ein Unikum ist, so sind im allgemeinen die Geisteskranken nicht aphasisch. In der Norm ist bei den Geisteskranken die sensorische Sprachbahn und das sensorische Sprachfeld intakt, sie können alles verstehen, was man zu ihnen spricht. Sie sind auch im vollen Besitze ihrer motorischen Sprachfähigkeit, soweit sie von der Integrität der motorischen Sprachbahn und des motorischen Projektionsfeldes abhängt. Trotzdem begegnen wir der auffallenden Erscheinung, daß die Antwort der Geisteskranken oft unsinnig ist, und nur entfernten oder gar keinen Bezug auf die gestellte Frage zu haben scheint. Wie ist diese Erscheinung zu erklären, da wir doch an der Voraussetzung festhalten müssen, daß die sinngemäße richtige Antwort der gesetzmäßige Ausdruck der normalen Gehirnfunktion ist? Hier gibt es nur die eine Erklärung, daß die Funktion jener Nervenbahnen gestört sein muß, welche zwischen jenen beiden Projektionsfeldern eingeschaltet sind. Die Geisteskrankheit erscheint uns so als Krankheit des Assoziationsorganes. Ich erinnere Sie aber daran, daß in dem geläufigen Aphasieschema von solchen Assoziationsbahnen schon Gebrauch gemacht wird, indem die sensorische Sprachbahn a s und ebenso die motorische m b über die Rindenstellen (Projektionsfelder) s und m hinaus fortgesetzt gedacht werden zu einem supponierten Begriffszentrum B. Die transkortikalen Bahnen s B und B m sind nichts anderes als Assoziationsbahnen, und in ihrem Gebiet muß die Funktionsstörung ihren Sitz haben, welche sich in der unzutreffenden Antwort des Geisteskranken zu erkennen gibt. Jede Geisteskrankheit aber, soweit sie in verkehrten sprachlichen Äußerungen der Kranken zutage tritt, ist für uns ein Beispiel von transkortikaler Aphasie. Der merkwürdige Fall von Aphasie infolge einer Geisteskrankheit, von dem ich ausgegangen bin, legt die Annahme nahe, daß unter Umständen sämtliche Bahnen B m und ein großer Teil der Bahnen s B im Verlauf der Krankheit unterbrochen werden können. Dann wird eine wirkliche Aphasie der gleichen Art wie bei unserem Kranken resultieren können.

Die Aufstellung eines Begriffszentrums B im Aphasieschema

ist vielfach mißverstanden worden. Daß sie aber nicht zu umgehen und weshalb sie erforderlich war, ergibt sich aus folgender Überlegung. Die sensorische Aphasie, durch Zerstörung des Projektionsfeldes s — kortikale sensorische Aphasie, wie ich sie genannt habe, — ist dadurch charakterisiert, daß dem Kranken die Erinnerungsbilder der Sprachklänge abhanden gekommen sind, und infolgedessen die gehörten Worte nicht wieder erkannt werden. Zum Verständnis der Sprache ist aber offenbar mehr erforderlich als das Wiedererkennen des Wortklanges: es muß damit auch der entsprechende Sinn verbunden werden. Statuieren wir den Gegensatz von Wort und Begriff, so können wir uns den Vorgang nur so denken, daß irgendwelche Bahnen über das Rindenzentrum s hinaus zu anderen Rindenregionen führen, welche den zugehörigen Begriff repräsentieren. In Wahrheit ist dieses supponierte Begriffszentrum auf weit voneinander entlegene Rindenstellen verteilt. Es ergibt sich aber daraus die Notwendigkeit, hinsichtlich des Sprachverständnisses zwei ganz verschiedene Vorgänge zu unterscheiden. Der eine, das Wiedererkennen der Wortklangbilder, beruht auf der erhaltenen Funktion des Projektionsfeldes s, wir wollen ihn als primäre Identifikation bezeichnen. Der andere Vorgang, das Anklingen des mit dem Worte verknüpften Begriffes, beruht auf der Funktion von Assoziationsbahnen und jenes supponierten Begriffszentrums. Wir bezeichnen ihn als sekundäre Identifikation. Vergleichen wir den ganzen Vorgang mit einer Depeschenbeförderung, wie es auch von anderer Seite schon geschehen ist, so ist s zwar die Station, in welcher das Telegramm anlangt, der eigentliche Empfänger aber wird durch B vorgestellt. Ganz ähnlich gestaltet sich das Verhältnis von B zu dem motorischen Projektionsfelde der Sprache in m: auch hier ist B der eigentliche Absender, m aber die Telegraphenstation, in welcher die Depesche zur Beförderung aufgegeben wird. Mit anderen Worten: zuerst taucht der Sinn, der Begriff des Wortes auf, und es bedarf einer Fortleitung auf anatomischen Bahnen bis zu dem motorischen Projektionsfelde der Sprache m, damit das Wort gesprochen wird.

Bezeichnen wir auch hier die gegenseitigen Beziehungen von B zu m als sekundäre Identifikation, wozu wir aus Gründen der Analogie berechtigt sind, so ergibt sich als Resultat unserer Betrachtung der Satz: Die uns befremdenden sprachlichen Äußerungen der Geisteskranken sind Zeichen gestörter sekundärer Identifikation.

Eine ganz exzeptionelle Stellung unter den Geisteskrankheiten muß der progressiven Paralyse zugewiesen werden; diese kann, wie es auch hier geschehen ist, ebensowohl den organischen

Gehirnkrankheiten zugerechnet werden. Dabei ist sie aber unzweifelhaft auch eine Geisteskrankheit. In den überwiegend häufigen Fällen, wo sie markante Herdsymptome macht, sind tatsächlich auch Herde nachweisbar, in denen der sonst diffuse Krankheitsprozeß auf das Projektionssystem und die Projektionsfelder übergreift. Ausnahmsweise aber gibt es Fälle von progressiver Paralyse, wo solche Herdsymptome nur eben angedeutet sind, für diese gilt dann der überwiegend transkortikale Charakter der Erkrankung.

Meine Herren! Die Vergleichung der Aphasie mit den sprachlichen Symptomen der Geisteskranken hat uns darüber belehrt, daß eine Störung der sekundären Identifikation den gemeinschaftlichen Grundzug der Geisteskrankheiten und gewisser Fälle von Aphasie bilden kann. Die Übereinstimmung beider Krankheiten erklärt sich durch den gleichen Sitz in transkortikalen oder Assoziationsbahnen. Ihre Verschiedenheit werden wir darin erblicken, daß die Geisteskrankheit diese Bahnen vereinzelt mit individueller Auswahl befällt, die Herdkrankheit dagegen kompakte Massen davon vernichtet. Ausnahmsweise wird die Summation individuell erkrankter Bahnen denselben Effekt wie die Herderkrankung bewirken und dann eine transkortikale Aphasie aus einer Geisteskrankheit hervorgehen können. Daß ein solcher Fall auch wirklich vorkommt, beweist der vorgestellte Kranke.

Damit postulieren wir außer dem besonderen Sitz auch eine besondere Art der Erkrankung; diese ist dadurch gekennzeichnet, daß sie ähnlich der degenerativen Neuritis gewissermaßen die Individuen unter den assoziativen Elementen differenziert, und zwar, wie wir nach der Analogie der degenerativen Neuritis vorläufig vermuten, nach der Norm der verschiedenen Funktion.

Zweite Vorlesung.

Begriffszentrum im Sprachschema durch beliebig lokalisierte Vorstellungen zu ersetzen. Ausgangsvorstellung und Zielvorstellung im Sprachschema. Verallgemeinerung des Sprachschemas. Arten der Bewegungen: Ausdrucks-, Reaktiv-, Initiativbewegungen. Die Störungen der sekundären Identifikation sind psychosensorisch, psychomotorisch oder intrapsychisch bedingt.

Meine Herren!

Unsere bisherige Betrachtung hat Ihnen den Gegensatz nachgewiesen, welcher zwischen Gehirnkranken und Geisteskranken besteht, sobald wir nur das Gebiet der Sprache ins Auge fassen. In der Tat bildet die Pathologie der Sprache eines der bestbekannten Kapitel aus dem Gebiete der Gehirnkrankheiten. Die sprachlichen Äußerungen der Geisteskranken hinwiederum umfassen einen so großen Teil der Symptomatologie der Geisteskranken, daß daraus allein schon die Berechtigung hergeleitet werden kann, die Geisteskranken vorläufig unter diesem einseitigen Gesichtspunkt zu betrachten. Ich hoffe, daß Ihnen dadurch, daß wir an den vereinfachten Bedingungen unseres Beispiels festhalten, auch für die folgende eingehendere Erörterung das Verständnis erleichtert werden wird.

Wir haben uns noch weiter mit der (willkürlichen) Fiktion eines Begriffszentrums B zu beschäftigen. Die Entwickelung, welche unsere klinischen Kenntnisse von der Aphasie genommen haben, zeigt auf das augenscheinlichste, daß diese vorläufige Aufstellung zunächst für die Erweiterung unserer Kenntnisse unentbehrlich war. Sie auf ihren wahren Wert zurückzuführen, habe ich oben nur andeutungsweise versuchen können. Es sei mir gestattet, diese Andeutung etwas weiter auszuführen.

Wie ich schon oben bei Besprechung der zentralen Projektionsfelder gesagt habe, können wir es als eine gesicherte Tatsache betrachten, daß Erinnerungsbilder und Vorstellungen[1]) lokalisiert, d. h. je nach ihrem Inhalt an verschiedene anatomische Örtlichkeiten der Großhirnrinde gebunden sind. Von dieser Lokalisation konnte bei dem Aphasieschema abgesehen werden, und man konnte sich mit einigem Rechte auf den Standpunkt stellen, daß der Empfänger und Absender jener Depeschen in dem fingierten Begriffszentrum B identisch wäre mit der gesamten übrigen Hirnrinde und, wie wir wieder hinzusetzen müssen, dem dazu gehörigen Assoziationssystem, so daß dadurch die beiden Projektionsfelder s und m in einen künstlichen Gegensatz zu der Summe aller übrigen Projektionsfelder gebracht wurden. Auf dieser gegensätzlichen Stellung beruhte dann auch die Unterscheidung der Bezeichnungen kortikal, welche sich nur auf die beiden Projektionsfelder s und m bezog, und subkortikal oder transkortikal, je nachdem es sich um Bahnen handelte, welche diesseits oder jenseits dieser bestimmten Projektionsfelder lagen. Durch diese Anschauung war zugleich implicite die anatomische Vorstellung gegeben, daß die Summe der transkortikalen Bahnen s B und m B nur in nächster Nähe der beiden Projektionsfelder s und m einen zusammengefaßten, der Zerstörung durch Herdkrankheiten zugänglichen Strang bilden konnten, während sie von da ab strahlenförmig nach den verschiedensten Gegenden der Hirnrinde auseinanderfahrend gedacht werden mußten. Das klinische Bild der transkortikalen motorischen und sensorischen Aphasie schien dem nur selten möglichen glücklichen Zufall verdankt werden zu müssen, daß Krankheitsherde genau den postulierten Sitz einnehmen. Daß diese seltenen Fälle zunächst den Herdkrankheiten des Gehirns zugerechnet wurden, wird man durchaus begreiflich finden. Andererseits bewies die Beobachtung eines Kranken, den ich Ihnen vorgestellt habe, daß derartige Krankheitsbilder im Verlauf einer typischen Geisteskrankheit entstehen können und somit einen natürlichen Übergang zu den Geisteskrankheiten bilden.

Für unsere Zwecke ist es erforderlich, von solchen seltenen Vorkommnissen zunächst zu abstrahieren. Bleiben wir aber bei dem einmal gewählten Beispiel und halten uns nur an das Prinzip der lokalisierten Vorstellungen, so zerlegen wir zweckmäßig das Zentrum B in zwei durch eine Assoziationsbahn verknüpfte lokalisierte Vorstellungen, die wir mit A und Z bezeichnen wollen. A, die Ausgangsvorstellung, sei durch eine Assoziationsbahn s A mit dem sensorischen Sprachfelde verknüpft. Z, die Zielvorstellung, sei durch eine ebensolche Bahn Z m mit dem moto-

[1]) Über den verschiedenen Gebrauch dieser beiden Bezeichnungen s. später.

rischen Projektionsfelde der Sprache verknüpft. AZ sei die Assoziationsbahn zwischen A und Z. Das so veränderte Schema entspricht etwa dem Vorgange, daß dem Kranken eine Rechenaufgabe gestellt wird. Das Verständnis derselben erfolgt in der Ausgangsvorstellung A, die Lösung entspricht der Zielvorstellung Z, und erst wenn diese ausgesprochen wird, geschieht die Innervation von m. Zwischen Aufgabe und Lösung können komplizierte Gedankengänge ablaufen, woraus ersichtlich wird, daß die Assoziationsbahn AZ selbst mehrfach gegliedert gedacht werden kann. Es bedarf keines besonderen Hinweises darauf, daß normalerweise der ganze Vorgang gesetzmäßig abläuft, gewissermaßen in präformierten Bahnen, so daß das Ergebnis vorausgesehen werden kann. Wir können vorläufig annehmen, daß es sich ganz ebenso mit der Beantwortung jeder beliebigen Frage verhält; das Verständnis der Frage wird dann durch A repräsentiert, der Sinn der Antwort durch Z, und die dazwischen geschaltete Bahn AZ versinnlicht den Fall, daß die Antwort aus einer mehr oder weniger einfachen Überlegung hervorgeht. Wenn wir nicht gerade die Absicht voraussetzen, irrezuführen, so werden wir anerkennen müssen, daß auch in diesem Falle beim normalen Menschen die Antworten in einem ganz bestimmten Sinn ausfallen werden, den man je nachdem mit annähernder Genauigkeit schon vorher wissen kann. Die Gesetzmäßigkeit, die sich hierbei beobachten läßt, beruht, wie wir später sehen werden, auf dem Prinzip der ausgeschliffenen Bahnen.

Das bisher festgehaltene Beispiel läßt eine Erweiterung zu, wodurch es die Grundlage der gesamten Symptomatologie der Geisteskrankheiten werden kann. Wir haben nur nötig, an die Stelle der Projektionsfelder der Sprache beliebige andere Projektionsfelder einzutragen. An die Stelle der sprachlichen Äußerung tritt dann jede beliebige Bewegungsäußerung, und m repräsentiert das betreffende Projektionsfeld, je nachdem die Bewegung im Arm- oder Beingebiete, dem Rumpfgebiete usf. stattfindet. Bekanntlich sind die zentralen Projektionsfelder dieser Bewegungsäußerungen in der sog. motorischen Zone der Großhirnrinde enthalten. An die Stelle des sensorischen Sprachfeldes tritt das Projektionsfeld jeder beliebigen Sinnesempfindung. In der Tat geht es beispielsweise beim Sehen nicht anders zu als beim Verstehen der gesprochenen Sprachklänge. Auch dabei geschieht die primäre Identifikation im zentralen Projektionsfelde des Optikus, zum Verständnis des Gesehenen aber ist die Fortleitung nach anderen Projektionsfeldern, die sekundäre Identifikation erforderlich. Ohne diesen zweiten Vorgang geht der Gesichtseindruck für den Empfänger ebenso verloren und bleibt unverstanden, wie im Falle der transkortikalen sensorischen Aphasie der Gehörseindruck. Und dasselbe gilt, wie eine leichte Überlegung zeigt, für alle Sinneseindrücke.

Daß diese Verallgemeinerung unseres Schemas gestattet, ja sogar geboten ist, lehrt schon ein näheres Eingehen auf unser ursprüngliches Beispiel. Die Antwort, welche ich von dem Kranken erwarte, braucht keine gesprochene zu sein; sie kann mir schriftlich oder durch stummes Mienenspiel und Gesten mitgeteilt werden oder in der Ausführung eines beliebig gewählten Auftrages bestehen. Je nach dem zur Ausführung dienenden Muskelgebiete wird das Projektionsfeld m eine verschiedene Bedeutung haben und verschiedenen Rindenstellen entsprechen. Andererseits kann meine Frage, bzw. mein Auftrag ohne ein gesprochenes Wort erfolgen, sei es schriftlich oder durch Mienenspiel, ausdrucksvolle Handbewegungen u. dgl. mehr.

Vorhin sprach ich davon, daß unser Schema mit den daran vorgenommenen Modifikationen dazu dienen kann, die gesamte Symptomatologie der Geisteskranken abzuleiten. Genauer müßte ich mich ausdrücken: die Symptomatologie der Geisteskranken, soweit sie in den Bewegungsäußerungen der Kranken besteht. Diese Einschränkung ist aber nur dann notwendig, wenn wir, wie es allerdings dem Sprachgebrauch und der Anschauungsweise des Laien entspricht, die sprachlichen Äußerungen, das Mienenspiel, die Haltung und alle derartigen in das Gebiet des Ausdruckes fallenden Äußerungen der Kranken von den Bewegungen ausnehmen. In letzter Linie sind es aber doch auch in diesem Falle Bewegungen, welche wir dazu verwerten, die inneren Vorgänge eines Geisteskranken zu beurteilen, und für die wissenschaftliche Betrachtung wäre es geradezu ein Fehler, diesen Umstand zu vernachlässigen. Und je mehr Sie Geisteskranke wirklich sehen und ihre Symptome kennen lernen werden, desto mehr werden Sie sich überzeugen, daß schließlich nichts anderes zu finden und zu beobachten ist als Bewegungen, und daß die gesamte Pathologie der Geisteskranken in nichts anderem besteht, als den Besonderheiten ihres motorischen Verhaltens; denn selbstverständlich kann im gegebenen Falle ein Ausfall an Bewegungen ebenso charakteristisch sein wie eine stattgehabte Bewegung.

Wir schließen eben nur aus Bewegungen auf Vorgänge, die im Bewußtsein (im Organ des Bewußtseins) eines anderen vor sich gehen. Sind diese Bewegungen Sprachbewegungen, so tritt uns nur dieselbe Tatsache viel greifbarer und augenfälliger entgegen wie bei allen anderen Bewegungen. Die Symptomatologie der Geisteskranken hat also zum Gegenstand die Bewegungen, soweit sie als Funktion des Bewußtseinsorganes, mit anderen Worten des Assoziationsorganes erscheinen. Hier treffen wir auf die einzige Einschränkung, welche die Allgemeinheit des oben ausgesprochenen Satzes beeinträchtigt. Es gibt natürlich Bewegungen, die vom Bewußtsein unabhängig sind, so die Bewegungen des vegetativen Lebens, des Herzens, der Atmung, der Gefäßwandungen, der Eingeweide; eben dahin gehören die meisten Reflexbewegungen. Wie wir später sehen werden, können auch diese Bewegungen bei den Geisteskranken in Mitleidenschaft gezogen werden, aber doch bilden sie nicht das eigentliche Objekt der Beobachtung. Wir werden ferner finden, daß in seltenen Fällen das Verhalten der Körpertemperatur und in fast allen Fällen das Verhalten der Ernährung, wie es sich im Körpergewicht ausdrückt, von großer symptomatischer Bedeutung ist. Damit sind aber auch die Ausnahmen erschöpft, und wir werden sehen, daß sie sämtlich als sekundäre Folgezustände zu betrachten sind und ihrerseits eine gesetzmäßige Abhängigkeit von den Bewegungsäußerungen der Kranken aufweisen.

Wir sind also berechtigt, von den aufgezählten Ausnahmen vorläufig zu abstrahieren, und haben nun die Aufgabe, die Bewegungen als Funktionen des Bewußtseinsorganes näher ins Auge zu fassen. Dazu bedarf es einer Einteilung nach praktischen Gesichtspunkten. Wir unterscheiden zweckmäßig Ausdrucksbewegungen, Reaktivbewegungen und Initiativbewegungen. Wie wir sehen werden, hat diese Einteilung zwar den Vorteil, daß sie die Summe aller überhaupt möglichen Bewegungsäußerungen umfaßt, und deshalb ist sie der Einteilung Meynerts,[1]) so weittragend und fruchtbar sich diese nach anderen Richtungen hin erweist, in Abwehrbewegungen und Angriffsbewegungen vorzuziehen, sie ist aber insofern mangelhaft und verbesserungsbedürftig, als eine scharfe Abgrenzung zwischen den drei verschiedenen Arten von Bewegungen vielfach nicht möglich ist. Es liegt in der Natur der Sache, daß gewisse Bewegungsäußerungen des einen Gebietes zugleich in ein anderes Gebiet fallen, daß man auch, je nach dem vorgefaßten Standpunkt des Beobachters, darüber streiten kann, in welches Gebiet eine bestimmte Bewegungsäußerung einzureihen ist. Trotzdem halten wir vorläufig an der Einteilung fest, weil sie sich in der Klinik der Geisteskrankheiten bewährt hat.

Unter Ausdrucksbewegungen verstehen wir vor allem alle die-

---

[1]) Siehe besonders seine Sammlung populär-wissenschaftlicher Abhandlungen.

jenigen Bewegungen, durch welche sich die Affekte und Gemütszustände des Menschen zu erkennen geben. Die Sprachbewegungen dienen zwar zum großen Teil diesem Zwecke, aber doch nicht ausschließlich, und soweit sie ihnen dienen, sind es Sprachbewegungen im allerweitesten Sinne, so daß sie z. B. die Klagelaute und das Stöhnen des Schmerzes mit in sich begreifen. Worte, die ganz speziell diesem Zwecke dienen, sind bekanntlich die meisten Interjektionen. Das Lachen und Weinen sind spezifische Ausdrucksbewegungen, ebenso das gesamte Mienenspiel. Aber auch der Ausdruck des Gesichtes, wenn es nicht in Bewegung ist, geht aus bestimmten Muskelaktionen hervor und ebenso die Haltung des ganzen Körpers, welche ebenso sprechend wie Worte oder das Mienenspiel den Gemütszustand und die Gemütsbewegungen eines Menschen verraten kann. Die Bewegungen des ganzen Körpers, welche zum Ausdruck der Freude, der Heiterkeit, des Übermutes, der Selbstgefälligkeit, der Verachtung, des Zornes, der Angst, der Trauer, des Kummers, der Verzweiflung, der Hoffnung, des Hasses und der Liebe dienen, sind bekannt und sprechend genug, so daß es ein überflüssiges Bemühen wäre, sie hier schildern zu wollen. Normalerweise ist der wache Mensch immer von einem Ausdruck belebt, wir werden deshalb als wichtige klinische Erscheinung die Ausdruckslosigkeit kennen lernen.

Die Reaktivbewegungen sind diejenigen Bewegungsäußerungen, welche auf gegenwärtige äußere Reize erfolgen. Die Antworten eines Menschen auf Fragen sind immer, abgesehen von ihrem Inhalt, auch unter dem Gesichtspunkt der Reaktivbewegungen zu betrachten. Auch eine Antwort, die nicht in Worten, sondern in einer anderen Ausdrucksbewegung besteht, wenn beispielsweise der Gefragte mit vielsagender Miene den Finger auf den Mund legt, fällt unter den Begriff der Reaktivbewegungen. Das Ausbleiben einer Antwort kann vielfach als bedeutungsvolles Symptom verwertet werden. Als Reaktivbewegungen, welche in der Klinik der Geisteskrankheiten von hervorragender Bedeutung sind, kommen besonders in Betracht das Verhalten der Kranken bei der körperlichen Untersuchung, bei den kleinen Diensten des Wartepersonals, auf Aufforderungen jeder Art, auf Annäherung und Zuspruch des Arztes, auf die ganze veränderte Situation in den Räumen einer Anstalt. Auch diejenigen Bewegungsäußerungen, welche zur Befriedigung der körperlichen Bedürfnisse erforderlich sind, obwohl sie auf innere Reize zurückzuführen sind, werden den Reaktivbewegungen zugerechnet werden müssen. Es mag indessen ebenso berechtigt sein, die letztgenannte Kategorie von Bewegungsäußerungen den

Initiativbewegungen anzureihen, während wieder manche der vorhergenannten Bewegungen zu gleicher Zeit in das Gebiet der Ausdrucksbewegungen fallen. Jedenfalls ist auch hier wieder hervorzuheben, daß bei den Geisteskranken der Ausfall der Reaktivbewegungen vielfach ebenso charakteristisch und als Symptom verwertbar ist, wie die krankhafte Modifikation derselben.

Unter Initiativbewegungen verstehen wir alle diejenigen Bewegungsäußerungen, welche aus eigenem Antriebe und nicht hervorgerufen durch einen gegenwärtigen äußeren Reiz erfolgen. Diese negative Begriffsbestimmung schließt einen Teil der Ausdrucksbewegungen in sich ein, während ein anderer Teil derselben den Reaktivbewegungen zugehört. Wir werden also die Ausdrucksbewegungen immer auch danach zu beurteilen haben, ob sie etwa den Initiativbewegungen oder den Reaktivbewegungen zugehören. Man könnte in Frage stellen, ob es eigentliche Initiativbewegungen, d. h. solche, welche ohne jede äußere Anregung erfolgen, überhaupt gibt; denn meist läßt sich irgendeine äußere Veranlassung auch für die scheinbar spontanste Handlung nachweisen. Da solche Anlässe aber oft nur die Bedeutung von Gelegenheitsursachen haben und gegen die überwiegenden inneren Motive in ihrer Wichtigkeit weit zurücktreten, so ist die Aufstellung von Initiativbewegungen doch gerechtfertigt. Im allgemeinen pflegen die Initiativbewegungen aus ganzen Reihen einzelner Bewegungsvorgänge zu bestehen und dann als Handlungen bezeichnet zu werden. Das ganze Verhalten, das Benehmen, das Tun und Lassen eines in bestimmter Situation befindlichen Individuums, überhaupt alle seine Bewegungsäußerungen, soweit sie nicht Ausdrucks- und Reaktivbewegungen sind, gehören zu den Initiativbewegungen.

Die Nervenerregung, welche sich auf der Bahn sAZm abspielt, kann mit einem Reflexvorgang verglichen und diese Bahn als „psychischer Reflexbogen" bezeichnet werden. Die von m aus innervierte Bewegung erscheint dann als Resultat, als die für uns wahrnehmbare Folgeerscheinung dieses Erregungsvorganges. Die klinische Methode der Psychiatrie besteht darin, das Endergebnis zu studieren, um auf den Vorgang, aus dem es resultiert, zurückzuschließen.

Wie Sie sogleich bemerken werden, ist es eigentlich nur die Reaktivbewegung, welche sich in der geschilderten Weise dem Reflexvorgang vergleichen läßt. Die Reaktivbewegung mag nun wie in dem Ausgangsbeispiele in einem gesprochenen Wort oder in einer beliebigen anderen Bewegung bestehen, immer läßt sie sich vollständig ungezwungen als Folgeerscheinung eines äußeren

Reizes, einer selbst wieder auf Bewegungsvorgängen beruhenden äußeren Anregung betrachten. Wie steht es dagegen mit den andern Arten der Bewegung, den Expressivbewegungen und den Initiativbewegungen? Offenbar lassen auch diese die gleiche Betrachtungsweise zu; denn ganz abgesehen davon, daß es schon bei den Initiativbewegungen fraglich erschien, ob sie ganz ohne äußeren Anlaß erfolgen, werden wir berechtigt sein, an Stelle des äußeren Reizes auch die Erinnerungsbilder abgelaufener Reize zu setzen und in jedem Falle, wo der gegenwärtige äußere Reiz fehlt, derartige Erinnerungsbilder als Anfangsglied der in dem psychischen Reflexbogen ablaufenden Bewegung zu betrachten. Wir können sogar so weit gehen, die stattfindende Bewegung selbst zum Beweise für diese Annahme heranzuziehen. Denn da sie ohne irgendeine Ursache nicht denkbar ist, eine sichtbare Ursache aber augenscheinlich fehlt, kann nur eine irgendwo aufgespeicherte Kraft die tatsächlich eintretende Bewegung bedingen. Derartige Vorräte aufgespeicherter Kraft sind aber, wie wir später sehen werden, die Erinnerungsbilder.

Nach diesen Vorbemerkungen werden wir dazu übergehen können, die krankhaften Störungen der Bewegung, welche bei den Geisteskranken beobachtet werden, kennen zu lernen. Sie beruhen sämtlich auf Störungen der sekundären Identifikation, wie ich oben dargetan habe. Dabei muß ich Sie aber daran erinnern, daß wir als sekundäre Identifikation nicht nur die Beziehung von s zu A, d. h. des nächsten sensorischen Projektionsfeldes zu der Ausgangsvorstellung betrachtet haben, sondern auch den in umgekehrter Leitungsrichtung sich betätigenden Erregungsvorgang von der Zielvorstellung Z zu dem motorischen Projektionsfelde m. Zu dieser Übertragung waren wir berechtigt, weil die Bahn Zm ebenso eine Assoziationsbahn ist wie die andere sA, und bei derartigen Assoziationsbahnen dürfte der in ihnen ablaufende physikalische Prozeß immer identisch sein, gleichviel in welcher Leitungsrichtung er abläuft. Aus demselben Grunde können wir auch die Beziehung von A zu Z der sekundären Identifikation subsummieren.

Da es sich überall um Nervenbahnen handelt, so wird immer nur eine krankhafte Veränderung der Erregbarkeit bzw. Leitungsfähigkeit der Störung der sekundären Identifikation zugrunde liegen können, und alle Möglichkeiten sind erschöpft, wenn wir die drei Fälle der herabgesetzten Erregbarkeit bzw. Leitungsfähigkeit, der gesteigerten Erregbarkeit und der perversen Erregbarkeit ins Auge fassen. Die Bahn sA wollen wir psychosensorisch, die Bahn Zm psychomotorisch, die Bahn ZA intrapsychisch nennen. Die möglichen Fälle sind dann in folgender Übersicht enthalten:

Psychosensorische	Psychomotorische	Intrapsychische
Anaesthesie	Akinese	Afunktion.
Hyperaesthesie	Hyperkinese	Hyperfunktion
Paraesthesie.	Parakinese.	Parafunktion.

Man könnte gegen diese Aufstellung einwenden, daß es ja immer nur Störungen der Motilität sind, die uns bei den Geisteskranken entgegentreten, wie ich ja selbst betont habe, und daß deshalb sich die gesamte Symptomatologie in den drei Fällen der Hyperkinese, Akinese und Parakinese erschöpfe. Dieser Einwand ist in gewissem Sinne berechtigt und bedarf einer eingehenden Erörterung. Am leichtesten läßt er sich wieder auf das Beispiel der mündlichen Unterhaltung anwenden, von dem wir ausgegangen waren. Wenn der Kranke verstummt, wo er sprechen sollte, so werden wir dieses Symptom als eine zirkumskripte, nämlich auf das Sprachgebiet beschränkte Form der Akinese auffassen können. Zeigt er das Symptom des Rededranges, so liegt in derselben Weise eine zirkumskripte Form der Hyperkinese vor. Ist seine Antwort dagegen inhaltlich unsinnig, so wird man zwar berechtigt sein, dieses Symptom der Parakinese zuzurechnen, man hätte aber doch dabei jedesmal eine nähere Erläuterung nötig, weil dann ein bestimmtes Mißverständnis zu erwarten und vorauszusehen ist. Wir werden nämlich aus praktischen Gründen immer gezwungen sein, zwei ganz verschiedene Dinge beim Sprechakt zu unterscheiden, nämlich den Bewegungsakt als solchen und den Inhalt der gesprochenen Worte. Da es nun aber krankhafte Abänderungen des Bewegungsaktes, oder wie wir es bezeichnen können, des formalen Teiles der Sprache wirklich gibt, so wird es richtiger sein, das Wort Parakinese nur in diesem engeren Sinne anzuwenden. Ein Beispiel dafür haben wir in dem Symptom des zwangsmäßigen Sprechens und der eintönigen Wortwiederholung beim sog. Verbigerieren. Dieselbe Überlegung, daß der inhaltliche Teil von dem formalen Teil der Bewegungen unterschieden werden muß, trifft für alle Expressivbewegungen, ebenso aber auch für die Reaktiv- und Initiativbewegungen zu. Wie es möglich ist, daß ein Kranker bei formal vollständig korrekter Rede doch den größten Unsinn schwatzt, so können auch die ausgedrückten Gemütsbewegungen bei vollkommen richtigem Ausdruck selbst doch krankhafter Natur sein, ebenso wie seine Handlungen zwar formal richtig, aber inhaltlich falsch. In allen diesen Fällen werden wir also nicht eine Störung der psychomotorischen Identifikation annehmen, sondern gezwungen sein, die Störung in weiter zurückliegenden Teilen des psychischen Reflexbogens zu suchen. Dies entspricht auch dem Sprachgebrauch und der gewohnten Anschauungsweise, wonach man die Mittel, deren sich der Kranke bedient, um sein Inneres mitzuteilen, Affekte auszudrücken u. dgl. m., als selbstverständliche Dinge vollkommen zu übersehen pflegt. Nach dieser Betrachtung werden Sie es nun verständlich finden, daß wir bei den Geisteskranken vielfach auf Symptome gestörter Identifikation auch dann stoßen, wenn der Bewegungsmechanismus selbst vollständig intakt ist.

Dritte Vorlesung.

Natur der Erinnerungsbilder. Nachbilder der Retina und optische Erinnerungsbilder. Die Annahme besonderer Wahrnehmungs- und Erinnerungszellen ist zur Erklärung ungenügend. Lokalzeichen der Retina. Gesichtsvorstellungen.

Meine Herren!

Ehe ich Sie weiter in die Symptomatologie der Geisteskrankheiten einführen kann, muß ich noch einmal auf das schon oft erwähnte Begriffszentrum oder vielmehr, wie Sie es nun richtiger auffassen können, auf die lokalisierten Erinnerungsbilder zurückkommen. Sie werden, wie ich hoffe, im Laufe der Betrachtung die Überzeugung gewinnen, daß zwar nicht das vermeintliche Begriffszentrum, wohl aber die Begriffe selbst in gewissem Sinne einer Lokalisation zugänglich sind.

Schon in den einleitenden Worten meiner ersten Vorlesung habe ich es als eine durch die Erfahrungen der Pathologie gesicherte Tatsache hingestellt, daß die zentralen Projektionsfelder an verschiedenen Territorien der Großhirnrinde lokalisiert sind. Wir mußten ihnen zugleich die Eigenschaften zuerkennen, Stätten von Erinnerungsbildern zu sein, woraus dann weiter eine bestimmte Lokalisation der Erinnerungsbilder zu folgern war. Mit der Natur dieser Erinnerungsbilder werden wir uns zunächst noch näher bekannt zu machen haben.

Zunächst möchte ich ganz kurz die klinischen Tatsachen anführen, welche meiner Meinung nach vollkommen sicher das Prinzip der lokalisierten Erinnerungsbilder beweisen: es sind die klinischen Erfahrungen der sensorischen und motorischen Aphasie und die Fälle von sog. Tastlähmung der Hand. Die ersteren sind jetzt wohl allgemein anerkannt, so daß ich darauf nicht einzugehen brauche, die letzteren aber müssen in ihrer Bedeutung erst noch besonders gewürdigt werden. Es sind hier zwei Reihen von Tatsachen, welche durch ihr Verhältnis zueinander das beweisende

Material liefern. Einmal beobachtet man Fälle von zirkumskripter Rindenverletzung im Bereich des sog. mittleren Drittels der beiden Zentralwindungen, welche als dauernde Ausfallserscheinung die Unfähigkeit einer Hand, durch Tasten Gegenstände zu erkennen, zurücklassen, während eigentliche sog. Sensibilitätsstörungen nur in geringem Maße nachweisbar sind. Im Gegensatze dazu beobachtet man Fälle von spinaler oder peripherer Erkrankung, welche mit den schwersten Sensibilitätsstörungen einhergehen, und zwar, wie ich noch besonders hervorhebe, auch des sog. Muskelsinnes oder der Lageempfindung, und dennoch nur geringfügige Störungen des Tastvermögens aufweisen. Die letztangeführten Fälle führen gewissermaßen den Beweis, daß selbst ein sehr mangelhaftes und lückenhaftes Projektionssystem dem Gehirn noch Nachrichten zuleitet, welche zur primären Identifikation genügen, wenn nur die zentralen Projektionsfelder und damit die Erinnerungsbilder, Tastbilder, wie wir sie im vorliegenden Fall nennen können, erhalten sind. Die Fälle erster Art aber können nur auf Verlust der primären Identifikation beruhen, da die Störungen der Projektionsbahnen selbst nachweislich so gering sind. Das Prinzip der je nach den Projektionsfeldern lokalisierten Erinnerungsbilder wird durch solche Tatsachen über jeden Zweifel gestellt und damit seine Anwendung auf alle Projektionsfelder gerechtfertigt.

Kehren wir zu unserem Beispiel des Sprachorganes zurück, so finden wir schon den Vorgang des Wiedererkennens — der primären Identifikation, s. oben — an die Voraussetzung geknüpft, daß schon ein fester Besitz an Erinnerungsbildern vorhanden ist. Es entsteht die Frage: Wie soll man sich das Zustandekommen eines solchen Besitzes denken? Offenbar handelt es sich um die ganz besondere Eigenschaft des Nervensystems, daß es durch vorübergehende Reize dauernde Veränderungen erleidet, eine Eigenschaft, die wir als Gedächtnis bezeichnen. Das Gedächtnis des Nervensystems äußert sich z. B. darin, daß die faradische Erregbarkeit eines Nerven durch häufige Faradisation[1]) gesteigert werden kann. Derselbe Reiz wirkt später leichter, wenn er vorher öfter stattgefunden hat, es ist also in dem Nerven eine dauernde Veränderung nur infolge vorübergehender Reize vor sich gegangen. Alle Übung beruht auf demselben Prinzip, alles Lernen. Bahnen, die zuerst nur schwer gangbar sind, werden mit jeder neuen Übung leichter gangbar, sie werden ausgeschliffen, wie man sich ausdrücken kann. Wenn nun schon bei den Nervenfasern ein derartiges Gedächtnis wahrnehmbar ist, so kommt es

---

[1]) Vgl. Mann, Deutsches Archiv für klinische Medizin. 1893.

in ganz besonderem Maße den Nervenzellen oder Ganglienkörpern zu. Ein Reflex im Rückenmark, der durch dessen Ganglienzellen vermittelt wird, findet um so leichter statt, je öfter er vorher ausgelöst worden ist, und daß es sich hier um eine besondere Eigenschaft der Ganglienzellen handelt, ist durch die Untersuchungen von Ward,[1]) Jarisch und Schiff[2]) und anderen erwiesen worden. Die Nachbilder der Retina wird man berechtigt sein hauptsächlich auf deren Ganglienzellen zu beziehen. In der Gehirnrinde sind es ebenfalls die Ganglienzellen, denen man in hervorragendem Maße die Eigenschaft zuschreiben muß, durch momentane Reize dauernd derart verändert zu werden, daß bleibende Residuen davon zurückbleiben, welche wir eben Erinnerungsbilder nennen.

Nach dem Gesagten erscheint es selbstverständlich, daß der Besitz an Erinnerungsbildern oder Inhalt des Bewußtseins, wie wir es nennen wollen, in direkter Abhängigkeit von der Beschaffenheit des Projektionssystems und der Sinnesorgane steht, mittels deren er erworben worden ist. Das Bewußtsein eines Schwachsichtigen oder verallgemeinert eines mit schlechten Sinnen ausgestatteten Menschen ist deshalb durchaus verschieden von demjenigen normalsinniger Individuen. Der Blindgeborene gar wird überhaupt nicht in den Besitz optischer Erinnerungsbilder gelangen und wird deshalb, falls er einmal operiert werden kann, zunächst einen Zustand darbieten, der uns sonst nur aus dem pathologischen Vorkommnis der sog. Seelenblindheit bekannt ist. Ebenso wie der Blindgeborene hat auch der Taubgeborene einen Inhalt des Bewußtseins, welcher um eine ganze Kategorie von Erinnerungsbildern, die dem Gehörsinn entstammen, defekt ist. Bei partiellen Gehirndefekten, wie sie bei den von Geburt an Schwachsinnigen, die zugleich einen Sinnesdefekt haben, z. B. taub sind, zuweilen beobachtet werden, zeigt sich derselbe Ausfall von Erinnerungsbildern als Folge einer fehlerhaften Bildung zentraler Projektionsfelder. Nicht minder lehrreich ist in dieser Beziehung die vergleichende Betrachtung der Tiergehirne. Bekanntlich hat der Mensch nur einen verkümmerten Riechlappen, während viele Säugetierfamilien sich eines Riechlappens erfreuen, der einen beträchtlichen Teil ihres Großhirns ausmacht, einen eigenen Ventrikel besitzt und mit eigenen Oberflächenwindungen bekleidet ist. Wie verschieden das Bewußtsein solcher Tiere, z. B. des Hundes, von dem unsrigen ist, lehrt die tägliche Beobachtung. Es zeigt sich erfüllt von olfaktorischen Erinnerungsbildern, in denen das Tier, hin und her schnüffelnd, unter allen

---

[1]) Über die Auslösung von Reflexbewegungen durch eine Summe schwacher Reize. Du Bois-Reymond's Archiv 1880.

[2]) Untersuchungen über das Kniephänomen. Wiener med. Jahrbücher 1882.

Zeichen freudiger Gemütsbewegung ebenso schwelgt, wie etwa der Feinschmecker an der Tafel oder das Künstlerauge im Anblick schöner Formen. Der Inhalt des Bewußtseins zeigt sich auf diese Weise von der Beschaffenheit des Projektionssystems und der zentralen Projektionsfelder abhängig, ein Verhältnis, das die Formulierung gestattet: Das Bewußtsein ist eine Funktion der zentralen Projektionsfelder. Bestätigt sich die Annahme, daß Projektionsfelder die ganze Rinde des Hirnmantels einnehmen, so folgt daraus der weitere Satz: Das Bewußtsein ist eine Funktion der Rinde des Hirnmantels.

Suchen wir nun weiter zu verstehen, was wir uns unter einem Erinnerungsbilde vorzustellen haben, so werden wir gut tun, ein bestimmtes Beispiel, etwa das optische Erinnerungsbild, ins Auge zu fassen. Gerade für dieses liegt der Vergleich mit den Nachbildern der Retina besonders nahe, welche ja demselben Sinnesgebiete angehören. Wie weit ist der Vergleich zutreffend und gerechtfertigt? Wie wir oben gesehen haben, sind es besonders die Ganglienzellen, auf deren den Reiz überdauernde Erregung wir die Nachbilder der Retina zurückführen; durch eine bestimmte Anordnung dieser gereizten Zellenelemente entsteht ein Bild, welches wir imstande sind, in einen bestimmten Raum zu projizieren. Dieses Bild ist von einer zeitlich sehr beschränkten Dauer. Es macht keine Schwierigkeit, auch in dem zentralen Projektionsfelde des Optikus ebensolche Zellenelemente, nennen wir sie Perzeptionszellen, anzunehmen, in denen die Projektionsfasern ihr nächstes Ende finden. Würde die Annahme, das Erinnerungsbild bestehe in den nachklingenden Erregungen dieser wahrnehmenden Elemente, den offenbar bestehenden Unterschied von den Nachbildern der Retina hinreichend erklären? Sehr vieles spricht dagegen. Den optischen Erinnerungsbildern geht, nach meiner Erfahrung wenigstens, die Eigenschaft der Projektion in einen beliebigen Raum vollständig ab. Nur insofern erscheinen sie mir räumlich projizierbar, als sie stets eine bestimmte Stellung zur eigenen Person einnehmen. Außerdem scheinen sie von unbeschränkter Dauer zu sein. Gerade der letzte Unterschied ist besonders schwerwiegend. Man kann sich nur schwer vorstellen, daß dasselbe wahrnehmende Element, welches einmal in Anspruch genommen wurde, seinen dauernden Erregungszustand beibehalten sollte, trotzdem es bald darauf bei einer neuen Wahrnehmung von einem ganz anders gearteten Reiz getroffen werden kann. Man sollte eigentlich erwarten, dass es sich ähnlich verhielte wie mit den Nachbildern und zum mindesten der nachfolgende Erregungsvorgang immer den vorhergehenden auslöschte. Nehmen wir z. B.

an, es handele sich um das optische Erinnerungsbild eines Buchstabens oder einer Zahl. Man wird annehmen können, daß zur Entstehung derartiger Erinnerungsbilder wesentlich solche Netzhautbilder führen werden, welche an die Stelle des deutlichsten Sehens oder ihr sehr nahe fallen. Hier sind nicht nur die größte Anzahl empfindender Elemente vereinigt, sondern es wird auch der optische Apparat für Bilder dieser Gegend besonders genau eingestellt, so daß die schärfsten Bilder gerade hier entstehen können. Dementsprechend hat es die Natur so eingerichtet, daß für Gesichtseindrücke, welche unsere Aufmerksamkeit erregen, ganz unwillkürlich durch zweckmäßige Augenbewegungen die Stelle des deutlichsten Sehens eingestellt wird, ein Zwang, der es bekanntlich noch dem erwachsenen Menschen erschwert, seine Augenbewegungen vollständig zu beherrschen. Infolge davon werden viele derselben Retinaelemente, welche vorher das Bild des Buchstabens repräsentierten, bald darauf zur Entstehung eines neuen Bildes, z. B. der Zahl, in Anspruch genommen werden und dementsprechend ebenso die der Wahrnehmung dienenden Zellen des zentralen Projektionsfeldes. Es ist die Annahme nun durchaus gestattet und sogar sehr wahrscheinlich, daß die Stelle des deutlichsten Sehens in der Retina einen verhältnismäßig sehr beträchtlichen Raum im zentralen Projektionsfelde einnehmen mag. Die Schwierigkeit, unter diesen Umständen das Erinnerungsbild durch ein besonderes Gedächtnis der Zellen zu erklären, bleibt deshalb unverändert. Man hat sie dadurch zu beseitigen gesucht, daß man wahrnehmende und erinnernde Ganglienelemente unterschieden und nur den letzteren diese besondere Eigenschaft des Gedächtnisses zugeschrieben hat. Nur die der Wahrnehmung dienenden Elemente sollten eine den Punkten der Retina entsprechende Rindenprojektion darstellen. Indessen scheint uns auch durch diese Annahme allein die Schwierigkeit nicht gehoben. Der Unterschied nämlich zwischen Wahrnehmungsbild und Erinnerungsbild beruht nicht sowohl in einer Verschiedenheit der dabei tätigen Elemente, sondern darin, daß die gegenseitige Anordnung der getroffenen Retinaelemente oder die Form der Netzhauterregung bei den verschiedenen Anschauungsbildern eine verschiedene ist, während überwiegend die gleichen Netzhautelemente bei ihrer Entstehung mitgewirkt haben können. Gerade die Erinnerung der gleichen gegenseitigen Anordnung der funktionierenden Elemente, oder mit anderen Worten der Form der Erregung macht aber den psychologischen Begriff des Erinnerungsbildes aus. Ich muß Sachs[1])

[1]) Vorträge über Bau und Tätigkeit des Großhirns. Breslau 1893.

und Goldscheider[1]) vollständig darin beipflichten, daß nur die Annahme einer erworbenen funktionellen Verknüpfung der gleichzeitig erregten wahrnehmenden Elemente mittels vorhandener Assoziationsbahnen dieses besondere Gedächtnis für die jeweilige Form des Netzhautbildes, für die gegenseitige Anordnung der gereizten Netzhautpunkte zu erklären vermag. Wenn die gleiche Anordnung des Reizes wiederkehrt und das Netzhautbild wieder erkannt wird, so mag man sich den Vorgang zwar so vorstellen, wie es Ziehen[2]) getan hat, daß von den wahrnehmenden Elementen aus das Erinnerungsbild erregt wird, weil nur die betreffende Zellkombination auf diese Form der Erregung gewissermaßen abgestimmt ist (wie etwa Schall-Resonatoren nur auf bestimmte Tonverbindungen ansprechen). Aber auch diese geistreiche Auffassung beruht auf einem Vergleich und enthebt uns nicht der Notwendigkeit, die Tatsache dieser „Abgestimmtheit“ zu erklären, und dazu brauchen wir die Verbindung der wahrnehmenden Elemente durch Fasern oder den Vorgang der Assoziation. Wir werden später sehen, daß eine Assoziation verschiedener Sinneseindrücke immer dann zustande kommt, wenn sie gleichzeitig stattgefunden haben; ganz ebenso können wir hier annehmen, daß die gleichzeitig erregten der Wahrnehmung dienenden Perzeptionszellen miteinander assoziiert werden und, weil bei Erneuerung desselben Sinneseindruckes die gleiche Form der Anordnung sich immer wieder erneuert, auch assoziiert bleiben. Das Erinnerungsbild wäre dann weiter nichts als eine erworbene Assoziation wahrnehmender Elemente des zentralen Projektionsfeldes.

Sie sehen, meine Herren, daß bei dieser Auffassung die Annahme besonderer Erinnerungszellen entbehrlich wird. In der Tat sind es ganz andere Erwägungen, welche für diese Annahme geltend zu machen sind. Hier will ich nur betonen, daß es nicht recht verständlich wäre, warum den Erinnerungsbildern die sinnliche Lebhaftigkeit abgeht, wenn doch die wahrnehmenden Elemente allein dabei beteiligt wären und ihnen immer bestimmte Netzhautpunkte korrespondierten. Auch daß die Erinnerungsbilder nicht in den Raum projiziert werden, wie die Nachbilder, bliebe dann unverständlich. Endlich wird man nicht umhin können, auch die Struktur der zentralen Projektionsfelder in der Hirnrinde als einen Gegengrund in Betracht zu ziehen. Der bisherigen Annahme würde eine einfache Schicht von Ganglienzellen, die sämtlich mit Projektionsfasern zusammenhingen, genügen. In der Hirnrinde treffen wir

---

[1]) Über zentrale Sprach-, Schreib- und Lesestörungen. Berlin. Klinische Wochenschrift Nr. 4. 1892.

[2]) Leitfaden der physiologischen Psychologie. Jena 1891.

aber überall eine solche Anzahl übereinandergeschichteter Ganglienzellen, und mehr wie wo anders noch im optischen Projektionsfelde der Hinterhauptrinde, daß sie die Zahl der Projektionsfasern jedenfalls bei weitem übertreffen. Alle diese Bedenken werden wir künftig noch zu verwerten haben. Inzwischen halten Sie daran fest, daß wir schließlich den nachgewiesenen Unterschied zwischen Erinnerungsbildern und den Nachbildern der Netzhaut, nämlich die Dauerbarkeit der ersteren, die Vergänglichkeit der letzteren, imstande sind auf einen anatomischen Unterschied zurückzuführen: die Hirnrinde hat Assoziationsfasern, die Netzhaut hat keine.

Wenn die Festigkeit der Erinnerungsbilder durch die Wiederholung der gleichen Anordnung des Reizes erklärt werden soll und man diesen Satz auf den Einzelfall der optischen Erinnerungsbilder anwenden will, so stoßen wir bald auf gewisse Schwierigkeiten. Die Netzhautbilder, welche von den konkreten Dingen der Außenwelt entworfen werden, sind bald groß, bald klein, je nachdem diese nah oder fern stehen, ihre Erinnerungsbilder aber müssen wir als Einheiten betrachten. Zwar bleibt die gegenseitige Anordnung der Netzhautpunkte dabei die gleiche, und die Bilder werden als vollkommen kongruent gelten können, so daß den psychologischen Anforderungen, welche wir an das Erinnerungsbild stellen mußten, noch entsprochen wird. Aber doch sind es immer verschiedene Netzhautpunkte, deren Anordnung in einem und demselben Erinnerungsbild repräsentiert sein müßte, und selbst bei der einfachsten Annahme, daß der Gegenstand fixiert wird, würden einem Erinnerungsbild immer noch unzählige Bilder, wenn auch kongruente, von verschiedener Größe zugehören. Diese Schwierigkeit wird beseitigt, wenn man sich der geistvollen Hypothese von H. Sachs anschließt. Nach derselben werden die sog. Lokalzeichen der Netzhautpunkte bestimmt durch zwei Umstände, nämlich durch den Meridian, in dem sie liegen, und durch ihre Entfernung vom Mittelpunkt. Für jeden Halbmeridian der Netzhaut ist eine besondere Muskelanordnung erforderlich, durch deren Zusammenwirken die Drehung des Augapfels derart erfolgt, daß die Macula auf die Lichtquelle eingestellt wird. Diese Muskelkombination bleibt für alle Punkte desselben Halbmeridians die gleiche, nur die Innervationsgröße ist verschieden und wächst mit der Entfernung des Netzhautpunktes von der Fovea centralis. Dagegen ist für die verschiedenen Halbmeridiane auch die Muskelanordnung immer eine verschiedene. Die verschiedene Größe der Bilder von fixierten Gegenständen bedingt also nur Innervationsempfindungen verschiedener Intensität, der anatomische Faktor, die bestimmte Kombination verschiedener Muskelwirkungen, bleibt der gleiche. Mit anderen Worten läßt sich dieses Verhalten wie folgt ausdrücken und auf die Verhältnisse der Hirnrinde übertragen. Die den Netzhautpunkten je eines Halbmeridianes zugeordneten Perzeptionszellen des zentralen Projektionsfeldes haben sämtlich die gleiche assoziative Verbindung mit einem bestimmten Punkte des zentralen Projektionsfeldes der Augenbewegungen. Letzteres müssen wir uns in so viele verschiedenartige Muskelkombinationen („Augenbewegungsvorstellungen") zerlegt denken, als es Halbmeridiane der Netzhaut gibt. Das ist natürlich cum grano salis zu verstehen, da es sich ja um kontinuierlich abgestufte Reihen von Muskelrepräsentationen, nicht um gesonderte Punkte handelt. Will man dieser Anschauung Rechnung tragen, so ist das optische Erinnerungsbild außer den Eigenschaften, die wir an ihm schon kennen gelernt haben, noch dadurch ausgezeichnet, daß die es konstituierenden Perzeptionszellen mit bestimmt lokalisierten Bewegungsvorstellungen des zentralen Projektionsfeldes der Augenbewegungen assoziiert sind. Durch Wiederholung der gleichen Gesichtswahrnehmung kommt außer der Assoziation der Perzeptionszellen untereinander auch eine solche zwischen den entsprechenden, ebenfalls lokalisierten Bewegungsvorstellungen zustande. Den so erweiterten Begriff des optischen Erinnerungsbildes wollen wir Gesichtsvorstellung[1]) nennen. Wir sehen nun, daß trotz wechselnder Bildgröße die letztgenannten Komponenten der Gesichtsvorstellung die gleichen bleiben, wenn sie sich auf denselben Gegenstand beziehen; sie charakterisieren also das Erinnerungsbild gegenüber dem Anschauungsbilde. Daß die gleichen Überlegungen auch für Netzhautbilder zutreffen, deren Lage unsymmetrisch zum Netzhautmittelpunkt ist, können Sie aus dem Buche von Sachs ersehen, dessen Lektüre ich Ihnen überhaupt zur Einführung in unseren Gegenstand nicht dringend genug empfehlen kann.

Eine zweite Schwierigkeit, die nicht zu verkennen ist, besteht in der verschiedenen Ausgangsstellung der Objekte, von welchen deutliche Bilder entworfen werden. Ein gleichseitiges Dreieck, ein Kreuz werden wiedererkannt, ob nun das Dreieck auf der Basis oder der Spitze steht, das Kreuz steht, liegt oder schief steht. Wie soll da dasselbe Erinnerungsbild resultieren? Darauf ist zu erwidern: die bei weitem größte Zahl der Objekte der Außenwelt und infolgedessen auch ihre Netzhautbilder bieten diese Schwierigkeit tatsächlich nicht, sondern haben einen festen Stand gegen

---

[1]) Vgl. S. 56.

unser Auge. Im Vergleich zu diesen sind die beweglichen und ihre Stellung verändernden Objekte, resp. Netzhautbilder einesteils in der Minderzahl, andererseits haben auch sie zu allermeist eine bestimmte gewohnheitsmäßige Stellung gegen unsere Person. Rechnen wir zudem noch auf die Fähigkeit unseres Auges, sich so einzustellen, daß ein bekanntes Bild wieder erscheint, so wird die aus der wechselnden Lage der Objekte hervorgehende Schwierigkeit nur gering erscheinen. Es läßt sich aber auch nicht leugnen, daß die Erinnerungsbilder unter Umständen nicht ausreichend sind, um in befremdlicher Lage befindliche Objekte zu identifizieren. Verkehrte Buchstaben erkennen wir nicht wieder; einige bekannte optische Urteilstäuschungen beruhen auf demselben Mangel, und wie befremdlich erscheint uns das Bild einer wandelnden Person, wenn es durch eine Konvexlinse betrachtet und dadurch umgekehrt wird!

Angenommen, es seien durch diese Betrachtung einige Schwierigkeiten gehoben, so wird noch immer die große Zahl von Zellengruppen, welche erforderlich ist, um nur die optischen Erinnerungsbilder zu beherbergen, erstaunlich erscheinen. Dabei lehrt die Erfahrung, daß das rüstige Gehirn jederzeit imstande ist, noch neue Erinnerungsbilder zu erwerben, es muß also immer noch ein Überfluß von diesem Zwecke dienenden Elementen vorhanden sein. Ich mache nun bald auf einen Rechenfehler aufmerksam, der diese Schwierigkeit vielleicht übertrieben groß erscheinen läßt: wie ich noch später zeigen werde, neigen wir dazu, die Anzahl und die Variabilität der konkreten Dinge der Außenwelt zu überschätzen; in gleichem Maße unterschätzen wir folgegemäß die Häufigkeit der Wiederkehr derselben Eindrücke.

Vierte Vorlesung.

Der konkrete Begriff eine Assoziation von Erinnerungsbildern. Bewußtsein der Außenwelt. Zahl der Begriffe. Kausalitätsbedürfnis.

Meine Herren!

Was wir von den optischen Erinnerungsbildern gefunden haben, daß sie erworbene Assoziationen wahrnehmender Elemente des zentralen Projektionsfeldes sind und daß die Form des Reizes dafür ausschlaggebend ist, wird man berechtigt sein, auf die zentralen Projektionsfelder aller Sinnesgebiete zu übertragen. Die Erwerbung von Erinnerungsbildern beruht ganz allgemein auf der Eigenschaft der zentralen Projektionsfelder, daß ihre wahrnehmenden Elemente, d. h. diejenigen Ganglienzellen, welche mit Projektionsfasern in direkter Verbindung stehen, untereinander durch Assoziationsfasern, die Eigenfasern jedes Projektionsfeldes, verknüpft sind. Wir werden künftighin von olfaktorischen, akustischen, taktilen und gustatorischen Erinnerungsbildern sprechen, ohne auf die Natur derselben noch weiter einzugehen. Ich brauche Sie aber nicht besonders darauf aufmerksam zu machen, daß jedes Sinnesgebiet seine besonderen Probleme bietet[1]) und daß auch diese einfachsten psychischen Elemente, die Erinnerungsbilder, schon komplizierter Art sein können.

Vermöge dieses Besitzes von Erinnerungsbildern kommt das Wiedererkennen, die primäre Identifikation, zustande. Beschränken wir uns der Einfachheit halber auf die konkreten Dinge, welche ja allein das Material für Sinneswahrnehmungen bilden, so gewinnen wir einen Inhalt des Bewußtseins, welcher gleich ist der Summe der Erinnerungsbilder der konkreten Dinge. Es ist nun leicht ersichtlich, daß innerhalb dieser Summe ebenfalls bestimmte feste Gruppierungen zu unterscheiden sind, welche immer den Eigenschaften eines bestimmten konkreten

---

[1]) Vgl. Ziehen l. c.

Dinges entsprechen. Ein und dasselbe konkrete Ding gibt meist zu mehreren immer in gleicher Weise wiederkehrenden Sinneswahrnehmungen Veranlassung. Die Gleichzeitigkeit dieser verschiedenen Sinneseindrücke bewirkt, daß ihre Erinnerungsbilder assoziiert bleiben. Auf diese Weise entspricht jedem konkreten Dinge eine erworbene Assoziation von Erinnerungsbildern verschiedener Sinne, und diese Assoziation ist um so fester, je häufiger derselbe konkrete Gegenstand in den Bereich unserer Sinne gelangt. Wir gewinnen auf diese Weise ein anatomisches Substrat für diejenige psychologische Größe, die man von jeher als Begriff bezeichnet hat. Wir werden nun imstande sein, die Festigkeit und den Umfang des Begriffes zu unterscheiden, an den konkreten Dingen aber werden wir wesentliche und außerwesentliche Eigenschaften unterscheiden, je nachdem sie dem Dinge immer anhaften oder veränderlich sind. Der Umfang des Begriffes erstreckt sich natürlich auf die außerwesentlichen Eigenschaften, da dieselben immerhin noch eine gewisse von der Natur des Dinges abhängige Konstanz zeigen müssen. Von jedem Begriffe ließe sich, wie leicht ersichtlich, auf diese Weise eine Kurvenzeichnung konstruieren, wobei die Extensität („Umfang des Begriffes") auf die Abscissenachse einzutragen, die Intensität („Festigkeit des Begriffes") durch die Ordinatenhöhe bestimmt wäre.

Das Wesen der sekundären Identifikation im Gegensatz zu der primären müssen wir eben darin erblicken, daß von jeder einzelnen Komponente des Begriffes die Summe aller übrigen, d. h. der ganze Begriff erregt werden kann. Die anatomische Grundlage für die Erwerbung derartiger zusammengehöriger funktioneller Gruppen von Zellenelementen ist das Vorhandensein von Assoziationsfasern zwischen den verschiedenen Projektionsfeldern. Wir wollen diese im Gegensatz zu den intrakortikalen Eigenfasern jedes Projektionsfeldes transkortikale Assoziationsbahnen nennen. Der Inhalt des Bewußtseins, wie wir ihn jetzt kennen gelernt haben, umfaßt also die Begriffe der konkreten Dinge oder, wie wir sie nennen wollen, die konkreten Begriffe. Die Summe dieser Begriffe können wir auch als Bewußtsein der Außenwelt unterscheiden, denn in diesen Begriffen besitzen wir in der Tat ein getreues Bild der Außenwelt.

Wie Sie bald bemerken, ist in dem Bewußtsein der Außenwelt auch der Apparat für einfache Schlußvorgänge enthalten, er ist derselbe, welcher auch zur sekundären Identifikation dient. Aus gehörten Sprachlauten, aus dem Bellen eines Hundes, aus einem bestimmten Duft schließe ich auf die Anwesenheit eines Menschen, eines Hundes, einer bestimmten Blume. Fast alle Schlußvorgänge, welche sich auf die Beschaffenheit konkreter Dinge beziehen, sind ähnlicher Natur und also, wie wir gesehen haben, nur Einzelfälle von sekundärer Identifikation.

Der Inhalt unseres Bewußtseins besteht somit nicht nur aus Erinnerungsbildern, sondern zweitens aus ganz bestimmten, durch Assoziation miteinander fest verknüpften Komplexen von Erinnerungsbildern, den konkreten Begriffen. Die Zahl der Begriffe richtet sich nach der Zahl der konkreten Gegenstände. Vielleicht erregt es Befremden, daß ich es bisher so dargestellt habe, als ob nur einige wenige und immer dieselben Gegenstände in den Bereich unserer Sinne kämen. Gelangen nicht, werden Sie fragen, die Dinge der Außenwelt in fast unendlicher Zahl und einer nicht zu beschreibenden Mannigfaltigkeit in den Bereich unserer Sinne? Darauf ist erfreulicherweise eine ganz bestimmte Antwort möglich. Von der Anzahl der Begriffe gibt die Zahl der Worte uns eine Vorstellung; von der Anzahl derjenigen Begriffe, die ein bestimmtes Individuum besitzt, die Anzahl von Worten, mit denen es operiert. Einer der umfassendsten Geister nun, die je gelebt haben oder leben werden, ist ohne Zweifel Shakespeare, sein Wortschatz demnach auch ungewöhnlich umfassend: er beträgt fünfzehntausend.[1]) Wieviel müßten wir davon abziehen, wenn wir uns auf die konkreten Dinge der Außenwelt beschränken wollten! Nicht jeder ist ein Shakespeare, aber in Erstaunen wird es Sie doch setzen, wenn wir bald zu dem andern Extrem (innerhalb der zivilisierten Nationen!) übergehen wollen: der Wortschatz eines englischen Matrosen geht über einige hundert nicht hinaus. Die Anzahl der konkreten Dinge ist also in der Tat nicht so groß, ihre Mannigfaltigkeit nicht so bedeutend, wie wir leicht zu schätzen geneigt sind, besonders wenn man dagegen die Zahl der Ganglienzellen der Hirnrinde, nach Meynerts Zählung etwa eine Milliarde, anführt. Daß demgegenüber der gleiche konkrete Gegenstand verhältnismäßig ungeheuer oft in den Bereich unserer Sinne gelangen muß, daß auf diese Weise eine feste Vereinigung bestimmter Erinnerungsbilder zu dem, was wir Begriffe genannt haben, entstehen muß, wird uns nun verständlich erscheinen.

Es erscheint Ihnen jetzt wohl selbstverständlich, daß das Bewußtsein der Außenwelt in bestimmter Abhängigkeit von der Außenwelt steht oder eine Funktion von ihr ist, wie wir es auch ausdrücken können. Schon in quantitativer Hinsicht ist dies, wie

---

[1]) Nach Meynert. Sammlung von populär-wissenschaftlichen Vorträgen 1892 S. 5.

die oben angeführten Beispiele dartun, über jeden Zweifel erhaben. Doch werden wir als Gegensätze nicht nur die Extreme, wie Shakespeare und den Matrosen, sondern überhaupt das Bewußtsein des in den komplizierten Verhältnissen der Zivilisation lebenden und wohl unterrichteten Stadtbewohners und des in abgeschiedener Einsamkeit und vernachlässigter Bildung aufwachsenden Landmannes, Fischers oder Jägers ins Auge fassen müssen. Aber auch die qualitative Verschiedenheit des Bewußtseins der Außenwelt muß erstaunlich groß sein. Denken wir uns die Gegensätze eines in üppiger Flora und Fauna und einer reichen Farbenwelt aufwachsenden Tropenbewohners und des Polarbewohners, der in einem kurzen Sommer nur Spuren einer Vegetation erlebt.

Es lohnt sich wohl, noch einen Augenblick bei der merkwürdigen Tatsache der Assoziation zu verweilen und ihre Bedingungen ins Auge zu fassen. Die meisten Assoziationen, die uns bisher interessieren konnten, beruhen auf der Gleichzeitigkeit der Eindrücke. Eine Erklärung ist darin natürlich nicht enthalten, aber die Tatsache ist unleugbar, daß die Erinnerungsbilder gleichzeitig empfangener Sinneseindrücke assoziiert bleiben, mag nun ein innerer Zusammenhang oder der loseste Zufall dieses Zusammenvorkommen verschuldet haben. Nur werden sich zufällige Vorkommnisse nicht so leicht wiederholen, ihre Assoziation deshalb nicht eine so feste werden, wie die der gesetzmäßig zusammenhängenden Erscheinungen.

Die Assoziation der verschiedenen Erinnerungsbilder untereinander ist ein zweites Beispiel der Erscheinung der sog. ausgeschliffenen Bahnen, d. h. die Verbindung untereinander wird deshalb eine so feste, weil diese Bahnen so oft in Anspruch genommen werden.

Außer der Assoziation durch Gleichzeitigkeit kennen wir noch eine zweite Art der Assoziation, die durch Aufeinanderfolge. Ich brauche nur daran zu erinnern, daß sie bei jedem Versuche, etwas auswendig zu lernen, die Hauptrolle spielt. Es gibt ganze Reihenassoziationen, welche, frühzeitig uns eingeprägt, lebenslänglich in unserem Besitz bleiben: ich erinnere an das Alphabet, Einmaleins, Vaterunser u. dgl. m. Diese Assoziation durch Aufeinanderfolge allein gibt uns auch Kenntnis von der Gesetzmäßigkeit der Dinge. Immer, wo eine bestimmte Aufeinanderfolge von Erscheinungen ausnahmslos wiederkehrt, da glauben wir an eine Gesetzmäßigkeit, und ganz besonders werden wir in diesem Glauben bestärkt, wenn es uns gelingt, die erste Erscheinung willkürlich hervorzurufen, um dann auch die zweite Erscheinung folgen zu sehen. Das ist der Weg des Experimentes, der mit so unwiderstehlicher Überzeugungskraft auf uns wirkt. Es ist aber leicht ersichtlich, daß ein innerer

Zusammenhang der beiden Erscheinungen dadurch nicht aufgedeckt wird, bewiesen wird dadurch eigentlich nur das Vorhandensein jener Assoziationsbahn, welche schon früher bei demselben Vorgange in Anspruch genommen wurde. Das Kausalitätsbedürfnis, um es kurz herauszusagen, ist ein angeborener Fehler oder Vorzug unseres Gehirns. Die Erscheinungen der Außenwelt sind an sich weit entfernt, irgendeinen Zusammenhang untereinander zu besitzen; das Band, das sie verknüpft, besteht nur in unserem Gehirn und dient nicht zur Verknüpfung der Dinge selbst, sondern nur der Spuren, welche sie in unserem Gehirn hinterlassen.

Wir werden später sehen, daß eine Gleichzeitigkeit von scharfen Sinneswahrnehmungen unmöglich ist wegen derjenigen Eigenschaft, die man als Enge oder wohl auch als Einheit des Bewußtseins bezeichnet hat. In Wahrheit kann immer nur e i n e Sinneswahrnehmung gemacht werden, die zweite anscheinend gleichzeitige erfolgt entweder früher oder später. Die Assoziation durch Gleichzeitigkeit erscheint daher nur als einzelner Fall der allgemeingültigen Assoziation durch Aufeinanderfolge.[1])

Nachdem wir soviel von Assoziation gesprochen haben, wollen wir uns auch die Schwierigkeiten nicht verhehlen, welche sich dem Verständnis des dabei stattfindenden Vorganges bieten. Bei einer früheren Gelegenheit[2]) habe ich ihn mit der Fortleitung einer Wellenbewegung innerhalb eines geschlossenen Röhrensystems verglichen. Ähnliche Vergleiche sind von Meynert und neuerdings von Ziehen gemacht worden. Jedenfalls läßt sich die Tatsache der Assoziation nur durch die Annahme leitender Bahnen zwischen den anatomischen Örtlichkeiten, an denen die Erinnerungsbilder der einzelnen Sinne lokalisiert sind, erklären. Da ebensowohl in der weißen Substanz des Hirnmantels als in der Hirnrinde selbst eine Unzahl von Fasern nachweisbar sind, die nur zur Verbindung verschiedener Rindenstellen untereinander dienen, so ist auch die anatomische Grundlage dafür unzweifelhaft gegeben. Wenn zwei Rindenstellen eines und desselben zentralen Projektionsfeldes bei dem Akte der primären Identifikation oder verschiedener Projektionsfelder bei dem Akte der sekundären Identifikation gleichzeitig durch vermittelst des Projektionssystems anlangende Reize der Außenwelt erregt werden, wird die zwischen ihnen sich erstreckende Verbindungsbahn gleichsam in Mitschwingungen versetzt, die Widerstände, welche sich der Fortleitung des Erregungsvorganges auf dieser Bahn entgegenstellten, werden, je öfter sich der Vorgang wiederholt, mehr und

---

[1]) Weiteres über die Bedingungen der Assoziation s. bei Ziehen l. c.

[2]) In meiner ersten Arbeit über Aphasie.

mehr beseitigt und die Bahn wird ausgeschliffen, wie ich es früher bezeichnet habe, oder gebahnt, wie es neuerdings genannt wird. Damit ist nicht gesagt, daß diese Bahn eine kontinuierliche sein müsse, wir können für sie ebenso wie für die Bahnen des Projektionssystems nur eine physiologische Kontinuität in Anspruch nehmen. Im Gegenteil deutet die Tatsache, daß es eine eigene Schicht von Ganglienzellen der Rinde gibt, die der Spindelzellen, welche durch ihre Form und Stellung dem Assoziationssystem zugehörig erscheinen in ganz bestimmter Weise darauf hin, daß auch Ganglienzellen in die Assoziationsbahnen eingeschaltet sind. Im allgemeinen widerspricht es ja unserer Anschauung, Nervenfasern anzunehmen, welche nicht ihre Abkunft von irgend einer Nervenzelle erweisen können. Die einfachste Annahme wird also die sein, daß jede Spindel- oder Assoziationszelle zwei Nervenfaserfortsätze nach entgegengesetzten Richtungen entsendet, welche sich mit ihren Endbäumchen an die zu assoziierenden Ganglienzellen der Projektionsfelder anlegen. Es hat keine Schwierigkeit, sich vorzustellen, daß die bei der primären Identifikation beteiligten Ganglienzellen eines zentralen Projektionsfeldes durch derartige, mit je einer Assoziationszelle versehene Assoziationsfasern sämtlich untereinander verknüpft sind, obwohl schon dazu eine je nach der Zahl der wahrnehmenden Elemente durch Kombination zu berechnende unter Umständen also ungeheuer große Zahl von derartigen Assoziationsbahnen erforderlich sind. Sobald man aber über diese erste physiologische Einheit, das Erinnerungsbild, hinausgeht und nur den nächst komplizierten Fall der Gesichtsvorstellungen (s. oben S. 27) oder gar die Assoziation zwischen Gesichtsvorstellungen und den Erinnerungsbildern eines anderen Projektionsfeldes ins Auge faßt, wächst die Schwierigkeit, sich für den Vorgang ein bestimmtes materielles Substrat zu denken, ins Ungeheure. Mit Recht hat neuerdings Goldscheider[1]) diesen Umstand betont. Wir wollen indessen doch die vorhandenen Möglichkeiten erwägen. Ganz unmöglich erscheint es, dasselbe Schema, das innerhalb eines Projektionsfeldes denkbar ist, daß nämlich jedes wahrnehmende Element mit jedem anderen durch präformierte Bahnen anatomisch verbunden ist, auch auf die Verbindung von Erinnerungsbildern untereinander anzuwenden. So groß die Faserzahl, die hier zur Verfügung steht, erscheinen mag, so wäre sie doch durchaus unzureichend gegenüber den fast unendlich großen Zahlen, die die Kombinationsrechnung für diesen Fall ergeben müßte. Daraus folgt die absolute Notwendigkeit, irgend eine andere Annahme zu

---

[1]) l. c.

machen, welche die Bedingungen der Assoziation vereinfacht. Aus den schon oben angedeuteten Gründen, vor allem aber den letztangeführten, halte ich die Vorstellung für berechtigt, daß der psychologischen Einheit des Erinnerungsbildes auch irgend eine anatomische Einheit entspricht. Es könnten z. B. Zellen bestimmter Schichten der Hirnrinde sein, welche von den oben erwähnten Assoziationszellen Faserfortsätze erhielten, zugleich aber auch mit den wahrnehmenden oder Projektionszellen in Verbindung stünden. Es hat durchaus nichts Unwahrscheinliches an sich, daß man die auf vielfache Elemente verteilten Erregungsvorgänge einer bestimmten Rindenschicht in den Ganglienzellen einer nächst gelegenen Rindenschicht gewissermaßen zu einer Einheit zusammengefaßt denkt. Man bedenke außerdem, daß für unser Bewußtsein es die Erinnerungsbilder, nicht die Wahrnehmungen sind, welche assoziiert bleiben, wenn auch die Erwerbung der Assoziation auf der Gleichzeitigkeit der Wahrnehmungen beruht. Man bedenke ferner, wie langsam und schwer feste Assoziationen zwischen verschiedenen Sinnesgebieten erworben werden, mit welcher Sicherheit sie aber, wenn einmal erworben, gehandhabt werden. Die Anbahnung dieser Wege kann mit ganz besonderen Schwierigkeiten verknüpft sein.

Fünfte Vorlesung.

Der Körper ein Teil der Außenwelt. Bewußtsein der Körperlichkeit eine Funktion der zentralen Projektionsfelder. Organempfindung und sinnlicher Inhalt der Empfindungen. Gefühlston der Empfindungen. Auch die großen Eingeweide im Bewußtsein der Körperlichkeit vertreten.

Meine Herren!

Von welcher Bedeutung die bis jetzt gewonnenen Anschauungen für unseren Gegenstand sind, kann ich Ihnen am besten wieder an einem greifbaren Beispiele vor Augen führen. Nehmen Sie an, es erwache jemand aus tiefem Schlaf oder krankhafter Bewußtlosigkeit. Sie können jetzt das Merkmal dafür, daß sein Bewußtseinsorgan wieder fungiert, in dem Wiedererkennen der Außenwelt und den normalerweise dabei stattfindenden Schlußvorgängen erblicken. Das Bewußtsein der Außenwelt war dem Schläfer abhanden gekommen, oder vielmehr, es hatte so lange nicht fungiert, als die Bewußtlosigkeit dauerte.[1]) Nachdem es aber zurückgekehrt ist, wie verhält sich der vorher Bewußtlose weiter? Wir bemerken, daß er eine unbequeme Stellung, die er einnahm, korrigiert, daß er seinen Körper betastet, um sich von dessen Unversehrtheit zu überzeugen, und daß sein Interesse offenbar auf den eigenen Körper gerichtet ist. Das Bewußtsein der Körperlichkeit ist zurückgekehrt, und wir haben nun die Aufgabe, auch diesen Vorgang näher ins Auge zu fassen.

Wenn oben der Nachweis geführt worden ist, daß nur vermittelst des Projektionssystems Sinneseindrücke und damit Nachrichten von der Außenwelt in unser Gehirn gelangen, so lehrt die

[1]) Die Gegensätze von funktionierendem und latentem Bewußtsein werden uns immer wieder entgegentreten, sie entsprechen augenscheinlich verschiedenen Zuständen eines und desselben anatomischen Substrates. Eben deshalb aber haben wir vorläufig nicht die geringste Veranlassung, näher darauf einzugehen.

einfachste Überlegung, daß dasselbe auch für unsere Körperteile zutrifft. Nur durch die Nervenbahnen, welche einen bestimmten Körperteil, etwa den Arm, mit dem Gehirn verknüpfen, wird das Gehirn mit ihm in Verbindung gesetzt; werden dieselben durchtrennt, was bei mechanischen Verletzungen öfter beobachtet wird, so kann mit dem Körperteil etwas Beliebiges vorgehen, er kann gedrückt, gestochen, gequetscht, zermalmt oder verbrannt werden, ohne daß die geringste Wahrnehmung davon dem Gehirn übermittelt wird und in unser Bewußtsein gelangt. Am häufigsten werden dergleichen Vorkommnisse am Arme beobachtet, weil der Plexus brachialis verhältnismäßig oberflächlich liegt und dadurch der Einwirkung äußerer Gewalten am meisten ausgesetzt ist.

Da sich dieses Beispiel auf alle anderen Körperregionen übertragen läßt, so gilt es ganz allgemein, daß die Integrität des Nervensystems erforderlich ist, um Wahrnehmungen von unserer Körperlichkeit entstehen zu lassen. Der Bewußtlose, welchem der Plexus brachialis zerstört ist, kann nach dem Erwachen den Arm nicht mehr als sein Eigentum identifizieren. Das Bewußtsein der Körperlichkeit erscheint somit ganz allgemein als eine Funktion der Summe der Gefühlsnerven oder mit anderen Worten des Projektionssystems. Jener Ausspruch Meynerts, welcher die Bedeutung eines Querschnittes durch das Projektionssystem in der Höhe der Hirnschenkel betrifft, gilt somit auch für das Bewußtsein der Körperlichkeit: Nur von der Retina und dem Riechorgan könnten körperliche Wahrnehmungen noch gemacht werden, wenn jene Operation ausgeführt worden wäre. Stellen wir uns vor, daß an Stelle einer derartigen Durchschneidung, welche tatsächlich nicht ausführbar ist, eine andere Operation gemacht wäre, die zwar noch weniger ausführbar, aber ebenso gut denkbar ist, wie jene andere: Die Schädelkapsel sei abgedeckt, das Gehirn mit sanftem Zuge von der Schädelbasis abgehoben und, ohne Nebenverletzungen zu erleiden, hoch über die Schädelkapsel hinaus erhoben; Blutgefäße, Nerven, Oblongata und Rückenmark sollen bei diesem Dehnungsprozesse keinen Schaden erlitten haben. Dann erst erschiene uns das Gehirn in seiner wahren Gestalt, als das eigentlich empfindende und bewegende Wesen, nur armiert mit einer Maschine, welche zwar die Apparate für die Aufnahme von Empfindungsreizen, für die Ausführung von Bewegungen hergibt, selbst aber im Verhältnis zum Gehirn einen Teil der Außenwelt ausmacht, nur daß dieser unabtrennbar mit dem Gehirn verbunden ist. Sinneseindrücke würden dann wie früher, nur mit der geringen Verspätung, die durch die größere Weglänge bedingt ist, zum Bewußtsein dringen, Bewegungen ebenso wie früher möglich sein, nur daß auch hier die Übermittelung des Befehles mehr Zeit beanspruchen würde. Das Gehirn wäre dann, worauf schon Meynert exemplifiziert hat, einem Weichtier zu vergleichen, welches mit Fühlfäden, den Sinnesnerven, und mit Fangarmen, den Bewegungsnerven, ausgestattet ist. Daß jene Fühlfäden mit komplizierten Sinnesapparaten, diese Fangarme mit besonderen Bewegungsapparaten, der an ein Knochengerüst befestigten Muskulatur, armiert sind, kann dem Werte des Gleichnisses keinen Abbruch tun.

Die Betrachtungen, die wir hinsichtlich der Sinneseindrücke angestellt hatten, werden also ganz ebenso auf unsere Körperlichkeit Anwendung finden. Auch das Bewußtsein der Körperlichkeit wird erst erworben, und zwar so wie das Bewußtsein der Außenwelt dadurch, daß Nachrichten von den verschiedensten Körperstellen an die zentralen Projektionsfelder derselben im Gehirn gelangen und daselbst Residuen, Erinnerungsbilder hinterlassen.

Ein Teil dieser Projektionsfelder ist uns in groben Umrissen schon bekannt und an bestimmten Stellen der Großhirnrinde lokalisiert. Es kann keinem Zweifel unterliegen, daß jene von Munk experimentell ermittelten Rindenbezirke, die er als Armregion, Beinregion, Kopfregion, Ohrregion, Rumpf- und Nackenregion bezeichnet hat, die Bedeutung von zentralen Projektionsfeldern dieser Körperteile haben. Daß diese Versuche auf das menschliche Gehirn übertragbar sind, dafür liefert die menschliche Pathologie unwiderlegliche Beweise, wenn auch die ganz genaue Abgrenzung der Regionen beim Menschen noch erst zu erwarten ist. Auch das kann meiner Meinung nach nicht mehr bezweifelt werden, daß jede Region die gesamte Sensibilität und Motilität des bezeichneten Körperteils vertritt, die Armregion somit das zentrale Projektionsfeld für Sensibilität und Motilität, oder mit anderen Worten für die gesamten Nerven des Armes.

Dabei tritt Ihnen ein Verhältnis entgegen, das unsere volle Aufmerksamkeit verdient. Alle diese Körperregionen sind mit dem Tastorgan der Haut bekleidet, ihre zentralen Projektionsfelder enthalten somit auch die Vertretung von Sinnesoberflächen. Andererseits wird uns auch die Vertretung des Körpers im „Bewußtsein der Körperlichkeit“ nicht vollständig erscheinen, wenn die zentralen Projektionsfelder der Spezialsinne außer acht gelassen werden, da die Riechschleimhaut, die Retina, das Gehörorgan, die dem Geschmack dienende Zungen- und Rachenschleimhaut, wenn auch spezifischen Sinnesfunktionen dienend, immerhin zugleich allerwichtigste Teile unseres Körpers ausmachen. Wir werden daher das Bewußtsein der Körperlichkeit für diese Organe, wenn nicht noch eine besondere Projektion dafür nachweisbar ist (wie

z. B. für die Riech- und Schmeckschleimhaut durch gewisse Äste des Quintus), an ihre uns schon bekannten zentralen Projektionsfelder verlegen müssen, so daß eine Deckung von Bewußtsein der Außenwelt und Bewußtsein der Körperlichkeit in der Hirnrinde uns ziemlich allgemein entgegentritt. Wir stoßen hier auf Beziehungen komplizierter Art, welche uns nötigen, noch einmal auf den elementarsten Vorgang der einfachen Sinnesempfindung zurückzugreifen.

Was wir bisher von der Empfindung kennen gelernt hatten, und was das Material für den Aufbau eines Bewußtseins der Außenwelt lieferte, können wir auch als sinnlichen Inhalt der Empfindungen bezeichnen. Es dürfte Ihnen aber bekannt sein, daß jeder Empfindung noch eine andere Qualität zukommt, die wir bis jetzt absichtlich vernachlässigt haben, und die man allgemein als den Gefühlston der Empfindung von ihrem sinnlichen Inhalt unterscheidet. Dieser Gefühlston der Empfindung steht, wie ich Ihnen überzeugend darzutun hoffe, mit dem Bewußtsein der Körperlichkeit in besonders enger Beziehung, indem er je nach dem Orte des einwirkenden Reizes verschieden gefärbt ist und so gewissermaßen ein Lokalzeichen für das Bewußtsein abgibt, welche Stelle des Körpers von dem Sinnesreize affiziert worden ist. Die Empfindungen nämlich, welche mit einem starken Gefühlston verbunden sind, zeigen eine enge Beziehung zu Bewegungsmechanismen, welche zweckmäßig zusammenwirken und augenscheinlich zum Schutze des Körpers dienen. Für gewöhnlich achten wir auf diese Organempfindungen nicht, sie entgehen uns, da unsere Aufmerksamkeit dem sinnlichen Inhalt der Empfindung zugekehrt ist. Jeder etwas stärkere Reiz jedoch wirkt so auf unser Bewußtsein, daß wir den sinnlichen Inhalt vernachlässigen und unsere Aufmerksamkeit der Organempfindung des betroffenen Körperteiles zuwenden. Schon vorher aber pflegen zweckmäßige Abwehrbewegungen stattzufinden. Einige Beispiele sollen dies erläutern. Stellen Sie sich vor, daß Sie unerwartet am Arme berührt werden, etwa in einem Menschengedränge, so denken Sie sofort je nach der Art der Berührung an eine Person oder einen Gegenstand, von welchem die Berührung ausgegangen ist. Werden Sie aber heftig angepackt, so daß der Griff schmerzt, so ziehen Sie zunächst den Arm zurück und suchen ihn vor weiterer Beschädigung zu bewahren. Ihre Aufmerksamkeit ist dann dem beschädigten Körperteile zugewendet. Ähnlich verhält es sich mit starken Geräuschen: Jeder prallt zurück, dem unvermutet dicht am Ohr ein Geschoß abgefeuert wird, und kein Mensch bringt es fertig, in nächster Nähe eines vorübersausenden Schnellzuges stehen zu bleiben, wenn er auch genau weiß, daß keine Gefahr damit verbunden ist. Auch hier ist es wesentlich das Getöse, welches die starke Organempfindung hervorruft und das unwillkürliche Zurückprallen bedingt. Eine einfachere Form der Abwehrbewegung, nämlich den Schluß des Auges, beobachten wir bei Einwirkung grellen Lichtes, besonders wenn es plötzlich auf tiefe Dunkelheit folgt, und unter diesen Umständen wird es auch schmerzhaft empfunden. Auf Organempfindungen beruht es ferner, wenn das Auge das erstemal auf den leuchtenden Punkt eingestellt wird, durch einen Bewegungsmechanismus, den ich schon bei Besprechung der Gesichtsvorstellungen erwähnt habe. Alle diese angeführten Beispiele von Bewegungen bald einfacher, bald komplizierterer Art werden wir im Sinne Meynerts als Abwehr- oder Angriffsbewegungen zu betrachten haben und uns daran erinnern, daß ihre ursprüngliche Quelle in angeborenen zweckmäßigen Reflexen zu suchen ist. Ich erinnere an den berühmten Versuch von Pflüger, wonach der dekapitierte Frosch nicht nur zu derartigen Abwehrbewegungen, sondern sogar zu einer zweckmäßigen Abänderung derselben befähigt ist, da er, um eine mit Säure betupfte Hautstelle abzuwischen, sobald das Bein der gereizten Körperseite abgeschnitten wird, das andere zu Hilfe nimmt. Derartige Modifikationen mögen Erwerb des Individuums sein, immerhin geschehen sie durch graue Substanz, der wir wesentlich nur eine Reflextätigkeit zuschreiben, und keinem Zweifel kann es unterliegen, daß gewisse angeborene Reflexe selbst beim Menschen zweckmäßig sind und der Abwehr dienen, geschweige denn beim niederen Tiere mit vorwiegend spinaler Organisation. Das niedrigst organisierte Wirbeltier zeigt innerhalb dieser Organisation ebenfalls schon mehr als einfache Reflexbewegungen, indem es wie der dekapitierte Frosch die Fähigkeit gewisser zweckmäßiger Anpassungen besitzt. Wo aber ein mächtiges Großhirn vorhanden ist, wie bei den Säugetieren und ganz besonders dem Menschen, sehen wir ähnliche Bewegungsmechanismen auf die zentralen Projektionsfelder der Hirnrinde übertragen (wie es z. B. für die Bewegungen des Auges von Munk auch experimentell dargetan ist). Die zweckmäßige Modifikation der Bewegung je nach der angegriffenen Körperstelle ist in beiden Fällen zu beobachten. Sie zeigt uns, daß die Organempfindungen den nächsten Zweck haben, den Körper zu schützen.

Die schon oben bei Erwähnung der Gesichtsvorstellungen angezogenen Lokalzeichen der Netzhaut dürften Ihnen jetzt in einem neuen Lichte erscheinen. Sie entstammen augenscheinlich den Organempfindungen der Netzhaut; denn wir sahen, daß die empfindenden Netzhautelemente je nach ihrer Lage auf einen Bewegungsmechanismus der Rinde so wirken, daß immer die Fovea centralis dem Reize zugewendet wird, und werden darin eine Abwehr- oder Angriffsbewegung im Sinne Meynerts erblicken müssen. In der Tat muß sie sich im Tierreich gleich nützlich zur Verteidigung wie zum Angriff erweisen. Wenn oben davon Gebrauch gemacht worden ist, um die Entstehung von Gesichtsvorstellungen zu erklären, so haben wir eigentlich schon vorgegriffen; diesem Akt vorausgehen muß die Erwerbung eines Raumbildes der Retina in unserem Bewußtsein der Körperlichkeit. Dadurch, daß die den Netzhautpunkten zugeordneten wahrnehmenden Zellen des optischen Projektionsfeldes je nach dem Netzhautmeridian verschiedenen Punkten des okulomotorischen Projektionsfeldes, je nach der Entfernung von der Netzhautmitte verschiedenen Intensitätsgraden ihrer Erregung durch Assoziation zugeordnet sind, wird zunächst eine feste Orientierung über die Lage der Netzhautpunkte und damit ein Raumbild der Retina gewonnen. Der Vorgang ist dabei derselbe wie bei der Erwerbung optischer Erinnerungsbilder: durch Gleichzeitigkeit oder Aufeinanderfolge der Erregung benachbarter Netzhautpunkte entsteht die feste Assoziation zwischen den entsprechenden wahrnehmenden Zellen einerseits, durch die Einstellungsbewegungen des Auges zwischen diesen und den Punkten des motorischen Projektionsfeldes andererseits. Durch die stete Wiederkehr des gleichen Verhältnisses unter den gleichen Bedingungen gewinnen die Assoziationen die notwendige, bis zur Unlöslichkeit gesteigerte Festigkeit. Offenbar muß das Bewußtsein erst über die Netzhaut orientiert sein, ehe darauf entworfene Bilder räumlich verwertet werden können.

Wie diese Überlegung den Raumsinn der Netzhaut daraus herleitet, daß die Retina unter dem Gesichtspunkt betrachtet wird, einen Teil der Körperoberfläche zu bilden, während der damit verbundene optische Apparat des Auges nur die Armierung dafür abgibt, so trifft die gleiche Überlegung auch für das Tastorgan der Haut zu. Auch bei der Haut kann sich ein Raumsinn erst daraus entwickeln, daß das Bewußtsein über die Reihenfolge und Lage der empfindenden Hautpunkte schon informiert ist. Und auch diese Information kann nur gewonnen werden durch Einübung von Assoziationen zwischen wahrnehmenden Elementen oder Perzeptionszellen, die den Punkten der Haut entsprechen, und Bewegungsmechanismen in den motorischen Projektionsfeldern des Rumpfes, der Augen und der Glieder. Die letzteren aber werden wir uns noch um vieles komplizierter vorzustellen haben, als die Bewegungskombinationen der Augenmuskeln. Man bedenke nur, wie verhältnismäßig einfach die Bewegungen des um einen Drehungsmittelpunkt frei beweglichen, im gegebenen Raume verharrenden Augapfels gegenüber denen des mehrfach gestielten Tastorgans der Hand erscheinen. Fassen wir nur einfachste Tastbewegungen, wie die Beugung und Streckung der Finger, ins Auge, so wissen wir seit Duchenne, daß sie nicht zustande kommen können ohne entgegengesetzt gerichtete Bewegungen des Handgelenkes, welche offenbar der Fixation gegen den Vorderarm dienen. Der Vorderarm muß gegen den Oberarm und dieser gegen die Schulter fixiert werden, letztere Fixation aber hat wieder eine entsprechende Innervation der Rumpfmuskulatur zur Voraussetzung, ohne welche der Rumpf beim Gebrauch der Hand das Gleichgewicht verlieren würde. Es handelt sich also darum, zwischen einer großen Zahl gesonderter Bewegungsmechanismen bestimmte feste Verhältnisse zu erwerben, ehe die Hand als Sinnesorgan brauchbar wird. Diese Aufgabe erscheint so schwierig, daß wir an der Möglichkeit ihrer Lösung zweifeln könnten, wenn uns nicht der Augenschein vom Gegenteil überzeugte.

Meine Herren, ich kann mir nicht verhehlen, daß Ihnen bei meiner Darstellung das Bedenken auftauchen könnte, sie wäre eine mehr oder weniger willkürliche Konstruktion und würde vor der Macht der Tatsachen nicht standhalten. Gestatten Sie mir nun also auch, die Tatsachen kurz zu erwähnen, welche, wie ich glaube, mit zwingender Gewalt zu der Ihnen vorgetragenen Auffassung nötigen. Die eine Tatsache ist die, daß bei Rindenerkrankungen, sei es des Occipitallappens, sei es des Scheitellappens, kontinuierliche Defekte, und zwar in ersterem Falle des Gesichtsfeldes, im zweiten der Hautsensibilität der Glieder beobachtet werden. Das Zustandekommen solcher Defekte beweist meiner Ansicht nach unwiderleglich, daß benachbarte Netzhautpunkte eine Projektion in benachbarten Rindenelementen des Occipitallappens, benachbarte Hautpunkte der Gliedmaßen eine ebensolche in benachbarten Rindenelementen des Scheitellappens besitzen müssen. Das Vorkommen umschriebener und dabei kontinuierlicher Defekte dieser Art wäre sonst absolut unerklärlich. Es ist die nächstliegende und deshalb wahrscheinlichste Annahme, daß sich diese Projektion auf die nächsten Endigungen von Projektionsfasern, die der Wahrnehmung dienenden Perzeptionszellen bezieht.

Die zweite Tatsache besteht in der sicheren Orientierung, die wir in bezug auf die Netzhaut und die gesamte Hautoberfläche besitzen. Für die Netzhaut brauche ich dies nicht erst auszuführen. Aber auch die Haut des Körpers ist uns an jedem beliebigen Punkte mit einer Sicherheit, welche der Feinheit des Raumsinnes entspricht, bekannt. Dies geht daraus hervor, daß jeder Mensch bei geschlossenen Augen sofort die Hautstelle bezeichnen kann, wo man ihn berührt hat. Er kann sie nicht nur nennen oder mit dem Finger darauf zeigen, sondern er kann auch sofort die Augen auf den berührten Punkt richtig einstellen. An den Stellen mit besonders feinem Raumsinn, z. B. dem Handteller, kann er aus der Reihenfolge der berührten Hautstellen das Bild eines Buchstabens, einer Zahl, sogar von Arabesken, die man eingezeichnet hat, rekonstruieren. Ähnliche Versuche gelingen bei den meisten Menschen auch noch an einer Reihe anderer Hautstellen.

Meine Herren! Wenn Sie mir bis hierher gefolgt sind, so haben Sie nur die wesentlichsten Bausteine für die Konstruktion eines Bewußtseins der Körperlichkeit gewonnen, werden es aber noch unvollständig und einer Ergänzung bedürftig finden. Es fehlt noch die Vertretung der drei wichtigen Sinnesoberflächen, welche dem Gehör, dem Geschmack und dem Geruch dienen. Es hat nun keine Schwierigkeit, die gewonnenen Gesichtspunkte auch auf diese Sinne zu übertragen. Am wenigsten wird Ihnen dies für das Gehör einleuchten, weil gerade hier der sinnliche Inhalt der Empfindung — man denke an die Sprachlaute — eine das ganze Geistesleben beherrschende Bedeutung gewinnt. Dennoch aber haben wir schon oben an einem Beispiel gesehen, daß unter Umständen die Organempfindung auch dieses Sinnes sich sehr mächtig zeigt und die komplizierte Abwehrbewegung des Zurückprallens hervorruft. Aber nicht nur die Intensität, auch die Qualität der Gehörseindrücke kann ähnliche Wirkungen bedingen; so gibt es gewisse Geräusche, die das Gefühl und die Bewegung des Schauderns erzeugen, und daß Töne angenehm oder unangenehm berühren, ist eine landläufige Erfahrung. Daß außerdem ein gewisser Raumsinn auch dem Gehörorgan eigen ist, so daß auf den Ort geschlossen wird, woher die Gehörsempfindung stammt, ist ebenfalls bekannt. Er zeigt sich freilich in feinerer Entwickelung nur in pathologischen Fällen, beweist aber doch, daß gewisse Lokalzeichen, welche den Ort des einwirkenden Reizes angeben, auch innerhalb der akustischen Sinnesoberfläche vorhanden sind, ganz abgesehen von der Einrichtung des Cortischen Organes, welche zur Orientierung über die Tonhöhe dient. Beim Geschmack und Geruch zeigen sich Organempfindung und sinnlicher Inhalt der Empfindung so eng miteinander verbunden, daß sie nur künstlich zu trennen sind. Wie Sie wissen, sind es zugleich die beiden exquisit chemisch-analytischen Sinne, deren Bedeutung für die Ernährung und den Schutz der Organismen offen zutage liegt.

Zu den Organempfindungen gehören auch die Empfindungen, die den Muskeln, den Gelenken und den großen Eingeweiden entstammen. Besonders eklatant zeigt es sich an diesen letzteren, daß die Organempfindungen eine selbständige Bedeutung haben und ohne Sinnesempfindungen vorkommen können. Auch diese Organempfindungen kommen uns im Zustande der Gesundheit nur wenig zum Bewußtsein, obwohl Hunger- und Sättigungsgefühl, Harn- und Stuhldrang, Geschlechtsempfindungen u. dgl. m. jedem einzelnen bekannt sind. Dagegen beweisen gerade die Erkrankungen der Eingeweide, daß sie mit lebhafter Sensibilität begabt sind und zu unserem Wohl- oder Übelbefinden das Wesentlichste beitragen. In der Tat ist dasjenige Element, welches man immer als den „Gefühlston“ der Empfindungen unterschieden hat, d. h. ihre Eigenschaft, von Lust- oder Unlustgefühlen begleitet zu sein, gerade bei den Organempfindungen von Seite der Eingeweide über alle anderen überwiegend, selbst über dasjenige, welches sich auf die Örtlichkeit der Empfindungen bezieht.

Die Lokalisation dieser Eingeweidegefühle ist immer nur eine vage, wenn auch bestimmt ausgesprochene: man denke an Magenschmerzen, an Gallenstein- und Nierenkolik, an die Belästigung durch überfüllte Harnblase usw. Dafür aber trägt das normale Funktionieren oder aber die gestörte Funktion dieser Organe um so mehr zu unserem Allgemeinbefinden bei, oder mit anderen Worten, das Bewußtsein der Körperlichkeit zeigt sich in deutlicher Abhängigkeit auch von dem Zustande der großen Eingeweide. Überhaupt werden wir den eben erwähnten Gefühlston der Empfindungen im allgemeinen als eine Affektion des Bewußtseins der Körperlichkeit zu definieren haben. Es ist deshalb zu vermuten, daß das Bewußtsein der Körperlichkeit auch besondere Projektionsfelder für die großen Eingeweide enthalte, eine Vermutung, die durch gewisse hypochondrische Symptome, die bei Geisteskranken vorkommen, eine wesentliche Stütze gewinnt. In bezug auf die Örtlichkeit dieser Projektionsfelder sind wir freilich noch gar nicht unterrichtet, wenn man von der Hypothese Meynerts absieht, wonach die Ganglien des Streifenhügels dafür in Anspruch zu nehmen wären. So verführerisch dieselbe aus naheliegenden allgemeinen Erwägungen anatomischer und morphologischer Art auch erscheinen mag, so schwebt sie doch vorläufig noch völlig in der Luft und gestattet keine praktischen Anwendungen.

Die Summe der Erinnerungsbilder aller Organempfindungen bildet den Inhalt des Bewußtseins der Körperlichkeit ebenso, wie die Erinnerungsbilder der Sinnesempfindungen das Bewußtsein der Außenwelt konstituierten. Wir können nun den Versuch einer psychologischen Definition nach den gewonnenen Gesichtspunkten unternehmen und stellen fest, daß die ersteren sich auf den Ort des Reizes, die letzteren auf die Form des Reizes oder die gegenseitige Anordnung der gereizten Elemente beziehen.

Es ist uns jetzt auch möglich, mit kurzen Worten anzugeben, was den wesentlichen Unterschied zwischen einer Sinneswahrnehmung selbst und ihrem Erinnerungsbild ausmacht: Die Sinneswahrnehmung ist stets von Organempfindungen begleitet und deshalb in bestimmte Stellen des Raumes projiziert, das Erinnerungsbild dagegen nicht. Augenscheinlich sind es die den Netzhautpunkten, Hautpunkten und sofort zugeordneten „Perzeptionszellen", welche auch die Organempfindungen vermitteln.

Daß alle Projektionsfelder, welche das Bewußtsein der Körperlichkeit umfassen, auf das innigste durch Assoziationsbahnen miteinander verknüpft gedacht werden müssen, habe ich oben schon angedeutet. Da die Nachrichten, welche der eigene Körper in das Bewußtsein entsendet, unter den gleichen Bedingungen immer die nämlichen sind, so ergibt sich unte den Erinnerungsbildern der Organempfindungen eine so feste Verknüpfung, wie sie von den Erinnerungsbildern der Außenwelt nie gedacht werden kann. Die verschiedenen Teile der Körperlichkeit sind in ihrem Verhältnis zueinander absolut unveränderlich, die Dinge der Außenwelt sind dagegen verhältnismäßig veränderlich. Von den Dingen der Außenwelt können wir uns mehr oder weniger abschließen, die Empfindungen dagegen, welcher unser Körper liefert, begleiten uns kontinuierlich. Während des Schlafes scheinen die Einwirkungen der Außenwelt so gut wie spurlos an uns vorüberzugehen, die Körperoberfläche dagegen, auf welcher wir liegen, fährt fort, ihre Signale nach dem Bewußtsein zu entsenden. Welche Stellung wir im wachen Zustand auch einnehmen mögen, der kontinuierlichen Druckwirkung und der Wahrnehmung derselben auf irgend einem Teil der Hautoberfläche vermögen wir uns nicht zu entziehen.

Daß ein gewisses Bewußtsein der Körperlichkeit den Menschen im wachen Zustande fortwährend begleitet, geht aus seinem Verhalten unzweideutig hervor. Mag die Aufmerksamkeit noch so sehr einem Gegenstande der Außenwelt zugekehrt sein, mag man in einen Anblick, in das Hören einer Melodie noch so sehr versunken sein, der Körper bewahrt dennoch seine aufrechte Haltung, fährt fort zu marschieren, weicht Begegnungen aus, adaptiert sich Unebenheiten des Terrains, macht Abwehrbewegungen der verschiedensten Art u. dgl. m.

Es wird uns jetzt verständlich, daß von jeder Organempfindung aus der ganze Komplex von Erinnerungsbildern der Körperorgane ins Bewußtsein gerufen wird, so daß, wenn wir die Analogie mit den Begriffen im Bereich des Bewußtseins der Außenwelt festhalten, hier sozusagen nur ein einziger großer Begriff, der der Körperlichkeit, sich konstituiert. Darauf deuten wenigstens jene Abwehrbewegungen hin, die wir bei stärkeren Organempfindungen kennen gelernt haben, da fast die gesamte Muskulatur des Körpers daran teilnehmen kann. Zur Bildung von Begriffen bestimmter Körperregionen, mit so fester Abgrenzung, wie sie den Begriffen der Außenwelt zukommen, scheint es im Bewußtsein der Körperlichkeit nicht oder nur unvollkommen zu kommen, Da eine Sinneswahrnehmung nicht möglich ist, ohne daß die bezügliche Organempfindung entsteht, so wird auch durch jede Sinneswahrnehmung das Bewußtsein der Körperlichkeit in toto wachgerufen. Das Bewußtsein der Körperlichkeit klingt daher auch bei jeder Sinneswahrnehmung an.

Die Organempfindungen haben nun freilich zweierlei Ursprung: neben den Reizen der Außenwelt gibt es noch innere Reize, die sie hervorrufen. Man denke an Wärme oder Kältegefühl der Haut infolge vasomotorischer Vorgänge, an perverse Geschmacksempfindungen bei Katarrh der Mundschleimhaut, an subjektive Ohrgeräusche, wie das sog. Ohrenklingen, an die Lichtwellen, welche bei absoluter Dunkelheit von der Netzhaut ausgehen u. dgl. m. Alle diese Organempfindungen werden gar nicht auf die Außenwelt bezogen. Das gegenseitige Verhältnis, welches hier besteht, ist also das, daß zwar Sinneswahrnehmungen nicht denkbar sind ohne entsprechende Organempfindungen, daß aber letztere allein zustande kommen können, ohne daß der Reiz auf die Außenwelt bezogen wird. Die W a h r n e h m u n g hat die O r g a n e m p f i n d u n g zur V o r b e d i n g u n g, die Organempfindung durchaus nicht die Sinneswahrnehmung. Auch dadurch wird diejenige Vorstellung von der Beschaffenheit der zentralen Projektionsfelder nahegelegt, die ich schon angedeutet habe, daß nämlich das Bewußtsein der Körperlichkeit durch die Perzeptionszellen dargestellt wird und eine erste Station der Rinde bedeutet, welche passiert werden muß, ehe der Sinnesreiz in das Bewußtsein der Außenwelt gelangt. Die schichtenweise Übereinanderlagerung der Ganglienzellen der Hirnrinde begünstigt eine solche Annahme, wonach die der Markleiste nächste Schicht (bzw. die nächsten Schichten) das Bewußtsein der Körperlichkeit repräsentieren würden.

Es gibt gewisse Zeiten, zu welchen der Körper des entwickelten Menschen noch auffällige Veränderungen erleidet, so der Zeitpunkt der eintretenden Geschlechtsreife oder Pubertät, des Klimakteriums, der Gravidität, des Puerperiums und der senilen Involution. Nach unserer Auffassung kann es nun auch nicht wunderbar erscheinen, daß sie für die Entwickelung gewisser Krankheiten des Bewußtseins einen besonders geeigneten Boden abgeben.

Die relative Unveränderlichkeit des Bewußtseins der Körperlichkeit erklärt uns, daß es dem übrigen Inhalt des Bewußtseins gegenüber als eine Art konstanter Größe erscheint, als die Einheit gegenüber den dem Wechsel unterworfenen Eindrücken der Außenwelt. Durch die Erfahrung wird überdies das Bewußtsein belehrt, daß die Körperlichkeit unteilbar, die Außenwelt dagegen mehr oder minder in ihre Bestandteile zu zerlegen ist. So kommt es zur Bildung eines „primären Ich" (Meynert), worunter eben das Bewußtsein der Körperlichkeit verstanden werden muß.

Sechste Vorlesung.

Begriff der spontanen Bewegung, Unterschied von der Reflexbewegung. Lageempfindung und Lagevorstellung, Innervationsgefühle und deren Erinnerungsbilder, Bewegungsempfindung und Bewegungsvorstellung gehen sämtlich aus Organempfindungen hervor. Auch die Tastempfindungen und Tastvorstellungen des Tastorgans der Hand sind aus Organempfindungen abzuleiten.

Meine Herren!

Es ist Ihnen vielleicht schon aufgefallen, daß ich eine Gruppe von Erscheinungen bisher vollständig mit Stillschweigen übergangen habe, welche doch mit dem Bewußtsein der Körperlichkeit in innigster Beziehung stehen, nämlich die gesamten Erscheinungen von seiten des Bewegungsapparates. Ich bin dieser Frage bis jetzt ausgewichen, weil sie ganz besonders kompliziert ist. Wie ist es denkbar, daß jenes Weichtier des Vergleiches die Bewegungen seines Muskelapparates so vollkommen beherrschen lernt, wie es tatsächlich der Fall ist, wenn wir von angeborenen Fähigkeiten absehen wollen? Auf diesen Punkt wollen wir nun sogleich näher eingehen.

Bekanntlich trägt auch noch der Mensch wie jedes Wirbeltier die deutlichsten Spuren seiner phylogenetischen Abstammung von den Wirbellosen, indem das Rückenmark die Gliederung nach der Anzahl der Wirbel bewahrt hat. Diese metamere Gliederung müssen wir auch an jener Bewegungsmaschine, mit welcher das Gehirn armiert ist, mit in den Kauf nehmen. Sie spricht sich darin aus, daß die Reflexmechanismen des Rückenmarks in erster Linie die sensiblen und motorischen Apparate gleicher Querschnittshöhe in gegenseitige Beziehung setzen. Darauf beruht es wohl, daß ein leiser Stich, an die Plantarfläche der Zehen appliziert, zunächst eine Plantarflexion derselben als Reflex hervorruft. Durch die von Pflüger nachgewiesene Irradiation der Reflexe wird freilich bewiesen, daß diese Metamerie nicht ausschließlich den Bau des Rückenmarks bestimmt, sondern daß Zusammenfassungen größerer Muskelgebiete, je nach der Stärke des Reizes sogar fast der gesamten Muskulatur, in der grauen Substanz des Rückenmarks vorgebildet sein müssen. Alle diese Reflexe haben zunächst mit dem Bewußtsein nichts zu tun, sie sind in der Tat angeboren und finden später auch statt, wenn das Bewußtsein ausgeschlossen ist, wie im tiefen Schlafe oder tiefer Bewußtlosigkeit. Im wachen Zustande jedoch nimmt späterhin das Bewußtsein von ihnen Notiz. Jenes Weichtier des Vergleiches erhält Nachrichten von den auf einer angeborenen Eigenschaft des Körpers beruhenden Reflexbewegungen. Wir wollen diese Nachrichten, ohne der näheren Bestimmung zunächst vorzugreifen, Bewegungsempfindungen, und die davon zurückbleibenden Erinnerungsbilder Bewegungsvorstellungen oder motorische Erinnerungsbilder nennen. Sehen wir nun zu, was wir unter Bewegungsempfindungen genauer zu verstehen haben.

Bei einer Reflexbewegung muß eine Reihe der verschiedensten Empfindungen entstehen. Zunächst die des Gelenkes, welches bewegt wird. Wir wollen sie mit g bezeichnen. Diese Gelenkempfindung, von einer bestimmten Exkursion der Bewegung abhängig, ist mit ganz bestimmten Hautempfindungen h verknüpft, weil an der Beugeseite der Gelenke die Hautflächen in ganz bestimmtem Maße verkürzt und einander genähert, an der Streckseite derselben dagegen gedehnt und voneinander entfernt werden. g steht deshalb zu h in einem ganz bestimmten konstanten Verhältnis, welches auch wiederkehrt, wenn passiv dem Gelenk dieselbe Stellung erteilt wird. Aber auch die Muskeln zeigen sich beteiligt, da sie bei der Beugung an der Beugeseite der Gelenke erschlafft, an der Streckseite verlängert und gedehnt werden, während bei der Streckung das Gegenteil geschieht. Durch pathologische Beobachtungen läßt sich erweisen, daß diesen Muskelempfindungen m eine selbständige Bedeutung zukommt, da sie bei fehlenden Haut- und Gelenkempfindungen zuweilen allein erhalten sind. Das ganz bestimmte Verhältnis dieser drei Empfindungen zueinander, also g : h : m, bezeichnen wir als Lageempfindung l, so daß l = g : h : m ist.

Die Erinnerungsbilder davon wollen wir als Lagevorstellungen L bezeichnen. Dieselben Lageempfindungen werden entstehen müssen, wenn man die Gelenke passiv bewegt, sie sind also keineswegs ausschließlich an den Reflexakt gebunden.

Die Lagevorstellungen eines Menschen können dadurch untersucht werden, daß man seinen Gelenken passiv beliebige Stellungen erteilt. Der gesunde Mensch ist dann imstande, diese Stellungen entweder nachzumachen, oder doch jede Veränderung präzis anzugeben, jedenfalls gibt er zu erkennen, daß er von der Lage seiner Glieder die vollkommen richtige Vorstellung hat. Besonders wichtig ist dieser Versuch an den leicht beweglichen Gelenken der Finger und der Zehen. Voraussetzung des Gelingens ist der vollkommene Ausschluß einer eigenen Tätigkeit des Individuums, also die Ausschaltung eigener Willensimpulse, welche freilich nicht bei allen Individuen gleich gut gelingt, weil sie eine gewisse Herrschaft über die Bewegungen voraussetzt.

Den Muskelempfindungen hat man früher unberechtigterweise den Hauptanteil an der Lageempfindung zugeschrieben und deshalb den Besitz der Lagevorstellungen als einen eigenen Sinn, den „Muskelsinn", betrachtet. Wir verzichten auf den Gebrauch dieses Wortes um so lieber, als es auch noch zu anderen Mißverständnissen Anlaß geben kann.

Nehmen wir nun aber an, die Lageempfindung l werde durch eine Reflexbewegung erzeugt, so entsteht die Bewegungsempfindung b; zu den schon genannten muß nun ein weiteres Merkmal hinzutreten, das in nichts anderem bestehen kann, als einer Empfindung von der Zelltätigkeit z, welche als Ursache der Muskelinnervation im Augenblick des Reflexes anzusehen ist. Durch die Muskelkontraktionen, welche hierbei geschehen, werden gewisse Muskelempfindungen m_1 ausgelöst, welche in einem bestimmten konstanten Verhältnis zu dem Vorgang in der Ganglienzelle z stehen, also $m_1 : z$. Wenn wir die Nachricht, welche von dem Bewegungsimpuls in das Bewußtsein gelangt, als Innervationsgefühl i bezeichnen, so ist nun $i = z : m_1$. Die Bewegungsempfindung b im Ganzen enthält beide Bestandteile der Reflexbewegung, sowohl das Innnervationsgefühl als die Lageempfindung, und diese werden, wie leicht ersichtlich, ebenfalls in einem bestimmten festen Verhältnis zueinander stehen, also $b = i : l$.

Auch die Muskelempfindung m_1 direkt ist der Prüfung zugänglich, indem man den Muskel faradisiert. Doch wird dann höchstens bestimmt werden können, welche Stromstärke wahrgenommen wird, und ob Veränderungen derselben wahrgenommen werden. Die resultierende Bewegung des Gelenkes bedingt eine selbständige Lageempfindung, welche wie jede anders entstandene vom normalen Bewußtsein wahrgenommen wird. Eine gesetzmäßige Verbindung zwischen dem Muskelgefühl und der Lageempfindung besteht jedoch bei diesem Versuche nicht, weil die isolierte Kontraktion eines Muskels normalerweise niemals stattfindet, daher die Versuchsbedingungen ein novum für das Bewußtsein enthalten.

Die Bewegungsempfindungen, welche auf diese Weise ins Bewußtsein gelangen und sich durch ihren stets in gleicher Weise wiederkehrenden Inhalt zu festen Bestandteilen des Bewußtseins, den Bewegungsvorstellungen B herausbilden müssen, geben zwar nur Erinnerungsbilder von Reflexbewegungen, es sind aber darin doch schon ganz bestimmte zweckmäßige Muskelanordnungen vertreten, da die Reflexbewegungen ohne Zweifel schon koordinierte im Sinne Duchennes sind. Nach der Einteilung Duchennes in impulsive, kollaterale und antagonistische Muskelkoordinationen fallen die Reflexbewegungen unter die impulsiven und kollateralen. Die Reflexbewegungen entbehren auch einer gewissen Zweckmäßigkeit nicht, sie sind vielmehr augenscheinlich als Schutzmaßregeln anzusehen, welche die Abwehr von Reizen oder die Entfernung des betreffenden Körperteils aus dem Bereich des Reizes herbeiführen sollen. Diese beiden Momente sind als die wesentlichsten Vorbedingungen für das Zustandekommen der spontanen Bewegungen anzusehen. Man erinnere sich, daß während der Reflexbewegung nicht nur von der Bewegung als solcher, sondern auch von der Empfindung e, welche als reflexauslösender Reiz wirkte, in das Bewußtsein eine Nachricht gelangte. Das Erinnerungsbild E dieses, sei es taktilen, sei es direkt schmerzhaften Reizes wird infolgedessen mit der Bewegungsvorstellung B assoziiert bleiben. Von einer spontanen Bewegung sprechen wir nun dann, wenn das Erinnerungsbild E auf der Assoziationsbahn E B die Bewegungsvorstellung B derart hervorruft, daß die Bewegung wirklich geschieht. Dazu ist als Vorbedingung die Annahme erforderlich, daß eine zentrifugale Bahn p von B aus nach eben jenen Ganglienzellen sich erstrecke, welche vorher bei dem Reflexvorgang in Tätigkeit traten. Diese Bahn ist in der Tat nachgewiesen, es ist die Pyramidenbahn. Zwei Beispiele werden uns den wesentlichen Unterschied zwischen Reflexbewegung und spontaner Bewegung noch näher erläutern. Ein Nadelstich, der in die Fußsohle appliziert wird, hat als Reflexbewegung eine Beugung der unteren Extremität in allen drei Gelenken und damit die Entfernung der Fußsohle von dem stechenden Instrumente zur Folge. Bei der spontanen Bewegung wird die Nadel nur erblickt, das Erinnerungsbild E der Tastempfindung e tritt dadurch ins Bewußtsein und veranlaßt auf der Bahn der Assoziation E B die Bewegung, welche vorher reflektorisch geschah. Die noch erforderliche Bahn B z ist die Pyramidenbahn. Ähnlich verhält es sich, wenn bei Annäherung eines stechenden Instrumentes das Auge geschlossen wird; auch dabei findet zuerst eine optische Wahrnehmung statt, welche mit dem Erinnerungsbild E assoziiert ist, wie das letztere mit der Bewegungsvorstellung B. Ganz allgemein können wir die spontanen Bewegungen nun definieren als Reaktionen auf Reize der Außenwelt, welche durch Erinnerungsbilder vermittelt werden. Wirklich dürften die meisten spontanen Bewegungen während des ganzen Lebens an irgendwelche Reize von der Außenwelt anknüpfen, wenn auch die Möglichkeit nicht in Abrede gestellt werden soll, daß gegenwärtige Reize der Außenwelt dabei ganz fehlen können, so daß spontan auftauchende Erinnerungsbilder den Ausgangspunkt des Assoziationsvorganges bilden, der schließlich mit der Bewegung endigt.

Die ersten spontanen Bewegungen des Kindes geschehen augenscheinlich unter der Herrschaft von Organempfindungen. Die Saugbewegung, die beim Neugeborenen reflektorisch erfolgt, wird später zur spontanen Bewegung, veranlaßt durch das Organgefühl des Hungers. Noch später genügt der Anblick der Brustwarze, um die Saugbewegung hervorzurufen. Die Empfindlichkeit des kindlichen Auges gegen grelle Lichteinwirkung weist auf das prädominierende Organgefühl als Ursache des Lidschlusses hin. Unter den spontanen Bewegungen sind die Abwehrbewegungen in den ersten Lebensmonaten bei weitem überwiegend, d. h. wieder solche, welche auf Organempfindungen beruhen und eine mehr oder minder getreue Nachahmung der Reflexbewegung sind. Auch sehr komplizierte, dem Erwachsenen durch das ganze Leben anhaftende Bewegungskombinationen, wie die des Zusammenschreckens, des Zurückprallens, des Seitwärtsspringens u. dgl. m. geschehen, wie uns schon frühere Beispiele gelehrt haben, unter der Herrschaft von Organempfindungen, und wenn man einen gewissen Einfluß der Vererbung auf die Entwickelung der Sprache zulassen will, was kaum zu vermeiden sein dürfte, so wird man den Trieb, gehörte Laute nachzuahmen, zunächst auf Organempfindungen im Sinnesgebiete des Acusticus zurückzuführen haben. Mit anderen Worten, man wird anzunehmen haben, daß die Erregungen des Acusticus zu einer gewissen Lebenszeit mit einem angenehmen Gefühle verbunden sind, und daß die Erfahrung des Kindes, daß es selbst Laute hervorzubringen vermag, dazu verwertet wird, diese angenehmen Empfindungen durch eigene Sprachbewegungen ebenfalls hervorzurufen. Die Organgefühle im optischen Gebiete sind auch beim Erwachsenen noch nachweisbar, wenn man die an Kitzel erinnernde angenehme Empfindung bei einem Farbenspiel, wo verschiedene gesättigte Farben rasch aufeinanderfolgen, in Betracht zieht. Daß im Gebiete des Acusticus der Genuß, den uns eine Tonschöpfung bietet, ursprünglich auf der gleichen Grundlage ruht, dürfte kaum zu bezweifeln sein.

Das einfachste Schema einer spontanen Bewegung, das oben aufgestellt wurde, gestattet bald eine Anwendung auf die aktiv erworbenen Tastvorstellungen. Wie beim Reflex die Bewegung auf den Reiz folgte, wie bei der Abwehrbewegung die optische Wahrnehmung des stechenden Instrumentes den Anstoß zur Auslösung des Lidschlusses auf der Bahn der Assoziation gab, so ist ohne Zweifel die optische Wahrnehmung eines Gegenstandes häufig der Ausgangspunkt für die Ausführung von Tastbewegungen — Angriffsbewegungen im Sinne von Meynert. Wenn auch unsere ganze Hautoberfläche als passives Tastorgan fungiert, d. h. gewisse dunkele Tastwahrnehmungen vermittelt, die ohne eigene Bewegung des Körpers stattfinden, so sind wir doch im Besitze spezifischer beweglicher Tastorgane, wirklicher Fühlfäden im Sinne des Vergleiches, der Gliedmaßen und in der ersten Lebenszeit auch des Mundes. Das Kind betastet jeden gesehenen Gegenstand mit den Händen und dem Munde. Was oben von der Retina entwickelt wurde, daß das Erinnerungsbild das Residuum einer bestimmten räumlichen Anordnung der erregten Netzhautelemente sei, muß natürlich auch für das passiv gedachte Tastorgan zutreffen. Bei der Retina freilich gab es eine Stelle des deutlichsten Sehens, welche wir damals ausschließlich als den Ort, der zur Erwerbung der Erinnerungsbilder dient, in Anspruch genommen haben. Bei dem passiven Tastorgan der Haut gibt es zwar auch Stellen deutlichster Empfindung, wozu gerade die Mundpartie des Säuglings gehört, ebenso wie die Haut der Hand und Finger; es dürfte aber doch die Annahme geboten sein, daß nicht ein einziges derartig beschränktes Hautgebiet allein die Erinnerungsbilder entstehen läßt, sondern daß sie von jeder Hautfläche aus erworben werden können. In gewisser Beschränkung gilt dies ja natürlich auch von der Retina, da exzentrisch wahrgenommene Gegenstände unter Umständen richtig erkannt werden, und für die Retina wird man das Postulat aufstellen können, daß die so erworbenen Erinnerungsbilder allmählich mit den durch zentrales Sehen gewonnenen Bildern assoziiert werden. Eine ähnliche Assoziation zwischen den Erinnerungsbildern der verschiedenen Hautflächen, sobald sie von demselben Gegenstande herstammen, wird man nun auch an den zentralen Projektionsflächen des passiven Tastorgans voraussetzen dürfen. Außerdem aber wird nicht geleugnet werden können, daß feinere Tastvorstellungen überwiegend durch die beweglichen Tastorgane, die Hände und Finger, erworben werden. Die Art und Weise, wie dies geschieht, wollen wir nun etwas näher ins Auge fassen,

Soll ein konkretes Ding, z. B. ein Federmesser, abgetastet werden, und nehmen wir an, dies geschehe nur mit einer Hand, so lassen wir die Volarflächen der Finger unter vielfacher Verschiebung darüber hinweggleiten und überzeugen uns so von Konsistenz, Glätte oder Rauhigkeit, Temperatur der Oberflächen und der allgemeinen Form und Ausdehnung des Gegenstandes. Die Summe dieser Empfindungen müssen wir als eine Einheit betrachten, welche nur wiederkehrt, wenn wieder ein Federmesser abgetastet wird, bei keinem anderen konkreten Gegenstande. Nennen wir diese Einheit die Tastempfindung eines Gegenstandes t, so ist sie zusammengesetzt aus einer Reihe von Empfindungen der Haut $e_1 + e_2 + e_3 \ldots$ und einer Reihe von Bewegungsempfindungen $b_1 + b_2 + b_3 \ldots$, welche mit den ersteren in einfacher und komplizierter Beziehung stehen. In einfacher insofern, als jede stärkere Muskelkontraktion die Druckempfindung, die von dem Gegenstand herrührt, verstärkt, in komplizierter insofern, als eine Reihe von aufeinander folgenden Bewegungen erforderlich ist, um unter der Bedingung gleichbleibenden Druckes die Form des Gegenstandes abzutasten. Wie kompliziert die Größe $t = e + b$ uns erscheinen muß, geht daraus hervor, daß jedes Glied der Reihe $b_1 + e_2$ schon eine zusammengesetzte Größe ist, wie ich Ihnen soeben erst auseinandergesetzt habe. Erinnern wir uns also, daß $b = i : l$ war, d. h. ein bestimmtes Verhältnis von Lageempfindung und Innervationsgefühl bedeutete, so kommt nun hier noch hinzu die Assoziation mit den passiven Tastempfindungen der Reihe $e_1 + e_2 \ldots$ Erst diese komplizierte Größe können wir als Tastempfindung t eines Gegenstandes bezeichnen. Ihr Erinnerungsbild T nennen wir Tastvorstellung oder auch wohl Tastbild. In der Tat prüfen wir auf das Vorhandensein von Tastvorstellungen in der Weise, daß wir die Aufgabe stellen, konkrete Gegenstände durch bloßes Zutasten mit der Hand, unter Ausschluß der Augen, zu erkennen. Der normale Mensch löst diese Aufgabe bei jedem ihm überhaupt bekannten Gegenstand mit Leichtigkeit.

M. H. Durch näheres Eingehen auf unseren Gegenstand dürfte es Ihnen klar geworden sein, welche wichtige Rolle die eigenen Bewegungen des Körpers bei den Sinneswahrnehmungen spielen. Die Erinnerungsbilder des Tastsinns, welche wir zu Beginn unserer Untersuchungen auf eine Art von passivem Projektionsvorgang, gleich den anderen Sinneswahrnehmungen, zurückführten, erscheinen uns nun zugleich aus Erinnerungsbildern spontaner Bewegungen zusammengesetzt. Diese motorischen Erinnerungsbilder wird man aber dem Bewußtsein der Körperlichkeit einreihen müssen, so daß wir hier ein Gebiet betreten, wo Bewußtsein der Außenwelt und der Körperlichkeit ihre prinzipielle Gegensätzlichkeit verlieren und dagegen der Satz, daß nur Veränderungen der Körperlichkeit uns von den Dingen der Außenwelt Kunde geben, sich wieder aufs augenscheinlichste bewährt. Denselben Zusammenhang zwischen Außenwelt und Körperlichkeit zeigen uns alle die spontanen Bewegungen, welche dazu dienen, uns der Außenwelt zu bemeistern (Angriffsbewegungen Meynert). Jede Fertigkeit oder Kunst im Bereiche der Bewegungen muß bekanntlich mühsam erlernt werden, von den Gang- und Sprachbewegungen an bis zu den kompliziertesten Bewegungsfolgen des schöpferischen Künstlers. Alle diese

Bewegungen geschehen unter fortwährender Leitung des Tastgefühls, sie sind erst möglich durch den festen Besitz einer großen Reihe der kompliziertesten Tastvorstellungen. Wenn wir eine Prüfung auf derartige Bewegungsvorstellungen vornehmen, so pflegen wir uns an die einfachsten Beweise manueller Geschicklichkeit zu halten. Es wird z. B. dem Kranken aufgegeben, bei geschlossenen Augen seine Kleider aufzuknöpfen und wieder zuzuknöpfen, einen Bleistift zu spitzen, die Uhr aufzuziehen, Zahlen oder Buchstaben in die Luft zu schreiben oder auch Schreibbewegungen in der gewöhnlichen Weise auszuführen. Mit wenigen Ausnahmen ist immer das Hantieren mit einem oder mehreren Objekten erforderlich, der Besitz der Tastvorstellungen davon deshalb auch zur Ausführung der geforderten Bewegung unumgänglich.

Wie bei den soeben besprochenen Tastvorstellungen die Bewegungen an Hautempfindungen gebunden sind, so gibt es einen besonderen komplizierten Muskelapparat, dessen Bewegungen unter der Leitung der Netzhauteindrücke stehen. Wenn die Form eines Gegenstandes genau wahrgenommen werden soll, so wird bekanntlich durch zweckentsprechende Augenbewegungen die Stelle des deutlichsten Sehens gewissermaßen an den Umrissen des Gegenstandes entlanggeführt, ein Vorgang, der dem Abtasten durch das bewegte Tastorgan der Finger vollständig analog ist und ebensogut als Abtastung der Konturen durch die Macula lutea bezeichnet werden könnte. Die komplizierten Augenbewegungen, welche dazu erforderlich sind, hinterlassen motorische Erinnerungsbilder, welche ganz ähnliche Reihenassoziationen bilden werden wie die oben besprochenen, beim Abtasten mit der Hand gewonnenen. Wie diese mit den passiv erworbenen Erinnerungsbildern von Hauptempfindungen E verschmolzen erst die vollständige Tastvorstellung eines Gegenstandes darstellen, so sind die motorischen Erinnerungsbilder dieser gleichsam abtastenden Augenbewegungen eine neue Komponente, welche mit den uns schon bekannten assoziiert erst dasjenige ausmacht, was mit Fug und Recht Gesichtsvorstellung genannt werden kann. Für die Augenbewegungen ist es leider nicht möglich, Lageempfindungen und Lagevorstellungen gesondert zu untersuchen. Trotzdem wird man nicht leicht die Wichtigkeit derselben behufs Orientierung im Raume überschätzen können, sie sind ein weiteres eklatantes Beispiel dafür, wie Organempfindungen dazu verwertet werden, ein festes Bild der Außenwelt im Bewußtsein zu gewinnen. Zum Schluß muß ich Sie auf ein ganz ähnliches Verhältnis zwischen Sprachbewegungen und Gehörswahrnehmungen aufmerksam machen: auch die Sprachbewegungen des Kindes sind zunächst tastende Bewegungen, die aber nicht mit Haut oder Netzhautempfindungen, sondern mit Gehörsempfindungen in Beziehung stehen, bzw. von ihnen geleitet werden.

Soweit wir den Inhalt des Bewußtseins bisher übersehen können, zeigt er sich einer gewissen, durch die Tatsache der Projektion gegebenen Lokalisation zugänglich. Wie die optischen Erinnerungsbilder in dem zentralen Projektionsfelde des Opticus, die akustischen in dem zentralen Projektionsfelde des Acusticus lokalisiert sind, so können wir daran nicht zweifeln, daß auch die Tastvorstellungen von konkreten Gegenständen in ähnlicher Weise lokalisiert sind. Einfache Figuren, wie Zahlen, ein Kreuz, ein Kreis, ein Dreieck werden, einer Hautfläche aufgezeichnet, durch das Gefühl unter Ausschluß des Auges erkannt. Die zentrale Projektion des passiven Tastorgans der Haut entwickelt also einen Raum wie die Retina, wobei die gegenseitige Anordnung der durch den Reiz getroffenen Hautstellen für die dadurch entstehenden Erinnerungsbilder maßgebend ist.

Wie oben ausgeführt ist, werden diese Hauterinnerungsbilder zu Tastvorstellungen durch ihre Assoziation mit Bewegungsvorstellungen der tastenden Glieder.

Die gleichen Tastbilder gelangen so an die verschiedenen Projektionsfelder, werden aber nicht nur untereinander durch feste Assoziation verbunden sein, sondern vor allen Dingen auch mit den entsprechenden Gesichtsvorstellungen. Die Tastvorstellungen konkreter Gegenstände dürften ausschließlich in der Armregion lokalisiert sein, und zwar selbstverständlich für rechten und linken Arm in verschiedenen Hemisphären, weil derartige Tastvorstellungen vom Erwachsenen wenigstens ausschließlich durch Handbewegungen erworben werden.

Es ist selbstverständlich, daß wir auch über die Lage der Netzhautpunkte eine Orientierung nicht angeboren besitzen, sondern erst erwerben müssen. Die Orientierung über oben und unten, rechts und links bezieht sich ja ausschließlich auf den eigenen Körper und bedeutet nichts anderes, als die Erwerbung fester Assoziationen zwischen den Perzeptionszellen, die den Punkten der Retina zugeordnet sind, und dem „Begriff" (s. oben) der Körperlichkeit. Bewegungsempfindungen zweierlei Art werden dabei in Betracht kommen: erstens solche, welche von Blickbewegungen nach oben, unten, rechts und links herstammen. Man könnte sie die Massenbewegungen des Auges nennen. Zweitens solche, welche dazu dienen, den Augapfel für den Lichtreiz einzustellen oder ihm zuzudrehen, diese kann man als Einstellungsbewegungen unterscheiden. Daß auch Augenbewegungen zu irgendeiner Zeit des individuellen Lebens reflektorisch erfolgen, ist unbedingt ein physiologisches Postulat. Am wahrscheinlichsten sind es Einstellungsbewegungen, die vermittelst zweckmäßig vorgebildeter Verbindungen schon der primären Opticuszentren mit den Augenmuskelkernen durch den Lichtreiz ausgelöst werden. Die auf diese Weise entstehenden Innervationsgefühle ($i = z : m_1$ s. oben) haben eine besonders feine Sensibilität der Augenmuskeln zur Voraussetzung, falls man nicht etwa besondere Lageempfindungen des Augapfels (Ciliarnerven?) annehmen will. Ihre Erinnerungsbilder sind die Bewegungsvorstellungen im Bereich der Augenmuskulatur und nach der Art ihrer Erwerbung naturgemäß mit den wahrnehmenden Elementen im Projektionsfelde der Retina derart assoziiert, daß von jedem einzelnen aus eine bestimmte Form und ein bestimmter Grad (Exkursionsweite) assoziierter Muskelkombinationen hervorgerufen werden kann.

Die von *Munk* gefundenen Reizpunkte am Occipitallappen des Hundes, von denen aus Einstellungsbewegungen bewirkt werden können, entsprechen augenscheinlich derartigen Bewegungsanordnungen. Sie decken sich beim Hunde örtlich mit der Rindenprojektion der Netzhaut, und die von ihnen ausgehenden zentrifugalen Fasern B z (s. oben) verlaufen mit den Projektionsfasern der Netzhaut gemeinschaftlich im sagittalen Markbündel des Hinterhauptlappens. Insofern nehmen sie eine Ausnahmestellung ein und unterscheiden sich von den Fasern der Pyramidenbahn.

Siebente Vorlesung.

Bewußtsein der Persönlichkeit oder Individualität. Ist es der Lokalisation zugänglich? Das Rätsel des Selbstbewußtseins.

Meine Herren!

Mit dem Überblick, welchen ich Ihnen bisher über die beiden großen Gebiete des Bewußtseins der Außenwelt und der Körperlichkeit gegeben habe, ist der Inhalt des Bewußtseins keineswegs erschöpft, es sind vielmehr nur die allerersten Grundlagen eines Bewußtseins, welches wir, wenn auch in quantitativer Verschiedenheit, mit dem Tiere gemeinsam haben. Die höhere geistige Entwickelung des Menschen muß zwar von diesen Grundlagen aus, aber auch weit darüber hinausgehen, sie beginnt sozusagen erst mit dem Zeitpunkt, wo diese Grundlagen schon erworben sind. Das Resultat der normalerweise vor sich gehenden geistigen Entwickelung ist die Bildung einer Persönlichkeit oder Individualität. Der Bewußtlose, den wir zum Beispiel unserer Betrachtung gewählt haben, muß das Bewußtsein seiner Persönlichkeit wiedererlangen, ehe wir ihn für vollständig restituiert halten können, d. h. er muß sich erinnern, nicht nur daß er denselben Körper hat, wie vor dem Unfall, sondern daß er der gleiche geblieben ist hinsichtlich seines ganzen geistigen Besitzstandes. Das Bewußtsein der Persönlichkeit, mit dem wir uns nun etwas eingehender zu beschäftigen haben, hat die Möglichkeit einer Ich-Entwickelung zur Voraussetzung. Worin diese Möglichkeit gegeben ist, daß die unveränderliche Körperlichkeit im Gegensatz zur veränderlichen Außenwelt die Hauptbedingung dafür ist, haben wir schon oben gesehen. Der Zwang dieser Tatsachen macht sich in dem Augenblicke geltend, wo das Kind beginnt mit dem Worte Ich zu operieren. Wird vor diesem Zeitpunkt die geistige Entwickelung gehemmt, so resultiert ein Idiot, der in der dritten Person von seinem Körper spricht. Das Bewußtsein der Persönlichkeit umfaßt daher alles dasjenige, was man im Sinne des Sprachgebrauchs unter geistigem Besitz und geistigem Erwerb zu verstehen pflegt, alles, was dem Kinde durch Unterricht, Bildung und Erziehung erst zugeführt werden muß, damit sich aus ihm ein Individuum heranbilden kann.

In erster Linie entscheidend für das, was aus einem Menschen wird, ist ohne Zweifel das soziale Medium, in dem er aufwächst. Das lebendige Beispiel ist immer das wirksamste Erziehungsmittel gewesen und muß es um so mehr sein, wenn es mit der selbstverständlichen Autorität verbunden ist, die den Eltern gegenüber dem Kinde innewohnt. Das Familienleben der Eltern prägt zweifellos dem Kinde, seiner geistigen Persönlichkeit, seinem künftigen Charakter den entscheidenden Stempel auf. Das Bewußtsein der Persönlichkeit umfaßt somit alle diejenigen Eigenschaften, welche sich mit instinktartiger Gesetzmäßigkeit aus dem sozialen Medium ergeben, worin das Individuum aufgewachsen ist und gelebt hat. Es sind besonders die sogenannten Charaktereigenschaften, welche sich unter dem Drucke dieses Mediums in ganz bestimmter Weise entwickeln, ein je nachdem mehr brutales oder verfeinertes Gemütsleben, die je nachdem überwiegend egoistische oder altruistische Richtung für künftige Handlungen. Diese Eigenschaften können sich in ausgeprägtem Maße auch da entwickeln, wo das allermächtigste und ebenfalls halb instinktiv wirkende Erziehungsmittel des Menschen, die Lautsprache, nicht zur Anwendung gekommen ist, wie das Beispiel der Taubstummen beweist.

Der Besitz der Sprache selbst muß in gewissem Sinne dem Bewußtsein der Persönlichkeit zugeordnet werden, nämlich insoweit, als sie die Eigenheiten des Mediums widerspiegelt, worin der Mensch gelebt hat. Schon die Verschiedenheit der Sprache bei verschiedenen Völkern weist diesem Teil des geistigen Besitzes eine besondere Stellung zu, verschieden von derjenigen, die das überall annähernd gleiche Bewußtsein der Außenwelt und der Körperlichkeit einnimmt. Innerhalb eines und desselben Volkes sind es Verschiedenheiten des Dialekts, die oft dem Menschen zeitlebens anhaften und das Medium verraten, wo er gelebt hat. Die ganze Sprechweise eines Menschen, die nach dem Bildungsgange und der Höhe geistiger Entwickelung so durchaus verschieden ist, gehört als Teilerscheinung zum Bewußtsein der Persönlichkeit. Mit der Sprache wird eben der ganze geistige Besitzstand des erwachsenen Menschen, und nicht nur des einzelnen, sondern der ungezählten Generationen, deren geistiges Erbe wir in der Sprache überkommen haben, in bestimmter logischer Ordnung und Gliederung auf das kindliche Gehirn übertragen, vergleichbar etwa der Fertigkeit auf einem nicht genug kompliziert zu denkenden Virtuoseninstrument. Das geordnete logische Denken, alle feineren geistigen

Operationen, sie haben ohne Zweifel ihre Hauptwurzel in der fertig überlieferten Kunst der Sprache. Es ist deshalb auch für die ganze Denkweise des Individuums entscheidend, welche Sprache es von den Eltern überkommen hat, ob eine rohe und dürftige, wie bei niedrig stehenden Menschen, oder eine verfeinerte und reiche hochgebildeter Eltern. Die veränderte Sprechweise bei Geisteskranken bedeutet eine Veränderung ihrer geistigen Persönlichkeit.

Sehen wir von dem Erziehungsmittel der Sprache ab, so wird alles dasjenige, was sonst der Mensch durch Unterricht und Überlieferung lernt, die Summe des Wissens, die er sich aneignet, zum Bestandteil seiner Persönlichkeit. Wenn wir von dem Gedächtnis eines Menschen sprechen, so verstehen wir darunter meist die Summe seines derartig erworbenen Wissens, wenigstens prüfen wir das Gedächtnis gewöhnlich in der Weise, daß wir nach diesen erworbenen Kenntnissen fragen, und die Fähigkeit sich ihrer zu erinnern nach dem Durchschnittsmaßstabe, den uns die Majorität normaler Individuen an die Hand gibt, beurteilen. Die Summe dieser Kenntnisse oder des Wissens ist nicht nur quantitativ, sondern auch qualitativ je nach dem Entwickelungsgange des Individuums äußerst verschiedenartig. Die quantitative Verschiedenheit brauche ich Ihnen nicht näher zu erläutern. Qualitativ ist sie schon deshalb so groß, weil das Wissen der niederen Bildungsgrade zum großen Teil in Reihenassoziationen besteht, die des inneren Zusammenhanges entbehren, man denke an historische Daten, auswendig gelernte Sprüche und Lieder, die zehn Gebote, sogar das Einmaleins. Solange noch neue Kenntnisse erworben werden, findet eine Art Summierung dieses Besitzes an Wissen statt, der aber insofern nicht ganz gleichwertig ist, als besonders das kindliche Gehirn sich durch die Fähigkeit auszeichnet, das Erlernte festzuhalten, die frühzeitig erworbenen Kenntnisse auch am häufigsten durch den Gebrauch, der von ihnen gemacht wird, wieder aufgefrischt und im Gedächtnis gefestigt werden. Das Lesen und Schreiben gehört gewöhnlich zu den zeitig erworbenen Kenntnissen, ihnen liegt die zwar sehr feste, aber doch erst erworbene Assoziation der Buchstabenbilder mit der Lautsprache zugrunde, eine Assoziation, die bemerkenswerterweise bei Herderkrankungen des Gehirns öfter durchbrochen wird.

Zum Bewußtsein der Persönlichkeit gehört ebenso die Summe der Erlebnisse, die dem Individuum eigentümlich sind. Das Individuum, das wir vor uns haben, repräsentiert immer die Gesamtsumme dieser, sei es Kenntnisse, sei es Erlebnisse, eine Summe, welche einen ganz bestimmten Wert nur in einem ganz bestimmten Zeitmomente hat, welche aber mit jeder Stunde, jedem Tage einen neuen Zuwachs erfährt. Der augenblickliche Zustand des Gehirns ist immer gewissermaßen die Schlußabrechnung aus allen seinen früheren Zuständen. Daher auch die Anforderung, die man an ein Individuum nach überstandener Geisteskrankheit machen muß, daß es zur Einsicht in die Krankhaftigkeit seines durchgemachten Zustandes gelangt sei; denn die Summe muß notwendig falsch werden, wenn falsche Glieder darin enthalten sind.

Der Umfang der Interessen eines Menschen, seien sie nun egoistischer Natur oder an anderen Personen, Familie u. dgl. oder dem Beruf, der täglichen Arbeit haftend, gehört ebenfalls zum Bewußtsein der Persönlichkeit. Das Interesse an der Familie, an Freunden, überhaupt an anderen Personen mit Hintenansetzung der eigenen Persönlichkeit nimmt oft eine dominierende Stellung in dem Bewußtseinsinhalt des Individuums ein, man denke an die intimen Beziehungen zwischen Mutter und Kind, zwischen Mann und Frau bei der geschlechtlichen Liebe u. dgl. m. Die Bereitwilligkeit, für andere in den Tod zu gehen, ebenso wie die, für eine Idee, ein Prinzip, ein vorgestecktes Ziel zu sterben einerseits, die überwiegend egoistische Interessenwelt der Mehrzahl der Menschen andererseits zeigen uns die extremen Gegensätze und die unendlich große Mannigfaltigkeit der geistigen Persönlichkeiten, die alle noch dem Normalen angehören. Weitere Verschiedenheiten werden durch Erkrankungen hinzugefügt. Dies alles erklärt die Schwierigkeit, einen psychischen Status herzustellen, sei es an dem normalen, sei es an dem geistig erkrankten Menschen, es erklärt deshalb auch die langsamen Fortschritte der klinischen Psychiatrie.

Das Bewußtsein der Persönlichkeit steht in einer gewissen, leicht ersichtlichen Abhängigkeit von dem Bewußtsein der Körperlichkeit und der Außenwelt. Der Mensch mit scharfen Sinnen, mit rüstigem Körper wird sich auch in seiner geistigen Persönlichkeit anders entwickeln müssen, als der mit stumpfen Sinnen und schwächlichem Körper begabte. Die Charaktereigenschaften des Mutes oder der Feigheit, der Offenheit oder Verstecktheit, der Tatkraft oder zagen Scheu zu handeln lassen sich oft auf derartige Grundlagen in dem Bewußtsein der Körperlichkeit und der Außenwelt zurückführen. Die Möglichkeit der Anpassung an die Außenwelt, welche Herbert Spencer für das Kennzeichen normaler Geistesbeschaffenheit erklärt, ist eben nach diesen Vorbedingungen verschieden. Es ist gestattet, das gegenseitige Verhältnis in dem Satz auszudrücken: Das Bewußtsein der Persönlichkeit ist eine Funktion des Bewußtseins der Außenwelt und der Körperlichkeit. Rechnet man aber die Eindrücke, welche dem sozialen Medium entstammen, mit zum Bewußtsein der Außenwelt, was seine Berechtigung hat, so leuchtet dieser Satz noch ganz besonders ein. Man wird es dann selbstverständlich finden, daß sich in gesitteten Verhältnissen eben solche Persönlichkeiten entwickeln werden, daß dagegen in Verbrecherfamilien antisoziale Persönlichkeiten heranwachsen, und wird eine krankhafte Geistesbeschaffenheit nicht schlechtweg zur Erklärung der Verbrechernatur heranziehen, vielmehr nur dann von einer solchen reden können, wenn die geistige Persönlichkeit sich im Widerspruch zu dem äußeren Medium entwickelt hat, wie in Fällen sog. moral insanity. Jedenfalls ist das Bewußtsein der Persönlichkeit gegenüber dem Bewußtsein der Außenwelt und der Körperlichkeit das bei weitem kompliziertere, weil auf solchen Assoziationsgängen beruhend, denen von vornherein eine gewisse individuelle Verschiedenheit anhaftet.

Die Stellung, welche das Individuum nach eigener Schätzung in der menschlichen Gesellschaft einzunehmen glaubt, ist von dem Bewußtsein der Persönlichkeit abhängig. Ist es erkrankt, so stoßen wir auf die einschlägigen Symptome des Größenwahns, Kleinheitswahns, Beachtungswahns u. dgl. m. Mit diesen Krankheitserscheinungen werden wir uns später vielfach zu beschäftigen haben.

Welche räumliche Vorstellung können wir uns von dem Bewußtsein der Persönlichkeit machen? Oder sind wir hier bereits an der Grenze räumlicher Anschauung angelangt und stehen dem Unfaßbaren gegenüber?

Offenbar ist das Bewußtsein der Körperlichkeit am meisten der Lokalisation zugänglich, weil es sich der Norm des Projektionssystems am engsten anschließt. Das Bewußtsein der Außenwelt gestattet ebenfalls noch eine Zerlegung je nach den Projektionsfeldern, in denen seine Komponenten, die sinnlichen Erinnerungsbilder, aufbewahrt gedacht werden müssen. Bei dem Bewußtsein der Persönlichkeit kann von einer Lokalisation nach der Norm des Projektionssystems nicht mehr die Rede sein. Bleibt es deshalb dem Prinzip der Lokalisation ganz und gar unzugänglich?

Daß das nicht der Fall ist, lehrt die klinische Erfahrung, da gewisse Geisteskrankheiten ausschließlich das Bewußtsein der Persönlichkeit, andere fast ausschließlich das Bewußtsein der Außenwelt oder der Körperlichkeit in ihren Bereich ziehen, endlich wieder andere bestimmte Kombinationen von Erkrankungen der Persönlichkeit mit solchen der Körperlichkeit oder Außenwelt darstellen. Der Krankheitsprozeß scheint sich dabei auf verschiedene Lokalitäten zu verteilen. Die progressiv und perniziös verlaufende Geisteskrankheit *κατ᾽ ἐξοχήν*, die progressive Paralyse, ergreift nacheinander das Bewußtsein der Persönlichkeit, der Außenwelt und Körperlichkeit und scheint dabei ziemlich gesetzmäßig mit einem

Faserschwunde in der äußersten rein grauen Rindenschicht zu beginnen. Noch anderweitige klinische Erfahrungen liegen vor und deuten sogar auf eine weitergehende Lokalisation innerhalb des Bewußtseins der Persönlichkeit. Es kommt vor, daß im Gefolge schwerer Krankheiten, auch von Gehirnkrankheiten, ganze große Gebiete aus dem Bewußtsein der Persönlichkeit weggelöscht werden. Dabei stellt sich heraus, daß alle diejenigen Vorstellungen, die in einem jüngst vergangenen Zeitabschnitt erworben worden sind — einem Zeitabschnitt, der wenige Monate und Jahre aber auch ein halbes Leben umfassen kann —, verloren gegangen sind. Fälle derart sind z. B. aus meiner Klinik von Dr. Freund unter dem Namen der generellen Gedächtnisschwäche veröffentlicht worden.[1]) Die betroffenen Personen haben eine ziemlich genaue Erinnerung — etwa so genau, wie man ihnen normalerweise zutrauen dürfte — von allen denjenigen Erlebnissen, die vor einem bestimmtem Zeitabschnitt, z. B. das 30. Jahr, fallen, alles dasjenige, was später vorgefallen ist, ist aus ihrem Gedächtnis entschwunden, oft ihre wichtigsten Erlebnisse, wie Verheiratung, Geburt von Kindern, Verlust des Vermögens u. dgl. m.; aber auch die allgemein bekannten öffentlichen Ereignisse der Zeit, in dieser Zeit erworbene Fertigkeiten usw. Der Verlust umfaßt mit einem Worte alle diejenigen Glieder der Vorstellungskette, die sich dem Bewußtsein der Persönlichkeit von einem gewissen Zeitpunkt ab erst angegliedert haben. Konsequenterweise hält sich eine derartige Patientin, die eine alte Frau ist, noch für ein junges, blühendes Mädchen und setzt sich dadurch zur Wirklichkeit in einen komischen Gegensatz. In geringerem Maße ausgeprägt ist derselbe Gedächtnismangel fast physiologischerweise im hohen Greisenalter anzutreffen, wo bekanntlich die alten Erinnerungen mit aller Treue bewahrt sein können, während die täglichen Erlebnisse der letzten Tage, Wochen, Monate für das Gedächtnis oft vollkommen verloren gehen. Der Umstand, daß die Vorstellungen von einem bestimmten Zeitabschnitt ab und infolge von grob materiellen Krankheiten verloren gehen, läßt die nächstliegende Deutung zu, daß der Ort dieser komplizierten Erinnerungen in der Hirnrinde von der Zeit ihrer Erwerbung bestimmt wird, woraus wieder als gröbste aber auch nächstliegende Folgerung hervorgehen würde, daß eine Art schichtenweiser Ablagerung der Vorstellungen ähnlich den Sedimentbildungen der jüngsten Erdschichten im Gehirn stattfinde. Dem Bewußtsein der Persönlichkeit als der jüngsten Bildung möchte man geneigt sein, die der Projektionsfaserung abgekehrte äußere Rindenschicht zu-

---

[1]) Arch. f. Psych. 20 Bd. S. 441.

zuweisen. Ohne daß uns das Grobsinnliche dieser Anschauung zurückschreckt, sind es andere Erwägungen, die einer Verwertung der vorerwähnten Erfahrungen für die Annahme einer schichtenweisen Lokalisation im Wege stehen. Es ist nämlich auch ein zirkumskripter Verlust von später erworbenen Erinnerungsbildern bei Herderkrankungen des Gehirns hin und wieder zu beobachten. Es sind Fälle bekannt und genügend gewährleistet, wo nach einem Schlaganfall bei Menschen, die mehrerer Sprachen mächtig waren, diese Fertigkeit verloren ging bis auf den Gebrauch der Muttersprache. Erst jüngst ist noch ein derartiger Fall von Charcot veröffentlicht worden. Leider ist dabei der Unterscheidung zwischen Fertigkeit des Sprechens und des Verständnisses einer Sprache nicht genügend gedacht worden, so daß die Lokalisation des Funktionsausfalles im strengsten Sinne nicht möglich ist. Aber so viel erhellt doch mit Sicherheit aus den berichteten Tatsachen, daß dieser Verlust jedem anderen Herdsymptom von seiten des Gehirns vollkommen analog zu setzen ist. Nehmen wir nun an, daß ein rein motorischer Defekt hier in Frage käme, der nach allen unseren bisherigen Kenntnissen in die Brocasche Windung zu verlegen wäre, so müßte unserer oben gemachten Annahme zufolge der Schlaganfall ganz bestimmte Schichten dieser Windung vollständig zerstört, dicht darüber oder darunter befindliche, der Fertigkeit in der Muttersprache dienende dagegen vollkommen unversehrt gelassen haben. Diese Annahme erscheint äußerst unwahrscheinlich. Dagegen hat folgende Vorstellung auch eine ganze Reihe anderer bekannter Tatsachen für sich. Die Zellen und Fasern der Hirnrinde sind äußerst zarte Gebilde, die gewissermaßen immer in einem embryonalen Zustande verharren, solange sie nicht zu funktionieren beginnen. Erst durch die Funktion erhalten sie eine gewisse Resistenz, und diese nimmt in dem Maße zu, als die Funktion geübt wird. Diese Hypothese ist ganz analog derjenigen, die Cohnheim von den Muskeln ausgesprochen hat, daß sie nur wachsen und zunehmen können während ihrer Funktion. Nehmen wir nun an, in der Nähe eines Gehirnherdes liege ein Zentrum, wie das der Brocaschen Windung, worin neben Zellen und Fasern, die von alters her funktionieren und deshalb eine gewisse Resistenz besitzen, auch solche enthalten sind, deren Ernährung schon durch leichte Schädlichkeiten in Frage gestellt wird. Es erscheint dann durchaus plausibel, daß die Nebenwirkung der akuten Herdkrankheit in der Nachbarschaft ausreicht, um die einen Elemente zu vernichten, während sie die anderen intakt läßt. Diese Erwägung spricht auch für die gleiche Erklärung in den Fällen genereller Gedächtnisschwäche. Wie hier an einer zirkumskripten Stelle, so muß dort über den ganzen Hirnmantel verbreitet eine Schädlichkeit angenommen werden, welcher nur die resistenten Elemente widerstehen konnten, und es hat dann nichts Wunderbares, wenn der Grad dieser Resistenz eine Funktion der Zeit ist, mit anderen Worten, nur diejenigen Erinnerungsbilder schwinden, die eine bestimmte kürzere Lebensdauer besaßen.

Das Bewußtsein der Persönlichkeit schließt eine bestimmte höchste Leistung des Gehirns in sich, welche immer als das Rätsel aller Rätsel gegolten hat, die Erscheinung des Selbstbewußtseins. Bei dieser Erscheinung sieht es so aus, als ob dasselbe Organ, das Gehirn, welchem man wohl zutraut, daß es zu perzipieren imstande ist, zu gleicher Zeit das Perzipierte wäre. Man findet es aber unmöglich, daß ein und dasselbe Wesen oder Ding, welches eine Wahrnehmung macht, zugleich der Gegenstand der Wahrnehmung sein könne. Man sieht schon aus dieser Gegenüberstellung, welche Unklarheit über das Wesen der hier in Frage kommenden Dinge unter den Philosophen herrscht, die dennoch meinen, sie müßten vor der Überschätzung der Tragweite bestimmter anatomisch physiologischer Anschauungen auf diesem Gebiete warnen. Erinnert man sich nämlich, daß das Bewußtsein der Persönlichkeit als eine Summe gedacht werden kann, deren Wert eine Funktion der Zeit ist, daß also das wahrnehmende Individuum in dem Augenblicke der Wahrnehmung eine bestimmte geistige Persönlichkeit ist, die sich von der im Augenblicke vorher durch einen merklichen Wert unterscheidet, so kann es nicht auffallen, daß dieser letzte Wert außer den Dingen der sinnlichen Wahrnehmung auch die um Zeitteile zurückliegenden Werte jener Summe wahrzunehmen imstande ist. Mit anderen Worten, die geistige Persönlichkeit nimmt nicht sich selber wahr, sondern diejenige Persönlichkeit, die sie vor wenigen Augenblicken, vor Stunden, Tagen oder Jahren gewesen ist, und es beruht nur auf einer Selbsttäuschung, wenn man glaubt, genau derselbe geblieben zu sein.

Achte Vorlesung.

Die Bewußtseinstätigkeit abhängig von dem Bewußtseinsinhalt. Präformierte Ordnung der Gedankenverbindungen. Bewußtseinsenge. Grade des Bewußtseins, Aufmerksamkeit und Wille. Merkfähigkeit. Affekte. Normalwertigkeit der Vorstellungen.

Meine Herren!

Werfen Sie einen Blick zurück auf den Weg, den wir gegangen sind. Das Organ des Bewußtseins zeigt sich uns jetzt bevölkert mit einer Summe von potentiellen Energien, den Erinnerungsbildern und ihren verschiedenartigen Gruppierungen, von den einfachsten bis hinauf zu den komplexen Größen, für die der Name Erinnerungen geeigneter erschien. Für diesen Inhalt des Bewußtseins hatte sich die natürliche Einteilung in die drei Gebiete der Außenwelt, Körperlichkeit und Persönlichkeit ergeben, eine Einteilung, die, wie wir später sehen werden, auch durch das praktische Bedürfnis der Krankenbeobachtung gefordert wird. Sie bemerken aber, daß Sie in diesem gleichsam ruhenden Bewußtsein eine unbelebte Maschine vor sich haben. Es wird nunmehr unsere Aufgabe sein, die Tätigkeit, welche sich in dem so beschaffenen Organ des Bewußtseins abspielt, näher ins Auge zu fassen. Wir müssen aber festhalten, daß dieses Organ ausschließlich aus Nervenfasern und Ganglienzellen zusammengesetzt ist, daß wir also von ihm nicht mehr verlangen können, als den Ablauf gewisser Erregungsvorgänge, und bei Krankheiten desselben eine krankhafte Veränderung in diesen Erregungsvorgängen. Auch was wir bisher betrachtet hatten, hatte keine andere Voraussetzung, denn der Inhalt des Bewußtseins, die Summe aller erworbenen Vorstellungen hatte für uns keine andere Bedeutung, als die einer dauernden molekularen Veränderung in bestimmt angeordneten Faser- und Zellenmassen infolge stattgehabter Erregungsvorgänge. Die Fähigkeit nervöser Elemente, von stattgehabten Reizen dauernde Veränderungen davonzutragen, nannten wir das Gedächtnis derselben, eine Erscheinung, die nicht ohne Analogie in der unbelebten Natur dasteht, da das Eisen magnetisch werden kann. Wir haben es also mit jeweiligen Erregungsvorgängen in einem komplizierten Organ zu tun, welches bei seiner Tätigkeit von den Erregungsvorgängen, die früher in ihm stattgefunden haben, in bestimmter Abhängigkeit steht, und haben zunächst zu untersuchen, in welcher Weise sich diese Abhängigkeit äußert.

Richten wir eine Frage aus einem bestimmten Wissensgebiet an einen darin nicht unterrichteten Menschen, so kann schon der Sinn der Frage unverstanden bleiben. Kein Mensch wird sich darüber wundern, und doch beweist dies Beispiel den fundamentalen Satz, daß jeder neue Besitz von Vorstellungen, hier das Verständnis der Frage, nur erworben werden kann unter der Voraussetzung einer bestimmten Beschaffenheit des schon vorhandenen Besitzes. Bezeichnen wir die im Bewußtsein zurzeit sich abspielenden Vorgänge als Gedankentätigkeit, die durch die Frage angeregte Vorstellung als Ausgangsvorstellung, und das Ergebnis der Gedankentätigkeit, welches in der Antwort enthalten ist, als Zielvorstellung, so unterbleibt in dem vorliegenden Beispiel die Gedankentätigkeit, weil die entsprechende Ausgangsvorstellung nicht im Besitz des Individuums war. Halten wir daran fest, daß die Gedankentätigkeit in der Regel an einen äußeren Reiz, irgend eine Sinneswahrnehmung anschließt, so erscheint sie ganz allgemein davon abhängig, daß die Sinneswahrnehmung verstanden wird. Eine Sinneswahrnehmung, die noch nie vorher aufgetreten ist, hat eben deshalb auch nicht den sonst gewohnten Ablauf einer bestimmten Gedankentätigkeit zur Folge; sie bleibt aber nicht nur unverstanden, sondern wird auch sehr ungenau wahrgenommen, wie sich jeder überzeugen kann, der auf die Laute einer fremden Sprache achtet. Also selbst die Wahrnehmung setzt, wenn sie genau sein soll, schon einen bestimmten geistigen Besitz voraus. Ganz ähnlich wie mit diesen einfachsten Beispielen von Gedankentätigkeit verhält es sich mit den komplizierteren Denkprozessen, bei denen die Ausgangsvorstellung oft eine recht gleichgültige Sinneswahrnehmung ist und deshalb unserer Beachtung entgehen kann. Auch diese komplizierteren Denkprozesse vollziehen sich meist in vorgeschriebenen Bahnen, woher die verhältnismäßige Seltenheit wirklich neuer Gedankenergebnisse. Überall zeigt sich die Gedankentätigkeit abhängig von einem alt erworbenen und in bestimmter Weise geordneten Besitz von Vorstellungen, mit anderen Worten, sie bedeutet meist nur eine Wiederholung derselben Erregungsvorgänge in derselben Ordnung, wie sie schon früher wiederholt stattgefunden haben.

Worauf beruht nun diese in den Vorstellungen herrschende Ordnung, die sich bei der normalen Gedankentätigkeit geltend macht? Wie Ihnen erinnerlich, nannten wir die Verknüpfung der Vorstellungen Assoziation, die in den Vorstellungen herrschende Ordnung läßt uns also auf den Besitz bestimmter Assoziationen, welche für alle Individuen annähernd gleich sind, schließen. Unsere Frage kann daher auch so gestellt werden: Auf welche Weise bilden sich diese allgemein gültigen Assoziationen? Zum Teil kann ich hier an schon früher Gesagtes und Ihnen Bekanntes anknüpfen. Bei Besprechung des Bewußtseins der Außenwelt habe ich schon darauf aufmerksam gemacht, daß sich die natürliche Ordnung und Aufeinanderfolge der Dinge in unserem Gehirn gewissermaßer widerspiegele, und daß dadurch eine gesetzmäßige Verknüpfung bestimmter Erscheinungen untereinander, wie sie die Außenwelt uns liefert, auch in unserem Bewußtsein hergestellt werde. Zu den Eigenschaften der Dinge, die wir damals als ziemlich konstant und wenig veränderlich kennen gelernt haben, gehören auch ihre Beziehungen zu anderen Dingen, sei es leblosen, sei es belebten, und namentlich zu unserer Person. Daß aus Wasser Eis wird, wenn es abgekühlt, und Wasserdampf, wenn es erhitzt wird, ist eine Erfahrung, welche wir wegen ihrer steten Wiederkehr für gesetzmäßig halten. In unserem Gehirn spiegelt sie sich dadurch wider, daß eine Assoziation zwischen den Vorstellungen Wasser, Eis, Wasserdampf, kalt und warm in einer ganz bestimmten Ordnung zustande kommt. Die Kälteempfindung der Haut kann dann durch Assoziation die Vorstellung wecken, daß das Wasser friert. Etwas komplizierter ist schon die Assoziation, wenn die Beobachtung des Thermometers zu demselben Schluß führt. Hier ist eine optische Wahrnehmung die Ausgangsvorstellung und die Assoziation mit den anderen Vorstellungen erst erlernt. Wenn die einfachsten Naturerscheinungen in ihrer gesetzmäßigen Ordnung sich gleichsam von selber aufdrängen, so gilt dasselbe von den komplizierteren Vorstellungsverbindungen, die wir durch das Beispiel unserer Umgebung erlernen. Der angeborene Trieb zur Nachahmung ist das Analogon des Zwanges, mit dem die Naturerscheinungen sich unserem Gehirn aufdrängen. Von früh an werden wir daran gewöhnt, uns in der gleichen Lage immer so zu benehmen, wie es die anderen tun, so lernt auch der Mensch von gröbsten Sinnen durch das Beispiel anderer, daß man Feldfrüchte ausgräbt, kocht und damit den Hunger stillt, selbst dazu genügt das einfache Beispiel, daß er die Feldfrüchte pflanzt, um später damit den Hunger zu stillen, wobei das Pflanzen der Feldfrüchte selbst als Zielvorstellung eine sehr komplizierte Aktion darstellt, welche durch die

Ausgangsvorstellung des Hungers nach Zwischenschaltung von einer ganzen Reihe von Assoziationen schließlich hervorgerufen wird. In einfachsten Verhältnissen regelt sich alles Tun und Lassen durch derartige Beispiele von seiten der Umgebung. Das Medium, in welchem der Mensch aufwächst oder worin er lebt, reicht somit hin, um das Bewußtsein mit einer großen Reihe von Vorstellungen in ganz bestimmter Ordnung zu erfüllen, und je eintöniger das Leben dahinfließt, desto fester und unabänderlicher setzt sich diese Ordnung der Vorstellungen fest, ungestört durch die Mannigfaltigkeit komplizierterer Lebensbedingungen. Das Herdenbewußtsein, daß man sich zu benehmen habe wie alle anderen, bleibt oft da noch wirksam, wo die Gedankentätigkeit infolge von Geisteskrankheit ganz verkehrt ist: dem Beispiel der Mitkranken fügt sich oft der sonst unzugängliche und immer widerstrebende Geisteskranke. Die ganze Anstaltsbehandlung der Geisteskranken steht auf diesem Fundament. Wie tief uns andererseits das Herdenbewußtsein im Blute steckt, kann man an sich erfahren, wenn man an einer Volksversammlung, an irgend einer Massendemonstration mit der Absicht, passiv zu bleiben, teilnimmt, und dennoch in dieselben Gefühle, die die Masse beseelen, mit hineingerissen wird. Die Belehrung durch das Beispiel ist auch bei dem Taubstummen, der ohne Unterricht geblieben ist, wirksam. Wenn er keine weiteren Defekte hat, so werden aus solchen Menschen oft brauchbare Mitglieder der Gesellschaft innerhalb eines bestimmten engen Lebenskreises.

Das Hauptmittel zur Erwerbung einer bestimmten Ordnung in den Vorstellungen bildet jedoch die artikulierte Sprache. Durch sie wird mit Leichtigkeit alle feinere und genauere Beziehung nicht nur zwischen den Begriffen konkreter Gegenstände, sondern auch zwischen diesen und den Ereignissen oder Handlungen hergestellt, die letzteren zeitlich geordnet, und durch feine Nuancen die Stellung der handelnden Persönlichkeit gekennzeichnet. Für bestimmte komplizierte Assoziationen, die abstrakten Begriffe, die uns zum Teil erst durch die Sprache bekannt werden, gibt sie uns abkürzende Bezeichnungen an die Hand, so daß wir lernen mit ganzen Vorstellungsreihen zu operieren, und mit eben solchen Abkürzungen bezeichnet sie bestimmte Zustände der Persönlichkeit, die jeder Mensch empirisch kennen lernt, wie Liebe, Haß, Furcht, Angst, Hoffnung, Sorge u. dgl. m. In solchen Ausdrücken stehen uns hier ganze Reihen von Erlebnissen in einer Art von Zusammenfassung, die dem Begriff konkreter Gegenstände vergleichbar ist, zu Gebote. Der Satzbau der Sprache, die logische Gliederung in demselben, führt allmählich dazu, daß das Denken überhaupt nach der Richtschnur, die darin gegeben ist, geschieht. Wenigstens unterscheidet sich darin wohl hauptsächlich die gebildete Persönlichkeit von der ungebildeten, daß die erstere jeder logischen Nuance des Ausdrucks zu folgen imstande ist.

Das, was ich eben sagte, bedarf wohl noch einer Erläuterung; denn Sie könnten leicht meinen, daß ich Sprache und Gedankentätigkeit überhaupt identifizieren wollte. Davon bin ich jedoch weit entfernt, vielmehr möchte ich nur darauf aufmerksam machen, daß zum Verständnis der Sprache nicht nur der Besitz der gleichen Sprache, in welcher gesprochen wird, sondern sogar der Besitz der gleichen Vorstellungen, wie sie der Sprechende hat, die unerläßliche Voraussetzung ist. Wir nehmen also eine gewisse Uniformität auch der geistigen Persönlichkeiten an, während wir bisher die individuellen Unterschiede derselben in den Vordergrund gestellt haben. Und es läßt sich nicht verkennen, daß der überlieferte Besitzstand, welchen wir durch Satzbau und die Bezeichnungen für abstrakte Begriffe in der Sprache erhalten haben, hauptsächlich daran schuld ist. Bei aller Verschiedenheit des sozialen Mediums bedingt doch die Zeitepoche, in der wir leben, für alle vollsinnigen Individuen einen ganz bestimmten Besitz identischer Gedankenverbindungen, es muß daher auch in dieser Hinsicht vor einer Überschätzung der Verschiedenheit der Individuen gewarnt werden. Für die Psychiatrie liegt hierin unbedingt ein günstiger Umstand, welcher die klinische Beobachtung erleichtert.

Es wurde hier im Vorübergehen die Frage gestreift, ob etwa die Gedankentätigkeit überhaupt in Worten abläuft, und inwieweit sie davon abhängig ist. Namhafte Gelehrte haben sich für eine derartige Abhängigkeit ausgesprochen und gerade die abstrakten Begriffe als Beweis dafür angeführt, daß ein geordnetes Denken die in der Sprache enthaltenen Abkürzungen nicht entbehren könne. Aber gerade diese Abstrakta sind zum großen Teil weiter nichts als Verständigungsmittel, und mir scheint es undenkbar, daß jemand, der von den aphasischen Zuständen die jetzt herrschende Vorstellung hat, auf den Gedanken geraten könnte, ein Mensch mit totaler Aphasie habe den Begriff von Glaube, Liebe, Hoffnung, von Furcht, Angst, Haß, Kummer, Sorge u. dgl. m., oder von Staat, Gesellschaft, Religion, Zeit und Raum verloren. Das Verhalten der betreffenden Kranken läßt jedenfalls nicht darauf schließen. Das Wort mag noch so sehr mit ganzen Reihen von Vorstellungen assoziiert sein, das Maßgebende ist dennoch nicht die Assoziation mit dem Worte, sondern die Assoziation dieser Vorstellungsreihen untereinander, mag sie auch erst durch das Wort erworben worden sein. Die Sprache ist nur das Abrichtungsmittel, der Zuchtmeister, mittels dessen die Vorstellungen ein für allemal in Reih und Glied geordnet werden.

Was wir oben als Gedankentätigkeit bezeichnet haben, deckt sich wohl mit dem Vorgange, den Fechner als psychophysische Bewegung bezeichnet hat. Diese psychophysische Bewegung ist schon von Fechner dem Ablauf einer Erregungswelle verglichen worden, welche wir uns als zwischen Ausgangsvorstellung und Zielvorstellung verlaufend zu denken haben. Es ist augenscheinlich, daß wir damit die Anschauung, welche wir uns von dem Ablauf des Erregungsvorganges in einer bestimmten Nervenstrecke machen, übertragen auf ein ganzes System von untereinander zusammenhängenden Fasern und Ganglienzellen, und zwar so zusammenhängenden, wie es die mannigfaltigen früher erworbenen Assoziationen bedingen. Der Fehler ist derselbe, wie wenn wir die Bewegung eines Rades mit der einer ganzen komplizierten Maschine vergleichen, doch handelt es sich in beiden Fällen immerhin um gleichartige Bewegungsvorgänge. Denken wir uns zur Veranschaulichung die Kurve dieses Erregungsvorganges in ein rechtwinkliges Ordinatensystem eingezeichnet, so ist die Form der Kurve für uns von Interesse. Als Abszissenachse haben wir uns das räumlich ausgedehnte Bewußtsein der Körperlichkeit zu denken. Über dieses muß die Kurve als flache Erhebung sich in seiner ganzen Ausdehnung erstrecken, denn das Bewußtsein unserer Körperlichkeit begleitet uns im wachen Zustande fortwährend, wenn auch nur in einem mäßigen Grade der Erregung. Fügen wir uns dem Sprachgebrauch, wonach unter Bewußtsein nicht nur der Inhalt des Bewußtseins, sondern auch dessen Tätigkeit, oder der in ihm sich abspielende Erregungsvorgang verstanden wird, so müssen wir Grade des Bewußtseins in diesem Sinne unterscheiden. Der Grad des Bewußtseins wird in der Kurve durch die Ordinatenhöhe ausgedrückt, während der Umfang des Bewußtseins der Abszissenlänge entspricht. Es ist ein Bewußtsein niederen Grades, welches wir fortwährend von unserer Körperlichkeit haben, daß es aber im wachen Zustande nie verloren gehen kann, folgt daraus, daß fortwährend Reize der Außenwelt auf unseren Körper einwirken, und der Begriff des Körpers als eine so feste Einheit zu denken ist, daß er immer als Ganzes erregt wird. Aus dieser gleichmäßigen Erhebung erhebt sich irgend wo ein ziemlich steiler Wellengipfel, den Ort des augenblicklich höchsten Erregungszustandes bezeichnend. Es ist eine Einrichtung des menschlichen Gehirns, daß nur e i n solcher Wellengipfel zur selben Zeit vorkommen kann. Der Wellengipfel bezeichnet den höchsten Grad des Bewußtseins, die größte Intensität des Erregungsvorganges, und diese ist erfahrungsgemäß in der Zeiteinheit immer nur einmal vorhanden. Es war also ganz zutreffend, wenn wir uns die Erregungswelle bei der psychophysischen Bewegung als wandernd vorstellten, und zwar ist es der Wellengipfel, die zweite Erhebung, welche wesentlich ihren Ort verändert, während die erste Stufe der Erhebung ihre Gesamtausdehnung beibehält.

Die Erfahrung, daß immer nur ein Wellengipfel an jener Kurve vorhanden ist, hat man unter dem Namen der Einheit oder Enge des Bewußtseins verstanden. Man ist weder imstande zwei Dinge zu gleicher Zeit zu denken, noch zu tun, noch wahrzunehmen. Der Astronom, welcher mit dem Pendelschlage die Zeit bestimmt, wenn der Stern das Fadenkreuz des Teleskops passiert, sieht entweder erst den Stern und hört dann den Pendelschlag, oder er hört erst den Pendelschlag und sieht dann den Stern, und zwischen beiden Momenten vergeht eine meßbare Zeit, die für die verschiedenen Beobachter verschieden, bei jedem jedoch gleich ist und als astronomische oder persönliche Gleichung mit in Rechnung gezogen wird, wenn die Resultate verschiedener Beobachter untereinander verglichen werden. In diesem Beispiel muß der Wellengipfel zwischen der zentralen Projektion der optischen und der akustischen Wahrnehmung wandernd gedacht werden. Die Tatsache der Bewußtseinseinheit oder Bewußtseinsenge führt auf die Vermutung, daß der Rauminhalt der Kurve, wenn er sich berechnen ließe, stets der gleiche bleibt, mit anderen Worten, daß immer nur ein bestimmter Vorrat an lebendiger Kraft für den Ablauf der psychophysischen Bewegung im Gehirn vorhanden ist. Fechner hat diesen Satz durch folgendes Beispiel illustriert: Der Müller, welcher gewohnt ist, beim Klappern der Mühle zu schlafen, erwacht bekanntlich, sobald die Mühle steht. Es muß angenommen werden, daß die Gehörswahrnehmung des Mühlenganges beim Schläfer eine psychophysische Bewegung im akustischen Projektionsfelde unterhalten hat, welche nun plötzlich schwindet; dadurch erfährt die psychophysische Bewegung an irgend einer anderen Stelle des Gehirns einen solchen Zuwachs, daß der Bewußtseinsgrad des wachen Zustandes erreicht wird. Ähnliche Beispiele lassen sich in ziemlicher Zahl anführen. Aus ihnen läßt sich der weitere Schluß ziehen, daß der Rauminhalt der Kurve auch im Schlafe der gleiche bleibt, aber die Form der Kurve sich von der des Wachens dadurch unterscheidet, daß der oben geschilderte charakteristische Wellengipfel nicht so ausgesprochen ist. Fechner hatte dagegen die Vermutung ausgesprochen, daß Schlaf und Wachen sich dadurch unterschiede, daß der Ort der psychophysischen Bewegung ein verschiedener wäre, was insofern richtig ist, als man der Form der Kurve einen Einfluß auf den Ort zugestehen wird.

Wenn der Wellengipfel den Ort der intensivsten Gedankentätigkeit bezeichnet, so wird man sich die nächst assoziierten Vorstellungen in dem aufsteigenden und absteigenden Schenkel der Kurve enthalten vorstellen müssen, daher die Kontinuität des Gedankenablaufes zwischen Ausgangsvorstellung und Zielvorstellung.

Für die Wanderung des Wellengipfels haben wir im Sprachgebrauch verschiedene Bezeichnungen, wir sprechen von Aufmerksamkeit, wenn es sich um den Akt der Wahrnehmung oder des Denkens handelt, von Wille, wenn Handlungen oder ein Assoziationsvorgang, der sie vorbereitet, in Frage kommen. Fassen wir ein bestimmtes Beispiel ins Auge, z. B. die Betrachtung eines Kunstwerkes. Die Aufmerksamkeit ist dann längere Zeit einer optischen Wahrnehmung zugewandt, der Wellengipfel muß demnach in dem zentralen Projektionsfelde des Optikus liegen. Unter dem Einfluß dieses Wellengipfels werden alle assoziierten Vorstellungen nacheinander ins Bewußtsein gerufen, dies ist ja der Zweck der Betrachtung. Die auf einen Gegenstand gerichtete Aufmerksamkeit entspricht also einer Gedankentätigkeit, wobei ganz ohne unser Zutun eine große Zahl von präformierten Assoziationsvorgängen „über die Schwelle des Bewußtseins" gehoben wird. Da wir diese Tatsache immer wieder an uns erfahren, so glauben wir unsere Aufmerksamkeit willkürlich lenken zu können, eine Selbsttäuschung, die der des Selbstbewußtseins analog ist. Je intensiver die Aufmerksamkeit des Beschauers dem Bildwerk zugewendet ist, desto mehr treten Bewußtsein der Außenwelt und der Körperlichkeit sowie der übrigen Persönlichkeit zurück. In die Beschauung versunken kann man vergessen. wo man ist und wer man ist, das Bewußtsein der Körperlichkeit aber zeigt sich dadurch erhalten, daß man unwillkürlich seinen Standpunkt ändert, ausweicht, Abwehrbewegungen macht u. dgl. m. je nach der Situation. Der dominierende Wellengipfel schneidet gewissermaßen aus dem Bewußtsein der Körperlichkeit auch noch ein Stück heraus, in welchem optische Organgefühle von besonderer Intensität bestehen müssen, in jeder weiteren Beziehung ist der Vorgang der Lokalisation unzugänglich. Während soeben die Aufmerksamkeit einem bestimmten Stück der Außenwelt zugewendet war, wird sie sofort abgelenkt und der eigenen Körperlichkeit zugewendet, wenn ein Schmerz oder eine unangenehme Empfindung an irgend einem Körperteile auftritt. Ist dieselbe sehr intensiv, etwa ein heftiger Zahnschmerz, so zeigt sich sofort unsere Ohnmacht, die Aufmerksamkeit nach unseren Sinnen zu lenken. Das Kunstwerk, welches zur Sinneswahrnehmung Anlaß gab, ist noch vorhanden, die Assoziationsvorgänge liegen ebenso aufgespeichert, wie kurz vorher, aber sie erweisen sich als unerregbar, weil der Wellengipfel dem Bewußtsein der Körperlichkeit und zwar einem bestimmten Bezirke desselben, zugehört. Ein sehr intensiver Schmerz macht denkunfähig, was auch die Anhänger der Stoa von jeher dagegen eingewandt haben. Der Schmerz kann ertragen, aber gewiß nicht willkürlich die Aufmerksamkeit auf einen anderen beliebigen Gegenstand gelenkt werden. Abgesehen von der Stärke des Reizes, der irgend ein Körperorgan getroffen hat, kommt es auch hier auf die Assoziationen an, welche mehr oder weniger zufällig dem momentanen Unbehagen eine große Bedeutung verleihen können: die geringste Heiserkeit nimmt die Aufmerksamkeit des Sängers, der kleinste Schaden am Fuße die des Touristen vollständig in Anspruch. Der sog. Schwellenwert der Empfindungen hängt bei allen Sinnen von dem Vorhandensein der allgemeinen Aufmerksamkeit ab. Der Umstand, daß er eine bestimmte nur wenig unterschiedene Größe bei allen Menschen zeigt, läßt darauf schließen, daß auch die Aufmerksamkeit oder mit anderen Worten die Ordinatenhöhe des Wellengipfels bei allen normalen Menschen ungefähr gleich ist. Der Schwellenwert kann auch ein extensiver sein, wie bei der Ausmessung des Gesichtsfeldes, und gewisse konzentrische Einengungen des Gesichtsfeldes, zum klinischen Bilde der Anaesthesia retinae gehörig, weisen auf nichts anderes hin, als eine Herabsetzung der Aufmerksamkeit. Bei den Neurosen nach Kopfverletzungen, Eisenbahnunfällen u. dgl. m. spielen diese Abnahmen der Aufmerksamkeit eine große Rolle, und nicht minder bei den Geisteskranken.

Meine Herren! Sie ersehen aus diesen Bemerkungen, daß wir in der Bestimmung des Schwellenwertes der Empfindungen ein Mittel besitzen, um die Aufmerksamkeit zu messen, d. h. die Ordinatenhöhe des Erregungsvorganges, welche für das der Untersuchung unterworfene Bewußtseinsorgan überhaupt erreichbar ist. Schon bei der Untersuchung von Nervenkranken ist dieser Umstand zu berücksichtigen und das Verfahren so einzurichten, daß die Kranken dazu angespornt werden, ihre Aufmerksamkeit im Augenblick der Untersuchung dem Orte und der Art der Untersuchung zuzuwenden. Sie erinnern sich, daß ich Ihnen früher eine Kranke vorgestellt habe, bei der es ganz in meinem Belieben lag, entweder eine totale Anästhesie der Haut gegen Berührungen oder normale Berührungsempfindlichkeit zu demonstrieren, je nach der Art und Weise des angewandten Untersuchungsverfahrens. Halten wir daran fest, daß eine Herabsetzung dieser Schwellenwerte unter Umständen eine Herabsetzung des Bewußtseinsgrades bedeutet.

Die Fähigkeit zu normaler Aufmerksamkeit bildet auch die Voraussetzung für die Erwerbung neuer Erinnerungsbilder und Vorstellungen. Wir wollen diese Eigenschaft des Bewußtseinsorgans künftighin als Merkfähigkeit bezeichnen und verstehen darunter etwas, was in dem Gedächtnis des gewöhnlichen Sprachgebrauches mit enthalten ist. Um naheliegende Mißverständnisse in dieser Beziehung zu vermeiden, schlage ich Ihnen vor, künftighin vom Gedächtnis nur in dem Sinne zu sprechen, daß es den alt erworbenen Besitzstand an Vorstellungen bedeutet, während wir unter Merkfähigkeit die Fähigkeit verstehen, „sich etwas im Gedächtnis einzuprägen". Diese Fähigkeit können wir dadurch prüfen, daß wir den Kranken die Aufgabe stellen, sich eine mehrstellige Zahl, ein fremd klingendes Wort u. dgl. m. zu behalten. Wenn sie verloren oder herabgesetzt ist, so kann dies unter Umständen auf einer Herabsetzung der Aufmerksamkeit beruhen. Sie werden aber späterhin auch Krankheitsfälle kennen lernen, in denen die Aufmerksamkeit gut erhalten, die Merkfähigkeit aber sehr stark herabgesetzt ist. Wir werden deshalb in der Merkfähigkeit ein Prüfungsmittel für die Tätigkeit des Bewußtseinsorgans erblicken, welches auf einer selbständigen und nur bedingungsweise von der Aufmerksamkeit abhängenden Eigenschaft der in Betracht kommenden nervösen Elemente beruht.

Ein ähnliches Verhältnis wie zwischen Aufmerksamkeit und Merkfähigkeit treffen wir zwischen der Merkfähigkeit und der Fähigkeit der Rückerinnerung an. Schon die oben erwähnte Prüfung der Merkfähigkeit enthüllte uns die Tatsache, daß unter Umständen Erinnerungsdefekte beobachtet werden. Bei der oben erwähnten Prüfung bestanden sie nur in dem Vergessen einer bestimmten dem Kranken gestellten Aufgabe. Aus meiner letzten Vorlesung werden sie aber entnommen haben, daß derartige Erinnerungsdefekte sich oft auf ganze große Zeiträume erstrecken, so daß alle innerhalb derselben erfahrenen Eindrücke, gemachten Erlebnisse, gewonnenen Einsichten und Kenntnisse aus dem Gedächtnis wie weggewischt erscheinen. Besonders häufig begegnen wir der gleichen Erscheinung bei Geisteskranken oder nach Ablauf der Geisteskrankheit für die gesamte Zeit oder bestimmte Abschnitte ihrer Geisteskrankheit. War es nicht versäumt worden, die Merkfähigkeit dieser Kranken zu prüfen, und hatte sich diese verloren oder herabgesetzt gezeigt, so erscheint der Erinnerungsdefekt als leicht verständliche Folge der Herabsetzung der Merkfähigkeit zu der Zeit, in der die Erinnerungen hätten erworben werden müssen. Übrigens ist auch hier der Rückschluß, daß ein Erinnerungsdefekt immer auf einem Verlust der Merkfähigkeit in einem gegebenen Zeitraum beruhe, nicht berechtigt. Es gibt unzweifelhaft auch Erinnerungsdefekte anderer Entstehung. Ich erinnere Sie an die merkwürdigen Fälle von sog. Amnésie rétroactive, in denen ein Schädeltrauma, ein epileptischer oder

Schlaganfall die Folge hatte, nicht nur für die darauf folgende Zeit, sondern auch für die Erlebnisse kurz vor dem Anfall, also die Zeit voller geistiger Klarheit und Gesundheit die Rückerinnerung vollkommen auszulöschen. Auch die oben[1]) angezogenen Fälle von genereller Gedächtnisschwäche lassen eine solche retroaktive Wirkung der Krankheit, welche ihre Entstehung bedingt, erkennen. Späterhin aber zeigt sich bei ihnen auch die Merkfähigkeit dauernd sehr stark herabgesetzt.

Die gradweisen Abstufungen des Bewußtseins bis zur Bewußtlosigkeit pflegt man sonst als Zustände des Sensoriums mit den Unterabteilungen der Benommenheit, der Somnolenz und des Coma zu unterscheiden. Doch entspricht es nicht dem Sprachgebrauch, bei Herabsetzungen der Bewußtseinstätigkeit so geringen Grades, daß ihr Nachweis erst durch die besondere darauf gerichtete Untersuchung gelingt, etwa schon von Benommenheit zu reden. Bei den Geisteskranken werden wir nur ausnahmsweise auf eine merkliche Benommenheit, dagegen auf eine Herabsetzung der Aufmerksamkeit und der Merkfähigkeit häufig treffen.

Meine Herren! Wir kommen nunmehr zu einer Reihe von Erscheinungen, welche ich bisher absichtlich noch gar nicht berührt habe, die aber auf den Ablauf der Gedankentätigkeit sehr oft einen bestimmenden, ebensooft einen störenden und hemmenden Einfluß ausüben. Dies sind die Gemütsbewegungen oder Affekte. Eine Definition der Gemütsbewegungen zu geben, ist man so wenig imstande, wie etwa für den Schmerz; beide sind Tatsachen der inneren Erfahrung, deren Identität wir bei allen Menschen voraussetzen, weil die sprachlichen Äußerungen und das Verhalten der Menschen darauf schließen lassen. Wir wissen, daß der Schmerz einen Gegensatz hat, das Lustgefühl. Wir wissen auch, daß Schmerz unter gewissen Bedingungen entsteht, die sich in allgemeiner Weise dahin bestimmen lassen, daß solche Erregungen den Schmerz hervorrufen, welcher für die nutzbringende Leistung des Nerven, die Leitung von Sinneseindrücken, zu stark sind und den Nerven beschädigen. Wir wissen ferner, daß Schmerz dann entsteht, wenn die isolierte Leitung durchbrochen und die graue Substanz des Rückenmarkes in Anspruch genommen wird. Der Schmerz ist eine Affektion dieser grauen Substanz und scheint ohne dieselbe nicht zustande zu kommen. Mit allem dem ist eine Definition des Schmerzes nicht gegeben, wohl aber geht daraus hervor, daß der Schmerz eine zweckmäßige Einrichtung ist, eine Eigenschaft, die man schon dem niedrigst entwickelten Nervensystem nicht nur der Wirbeltiere zuschreiben muß, und als eine

[1]) Vgl. S. 63.

Art Alarmsignal den Geschöpfen mitgegeben, um die Vermeidung solcher Schädlichkeiten zu bewirken, durch welche die Struktur des Nervensystems Schaden erleiden würde. Das Entgegengesetzte, nämlich eine dem Individuum förderliche Nervenerregung, scheint für die einfachen Lustgefühle, wie die des Kitzels, der Wollust u. dgl. zu gelten. Dieselbe Bedeutung nun, die innerhalb der spinalen Organisation dem Schmerz- und Lustgefühl beiwohnt, scheinen die Affekte für das Organ des Bewußtseins zu haben, nur daß wir hier sicher nicht die graue Substanz als ausschließliche Trägerin des Phänomens angeben können. Was dem Bewußtsein der Persönlichkeit, dem Ich, zuträglich ist, ruft eine angenehme, was ihm schädlich ist, eine unangenehme Gemütsbewegung hervor. Je nach dem Grade dieser Gemütsbewegung sprechen wir von Affekt oder Stimmung. Auch hier also handelt es sich um eine Schutz- oder Abwehrvorrichtung, welche das Gehirn im Laufe seiner Entwicklung erworben haben mag. Normalerweise werden alle komplizierteren Assoziationsvorgänge, die Gedankentätigkeit, wie wir sie nannten, von einem mäßigen Affekt begleitet, eine Art von angenehmer Selbstempfindung,[1]) welche Griesinger mit dem Namen des psychischen Tonus treffend bezeichnet hat. Diese gleichmütige, leicht gehobene Stimmung des gesunden Menschen beeinträchtigt die Gedankentätigkeit nicht, ebensowenig andere Affekte, wenn sie in mäßigen Grenzen bleiben. Diesen gleichmäßig ruhigen Ablauf der Gedankentätigkeit unterscheiden wir als den Zustand der Besonnenheit. Bei allen starken, stürmischen Affekten, sei es ausgelassene Freude oder Trauer, Zorn und Wut, geht die Besonnenheit verloren, und der Ablauf der Vorstellungen vollzieht sich dann nicht mehr nach der ihnen innewohnenden, präformierten Ordnung, sondern unter der einseitigen Herrschaft gewisser dominierender Vorstellungskreise, welche sonst vielleicht in entgegengesetzten Vorstellungen ihr Gegengewicht finden würden. Auch zu einer Art von Hemmung der Gedankentätigkeit kann es dabei kommen, derart, daß die entgegengesetztesten Vorstellungen andeutungsweise auftauchen und wieder verschwinden, ohne daß eine Gedankenreihe weiter verfolgt werden kann; wir bezeichnen diesen Zustand als Fassungslosigkeit.

Meine Herren! Gestatten Sie mir, an die Tatsache, die ich eben kurz erwähnt habe, daß jede Gedankentätigkeit normalerweise mit einem leichten Affekt verbunden ist, noch einmal anzuknüpfen. Nach der, wie Sie wohl gefunden haben werden, etwas teleologischen Begriffsbestimmung der Affekte, welche ich gegeben habe, wird es Sie nicht wundernehmen, daß auch der

---

[1]) Vgl. oben S. 65.

Inhalt der Vorstellungen bei der Gedankentätigkeit auf den begleitenden Affekt von Einfluß ist. Nehmen wir an, daß ein Gedankengang, welcher inhaltlich für das Individuum von Vorteil ist, sich oft wiederholt habe, eine Bedingung, die z. B. zum Zwecke der Erziehung und Charakterbildung absichtlich herbeigeführt wird, so werden wir in dem geistigen Besitz dieses Individuums auf eine Vorstellungsgruppe stoßen, die mit einem starken Lustaffekt verknüpft ist. Andere Vorstellungsgruppen desselben Individuums werden derartig erworben, daß ihnen dauernd ein starker Unlustaffekt anhaftet. Davon abgesehen, wird die Erregbarkeit gewisser Vorstellungsgruppen, die Geläufigkeit ihrer Reproduktion oder Leichtigkeit des Ansprechens auch davon abhängen, ob sie häufiger oder seltener benutzt worden sind. Beide Bedingungen werden besonders ersichtlich, wenn es sich um Gedankenreihen handelt, die zu Motiven für das Handeln eines Menschen werden können. In diesem Sinne verstehen wir unter Normalwertigkeit der Vorstellungen eine ganz bestimmte Abstufung von Erregbarkeitsverhältnissen, welche bei den verschiedenen Individuen innerhalb einer gewissen Breite verschieden, doch bei jedem Individuum einen präformierten Besitz gewissermaßen von Rangesunterschieden unter den Vorstellungen bedingt. Der Inhalt des Bewußtseins der Persönlichkeit gewinnt erst dadurch seine Reichhaltigkeit und seine individuelle Färbung. Die Verschiedenheit der Charaktere wird wesentlich durch die verschiedene Wertigkeit derjenigen Vorstellungen bedingt, von denen ihr Handeln unter bestimmten gegebenen Verhältnissen abhängt. Wir müssen schon in der Norm damit rechnen, daß solche überwertigen Vorstellungen einer Korrektur durch entgegengesetzte Vorstellungen schwer zugänglich sind und je nachdem zur bedingungslosen Voraussetzung für das Handeln werden. Der Begriff der Ehre, der Schamhaftigkeit, der Reinlichkeit und andere mehr sind derartige Leitmotive für das Handeln gesitteter Individuen. Von der Tätigkeit des Bewußtseins verlangen wir, daß die Normalwertigkeit der Vorstellungen dabei zum Vorschein komme. Bei Geisteskranken werden wir vielfach auf Abweichungen von dieser Normalwertigkeit der Vorstellungen stoßen.

Neunte Vorlesung.

Übersicht der klinischen Aufgaben. Geistesstörung. Geisteskrankheit. Paranoische Zustände. Die ungeheilten Geisteskranken. Krankendemonstrationen.

Meine Herren!

Ehe wir an die klinische Untersuchung von Geisteskranken herantreten, wollen wir versuchen, einen Überblick über die Aufgaben zu gewinnen, denen wir nun gegenüberstehen. Ganz allgemein gefaßt nennen wir das, was wir zu studieren haben, Geistesstörung, ein Ausdruck, der auch dem Laien geläufig und zur Zusammenfassung aller von der Norm abweichender Geisteszustände gut geeignet ist. Unter diesen Zuständen werden wir uns zweckmäßig zunächst die einfachsten für das Studium wählen, d. h. diejenigen, welche wir auch ohne besondere Vorkenntnisse nur im Besitz der allgemeinen Anschauungen, die den Gegenstand unserer früheren Unterhaltungen bildeten, zu verstehen hoffen dürfen. Die einfachsten Zustände der Art sind die nach überstandener Geisteskrankheit zurückbleibenden Veränderungen des Bewußtseinsinhaltes, welche wieder in zwei große Gruppen zerfallen, je nachdem sie qualitative: Bewußtseinsfälschungen, oder quantitative: Defektzustände des Bewußtseins sind. Auf bei weitem kompliziertere Krankheitserscheinungen stoßen wir bei den eigentlichen Geisteskrankheiten, und zwar um so mehr, je akuter und stürmischer sie verlaufen. Der Gegensatz ist der zwischen ruhenden Zuständen und sich abwickelnden Krankheitsvorgängen, und es liegt in der Natur der Sache, daß die ersteren dem Verständnis weniger Schwierigkeiten bieten. Wenn wir uns an den früher aufgestellten Gegensatz zwischen Bewußtseinsinhalt und Bewußtseinstätigkeit erinnern, so haben wir es hier genau mit demselben Verhältnis zu tun. Wir treffen also dann auf die relativ einfachsten Bedingungen, wenn wir es mit den Veränderungen des Bewußtseinsinhaltes bei normal oder annähernd normal ablaufender Bewußtseinstätigkeit zu tun haben. Während des Verlaufs der Geisteskrankheiten sind wir dagegen Zuschauer der abnorm ablaufenden Bewußtseinstätigkeit. Die Bewußtseinstätigkeit ist eine Funktion der Zeit, ihr Ergebnis ist ein bestimmter Bewußtseinsinhalt, deshalb können wir die akuten Geisteskrankheiten definieren als die Veränderung des Bewußtseinsinhaltes, welche wir innerhalb einer bestimmten Zeit sich vollziehen sehen. Solche Veränderungen sind auch nach den Bedingungen des gesunden Geisteslebens vielfach mit Affekten und Gemütsbewegungen verknüpft. Die akuten Geisteskrankheiten sind deshalb fast allgemein von lebhaften Affekten begleitet, und nebenbei bemerkt, sind es gerade diese, welche das Verständnis und die Behandlung der akuten Geisteskrankheiten erschweren. In je kürzerer Zeit die akute Geisteskrankheit abläuft, um so stürmischer pflegen auch die begleitenden Affekte zu sein, und um so größer, falls nicht die Heilung den Ausgang bildet, die resultierenden, sei es qualitativen, sei es quantitativen Veränderungen des Bewußtseinsinhaltes.

Wir werden dabei die Voraussetzung machen müssen, daß die gleiche normale Gedankentätigkeit in einem Bewußtsein von sehr verschiedener Reichhaltigkeit des Inhaltes stattfinden kann, wie Sie denn auch nicht bezweifeln werden, das unter den früher[1]) erwähnten mit einer nur geringen Zahl von Begriffen operierenden Menschen verhältnismäßig ebenso intelligente Individuen anzutreffen sein werden als unter den Vertretern umfänglicher gelehrter Kenntnisse.

Meine Herren! Unsere nächste Aufgabe würde also sein, Fälle von Geistesstörung kennen zu lernen, die nach überstandener Geisteskrankheit die Residuen derselben in Form eines veränderten oder defekten Bewußtseinsinhaltes an sich tragen. Die Bewußtseinstätigkeit ist wieder zur Norm zurückgekehrt, die schweren Affekte, welche die Enstehung der inhaltlichen Veränderung begleiteten, sind verschwunden. Die Kranken sind deshalb etwa nicht frei von Affekten, aber doch im allgemeinen frei von krankhaften Affekten, so daß letztere, selbst wenn sie mit dem veränderten Bewußtseinsinhalt zusammenhängen, nicht besondere Krankheitserscheinungen, sondern nach derselben Norm wie bei den Gesunden verständlich sind. Ein durchaus ähnliches Verhalten treffen wir nun bei zahlreichen ganz chronisch verlaufenden Geisteskrankheiten. Diese bieten uns das Bild einer ganz langsamen und allmählich sich vollziehenden Veränderung des Bewußtseinsinhaltes, eines Vorganges also, der auch dem gesunden Bewußtseinsorgan widerfährt, der

[1]) Vgl. S. 31.

aber hier durch innere krankhafte Veränderungen des Organs bedingt ist. Tatsächlich erfährt der Bewußtseinsinhalt geistesgesunder Individuen eine stetige Vermehrung bis ins höchste Alter hinein. Dies gilt namentlich für das Bewußtsein der Persönlichkeit, da es die Summe der individuellen Erlebnisse in sich begreift. Wenn das gleiche durch ebenfalls langsam ablaufende Krankheitsvorgänge bewerkstelligt wird, so beobachten wir eine ganz allmählich sich verändernde Persönlichkeit, ohne daß die normalen Vorbedingungen dieser Veränderung in den äußeren Verhältnissen gegeben sind. Die schweren Affekte, die auch dem Gesunden nicht erspart bleiben, werden auch hier häufig an den krankhaft veränderten Inhalt der Persönlichkeit anknüpfen, ohne an und für sich krankhaft zu sein. Suchen wir die Analogie mit dem Gebiete der Gehirnkrankheiten herzustellen, so ist die allmähliche Veränderung des Bewußtseinsinhaltes der allmählich erfolgenden Summation von Herdsymptomen im Falle eines langsam wachsenden und die Gehirnsubstanz substituierenden (nicht nur verdrängenden) Tumors zu vergleichen. Wie in solchen Fällen, so tragen auch die Symptome der Geisteskrankheit in den exquisit chronisch verlaufenden Fällen von vornherein das Gepräge der Unheilbarkeit, welche hier durch die vollständige Verschmelzung mit dem gesunden Bewußtseinsinhalt, dort durch die rein örtliche Wirkung der Zerstörung bedingt ist. Es ist fast überflüssig zu betonen, daß ganz ebenso die inhaltlichen Veränderungen nach abgelaufenen akuten Geisteskrankheiten — mit noch zu erwähnenden Ausnahmen — unheilbare Zustände darstellen, so daß unser klinisches Material zunächst aus unheilbaren, sog. „alten Fällen" und außerdem aus gewissen, zwar noch in Progression befindlichen, aber in ihrem äußeren Habitus und in ihren Äußerungen der Bewußtseinstätigkeit den abgelaufenen Fällen sehr nahestehenden Kranken bestehen wird. Die Mehrzahl der langjährigen Insassen der großen Irrenanstalten besteht aus solchen Kranken, ohne daß gewöhnlich auf ihre Unterscheidung in die beiden Kategorien, welche durch ihre ganz verschiedene Entstehungsweise gegeben ist, der gebührende Wert gelegt wird. Wenn wir aus diesem Material noch die Defektzustände ausscheiden, so können wir die noch sehr große Zahl der zurückbleibenden Fälle unter dem Namen der p a r a n o i s c h e n Z u s t ä n d e zusammenfassen, weil sie das gemeinschaftliche Merkmal einer krankhaften Veränderung des Bewußtseinsinhaltes, mit anderen Worten, der Bewußtseinsfälschung an sich tragen. Die inhaltliche Bewußtseinsfälschung ist entweder residuär, wenn sie nach abgelaufener Geisteskrankheit zurückgeblieben ist, oder Ausdruck einer chronisch progressiv verlaufenden Geisteskrankheit.

Für eine weitere Einteilung der residuären Bewußtseinsfälschungen wird naturgemäß ihr Umfang maßgebend sein. Wir haben gesehen, daß wir von den drei verschiedenen Bewußtseinsgebieten der Persönlichkeit, der Außenwelt und der Körperlichkeit sprechen können; zur kurzen Bezeichnung der jedem dieser Gebiete zukommenden Symptome schlage ich Ihnen die Bezeichnungen autopsychisch, allopsychisch und somatopsychisch vor. Um residuäre autopsychische Bewußtseinsfälschung handelt es sich z. B. bei allen jenen zahlreichen Fällen, welche nach überstandener Geisteskrankheit nur gebessert aus den Anstalten entlassen und nicht als geheilt bezeichnet werden können, weil sie zu keiner vollkommenen Krankheitseinsicht (s. oben S. 61) gelangt sind. Die falschen Vorstellungen, hauptsächlich falsche Urteile, dieser Individuen beziehen sich gewöhnlich auf die Art und Weise ihrer Behandlung und die Notwendigkeit der Detention in der Anstalt, welcher sie ihre relative Genesung zu verdanken haben, und da sie durch ähnliche falsche Urteile über andere Kranke zur Zeit ihres Anstaltsaufenthaltes in ihrer Meinung bestärkt werden und in ihnen Zeugen zu haben glauben, so ist es erklärlich, daß sie sich je nach Temperament und Charakter mehr oder weniger energisch und loyal über die Anstalten beschweren und sie diskreditieren. Ich erinnere Sie an den nur gebessert entlassenen Gymnasiallehrer und Doktor der Philosophie, welcher nachher seine Lehrtätigkeit wieder aufgenommen hat, und den schon vor Jahren hier behandelten Weinkaufmann, welcher noch jetzt einem blühenden Geschäfte vorsteht, welche beide in ihren Beschwerden über die von seiten der Klink erfahrene Unbill bis an die höchsten Behörden gegangen sind. Ein Teil der Angriffe, welche in den letzten Jahren auch in der Presse gegen unser Irrenwesen gerichtet worden sind, läßt sich auf derartige Quellen zurückführen.

Meine Herren! Wie Sie sehen, ist der eben berührte Punkt von großer praktischer Tragweite. Nicht nur der Stand der Irrenärzte, sondern überhaupt der ärztliche Stand und das auf seine Hilfe angewiesene Publikum hat ein Interesse daran, daß die Aufklärung darüber in möglichst weite Kreise getragen wird. Ich gehe deshalb noch etwas näher darauf ein, indem ich an meine Bemerkungen über das Bewußtsein der Persönlichkeit[1]) in meiner siebenten Vorlesung anknüpfe. Der Mangel an Krankheitseinsicht kommt praktisch auf dasselbe hinaus wie die Vermehrung der Summe von Erinnerungen eines Menschen um eine gewisse Zahl von der Wirklichkeit nicht entsprechenden Daten, wie sie uns etwa durch die Erlebnisse des Traumes zugeführt werden könnten. Wenn

[1]) Auf S. 61.

wir diese oft sehr abenteuerlichen Traumeserlebnisse als vollwertige Glieder unserem Erinnerungsschatz anreihen wollten, welche unberechenbaren Folgen für unser Handeln, für unser Urteil über die Menschen würden daraus entstehen! Genau so aber verhält es sich mit den ganz falsch beurteilten und als solche in der Erinnerung bewahrten Erlebnissen der Geisteskranken. Ich muß nun bald bemerken, daß der Mangel an Krankheitseinsicht verschiedene Grade zeigen kann. Bei den akuten Geisteskrankheiten ist es nicht selten, daß die Krankheitshöhe in den Anfang der Krankheit fällt und die Kranken dann zwar die Einsicht für die schweren Krankheitserscheinungen dieses akutesten Stadiums, aber nicht für die darauf folgende Zeit gewinnen. Es liegt in der Natur der Sache, daß den Berichten derartig anscheinend einsichtiger Kranken, welche zwar die Aufnahme, aber nicht ihr Verbleiben in der Anstalt gerechtfertigt finden, ein besonderer Glaube beigemessen wird. Fällt das akuteste Stadium, wofür Krankheitseinsicht gewonnen wird, in einen späteren Zeitraum, so scheint dem Kranken ebenso wie allen Laien der Schluß berechtigt, erst die erzwungene Verbringung in die Anstalt und die dort erhaltenen Eindrücke hätten die Krankheit veranlaßt. Der Mangel an Krankheitseinsicht ist ferner nicht immer ein unheilbarer Zustand, sondern es kommt ziemlich häufig vor, daß die Erinnerung an die vermeintlichen Krankheitserlebnisse und die mit ihnen verbundenen Affekte im Laufe der Zeit mehr und mehr abblaßt, besonders wenn es an den normalen Reizen einer geregelten Tätigkeit nicht fehlt. Dieselben Kranken, welche sich vorher bitter beschwert haben, pflegen dann auf ihre Anstaltserlebnisse nur ungern zurückzukommen, sie als halb oder ganz vergessen zu bezeichnen und ihrer Abneigung gegen Ärzte und Personal der Anstalt keine praktischen Folgen mehr zu geben. Sie werden sich erinnern, daß wir von dieser Überlegung wiederholt eine Anwendung gemacht haben, indem wir Kranken, die eine volle Krankheitseinsicht trotz langen Zuwartens nicht gewinnen konnten, die Rückkehr ins bürgerliche Leben und die Aufnahme einer angemessenen Tätigkeit nach Kräften erleichtert haben.

Meine Herren! Einer zweiten großen Kategorie von Kranken ist es leider nicht beschieden, in das bürgerliche Leben zurückzukehren, obwohl ihre Geisteskrankheit ebenfalls und zwar nicht ungünstig abgelaufen ist. Sie unterscheiden sich aber dadurch von der erst besprochenen Kategorie, daß sie außer dem vollständigen Mangel an Krankheitseinsicht noch fixe Wahnvorstellungen aufweisen, die der großen Gruppe der noch später von uns zu studierenden Erklärungswahnideen angehören. Schon oben habe ich angedeutet, daß es nur als logische Folge des Mangels an Krankheitseinsicht zu betrachten ist, wenn derartige Kranke den Anstaltsaufenthalt als ein ihnen widerfahrenes Unrecht auffassen. Ein Schritt weiter führt zu der ganz konsequenten Verfolgungsidee, daß der Zweck des Anstaltsaufenthaltes ein feindlicher gewesen sei, etwa der, den Kranken aus einem Berufe zu entfernen oder überhaupt bürgerlich zu schädigen oder ihn zeitweilig oder für immer zu beseitigen oder gar ihn durch den gezwungenen Verkehr mit Geisteskranken selbst geisteskrank zu machen. Es sind dann gewöhnlich bestimmte Personen, wenn auch oft nur als Vollstrecker eines höheren Willens, welche als Verfolger und Feinde aufgefaßt werden. Der nähere Ausbau dieses Wahnsystems ist je nach dem Bewußtsein der Persönlichkeit (der Individualität) sehr verschieden, ebenso wie die Energie des Handelns auf Grund der so gewonnenen Motive. Wird die Quelle der Verfolgung in großen Körperschaften, wie der Kirche, dem Freimaurerorden oder den Staatsbehörden gesucht, so werden die ausführenden Organe, als selbst unter einem Zwange handelnd, zuweilen entschuldigt, oft aber richtet sich erst die Mutmaßung und später die Gewißheit, welches die Quelle der Verfolgung sei, gegen einzelne Personen, je nach den individuellen Erlebnissen, wie z. B. in dem häufigen Falle, daß der eine Ehegatte den anderen verdächtigt, der eigentliche Zweck der Anstaltsdetention sei, ein ehebrecherisches Verhältnis zu ermöglichen. In solchen Fällen wird fast immer auch dem Arzt eine Mitschuld aufgebürdet, und er ist der zunächst greifbare Teilnehmer an dem Komplott. In vielen Fällen hat die eine Erklärungswahnidee der Verfolgung später noch die weitere Erklärungswahnidee des konsekutiven Größenwahns zur Folge, wenn die nach ganz richtigem Urteil erforderliche Mitwirkung der Behörden zu der Anschauung führt, daß wohl nur gegen eine bedeutende Persönlichkeit ein so ungehöriges Verfahren eingeschlagen und die Macht des Staates dem Verfolger dienstbar gemacht worden sei. Alle diese Kranken können nicht in die Freiheit entlassen werden, weil sie aus ihrer Neigung zu gewalttätigen und gemeingefährlichen Handlungen kein Hehl machen. Die eine Wurzel ihres Wahnsystems, nämlich die Detention, ist also nicht zu beseitigen, und damit wird auch das Wahnsystem immer aufs neue gestützt und befestigt. Innerhalb der Anstalt aber kann im Laufe der Zeit, besonders durch Gewöhnung an nützliche Tätigkeit, der Affekt gemäßigt und eine leidlich friedliche Existenz herbeigeführt werden.

Meine Herren! Als Repräsentanten einer dritten Kategorie von alten Anstaltsinsassen stelle ich Ihnen den 61jährigen Kranken

Gärtner Rother vor, welcher mir als abgelaufener Fall einer akuten Geisteskrankheit, über welche weitere Daten leider nicht vorliegen, schon seit 24 Jahren, nämlich seit dem Jahre 1871, bekannt ist. Er hat seitdem innerhalb der Anstalt ein tätiges Leben geführt und bis auf zeitweilige, kurz dauernde Erregungszustände, die in Zwischenräumen von Jahren auftraten und meist an äußere Störungen seiner Berufstätigkeit anknüpften, ein ruhiges und besonnenes Verhalten und normales körperliches Befinden gezeigt. Er geht frei aus und ein und hat die Schlüssel zum Garten und zu seiner Abteilung. Wie Sie sehen, ist sein Auftreten durchaus der Situation entsprechend. Er ist höflich und entgegenkommend, ohne unterwürfig zu sein, den Anstaltsärzten schenkt er offenbar Vertrauen, mit seinem Aufenthalt in der Anstalt und seiner Tätigkeit ist er zufrieden und äußert zwar den Wunsch, entlassen zu werden, läßt sich aber leicht beschwichtigen durch die ihm entgegengehaltene Erwägung, daß er hier eine sorgenfreie Existenz führe. Die Schritte, die er nach einer eventuellen Entlassung tun will, um wieder in Stellung zu gelangen, erscheinen durchaus angemessen. Seine Antworten erfolgen prompt und sind inhaltlich seinem Bildungsstande angemessen. Auch der Kreis seiner Interessen erscheint nicht weiter eingegrenzt, als es durch sein nun 24jähriges von der Sozietät abgeschiedenes Leben erklärlich ist. Auch die bedeutendsten politischen Daten und die Tagesneuigkeiten sind ihm aus der Zeitung bekannt. Aufmerksamkeit und Merkfähigkeit lassen sich als normal nachweisen. So scheint es, als ob wir es mit einem Geistesgesunden zu tun hätten, einem jener unglücklichen Opfer irrenärztlicher Nachlässigkeit und Gewissenlosigkeit, welche so vielfach in den Anstalten widerrechtlich festgehalten werden, wenn Sie den täglich in den Zeitungen auftauchenden Berichten wohlmeinender, aber ununterrichteter und deshalb wohl mindestens unvorsichtiger Menschenfreunde Glauben schenken wollen. Ich zweifle auch nicht, daß eine Laienkommission, mit dem Rechte ausgestattet, Kranke nach eigenem Gutdünken zu entlassen — die bekannte reformatorische Idee jener Menschenfreunde — den Kranken für gesund erklären würde, umsomehr, als er Fremden gegenüber äußerst vorsichtig und zurückhaltend ist. Uns aber schenkt er sein volles Vertrauen und erzählt rückhaltlos von seinen Erlebnissen, nachdem er einmal ins Plaudern gekommen ist. Zunächst ist auffällig, daß er von einer überstandenen Geisteskrankheit nichts weiß, er will nur wegen einer akuten fieberhaften Krankheit seinerzeit ins Hospital gekommen sein und hält es eigentlich für unrecht oder für ein Versehen, daß man ihn so lange zurückgehalten habe, wenn er auch zugibt, daß die Ärzte es immer gut mit ihm gemeint hätten. Dann erzählt er von einem Konflikt mit einem ihm unterstehenden Gärtnerburschen kurz vor seinem Eintritt in die Anstalt. Von diesem Menschen sei er im Streite eine Treppe hinuntergeworfen worden, dabei habe er sich das Genick gebrochen. Frage: Wer? Nun ich. Frage: Aber Sie leben doch und sitzen hier? Nun ja, aber der andere liegt wahrscheinlich noch dort. Frage: Welcher andere? Nun, der Rother. Frage: Also sind sie einmal tot gewesen, ist denn das möglich? Natürlich, es hat doch jeder einen Doppelgänger.

Der Kranke erzählt dann, daß er noch ganz andere Dinge erlebt habe, die man gar nicht glauben sollte, so sei er einmal ein Stier gewesen und als solcher erst in unmenschlicher Weise gequält und dann geschlachtet worden. Er schildert dabei, wie man ihm einen Ring durch die Nase gezogen und ihn daran fortgeschleift habe. Er sei auch einmal gekreuzigt worden, und zwar mit zwei Räubern zusammen. Frage: Wie Jesus Christus? Ja, genau so. Frage: Dann sind Sie wohl Jesus Christus? Ja, ich bin auch Jesus Christus.

Der Kranke erzählt weiter, daß er auch Gottfried von Bouillon gewesen sei, und schildert die Stahlrüstung, die er getragen habe, er sei aber auch ein Brummer (gemeint ist eine Schmeißfliege) gewesen und als solche herumgeflogen.

Stoßen wir hier auf die abenteuerlichsten Vorstellungen im Bewußtseinsgebiete der Körperlichkeit und der Persönlichkeit, so trägt der Kranke nicht minder von der Außenwelt die verkehrtesten Vorstellungen mit sich herum. Von dem herrschaftlichen Garten aus, an welchem er zuletzt bedienstet war, führt angeblich eine Treppe hinunter in ausgedehnte unterirdische Räume. Dort trifft man auf allerlei märchenhaftes Ungetüm, große Schlangen, Drachen, reißende Tiere. Der unterirdische Raum erstreckt sich unter ganz Breslau und noch weiter ins Unbekannte fort. Oben leuchtet die Sonne, und um sie sieht man die Erde sich drehen, selbst schon eine ansehnliche Kugel. Frage: Fällt sie denn nicht hinunter, oder ist sie unterstützt? Sie ruht auf einem großen spitzen Stein.

Auf seinen Reisen ist der Kranke weit herumgekommen. Er ist zu Fuß, und zwar in drei Tagen, von Europa nach Amerika gegangen, auf einem Damme, der etwa so breit war wie eine gewöhnliche Chaussee. Von Zeit zu Zeit fand sich ein Unterkunftshaus darauf, wo er nächtigen konnte. Rechts und links sah er das blaue Meer und die schönsten Schiffe. Dann ist er einmal um das schwarze Meer herumgegangen, und zwar in einigen Stunden. Man war gerade damit beschäftigt, es trocken zu legen.

Meine Herren! Lassen wir die Frage, auf welche Weise der Kranke zu dieser Unsumme von falschen Vorstellungen gekommen sei, zunächst dahingestellt, so werden Sie jedenfalls zugeben, daß es sich um eine Fälschung des Bewußtseinsinhaltes im allergrößten Maßstabe handelt. Alle drei Gebiete sind gleichmäßig befallen, aber in einer solchen Weise, daß die widersprechendsten Vorstellungen zu gleicher Zeit bestehen und einander nicht stören, daß das Unmöglichste nicht als im Widerspruch zu den alltäglichen Erfahrungen der Wirklichkeit stehend empfunden wird. Es ist gewissermaßen ein in Bruchstücke zerfallenes Bewußtsein, welches Sie so vor sich sehen, ein Zustand des „Zerfalls der Individualität", der jede Systematisierung vollkommen ausschließt. Daher können wir auch nicht von einer eigentlichen Wahnbildung bei dem Kranken reden, und das Fehlen jenes durch logische Gedankentätigkeit zustande kommenden Verfolgungs- und Größenwahns wird Ihnen nur natürlich erscheinen. Die überraschende Urteilslosigkeit, die der Kranke seinem krankhaften Bewußtseinsinhalt gegenüber zeigt, tritt sonst im gewöhnlichen Leben nur wenig hervor. In seinem Berufe zeigt sich der Kranke sogar noch vollständig sachverständig. Seine Mitkranken aber beurteilt er zum großen Teil falsch, indem er nur die störenden und aufgeregten unter ihnen als Geisteskranke anerkennt. Daß ein solcher Kranker in der Sozietät nicht leben, nicht für sich sorgen und nicht auf eigenen Füßen stehen kann, bedarf keines Beweises, er ist für immer auf die Anstaltspflege angewiesen.

Meine Herren! Der vorgestellte Kranke ist gewissermaßen nur das Paradigma für alle Fälle von umfänglicher residuärer Bewußtseinsfälschung. Der Umfang selbst der Störung verhindert hier den Ausbau eines Wahnsystems. Die relativ vollständige Heilung des Krankheitsvorganges aber ermöglicht das Vonstattengehen einer annähernd normalen Gedankentätigkeit im Bereich des Interessenkreises des Berufes und dadurch ein tätiges Leben.

Zehnte Vorlesung.

Krankenvorstellungen (Fortsetzung).

Meine Herren!

Die Kranke, die ich Ihnen heute vorstelle, ist ein typisches Beispiel von chronisch entstandener allopsychischer Bewußtseinsfälschung. Es ist eine 45 jährige Agentenwitwe, Frau Reisewitz, deren Krankheit sich seit fünf Jahren aus eben merklichen Anfängen ganz allmählich anwachsend entwickelt hat und voraussichtlich auch noch weiter zunehmen wird. Sie fällt Ihnen schon beim Eintreten durch ihre gemessene und etwas würdevolle Haltung auf, und ebenso zeigt ihr Gesichtsausdruck etwas Feierliches. Sie erzählt auf Befragen, daß sie schon in Dalldorf gewesen sei, von dort habe man sie hierher gebracht, und auch die Umgebung, die sie dort gehabt habe, müsse mit ihr hierher nach Breslau gekommen sein. Das Haus, in dem sie sich befindet, erkennt sie nicht als Krankenhaus, es seien „heilige Räume", ein „Gotteshaus", alles trage das Gepräge einer kirchlichen Festlichkeit. Der Zweck ihres Aufenthaltes sei wohl der einer Vorbereitung für eine spätere bedeutende Stellung, jetzt sei sie noch sehr unwürdig, und es widerfahre ihr eine große Ehre, indem man sie hier aufgenommen habe. Vielleicht habe sie es einem hohen Geistlichen zu verdanken, an den sie sich in ihrem Unglück gewandt habe. Daß sie besonders viel Unglück und Leiden durchgemacht habe, sei allgemein bekannt, in ganz Breslau kenne man ihren Namen. Abgesehen von dieser auf gesteigertes Selbstgefühl deutenden Äußerung behält sie ein unterwürfiges Wesen bei, sie erhebt sich bei jeder Anrede und verneigt sich und tut dies auch gegen alle ihre Mitkranken, selbst gegen eine ganz blödsinnige Paralytikerin. Oft entschuldigt sie sich, daß sie sich wohl nicht schicklich benommen habe, und bittet, ihre Worte nicht zu scharf abzuwägen. Ihre Mitkranken hält sie sämtlich für verkleidete Männer, meist hochgestellte Geistliche, die sich zum Teil zur Buße hier befinden. Auch der Arzt gehöre zur Geistlichkeit, wenn er auch früher Arzt gewesen sein möge. Ein 13 jähriges Mädchen erklärt sie für einen Grafen Arco, die Oberwärterin für Seine Majestät den Kaiser Friedrich, andere Wärterinnen für bestimmte Prinzen. Alle diese Personen seien schon in Dalldorf um sie gewesen, hätten sich aber seitdem in ihrem Aussehen verändert. Allein sie selbst sei unverändert geblieben.

Meine Herren! Sie sehen, daß die Auskunft, die wir soeben erhalten haben, auf das Bestehen eines sog. systematischen Wahnes schließen läßt, der sich wesentlich auf religiösem Gebiete bewegt und eine autopsychische Bewußtseinsfälschung in der Richtung, daß Patientin nach überstandener Prüfungszeit die Rolle einer Heiligen oder Prophetin zu spielen haben werde, entwickelt hat. Besonders auffallend erscheint uns aber die Umdeutung der Personen und der gesamten Umgebung in einem diesem religiösen Wahne adäquaten Sinne. Bei der augenscheinlichen Besonnenheit, dem ruhigen Verhalten der Kranken, ihrem vollständig ungestörten Allgemeinbefinden werden wir nicht annehmen können, daß ihre Sinne sie trügen und daß sie etwa deshalb außerstande wäre, die Dinge und Geschehnisse der Außenwelt richtig zu beobachten; trotzdem deutet sie alles im Sinne bestimmter herrschender Vorstellungen, und zwar, wie häufig, gerade solcher religiöser Art. So gibt sie uns ein prägnantes Beispiel gestörter sekundärer Identifikation infolge eines durch eine chronische Geisteskrankheit wahnhaft veränderten Bewußtseinsinhaltes. Auf die für Fälle dieser Art sehr charakteristische Anamnese will ich später noch zurückkommen. Hinsichtlich des Status sei nur noch bemerkt, daß die Kranke von Sinnestäuschungen nicht ganz frei ist. Ganz vereinzelt scheinen Gehörshalluzinationen und ziemlich häufig Geruchshalluzinationen und subjektive Hautsensationen vorzukommen. Die ersteren werden als segnende Aussprüche, vielleicht als Stimme Gottes gedeutet, die der beiden anderen Sinnesgebiete, „das Aufriechen“ von Chloroform und die „elektrische Behandlung“ hinterlassen ein Schwächegefühl des Körpers und werden zwar meist als Prüfungen geduldig hingenommen, veranlassen aber doch zuweilen Zornesausbrüche mit energischem Schimpfen. Eine längere Unterhaltung wird als anstrengend empfunden, trotzdem erhält man über die Personalien der Kranken bis zum Beginn ihrer Krankheit richtige Auskunft, Gedächtnisdefekte bestehen nicht, Aufmerksamkeit und Merkfähigkeit sind annähernd normal.

Den Gegensatz zu diesem Falle mit so ausgeprägter allopsychischer Bewußtseinsfälschung werden Sie in einer anderen Kranken erblicken, bei welcher gerade das Bewußtsein der Außenwelt sich im ganzen Krankheitsverlauf bis zum jetzigen Augenblick vollständig unbeteiligt erhalten hat, während vorwiegend das Bewußtsein der Körperlichkeit, demnächst aber auch der Persönlichkeit beträchtliche Veränderungen aufweist. Wir können es als Beispiel einer residuären hauptsächlich somatopsychischen Bewußtseinsfälschung betrachten. Es ist eine 46jährige Köchin, Tscheike, welche vor fünf Jahren vier Monate lang in unserer Klinik behandelt und von hier in die Irrenanstalt der Stadt Berlin überführt worden ist. Von dort als relativ gebessert entlassen, ist sie nach mehrfachen vergeblichen Versuchen, ihre Beschäftigung wieder aufzunehmen, schließlich wieder in unsere Klinik gekommen. Die Zeit ihres ersten Aufenthaltes konnte man etwa als das Höhestadium einer geistigen Störung betrachten, die sich bis dahin seit zwei Jahren ganz allmählich ansteigend entwickelt hatte und mit allerlei schweren Störungen des Allgemeinbefindens einhergegangen war. Jetzt ist sie von solchen Beschwerden gänzlich frei, sie zeigt ein gesundes Aussehen, ihre körperlichen Funktionen sind geregelt, sie hält sich andauernd auf ungefähr dem gleichen Körpergewicht, und auch ihr Verhalten bei der heutigen klinischen Vorstellung zeigt nichts Auffallendes. Ihre Antworten erfolgen prompt und sinnentsprechend. Über ihre Umgebung, ihre jetzige Lage und ihre frühere Krankheit, ferner über alle ihre persönlichen Verhältnisse ist sie vollkommen orientiert, namentlich zeigt sie für gewisse Details ihrer Krankheit ein gutes Gedächtnis. Die Summe ihrer Kenntnisse ist etwa ihrem Stande und Bildungsgange angemessen, ihre Stimmung ist trotz eines gewissen Krankheitsgefühls eher gehoben als deprimiert. Auf der Abteilung benimmt sie sich nicht immer korrekt, ist nur zeitweise zu einer Beschäftigung im Nähsaal zu bringen und zieht es meist vor, sich in allerlei Dinge zu mischen, die sie nichts angehen, Ratschläge zu erteilen, durch Scherze und Kindereien ihre Mitkranken zu belästigen. So z. B. zieht sie ihnen die Bettdecke fort oder schüttet ihnen unvermutet Wasser ins Gesicht oder entwendet ihnen oder auch wohl aus der Küche ihr nicht zustehende Eßwaren. Die ärztliche Visite pflegt sie durch Zwischenbemerkungen zu stören. Gegen die ärztlichen Anordnungen ist sie unfolgsam, und wenn ihr aus disziplinarischen Gründen Bettruhe anbefohlen wird, so geniert sie sich nicht, unbekleidet auf dem Korridor zu spazieren. Sie sehen also, meine Herren, daß das Verhalten der Kranken keineswegs normal ist, sondern im Gegenteil so viel Nachsicht und Geduld von seiten ihrer Umgebung erfordert, daß sie eben nur in den besonderen Bedingungen einer Anstalt existieren kann. Sie werden später noch sehen, daß gar manche Kranke in derselben Lage sind und auch wesentlich nur infolge einer gewissen Unverträglichkeit, eines anspruchsvollen, überwiegend égoistischen und stete Rücksicht erfordernden Verhaltens wegen nach überstandener Geisteskrankheit sich unfähig erweisen, anders als in geordneten Anstaltsverhältnissen zu leben. Unsere Kranke aber zeigt sich bei näherer Unterhaltung überdies von einer Unmasse falscher Vorstellungen erfüllt. Zur Zeit ihrer Krankheit habe sie an Bronchialkatarrh gelitten. Damals sei sie so verschleimt gewesen, daß sie davon einen Urmenschen oder Blutmenschen oder Lanzettfisch — diese drei Ausdrücke braucht sie synonym — in ihren Körper bekommen habe. Der Urmensch habe sie damals sehr gequält, er habe in ihrem Leibe gewirtschaftet, als ob ein lebendes Kind darin gewesen wäre. Ursprünglich sei er im Zwerchfell entstanden, er habe einen durchsichtigen, rosaroten Leib, bestehe aus Schleim — wie sie es ja im Aquarium gesehen hätte —, habe einen Engelskopf und einen spitzen Schwanz. Er liege derart in ihr, daß der Kopf in ihrem Gehirn, der Leib entlang dem Rückgrat, der Schwanz über dem After liege. Er habe oft mit Gewalt herausgewollt, was sie an Stichen oben an der Schädeldecke und unten am After gemerkt habe. Er lebe von dem, was sie esse, hauptsächlich aber von dem, was sie trinke, weshalb sie auch so viel trinken müsse. Seit dieser Zeit habe sie alles doppelt, doppelte Nerven, doppelten Herzschlag, auch doppeltes Gehirn. Von der Zeit ab habe sie auch ein ganz junges Gesicht bekommen, wie das eines 15 jährigen Mädchens mit einem Engelskopfe, und ihre blatternarbige Haut sei glatt geworden. (Patientin trägt tatsächlich zahlreiche Pockennarben im Gesicht.) Zur Zeit ihrer Krankheit habe sie einmal die rechte Hälfte ihres Gehirns ausgebrochen, starker Kopfschmerz und Übelsein seien vorangegangen, das Erbrochene habe ausgesehen wie Bierhefe, dabei habe sie gefühlt, daß die rechte Gehirnhälfte Schaden nahm. Später habe sich die kranke Gehirnhälfte wieder ersetzt. Durch die Krankheit habe sie auch ein doppeltes Denken bekommen, „einesteils den Inbegriff von allem, was meine Arbeit war, andererseits das Politische und die Wissenschaft“. In der Tat scheint Patientin ihren früheren geistigen Besitzstand, der wesentlich dem Interessenkreise einer Köchin entsprach, genau zu unterscheiden von ihrer Denktätigkeit seit Beginn ihrer Krankheit. Sie glaube „Genie für alles“, zu haben und hat augenscheinlich eine Anzahl von Büchern gelesen, denen sie Interesse, aber kein Verständnis entgegenbringen konnte. So erwähnt sie das Buch „Häckel, Urmensch oder Lanzettfisch“, glaubt aber, Häckel bedeute etwa so viel wie Verbindung, Zusammengehöriges. Nach ihrer Vorstellung hat der Mensch 27 Sinnesorgane: „Tiefsinn, Raufsinn, Hygiene, Sprachsinn, Wortsinn, Farbensinn, Kunstsinn“, die anderen fallen ihr gerade nicht ein. Über politische Verhältnisse schreibt sie Abhandlungen, von denen ich Ihnen nur den Anfang der einen vorlesen will: „Die unterste Klasse von Menschen wird dazu benutzt, den höheren das Leben zu retten. Folgedessen bekommen die armen Individuen akutes oder das Gegenteil davon. Dieses Magenleiden hängt mit der Bleichsucht zusammen“ etc. Speziell behauptet sie, von Medizin etwas zu verstehen, Brüche behandeln, Verbände anlegen, Diphtherie heilen zu können u. dgl. m. Daher auch ihre störende Einmischung in die ärztliche Visite. Meine Herren! Über die Entstehungsweise dieser, wie Sie sehen, teils auf somatopsychischem, teils auf autopsychischem Gebiete liegenden Bewußtseinsfälschungen werden wir uns eingehender erst später zu unterhalten haben. Hier will ich nur das eine hervorheben, daß wir bei dieser Kranken die Entstehungszeit der somatopsychischen Wahnideen selbst beobachtet haben und deshalb den Nachweis ihrer Entstehung aus abnormen körperlichen Empfindungen führen können. Wenn daraus eine so phantastische Vorstellung von dem eigenen Körper hervorgehen konnte, so müssen wir uns die eigentümliche Lage vergegenwärtigen, worin solche Kranke sich befinden. Für die ihnen bisher ganz unbekannten, der Analogie mit den normalen Körperempfindungen vollständig entbehrenden krankhaften Gefühle fehlt es diesen Kranken zunächst an jeder Möglichkeit des Ausdruckes. Je nach der Individualität drängen sich dann dem Bewußtsein Gleichnisse, Ähnlichkeiten, Analogien auf, die als Hilfsmittel der Schilderung verwertet werden. In der akuten affektvollen Zeit hört man nur zu oft von solchen Kranken die Klage, wie unbeschreiblich, unsagbar, einzig in ihrer Art die Gefühle sind, an denen sie leiden. Die mehr oder weniger distinkte Lokalisation liefert dann die Hauptanhaltspunkte für den Ausbau eines Erklärungswahnes, dessen einzelne Bausteine aus den naturwissenschaftlichen Kenntnissen des Individuums entnommen sind. Unsere Patientin hat augenscheinlich unter dem Einfluß unverdauter Häckelscher Schriften gestanden, als sie ihr Wahnsystem konzipierte. Ein weiterer Erklärungswahn liegt der autopsychischen Wahnvorstellung zugrunde, daß sie durch die Krankheit in den Besitz einer neuen Denktätigkeit, die sich auf Politik und Wissenschaft erstrecke, gekommen sei. In ihr spricht sich die Selbstwahrnehmung einer veränderten Richtung der Gedankentätigkeit, bedingt durch einen von Grund aus veränderten Bewußtseinsinhalt, aus, ein Punkt, auf welchen ich bald näher zurückkommen werde. Das Unsinnige, anscheinend Schwachsinnige in dieser mit gehobener Stimmung einhergehenden Gedankenarbeit findet in dem Widerspruche zu ihrem bisherigen Bildungsgange eine ausreichende Erklärung.

Meine Herren! Ein fast noch reineres Bild somatopsychischer residuärer Bewußtseinsfälschung wird Ihnen aus dem letzten Semester erinnerlich sein. Ich stellte Ihnen damals eine 65jährige Frau vor, von deren Vergangenheit wir nichts Näheres ermitteln konnten. Nach ihren eigenen Angaben hatte sie vor 18 Jahren eine schwere Krankheit durchgemacht, wovon ihr ganzer Körper, besonders aber die äußere Körperform, entstellt zurückgeblieben wäre. Sie beklagte sich über ihr abschreckend häßliches Gesicht, ihre ungeschlachten und plumpen Extremitäten, die veränderte Hautfarbe, den blödsinnigen Gesichtsausdruck u. dgl. m., während sie in Wirklichkeit eine zierliche, feingebaute und relativ intelligent dareinschauende alte Dame war. Abnorme Empfindungen bestanden nicht, und auch das Allgemeinbefinden zeigte keinerlei Störungen. Trotzdem ließen sich bei eingehender Untersuchung noch schwere andere Veränderungen, die als Defekte zu bezeichnen waren, nachweisen, und solche Defekte bewegten sich namentlich auch auf allopsychischem und autopsychischem Gebiete. Zudem zeigte sich bei verhältnismäßig guter Aufmerksamkeit die Merkfähigkeit beträchtlich herabgesetzt, woraus wir auf die Komplikation der residuären Bewußtseinsfälschung mit seniler Geistesstörung schlossen. Die zunächst frappierende Reinheit des Falles erwies sich somit als Schein.

Bei weitem reiner kam das klinische Bild einer residuären somatopsychischen Bewußtseinsfälschung in dem anderen Beispiele zutage, welches ich Ihnen damals gleichzeitig vorstellte. Es war, wie Sie sich erinnern, der Fall eines 20jährigen jungen Mannes, Biega, der infolge seiner Krankheit eine Entstellung der Art erfahren haben wollte, daß er bucklig geworden, die oberen Rippen eingesunken, die unteren eckig hervorgetreten, die Schultern beträchtlich heruntergerutscht wären. Von allen diesen Veränderungen war objektiv nichts zu bemerken, sie verursachten dem Kranken auch keinerlei Beschwerden mehr, wohl aber erinnerte er sich der Zeit, wo diese Veränderung sich unter Schmerzen und unbeschreiblichen Empfindungen eingestellt hatte, eine Zeit, die sich über Jahre erstreckte. War es erst einmal gelungen, den Kranken zum Sprechen zu bringen, so ließ sich nachweisen, daß der Kranke keinerlei Defekte hatte, und durch eine besonders darauf gerichtete Prüfung war auch die Feststellung möglich, daß Aufmerksamkeit und Merkfähigkeit normal waren. Dennoch machte das ganze Auftreten und die äußere Erscheinung des Kranken bald beim ersten Anblick den Eindruck tiefer geistiger Störung, seine gebrochene Körperhaltung, seine kärglichen Antworten, sein verstimmtes Gesicht, die kühlen Extremitäten und die krankhafte Gesichtsfarbe fielen uns auf. Zudem erfuhren wir, daß sich der Kranke auch auf der Station vollständig untätig verhielt, von den Mitkranken absonderte, nur ungenügend aß und sich in seinem Äußeren auffallend vernachlässigte. Der Verdacht, den wir deshalb gefaßt hatten, daß der Kranke noch an körperlichen Sensationen leide, fand in dem Krankenexamen seine Bestätigung, denn es ergab sich, daß der Kranke eine Undurchgängigkeit und Zusammenschnürung seines Darmkanals dicht über dem After zu fühlen meinte, über die stärksten Beschwerden und allerlei abnorme Empfindungen beim Stuhlgang klagte und, wenn auch mit dem Hintergedanken der Hoffnungslosigkeit, um ärztliche Behandlung dieses seines eigentlichen Leidens ersuchte.

Meine Herren! Die 57 jährige Maurermeisterswitwe Frau Schmidt, die ich Ihnen zunächst vorstelle, macht körperlich einen vollkommen gesunden Eindruck, klagt auch über keinerlei Störungen des Allgemeinbefindens und gibt mit aller Ruhe und Besonnenheit folgende Auskunft über ihre Beschwerden. Der Anlaß ihrer zwangsweisen Überführung wären die Belästigungen gewesen, denen sie zu Hause ausgesetzt gewesen sei, und auf die sie mit Drohungen gegen ihre Angehörigen und die anderen Hausbewohner geantwortet hätte, hauptsächlich sei sie bespritzt und begossen worden, und von allen Seiten wäre auf sie geschossen worden. Doch lassen wir sie selber sprechen. „Ich fühlte, daß mit einer Spritze in feinen Strahlen auf meine Haut gespritzt wurde, meist wurde die Haut des Kopfes betroffen. Es geschah, wenn ich am Fenster stand, daß ich ein Signal hörte, und da bekam ich auch schon einen Spritzer, oft auch in die Augen, so daß ich nicht sehen konnte. In der ersten Zeit wurde auch der Knochen verletzt, er war rot und entzündet und ich hörte auch Schüsse fallen, die mich an dem Arm, an der Brust und anderen Körperteilen verletzt haben. Auf die Haut der Füße, besonders der Fersen, ist mir etwas aufgestrichen worden, so daß ich acht Tage nicht gehen konnte. Bisweilen bekam ich, wenn ich zu Bett ging, scharfe Spritzungen, die mich betäubten. Jedenfalls waren die Wände hohl und es waren Gänge gegraben, aus denen gespritzt worden ist. Wer mich so verfolgt, weiß ich nicht, ich halte es für eine Strafe, weiß aber nicht, wer das Recht hat, mich so zu strafen."

Sie erzählt dann, daß es auch mit dem ärztlichen Besuche, der ihrer Überführung vorangegangen wäre, nicht mit richtigen

Dingen zugegangen sei. Man habe eine Frau in die Kleider des ihr bekannten Arztes Dr. H. gesteckt. Sie hat aber an seinen schönen Zähnen erkannt, daß es kein Herr, sondern eine Dame sei. Hier in der Anstalt seien die Nachstellungen zum größten Teil unterblieben. Doch erfahren wir aus dem Krankenjournal, daß die Kranke sich beklagt hat, während der Nacht an den Genitalien belästigt worden zu sein und einen Schatten gesehen zu haben. Auf der Abteilung hat sie noch über andere körperliche Mißhandlungen geklagt. Zu Hause habe man ihr die Zähne gewaltsam herausgebrochen und die Lippen mit einer schmierigen Substanz zusammengeklebt und fest verschlossen. Brennende Schmerzen im Gesicht, über die sie zeitweise klagt, erklärt sie dadurch, daß sie mit einer ätzenden Substanz übergossen worden sei. Was die Entwicklung der Krankheit betrifft, so haben wir von dem Schwiegersohn der Patientin erfahren, daß sie sich schon seit fünf Jahren in dieser Weise verfolgt glaubt und schon einige Jahre vorher menschenscheu und mißtrauisch geworden war und nicht mehr ausging. Zeitweilig hatte sie über Stimmen geklagt, die aus der Wand kämen, ohne sich näher darüber auszusprechen. Aus Mißtrauen hatte sie schließlich das Dienstmädchen abgeschafft und jede Hausarbeit allein versehen. Eines ihrer Enkelkinder hatte sie nicht anerkannt, sondern behauptet, es wäre untergeschoben. Schließlich hatte sie gedroht, alle Scheiben im Hause einzuschlagen.

Die Kranke leidet offenbar an einem in chronischer Entwicklung befindlichen Verfolgungswahn, und als Grundlage dafür werden wir hauptsächlich eine Reihe krankhafter Sensationen und Tasthalluzinationen anzusehen haben. Auch hier bemerkt die Kranke Veränderungen ihres Körpers; aber im Gegensatz zu der vorher vorgestellten Kranken führt sie dieselben auf äußere Einwirkungen zurück und gelangt so neben der somatopsychischen zu einer allopsychischen Bewußtseinsfälschung. Den gleichen Verfolgungswahn, aber ganz anderer Entstehungsart, werden wir in dem folgenden Falle antreffen.

Die 50jährige, blühend und wohlgenährt aussehende Büchsenmacherwitwe Frau Reising beklagt sich, daß sie mit List von einem Schutzmann aus der Wohnung gelockt und hierher geführt worden sei. Diese gegen ihren Willen erfolgte Verbringung ins Irrenhaus sei offenbar ein Racheakt der Frau W., die mit dem Polizeikommissär des Distrikts bekannt sei und mit ihm verkehre. Es wäre ihr so ermöglicht worden, die Polizei für ihre Pläne zu benutzen. Diese Frau W., eine beschäftigte Hebamme, sei ihr seit sechs Jahren bekannt. Da sie, die Patientin, kinderlos sei und sie wahrgenommen habe, daß Frau W. ihre Tochter schlecht behandelt habe — „der Balg wird der Mutter im Wege gewesen sein", schaltet sie hier ein — so habe sie das Kind zu sich genommen, um es zu erziehen. Nach zwei Jahren habe man ihr das Kind ohne Grund wieder weggenommen. Patientin habe inzwischen in Erfahrung gebracht, daß Frau W. einen unmoralischen Lebenswandel führte und eine bösartige, zanksüchtige Person sei. Sie habe nun bald nach der Abholung bemerkt, daß sie in gewissen Wirtshäusern verleumdet sein müsse, unter anderem habe man ihr geschlechtlichen Verkehr mit dem Manne der Frau W. vorgeworfen, bei jeder Gelegenheit hätte man sie beschimpft und belästigt, man habe ihr auf der Straße ins Gesicht gesagt, sie sei eine Hure u. dgl. m. An allem könne nur die Frau W. schuld sein, der dies ja auch zuzutrauen sei. Schließlich habe sie wegen „bösartiger jahrelanger Verfolgung und absichtlicher Ablockung des Kindes" eine Klage eingereicht, wisse aber nicht, was daraus geworden sei. Um endlich Ruhe zu haben, sei sie von hier nach einer kleinen Stadt K. verzogen, habe aber dort bemerkt, daß sie ebenfalls von den Leuten beschimpft wurde. Offenbar habe die W. dahin geschrieben und die Leute aufgewiegelt. Sie sei nun nach Breslau zurückgezogen und habe es hier schlimmer als vorher gefunden. Selbst von kleinen Schulkindern habe sie die Worte Hure, Hillerschnalle u. dgl. m. gehört, und an allem sei zweifellos die Hebamme W. schuld. Vor drei Wochen habe sie sich dann mit einer Beschwerde über die W. an das Polizeipräsidium gewandt, worauf dann, wie sie richtig schildert, ein beamteter Arzt im Auftrage des Polizeipräsidenten sie besucht habe. Sie, die Patientin, faßt jedoch den Vorgang ganz anders auf, sie glaubt, daß der Polizeikommissarius mit jener Frau W. in unerlaubtem Verkehr stehe und von ihr bestimmt worden sei, sie, eine völlig geistesgesunde Person, ins Irrenhaus zu bringen.

Sie sehen, meine Herren, daß die Frau ihr Wahnsystem mit einem gewissen Anschein der Wahrscheinlichkeit vorzutragen versteht. Sie spricht korrekt und ihrem Bildungsgrade angemessen und hat einen intelligenten und energischen Gesichtsausdruck. Die Kranke ist jetzt seit drei Monaten in der Anstalt. In der ersten Zeit drängte sie sehr auf Entlassung, wurde bei abschlägiger Antwort leicht erregt und machte häufig Äußerungen, welche auf eine Fortdauer von Gehörshalluzinationen deuteten. Allmählich ist Patientin umgänglich und freundlich geworden und die Gehörshalluzinationen scheinen nachgelassen zu haben. Übrigens weiß sie nichts von „Stimmen", sondern hat augenscheinlich ihre Halluzinationen auf die Personen der Umgebung projiziert.

Ihre Zurückhaltung in der Anstalt erklärt sie daraus, daß die

Ärzte nach den Anweisungen der Polizei handeln müssen. Im übrigen haben wir, außer über zeitweilige Magenschmerzen, keinerlei körperliche Klagen zu hören bekommen. Ihr Körpergewicht hat im Laufe der ersten zwei Monate um sieben Pfund abgenommen und sich seitdem wieder etwas gehoben.

Meine Herren! Die Kranke, Frau Reising, ist ein typisches Beispiel einer relativ häufig anzutreffenden Form von chronisch fortschreitender Bewußtseinsfälschung. Gehörshalluzinationen von kränkendem und bedrohendem Inhalt scheinen die Hauptgrundlage dafür abzugeben, so daß wir vorläufig berechtigt sind, eine besondere Form der allopsychischen Bewußtseinsfälschung zu statuieren. Später werden wir zu einem eingehenderen Verständnis des Falles gelangen.

Elfte Vorlesung.

Innere Verwandtschaft der abgelaufenen sog. „alten“ Fälle und der chronischen Psychosen. Erklärungswahnideen autopsychischer, allopsychischer und somatopsychischer Entstehung. Autochthone Ideen und Halluzinationen.

Meine Herren!

Ehe wir neue Kranke kennen lernen, ist es nötig, bei den schon vorgestellten Kranken, solange sie noch frisch in Ihrer Erinnerung sind, etwas zu verweilen. Zunächst wollen wir die Frage der Nomenklatur ins Auge fassen. Nach der jetzt herrschenden Namengebung würden sämtliche Kranke Beispiele von chronischer Verrücktheit oder Paranoia sein. Nur würde, wenn wir das so verstehen wollten, daß die Paranoia eine wohl charakterisierte klinische Krankheitsform wäre, damit der größten Verwirrung der Begriffe Tür und Tor geöffnet, denn die Fälle zeigen untereinander die größten Verschiedenheiten. Wir vermeiden dieses Mißverständnis, wenn wir von paranoischen Zuständen reden und darunter alle diejenigen chronischen Geistesstörungen verstehen, bei denen uns eine Fälschung des Bewußtseinsinhaltes bei wohl erhaltener Bewußtseinstätigkeit entgegentritt. Damit glauben wir der von älteren Autoren vielfach vertretenen Anschauung gerecht zu werden, daß unter Paranoia eine vorherrschende Störung der Verstandestätigkeit verstanden werden sollte. Mit dieser weitesten Begriffsbestimmung ist es wohl verträglich, daß die Fälle untereinander so auffällige Verschiedenheiten nicht nur hinsichtlich des gegenwärtigen Befundes, sondern auch in ihrer Entstehungsgeschichte aufzuweisen haben. Was die Verschiedenheit der zurzeit vorhandenen Krankheitsbilder betrifft, so könnten wir sie leicht durch zutreffende Namen näher charakterisieren, wenn wir die Bezeichnungen Autopsychosen, Allopsychosen und Somatopsychosen und Kombinationen zwischen denselben verwenden wollen. Für eine inhaltliche Bewußtseinsfälschung, welche alle drei Bewußtseinsgebiete umfaßt, würde dann der Name totale Psychose, für eine solche, welche ein Teilgebiet ganz überwiegend befallen hat, der betreffende Name mit dem Zusatz kombiniert geeignet sein. Nach dieser Gruppierung würde der zuerst vorgestellte Gärtner Rother ein Beispiel von totaler chronischer Psychose sein, die Frau Reisewitz wäre als chronische Autallopsychose, die Kranke Tscheike als chronische Autosomatopsychose, der Fall Biega als reine chronische Somatopsychose, die Frau Schmidt als kombinierte chronische Allosomatopsychose, Frau Reising als chronische Allopsychose zu bezeichnen sein. Durch den Zusatz „residuär“ ließe sich dann noch diejenige Gruppe von Krankheitsfällen, bei denen der Krankheitsprozeß schon seit längerer oder kürzerer Zeit als abgelaufen zu betrachten ist, und zu denen auch die Heilungen ohne Krankheitseinsicht gehören, in ihrer besonderen Bedeutung herausheben.

Die Notwendigkeit dieser letzteren Unterscheidung läßt sich indessen für die Wahl einer anderen etwas vereinfachten Nomenklatur ins Feld führen. Es wäre nämlich vielleicht zweckmäßig, den Namen chronische Geistesstörung ausschließlich für die residuären Fälle zu reservieren und den Namen Psychose mit den betreffenden Wortkombinationen nur auf die noch im Ablauf befindlichen Fälle von Geistesstörungen anzuwenden. Wenn wir diese Namengebung bevorzugen, so gehören in das Gebiet der chronischen residuären Geistesstörung sämtliche Fälle von relativer Heilung (ohne Krankheitseinsicht) und die beiden Kranken Rother und Tscheike, in das Gebiet der eigentlichen chronischen Psychosen alle übrigen vorgestellten oder nur erwähnten Krankheitsfälle. Alle Psychosen, die nicht zur Heilung, wohl aber zum Stillstand gelangen, treten mit dieser Auffassung in das Gebiet der chronischen Geistesstörung ein.

Meine Herren! Wenn eine derartige Unterscheidung, wie wir sie soeben als klinisches Erfordernis anerkennen mußten, doch gemacht werden muß, so werden Sie die Frage an mich richten, ob es nicht zweckmäßiger gewesen wäre, die abgelaufenen Fälle von vornherein gesondert zu behandeln und die chronischen Psychosen ebenfalls. Nun wird Ihnen aber aus meinen einleitenden Bemerkungen noch frisch erinnerlich sein, daß das Kennzeichen der Bewußtseinsfälschung beiden Kategorien von Geistesstörung zukommt, und wenn Sie allmählich alle Insassen unserer Klinik kennen lernen werden, so werden Sie eine ganze Anzahl von Kranken finden, bei denen eine augenblickliche Unterscheidung, welcher von beiden Kategorien sie angehören, gar nicht möglich ist, weil uns die Nachrichten über die Vergangenheit der Kranken fehlen. Aber auch wenn es gelingt, ausführliche Nachrichten zu erhalten, so reichen diese oft so weit zurück, daß Ungenauigkeiten und Entstellungen unvermeidlich erscheinen und deshalb ebenso wie infolge der selbstverständlichen Mangelhaftigkeit der Laienbeobachtung die nachträgliche Feststellung und Entscheidung zwischen beiden Krankheitsgruppen nicht mehr gelingt. Es entspricht daher einem Bedürfnis der Praxis, alle diese „alten Fälle“ zu einer einzigen großen Krankheitsgruppe, der der paranoischen Zustände, zu vereinigen.

Geht man nun aber tiefer auf den Sachverhalt ein, so begreifen wir auch den Grund dieses unstreitig vorhandenen inneren Zusammenhanges. Gestatten Sie mir, den für mich entscheidenden Gesichtspunkt anzudeuten, wenn es auch unmöglich ist, ihn an dieser Stelle mit der Breite zu behandeln, die er durch sein theoretisches Interesse verdienen würde.

Der Inhalt unseres Bewußtseins ist Ihnen in den einleitenden Vorlesungen als etwas Erworbenes, und zwar durch die Funktion des Bewußtseinsorganes Erworbenes dargestellt worden. Jeder neue Erwerb entsprach einer ganz bestimmten Anordnung von zusammen funktionierenden assoziativen Elementen. Die Festigkeit dieser funktionellen Verknüpfungen hatten wir als verschieden kennen gelernt, je nach der Häufigkeit, mit der sie in Funktion getreten waren. Daß aber diese Festigkeit in verhältnismäßig hohem Grade auch den kompliziertesten assoziativen Verknüpfungen zukommt, mußten wir daraus folgern, daß wir der Gedankentätigkeit des normalen entwickelten Menschen ganz allgemein einen geregelten, geordneten Ablauf und eine Gesetzmäßigkeit zuerkennen mußten. Wir werden demzufolge nicht zu kühn schließen, wenn wir annehmen, daß beim Anklingen der gleichen Kombination von assoziativen Elementen immer der gleiche psychische Vorgang erfolgt, und daß in diesem Sinne der Satz von der spezifischen Energie der Sinneselemente auf das ganze Assoziationsorgan übertragen werden darf. Die Art und Weise, wie die Funktion derartig lokalisierter assoziativer Verknüpfungen ausgelöst wird, ist dann verhältnismäßig ohne Belang, es kann unter Umständen ein krankhafter innerer Reiz sein, der je nach dessen Lokalisation verschiedene psychische Prozesse auslöst. Im Sinne dieser Betrachtung gewinnen alle inhaltlichen Veränderungen des Bewußtseins den Wert von Herdsymptomen, die natürlich eine verschiedene klinische Dignität haben, je nachdem sie dem Reiz- oder dem Lähmungszustande entsprechen, im übrigen aber sich ebenso verhalten werden, wie die uns bekannteren Herdsymptome der Gehirnkrankheiten.

Halten wir uns an ein Beispiel aus dem Gebiete der Gehirnkrankheiten. Eine große Hirnblutung aus der bekannten Randarterie des Linsenkerns oder eine Embolie der art. f. S. machen in der Zeit der akuten Krankheit außer einer Hemiplegie noch eine Reihe schwerer Begleitsymptome, die als Nebenwirkungen der örtlichen Gehirnverletzung aufzufassen sind. Als Folge der direkten Zerstörung bleibt später der residuäre Zustand der Hemiplegie auf die Dauer zurück, die Nebenwirkungen des Herdes aber verschwinden. Genau derselbe Befund einer Hemiplegie kann aber zustande kommen, wenn ein langsam wachsender Tumor oder eine chronische Gehirnerweichung nur an Ort und Stelle zerstörend wirkt, gewöhnlich in der Weise, daß zuerst ganz langsam eine Monoplegie entsteht, z. B. des Beines, dann eine Monoplegie des Armes und dann des Faciolingualgebietes darauffolgt, so daß schließlich eine Hemiplegie resultiert. Entsprechend diesem chronisch anwachsenden Verlauf können schwere Allgemeinerscheinungen vollständig fehlen. Der Ort der Gehirnzerstörung aber ist in beiden Fällen der gleiche, und damit ist die Berechtigung dargetan, den residuären Herd mit dem chronisch entstandenen Herde zu vergleichen. Genau ebenso werden wir berechtigt sein, die residuären inhaltlichen Veränderungen hinsichtlich der Lokalisation des Prozesses den inhaltlichen Veränderungen der chronisch ablaufenden Psychosen gleichzustellen.

Meine Herren! So lehrreich der Vergleich, den wir dem Gebiete der Gehirnkrankheiten entnommen haben, sich erwiesen hat, so läßt uns die Analogie doch im Stich, wenn wir sie auf eine andere wichtige Frage anwenden wollen, der wir schon jetzt nicht aus dem Wege gehen können. Wann ist eine Geisteskrankheit, abgesehen von dem Falle der Heilung, als abgelaufen, wann als noch bestehend oder in Zunahme begriffen zu betrachten? Bei der residuären Hemiplegie kann ein Zweifel in dieser Hinsicht nicht entstehen. Bei den Geisteskrankheiten dagegen besteht tatsächlich oft eine große Schwierigkeit, es zu entscheiden, und ich selbst habe schon darauf hingewiesen,[1]) daß in Fällen, die sonst als abgelaufen gelten könnten, neue psychotische Symptome, dem Erklärungswahn angehörig, auftreten und praktisch von der größten Bedeutung werden können. Ich muß hier bald bemerken, daß dieser Erklärungswahn nur selten auf die einmal gefaßten Wahnideen (meist der Verfolgung, s. oben) beschränkt bleibt, sondern oft in konsequentester Weise fortgebildet wird und immer neue Wahnideen aus sich entstehen läßt. Gerade dies ist der Vorgang, der als sog. Systematisierung von jeher als ein Zeichen der Unheilbarkeit

---

[1]) Vgl. S. 83.

gegolten hat — wenn auch mit Unrecht, wie wir später sehen werden. Sollen wir nun etwa glauben, daß dieses Fortschreiten des Wahnes einem Fortschreiten des Krankheitsprozesses parallel geht? Wie ich schon oben angedeutet habe, ist dies nicht ohne weiteres anzunehmen, wir müssen vielmehr anerkennen, daß eine einmal gesetzte inhaltliche Veränderung des Bewußtseins für das ganze weitere geistige Leben des Individuums von den verhängnisvollsten Folgen sein kann, ohne daß neue krankhafte Vorgänge im Gehirn dabei mitzuspielen brauchen, vielleicht im Gegenteil gerade deshalb, weil ein normaler Ablauf der Gedankentätigkeit und eine strenge Logik dem Individuum erhalten geblieben ist. Auf diese Wirkung einer einmal gesetzten inhaltlichen Veränderung des Bewußtseins, die Entstehung von Erklärungswahnideen, müssen wir bald die gebührende Rücksicht nehmen.

Meine Herren! Es würde zu weit führen und hieße tatsächlich einen großen Teil der klinischen Krankheitslehre vorwegnehmen, wenn ich schon hier den Erklärungswahn in seinem ganzen Umfange behandeln wollte. Es genüge der Hinweis darauf, daß fast jedes einzelne der akuten Krankheitssymptome, welche wir später noch kennen lernen werden, zur Quelle von Erklärungswahnideen werden kann. Von den Erklärungswahnideen der paranoischen Zustände seien hier nur gewisse Kategorien angedeutet. Wir folgen dabei dem Gesichtspunkt, daß sie uns teils zum Verständnis der vorgestellten Fälle erforderlich sind, teils zur Erkenntnis eines pathologischen Prinzipes, einer für die Klinik der Geisteskrankheiten notwendigen und unentbehrlichen Hypothese, führen sollen.

Von einer fast unbeschreiblichen Mannigfaltigkeit ist das Gebiet der somatopsychischen Erklärungswahnideen. Ein Beispiel davon haben wir oben in der Kranken Tscheike kennen gelernt. Konzipiert zur Zeit, wo die vermeintlichen Veränderungen des Körpers gefühlt werden, bleiben sie selten so harmloser Art wie bei der naiven Verehrerin Häckels. Die Veränderungen, welche der Körper vermeintlich erlitten hat, werden vielmehr ganz gewöhnlich als Wirkung äußerer Beeinflussung aufgefaßt und lenken den Groll und Haß des Kranken auf Personen oder Institutionen. Ich erinnere Sie an die Kranke Frau Schmidt. Ein anderer Kranker der Art, den ich Ihnen kürzlich vorgestellt habe, äußerte seine Entrüstung in der drastischen Weise, daß er meinte, durch diese Behandlungsweise werde er geradezu zum Schwein degradiert, er nannte sich wiederholt ein Schwein, ohne darüber einen Zweifel zu lassen, daß er damit nicht etwa eine wirkliche Veränderung seines Körpers meinte, sondern nur die eben angedeutete übertragene Bedeutung damit verknüpfte. Die wirkliche Veränderung des Körpers, worüber er hauptsächlich klagte, bestand darin, daß sein Kopf durch Applikation von Hammerschlägen geteilt worden wäre: das Gesicht nach unten gerutscht, die Schädeldecke nach oben verschoben, dabei der ganze Kopf breiter geworden wäre. Die ganze Veränderung habe sich ziemlich rasch in einer Nacht vollzogen. Diese Veränderungen habe man mit ihm vorgenommen; wie sie zu bewerkstelligen seien, müsse er den Ärzten überlassen, er sei Laie. Es ist Ihnen wohl noch genau erinnerlich, mit welcher Klarheit dieser intelligente Kranke, ein 27 jähriger Kaufmann, der seit drei Jahren geisteskrank war, seinen Erklärungswahn hinsichtlich der Motive dafür entwickelte. Er schwankte zwischen drei verschiedenen Annahmen. Am wahrscheinlichsten erschien es ihm, daß man ihn verrückt machen und auf diese Weise beseitigen wolle. Meine daraufhin gestellte Frage, ob er denn geisteskrank sei, beantwortete er, wie Ihnen erinnerlich, damit, daß er dies für sehr wohl möglich erklärte. Die andere Erklärung, zu der er neigte, war die, daß die körperlichen Mißhandlungen den Zweck hätten, ihn zu prüfen und auf einen hohen Beruf vorzubereiten. Speziell sollte vielleicht die Entstellung seines Kopfes dazu dienen, ihm die äußere Erscheinung einer hochgestellten Person, des Herzogs von Sagan, zu verleihen. Entrüstet fügte er hinzu: „Den Namen nehme ich aber nicht an, denn dann wäre ich wirklich ein Schwein nach meinem innersten Gefühl.“ Auch eine dritte Möglichkeit schwebte dem Kranken vor, die nämlich, daß der Zweck solcher Manipulationen der sei, andere Leute zu unterhalten und zu amüsieren. „Die ganze Sache ist vielleicht ein Menschenspiel oder Modespiel oder ein Theater.“ Bei Aufstellung dieser drei Möglichkeiten rechnet er mit der für ihn unzweifelhaften Annahme, daß ein ganzes Komplott gegen ihn existiere. Meine Herren! Es unterliegt keinem Zweifel, daß ich Ihnen denselben Kranken in einigen Semestern im Besitz der gleichen wohl erhaltenen formalen Logik und Dialektik wieder vorstellen kann, und daß er dann nicht mehr zwischen verschiedenen Möglichkeiten hin und her schwankt, sondern ein fest fundiertes einheitliches Wahnsystem darbieten wird. Ob dieses einer der jetzt noch angezweifelten Möglichkeiten entsprechen oder vielmehr ein neues, bei weitem komplizierteres Wahngebäude sein wird, läßt sich jetzt noch nicht entscheiden. Wahrscheinlicher ist mir die letztere Annahme, denn wir sehen den Kranken noch jetzt der steten Belehrung durch neue psychotische Erlebnisse zugänglich. Nicht immer bietet sich uns die Gelegenheit, den Vorgang der Systematisierung gewissermaßen mit anschauen zu können, wie es bei diesem Kranken infolge seines Bildungsgrades, seiner wohl erhaltenen Logik und Besonnenheit und der Bereitwilligkeit, sich mitzuteilen, gelungen ist. Meist hat man nur mit der fertigen Tatsache der Erklärungswahnidee zu rechnen, ohne daß aber nach dem Inhalt der Idee ein Zweifel an ihrer Bedeutung gestattet wäre. Ich mache nur auf eine der häufigsten somatopsychischen Erklärungswahnideen schon jetzt aufmerksam, weil sie von großer praktischer Tragweite ist. Es sind mit Vorliebe die Personen der nächsten Umgebung (z. B. Angehörige) oder die Einrichtungen der Anstalt, welchen die Schuld an den körperlichen Qualen zugeschoben wird. Bei einem Kranken der Art, von solcher Umgrenztheit der inhaltlichen Bewußtseinsänderung, daß er von manchen Ärzten nur als Hypochonder, d. h. an einer Neurose, nicht an einer Psychose leidend, angesehen wurde,[1]) wurde der Ehefrau die Schuld beigemessen, und sie mußte schließlich die Trennung herbeiführen, um sich vor seinen wörtlichen und tätlichen Mißhandlungen zu schützen. Bei einem anderen Kranken wurde das unstreitig vorhandene allgemeine Übelbefinden den Einrichtungen der Anstalt zugeschoben, sein ganzes Denken und Trachten war infolgedessen darauf gerichtet, in eine andere Anstalt zu kommen, da er sich doch viel zu krank fühlte, um den Anstaltsaufenthalt ganz entbehren zu können.

Von autopsychischen Erklärungswahnideen haben wir schon oben bei der Kranken Tscheike ein Beispiel gefunden. Sie behauptete, seit der Krankheit doppelt zu denken, worunter sie hauptsächlich die zu ihrer Küchentätigkeit neu hinzuerworbene Fähigkeit verstand, über gelehrte, politische u. dgl. Dinge zu räsonieren.

Eine der wichtigsten Reihen von Erklärungswahnideen autopsychischer Entstehung knüpft sich an das Phänomen der, wie wir sie nennen wollen, autochthonen Ideen. Die Kranken bemerken das Auftauchen von als ihnen fremd, nicht ihnen gehörig empfundenen, d. h. wohl nicht auf dem gewohnten Wege der Assoziation entstandenen Gedanken. Die Deutung dieses Symptomes bietet uns keine Schwierigkeiten, da sie genau das sind, was wir von einem an einer bestimmten Örtlichkeit des Assoziationsorganes wirkenden krankhaften Reize erwarten können. Wir können annehmen, daß ein solcher krankhafter Reiz stärker ist als der normale Erregungsvorgang bei der Assoziationstätigkeit, daß er infolgedessen den Gipfel der psycho-physischen Erregungswelle für sich in Anspruch nimmt und den sonstigen geordneten und normalen Gedankenablauf stört. Jedenfalls wird die Aufmerksamkeit zwangsweise den autochthonen Ideen zugerichtet, und sie werden als lästige Eindringlinge empfunden. Sie stehen in dieser Beziehung den eben-

---

[1]) Näheres darüber s. später.

falls lästig empfundenen sog. Zwangsvorstellungen nahe, unterscheiden sich jedoch dadurch, daß letztere niemals als fremd, der Persönlichkeit nicht zugehörig empfunden werden und infolgedessen auch nicht die verhängnisvolle Bedeutung für das ganze Geistesleben erlangen wie die autochthonen Gedanken. Abgesehen davon, daß die durch die autochthonen Ideen bedingte Assoziationsstörung von vielen Kranken, namentlich feiner organisierten Persönlichkeiten, ebenso quälend und oft noch quälender empfunden wird als körperliche Gefühle und Schmerzen, werden sie auch fast ausnahmslos zu einem ergiebigen Quell autopsychischer Erklärungswahnideen. So objektive Beobachter, daß eben nur das Fremde der auftauchenden Gedanken empfunden und keine abenteuerliche Deutung daran geknüpft wird, gibt es unter den Geisteskranken nur ausnahmsweise.[1]) Fast immer sind diese Gedanken „gemacht", „eingejagt", „eingegeben", wohl auch „abgezogen", von wem und auf welche Weise, richtet sich ganz nach der Individualität der Kranken und nach dem davon ja nicht unabhängigen Inhalt der autochthonen Ideen. Fromme Gedanken werden von Gott, böse vom Teufel eingegeben, aufgeklärtere Individuen rechnen mit physikalischen Hilfsmitteln, deren Handhabung sie gewöhnlich den Ärzten zutrauen. So verhielt es sich auch mit dem Kaufmann, dessen somatopsychischer Erklärungswahn uns eben beschäftigt hat, er klagte über „fremde Gedanken", unter denen sein Verstand leide, und ganz besonders, daß er dadurch im Schlafe gestört und schon bald im Beginn seiner Krankheit zu seiner Berufsarbeit unfähig geworden wäre. Auch die Richtung, woher ihm die Gedanken „eingejagt" würden, wußte er anzugeben, wahrscheinlich wohl infolge gleichzeitiger abnormer körperlicher Sensationen, es geschah von oben, von der Zimmerdecke her. Auf der Höhe der Situation zeigte sich der Kranke insofern, als er vermutungsweise die Gedanken durch Suggestion und Hypnotismus erklärte, nur daß der Akt des Hypnotisierens an ihm unbemerkt und wider seinen Willen vorgenommen würde. Es ist Ihnen wohl noch erinnerlich, wie schwer es mir wurde, den Kranken zur Auskunft über diese Gedanken zu bewegen, erst auf langes Bitten meinerseits ließ er sich dazu herab. Der Grund seiner Weigerung war, daß mir seine Gedanken ohnedies bekannt wären. Auf diese Erscheinung des sog. „Gedankenlautwerdens"[2]) werden wir auch noch aus anderer

---

[1]) Dennoch gibt es solche, wie mich erst vor kurzem ein Krankheitsfall belehrt hat. Die autochthonen Gedanken waren hier das einzige psychotische Symptom und klangen wieder ab, ohne daß sich Erklärungswahnideen daran knüpften.

[2]) Dieser üblich gewordene Name rührt von Cramer her. Die Halluzinationen im Muskelsinn bei Geisteskranken. Freiburg 1889.

Herleitung stoßen. Es gehört zu den häufigsten Erklärungswahnideen für das Symptom der autochthonen Gedanken, daß die Kranken in den Ärzten die Urheber dieser Gedanken erblicken und deshalb voraussetzen, daß sie ihnen schon bekannt sein müßten. Die so häufig von schweigsamen Kranken gehörte Antwort: „Das wissen Sie ja schon" oder „Das wissen Sie selbst viel besser" hat meist diese Bedeutung.

Meine Herren! Sie können an diesem Beispiel ersehen, von welchem Einfluß das Zeitalter, in dem wir leben, auf den speziellen Inhalt aller Erklärungswahnvorstellungen sein muß. Wir haben jetzt nicht weniger als drei chronische Kranke in der Klinik, deren Erklärungswahn sich auf den Lehren des Hypnotismus und der Suggestion aufbaut. Im Mittelalter, als religiöse Vorstellungen, Wunderglaube und Aberglaube die Geister beherrschten, war auch ein entsprechender Inhalt des Erklärungswahnes die Regel, wofür Sie in den erpreßten Geständnissen der unglücklichen Opfer zahlreicher Hexenprozesse die sprechendsten Beispiele finden können.

Dieselbe Abhängigkeit des speziellen Inhaltes der Wahnideen von den beherrschenden Ideen des Zeitalters finden wir besonders ausgeprägt bei den allopsychischen Erklärungswahnideen. Das Elementarsymptom, welches hier den häufigsten Ausgangspunkt für Erklärungswahnideen bildet, ist das der Sinnestäuschungen, worunter man sowohl Halluzinationen als Illusionen versteht. Die Sinnestäuschungen werden in unserem Sinne als psycho-sensorische Hyperästhesien und Parästhesien zu definieren sein, ein näheres Eingehen darauf muß ich mir auf später ersparen. Ihr Effekt ist immer, daß der Bewußtseinsinhalt um eine Anzahl falscher Glieder, die dem allopsychischen Gebiete angehören, vermehrt und dadurch gefälscht wird. Von dem Kranken werden sie meist als befremdende, die Erklärung herausfordernde Erscheinungen aufgefaßt, an deren Realität jedoch, aus Gründen, die wir später kennen lernen werden, gewöhnlich nicht gezweifelt wird. Die Erklärung geschieht gewöhnlich durch die Annahme physikalischer Hilfsmittel, deren sich irgendwelche Feinde und Verfolger, in selteneren Fällen auch Freunde und Gönner bedienen. Die Art dieser Hilfsmittel ist nach der Individualität verschieden, und das darauf gebaute System entspricht genau dem Bildungsgrade der Kranken. Zur Erklärung akustischer Halluzinationen wird von ungebildeten Leuten immer noch am häufigsten von einer Vorrichtung Gebrauch gemacht, die dem einfachen Sprachrohr entspricht: es sind entweder Löcher durch die Wand gebohrt, oder die Wände sind an sich hohl, es bestehen unterirdische Gänge u. dgl. m. Eine Zeitlang spielte bei allen, die nur davon läuten gehört hatten, der Telegraph dieselbe Rolle, und jetzt ist er fast allgemein vom Telephon abgelöst. Für den physikalisch Gebildeten macht auch das Fehlen sichtbarer Drähte jetzt keine Schwierigkeit mehr, seitdem die Herzschen Versuche die Fortpflanzung der Elektrizität ohne festen Leiter dargetan haben. Optische Sinnestäuschungen werden auf mehr oder weniger komplizierte optische Instrumente zurückgeführt, überwiegend sind auch hier noch einfachere Spiegelvorrichtungen und Projektionsapparate beliebt. Taktile Halluzinationen führen zur Vorstellung, angespritzt oder bestreut zu werden, natürlich meist mit schädlichen Substanzen, und sind es prickelnde Sensationen, so wissen die meisten, daß es sich um die Einwirkung der Elektrizität handelt. Auch die Empfindung von Stichen, des Angegriffen- und Betastetwerdens an den verschiedensten Körperstellen u. dgl. m. wird von den Kranken nach außen projiziert. Geruchs- und Geschmackstäuschungen werden ebenfalls je nach den Kenntnissen, der Gedankenrichtung des Individuums und den vermeintlichen Wirkungen verschieden, meist aber als schädlich oder giftig gedeutet. Der sog. physikalische Verfolgungswahn, von dem Sie in der Kranken Schmidt ein Beispiel kennen gelernt haben, beruht, wie Sie sehen, auf derartigen Erklärungsversuchen, wir werden ihn deshalb auch nicht als eine klinische Krankheitsform oder wenigstens nur in demselben Sinne wie jede andere Art des Erklärungswahnes gelten lassen. Es müssen ganz andere Kriterien sein, die dem so begründeten Verfolgungswahn seine bestimmte Stellung in der Krankheitslehre anweisen. Dies geht schon aus der einen Tatsache hervor, daß in selteneren Fällen die gleichen Halluzinationen auch in einem günstigen Sinne gedeutet werden können, als Mittel, Ratschläge zu erteilen, eine Beaufsichtigung zu üben, den Körper zu behandeln, abzuhärten, gegen Schädlichkeiten zu stählen u. dgl. m. Dies kann nicht etwa allein auf dem individuell verschieden gefärbten Inhalt der Halluzinationen beruhen, denn wir werden allmählich die Erfahrung machen, daß dieser Inhalt selbst kein zufälliger, sondern je nach der vorliegenden Krankheitsform verschieden und dadurch gesetzmäßig bestimmt ist.

Zwölfte Vorlesung.

Sejunktionshypothese und Versuch einer Erklärung der pathologischen Reizsymptome. Erklärungswahnideen infolge von Motilitätssymptomen und von an sich normalen Funktionen.

Meine Herren!

Die Besprechung der soeben erörterten allopsychischen Erklärungswahnideen war schon hier nicht zu umgehen, weil ein großer Teil der chronischen Psychosen, sei es zeitweilig, sei es dauernd, mit Sinnestäuschungen behaftet ist, im ersteren Falle allerdings mit der Bedeutung, daß sie Krankheitsperioden von etwas akuterer Färbung entsprechen. Dazu kommt aber noch der zweite Grund, daß auch in Fällen residuärer chronischer Geistesstörung die Sinnestäuschungen bald dauernd, bald nur zeitweilig oder auf bestimmte Anlässe auftretend, fortbestehen können. Dies scheint allen unseren Voraussetzungen zu widersprechen, denn gerade in den Sinnestäuschungen ist die Bewußtseinstätigkeit aufs augenfälligste gestört, und wir hatten doch angenommen, daß in den residuären paranoischen Zuständen die Bewußtseinstätigkeit zur Norm zurückgekehrt sei. Sollte es denn nicht, werden wir uns fragen, das sichere Zeichen eines noch floriden, in der Entwicklung begriffenen Krankheitsprozesses sein, wenn eine chronische Geistesstörung mit Sinnestäuschungen einhergeht? Meine Herren! Schon daß diese Frage aufgeworfen werden kann, beweist Ihnen die Schwierigkeit, die uns tatsächlich oft entgegentritt, zwischen residuärer Geistestörung und chronischen Psychosen zu entscheiden.

Wir werden gut tun, einer Antwort darauf auszuweichen, bis ich eine Hypothese zur Sprache gebracht habe, die meines Erachtens allein uns das tiefere Verständnis für das Wesen aller Geisteskrankheiten erschließen kann. Ich knüpfe hier an den ersten Kranken an, den Gärtner Rother, welcher, nebenbei gesagt, ebenfalls zeitweilig, wenn auch nur ganz selten, an Sinnestäuschungen leidet. Wie ist es möglich, fragen wir uns, daß in demselben Kopfe nebeneinander eine solche Unmasse falscher Vorstellungen und von Urteilen, die sowohl untereinander als mit der Wirklichkeit in so krassem Widerspruch stehen, bestehen können, und zwar bei wohl erhaltener formaler Logik, anscheinender Besonnenheit und im ganzen richtiger Auffassung der Situation? Nun, meine Herren, der Tatsache gegenüber, die doch nicht zu leugnen ist, und nach der Entstehungsgeschichte des augenblicklichen Zustandes kann die Antwort nicht zweifelhaft sein: es war die akute Geisteskrankheit, welche diese Lockerung in dem festen Gefüge der Assoziationen herbeigeführt hat. Wir wollen diesen Vorgang der Loslösung mit einem entsprechenden Namen als Sejunktion bezeichnen und werden nicht umhin können, darin einen Defekt zu erblicken, eine Kontinuitätstrennung, welche dem Ausfall gewisser Assoziationsleistungen entsprechen muß. Denn daß im Gehirn die verschiedenen Vorstellungen und Vorstellungskomplexe kein bloßes Nebeneinander bilden, sondern zu größeren Verbänden und schließlich der Einheit des Ich zusammengefaßt werden, kann in letzter Linie nur auf Assoziationsleistungen beruhen. Gerade der Umstand, daß sich der Kranke des Widerspruchs zwischen seinen verschiedenen falschen Vorstellungen nicht bewußt wird, deutet darauf hin, daß die Zusammenfassung aller höheren Verbände zu einer Einheit, dem Ich, aufgehört hat. Der Mann besteht gewissermaßen gleichzeitig aus einer Anzahl verschiedener Persönlichkeiten, wir könnten seinen Zustand dreist als „Zerfall der Individualität“ bezeichnen. Daß dies in seinem äußeren Wesen, namentlich in seiner Berufstätigkeit, so wenig zum Vorschein kommt, ist wohl zufällig und von den geringen Anforderungen abhängig, die die Berufstätigkeit in diesem Falle an die ganze Persönlichkeit stellt. Die eintönige Beschäftigung des Gärtners steht in dieser Beziehung anderen Berufsarten nahe, wie der des Landarbeiters, vieler Fabrikarbeiter und überhaupt einseitig manuell und nach bestimmten Schablonen beschäftigter Menschen. Handelte es sich um einen Beruf, der die Einsetzung einer ganzen komplizierten Persönlichkeit erfordert, wie z. B. den des Richters, des Arztes, des Industriellen, so würde der Zerfall der Persönlichkeit sich auch in der Berufstätigkeit fortwährend offenbaren.

Meine Herren! Wir werden später sehen, daß die Mehrzahl aller jener Zeichen gestörter sekundärer Identifikation, welche die Symptome der akuten Geisteskrankheiten bilden, durch die Annahme des gleichen Sejunktionsvorganges erklärbar sind. Auch die Veränderungen des Bewußtseinsinhaltes, welche als Folgen dieser Identifikationsstörungen zurückbleiben können, lassen sich somit auf Sejunktion zurückführen.

Wir wissen aber ferner, daß es außer der Heilung und dem Zurückbleiben inhaltlicher Veränderungen noch einen dritten Ausgang der akuten Geisteskrankheiten gibt, der in Demenz oder Blödsinn verschiedenen Grades. Die Demenz aber werden wir, wie wir noch später sehen werden, ebenfalls von dem Sejunktionsvorgange herzuleiten haben, denn wir können sie je nachdem nur als einen Ausfall oder eine Herabsetzung der Assoziationstätigkeit definieren.

Vor dem Ausgange in definitive Heilung läßt sich bei den akuten Geisteskrankheiten häufig ein bald kürzer, bald länger dauerndes Stadium beobachten, welches nach Abklingen der akuten Krankheitsperiode gewissermaßen das Ergebnis derselben in Form sei es inhaltlicher Veränderungen, sei es einer quantitativen Abnahme der Assoziationsleistungen zur Darstellung bringt. Dieses, sei es paranoische sei es demente, Stadium der akuten Geisteskrankheiten ist also der Restitution zugänglich.

Alle diese Erwägungen drängen darauf hin, in dem Sejunktionsvorgange das eigentliche Wesen der akuten Geisteskrankheiten zu erblicken. Wie das Beispiel Rother lehrt, ist die stattgehabte Sejunktion in vielen alten Fällen ohne weiteres demonstrierbar. In anderen Fällen läßt die unverkennbare Progression in der inhaltlichen Veränderung auf denselben chronisch ablaufenden Prozeß schließen, obwohl er sich weniger augenfällig vollzieht. Von dem Umfange, in welchem die Sejunktion stattfindet, wird es dann abhängen, ob das Krankheitsbild schließlich in einen Defektzustand, die Demenz, übergeht.

Meine Herren! Wir sehen so, daß die Sejunktionshypothese uns ebensowohl für die akuten wie die chronischen Geistesstörungen den Schlüssel des Verständnisses bietet, wenigstens für diejenigen wichtigsten Erscheinungen derselben, die wir den Ausfallssymptomen der Gehirnkrankheiten gleich setzen können. Es ist aber unverkennbar, daß eine Reihe anderer Symptome dadurch noch keine Erklärung findet, ich meine diejenigen, die wir als Reizsymptome aufzufassen haben, wie die Halluzinationen. Über diese gibt uns auch die doch besser erforschte Pathologie der organischen Gehirnkrankheiten keinen Aufschluß, denn selbst die geläufigsten Reizsymptome auf diesem Gebiet, die lokalisierten Krämpfe und Kontrakturen, sind uns hinsichtlich ihrer Genese noch vollständig unbekannt. Nur so viel lernen wir aus den Gehirnkrankheiten, daß diese Reizsymptome fast ausnahmslos an Ausfallserscheinungen geknüpft sind und erst dadurch ihre klinische Dignität gewinnen. In irgendeiner Form dürfte deshalb auch ein kausaler Zusammenhang zwischen Ausfallssymptomen und Reizerscheinungen anzunehmen sein. Nun, meine Herren, in unserem Gebiete steht es insofern anders, als gewisse Reizerscheinungen, wie die Halluzinationen, zu den wichtigsten und oft genug anscheinend selbständig auftretenden Symptomen der Geisteskrankheiten gehören. Sollte nicht der Versuch gerechtfertigt sein, auch für sie eine bestimmte Abhängigkeit von Ausfallssymptomen, d. h. hier dem Vorgange der Sejunktion nachzuweisen? Dies ist in der Tat ein Erfordernis, welches uns durch die Erfahrungen der Klinik geradezu aufgezwungen wird; denn wir kennen Geisteskrankheiten, welche fast ausschließlich und in ihrem ganzen Verlaufe nur derartige Reizsymptome darbieten und doch zu demselben verhängnisvollen Ausgange der Inhaltsfälschung oder Demenz gelangen. Mit dem Verlöschen der Reizsymptome offenbart sich uns dann ein Defekt in oft ungeahntem Umfange. Man wird deshalb bei aller Vorsicht mindestens so viel sagen können, daß der Vorgang der Sejunktion mit Reizsymptomen einhergehen und durch sie verdeckt werden kann. Es liegt nun ganz im Rahmen der herrschenden Vorstellungen über Krankheitsvorgänge, die die Nerven zerstören, daß sie zugleich als Reiz auf die Nerven wirken: die herrschende Theorie der Reizwirkung steht ja ganz auf diesem Boden. Für die Ganglienzellen herrscht wohl dieselbe Anschauung. Der zeitliche Ablauf des zur Tötung der Nerven führenden Vorganges würde dann als maßgebend für die Entstehung von Reizwirkungen zu gelten haben. Vielleicht aber ist auch eine etwas bestimmter zu fassende, rein mechanische Auffassung der Reizwirkung möglich. Wie Sie sich erinnern, haben wir die Gedankentätigkeit als eine Form der Bewegung betrachtet, welche in der geschlossenen Assoziationskette s A Z m unseres Schemas fortschreitet. Die Erinnerungsbilder waren für uns Stätten aufgespeicherter Energie, welche von den in die Projektionsfelder einmündenden zentripetalen Bahnen immer neu geladen werden. Ein Abfluß dieser Energie findet, wie wir annehmen können, kontinuierlich statt, und dadurch schließlich die Ladung der Projektionsfelder m, welche sie zu ihren Kraftwirkungen befähigt. Dieser kontinuierliche Ausgleich der Energie ist aus der sog. unbewußten Gedankentätigkeit und aus dem Umstande zu erschließen, daß man immer mit irgendeinem Gedanken aus dem Schlaf erwacht. Nach den allgemeinen Prinzipien der Mechanik sollte man nun erwarten, daß die Unterbrechung dieses Energiestromes durch Sejunktion eine Rückstauung desselben und dadurch ein lokales Anschwellen des Erregungsvorganges zur Folge hat. Wäre der „Nervenstrom" ohne weiteres einer Flüssigkeitsbewegung vergleichbar, so könnte man von einer reflektierten Welle des Nervenstromes sprechen. Aber auch ohne dies wird man in den Ganglienzellen, als den Hauptstätten aufgespeicherter Energie, bei gestörtem Abfluß und fortdauerndem Zufluß eine Spannungszunahme erwarten dürfen welche die psychophysische Bewegung leicht zu einem Wellengipfel[1]) in die Höhe treiben kann. In diesem Sinne ist es vielleicht nicht zu gewagt, von einer Anstauung der Nervenenergie zu reden. Für das resultierende Reizsymptom würde dann der Ort des Sejunktionsvorganges maßgebend sein, und das Auftreten von Halluzinationen würde auf Sejunktion der Bahnen s A oder mindestens in einer, den Projektionsfeldern der Sinne noch verhältnismäßig nahen Strecke, beispielsweise im Bereich der Ausgangsvorstellungen A, schließen lassen.

In dem Falle der autochthonen Ideen freilich scheint zunächst eine reine Reizerscheinung vorzuliegen. Indessen zeigt namentlich der Vergleich mit den Zwangsvorstellungen, daß diese Annahme zur Erklärung der Erscheinung nicht genügt. Tatsächlich unterscheiden die Kranken ganz genau zwischen den eigenen Gedanken, die sich ihnen gegen ihren Willen aufdrängen im Falle der Zwangsvorstellungen, und den fremden, ihnen zunächst unerklärlichen, im Falle der autochthonen Ideen. Die Annahme liegt nahe, das unterscheidende Merkmal auch hierbei in der Sejunktion zu suchen, so daß es sich das eine Mal — bei den Zwangsgedanken — um einen Reizvorgang bei erhaltener Kontinuität, das andere Mal, bei den autochthonen Ideen, um einen solchen bei partiell gelöster Kontinuität handeln würde.

Die innere Verwandtschaft zwischen Halluzinationen und autochthonen Ideen wird durch diese Betrachtung in das rechte Licht gerückt. Beide beruhen auf Sejunktionsvorgängen, beide erscheinen den Kranken als fremde Eindringlinge und werden meist nach außen projiziert. Den eigentlichen Unterschied zwischen ihnen werden wir in der Verschiedenheit der Lokalität zu suchen haben, an welcher die Sejunktion stattfindet, bei den Halluzinationen ist es die Strecke s A, bei den autochthonen Ideen die Strecke A Z des psychischen Reflexbogens.

Es wird uns nun verständlich, daß die beiden Reizsymptome auch klinisch einander sehr nahe stehen, und daß sich Übergänge zwischen beiden Symptomen finden. Dies kann ich Ihnen z. B. an dem Falle eines 24jährigen Mechanikers beweisen, der seine autochthonen Ideen bald zu Beginn seiner Krankheit als Eingebungen des heiligen Geistes gedeutet hat, seit einigen Wochen aber die Stimme des heiligen Geistes sprechen hört. Auch bei dem Kranken Böhm ist nach seiner genauen Angabe ein Stadium der autochthonen Gedanken dem Hören von „Stimmen" vorangegangen. Einem Übergangszustande zwischen autochthonen Gedanken und

---

[1]) Vgl. S. 71.

Halluzinationen entspricht ferner die Erfahrung, daß die Kranken selbst nicht genau wissen, ob sie Stimmen gehört oder nur die entsprechenden Gedanken gehabt haben. Diese Unsicherheit der Kranken über ihre eignen Wahrnehmungen ist ungemein häufig anzutreffen.

Eine zweite Folgerung aus unserer Betrachtung bezieht sich auf die Stellung der Halluzinationen in der ganzen Krankheitslehre. Ist unsere Hypothese richtig, so kann es Halluzinationen geben, auch ohne daß ein eigentlich krankhafter Prozeß an Ort und Stelle noch besteht, nur durch Anstauung des Nervenstromes bei einmal gesetzter Sejunktion. Von der Stelle der Kontinuitätsunterbrechung wird man ein Anschwellen der Reizgröße bis über die Norm und infolgedessen eine Erregung der sensorischen Hirnregionen in s auch ohne äußeren Reiz erwarten dürfen, besonders wenn der gleiche Vorgang schon häufig stattgefunden hat und dadurch habituell geworden ist. Ich erinnere Sie an das, was ich in meiner Einleitung über Gedächtnis und Übung des Nervensystems gesagt habe. Damit bin ich endlich so weit gelangt, Ihnen die Begründung für unsere oben angedeutete Vermutung zu geben, daß die Halluzinationen unter Umständen nicht die Bedeutung eines aktiven Krankheitsvorganges beanspruchen können, sondern als reine Folgeerscheinungen abgelaufener Krankheitsvorgänge aufzufassen sind. Eine klinische Erfahrung, die uns noch später beschäftigen wird, erscheint nach dieser Erörterung in einem besonders interessanten Lichte. Es kommt nicht selten vor, daß die Heilung akuter Geisteskrankheiten durch ein Zwischenstadium von leider oft recht langer Dauer verzögert wird, in welchem sie — außer dem Beziehungswahn, wovon später — kein anderweitiges psychotisches Symptom als das der Halluzinationen bieten. Ich nenne diesen Zustand residuäre Halluzinosis und stellte seit vielen Jahren in jedem Semester ein oder das andere Beispiel davon vor. Sie werden begreifen, wie wir diesen Befund aufzufassen haben werden. Die akuten Krankheitsvorgänge sind vorüber, die vielörtliche Sejunktion aber ist vielleicht noch nicht vollkommen ausgeglichen, oder aber die pathologische Gewöhnung hat die rückläufige Bewegung so erleichtert, daß schon normale Reizgrößen in die Projektionsfelder der Sinne abfließen. Bei solchen Kranken pflegen alle stärkeren Affekte die Halluzinationen hervorzurufen, ganz im Einklang mit unserer Auffassung des Symptomes. Gerade solche Fälle scheinen es auch zu sein, in denen eine interkurrente, leichte fieberhafte Krankheit eine rasche Genesung herbeiführen kann. Ein Beispiel der Art ist ein Herr, mit dem ich noch jetzt in Verkehr stehe, der nach einer schweren akuten hypochondrischen

Geisteskrankheit über Jahr und Tag an lebhaften Halluzinationen litt, so daß er schon für unheilbar angesehen wurde. Durch eine Influenza wurde er in wenigen Tagen ganz gesund.

Kehren wir nach dieser Abschweifung auf das theoretische Gebiet wieder auf das rein praktische der Symptomatologie zurück, indem wir uns einer weiteren umfassenden Gruppe von Erklärungswahnvorstellungen zuwenden.

Die besondere Art von Erklärungswahnvorstellungen, welche aus elementaren Störungen des motorischen Verhaltens[1]) hervorgehen, verdienen eine Mittelstellung zwischen den autopsychischen und somatopsychischen, insofern die Motilität des Menschen nur durch sichtbare Veränderungen des Körpers ihren Ausdruck findet, andererseits aber mit fortschreitender Bildungsstufe um so mehr und ausschließlicher in den Dienst der Persönlichkeit tritt. Mindestens die sog. Handlungen, aber auch die allermeisten einfacheren Bewegungen, die mit Bewußtsein geschehen, lassen sich deshalb als Funktion des Bewußtseins der Persönlichkeit auffassen. Die verbreiteten hyperkinetischen Zustände brauchen uns hier noch nicht zu beschäftigen, da sie ausschließlich den akuten Psychosen oder den allerdings nicht seltenen akuten Schüben der chronischen Psychosen zukommen. Dagegen sind parakinetische und akinetische Zustände auch bei den chronischen Psychosen nicht seltene Vorkommnisse, und ihr mehr vereinzeltes (auf bestimmte Muskelgebiete beschränktes) Auftreten entspricht dann einer langsamen Summation von Herdsymptomen. Wir wollen vorläufig den Gegenstand nur so weit behandeln, als er zum Verständnis der sich daran anknüpfenden Erklärungswahnvorstellungen unerläßlich ist. Die selbständige, vom normalen Assoziationsmechanismus losgelöste Entstehung akinetischer und parakinetischer Motilitätssymptome gehört zu den instruktivsten Beispielen des Sejunktionsvorganges. Dasselbe, was von den autochtonen Gedanken und den Halluzinationen ausgeführt wurde, daß sie nämlich als der Persönlichkeit fremde Vorgänge empfunden werden, gibt uns auch hier den Schlüssel für die daraus entstehenden Erklärungswahnideen. So ist mir eine alte Geisteskranke erinnerlich, deren unaufhörliche Beschäftigung darin bestand, einen Kreis von wenigen Fuß Durchmesser abzuwandeln und sich dementsprechend um die eigene Achse zu drehen. Die daran geknüpfte Erklärungswahnidee war, daß sie die Welt sei und sich drehen müsse. Eine so phantastische Wahnidee, in affekt-

---

[1]) Das Verdienst, auf die eigentümlichen Bewegungsstörungen der Geisteskranken zuerst hingewiesen zu haben, ein Verdienst, das dem der Aufstellung der progressiven Paralyse gleichkommt, gebührt Kahlbaum. Klinische Abhandlungen über psychische Krankheiten, I. Heft: Die Katatonie. Berlin 1874.

freiem Zustande festgehalten, werden wir natürlich vorzugsweise bei langjährigen Kranken mit schon mannigfach verändertem Bewußtseinsinhalt antreffen. Aber es ist viel weniger abenteuerlich, wenn ein ganz frisch Erkrankter behauptet, es müsse, ob zwar ihm verborgen, in nächster Nähe eine Maschine sein, die ihn fortwährend im Kreise herumdrehe? Natürlich werden in solchen Fällen besonders magnetische und elektrische Kräfte als wirksames Agens beschuldigt. Viel seltener, aber um so beweisender werden die parakinetischen Symptome von den Kranken nur geschildert, ohne daß ein Erklärungswahn daran geknüpft wird. So fing eine Kranke während der klinischen Vorstellung an zu singen, und es ist Ihnen wohl noch erinnerlich, wie klar sie sich darüber äußerte, daß dies gegen ihren Willen geschehe und ihr gar nicht so zumute sei. Es ist dieselbe Kranke, bei der ich ein anderes interessantes Phänomen demonstrieren konnte: sie zeigte für gewöhnlich den fehlerhaften Atmungstypus, den ich als Insuffizienz der Phrenici bezeichne, d. h. ihr Epigastrium wurde bei der Inspiration eingezogen und die der Norm entsprechende Erweiterung des unteren Brustumfanges blieb aus. Beim Singen dagegen zeigte sie plötzlich den normalen Atmungstypus. Daß die Deutung dieser Erscheinung nur auf dem Boden der Sejunktionshypothese möglich ist, glaube ich Ihnen damals beweisend dargetan zu haben. Ähnlich durch das Fehlen einer Erklärungswahnvorstellung ausgezeichnet ist das Beispiel einer Dame, die ich augenblicklich in Behandlung habe. Sie hat zeitweilig ohne den entsprechenden Affekt sowohl weinen als lachen müssen und klagte besonders über das „dumme Lachen", während dessen man sie wirklich für blödsinnig halten könne. Es handelte sich in diesem Falle um das Abklingen einer subakut entstandenen Psychose, welche durch eine Art gegenseitige Ablösung der aufeinanderfolgenden psychotischen Symptome ausgezeichnet und schon bis zum retrospektiven Beziehungswahn[1]) gediehen war. Diese Beispiele, obwohl unserem eigentlichen Thema abgelegen, mögen doch hier ihren Platz finden, um Ihnen das Symptom selbst in seiner Reinheit vorzuführen. Sehr häufig sind es Expressivbewegungen, welche in dieser Weise auftreten, bald einfachere, wie wütende Gesichtsverziehungen, Drohen mit der Faust, Ausstoßen von Klagelauten, Händeringen u. dgl. m., oft aber auch komplizierte Attituden und Bewegungsreihen, wie die Beterstellung, verschiedenartige Fechterstellungen, Tanzbewegungen und ähnliche. So komplizierte Bewegungsanordnungen, wie die des Exerzierens, des Beschreibens einer Kreisbewegung (s. oben), fallen mehr in die Kategorie der Initiativbewegungen. Sobald solche Bewegungen

[1]) S. später.

sich dauernd einnisten, scheint es auch unfehlbar zu entsprechenden Erklärungswahnvorstellungen zu kommen, und daß diese überhaupt die Regel bilden, habe ich schon oben angedeutet. Der Inhalt der Erklärungswahnvorstellungen ist bald mehr von der Tatsache selbst, bald mehr von der Form der Bewegungen abhängig. Der physikalische Verfolgungswahn bezieht sein Material zum Teil aus derartigen parakinetischen Zuständen, demnächst der Glaube an übernatürliche Einwirkungen, sei es guter, sei es böser Mächte, das Besessensein, nicht selten auch die Vorstellung, in ein Tier verwandelt zu sein. Zu letzterer Vorstellung führen namentlich das Ausstoßen unartikulierter Laute, Beißbewegungen und Verzerrungen des Gesichtes und ein tierähnlicher Gebrauch der Extremitäten, z. B. das Gehen auf allen vieren. Wo bei den chronischen Psychosen derartige parakinetische Zustände nur auf kurze Zeit auftreten, pflegen die Erklärungswahnideen ebenfalls nur von kurzem Bestand zu sein, höchstens kommt es vor, daß später die Erinnerung an solche Erklärungswahnvorstellungen in der Form gelegentlich wieder auftaucht, daß der Kranke glaubt, früher einmal irgendwelche Tierverwandlungen durchgemacht zu haben.

Nicht selten kommt es vor, daß ganz vereinzelte Bewegungen, meist von dem Charakter der Reaktivbewegungen, sich bei den Kranken fixieren und habituell werden, so daß sie den Kranken für ihr ganzes ferneres Leben anhaften. Das mehr oder weniger närrische, absonderliche Mienen- und Gestenspiel alter Geisteskranken beruht oft auf solchen erworbenen Gewohnheiten. So ist mir eine alte Kranke bekannt, die bei jeder Unterhaltung mit dem Zeigefinger der rechten Hand das obere Lid der gleichen Seite in die Höhe stülpte, wahrscheinlich eine ursprünglich durch abnorme Sensationen, also psychosensorisch, bedingte und dann habituell gewordene Parakinese. Ein anderer Kranker, den Sie noch kürzlich auf der Abteilung gesehen haben, pflegt bei der Unterhaltung die Hand auf den Scheitel zu legen, und noch ein anderer ist Ihnen erinnerlich, der die Gewohnheit hat, beim Sprechen die Hand vor den Mund zu halten. In allen diesen Fällen geschieht die Bewegung jetzt ganz unbewußt, jedenfalls motivlos, und die Kranken können, wenn sie darauf aufmerksam gemacht werden, keinen Grund dafür angeben. Der schon dem Laien auffallende „verrückte“ Anstrich vieler alter Geisteskranken beruht auf solchen Eigentümlichkeiten. Erklärungswahnideen mannigfacher Art können sich daran anknüpfen.

Von akinetischen Zuständen gilt hinsichtlich der Extensität der Erscheinungen dasselbe wie von den hyperkinetischen, d. h. die Zustände allgemeiner Regungslosigkeit dürften bei den chronischen Psychosen nur höchst ausnahmsweise vorkommen, während sie das Vorrecht der akuten und subakuten Psychosen zu sein scheinen. Wenn sie vorkommen, so scheinen sie psychosensorisch bedingt zu sein, wie in dem aus der Literatur bekannten Beispiele des Mannes, der jede Bewegung vermied, weil er glaubte, in seinem Leibe eine Höllenmaschine zu beherbergen, die bei solchem Anlaß explodieren könnte. und ähnlich scheint das Beispiel jener Frau zu sein, welche behauptete, von Glas zu sein, und bei Bewegungen zu zerbrechen fürchtete. Vielleicht handelt es sich aber auch in diesen berühmten Fällen um Residuen akuterer Motilitätspsychosen. Teilgebiete der Motilität sieht man dagegen nicht selten bei den chronischen Psychosen befallen werden. Auch diese partiellen Akinesen sind überwiegend häufig psychosensorischer Entstehung, so die Unfähigkeit zu schlingen, die das Symptom der Nahrungsverweigerung in Fällen, die bis dahin ganz chronisch verlaufen waren, hervorrufen kann. Die begleitende Sensation wird meist als Verschluß des Halses geschildert, und auch an sie können sich selbständige Erklärungswahnideen somatopsychischer Art anschließen. Nächst der Nahrungsenthaltung ist die Stummheit, der Mutazismus, die häufigste Form zirkumskripter Akinese, und auch hier in einem Teil der Fälle psychosensorischer Entstehung. Man erfährt von solchen Kranken bisweilen schriftlich, daß die Zunge ihnen ganz zu fehlen scheint, oder daß sie ihnen geschwollen, oder gelähmt, oder verdorrt, oder ganz steif vorkommt, die Sensation erstreckt sich aber wohl über die Zunge hinaus, da in solchen Fällen oft auch die begleitenden Lippenbewegungen fehlen. Andere Male ist das Symptom ausgesprochen psychomotorischer Art, da Sensationen wie die eben geschilderten ausdrücklich in Abrede gestellt werden. Mutazismus und Nahrungsenthaltung kommen häufig auch kombiniert vor. Gerade diese psychomotorisch bedingten zirkumskripten Akinesen kleiden sich häufig auch in die Form verbietender „Stimmen", und daß hier die Halluzinationen keine andere Bedeutung haben als die der in Worte gefaßten Zielvorstellungen, geht aus instruktiven Beispielen hervor, in denen den Stimmen die Macht direkter physikalischer Beeinflussung auf die betreffenden Bewegungen zugeschrieben wird. Die sich daran schließenden Erklärungswahnideen, daß gerade bestimmte Personen, deren Stimmklang erkannt wird, die Sprache rauben oder die Nahrungsaufnahme verhindern, erscheinen dann leicht verständlich.

Obwohl die verbreiteten Zustände von Bewegungslosigkeit, wie ich schon andeutete, nicht eigentlich hierher gehören, so verdienen sie doch als Quelle mannigfacher Erklärungswahnideen deshalb eine vorläufige Berücksichtigung, weil sie mit Vorliebe in den akuten Schüben chronischer Psychosen vorkommen. Die nachträgliche Deutung solcher Zustände ist ganz gewöhnlich die, daß die Kranken glauben, schon einmal gestorben und wieder ins Leben zurückgekehrt zu sein. Die Wiedererlangung der Bewegungsfähigkeit wird meist als ein Akt der Auferstehung aufgefaßt, und überhaupt knüpfen sich mit Vorliebe alle diejenigen Erklärungswahnvorstellungen religiöser Art daran, welche durch den Vergleich mit dem Leiden und Sterben Christi nahe gelegt werden. Die Kranken halten sich also häufig für den wiedergekehrten Messias. Wo es zu dieser Vorstellung nicht kommt, entsteht doch leicht die verwandte des Prophetentums, der Aufgabe, die Welt zu erlösen auf Grund der übernatürlichen, mit der Leidensgeschichte Christi so ähnlichen, vermeintlichen Erlebnisse. In anderen Fällen wird die phantastische Deutung der akinetischen Zustände noch besonders gefärbt durch die Erinnerung an Visionen und traumhafte Halluzinationen, die während derselben bestanden hatten und mit Vorliebe einen ekstatischen, religiösen Inhalt haben. Es braucht nicht besonders betont zu werden, daß der Zustand des Bewußtseins zur Zeit der akinetischen Zustände nicht direkt festgestellt werden kann, sondern erst nachträglich aus den Mitteilungen oder dem Verhalten der Kranken zu erschließen ist. Doch ist so viel sicher, daß es sich um sehr verschiedene Zustände handelt, unter denen die akinetischen Erscheinungen eine vollständig selbständige Stellung einnehmen können.

In anderen Fällen hört man von den Kranken, sobald sie aus dem regungslosen Zustande wieder erwacht sind, daß sie den verschiedensten krankhaften Sensationen unterworfen waren, Schmerzen von unerträglicher Intensität, dem Gefühl des Herzstillstandes, der versagenden Atmung, des Erstarrens des Blutes in allen Adern u. dgl. m. Es handelt sich dann um einen Zustand psychosensorisch begründeter Akinese. Zuweilen schildern die Kranken ihre Empfindungen als einen fortgesetzten Todeskampf. Die hypochondrischen Gefühle werden nicht selten von adäquaten Hautsensationen und Gesichtshalluzinationen begleitet, so z. B. das Gefühl des Sterbens von dem des ausströmenden Blutes und der Gesichtshalluzination von Blutlachen im Bett. Diese kombinierten Halluzinationen sind, wie wir später sehen werden, in allen Zuständen herabgesetzten Sensoriums nichts Seltenes. Es ist ersichtlich, welche ergiebige Quelle von Erklärungswahnvorstellungen in einer derartigen Leidenszeit gegeben ist. Auch hier liegen die Vergleiche mit dem Leiden Christi oder mit dem Leiden irgendwelcher Märtyrer am nächsen, und am häufigsten knüpft sich daran die Größenwahnvorstellung des Erlösertums oder des Prophetenberufes.

Meine Herren! Es sind nicht immer eigentlich psychotische Symptome, welche zu Erklärungswahnvorstellungen Anlaß geben, so können auch die normalen Vorgänge des Organismus sein oder irgendwelche wirklich vorhandenen Funktionsstörungen, die an und für sich nur von geringer Bedeutung wären. Nur ist hier das gegenseitige Verhältnis insofern verschoben, als die Erklärungswahnvorstellungen dann keine selbständige Bedeutung haben, sondern nur in Anlehnung an andere schon bestehende Wahnvorstellungen auftreten und gewissermaßen zum Ausbau derselben dienen. Von den ganz normalen Vorgängen ist hier in erster Linie der Schlaf zu erwähnen. Ein tiefer Schlaf, der gerade in die Zeit neu auftretender inhaltlicher Veränderungen fällt, wird sehr häufig von den Kranken so aufgefaßt, daß sie betäubt worden wären, um zu irgendwelchen Manipulationen zu dienen. Das sich geltend machende Gefühl der Schwangerschaft kann zum Teil auf diese Weise gedeutet und die Gegenvorstellung, daß ein Beischlaf gar nicht stattgefunden habe, damit beseitigt werden. Aber auch allopsychische Veränderungen des Bewußtseinsinhaltes führen zu wahnhafter Deutung des Schlafes: man hat die Kranken betäubt und in diesem Zustande in eine fremde Umgebung gebracht. Ganz ähnlich verhält es sich, wenn Traumeserlebnisse zwar als solche erkannt, aber dennoch für göttliche Erleuchtungen gehalten werden. Von den wirklich vorhandenen, aber wahnhaft gedeuteten Funktionsstörungen verdienen namentlich die Beschwerden der Menstruation und der Schwangerschaft Erwähnung, demnächst interkurrente Dyspepsien und Verdauungsstörungen sowie bei hypochondrischen Geisteskranken die häufig wirklich vorhandene Obstipation. Sie sehen, meine Herren, daß der einmal vorhandenen Tendenz der wahnhaften Deutung auch durch normale oder annähernd normale Vorgänge reichliches Material zur Verwertung zugeführt wird, und daß auch hier das Auftreten von Erklärungswahnvorstellungen die Mittel liefert, um das Bewußtsein mit einer Reihe von Vorstellungen zu erfüllen.

Dreizehnte Vorlesung.

Halluzinationen von Sprachlauten oder Phoneme. Beziehungswahnvorstellungen autopsychischer, allopsychischer und somatopsychischer Entstehung.

Meine Herren!

Bei der großen, nicht leicht zu überschätzenden Rolle, welche die Sinnestäuschungen in der Symptomatologie der Geisteskrankheiten, und zwar, wie Sie gesehen haben, zum Teil der abgelaufenen, spielen, wird es gestattet sein, von der Theorie der Sinnestäuschungen schon jetzt dasjenige vorweg zu nehmen, was für ihr Verständnis und ihre klinische Würdigung am unentbehrlichsten ist. Halten wir uns zunächst an die oben entwickelte Sejunktionshypothese, ohne damit behaupten zu wollen, daß dies die einzige mögliche Entstehungsweise der Sinnestäuschungen ist. Wir werden im Gegenteil späterhin auf Sinnestäuschungen stoßen, die höchst wahrscheinlich einem primären Reizvorgange an den Projektionsfeldern der Sinneszentra ihren Ursprung verdanken, und werden uns überhaupt darüber klar sein müssen, daß die eigentliche Causa efficiens und der Angriffspunkt des Reizes in den Projektionsfeldern selbst gesucht werden muß, ganz gleich, ob diese nun primär von einem krankhaften Reize betroffen werden oder erst infolge eines Sejunktionsvorganges und der hypothetisch denkbaren, daraus resultierenden Rückstauung des Nervenstromes aus komplizierteren assoziativen Gebilden. Das eine aber können wir schon jetzt behaupten, daß die Sejunktionshypothese wahrscheinlich für die übergroße Mehrzahl der Sinnestäuschungen Geltung hat, und ganz besonders bezieht sich dies auf die Sinnestäuschungen, die uns hier hauptsächlich beschäftigen, die der paranoischen Zustände.

Gewisse fundamentale Eigenschaften der Halluzinationen lassen sich direkt aus unserer Hypothese ableiten. Dazu gehört erstens die Unkorrigierbarkeit der Halluzinationen. Wir sehen, daß die

Realität einer Sinnestäuschung gegenüber dem Zeugnis aller anderen Sinne festgehalten und daß eher die phantastischsten Erklärungsversuche gemacht werden, als einem Zweifel an der Wirklichkeit der Sinneswahrnehmung Raum gegeben wird. Diese Erscheinung wird vollkommen verständlich, wenn man sich vergegenwärtigt, daß einmal der krankhafte Reiz die Aufmerksamkeit fesseln, d. h. den Wellengipfel der psychophysischen Bewegung in Beschlag legen wird, was bei der Ihnen bekannten Bewußtseinsenge schon an sich die momentane Korrektur unmöglich macht, daß aber außerdem das einzige Mittel, welches für die Korrektur durch die anderen Sinne zu Gebote steht, die Assoziation mit den normalen, durch sie angeregten Vorstellungen oder mit anderen Worten die Erweckung von Gegenvorstellungen, durch die Sejunktion erschwert oder ganz unwegsam gemacht wird.

Ganz dieselbe Erwägung erklärt auch den bekannten zwingenden Charakter solcher Halluzinationen, die einen imperativen oder prohibitorischen Inhalt haben. Auch hier sind die Gegenvorstellungen durch die Tatsache der Sejunktion selbst unzugänglich, so daß der Nervenstrom, in ein enges präformiertes Bett eingeschlossen, sich mit elementarer Kraft auf die motorischen Projektionsfelder entladet. Indessen kann ich die Bemerkung nicht unterdrücken, daß der zwingende Charakter dieser Art von Halluzinationen gewöhnlich überschätzt wird, und daß man oft genug Kranke findet, die den halluzinierten Zumutungen Widerstand leisten und sich darüber sogar beklagen. So kann z. B. die halluzinierte Aufforderung, den Arzt zu schlagen, an der Zuneigung des Kranken fruchtlos abprallen. Aber auch dieser Sachverhalt läßt sich, wie leicht ersichtlich, durch verschiedene Extensität der Sejunktion erklären.

Eine zweite auffallende Tatsache ist das Überwiegen der akustischen, und zwar besonders der von den Kranken selbst als „Stimmen" bezeichneten Sprachhalluzinationen, für die wegen ihrer besonderen klinischen Dignität ein eigener Name, der der P h o n e m e, gerechtfertigt ist. Anderweitige akustische Halluzinationen mögen nicht häufiger auftreten wie die der anderen Sinnesgebiete; daß die Kranken aber in einer großen Zahl von Fällen ausschließlich nur Sprachlaute halluzinieren, und daß bei allen Halluzinanten mit seltenen Ausnahmen[1]) die halluzinierten Sprachlaute dominieren, muß als eine der fundamentalsten Eigenschaften der Sinnestäuschungen überhaupt gelten und kann in letzter Linie nur auf

---

[1]) Diese beziehen sich auf gewisse Intoxikationspsychosen, wie das Delirium potatorum u. a. m.

den Mechanismus ihrer Entstehung zurückgeführt werden.[1]) Erinnern wir uns, daß wir das Wesen der sekundären Identifikation gerade an dem Beispiel des sensorischen Projektionsfeldes der Sprache entwickelt haben. Das Klangbild eines gehörten Wortes genügt nicht zum Verständnis desselben, sondern von ihm aus müssen erst die den Begriff konstituierenden Erinnerungsbilder erregt werden, damit die sekundäre Identifikation stattfindet, d. h. der Sinn des gesprochenen Wortes verstanden wird. Obwohl wir dieses eine Beispiel verallgemeinert haben, so läßt sich doch nicht verkennen, daß gerade das sensorische Sprachzentrum besonders innige Beziehungen der Assoziation schon zu den Komponenten der einfachsten assoziativen Verbände, der konkreten Begriffe, hat. Ist man doch so weit gegangen, Klangbild und Begriff vollständig gleich zu setzen. Für eine mechanische Auffassung der bei der Halluzination sich abspielenden Vorgänge muß es nun aber ohne weiteres einleuchten, daß mit keinem anderen Sinnesgebiet eine so innige Verknüpfung irgendwelcher konkreter Begriffe besteht wie mit dem sensorischen Sprachzentrum. Der Versuch lehrt, daß der Name eines konkreten Dinges, welches, wie wir annehmen wollen, fünf verschiedene Sinnesqualitäten besitzt, von jeder derselben mit Ausschluß aller übrigen Sinne sofort gefunden werden kann. Nehmen wir also das Bestehen von entsprechend ausgeschliffenen Assoziationen zwischen s, dem akustischen Sprachzentrum, und jedem der fünf Sinnesprojektionsfelder an, so werden wir begreifen, daß bei einer zentralen Erregung des Begriffes durch Anstauung der Nervenenergie der Erregungsvorgang auf das sensorische Sprachfeld übergreift, sich hier verfünffachen und auf diese Weise diejenige krankhafte Reizstärke gewinnen wird, die wir zum Zustandekommen einer Halluzination verlangen müssen. Gleich günstige Bedingungen werden sich bei keinem anderen sensorischen Projektionsfelde wieder finden.

Schon in der psychophysiologischen Einleitung haben Sie die Bemerkung gefunden, daß man individuelle Verschiedenheiten in der Beziehung annehmen kann, daß bald mehr das Begriffliche, bald mehr das Denken in Worten, d. h. Sprachlauten, vorherrscht.

---

[1]) Nach meiner Meinung liegt kein Anlaß vor, Halluzinationen des Muskelsinnes, wie es Cramer l. c. tut, zur Erklärung des „Stimmenhörens" heranzuziehen. Das Symptom des „Gedankenlautwerdens" (vgl. S. 109), sollte so eng wie möglich, und zwar in dem Sinne verstanden werden, daß die von dem Kranken als solche anerkannten eigenen Gedanken bei bestimmten Anlässen laut ertönen, wie z. B., wenn der Kranke liest oder schreibt. Cramer selbst und alle seine Nachfolger haben leider das Symptom so weit gefaßt, daß es den ursprünglichen Wert eines Elementarsymptomes ganz verloren hat und nun immer noch selbst nach seiner verschiedenen Entstehungsweise einer Erklärung bedarf.

Nur vor der Annahme glaubte ich schon damals warnen zu sollen, als ob das Denken überhaupt nur in Sprachlauten vor sich gehe, wie von mancher Seite behauptet wird. Geben wir aber die Wahrscheinlichkeit einer solchen individuellen Verschiedenheit im Denkmechanismus zu, so haben wir darin den Schlüssel zum Verständnis einer wichtigen klinischen Tatsache gefunden, nämlich der wohl allseitig anerkannten Erfahrung, daß ein und dieselbe Krankheitsform, z. B. eine einfache akute Angstpsychose, bei welcher ein bestimmter Inhalt der Gedankentätigkeit gesetzmäßig bedingt ist, bei dem einen Individuum nur Vorstellungen dieses Inhaltes erzeugt, bei dem anderen aber Phoneme des gleichen Inhaltes. In unserem Beispiel bestehen also das eine Mal nur Vorstellungen angstvollen Inhaltes oder Angstvorstellungen, wie ich sie nenne, das andere Mal beängstigende und bedrohliche Phoneme, d. h. dieselben Vorstellungen, aber in Worte gefaßt. Diese Erfahrung aber machen wir keineswegs nur bei den akuten Psychosen, sondern ganz ebenso bei den langsam und chronisch entstehenden und verlaufenden. Die angestaute Nervenenergie findet bei den, nebenbei gesagt an Zahl überwiegenden, zum Hören „von Stimmen" disponierten Individuen gewissermaßen eine größere Erregbarkeit des sensorischen Sprachfeldes und der darin zusammentreffenden Bahnen vor.

Bei manchen chronischen Geisteskranken beobachtet man das Halluzinieren von Sprachlauten in der besonderen Form, daß sie ganze komplizierte Zwiegespräche zu hören glauben. Solchen Halluzinationen pflegen sich die Kranken oft mit einer gewissen Vorliebe hinzugeben, sie finden darin offenbar die beste Unterhaltung und Beschäftigung. Wahrscheinlich sind es auch hier immer Individuen, deren Gedankentätigkeit gewohnheitsmäßig überwiegend unter Anklingen von Wortklangbildern stattgefunden hat.

Meine Herren! Schon wiederholt habe ich angedeutet, daß der Inhalt der Halluzinationen gewöhnlich nicht zufällig, sondern von anderen uns mehr oder weniger bekannten Bedingungen abhängig ist. Dies gilt nun, wie es zu erwarten war, ganz besonders von den Phonemen. So habe ich schon der Angstvorstellungen, Befehle und Verbote Erwähnung getan, die sich ganz gewöhnlich in „Stimmen" einkleiden, so werden wir später den Größenideen der Maniaci und der Selbstanklage der Melancholischen in der Form vereinzelter Stimmen begegnen. Ganz ähnlich verhält es sich mit den Erklärungswahnvorstellungen der paranoischen Zustände. Sie treten ganz gewöhnlich in Form von Stimmen auf und machen uns verständlich, daß der Inhalt der Stimmen auch hier überwiegend häufig ein bedrohlicher, beschimpfender ist, entsprechend den Verfolgungsideen, die so häufig den Inhalt des Erklärungswahns bilden. Nicht minder begegnen wir Phonemen vom Inhalt des Größenwahnes, wenn das Erklärungsbedürfnis zur Entwicklung eines konsekutiven Größenwahnes geführt hat. Dasselbe Phänomen der Sinnestäuschung, welches wir früher als eine Quelle des Erklärungswahnes kennen gelernt hatten, begegnet uns hier in der ganz anderen Bedeutung, daß es den Erklärungswahn in Worte faßt und mit der Wucht der sinnlichen Wahrnehmung unterstützt. Die wahnhafte Auffassung der Außenwelt gewinnt dadurch neue Wurzeln ihrer Kraft. Noch verhängnisvoller wirkt das gleiche Elementarsymptom der Phoneme in den häufigen Fällen, in denen es nicht als etwas Fremdartiges, die Erklärung Herausforderndes erkannt und nicht als „Stimme“ bezeichnet wird, sondern auf die Personen der Umgebung projiziert wird. Dieser schwerere Grad der Phoneme erscheint besonders als Ausdruck des Beziehungswahnes, auf den ich sogleich zu sprechen komme.

Obwohl hier noch nicht der Ort ist, auf die Lehre von den Sinnestäuschungen erschöpfend einzugehen, so muß ich doch bald vorgreifend bemerken, daß wir uns den Reizvorgang, der sich dabei abspielt, auf diejenigen Elemente der Sinnesprojektionsfelder übergreifend zu denken haben, die wir früher als Perzeptionszellen[1]) und zum Bewußtseinsgebiet der Körperlichkeit gehörig unterschieden haben. Eben nur dadurch, daß diese immer einer bestimmten Lokalität der Sinnesoberflächen des Körpers angehörigen Zellen erregt werden, können wir uns die noch später zu studierenden Haupteigenschaften der Halluzinationen erklären. Der Unterschied gegen die wirkliche sinnliche Wahrnehmung beschränkt sich dann darauf, daß bei dieser in der Peripherie, bei den Halluzinationen in zentraler — transkortial — gelegenen Stationen die Ursache des Reizes liegt, während die eigentliche Angriffsstelle desselben beide Male die gleiche ist. Wir haben nun schon in der Einleitung gesehen, daß alle stärkeren von der Peripherie anlangenden Sinneserregungen zu gleicher Zeit mit einem Gefühlston versehen sind, und diesen geradezu als das Zeichen einer Affektion der Körperlichkeit verstanden.[2]) Die Abwehrbewegungen, welche auf die mit einem starken Gefühlston versehenen Sinnesreize erfolgten, haben wir als Schutzmaßregeln des Körpers, die zum Teil auf eine sehr weit zurückliegende Abstammung deuteten, kennen gelernt. Es ist nun von großem Interesse, zu erfahren, daß auch bei den chronischen Psychosen etwas ganz Ähnliches vorkommt, nur daß die Gefühlsbetonung dabei nicht durch die Stärke des

[1]) Vgl. S. 46.
[2]) Vgl. S. 39.

Sinnesreizes bedingt ist — es handelt sich im Gegenteil um die allergewöhnlichsten und ihrem Inhalt nach vertrautesten Sinneswahrnehmungen —, sondern recht eigentlich das durch die Geisteskrankheit hinzugefügte, zur an sich normalen Sinneswahrnehmung hinzutretende Element bildet. Diese Gefühlsbetonung von an sich gleichgültigen Sinneswahrnehmungen führt zu einer Fälschung der sekundären Identifikation in dem Sinne, daß unter allen möglichen Deutungen gerade die auf die eigene Person bezügliche bevorzugt wird — krankhafte Eigenbeziehung Neissers —, und auf diese Weise zur Entstehung von Beziehungswahnvorstellungen. Der sog. Beziehungswahn ist, wie etwa der Verfolgungswahn, nur ein Sammelname für eine reichhaltige Auswahl von Wahnvorstellungen, die aber hier gesetzmäßig an den Akt der Wahrnehmung geknüpft sind und mit dieser zugleich auftreten, er besteht in einer Fälschung der Wahrnehmungen selbst. Zunächst mögen Beispiele das Symptom erläutern. Wer auf der Straße geht, findet das Treiben der anderen Menschen natürlich und überwiegend beziehungslos. Der Geisteskranke mit Beziehungswahn aber macht die Beobachtung, daß seinetwegen Menschen stehen bleiben, zur Seite treten, irgendwelche Gebärden machen. Wenn sie spucken, so spucken sie vor ihm aus, wenn sie sprechen, sprechen sie über ihn, wenn sie warten, warten sie auf ihn. Die Entgegenkommenden wollen ihm begegnen, die hinter ihm Hergehenden folgen ihm, zufällige Blicke, das Mienenspiel fremder Menschen beziehen sich auf ihn. Die Sinneswahrnehmung ist dabei ohne Zweifel richtig, das Krankhafte daran ist nur die Beziehung auf die eigene Person, die der Wahrnehmung selbst untrennbar anhaftet, wie sonst nur den mit starker Gefühlsbetonung versehenen Sinnesreizen.

Hinsichtlich der Deutung des Symptoms werden wir dem Wege folgen der uns auch zum Verständnis der Halluzinationen geführt hat. Mit diesen hat das Symptom offenbar eine innere Verwandtschaft, und das Verhältnis zu ihnen läßt sich vielleicht so ausdrücken, daß Beziehungswahnvorstellungen auf einem krankhaften Reizzuwachse beruhen, der an derselben Stelle einwirkt wie die Halluzinationen, aber noch nicht die Höhe erreicht, welche zur Auslösung von Halluzinationen erforderlich ist. Deshalb macht sich eben das Symptom immer nur im Anschluß an wirkliche Sinneswahrnehmungen geltend. Den Reizzuwachs selbst werden wir ungezwungen wieder von sejunktiven Vorgängen, und zwar der gleichen Lokalität, aber geringerer Intensität wie bei den Halluzinationen, ableiten. Für eine solche Auffassung liefern die Erfahrungen der Klinik die sprechendsten Beweise. In ganz chronisch entstehenden Psychosen von aszendierendem Verlauf besteht das erste Stadium ganz gewöhnlich in einem solchen des Beziehungswahnes, es wird dann gefolgt von einem Stadium der Halluzinationen, und zwar überwiegend wieder der Phoneme, und es ist sehr charakteristisch, daß der Inhalt der Phoneme zum bei weitem überwiegenden Teil aus Beziehungswahnvorstellungen besteht. Die Beziehungswahnvorstellungen pflegen allerdings nicht aufzuhören, sobald die Phoneme des gleichen Inhaltes sich eingestellt haben, sondern sie bestehen meist in gleicher Stärke fort. Daraus folgt aber nur, daß der krankhafte Reizzuwachs andauernd weiter besteht, die Phoneme aber, die in solchen Fällen nur intermittierend aufzutreten pflegen, zu ihrem Zustandekommen noch eines besonderen Anschwellens der Reizgröße bedürfen. Ebenso beweisend ist das Hand-in-Hand-Gehen der residuären Halluzinosis[1]) mit dem Beziehungswahn. Auch hier ist der Inhalt der Gehörshalluzinationen überwiegend dem Beziehungswahn entlehnt, und nach dem Abklingen der Phoneme kann der Beziehungswahn allein noch für eine Zeit zurückbleiben.

Die Bedingungen für das Zustandekommen von Beziehungswahnvorstellungen sind durchaus nicht bloß den Geisteskrankheiten eigentümlich. Es lassen sich vielmehr sehr typische Beispiele hierfür dem gesunden Geistesleben entnehmen. Der Abiturient, der das erstemal im Frack und weißen Handschuhen erscheint, kann leicht die Augen aller Vorübergehenden auf sich geheftet glauben, und ähnlich ergeht es dem jungen Manne, der zum erstenmal den Ballsaal betritt und sich gerade deshalb um so linkischer benimmt. Ein ausgezeichnetes Beispiel dieser Art des Beziehungswahns ist von der Feder Dostojewskis meisterhaft gezeichnet, wenn sein Held Raskolnikow im Bewußtsein des verübten Mordes sich gerade durch die Beziehungen zu dieser Tat, die er in an sich gleichgültigen Äußerungen und Begegnungen findet, schließlich selbst verrät. Wenn jemand in einem unterlassenen Gruße u. dgl. m. absichtliche Unhöflichkeit wittert, so ist dies ein Anklang an den Beziehungswahn.

Die erst angeführten Beispiele physiologischer Beziehungswahnvorstellungen — oder Beziehungsvorstellungen, wenn man das Wort Wahn in diesem Zusammenhang vermeiden will — zeigen uns als Entstehungsursache die Selbstwahrnehmung einer Veränderung der Persönlichkeit; diesen Entstehungsmodus können wir als autopsychische Entstehungsweise des Beziehungswahns unterscheiden. Es ist ein Affektzustand, der der autopsychischen Rat-

---

[1]) Vgl. S. 113.

losigkeit, welcher dabei wesentlich zu sein scheint, darauf beruhend, daß die eingetretene Veränderung des Bewußtseinsinhaltes noch als etwas Fremdes, nicht Hineingehöriges empfunden wird, noch nicht assimiliert, verdaut (sit venia verbo) ist, mit einem Worte, daß das neue Erlebnis auf Schwierigkeiten der Assoziation stößt. Bei einem brutalen Gewohnheitsverbrecher wäre der Seelenzustand eines Raskolnikow unmöglich. Wie in diesen der Norm entlehnten Beispielen, so zeigt auch der autopsychische Beziehungswahn der Geisteskranken das Besondere, daß er sich mit Vorliebe in Hinsicht auf ganz bestimmte Vorstellungen oder Vorstellungsgebiete geltend macht. Es gibt also einen zirkumskripten Beziehungswahn autopsychischer Entstehung. In gewissen, ziemlich häufigen Fällen chronischer Geisteskrankheit bilden ein derartiger zirkumskripter Beziehungswahn neben einer bestimmten überwertigen Idee (s. später!) die beiden einzigen, für die Entstehung der Geisteskrankheit maßgebenden psychotischen Symptome, woran sich später noch eine verschieden lange Kette von Erklärungswahnvorstellungen und analogen sekundären Symptomen anschließen kann. Auf diese Fälle komme ich später noch zurück. Einem verbreiteteren autopsychischen Beziehungswahn begegnen wir, wenn die Kranken meinen, Vorgänge der Außenwelt, die sie sehen, oder gesprochene Laute, die sie hören, bezögen sich auf ihre Gedanken. Statt wirklicher Sinneseindrücke können optische Halluzinationen oder Phoneme diesem Wahn zugrunde liegen, und mit Vorliebe schließt sich daran die Erklärungswahnvorstellung, daß ihre Gedanken laut geworden, d. h. gehört worden sind, ohne daß sie ausgesprochen worden waren. Zu dieser Auffassung gelangen die Kranken besonders leicht, wenn die Phoneme Antworten auf Gedanken fragenden Inhaltes darstellen oder sich auf nur gedachte Antworten des Kranken beziehen. Nach der Auskunft guter Beobachter unter den Geisteskranken ist es unzweifelhaft, daß das Phänomen des „Gedankenlautwerdens“[1]) nicht selten diesen Ursprung hat.

In Analogie mit dem autopsychischen Beziehungswahn können wir von einem allopsychischen Beziehungswahn (vielleicht Ausdruck allopsychischer Ratlosigkeit?) dann sprechen, wenn das Bewußtsein der Außenwelt nachweislich verändert ist. Auf die hierher gehörigen Fälle werden wir später bei den akuten Psychosen vielfach zurückzukommen haben. Andere Male ist zwar eine allopsychische Bewußtseinsfälschung nicht direkt erweislich, das Symptom aber derart charakteristisch, daß an der allopsychischen Ent-

---

[1]) S. oben S. 122, Anm.

stehungsweise nicht zu zweifeln ist. Dahin gehören z. B. die kurz vorher[1]) erwähnten Beispiele.

Endlich unterscheiden wir zweckmäßig einen somatopsychischen Beziehungswahn, wenn an sich gleichgültige Sinneswahrnehmungen auf subjektive Wahrnehmungen von krankhaften Sensationen oder sonstigen Veränderungen des eigenen Körpers bezogen werden. Die hierher gehörigen Beispiele lassen sich zum Teil auch dem somatopsychischen Erklärungswahn subsummieren, zum Teil aber auch davon unterscheiden, wo die Annahme einer besonderen Gefühlsbetonung der an sich gleichgültigen Sinneswahrnehmung für das Verständnis des Zustandekommens erforderlich erscheint. Ein typisches Beispiel derart ist mir durch ein zur Revision eingereichtes Gutachten bekannt geworden, ich will es hier kurz anführen, um Ihnen das Symptom zu illustrieren. Ein junger Mensch in den Entwicklungsjahren kam vor Gericht, weil er einen Mordanfall auf seinen Vater, während dieser schlafend im Bette lag, ausgeführt hatte. Er gab unumwunden zu, gegen diesen aufs äußerste erbittert zu sein und die Absicht gehabt zu haben, ihm etwas Ordentliches zu versetzen, ohne ihn gerade zu ermorden. Die Ursache seiner Erbitterung lag in Beobachtungen, die er folgendermaßen schilderte. Es sei nicht selten, während sie bei Tisch saßen, zu Streit zwischen ihnen gekommen, wobei die übrigen Familienglieder bald für ihn, bald für seinen Vater Partei genommen hätten. Dabei sei es öfters vorgekommen, daß der Vater auf den Tisch geklopft und ihn dadurch in die heftigste geschlechtliche Erregung versetzt hätte. Auch auf dem Felde, während er Landarbeit verrichtete, sei der Vater hin und wieder erschienen und habe ihn dadurch geschlechtlich erregt. Schon der Anblick des Vaters war hier offenbar mit einem krankhaften Gefühlstone versehen, der sich in diesem Falle an bestimmte, an sich nicht sicher krankhafte körperliche Empfindungen knüpfte. Man hat derartige Beispiele wohl als Reflexhalluzinationen bezeichnet (Kahlbaum),[2]) und am bekanntesten sind dessen Beispiele, daß Geisteskranke beim Ausschöpfen und der Verteilung der Suppe behaupteten, sie würden ausgeschöpft, beim Feueranzünden, sie würden ausgebrannt u. dgl. m. Der Name scheint mir aber wenig geeignet, weil krankhafte körperliche Sensationen zwar den Sinneshalluzinationen analoge Zustände sind, aber doch praktisch von ihnen unterschieden werden müssen.[3]) Die somatopsychischen Be-

---

1) Auf S. 125.

2) Die Sinnesdelirien. Allg. Ztsch. f. Psych. 23. Bd., S. 1—86.

3) Dasselbe läßt sich gegen die von Cramer so genannten Halluzinationen des Muskelsinns einwenden.

ziehungswahnvorstellungen sind zwar besonders häufig bei den akuten Psychosen anzutreffen, sie spielen aber auch bei den chronischen eine große Rolle, sei es, daß sie bald von vornherein einer chronischen Somatopsychose angehören, sei es, daß im späteren Verlaufe einer chronischen progressiven Psychose somatopsychische Symptome hinzutreten oder auch ein sonst stationärer Zustand durch das interkurrente Auftreten krankhafter körperlicher Sensationen eine akute Exazerbation erfährt. Der sog. hypochondrische Verfolgungswahn, zu dem sich später ein konsekutiver Größenwahn gesellen kann, entstammt derartigen somatopsychischen Beziehungswahnvorstellungen. In jeder Irrenanstalt gibt es eine Reihe derartiger Kranker, welche durch gelegentliche Ausbrüche von wüstem Schimpfen die Ruhe stören und nachweislich durch somatopsychische Beziehungswahnvorstellungen dazu veranlaßt werden.

Vierzehnte Vorlesung.

Der retrospektive Erklärungswahn. Die Erinnerungsfälschungen.

Meine Herren!

Die Sejunktionshypothese zeigt uns offenbar den Weg, zu einem mechanischen Verständnis der psychotischen Symptome zu gelangen. Wie bei den Gehirnkrankheiten, stellt es sich auch bei einem tieferen Eindringen in das Wesen der Geisteskrankheiten heraus, daß der Ausfall der Funktion uns die wertvollste Handhabe für das Verständnis bietet, die krankhaften Reizvorgänge dagegen komplizierteren Bedingungen unterliegen und in irgendeiner Weise von den Ausfallserscheinungen abhängig gedacht werden müssen. Wir werden die Lehren der Gehirnpathologie in dieser Beziehung nicht sorgfältig genug beherzigen können. Im Lichte unserer Hypothese wird uns nun auch dasjenige, womit ich unsere ersten klinischen Demonstrationen einleitete, verständlicher und mit der mechanischen Auffassung krankhafter Vorgänge in dem ausschließlich aus nervösen Elementen zusammengesetzten Organe des Bewußtseins besser vereinbar erscheinen.

Wir hatten uns vorgenommen, zunächst die inhaltlichen Veränderungen des Bewußtseins zu studieren. Als den Vorgang, durch den sie entstehen, hatten wir die akuten und chronischen Geisteskrankheiten bezeichnet und deren gegenseitige Stellung nach den Erfahrungen der Gehirnpathologie gewürdigt. Jetzt glauben wir zu wissen, welcher Hauptvorgang die inhaltlichen Veränderungen des Bewußtseins herbeiführt, es ist der der Sejunktion oder Assoziationslösung. Als Geisteskrankheit können wir jetzt definieren die Zeit, in welcher durch Erkrankung des Nervenparenchyms Lösungen von Assoziationen stattfinden. Damit ist der Untergang nervöser Gebilde, das Ausfallssymptom, an die ihm gebührende Stelle gerückt, ohne daß der Möglichkeit der Wiederherstellung durch Regeneration, die ja auch am peripherischen Nervensystem sehr häufig vorkommt, oder durch Anknüpfung neuer Assoziationen vorgegriffen ist. Im Gegenteil werden wir die heilbaren akuten Geisteskrankheiten als Beispiele solcher Regeneration oder Wiederausgleichung zu betrachten haben. Offenbar kommt die Lösung von Assoziationen unter Umständen dem Untergange gewisser psychologischer Einheiten gleich. So werden wir später als im Gefolge von Geisteskrankheiten auftretende Defektzustände einen Verlust an Begriffen oder mit anderen Worten eine Verringerung der Zahl der Begriffe statuieren können.

Zunächst aber haben wir noch andere klinische Erscheinungen, die wir an sog. alten Fällen tagtäglich beobachten, an der Hand der Sejunktionshypothese kennen und verstehen zu lernen. Dazu gehört vor allem die nachträgliche Korrektur des Bewußtseinsinhaltes oder der retrospektive Erklärungswahn. Bei abgelaufenen oder bei von Anfang an chronisch verlaufenden oder endlich bei akuten Geisteskrankheiten, die in ein chronisches Stadium gelangt sind, sehen wir diesen Vorgang stets in der gleichen Weise sich vollziehen. Der veränderte Inhalt des Bewußtseins muß entsprechend dem uns beherrschenden Kausalitätsbedürfnis mit dem alten noch unverändert gebliebenen Besitz in Einklang gebracht werden. Je mehr die Besonnenheit wiedererlangt oder, bei den chronischen Psychosen, erhalten geblieben ist, je mehr sich die Gedankentätigkeit nach den strengen Normen der Logik abspielt, desto gebieterischer macht sich das Bedürfnis geltend, gewissermaßen Ordnung herzustellen in dem durch die Krankheit in Unordnung gebrachten Gebäude. Soll doch normalerweise in dem komplizierten Gehirnmechanismus auch kein entferntester Winkel existieren, der nicht mit der Funktion aller anderen Teile im Gleichklange, unter ihrem Einflusse funktionierte. Den Vorgang, der dabei stattfindet, wird uns ein Beispiel am besten illustrieren. Sie erinnern sich des Kranken, eines Doktors der Philosophie, dessen Erklärungswahn sich auf den Lehren der Suggestion und des Hypnotismus aufbaute. Dieser Kranke hatte acht Jahre vorher schon einen Anfall von Geisteskrankheit überstanden, war aber davon so weit geheilt worden, daß er viele Jahre lang die volle Krankheitseinsicht für die Symptome seiner akuten Geisteskrankheit besessen hatte. Als ich ihn kürzlich in einem neuen Anfalle vorstellte, zeigte sich zu meiner großen Überraschung die merkwürdige Erscheinung, daß diese Krankheitseinsicht wieder verloren gegangen war, so daß der Kranke nun behauptete, auch die Elementarsymptome seiner ersten Krankheit, hauptsächlich Phoneme, seien nicht Ausfluß einer Krankheit, sondern hypnotische Einwirkungen irgendwelcher Verfolger gewesen. Des Umstandes aber, daß er viele Jahre lang seine Gehörshalluzinationen als Krankheitsäußerungen aufgefaßt hatte, wußte er sich genau zu erinnern, nur bemerkte er sehr richtig, daß auch eine solche vermeintliche Krankheitseinsicht durch Suggestionswirkung erklärt werden könnte. Sie ersehen aus diesem Beispiel, mit welcher Leichtigkeit Urteile, die jahrelang als um so festerer Besitz gelten konnten, als sie selbst erst das Produkt komplizierter Gedankengänge und mühsam erworben waren, durch eine vermeintliche neue Einsicht, die aber selbst krankhaft ist, umgestoßen werden können. Wenn wir trotzdem, wie ich nicht zweifle, diesen Vorgang an sich nicht als krankhaft, sondern nur als die Reaktion eines normal funktionierenden Gehirnmechanismus auf die einmal gegebene inhaltliche Veränderung auffassen müssen, so wird es Sie nicht wundernehmen, wenn ganz gewöhnlich die spärlichen physikalischen Kenntnisse der meisten Geisteskranken gegen das Zeugnis ihrer Sinne in den Halluzinationen nicht standhalten, wenn die Annahme von übernatürlicher Einwirkung, von unterirdischen Gängen, hohlen Wänden u. dgl. m., welche zur Erklärung befremdlicher subjektiver Sinneswahrnehmungen gemacht wird, den abenteuerlichen und grotesken Charakter verliert, den sie nach dem Urteil derselben Menschen im gesunden Zustande haben würden. Auch in der Weise werden nicht selten die früher erworbenen Kenntnisse modifiziert, daß Hindernisse, die vorher der Lösung eines Problems, z. B. des Perpetuum mobile, entgegenstanden, wie z. B. die Überzeugung von der Konstanz der Energie, nun hinfällig werden, und so erklären sich viele ganz verrückte Erfindungen und Entdeckungen.

Ganz besonders pflegen die eigenen früheren Erlebnisse den Gegenstand derartiger Umdeutungen zu bilden. Unter der neu gewonnenen, vermeintlich besseren Einsicht erscheinen Liebesbeweise als Heuchelei oder schlaue Berechnung, feindliche Handlungen als Wohltaten, unerhebliche Vorkommnisse als höchst wichtige Begebenheiten, ein zufälliges Ereignis als beabsichtigte Handlung irgendwelcher Gönner oder Widersacher.

Eine besondere Wichtigkeit erlangt dieser Vorgang der nachträglichen Korrektur, sobald er sich nicht nur auf Kenntnisse, Urteile und kompliziertere Schlußvorgänge beschränkt, sondern sich auch auf die Erinnerungsbilder früherer Wahrnehmungen erstreckt und auf diese Weise eine nachträgliche Fälschung der sekundären Identifikation bewirkt. Diese Art der nachträglichen Korrektur früherer Erinnerungen wollen wir als retrospektiven Beziehungswahn unterscheiden. Es handelt sich dabei um Vorkommnisse, die ebenfalls im normalen Geistesleben eine Analogie finden. So wird es schon jedem von Ihnen begegnet sein, daß Sie erst nachträglich sich zu erinnern glaubten, einem Bekannten begegnet zu sein, der vorher, weil Sie innerlich beschäftigt waren, nicht beachtet wurde. Diese nachträgliche Identifikation kann ihrem Inhalt nach ebensowohl richtig als falsch sein, und normalerweise trägt man diesem Umstande Rechnung. Bei den Geisteskranken sind es ebenfalls häufig Personen, die nachträglich identifiziert werden, wobei jedoch die oberflächlichsten Ähnlichkeiten dem Erklärungsbedürfnis meist Genüge tun. Bei Kranken mit fixem Größenwahn werden ungemein häufig derartige Umdeutungen bis in die Jugenderinnerungen hinein beobachtet. Der Kranke erinnert sich z. B., als Knabe einmal von einem Offizier angesprochen worden zu sein; dieser Offizier war, wie er nachträglich aus der Ähnlichkeit erkannt hat, der Kaiser Wilhelm oder der Kaiser Friedrich oder irgendeine andere hochgestellte und populäre Persönlichkeit. Zu der gleichen Zeit ist er in der Schule vom Lehrer gefragt worden, ob er noch einen Vater oder Großvater habe. Diese Frage bezog, sich auf die gleiche hochgestellte Person und sollte andeuten, wo er seinen Vater oder Großvater zu suchen habe. Den Einwurf, daß dies auch eine gleichgültige Frage gewesen sein könnte, entkräften diese Kranken durch den Hinweis auf einen bedeutungsvollen Blick oder eine bezeichnende Handbewegung des Lehrers bei dieser Äußerung, ein deutlicher Beweis dafür, daß die Wahrnehmung selbst in der Erinnerung gefälscht worden ist. Von Kranken der eben angedeuteten Kategorie kann man oft stundenlange Erzählungen hören von Jugenderinnerungen, die zum größten Teil richtig so geschildert werden, wie sie erlebt worden sind. Überall aber zeigen die Wahrnehmungen jene Nuance des Beziehungswahnes, die ein hervorragender Psychiater mit den Worten „tua res agitur“ trefflich gekennzeichnet hat.

Der retrospektive Beziehungswahn kann ungebildete und kritiklose Personen, die nicht gewohnt sind, ihre subjektiven Eindrücke von dem objektiven Wahrnehmungsmaterial zu trennen, leicht zu vollständig falschen Darstellungen führen, und es wird oft schwer sein, unter diesen Verhältnissen den Tatbestand, wie er sich wirklich zugetragen hat, herauszuschälen. Dennoch erfordert das klinische Bedürfnis, den retrospektiven Beziehungswahn genau zu unterscheiden von einem anderen Elementarsymptom, welches mit Vorliebe bei der gleichen Kategorie von Geisteskranken beobachtet wird, dem der sog. Erinnerungsfälschungen. Dieses Symptom kann in zwei gleich bedeutungsvollen Modifikationen auftreten, einer positiven und einer negativen. Die positive Form der Erinnerungsfälschung[1]) wird auch Konfabulation genannt und be-

[1]) Vgl. Kraepelin; Über Erinnerungsfälschungen. Arch. f. Psych. 17 Bd., S. 830.

steht in dem Auftauchen von Erinnerungen an Vorkommnisse und Erlebnisse, die gar nicht dagewesen sind. Der Inhalt dieser Konfabulation ist bedeutsamerweise meist so gefärbt, wie es dem vorherrschenden Wahn entspricht, er liefert also z. B. in den schon angeführten Fällen fixen Größenwahns[1]) einen großen Teil des Beweismaterials, mit dem der Anspruch auf die Abkunft von hochgestellten Personen oder die Beziehung zu solchen gestützt wird, in Fällen von systematisiertem (oft gegen eine Person gerichteten) Verfolgungswahn enthält er die abenteuerlichsten, angeblich erlittenen Verfolgungen. In anderen Fällen spiegelt das Symptom die Zusammenhangslosigkeit des Bewußtseinsinhaltes (Zerfall der Individualität, s. oben) wieder, wie in dem Falle Rother und sehr häufig auch in den phantastischen und abenteuerlichen Erzählungen der Paralytiker. Im ganzen und großen ist ein innerer Zusammenhang mit Störungen des Gedächtnisses, der schon a priori zu vermuten ist, auch durch die klinische Erfahrung festgestellt, da das Symptom zu den selten fehlenden Teilerscheinungen der drei durch zeitiges Auftreten von Gedächtnisdefekten ausgezeichneten Krankheitsgruppen: der Hebephrenie, der Presbyophrenie und der progressiven Paralyse gehört.

Nicht minder merkwürdig ist die negative Modifikation der Erinnerungsfälschungen, das Auftreten zirkumskripter Lücken in dem sonst wohlerhaltenen Gedächtnismaterial, ohne daß irgendein Anhaltspunkt dafür gegeben ist, daß eine Trübung des Sensoriums oder ein Verlust der Merkfähigkeit zur Zeit des in Frage kommenden Erlebnisses bestanden hätte. Für die richtige Auffassung und Schilderung des Symptomes muß auf diese Vorbedingung der größte Wert gelegt werden. Niemand wird sich darüber wundern, wenn ein Kranker mit den Initialsymptomen des Typhus abdominalis oder einer Meningitis die Erinnerung an Stunden und Tage, beispielsweise an eine in diesem Zustande zurückgelegte Reise von Rom nach Berlin, später vollständig verloren hat. Ebensowenig wundern wir uns über den vollkommenen Verlust der Erinnerung an epileptische Dämmerzustände, an die vermeintlichen Erlebnisse des Delirium tremens, anderweitiger Intoxikationsdelirien, der hysterischen Delirien, eines schweren Rauschzustandes oder endlich des normalen Traumes. Auch für diejenigen Erlebnisse einer Geisteskrankheit, bei welchen zu der gleichen Zeit ein Verlust der Merkfähigkeit festgestellt werden konnte, scheint uns das vollständige Erlöschen der Einnerung durchaus verständlich. Ganz anders aber verhält es sich mit dem Symptom der negativen Erinnerungsfälschung. Hier werden einzelne Handlungen und Vor-

[1]) S. S. 133.

kommnisse, die sich bei anscheinend vollkommener Geistesklarheit zugetragen haben, aus dem Gedächtnisse weggewischt, während zeitlich dicht benachbarte Begebenheiten noch genau erinnert werden. Zwei Umstände sind es aber, die als charakteristische Merkmale des Symptoms nicht zu fehlen scheinen und zur Anbahnung ihrer Erklärung dienen dürften: das betreffende Vorkommnis bzw. die Handlung scheint stets in eine Zeit besonders hochgradigen Affektes zu fallen, und außerdem steht es im Zusammenhange mit einer bestimmten überwertigen Idee, und zwar derart, daß sie entweder als Ausfluß der letzteren und dadurch motiviert erscheint, oder zur Entkräftung und Widerlegung derselben dienen würde. Die typischesten Beispiele dafür sind mir beim sog. Querulantenwahn und verwandten Zuständen chronischer partieller Psychosen vorgekommen. Um Ihnen das Gesagte durch ein Beispiel zu erläutern, so könnte ich Ihnen den Fall eines hier lebenden, zwar entmündigten, aber noch jetzt im Geschäfte tätigen Handwerksmeisters anführen, der nachgewiesenermaßen auf öffentlicher Straße einen Schutzmann mit der aus dem Götz von Berlichingen her bekannten beleidigenden Redensart und entsprechender Gebärde öffentlich beleidigt und nachher beeidet hat, daß er es nicht getan habe. Dieser Mann hielt unter dem Einfluß einer überwertigen Idee, die eine Zeitlang sein ganzes Tun und Lassen bestimmte, den Beamten für seinen persönlichen Feind und Aufpasser, kurz zuvor hatte er eine auf diese Idee bezügliche Kränkung erlitten, und ohne Zweifel handelte er zur Zeit der Beleidigung unter dem Einflusse eines hochgradigen Affektes. Aber ebensowenig konnte bei genauer Kenntnis der Person und des ganzen Sachverhaltes ein Zweifel daran bestehen, daß der anständig denkende, religiös gesinnte Mann ganz außerstande war, einen bewußten Meineid zu leisten, während er doch tatsächlich falsch geschworen hat. Von ätiologischen Momenten war bei dem in mittleren Jahren stehenden Mann nur eine ausgesprochene Familienanlage zu Geisteskrankheiten zu ermitteln.

Meine Herren! Die letztbesprochenen drei Symptome schließen sich insofern an die nachträgliche Korrektur des Bewußtseinsinhaltes an, als sie offenbar das Übermaß einer derartigen korrigierenden Tätigkeit, und zwar ein krankhaftes Übermaß derselben darstellen, während der Vorgang der Korrektur an sich noch als etwas Normales gelten konnte. Alle drei Erscheinungen gehören sichtlich zueinander, ihr gegenseitiges Verhältnis läßt sich dadurch ausdrücken, daß wir die erste der qualitativen Erinnerungsfälschung, die beiden anderen der quantitativen Erinnerungsfälschung unterordnen. Statt der Ausdrücke positiv und negativ könnten wir die beiden letzteren vielleicht zweckmäßiger als additiv und subtraktiv bezeichnen, so daß wir nun die einheitliche Nomenklatur hätten, drei Formen der Erinnerungsfälschung zu unterscheiden, eine qualitative, eine additive und eine subtraktive.

Wenn wir jetzt den Versuch einer Deutung unternehmen wollen, so wird es am besten sein, alle vier Erscheinungen im Zusammenhange zu behandeln. Was zunächst die nachträgliche Korrektur betrifft, so dürfte Ihnen bald aufgefallen sein, wie nahe diese Erscheinung der Ihnen schon längst bekannten des Erklärungswahnes steht. Nur entspricht die nachträgliche Korrektur vielleicht mehr dem verfeinerten psychologischen Bedürfnis, während der Erklärungswahn einem gröberen Mechanismus genügt. Die Erklärungswahnideen drängen sich meist bald, durch unbewußte Schlußvorgänge und deshalb mit um so elementarerer Gewalt dem Bewußtsein auf, die nachträgliche Korrektur dagegen erfolgt langsam, sie ist eine bewußte wirkliche Gedankenarbeit, die nach langem Grübeln ihren Abschluß darin findet, daß der Kranke sich klar geworden ist über eine Reihe von Dingen, die ihm vorher unverständlich schienen. Der Kranke Böhm, dessen Sie sich noch erinnern, war gerade in einem solchen Klärungsprozeß begriffen und gab selbst an, er könne sich zurzeit noch nicht entscheiden, welche der verschiedenen Annahmen die richtige sei.

Es leuchtet aber ein, daß gerade die Langsamkeit und Gründlichkeit dieser nachträglichen Korrektur zu einer irreparabelen Fälschung des geistigen Besitzstandes führen muß, so daß auch das Schwinden des Elementarsymptomes, z. B. der Phoneme, welches den Erklärungswahn herausforderte, die Verwirrung, die einmal angerichtet worden ist, nicht wieder gut machen kann. Erklärungswahn und nachträgliche Korrektur sind die beiden Fundamente jeder sog. Systematisierung, und es darf deshalb nicht wundernehmen, wenn Sie den Lehrsatz noch jetzt überall in Geltung finden, die Systematisierung sei gleichbedeutend mit Unheilbarkeit. Dennoch ist der Satz in dieser Allgemeinheit nicht richtig und gilt sicher nicht einmal für die Mehrzahl derjenigen Systembildungen bei akuten Geisteskrankheiten, welche vorwiegend auf Erklärungswahnvorstellungen in dem soeben unterschiedenen Sinne beruhen. Wie wir später sehen werden, gibt es im Gegenteil eine der heilbarsten Geisteskrankheiten, wobei die zeitige Systembildung geradezu die Regel ist, die akute Halluzinose oder akute halluzinatorische Allopsychose im engeren Sinne.[1])

Dagegen dürfte für die chronischen Psychosen der Lehrsatz uneingeschränkte Geltung haben. Wie viel günstiger sind bei

[1]) S. später S. 160.

diesen aber auch die Bedingungen für die nachträgliche Korrektur in krankhaftem Sinne! Bei den erwähnten akuten Krankheiten sind es Wochen oder Monate, in denen ein Zuwachs an kranken Bestandteilen gewöhnlich in solcher Massenhaftigkeit, daß einer den anderen verdrängt, dem Bewußtsein zuströmt. Nachher schweigen die Elementarsymptome, und was von ihnen haften geblieben ist, hat nicht mehr die Kraft, den früheren Besitzstand zu korrigieren, unterliegt vielmehr der vereinigten Macht des wieder normal fungierenden Identifikationsvorganges und der früher erworbenen Vorstellungen. In den chronisch verlaufenden Fällen dagegen trägt der neue Erwerb zu sehr das Gepräge des normalen Geschehens, als daß der alte Besitz sich dazu anders wie zu den normalen Neuerwerbungen verhalten sollte.

Meine Herren! Wie wir oben gesehen haben, lassen sich die Reizvorgänge, welche den Elementarsymptomen der chronischen Psychosen zugrunde liegen, sämtlich als Folgen der Sejunktion auffassen; wir werden deshalb auch den anknüpfenden Erklärungswahn und die nachträgliche Korrektur in den paranoischen Zuständen als unvermeidliche, wenn auch nur mittelbare Folgen sejunktiver Vorgänge zu betrachten haben. Einen unmittelbaren Zusammenhang mit der Sejunktion läßt dagegen die Erscheinung des retrospektiven Beziehungswahnes erkennen. Wir haben gesehen, daß wir die Beziehungswahnvorstellungen überhaupt auf einen bei der sekundären Identifikation sich geltend machenden Reizvorgang zurückführen müssen. Haben wir einmal diese Anschauung akzeptiert, so steht der weiteren Annahme nichts entgegen, daß dieselbe Reizgröße, welche im Akte der Wahrnehmung der von außen kommenden Erregung eines Projektionsfeldes sich zugesellt, auch der Erregung von Erinnerungsbildern auf dem Wege der Assoziation zuwachsen und dadurch die Beziehung zur eigenen Person vortäuschen kann. Der so erforderte Zuwachs an Reizgröße kann aber, wie wir oben gesehen haben, der infolge der Sejunktion angestauten Nervenenergie entstammen.

Daß die positive oder additive Form der Erinnerungsfälschung eine vorgängige Lösung von Assoziationen zur Voraussetzung hat, bedarf keiner weitläufigen Erörterung. Die Festigkeit und Zuverlässigkeit unserer Erinnerungen beruht zum großen Teil auf der streng durchgeführten zeitlichen Verknüpfung zwischen ihnen, und man kann das Bild brauchen, daß an dem Faden der Zeit die Erinnerungen so eng aneinander gereiht sind, daß fremde Elemente zwischen ihnen keinen Platz finden. Diese zeitliche Assoziation muß also durchbrochen sein, wenn die Pseudoerlebnisse der Konfabulation für wahr gehalten werden sollen. Freilich ist damit nur die Möglichkeit für das Zustandekommen des Symptoms erklärt, der eigentliche Entstehungsmechanismus bleibt deshalb noch dunkel. Gerade die Entstehungsweise und die Herkunft des Symptomes bedarf aber einer Erörterung.

Die nächstliegende Annahme, daß es sich um die Erinnerungen an die Pseudoerlebnisse einer akuten Geisteskrankheit handelt, ist offenbar für alle diejenigen Konfabulationen unzulässig, die ohne ein vorangegangenes akutes Krankheitsstadium auftreten, und gerade diese haben wir hier ins Auge gefaßt und möchten die anderen geradezu von dem Begriff der Konfabulation ausschließen. Irgend woher aber müssen diese mit allem Detail ausgestatteten, anschaulich geschilderten Erlebnisse, die nie erlebt worden sind, doch stammen, und ganz ausgeschlossen erscheint für jeden Kenner die Annahme, daß es sich um willkürliche Produktionen, um absichtliche Täuschungen oder Lügen des gewöhnlichen Sprachgebrauches handelt. Lügen sind die Konfabulationen deshalb nicht, weil der Geisteskranke von ihrer Wahrheit vollkommen überzeugt ist. Da der Inhalt dieser Konfabulation außerdem häufig ein ähnliches phantastisches Gepräge hat, wie die Erlebnisse des Traumes, so halte ich für sehr wohl möglich, daß es wirklich Erinnerungen an Träume sind.

Für diese Möglichkeit ließe sich folgendes anführen: Auch dem Geistesgesunden begegnet es zuweilen, daß er beim Erwachen aus einem Traume noch kurze Zeit an die Wirklichkeit der Traumesvorkommnisse glaubt. Das geschieht aber nur dann, wenn der Inhalt des Traumes den Gesetzen der Wirklichkeit nicht allzusehr widerspricht, und wenn er sich außerdem auch zeitlich den letzten Erlebnissen leicht angliedert. Letztere Bedingung wäre z. B. erfüllt, wenn infolge eines leichten Rausches die Erinnerung an die letzten Erlebnisse des vergangenen Abends abhanden gekommen ist oder nur ungenau reproduziert werden kann. Der Geisteskranke kann dieser beiden Korrekturen vollständig verlustig gegangen sein. Die zeitliche Kontinuität seiner Erinnerungen ist weder so fest, daß nicht mit leichter Mühe fremde Zwischenglieder eingeschoben werden könnten, noch stehen die Gesetze der Wirklichkeit so unantastbar für ihn da, wie für den Geistesgesunden. Ersichtlich ist es wieder die Tatsache der Sejunktion, welche die normalen Hindernisse für die Aufnahme von Traumeserlebnissen in den Erinnerungsschatz hinwegräumt, Es mag aber vielleicht noch etwas anderes erforderlich sein, um das Auftreten von Konfabulation herbeizuführen, z. B. eine abnorme Lebhaftigkeit der Traumeserlebnisse. Indessen würde es uns zu weit führen, wenn wir auch auf die Bedingungen hierfür, die gewiß an sich nicht unzugänglich sind, noch näher eingehen wollten.

Für die negative oder subtraktive Form der Erinnerungsfälschung gibt es ein bekanntes Analogon in den posthypnotischen Erscheinungen. Einem Hypnotisierten können bekanntlich Aufträge erteilt werden, die er später im wachen Zustande ausführt, ohne sich des Auftrages zu erinnern. Für unsere Betrachtung ist die Ausführung des Auftrages unerheblich und nur ein Index dafür, daß das Bewußtsein im Augenblicke des Befehls überhaupt affiziert wurde. Wesentlich dagegen ist für uns das vollkommene Fehlen der Erinnerung an den gewordenen Auftrag, während andererseits die Handlung sicher nicht als ein eigentlicher Willensakt angesehen werden kann. Wie wir gezwungen sind, jede Suggestionswirkung darauf zurückzuführen, daß dem Organe des Bewußtseins fremde Bestandteile eingepflanzt werden, ohne daß dieselben in assoziative Verbindung mit dem übrigen Bewußtseinsinhalte treten — ein Umstand übrigens, der auch den zwingenden Einfluß dieser transplantierten Bestandteile eines fremden Bewußtseins auf die Motilität grob mechanisch verständlich erscheinen läßt —, so werden wir auch für die Gedächtnislücken in dem uns beschäftigenden Symptome das Fehlen assoziativer Verknüpfungen zur Erklärung des Umstandes heranziehen müssen, daß wirklich stattgehabte Vorkommnisse nicht erinnert werden können. Die engen Beziehungen jedoch, welche diese Gedächtnislücken inhaltlich mit den überwertigen Ideen zeigen, weisen darauf hin, daß die assoziative Verknüpfung nicht ganz fehlte, sondern nur eine sehr einseitige und auf die überwertige Idee beschränkt ist, sonst würde uns ja auch das Zustandekommen des betreffenden anscheinend bewußten Aktes nicht erklärlich sein. Es handelt sich also wahrscheinlich um eine Einengung des Bewußtseins, wie sie sonst nur von den Zuständen hochgradigen Affektes bekannt ist. Da die Handlungen, welche in die Gedächtnislücken fallen, oft gerade durch Affekte bedingt erscheinen, so wird man auch darin ein begünstigendes Moment für das spätere Vergessen erblicken können. Ausschließlich wird man aber dieses Moment nicht verwerten können, weil sonst unerklärt bliebe, warum gerade nur bestimmte Arten von Geisteskranken das Symptom zeigen.

Fünfzehnte Vorlesung.

Rückblick auf die bisher abgehandelten Elementarsymptome. Die überwertigen Ideen.

Meine Herren!

Eine Übersicht über die den paranoischen Zuständen zukommenden Elementarsymptome gestattet uns, folgende Unterscheidungen zu machen. Wir fanden zunächst Veränderungen des Bewußtseinsinhaltes, d. h. Wahnvorstellungen und wahnhafte Urteile, bei unversehrter Bewußtseinstätigkeit, soweit sie in einer formal erhaltenen Logik, erhaltener Aufmerksamkeit und Merkfähigkeit und endlich in der augenblicklichen Anpassungsfähigkeit an die gegebene Situation zum Ausdruck kommt. Der intakte Besitz dieser Fähigkeiten verhinderte aber nicht, daß der eigentlich ruhende Inhalt des Bewußtseins gewissermaßen in Bruchstücke zerfallen schien, eine Tatsache, die wir als Sejunktion, d. h. Loslösung der einzelnen Bestandteile voneinander, deuteten. Diese Bestandteile waren zunächst noch selbst festgefügte Gebilde, nämlich ganze Erlebnisse, aber die Sejunktion zeigte sich darin, daß die einander widersprechendsten derartigen Erinnerungen nebeneinander bestehen konnten. Die Sejunktionshypothese führte uns dann zum näheren Verständnis von gewissen Reizsymptomen und damit zu Erscheinungen gestörter Bewußtseinstätigkeit, zunächst der autochthonen Ideen und der Zwangsvorstellungen,[1]) dann der Hallu-

---

[1]) Die Zwangsvorstellungen sind nur ganz ausnahmsweise ein wesentliches Element der paranoischen Zustände, wenn man die Fälle eingewurzelter, habituell gewordener Beeinflussung des Handelns durch Zwangsvorstellungen den Grenzzuständen geistiger Störung zurechnet, wohin sie nach meiner Meinung gehören. Dagegen stelle ich nicht in Abrede, daß zwischen den autochthonen Ideen, den überwertigen Ideen und den Zwangsvorstellungen Übergänge existieren, in denen es schwierig ist, dem Symptom seine richtige Stellung anzuweisen. Im allgemeinen aber lassen sich die drei Symptome leicht auseinanderhalten. Wenn Friedmann: Über den Wahn, Wiesbaden 1894, neuerdings in seiner scharfsinnigen Arbeit die Zwangsvorstellungen den überwertigen Ideen zurechnet und die letzteren zum hauptsächlichen Element der Wahnbildung stempelt, so erweist er mir zu viel Ehre und verläßt den Boden der klinischen Erfahrung.

zinationen und des Beziehungswahnes. Die Erklärungswahnvorstellungen, welche einen so großen Raum in unserer Besprechung einnahmen, konnten als normale Äußerungen der Bewußtseinstätigkeit den vorher genannten direkt psychotischen Symptomen gegenübergestellt werden. Als dem Erklärungswahn sehr nahestehend hatten wir weiterhin die nachträgliche Korrektur des Bewußtseinsinhaltes, die wesentlichste Bedingung für die sog. Systematisierung, kennen gelernt und darin ebenfalls einen Vorgang gefunden, der den reaktiven Äußerungen normaler Bewußtseinstätigkeit gegen falsche Eindringlinge zuzurechnen ist, während wir wieder in den verschiedenen Arten der Erinnerungsfälschung psychotische Symptome erblicken mußten, die an sich durchaus krankhaft, doch in bestimmten gesetzmäßigen Beziehungen zu vorhandenen Störungen des Bewußtseinsinhaltes zu stehen schienen, meist derart, daß der Umfang ihres Auftretens von dem Umfang der inhaltlichen Veränderung abhängig erschien. In der Reihe dieser psychotischen Symptome würden demnach wenigstens drei verschiedene Entstehungsarten zu unterscheiden sein, da sie teils als Reaktion einer wohl erhaltenen Bewußtseinstätigkeit auf die Veränderung des Bewußtseinsinhaltes erscheinen: dazu gehört der Erklärungswahn und die nachträgliche Korrektur, teils als direkte Folge der Sejunktion: dazu gehört der widerspruchsvolle Bewußtseinsinhalt vieler alter Fälle, die additive und die subtraktive Form der Erinnerungsfälschung, endlich als Reizvorgänge, die von sejunktiven Vorgängen abhängig sind: dazu gehören die Halluzinationen, der Beziehungswahn und der retrospektive Beziehungswahn, endlich die autochthonen Ideen.

Der letzterwähnten Gruppe schließen sich die überwertigen Ideen, die schon wiederholt Erwähnung finden mußten, naturgemäß an, sie sind augenscheinlich den Zwangsvorstellungen und den autochthonen Gedanken am nächsten verwandt, und es fragt sich, wie sie von diesen Symptomen abgegrenzt werden können und ob eine scharfe Grenzbestimmung überhaupt möglich ist. Von den autochthonen Ideen sind die überwertigen Ideen dadurch scharf geschieden, daß sie von den Kranken selbst keineswegs als fremde Eindringlinge in das Bewußtsein beurteilt werden: im Gegenteil, die Kranken erblicken den Ausdruck ihres eigensten Wesens darin und führen in dem Kampfe für sie recht eigentlich einen Kampf um die eigene Persönlichkeit. Trotzdem werden sie oft als quälend empfunden, und die Kranken klagen oft, daß sie an nichts anderes denken können. Von den Zwangsvorstellungen aber bleiben sie immer noch weit getrennt, weil sie als normal und berechtigt, durch die Entstehungsweise vollkommen erklärt angesehen werden, während die Zwangsvorstellungen als unberechtigt und oft direkt als unsinnig erkannt werden.

Wenn demnach klinisch die Unterscheidung des Symptomes von den beiden anderen ihm zunächst verwandten Symptomen leicht gelingt, so bleibt doch ihr Entstehungsmechanismus noch unerklärt. In dieser Hinsicht ist zu bemerken, daß wir im allgemeinen die überwertigen Vorstellungen definieren können als Erinnerungen an irgendein besonders affektvolles Erlebnis oder auch an eine ganze Reihe derartiger zusammengehöriger Erlebnisse. So waren es beispielsweise folgende Gelegenheiten, die zur Entstehung überwertiger Ideen führten: die Entdeckung eines Mannes, der eine Erbschaftsregulierung übernommen hatte und als Erbe mitbeteiligt war, daß er bei der Verteilung sich wesentlich benachteiligt hatte; die Nachricht von dem Selbstmorde einer befreundeten Person, der Tod des Ehemanns, die Wahrnehmung eines älteren Mädchens, daß ein Herr ihr Aufmerksamkeiten erwies, die Bemerkung einer Ehefrau, daß ihr Mann trotz ihres Widerspruchs viel schnupfte, der Anblick der Reinigung einer verlausten Person, endlich, einer der häufigsten Fälle, die als ungerecht empfundene gerichtliche Verurteilung oder Beurteilung seitens vorgesetzter Behörden. Der dabei in Frage kommende Affekt trägt demnach ein sehr verschiedenes Gepräge und kann bald mehr als Ärger oder Kränkung, bald mehr als Trauer oder Ekelgefühl oder sexuelle Erregung bezeichnet werden. Jedenfalls entnehmen Sie dieser Aufzählung, daß fast jedes beliebige Ereignis zur Entstehung einer überwertigen Idee führen kann, daß es auf die Art des Affektes gar nicht ankommt, und daß es überwertige Ideen geben muß, die durchaus der Norm angehören, die Handlungsweise des Individuums aber trotzdem so bestimmen können, daß sie ein krankhaftes Gepräge erhält. Wer nach dem Verlust seines Vermögens, nach der Verurteilung zu entehrender Strafe, nach dem Tode einer geliebten Person sich das Leben nimmt, handelt sicher unter dem Einfluß einer überwertigen Idee, und wir werden die Handlungsweise auch als abnorm bezeichnen müssen, obschon sie nicht auf Geisteskrankheit zurückzuführen ist. Es wird also in jedem einzelnen Falle erst festzustellen sein, ob eine krankhafte überwertige Idee vorliegt oder eine noch in die Gesundheitsbreite fallende. Die Entscheidung dieser Frage werden Sie geneigt sein davon abhängig zu machen, ob das Motiv für den der betreffenden Erinnerung anhaftenden dominierenden Affekt ausreichend ist oder nicht. Aber dieses Kriterium läßt vollkommen im Stich, wie das Beispiel der Querulanten beweist: ein Teil dieser Kranken ist tatsächlich zuerst ungerecht verurteilt worden und hatte allen Grund, sich darüber zu empören. Zuverlässiger ist das Kriterium, daß in den Fällen krankhafter überwertiger Idee dieses Symptom nicht allein bleibt, sondern daß bald eine Reihe anderer psychotischer Symptome hinzutreten. So besonders der gerade für diese Krankheitsfälle charakteristische zirkumskripte Beziehungswahn.[1])

Ein typisches Beispiel krankhafter überwertiger Idee ist das folgende. Ein 61 jähriger Privatier, der Ihnen kürzlich vorgestellt wurde, gibt als Grund seiner Aufnahme an „die Belästigungen", denen er außerhalb der Anstalt ausgesetzt gewesen sei. In der Anstalt ist er von diesen Belästigungen gänzlich frei und fühlt sich in ihr so wohl, daß er schon das vierte Jahr hier ist und auch hier zu bleiben gedenkt. Einige Versuche, ihn zu entlassen, sind fehlgeschlagen, weil immer wieder dieselben Belästigungen zur Intervention der Polizei und zur Internierung geführt haben. Ursprünglich war es ein bestimmter, ihm nur dem Namen nach bekannter Herr, der in seiner Nähe wohnte und dem er deshalb häufig auf der Straße begegnete. Es fiel ihm auf, daß dieser Herr stehen blieb und auf ihn wartete, sich dabei aber so stellte, als ob er die Fenster eines Hauses zählte. Er ging deshalb auf die andere Straßenseite, bemerkte aber ein nächstes Mal, wie derselbe Herr an derselben Stelle mit einem Bekannten sprach, und zwar über ihn, wie er überzeugt war, ohne daß er es aber hören konnte. Er ging deshalb dicht an den beiden Herren vorüber und sagte dabei: „Wünschen Sie vielleicht etwas von mir?" Er ging dann seiner Wohnung zu und bemerkte, daß die Herren ihm folgten und vor seinem Hause stehen blieben. In seiner Wohnung angelangt, ging er dann ans Fenster und fuchtelte mit seinem Stock, wobei er ihnen zurief: „Kommen Sie nur herauf, ich will Ihnen schon dienen!" Eine ähnliche Begegnung ein anderes Mal hatte zur Folge, daß die beiden Herren tatsächlich bis zu seiner Wohnung folgten, dort seinen Namen ermittelten und der Polizei Anzeige erstatteten. Das war der Tatbestand, der das erstemal zur Aufnahme des Kranken führte. Ich stellte ihn damals bald in der Klinik vor, stellte fest, daß der Beziehungswahn des Kranken sich ausschließlich gegen die Person des einen Herrn, eines Zimmermeisters, richtete, und fragte dann den Kranken: „Wie kommt denn aber dieser Herr dazu, Sie zu belästigen?" Die Antwort war höchst charakteristisch. Er könne sich nur folgendes denken: Der betreffende Herr sei der Bruder eines ihm näher bekannten Herrn, der vor sechs Jahren ebenso wie er Stammgast bei einem bestimmten Weinkaufmann gewesen sei. Für die Tochter dieses Kaufmanns habe sich der Patient jahrelang interessiert und ihr auch einen Antrag gemacht, habe dann

[1]) Vgl. S. 126.

aber den Verkehr abgebrochen, weil er in Erfahrung gebracht habe, daß sich der Vater in mißlichen Vermögensverhältnissen befand. Wie der Zimmermeister mit dem anderen Herrn über ihn gesprochen habe, habe er wahrscheinlich gesagt: „Da geht der Lump, der damals das Mädchen sitzen gelassen hat.“ Die genaueste Untersuchung und Beobachtung des Kranken ließ uns damals keinerlei psychotisches Symptom an ihm entdecken, nur daß er dabei blieb, seine vermeintlichen Wahrnehmungen seien richtig gewesen. Er wurde deshalb nach wenigen Wochen auf seinen Wunsch entlassen, bald aber wieder aufgenommen, und das wiederholte sich noch ein zweites Mal. Seitdem will er es gar nicht mehr versuchen. Die Belästigungen, denen der Kranke draußen ausgesetzt war, waren die beiden anderen Male bei weitem zahlreicher als vorher, es waren auch andere Personen und die Polizei daran beteiligt. Alles aber führte immer wieder auf den einen Zimmermeister zurück, der inzwischen anderen Personen die alte Geschichte aufgetischt und die Polizei zu seiner Beobachtung auf Geisteskrankheit angestiftet hatte. In der Anstalt ist nirgends auch nur eine Andeutung von Beziehungswahn oder anderen Zeichen einer Geisteskrankheit bei dem Kranken beobachtet worden.

Wir sehen in diesem typischen Falle zirkumskripter Autopsychose die überwertige Idee zunächst mit einem ganz zirkumskripten, später aber sich erweiternden Beziehungswahn verknüpft, der in der Anstalt, wo Patient nur mit fremden Menschen zusammenkommt, niemals zutage tritt. Die Grundlage der überwertigen Idee ist also die gleiche wie für den Beziehungswahn, nämlich der Gegensatz, den die geschilderte, nicht vollständig ehrenhafte Handlungsweise zu dem sonstigen rechtschaffenen Charakter des Kranken bildet. Es ist wohl anzunehmen, daß der Kranke gerade zur Zeit des geschilderten ersten Begebnisses mit seinem früheren Erlebnis innerlich beschäftigt war und es als einen Makel empfand. Ein Blick, der ihn streifte, die wartende Haltung des Mannes, der um den Handel wissen konnte, führte dann zur bleibenden Assoziation mit dem augenblicklich dominierenden, zwar nicht inhaltlich, aber seinem Werte nach gefälschten Gedankeninhalt, ein ganz ähnlicher Akt gefälschter sekundärer Identifikation, wie er auch der Wahnbildung des oben erwähnten[1]) jugendlichen Attentäters zugrunde liegt. Wie Sie sich erinnern, geschieht genau dasselbe auch beim physiologischen Beziehungswahn, wie er namentlich im Raskolnikow so trefflich geschildert wird. Es ist wohl aber kein Zufall, daß der Dostojewskische Held vorher als ein Mensch von geradezu krankhafter Nervosität und

[1]) Auf S. 128.

dem weichsten, mitleidigsten Herzen geschildert wird: gerade unter diesen Umständen mußte die Erinnerung an den verübten Mord ein sozusagen unassimilierbares Novum im Bewußtsein bleiben, und so fanden wir ja überhaupt in allen Fällen autopsychischen Beziehungswahns die Schwierigkeit der Angliederung an den alten Bewußtseinsinhalt, mit anderen Worten der Assoziation, als Grundlage der überwertigen Idee.

Nach den Merkmalen des vorliegenden Falles zu schließen, würden wir zu dem Satze kommen, daß besonders solche Erlebnisse zur Entstehung einer überwertigen Idee führen werden, welche ihrem Inhalt nach besonders schwer assimilierbar, d. h. mit dem schon vorhandenen Inhalt verträglich sind. Da solche Erlebnisse auch dem gesündesten Geistesleben nicht erspart bleiben, so werden wir noch besondere Bedingungen verlangen müssen, damit der Überwertigkeit ein krankhafter Charakter aufgeprägt wird. Normalerweise sind es Gegenvorstellungen, welche allmählich zur Korrektur der Überwertigkeit führen. Bei krankhafter Überwertigkeit erweisen sich diese Gegenvorstellungen als unzugänglich, und zugleich tritt das klinische Merkmal des Beziehungswahns auf, ganz entsprechend der schon früher an den Sejunktionsvorgang geknüpften Reizhypothese.

Wollen wir die klinischen Merkmale weiter verfolgen, so stellt es sich heraus, daß die Schädlichkeit, welche das vorliegende Symptom bedingt, eine bekannte ist und in dem besonders hohen Grade des Affektes, der ein bestimmtes Erlebnis begleitete, gesucht werden muß. Da für andere psychotische Symptome eine solche bekannte Ursache nicht zu ermitteln ist, so dient auch dies zur Charakterisierung der krankhaften überwertigen Idee.

Wie in dem geschilderten Falle, so zeigt sich in einer Reihe von ähnlichen Fällen ein stabiles, ziemlich unverändert bleibendes Krankheitsbild, das seiner Partialität wegen den althergebrachten Namen der fixen Idee verdient. Doch treten in den meisten Fällen noch Erklärungswahnvorstellungen, die an Extensität immer weiter wachsen können, hinzu. Auch die nachträgliche Korrektur des Bewußtseinsinhaltes und die verschiedenen Formen der Erinnerungsfälschung können hinzutreten und dadurch ein festgefügtes Wahngebäude entstehen, dessen komplizierter Inhalt der verhältnismäßig einfachen und oft nur geringfügigen Entstehungsursache gar nicht entspricht und sie zu verdecken und zu verschleiern geeignet ist. In alten Fällen der Art ist es zwar leicht, dieses Wahngebäude zu ermitteln, man bleibt aber oft auf Vermutungen beschränkt hinsichtlich der eigentlich zugrunde liegenden überwertigen Idee und des Erlebnisses, woran sie sich knüpfte.

Für alle Fälle dieser Art ist es selbstverständlich, daß sie einer Heilung nicht mehr zugänglich sind, ebenso wie für alle anderen Fälle mit weit gediehener Systematisierung. Wo dagegen der Umfang der Erkrankung nur auf die ersten psychotischen Elemente beschränkt ist, ist eine Heilung durch allmähliches Auftreten kräftiger Gegenvorstellungen wohl möglich. Zwei Fälle derart, in denen die Heilung erfolgt ist, betrafen das typische Bild des sog. Querulantenwahnsinns.[1]) Die klinische Vorstellung solcher Kranken hat sich mir mehrere Male von Nutzen erwiesen, aber auch die Internierung an sich, das Bewußtsein, für geisteskrank zu gelten und sich dauernd eine Bevormundung gefallen zu lassen, sind kräftige und heilsame Gegenvorstellungen. Die Heilung selbst geschieht immer nur ganz allmählich dadurch, daß mit Vermeidung der Anlässe zur Erneuerung des Affektes auch der Affekt selbst schwindet und die notwendigen Gegenvorstellungen allmählich zugelassen und wirksam werden.

Es würde zu weit führen, wenn ich alle Einzelfälle überwertiger Idee hier anführen wollte, ich würde auch trotzdem nicht erschöpfend sein können, da es naturgemäß dem Inhalt nach fast unzählige Varianten dieser sonst wohlcharakterisierten Form chronischer Autopsychose geben muß. Aus praktischen Gründen gestatte ich mir nur noch die Andeutung, daß die Möglichkeit der Erwerbung einer Unfallrente leicht zur überwertigen Idee werden kann. Endlich will ich nicht unterlassen anzuführen, daß wie fast jedes andere psychotische Symptom so auch eine überwertige Idee das Anfangstadium einer fortschreitenden akuten oder subakuten Psychose mit Einschluß der progressiven Paralyse bilden kann, und daß sie eine selten fehlende Teilerscheinung der Melancholie ist.

Zum Schluß dieser Besprechung berichte ich noch über einen bis zur Systematisierung gediehenen Fall. Ein etwa vierzigjähriges Fräulein, wissenschaftliche Lehrerin an einer höheren Töchterschule, sehr tüchtig, eifrig und wohl etwas zu sehr angestrengt in ihrem Beruf, glaubte zu bemerken, daß einer ihrer männlichen unverheirateten Kollegen, mit dem sie jahrelang freundschaftlich verkehrt hatte, ernstere Absichten auf sie hätte. Es fiel ihr auf, daß er beim Unterricht in seiner Klasse häufig am Fenster stand, von wo aus ein Einblick in ihre Klasse möglich war, daß er in der Freistunde häufig auf einem Treppenabsatz stand, den sie mit ihren Schülerinnen auf dem Wege zu ihrer Klasse passieren

[1]) In dem einen derselben war die Wiederaufhebung der Entmündigung von dem Sachverständigen abgelehnt worden, weil der Querulantenwahnsinn bekanntermaßen unheilbar sei! Dabei ging aus der Provokationsverhandlung selbst hervor, daß der Kranke tatsächlich geheilt war!

mußte, daß er sie besonders achtungsvoll grüßte. Diese Wahrnehmung, die sie bald durch allerlei zufällige Begegnungen bestätigt fand, versetzte sie in großen Affekt, sie brachte stunden- und nächtelang zu, im inneren Kampfe, wie sie sich dazu verhalten, und besonders auch, wie sie sich möglichst unauffällig benehmen sollte, damit die Schülerinnen und die Kollegenschaft es nicht bemerkten. Als sie glaubte, ihre Bewegung nicht mehr bemeistern zu können, suchte sie diesen Begegnungen auszuweichen und ging sogar so weit, daß sie seinen Gruß absichtlich nicht erwiderte. Um diese Zeit bemerkte sie auch, daß ihre Schülerinnen davon zu wissen schienen, es fielen Bemerkungen, die darauf Bezug hatten, vielleicht kamen auch vereinzelte Phoneme vor, denn sie hörte: „Wie bekümmert er aussieht." Kolleginnen, die ihr vorher fern gestanden hatten, besuchten sie jetzt öfter und sprachen auffallend häufig von dem jungen Manne, gute Freundinnen dagegen zogen sich von ihr zurück und schienen ihr „Verhältnis" zu mißbilligen. Sogar der Direktor mischte sich ein, indem er in den Zwischenstunden mit dem Lehrer sprach und ihn an einem ganz anderen Standort, entfernter von ihr, festhielt, als er sonst einzunehmen pflegte. Nach einiger Zeit verließ der betreffende Lehrer die Schule, um sich im Auslande fortzubilden. Bei seinem Abschiedsbesuche war er aufs äußerste verwirrt, wechselte die Farbe, und namentlich ein langer Blick verriet ihr, daß er sehr wohl wußte, was in ihr vorging und ihre Neigung auch erwiderte. Nachdem er abgereist war, bemerkte sie, daß ihre Kolleginnen zum Teil höhnisch und schadenfroh, zum Teil auch teilnehmend und rücksichtsvoll sich zu ihr stellten, jedenfalls waren ihre Beziehungen allgemein bekannt und jede Erwähnung des betreffenden Lehrers enthielt Andeutungen darauf. Der Direktor muß die Sache zum Gegenstand einer Besprechung in der Konferenz gemacht haben; das konnte sie aus den betroffenen Mienen aller Anwesenden entnehmen, als sie einmal zur Konferenz kam. Über allen diesen Ereignissen vergingen zwei Jahre. Direkte Nachrichten von dem Lehrer kamen ihr nicht zu und sie fing an, daran zu zweifeln, ob er ein Ehrenmann sei. Zwar mußte sie anerkennen, daß ihr Benehmen gegen ihn abstoßend wirken mußte, sie glaubte aber doch, daß er als rechtschaffener Mann sich hätte erklären müssen. Ganz erfüllt von dem Opfer, das sie durch ihr Verhalten der Schuldisziplin gebracht hatte, machte sie einmal dem Direktor, dem sie seine unzarte Einmischung nicht vergessen hatte, eine heftige Szene und wurde mit dem Rate, eine Heilanstalt aufzusuchen, auf ein halbes Jahr beurlaubt. Der Leiter der Anstalt, die sie nun aufsuchte, konstatierte Größenwahn und Verfolgungswahn an ihr und erklärte sie für unheilbar verrückt. Als ich die Patientin etwa drei Jahre nach dem Beginn ihrer Krankheit zum ersten Male sah, war sie Gast einer befreundeten Familie und machte sich durch Erteilung von Unterricht an die Kinder nützlich. Da sie weder in ihrem Verhalten noch in ihren Äußerungen etwas Auffallendes bot, so mußte natürlich die Nachricht, daß sie seitens eines Anstaltsleiters für unheilbar verrückt erklärt war, Befremden erregen, die Patientin wurde deshalb veranlaßt, meinen Rat einzuholen. Ich fand an ihr eine gebildete, feinfühlige Dame, die sich auch darüber ganz klar war, daß sie das Recht gehabt hätte, ihre Beziehungen zu jenem jungen Manne ganz nach eigenem Ermessen zu ordnen, ihr Pflichtgefühl aber gegen die Schule hätte ihr keine Wahl gelassen, „sie hätte ihr Recht ihrer Pflicht zum Opfer gebracht“. Darüber war sie nicht im Zweifel, daß der junge Mann die Absicht gehabt hätte, ihr einen Antrag zu machen. Doch mußte sie zugeben, daß niemals ein Wort von ihm gefallen wäre, das auch nicht im gleichgültigen Sinne gedeutet werden könne. Wenn er sich nicht erklärt hatte, was sie für nicht ganz fair von seiner Seite hielt, so lag dies hauptsächlich an den Intrigen und den unzarten Einmischungen des Direktors und der gesamten Lehrerschaft. Meiner Versicherung, daß alle ihre vermeintlichen Wahrnehmungen durch eine krankhafte, vorgefaßte Meinung zu erklären wären und auf Täuschung beruhten, schenkte sie keinen Glauben, doch ließ sie sich bewegen, freiwillig in eine Heilanstalt einzutreten, wo sie indessen nur wenige Wochen blieb. Jetzt nach weiteren zwei Jahren erfahre ich, daß die Patientin ihren Beruf an einer Privatschule wieder aufgenommen hat und sich dort vollkommen leistungsfähig erweist, sie ist aber inzwischen mit allen ihren Angehörigen vollständig zerfallen und mißt ihnen einen Teil der Schuld daran bei, daß sie um ihr Lebensglück betrogen worden sei. Erklärungswahnvorstellungen und Erinnerungsfälschungen werden die Bausteine ihres nunmehr fertigen Systems geworden sein.

Meine Herren! Ich kann nicht umhin, noch eine kurze Bemerkung hier anzuschließen. Hätte es sich statt um eine zartfühlende und gebildete Dame um eine etwas rücksichtslosere Persönlichkeit gehandelt, so hätte sie sicher ihre Ansprüche an den Lehrer auch energischer geltend gemacht und wäre ein typisches Beispiel der neuerdings so viel genannten[1]) verfolgten Verfolger geworden. Nach meiner Überzeugung sind die meisten dieser Fälle auf irgendwelche krankhafte überwertige Ideen zurückzuführen, nur daß diese eigentliche Grundlage des Systems den in

---

[1]) Vgl. Magnan, Psychiatrische Vorlesungen, deutsch von Möbius, Leipzig 1891.

Vorurteilen[1]) befangenen Beobachtern oft verborgen bleibt. Auch der Anstaltsleiter, dessen oben zitierter Ausspruch die nicht ganz unberechtigte Entrüstung der Dame hervorgerufen hat, ist nur an der Oberfläche der Dinge haften geblieben und hat von dem eigentlichen Wesen der Krankheit offenbar keine Ahnung gehabt.

Eine psychopathische Grundlage, aus der die überwertige Idee erwachsen wäre, lag bei der Dame nicht vor. Man wird aber nicht fehlgehen, wenn man das „kritische" Alter, in dem sie stand, verbunden mit einem Übermaß geistiger Anstrengungen und der dadurch bedingten unzweckmäßigen Lebensweise, als ausreichenden Grund für das Auftreten einer sexuell gefärbten überwertigen Idee betrachten will.

---

[1]) Diese Vorurteile beziehen sich auf die von mir behauptete und vielfach mißverstandene Partialität der Krankheit in derartigen Fällen. In welchem Sinne ich diese Partialität auffasse, wird aus der hier gegebenen Darstellung genauer ersichtlich, so daß ich von einer ausführlichen Widerlegung der von Hitzig: Über den Querulantenwahnsinn, Leipzig 1895, gegen mich gerichteten Angriffe wohl absehen darf.

Sechzehnte Vorlesung.

Wann ist eine Geisteskrankheit abgelaufen?

Meine Herren!

Die Frage, ob und wann eine Psychose, die nicht zur Heilung gelangt ist, als abgelaufen zu betrachten ist, ist nach allem, was wir zurzeit wissen, eine der schwierigsten, die überhaupt gestellt werden kann, und dennoch in gleicher Weise von theoretischer wie von praktischer Bedeutung. In theoretischer Hinsicht erhellt ihre Wichtigkeit aus der Überlegung, daß wir in dem Sektionsbefund abgelaufener Fälle nur die Residuen krankhafter Veränderungen des Assoziationsorganes,[1] nicht diese selbst mehr zu finden erwarten dürfen. In praktischer Hinsicht würden die wirklich abgelaufenen Fälle den Heilungen mit Defekt in anderen pathologischen Gebieten gleich zu stellen sein. Ihrer Entlassung aus der Irrenanstalt würde gegebenenfalls nichts im Wege stehen, sobald die Veränderung des Bewußtseinsinhaltes an sich harmloser Natur ist, wie dies z. B. für die vermeintlichen Erfinder und Begründer neuer Weltanschauungen oft zutrifft. Die Anhaltspunkte, die wir zur Beurteilung dieser Frage haben, werden selbstverständlich ausschließlich in dem Gebiete der Symptomatologie zu suchen sein. Unsere Aufgabe besteht also darin, die psychotischen Symptome, die wir bis jetzt kennen gelernt haben, unter dem Gesichtspunkt zu prüfen, ob und inwieweit sie der Ausdruck eines noch floriden Krankheitsprozesses sind.

Von höchster Wichtigkeit wegen ihrer überwiegenden Bedeutung in fast allen paranoischen Zuständen wird dies namentlich für die Erklärungswahnvorstellungen sein. Tatsächlich stellen sich

[1] D. h. Gliawucherungen. Von epochemachender Bedeutung erscheint mir in dieser Hinsicht das Werk von C. Weigert: Beiträge zur Kenntnis der menschlichen Neuroglia, Frankfurt a. M. 1895. Wir dürfen hoffen, daß sich auf ihm eine pathologische Anatomie der Psychosen aufbauen wird.

diese oft als eine endlose Reihe dar, indem immer die eine die andere aus sich hervorgehen läßt und so der Vorgang der Wahnbildung immer aufs neue stattfindet. In anderen Fällen dagegen sehen wir die gleiche inhaltliche Veränderung fortbestehen und einen Erklärungswahn sich nur andeutungsweise daran anschließen. Ein augenfälliger Unterschied ist in dieser verschiedenen Reaktionsweise sicher zu statuieren; die Frage ist nur, ob er in eigentlich pathologischen Verhältnissen begründet ist. Ich habe nun schon oben angedeutet, daß eine energische Reaktion auf die einmal gesetzte Veränderung des Bewußtseinsinhaltes an sich als eine normale Gedankentätigkeit zu betrachten ist, und daß also ebensowohl die Erklärungswahnvorstellungen als der innerlich damit verwandte Vorgang der nachträglichen Korrektur des Bewußtseinsinhaltes nicht auf pathologischen Prozessen beruhen können. Immerhin hat auch diese nachträgliche Korrektur zur Voraussetzung, daß die inhaltliche Änderung des Bewußtseins von beherrschendem Interesse für den Kranken bleibt.

Das einfachste Beispiel, das sich hier bietet, ist die Wahnidee eines nicht zur Krankheitseinsicht gelangten Geisteskranken, daß er zur Zeit seiner Krankheit widerrechtlich eingesperrt gewesen und seiner Freiheit beraubt worden sei. Wir können annehmen, daß ein solcher Kranker bei Wiederaufnahme einer geregelten Tätigkeit und Rückkehr in geordnete Verhältnisse so viele andere normale Interessen vorfindet, daß schon ein besonders unglückliches Temperament dazu gehört, wenn sein Hauptinteresse dem vermeintlich erlittenen Unrecht zugewendet bliebe. Aber nehmen wir an, ein von der Rechtsidee durchdrungener Jurist hätte dieses Schicksal gehabt: dann würde das vorwiegend dem erlittenen Unrecht zugewandte Interesse und damit die Anbildung neuer Erklärungswahnvorstellungen wohl selbstverständlich sein. Er wird Beschwerde erheben, Entschädigungsansprüche machen. Aber „was dem einen widerfährt, widerfährt dem andern“, es liegt also nichts näher als der Gedanke, daß auch anderen das gleiche Unrecht widerfahren sei. Wird er nun mit seinen Beschwerden abgewiesen, so glaubt er vielleicht nicht nur sich selbst, sondern auch seinen Leidensgenossen es schuldig zu sein, daß er sein Recht weiter verfolgt. Der immer wieder abweisende Bescheid erschüttert seinen Glauben an die Rechtsprechung, er kommt auf die Vermutung, daß die Richter bestochen seien, vielleicht von derselben Seite aus, die auch ursprünglich ein Interesse daran hatte, ihn ins Irrenhaus zu bringen, oder daß das Recht gebeugt werde, um den vermeintlich begangenen Mißgriff seitens der Anstalt zu vertuschen. Auch diese eigene Erfahrung wird verallgemeinert. Alle Rechtshändel betrachtet er nun unter diesem Gesichtspunkt und bildet so immer neue falsche Urteile. Machen wir die leicht mögliche Annahme, daß die Ehefrau die Aufnahme in die Anstalt veranlaßt habe. Schon in der Anstalt ist der Verdacht in ihm aufgetaucht, daß sie es mit einem anderen halte, er hat dagegen gekämpft und ihn zeitweilig unterdrückt. Nun aber, außerhalb der Anstalt, taucht der Verdacht wieder auf, er fängt an, das gesamte Tun und Treiben seiner Frau unter diesem Gesichtspunkte zu beobachten, achtet auf Dinge, die er früher nie beachtet hatte, legt Äußerungen einen verfänglichen Sinn unter u. dgl. m. Kommt es infolgedessen zu den auch normalerweise zu erwartenden Affekten so entsteht die krankhafte Eifersucht, der Eifersuchtswahn mit allen den Konflikten, die schließlich mit der Wiederinternierung des Kranken endigen. In allen diesen Händeln und Widerwärtigkeiten wird der Kranke sein Verhältnis zu anderen Personen und den Einrichtungen der Sozietät nunmehr schief nach dem einseitigen Gesichtspunkt beurteilen, ob sie ihn oder die gegnerische Seite unterstützen. Wir sehen so eine ganze Kette von falschen Urteilen sich bilden, lauter Wahnvorstellungen, jedes nachfolgende Glied die logische Folge der vorhergehenden, und jede Station des ganzen Weges kann der Ausgangspunkt des Querulierens, von Beleidigungen und Gewalttat werden. In der Tat sind derartige nicht geheilte Geisteskranke in ihren Handlungen unberechenbar.

Wir wollen nun untersuchen, welches die Bedingungen sind, die trotz eigentlich überstandener Geisteskrankheit einen so unheilvollen Ausgang herbeiführen. Daß die bestimmte Individualität dabei eine große Rolle spielt, ist schon oben angedeutet worden. Auch die Wichtigkeit einer geeigneten Beschäftigung habe ich schon betont, da dieselbe das Interesse des Kranken überwiegend in normale Bahnen lenken kann. Von großer Bedeutung wird aber außerdem der Umgang und das soziale Medium sein, worauf der Kranke angewiesen ist. Hat er es mit unverständigen Leuten zu tun, die seiner falschen Auffassung des Vorangegangenen Glauben schenken und ihn darin bestärken, vertieft er sich in die ebenso unverständigen Zeitungsberichte seiner Schicksalsgenossen, so wird er davon wieder aufgeregt und wird der fortgesetzten Wahnbildung kaum entgehen, während jeder Tag, jede Woche, die nach der Entlassung verstreicht, ohne daß der Kranke seine vermeintlichen Ansprüche geltend macht und an sie denkt, für ihn ein Gewinn ist und das Abblassen dieses inhaltlich falschen Interessenkreises begünstigt. So muß ein affektvoller Gemütszustand als allgemeinste Vorbedingung des Erklärungswahns betrachtet werden. Allmählich und in günstigen Fällen bemerken die Kranken selbst, daß die Auffrischung ihrer Krankheitszeit auf sie ungünstig wirkt, und ich könnte Ihnen mehrere Kranke der Art zeigen, die jetzt mitten im Leben stehen und sich selbständig ernähren, die nur äußerst ungern von ihrer Krankheitszeit sprechen und dadurch sogar der ärztlichen Exploration beträchtliche Schwierigkeiten entgegensetzen. Für die Praxis folgt aus dieser Überlegung, daß man mit der Entlassung nur gebesserter Geisteskranken nicht vorsichtig genug verfahren kann, während sie andererseits als Mittel, die normalen Interessen des Kranken durch ein selbständig tätiges Leben zu stärken und so die Möglichkeit einer nachträglichen weiteren Restitution zu gewähren, nicht entbehrt werden kann. Andererseits wird es leider oft unvermeidlich sein, daß die Kranken ins Leben zurückkehren, ohne eine regelmäßige Tätigkeit und geordnete soziale Verhältnisse anzutreffen, unter Bedingungen also, die nicht nur durch das Fehlen normaler Interessen schädlich sind, sondern sogar zur Entstehung deprimierender Affekte disponieren müssen. Ihr vorwiegendes Interesse kann dann der erfahrenen Unbill zugewendet bleiben, ein affektvoller Zustand sich einnisten, und die weitergehende Wahnbildung bleibt nicht aus. So sehen wir, daß individuelle Verhältnisse über den Ausgang entscheiden können, ein Beweis mehr für die Richtigkeit unserer Ansicht, daß die Bildung von Erklärungswahnvorstellungen nicht auf einem fortbestehenden Krankheitsprozesse beruhen kann. Ein weiterer Beweis hierfür liegt in dem Umstande, daß in gewissen akuten Krankheiten gerade das Fehlen von Erklärungswahnvorstellungen charakteristisch ist und mit einem ausgesprochenen Defekt, einem augenscheinlichen Versagen der Gedankentätigkeit einhergeht. Die Wahnbildung unterbleibt in diesen Fällen, gerade weil es an der normalen Verarbeitung der inhaltlichen Veränderung durch den Assoziationsmechanismus fehlt.

Ganz anders wie mit den Erklärungswahnvorstellungen verhält es sich mit den meisten anderen Ihnen schon bekannten Symptomen. Zunächst kommen hier als Hauptmittel der Systematisierung die Symptome der additiven und subtraktiven Erinnerungsfälschung und des retrospektiven Beziehungswahns in Betracht. Sie scheinen, wie schon oben gezeigt worden ist, immer nur dann sich einzustellen, wenn das feste Gefüge der Assoziationen in einer gewissen Ausbreitung durch Sejunktionsvorgänge gelockert ist. Da aber auch bei dem Vorhandensein dieser Vorbedingung die gleichen Symptome fehlen können, ohne daß ein eigentlicher Defektzustand die Erklärung dafür liefert, so sind wir doch auf die Annahme angewiesen, daß diese für den Ausbau eines Wahnsystems so wesentlichen Symptome noch einen anderen Entstehungsgrund haben müssen. Die nächstliegende Annahme ist die, daß nicht die geschehene Sejunktion, sondern die noch geschehende, also der sich noch vollziehende Krankheitsprozeß dafür nötig ist. Zum mindesten drängt sich diese Annahme als die wahrscheinlichste auf für die drei anderen Symptome der autochthonen Ideen, der Halluzinationen und des Beziehungswahnes, freilich mit einer gewissen Einschränkung.

Ich erinnere Sie daran, daß wir in der residuären Halluzinose ein Krankheitsstadium kennen gelernt haben, welches wir zugleich mit dem Hand in Hand gehenden Beziehungswahn seinerzeit wesentlich als einen Folgezustand schon abgelaufener Sejunktionsvorgänge betrachtet haben. Diese Darstellung ist vielleicht zweckmäßig dahin zu modifizieren, daß es einem Stadium des Abklingens, des Nachlasses der sejunktiven Vorgänge entspricht, einem Stadium also, in dem die akutesten Sejunktionsvorgänge und damit alle anderen schweren Symptome einer akuten Psychose schon geschwunden sind, weshalb eben die vorbenannten elementaren Symptome in ihrer ganzen Reinheit hervortreten können. Es wurde oben die Annahme gemacht, daß eine Gewöhnung für die Erregung durch Rückstauung des Nervenstromes eintreten und dadurch die vorbezeichneten Symptome habituell werden könnten, während der pathologische Prozeß zum Stillstand gekommen wäre. Diese Annahme würde offenbar nur für solche Fälle zutreffen, bei denen Phoneme und Beziehungswahn schon länger, besonders auch zur Zeit des akuteren Krankheitstadiums bestanden haben, und für solche Fälle wird man die Möglichkeit einräumen müssen, daß sie sich als rein funktionelle Störung gewissermaßen verewigen. Abgesehen davon wird es allerdings stets gerechtfertigt sein, in den vorbezeichneten Symptomen die Zeichen eines noch fortbestehenden, wenn auch unter Umständen im Abklingen begriffenen Krankheitsprozesses zu erblicken.

Eine zweite Ausnahme bildet das Vorkommen des zirkumskripten Beziehungswahnes, wie wir ihn auf S. 143 kennen gelernt haben. Bei dem ganz stabilen Befinden, welches diese Kranken im übrigen darbieten, und dem Auftauchen von Beziehungswahnideen immer nur in ganz bestimmten Situationen oder beim Anblick bestimmter Menschen werden wir auch hier die Beziehungswahnideen als etwas Fixiertes, habituell Gewordenes, also ebenfalls nur als Ausfluß einer funktionellen Veränderung betrachten können. Es drängt sich uns hier zugleich die Betrachtung auf, daß diese Beziehungswahnvorstellungen auch ihrem Inhalt nach nichts Neues sind, also eigentlich keine Weiterbildung des Wahnes darstellen.

Und wenden wir dasselbe Kriterium auf die habituell gewordenen Phoneme und den Beziehungswahn jener vorerwähnten Fälle an, so werden wir erwarten dürfen, daß auch sie inhaltlich charakterisiert sind und zwar in der Weise, daß sie zwar als Ausdruck der vorhandenen Wahnideen gelten können, aber nicht zur Weiterbildung derselben oder Angliederung neuer Wahnideen führen. In der Tat gibt es hierhergehörige Krankheitsfälle, in denen es trotz Fortbestehens von Halluzinationen und Beziehungswahnvorstellungen niemals zu einer eigentlichen Systembildung kommt.

Im allgemeinen wird man an dem Affekt ein Kennzeichen dafür besitzen, ob sich die Halluzinationen und die Beziehungswahnvorstellungen nur in den schon gewohnten Gleisen bewegen oder ein Novum enthalten. Das Verblassen des Affektes ist deshalb oft von der günstigsten Bedeutung, daß es ein Seltenerwerden der Halluzinationen und der Beziehungswahnvorstellungen und ihr allmähliches Aufhören ankündigt. Auch sonst läßt sich ein innerer Zusammenhang zwischen dem Affekt und dem Auftreten jener aktiv psychotischen Symptome nicht verkennen; denn Affekte, welche ihrer Entstehung nach als normal bezeichnet werden müssen, bilden sichtlich oft die Gelegenheitsursache für das sporadische Auftreten von Phonemen und Beziehungswahnvorstellungen bei sonst ganz stabilen Zuständen. Ein Beispiel davon haben wir schon in dem seltenen Falle des Auftretens vereinzelter Phoneme bei Querulanten kennen gelernt. Das ist auch der Grund, weshalb Kranke mit nur einigermaßen verbreiteten sejunktiven Vorgängen nach ihrer relativen Heilung oft darauf angewiesen bleiben, in der Anstalt zu leben. Jeder Versuch, in den harten Kampf ums Dasein zurückzukehren, hat einen Rückfall akuter psychotischer Symptome zur Folge, und nur eine wohleingerichtete Anstalt bietet den Kranken die stete Rücksichtnahme und die wohlwollende Behandlung, außerdem aber auch die Freiheit von materieller Not, welche für diese Kranken die Vorbedingung ihres dauernden psychischen Gleichgewichtes bildet.

Meine Herren! Ganz allgemein könnte der Satz aufgestellt werden, daß ein feines Maß für die mehr oder weniger robuste Konstitution eines Gehirns darin zu finden ist, wie es mit seiner Widerstandsfähigkeit gegen Affekte besonders deprimierender Art bestellt ist. Auch anscheinend leistungsfähige Männer, die nie eine Geisteskrankheit durchgemacht haben, sieht man deshalb zuweilen mit ängstlicher Scheu den Anlässen zu stärkeren Affekten, die bei psychischer Verarbeitung ärgerlicher Vorkommnisse unvermeidlich sind, aus dem Wege gehen. Andererseits ist mir nichts beweisender für die Partialität der Störung und die im Gegensatz zur behaupteten „Entartung“ vorhandene gesunde Leistungsfähigkeit des Gehirns, als die gehobene Stimmung und die Kampfesfreude, mit welcher manche Querulanten trotz aller Enttäuschungen und Widerwärtigkeiten den Kampf um ihr Recht bis aufs äußerste fortsetzen.

Meine Herren! Als Hauptkriterium dafür, daß der Krankheitsprozeß wirklich abgelaufen ist, haben wir sonach den Versuch zu betrachten, ob die Rückkehr ins bürgerliche Leben mit Erfolg gelingt. Dieser Versuch sollte deshalb, wenn irgend angängig, auch gemacht werden, und die Aufgabe der Anstalt, die Bedingungen für ein tätiges und freieres Leben künstlich zu schaffen, nur für jene Invaliden vorbehalten werden, die nicht anders existieren können. Ein zweites Kriterium ist ebenso wichtig, aber im Einzelfalle zuweilen versagend. Es besteht in dem Verhalten des Allgemeinbefindens. Der gröbste Ausdruck dafür ist ein sich gleichbleibendes relativ hohes Körpergewicht. Störungen des Schlafes und des Appetites sind schon dadurch ausgeschlossen. Der für Laien ganz überraschend große Einfluß, welchen das Gehirn auf die Ernährung hat, wird uns ganz besonders bei den akuten Psychosen entgegentreten. Er zeigt sich aber auch bei den chronischen Psychosen und überhaupt den paranoischen Zuständen darin, daß jeder akutere Schub und alle krankhaften Affektzustände mit einem Sinken des Körpergewichts einhergehen, welches nur durch spezifisch trophische Einflüsse erklärt werden kann und oft in auffälligem Gegensatz zu der anscheinend unveränderten Bilanz zwischen Einfuhr und Ausfuhr steht. Hier bietet sich eine dankbare Aufgabe für Stoffwechselversuche, die zweifellos zu einem interessanten und lehrreichen Ergebnis führen würden.

Siebzehnte Vorlesung.

Verlauf der chronischen Psychosen. Ätiologische Klassifikation. Die Primordialdelirien Griesingers.

Meine Herren!

Mit der summarischen Kenntnis der paranoischen Zustände, die Sie bis jetzt erworben haben, ist es natürlich nicht abgetan, vor allen Dingen sind Ihnen bis jetzt nur gewisse dominierende Symptome bekannt geworden, während eine große Anzahl anderer, die ebenfalls interkurrent auftreten können, erst bei den akuten Psychosen Erwähnung finden können. Indessen wird es Ihnen schon jetzt möglich sein, die Hauptzüge der großen Überzahl von paranoischen Zuständen herauszufinden und so der Forderung zu genügen, welche beispielsweise an jedes psychiatrische Gutachten gestellt werden muß, daß nämlich die psychotischen Symptome im einzelnen genau genannt werden, welche die Geistesstörung eines bestimmten vorliegenden Falles zusammensetzen, eine Forderung, die leider häufig nicht einmal in den Gutachten sog. Autoritäten erfüllt wird. Ich kann Ihnen den Satz nicht genug einprägen, daß Sie nur dann das Recht haben, einen Menschen für geisteskrank zu erklären, wenn Sie den Nachweis dafür durch Feststellung bestimmter psychotischer Symptome führen können; nur so wird Ihnen die Beschämung erspart bleiben, daß Ihr Gutachten gerechtfertigten Angriffen von Seiten der Laien ausgesetzt wird. Der „allgemeine Eindruck", auf den sich sogar bekanntere Vertreter unseres Faches zuweilen berufen, wenn es ihnen nicht gelingt, bestimmte psychotische Symptome zu eruieren, ist nichts als eine allgemeine Redensart und muß, wenn er die Diagnose eines paranoischen Zustandes begründen soll, das tiefste Mißtrauen hervorrufen. Es verdient die schärfste Zurückweisung, wenn in Fällen der Art gar noch behauptet wird, daß es sich um einen wohlbekannten und verhältnismäßig einfachen Krankheitszustand handle, für den der Name Paranoia chronica simplex zutreffend sei. Bei

Richtern wie Laien kann dann leicht der Eindruck beabsichtigter Irreführung hervorgerufen und dadurch das Ansehen des ganzen irrenärztlichen Standes geschädigt werden. Wollen Sie solche Mißgriffe vermeiden, so beachten Sie, daß die offenbarste Selbstüberschätzung noch bei weitem kein Größenwahn, Mißtrauen, Argwohn und Haß gegen einige oder viele Menschen noch kein Verfolgungswahn ist, und daß die paranoischen Zustände immer verhältnismäßig leicht zu fassende, durch ganz bestimmte psychotische Symptome nachweisbare Geistesstörungen sind.

In einigen unserer gelesensten Lehrbücher finden Sie die Einteilung der Paranoia in eine Paranoia chronica simplex und hallucinatoria. Wie weit oder vielmehr wie wenig eine solche Unterscheidung gerechtfertigt ist, können Sie meinen Ausführungen entnehmen. Den Halluzinationen, wenigstens den fast immer dominierenden Phonemen, kommt eine selbständige Bedeutung überhaupt nicht zu.

Es bedarf vielleicht einer gewissen Entschuldigung, wenn ich, wie oben motiviert, das Wort paranoische Zustände zur Bezeichnung aller chronischen Geistesstörungen mit überwiegend inhaltlicher Veränderung des Bewußtseins gewählt habe. Man könnte von mir verlangen, daß ich demgegenüber mindestens den Versuch machte, die angeblich wohlbekannte Paranoia chronica simplex deutlich abzugrenzen. Ich unterlasse einen solchen Versuch mit voller Absicht, weil es nach meiner Meinung eine wohlbekannte Krankheit der Art nicht gibt, wenn man nicht den Namen für eine sehr geringe Zahl untereinander übereinstimmender Einzelfälle monopolisieren will. Ich komme auf diese Fälle bald noch weiter zurück.[1])

Auch hinsichtlich der weiter gefaßten paranoischen Zustände tritt die Mangelhaftigkeit unserer Kenntnisse besonders dann zutage, wenn wir den Versuch machen wollen, sie nach Entwicklung und weiterem Verlaufe in Unterabteilungen zu scheiden. Näher bekannt sind uns in dieser Hinsicht nur gewisse Grenzfälle. Ich will dieselben nach den Daten, die ich hier schon öfter berührt habe, kurz rekapitulieren. Es sind unter den residuären Geistesstörungen eine gewisse Anzahl, die wir als stabile Zustände kennen gelernt haben, meist ausgezeichnet durch geringe Verbreitung der Symptome und Integrität der übrigen Funktionen. Dann sind uns weiterhin besser bekannt eine Anzahl von Krankheitsfällen, die sich durch ganz allmähliche, einschleichende Entwicklung und ebenso langsamen, gleichmäßig anwachsenden Verlauf auszeichnen, wobei es niemals zu eigentlichen akuten Schüben oder stärkeren

[1]) Vgl. S. 159.

Exazerbationen kommt. Für beide Krankheitstypen wie für alle inhaltlichen Veränderungen läßt sich eine Krankheitskurve konstruieren, die der Extensität des Krankheitszustandes entspricht. Dem ersteren Falle entspricht dann eine Form der Kurve, welche der Abszissenachse parallel bleibt, dem zweiten Falle eine solche, die sich gleichmäßig langsam ansteigend von der Abszissenachse entfernt.

Einige Bemerkungen seien diesen letzteren Zuständen von exquisit chronischem Verlauf gewidmet. Sie entsprechen dem etwas häufiger vorkommenden Typus des langsam entstehenden Verfolgungswahnes, an den sich nach längerer Zeit ein konsekutiver Größenwahn anschließen kann. Die Periode der langsam und unmerklich sich vollziehenden Entwicklung dieser Fälle, für die es eben deshalb oft sehr schwer wird, den genauen Zeitpunkt des Beginnes festzustellen, ist durch das Auftreten von Beziehungswahnvorstellungen und demnächst vereinzelten Phonemen des gleichen Inhalts gekennzeichnet. Als allererstes Symptom kann eine überwertige Idee Platz greifen und die Richtung des Beziehungswahnes bestimmen. Allmählich nehmen die Phoneme überhand, und es gesellen sich dazu auch Halluzinationen anderer Sinne und abnorme Sensationen. Der Verfolgungswahn wird dann nach zwei Richtungen systematisiert. Einmal durch Erklärungswahnvorstellungen, die sich auf die Tatsache der Halluzinationen selbst beziehen: der sog. physikalische Verfolgungswahn, dann durch solche, welche die Urheber und die Beweggründe der Verfolgung betreffen. Der Größenwahn schließt sich mit Vorliebe an die letztere Reihe von Erklärungswahnvorstellungen an aus dem logischen Bedürfnis heraus, die Entfaltung so großer Mittel, das Aufgebot so vieler Menschen zu erklären. Bei wohlerhaltener Besonnenheit und formaler Denktätigkeit kommt es schließlich zur Bildung von technischen Ausdrücken mehr oder weniger abenteuerlicher Art, oft zuerst als Phoneme auftauchend, die den Kranken neugebildete Wörter an die Hand geben. Die Ausdrucksweise dieser Kranken erhält dadurch etwas ungemein Charakteristisches. Vermittelst ihres wohlfungierenden logischen Apparates wird allmählich das ganze Weltbild umgestaltet, und je nach dem geistigen Besitzstande des erkrankten Individuums können philosophische Systeme von mehr oder weniger abenteuerlichem Aufbau begründet werden. Eine formal korrekte Logik und nicht zu verkennende geistige Produktivität bleibt bis zuletzt erhalten. In der philosophischen Literatur des letzten Jahrzehntes wird Ihnen ein mehrbändiges Werk von einem offenbar geisteskranken Gelehrten aufgefallen sein und Ihr Kopfschütteln erregt haben. Das Schlußergebnis des ganzen Krankheitsprozesses ist eine inhaltliche Veränderung auf allen drei Bewußtseinsgebieten, denn auch die Veränderung des eigenen Körpers macht sich den Kranken bald früher, bald später bemerklich; wollte man danach den Namen für diese Fälle wählen, so hat man es in ihren späteren Stadien jedenfalls mit einer chronischen totalen Psychose zu tun. Ebenso unzweifelhaft aber sind die Initialsymptome ausschließlich und die ganze erste Periode der Krankheit überwiegend auf allopsychischem Gebiete zu suchen. Der lange Zeit allein nachweisbare Beziehungswahn hat durchaus den oben geschilderten allopsychischen Charakter, die Halluzinationen mit den sich anschließenden Erklärungswahnvorstellungen führen eine allmähliche, aber unaufhaltsame Umdeutung der Außenwelt herbei, und so ist für diese ersten Jahre der Krankheit die Bezeichnung der chronischen aszendierenden Allopsychose oder auch chronischen Halluzinose gerechtfertigt. Das Beiwort aszendierend enthält dann einen genügenden Hinweis darauf, daß die Psychose allmählich total wird, wie sie ja auch von der Zeit des Größenwahns ab das autopsychische Gebiet in sich begreift. Zur Charakteristik der einschlägigen Fälle scheint es ferner noch zu gehören, daß es dabei niemals zu schwereren Symptomen von seiten der Motilität kommt. Wenn auch relativ häufig,[1]) so ist doch die absolute Zahl der hierher gehörigen, rein chronisch progressiv verlaufenden Fälle auch nur gering. Sie sind es, die noch am meisten der angeblich so häufigen Paranoia chronica entsprechen. Die beiden weiblichen Kranken Schmidt und Reising sind Beispiele davon, letztere zugleich von dem Beginn mit einer überwertigen Idee.

Eine dritte Verlaufsweise der paranoischen Zustände ist mir im Lauf der Zeiten durch eine Anzahl von Fällen bekannt geworden. Sie entwickelt sich in der besonderen Weise, daß sie die Fortsetzung eines Anfalls akuter Psychose darstellt, nachdem mehrere Anfälle der gleichen akuten Psychose in den Jahren vorher überstanden und zur vollständigen Heilung gelangt sind. Diesen Krankheitsverlauf habe ich bisher im Anschluß an die akute Halluzinose oder akute halluzinatorische Allopsychose [2]) und zwar meist bei Alkoholisten beobachtet. Die Progression des chronischen Zustandes, der inhaltlich immer als physikalischer Verfolgungswahn auftritt, scheint hier bei weitem rascher und deletärer zu sein, als der der vorerwähnten von vornherein chronischen Form.

Einer vierten Verlaufsform paranoischer Zustände kann ich

---

[1]) Vgl. S. 96 u. 97.

[2]) S. später.

hier nur vorgreifend Erwähnung tun. Wir werden später bei den akuten Psychosen den Zustand der depressiven Melancholie kennen lernen, eine akute allgemeine Erkrankung, die sich durch den beigemischten Affekt und die ebenfalls allgemeine intrapsychisch bedingte Akinese charakterisiert. Ein melancholischer Zustand der Art kann lange Zeit das Bestehen einer reinen Melancholie vortäuschen, bis man aus dem veränderten Benehmen des Kranken Anhaltspunkte gewinnt, daß die intrapsychische Funktionsstörung nachläßt und gleichzeitig Beziehungswahnvorstellungen und entsprechende Phoneme sich eingestellt haben. Gewöhnlich ist es irgendein Ausbruch der Entrüstung, der den Kranken zum Sprechen bringt und nun mit einem Schlage ein gänzlich verändertes Bild enthüllt. Der paranoische Zustand, der sich nun offenbart, ist gewöhnlich in gleichem Maße aus Verfolgungs- und Größenwahnvorstellungen zusammengesetzt, Ausbrüche von wüstem Schimpfen und Neigung zu Gewalttätigkeit begleiten ihn in fast charakteristischer Weise, und es kommt verhältnismäßig rasch zu einer Fälschung des gesamten Bewußtseinsinhaltes bis zur inhaltlichen Verwirrtheit. In diesem Stadium der inhaltlichen Verwirrtheit scheinen die Kranken lange Zeit verharren zu können, zwar mit abnehmender Energie ihrer Handlungen, aber ohne eine eigentliche Demenz. Der schließliche Ausgang ist mir nicht mit Sicherheit bekannt geworden. Um nicht mißverstanden zu werden, bemerke ich, daß die inhaltliche Verwirrtheit durchaus nicht der eben geschilderten Verlaufsform ausschließlich zukommt, sondern eine Folgeerscheinung jeder extensiven Bewußtseinsfälschung darstellt. Die Kranken operieren schließlich mit einer Reihe von Begriffen, die nur ihnen individuell eigentümlich sind, wodurch sie für andere Individuen unverständlich werden und selbst auch andere Individuen falsch verstehen. Die inhaltliche Verwirrtheit ist also immer nur eine scheinbare Verwirrtheit und würde von einem anderen Individuum mit genau der gleichen Bewußtseinsfälschung gar nicht bemerkt werden.

Es wird ohne Zweifel später gelingen, eine Reihe von wohlcharakterisierten Verlaufstypen unter den paranoischen Zuständen außer den vier hier eben mitgeteilten festzustellen, vorläufig aber muß ich mich mit diesen Andeutungen begnügen und mich darauf beschränken, die Aufgabe anzudeuten, die uns hier erwartet. Sie wird darin bestehen, die Gesetzmäßigkeit festzustellen, mit welcher die einzelnen psychotischen Symptome und die inhaltlichen Veränderungen aufeinander folgen; denn es kann nicht zufällig sein, wie sie die Symptome aneinander reihen, ebensowenig wie es auf einem Zufall beruhen kann, daß es im Gebiete der gesamten übrigen Nervenkrankheiten so oft zu bestimmten wohlcharakterisierten Gruppierungen der Symptome kommt. In letzterem Falle ist uns der Grund dafür nicht verborgen; er liegt in der bestimmten Anordnung der Nervenbahnen an bestimmten Orten. Wenn ich Sie nun daran erinnere, daß wir die inhaltlichen Veränderungen des Bewußtseins ebenfalls in gewissem Sinne als Herdsymptome betrachten konnten, so werden wir diese Betrachtung auch auf sie übertragen und gewisse Gruppierungen der Symptome als den Ausdruck bestimmter anatomischer Ordnungen auch in den Assoziationsbahnen auffassen können. Vorläufig stehen wir, wie gesagt, hinsichtlich dieser Gruppierungen erst im Anfange unserer Kenntnisse, und besonders möchte ich Sie davor warnen, die oben skizzierten Verlaufstypen als die besonders häufigen Fälle aufzufassen. In Wirklichkeit bilden sie nur einen Bruchteil der vielen Varianten unbekannter Art, welche in den so ungemein zahlreichen paranoischen Zuständen enthalten sind.

Meine Herren! Es erscheint Ihnen vielleicht auffallend, daß ich bei der Aufgabe, die vielgestaltigen paranoischen Zustände zu ordnen, das ätiologische Einteilungsprinzip zu vernachlässigen scheine. Täte ich das wirklich, so würde ich mich sicher auf einer falschen Bahn bewegen, aber Sie werden finden, daß ich gerade bei der in Schüben beginnenden und dann progressiv verlaufenden Psychose mit dem Inhalt des physikalischen Verfolgungswahnes die Ätiologie des Alkoholismus ausdrücklich erwähnt habe. In der Tat bildet die Frage der Ätiologie die zweite ebenso bedeutende Aufgabe, die es zu lösen gilt. Aber wie es verfehlt wäre, die Bleilähmung abzuhandeln, ehe man den häufigsten Typus derselben, die doppelseitige Radialislähmung, kennen gelernt hat, so wäre es auch ein unrichtiger Weg, wenn man bei den Psychosen die Einteilung ausschließlich auf die Ätiologie gründen wollte. Die Einseitigkeit dieses Weges kann ich Ihnen bald an der Tatsache demonstieren, daß die akute Halluzinose der Trinker auch bei Nichttrinkern vorkommt. Halten wir nun daran fest, daß die Psychosen Gehirnkrankheiten sind, und daß wir voraussetzen können, daß ein und dieselbe Örtlichkeit immer die gleichen Symptome macht. Hier bietet sich also ein der Forschung zugängliches Gebiet. Von bestimmten ursächlichen Einwirkungen dagegen können wir nicht erwarten, daß sie sich stets an dem gleichen Orte zeigen werden, ebensowenig wie eine Hirnblutung immer an der gleichen Stelle im Gehirn sitzt. Das ätiologische Moment wird deshalb immer das erst in zweiter Linie in Frage kommende Forschungsgebiet sein dürfen. Dabei ist mir wohlbekannt, daß unter Umständen auch der Ort, welcher befallen wird, durch die Ätiologie bestimmt werden kann, gerade die schon angezogene Bleilähmung, außerdem aber die Erkrankung der Hinterstränge nach Alkoholismus und Syphilis, endlich der bekannteste Typus der progressiven Paralyse sind dafür Beispiele. Auch werden wir später in der akuten Halluzinose der Trinker und in der Presbyophrenie noch Psychosen kennen lernen, bei denen es sich ähnlich verhält. Im allgemeinen aber kann es nicht stark genug betont werden, daß unser nächstes Einteilungsprinzip das der anatomischen Anordnung, mit anderen Worten das der natürlichen Gruppierung und Aufeinanderfolge der inhaltlichen Veränderungen sein muß.

Meine Herren! Ich muß mich vorläufig begnügen, meinen Standpunkt in diesen wichtigen Fragen zu erklären, behalte mir aber vor, später noch ausführlicher darauf zurückzukommen, da die akuten Psychosen eine bestimmte Stellungnahme zu diesen Fragen unbedingt erfordern. Eine vorläufige Erwähnung dieses Punktes war aber nicht zu umgehen; sind doch die chronischen Psychosen zu einem erheblichen Teil nur die Ausgänge von akuten Psychosen. Dann aber schien es mir gegenüber bestimmten Erscheinungen der Tagesliteratur geboten, mich zu diesen Strömungen nicht einfach schweigend zu verhalten.[1]) Die Arbeiten eines hervorragenden französischen Psychiaters, Magnan, haben auch bei uns in Deutschland die hin und her schwankende öffentliche Meinung in diese Richtung gelenkt. Sie könnten deshalb leicht den Eindruck erhalten, als ob darin ein neuer glücklicher Ausdruck für eine Anzahl allseitig bekannter klinischer Tatsachen gefunden wäre, und als ob es eigentlich nur zwei große Krankheitsgruppen im Gebiete der chronischen Geistesstörungen zu unterscheiden gäbe, die Geistesstörungen der Entarteten einerseits und eine ätiologisch nicht, wohl aber klinisch gut ausgeprägte Geisteskrankheit, die der französische Autor „Délire chronique à évolution systématique“, der deutsche Übersetzer aber „Paranoia completa“ nennt. Wie Sie sehen, muß ich mich schon prinzipiell gegen eine solche Einteilung wenden, denn sie kommt etwa darauf hinaus, eine vermeintlich klinische gut bekannte Form der chronischen Geistesstörung, die angeblich fest umrissene chronische Paranoia, allen übrigen Geisteskrankheiten gegenüberzustellen und für die letzteren nur eine Ätiologie, die sog. Entartung, anzuerkennen.

[1]) Es freut mich außerordentlich, konstatieren zu können, daß ich mich in meiner kritischen Auffassung der Magnanschen Lehren mit Hitzig begegne. Aber auch darüber hinaus glaube ich in den Grundanschauungen, die er in seinem bedeutsamen Buche über den Querulantenwahn ausspricht, trotz aller gegen mich gerichteten Polemik, eine erfreuliche Übereinstimmung wahrzunehmen.

Sie begegnen hier nach meiner Überzeugung genau derselben Übertreibung, welche bisher noch jeden Einteilungsversuch der Psychosen zum Scheitern gebracht hat. Auch dieser Mustertypus einer vollständigen chronischen Paranoia ist nach meiner Meinung viel zu weit gefaßt und enthält eine ganze Anzahl von untereinander verschiedenen, noch zu differenzierenden chronischen Psychosen. Und nur so konnte der Verfasser auf den Gedanken kommen, ihr das ganze große Gebiet der bei „Entarteten" vorkommenden Psychosen gegenüberzustellen. Was nun diese letzteren Fälle betrifft, so zweifle ich nicht, daß auch dieser ätiologische Gesichtspunkt sich fruchtbar erweisen wird, ebenso wie mancher andere; in den Arbeiten Magnans aber wird er jedenfalls bei weitem überschätzt, und ich glaube Ihnen als Kern derselben hier nur die eine Tatsache herausschälen zu sollen, daß bei „Entarteten" mit Vorliebe psychotische Symptome auftreten, die entweder vereinzelt bleiben, wie die überwertigen Ideen, oder nur einen geringen Grad der Intensität erreichen, so daß es fraglich bleiben muß, ob das betroffene Individuum schon als eigentlich geisteskrank zu betrachten ist. Daß derartige Grenzfälle bei den „Entarteten" besonders häufig anzutreffen sind, wird kaum irgendwo anders mit solcher Evidenz dargetan, wie in den Studien Magnans; auf einer Übertreibung aber beruht es wieder, wenn der Verfasser zu meinen scheint, Krankheitsfälle wie die von mir als zirkumskripte Autopsychose oder überwertige Idee bezeichneten kämen nur bei „Entarteten" vor. Das ist durchaus nicht der Fall, wenn man nicht eben das Auftreten der Psychose selbst schon als Beweis der vorhandenen Entartung anerkennen will.

Meine Herren! Gestatten Sie mir zum Schluß dieser Besprechung noch eine Bemerkung, die dazu bestimmt ist, möglichen Mißverständnissen vorzubeugen. Ich bin mir wohl bewußt, daß ich die Aufgabe, die ich mir ursprünglich gestellt habe, Ihnen eine naturgetreue Schilderung der paranoischen Zustände zu entwerfen, nur sehr ungenügend erfüllt habe. Sie werden später finden, daß ich eine Reihe wichtiger Symptome hier gar nicht berührt habe, daß ich andererseits manches schon erwähnt habe, was eigentlich in das Gebiet der akuten Geisteskrankheiten gehört. Aber die Schwierigkeit liegt hier in der Sache. Eigentlich ist es unmöglich, auch nur ein Einzelgebiet, wie ich es hier herausgegriffen habe, anschaulich zu schildern, ohne auf das Gesamtgebiet überzugreifen und darauf Rücksicht zu nehmen. Diese Unmöglichkeit hat sich mir aber bei den akuten Geisteskrankheiten noch in viel höherem Maße herausgestellt, so daß ich mich nach vieljähriger Arbeit sogar entschließen mußte, den Plan meiner

Arbeit von Grund aus umzustoßen und die akuten Geisteskrankheiten, welche doch die Hauptquelle der paranoischen Zustände bilden, hinter diese letzteren zurückzustellen. Und so verhält es sich mit den einzelnen Symptomen. Jedes neu auftauchende Symptom kann einer Geistesstörung den akuten Charakter verleihen. Die meisten chronischen Geisteskrankheiten zeichnen sich sogar durch akute Schübe neuer Symptome aus, welche in irgend einer Periode ihres Verlaufes auftreten. Ich habe die Schilderung dieser Zustände mit Absicht möglichst vermieden, weil sie in die akuten Psychosen gehören; ganz konnte es aber nicht gelingen, derartige Schübe von neu auftretenden Einzelsymptomen zu trennen, weil eben, wie überall in der Natur, auch hier unmerkliche Übergänge stattfinden.

Meine Herren! Die Geschichte der Psychiatrie ist ein Gebiet, das wohl dem Fachmann äußerst interessant ist, für Sie aber, die noch der Belehrung in den Anfangsgründen bedürfen, hinter den dringenderen Erfordernissen des Tages zurückstehen muß. Trotzdem möchte ich nicht unterlassen, hier einen Punkt zu berühren, dem eine Bedeutung in der Geschichte unserer Wissenschaft nicht abzusprechen ist. Er betrifft die von Griesinger so genannten Primordialdelirien. Sie werden in der inneren Klinik von diesem großen Kliniker so viel gehört haben, daß es Ihnen nicht wunderbar erscheinen wird, wenn sein Lehrbuch der Psychiatrie noch jetzt zu den gelesensten Büchern gehört und seinerzeit eine geradezu erstaunliche Wirkung hervorgebracht hat. In diesem Buche noch steht Griesinger auf einem einseitigen und von namhaften älteren Autoren nicht geteilten Standpunkte insofern, als er das Auftreten primärer inhaltlicher Veränderungen ohne vorangegangene melancholische Verstimmung bestreitet, und erst im Jahre 1867 [1]) hat er sich mit der Aufstellung seiner „Primordialdelirien" zu einer richtigeren Auffassung bekehrt, nachdem ihm Snell [2]) mit seinem Vortrage über „Monomanie als primäre Form der Seelenstörung" darin vorangegangen war. Bei der dominierenden Stellung, welche der bedeutenden Persönlichkeit Griesingers innewohnte, können Sie sich vorstellen, daß die nun von ihm verkündete Lehre von den Primordialdelirien alle Geister bewegte und als ein großer Fortschritt unserer Wissenschaft begrüßt wurde. Ich weiß mich aus der Zeit des Anfanges meiner psychiatrischen Laufbahn, die in das Jahr 1871 fiel, noch sehr genau zu erinnern, daß dieser Punkt immer im Vordergrund der Diskussion stand, wenn über-

---

[1]) Veröffentlicht erst 1870 in seinem „Vortrag zur Eröffnung der psychiatrischen Klinik", Arch. f. Psych. I.

[2]) Allg. Zeitschr. f. Psych. 22 Bd. 1865.

haupt über psychiatrische Dinge diskutiert wurde. Allerdings gehörte es zu den unbeabsichtigten Wirkungen des Buches und der Lehrtätigkeit Griesingers, daß dies nur selten geschah und das Interesse aller jüngeren Psychiater überwiegend dem Gebiete der Gehirn- und Nervenkrankheiten zugewandt war. Bei dieser Sachlage wird es Ihnen befremdlich sein, daß ich unter den psychotischen Symptomen, welche als Grundlagen der paranoischen Zustände zu betrachten sind, die „Primordialdelirien" nicht erwähnt habe. Dies will ich sogleich begründen. Vorher aber gestatten Sie mir eine Bemerkung über das Verhältnis Snells, dem doch unstreitig die Priorität gebührt, zu Griesinger. Warum knüpft man den berühmten Begriff der Primordialdelirien nicht an den Namen Snells, sondern an den Griesingers an? Nun, die Antwort ist sehr einfach die, daß zwar die gleiche Erscheinung beiden Forschern vorlag, daß aber nur der auf der Höhe der klinischen Methode stehende, vielseitig durchgebildete Kliniker das Bedürfnis hatte, sie auf ein bestimmtes elementares, psychotisches Symptom zurückzuführen, welches er eben Primordialdelirien nannte. Beide Autoren gehen von der gleichen klinischen Erfahrung aus, daß bei einer bestimmten Art der Geisteskranken, die Griesinger primäre Verrüktheit, Snell Monomanie nennt, ohne vorgängige Melancholie, [1]) also anscheinend primär, Verfolgungsideen bei gehobener, selbstbewußter Stimmung auftreten. Aber während Snell sich damit begnügt, den Verlauf dieser Fälle, die Integrität der Intelligenz dabei, das öftere Hinzutreten konsekutiver Größenideen, in allgemeinen Umrissen zu skizzieren, sucht Griesinger tiefer in das Wesen der Dinge zu dringen und findet die Quelle der Verfolgungs- ev. auch Größenideen in ursprünglich auftauchenden falschen Vorstellungen, genauer gesagt, falschen Urteilen. Um Ihnen klar zu machen, was ich meine, führe ich derartige Urteile an. Dem einen Kranken (im Falle einer Angstpsychose z. B.) taucht der Gedanke auf, seine Eltern, seine Frau, seine Kinder seien gestorben, und er ist ohne weiteres davon überzeugt. Dem anderen kommt der Gedanke, er solle hingerichtet werden, einem dritten, er sei Millionär oder fürstlicher Abstammung. Es handelt sich also um „auftauchende Gedanken", die für wahr gehalten werden, eine Erscheinung, die Sie an die Zwangsvorstellungen und autochthonen Ideen erinnern wird.

So wenigstens kann ich Griesinger nur verstehen, und darin erblicke ich sein eigentliches Verdienst. Sehen wir, wie er selbst sich darüber in seinem Vortrage zur Eröffnung der psychiatrischen

---

[1]) Im Sinne der älteren Autoren. S. später.

Klinik am 4. Mai 1867[1]) ausspricht. „In den Ganglienzellen der grauen Hirnrinde gehen nach unseren heutigen Annahmen die Prozesse vor sich, welche die Vorstellungen auslösen.“ Wie nun ein abnormer Gang durch die Rückenmarkserkrankung der Tabes dorsalis resultiert, „so müssen bei anormaler Aktion jener Hirnrindenzellen unmittelbar Bilder, Worte, Vorstellungen aller Art ausgelöst werden, welche der Wirklichkeit nicht mehr entsprechen.“ Wir sehen hier Griesinger einen Standpunkt vertreten, der dem unsrigen sehr nahe steht. Doch ist ihm die Schwierigkeit nicht entgangen, daß gerade unsinnige Urteile von den präformierten materiellen Trägern des Denkprozesses produziert werden sollten. Zur Erklärung dafür weist er auf zwei Reihen von Erscheinungen hin. Einmal kann die Störung der Ganglienzellen rein funktionell und von anderen, entfernten Stellen her erregt sein. Er nennt diese Erscheinung, bei der die erste Erregung z. B. durch Sensationen in den Eingeweiden bedingt sein kann, Mitvorstellungen. Diese Anschauung können wir einfach akzeptieren, und Sie erinnern sich, daß ich eine derartige Entstehung von bestimmten Vorstellungen mit der Bezeichnung Angstvorstellungen wiederholt angedeutet habe. Bei den akuten Psychosen wird der Ort sein ausführlicher darauf zurückzukommen.

Die zweite Reihe von klinischen Erscheinungen, in denen er eine Analogie mit dem primären Auftreten bestimmter falscher Urteile bei Geisteskranken erklickt, ist das Auftreten von Zwangsvorstellungen bei Neurasthenikern und die überwiegende Häufigkeit von Tierdelirien beim Delirium potatorum, endlich die subjektive Empfindung einer ganz bestimmten Farbe, des Rot, bei gewissen pathologischen (z. B. epileptischen) Hirnzuständen. Hier ist ein Zusammenhang mit den gesetzmäßig falschen Urteilen der Geisteskranken nur rücksichtlich der Zwangsvorstellungen herzustellen. So bleibt es denn für Griesinger das große Rätsel, wie gerade die Gesetzmäßigkeit dieses Inhaltes zustande kommt, das Auftreten von Größen- und Verfolgungsvorstellungen, welche „vielleicht unter zehn Kranken bei fünf durch die ganze Dauer der Krankheit den Hauptinhalt des Deliriums bilden“. Nun, wir wissen seit Meynert, daß es die Eigenschaften des primären Ich, des Kindes und des Naturmenschen sind, welche sich in dieser Gesetzmäßigkeit widerspiegeln, und ich brauche Sie nur auf seinen Aufsatz „Über den Wahn“ [2]) hinzuweisen, um Sie darüber zu orientieren. Im Naturzustande des Menschen werden Ereignisse, die sein Wohl und Wehe berühren, als Handlungen gedeutet; auf

---

[1]) Arch. f. Psych. I. S. 143.

[2]) Sammlung von populär-wissenschaftlichen Vorträgen, 1892, S. 83.

dieser Grundlage entwickeln sich Verfolgungs- und Größenvorstellungen als die beiden Grundformen der Reaktion des Individuums ebenso wie der Völker auf die Eindrücke der Außenwelt.

Wir werden uns nun aber die Frage vorzulegen haben: Gibt es tatsächlich eine derartige primäre Entstehungsweise des Verfolgungswahns oder Größenwahns im Sinne Griesingers? Diese Frage kann ich nur sehr bedingt bejahen. Nach meiner Kenntnis entwickelt sich der vermeintlich primäre Verfolgungswahn für die chronischen Psychosen im allgemeinen entweder aus Beziehungswahnvorstellungen, wie schon oben geschildert, oder als Erklärungswahn, und eine andere Entstehungsweise ist für die paranoischen Zustände nach meiner Meinung ausgeschlossen, wenn man nicht etwa so weit gehen will, auch den Verfolgungswahn des Schwachsinnes dazu zu rechnen. Ähnliches gilt für den Größenwahn.[1] Doch gebe ich zu, daß es außer dem konsekutiven Größenwahn, welcher sich in logischer Folge aus dem Verfolgungswahn entwickelt, ferner außer dem Größenwahn der Schwachsinnigen, wovon später die Rede sein wird, noch zwei Quellen des sog. Größenwahnes gibt, welche leicht übersehen werden können und dann das Auftreten eines primären Größenwahnsinnes vortäuschen können. Die eine ist eine schon früher gelegentlich erwähnte somatopsychische inhaltlicheVeränderung, ein hypochondrisches Glücksgefühl, wie das Angstgefühl in der Brustgegend lokalisiert, wohl auch mit diesem wechselnd. Meist wird es mit dem Vorgang der Atmung in Beziehung gebracht und als besonders leichte freie Atmung geschildert. So verhielt es sich beispielsweise bei dem schon früher[2] erwähnten Kranken Schulz, der vom heiligen Geist erfüllt zu sein glaubte, begeisterte Predigten an das Volk richtete und nach einem Nachbarorte reiste, um sich dort zum Hofprediger weihen zu lassen. Der Größenwahn ist dann nur ein Fall der von mir genannten Glücksvorstellungen und bildet das Analogon zu den Ihnen gelegentlich schon erwähnten Angstvorstellungen. Die zweite Quelle ist wieder der Beziehungswahn, oft im Anschluß an gewisse überwertige Ideen, andere Male wieder an das oben geschilderte hypochondrische Glücksgefühl. Die in Fällen der Art auftauchenden autochthonen Ideen, Erinnerungsfälschungen und der retrospektive Beziehungswahn dienen dann zur Einkleidung in Tatsachen, zur Ausfüllung des Schemas, das in der gehobenen Stimmung und dem gesteigerten Selbstgefühl gegeben ist.

---

[1] Damit glaube ich in Übereinstimmung mit Snell zu sein, welcher im wesentlichen ebenfalls das primäre Auftreten von Überschätzungsideen bestreitet. Die Überschätzungsideen der Paranoia. Allg. Zeitschr. f. Psych. 46. Bd. S. 446.

[2] Auf S. 112.

Nur eine Ausnahme möchte ich ausdrücklich konstatieren, um den klinischen Tatsachen keinen Zwang anzutun. Es scheint, wenn auch sehr selten, eine in der Jugend sich entwickelnde chronische Geisteskrankheit vorzukommen, Sanders[1] „originäre Verrücktheit", bei der Primordialdelirien im Sinne Griesingers die ursprüngliche Quelle der Größenideen bilden. Doch kommen reine Fälle der Art nur ganz ausnahmsweise zur Beobachtung. Ein näheres Eingehen auf diese Fälle gestattet fast immer, den Größenwahn auf eines der anderen vorher genannten psychotischen Elementarsymptome zurückzuführen. Abgesehen davon ist der Mehrzahl dieser Fälle sog. originärer Verrücktheit ein schon zeitig nachzuweisender erheblicher Schwachsinn eigen, wie überhaupt die sog. originäre Verrücktheit meist als hebephrenische Psychose auftritt und nur in gewissen extremen, jedoch unstreitig vorhandenen Fällen von dieser differenziert werden kann. Nach meiner Erfahrung gehören die meisten derartigen Fälle, in denen nicht eins der oben erwähnten eigentlich psychotischen Elemente nachweisbar ist, ihres zeitig ausgesprochenen Schwachsinnes wegen zur Hebephrenie.

Meine Herren! Ich kann diesen historischen Exkurs nicht schließen, ohne einer bedeutenden literarischen Erscheinung zu gedenken, in welcher die Primordialdelirien Griesingers einen beredten, nur leider über das Ziel hinausschießenden Verteidiger gefunden haben. Friedmann in seinem Buche „über den Wahn"[2] sucht das eigentliche Wesen der Wahnideen — sagen wir der inhaltlichen Bewußtseinsfälschungen — bei den paranoischen Zuständen in derartigen, nach dem Typus der Primordialdelirien zustande gekommenen falschen Urteilen. Die nahe verwandten Zwangsvorstellungen gelten ihm deshalb als ein Fundamentalsymptom der auch von ihm akzeptierten, aber in sehr weitem Sinne verstandenen „Paranoia". Wir werden später sehen, daß seine Annahme für die akuten Geisteskrankheiten vielfach zutrifft, müssen aber seinen Versuch der Verallgemeinerung zurückweisen. Bei den chronischen wird sie durch die Erfahrung widerlegt, und wir werden nicht fehlgehen, wenn wir den Mangel an einem großen Irrenmaterial für diese Einseitigkeit des scharfsinnigen Forschers verantwortlich machen.

---

[1] Über eine spezielle Form der primären Verrücktheit. Arch. f. Psych. I. S. 378. Die Bemerkungen über den Größenwahn auf S. 133 und 134 beziehen sich auf Beispiele sog. originärer Verrücktheit.

[2] Wiesbaden 1894.

Achtzehnte Vorlesung.

Begriffsbestimmung der akuten gegenüber den chronischen Psychosen. Vorstellung eines fast geheilten Falles akuter Psychose. Bedingungen und besondere Färbung der Erklärungswahnideen. Einige neue Quellen der Wahnbildung: durch Analogieschluß, durch mangelnde Aufmerksamkeit, durch krankhafte Neubildung von Assoziationen.

Meine Herren!

Die akuten Psychosen sind in erster Linie durch die Art und Weise ihrer Entstehung charakterisiert: alle diejenigen Geistesstörungen werden wir, entsprechend dem Gebrauch des Wortes bei anderen Organerkrankungen, zu den akuten rechnen müssen, welche sich innerhalb von Stunden oder Tagen oder wenigen Wochen zu einer bedeutenden Höhe der Symptome entwickeln. Dabei bleibt es der weiteren Entwicklung der Krankheit vorbehalten, ob und wie lange sie das akute Gepräge beibehält oder ob sie heilt oder in einen chronischen Zustand übergeht. In letzterem Falle wird die akute Psychose zu dem akuten Anfangsstadium einer chronischen Psychose. Mit demselben Recht werden auch in andere als die Anfangszeiten fallende akute Stadien der chronischen Psychosen den akuten Psychosen zugerechnet werden müssen.

Es würde jedoch den komplizierten Verhältnissen der Wirklichkeit und dem darauf fundierten Sprachgebrauch wenig entsprechen, wenn wir das Merkmal des zeitlichen Verlaufes allein als maßgebend betrachten wollten, um eine Psychose als akut oder chronisch zu bezeichnen. Vielmehr ist die Qualität des Krankheitsbildes, das „akute Gepräge“, welches ihr infolge einer raschen Entwiklung zunächst anhaftet, ein Merkmal von solcher Selbtsändigkeit, daß es selbst bei langer Dauer der Krankheit, oder, wo die Bedingung einer raschen Entwicklung nicht zutrifft, den Ausschlag dafür geben wird, eine akute Psychose zu statuieren. Darin zeigt sich nur die besondere Stellung, die den Krankheiten des Nervensystems überhaupt eingeräumt werden muß: eine seit Jahren bestehende Ischias oder sonstige Neuralgie, eine alte Tabes kann mit den rasendsten Schmerzen einhergehen, das exquisit chronische Leiden des Hirntumors bringt ganz gesetzmäßig Zeiten akutester Hirnsymptome, d. h. einer Kombination von Kopfschmerzen, Schwindel, Erbrechen und allgemeinen Konvulsionen mit sich. So zeigen sich die akuten Reaktionen des Nervensystems ganz allgemein von einem zeitlichen Ablauf der Reize abhängig, der überwiegend häufig ohne ersichtlichen Zusammenhang mit dem Ablauf des groben Krankheitsprozesses — den anatomischen Gewebsveränderungen — ist. Bei unserem Bestreben, die akuten Psychosen näher zu charakterisieren, sind wir infolgedessen auf andere, mehr in das Wesen der Dinge eingehende Kriterien angewiesen. Ich erinnere sie, meine Herren, an meine Bemerkungen[1]) über das gegenseitige Verhältnis von Bewußtseinsinhalt und Bewußtseinstätigkeit und im Verfolg derselben an das Ergebnis, daß die krankhaften Veränderungen des Bewußtseinsinhaltes den Hauptgegenstand unserer Betrachtung bilden mußten, als wir es mit den chronischen Psychosen zu tun hatten. Wir müssen jetzt, wo uns dieses Gebiet vertraut ist, hinzufügen: die dauernden oder fixierten Veränderungen des Bewußtseinsinhalts. Wir werden aber kein Bedenken tragen, weiter zu schließen: die krankhaften Veränderungen der Bewußtseinstätigkeit bilden das Gebiet der akuten Psychosen.

Meine Herren! Wenn Sie sich nun an das Schema[2]) erinnern wollen, welches ich Ihnen seinerzeit zur Ableitung der psychotischen Symptome gegeben habe, so werden Sie bald bemerken, daß es zugleich ein Schema der krankhaften Veränderungen der Bewußtseinstätigkeit darstellt, Veränderungen, welche wir in ihrer Gesamtheit als Störungen der sekundären Identifikation erkannt haben. Es wäre die Aufgabe einer eigenen selbständigen Symptomenlehre der Geisteskrankheiten, die aus dem Schema abzuleitenden Symptome abzuhandeln und ihr Vorkommen und ihre Bedeutung bei den verschiedenen Geisteskrankheiten in das rechte Licht zu stellen. Doch würde jeder Versuch der Art uns zu weit von unserer eigentlichen Aufgabe, konkrete Krankheitsfälle kennen zu lernen, entfernen, so daß ich mich darauf beschränken werde, nur die theoretisch wichtigsten von diesen Identifikationsstörungen, welche für die allgemeine Pathologie der Geisteskrankheiten schlechtweg unentbehrlich sind, gesondert etwas eingehender zu besprechen. Es sind hauptsächlich diejenigen Symptome, welche in das Gebiet der Sinnestäuschungen fallen oder in einem inneren Zusammenhange mit demselben stehen. Im übrigen werde ich mich darauf beschränken müssen, bei Gelegenheit von Krankenvorstellungen

---

[1]) Auf S. 80.
[2]) Vgl. S. 18.

jedes Mal die Symptome, die uns neu entgegentreten, mit Rücksicht auf unser Schema in ihrer Bedeutung zu beleuchten.

Meine Herren! Eine einfache Überlegung wird Ihnen dartun, daß mit diesen aus unserem Schema abzuleitendem Symptomen die Symptomatologie der akuten Geisteskrankheiten nicht erschöpft sein kann. Waren wir doch früher zu der Einsicht gekommen, daß die Bewußtseinstätigkeit den Bewußtseinsinhalt zum Ergebnis hat, so daß eine veränderte Bewußtseinstätigkeit notwendigerweise auch Veränderungen des Bewußtseinsinhaltes zur Folge haben muß und wir die akuten Geisteskrankheiten definieren konnten als die Veränderung des Bewußtseinsinhaltes, welche wir innerhalb einer bestimmten Zeit sich vollziehen sehen.[1] Nun werden wir a priori voraussetzen können, daß diese Veränderungen des Bewußtseinsinhaltes bei den akuten Geisteskrankheiten weniger fixiert oder von Dauer sein werden als bei den chronischen. Trotzdem ist die klinische Bedeutung der inhaltlichen Störungen des Bewußtseins bei den akuten Geisteskrankheiten so erheblich und für die Fixierung eines bestimmten Krankheitsbildes ausschlaggebend, daß wir begreifen, daß jede Krankheitslehre, die diesen Gesichtspunkt vernachlässigen wollte, einseitig und unvollständig, für die Fülle der klinischen Tatsachen nicht zureichend ausfallen müßte. Konnten wir uns bei den chronischen Psychosen oder paranoischen Zuständen in der Hauptsache auf die Veränderungen des Bewußtseinsinhaltes beschränken, so werden Sie nun verstehen, um wieviel komplizierter sich unsere Aufgaben bei den akuten Psychosen gestaltet, wo die Veränderungen der Bewußtseinstätigkeit ebenso bedeutend sind, wie die inhaltlichen Veränderungen.

Dazu kommt, daß die Folgeerscheinungen, welche wir bei den chronischen Psychosen an eine Anzahl von elementaren Symptomen anknüpfen sahen, zum großen Teil auch bei den akuten Psychosen sich geltend machen, ja sogar noch eine erweiterte Anwendung finden, wie z. B. das Prinzip der Erklärungswahnideen. Und wie die Erklärungswahnideen an sich nicht eine krankhafte Tätigkeit des Bewußtseinsorgans darstellen, so werden wir bei den akuten Geisteskrankheiten sogar noch neue Quellen der Wahnbildung kennen lernen, die ebenfalls an das normale Geistesleben anschließen. Die Erfahrungen, die wir in dieser Beziehung machen werden, bilden gewissermaßen einen Nachtrag zu der Lehre von den paranoischen Zuständen und schließen sich deshalb am passendsten zunächst hier an. Ein zur Entlassung bestimmter Kranker, der seit einem Vierteljahr frei von psychotischen Symptomen ist, bietet uns dazu eine günstige Gelegenheit. Es ist ein 27jähriger aka-

---

[1]) Vgl. S. 80.

demisch gebildeter Maschineningenieur K., der von einem (schon dem zweiten) Anfall schwerer komplizierter Geisteskrankheit bis auf die mangelnde Krankheitseinsicht für einige wenige Symptome aus der Zeit des akuten Krankheitsbeginns als geheilt zu betrachten ist. Seine wohlerhaltene Erinnerung an die ganze etwa $1^1/_2$ Jahre betragende Krankheitszeit, seine Intelligenz und [Schulung in naturwissenschaftlichen Beobachtungen lassen ihn zur Auskunft über gewisse Krankheitserscheinungen in seltenem Maße geeignet erscheinen.

Ich gehe darüber hinweg, daß der Patient uns die Stimmen und autochthonen Ideen aus seiner Krankheitszeit ausführlich schildert. Wir entnehmen daraus nur die Lehre, daß diese uns bekannten Elementarsymptome der paranoischen Zustände auch bei den akuten Geisteskrankheiten vorzukommen pflegt. Für unseren Zweck viel wichtiger sind die Erklärungswahnideen, die der Kranke daran geknüpft hat. Er blieb sich nämlich immer vollständig bewußt, daß die Stimmen, deren materielle Träger er nicht sah, auf physikalischem Wege nicht zu erklären waren, und so blieb ihm, so sehr er sich dagegen im Anfang sträubte, dem Zeugnis seiner Sinne gegenüber nur die Annahme übernatürlicher Einwirkung von „Geistern" übrig. Auch die fremdartigen Gedanken erklärte er sich dann als von diesen Geistern eingegeben: daß es hier nicht zu einem physikalischen Verfolgungswahn kam, sondern zur Annahme übernatürlicher Einwirkungen, ist gewiß der naturwissenschaftlichen Bildung des Mannes zuzuschreiben. Wir sehen aus diesem Beispiele außerdem, daß die Erklärungswahnideen bei den akuten Geisteskrankheiten eine nicht minder große Rolle spielen wie bei den chronischen. Natürlich ist ein gewisses Maß erhaltener Denkfähigkeit dazu die Voraussetzung: es muß das logische Bedürfnis und die logische Fähigkeit zu einer Erklärung der befremdlichen Erscheinungen vorhanden sein. Im allgemeinen entspricht diese Voraussetzung eine gewissen Maße noch erhaltener Besonnenheit, wie sie auch bei unserem Kranken meist vorhanden war. Außerdem zeigt sich der Inhalt des Erklärungswahns von der Individualität des Kranken abhängig. Wie sehr dies der Fall ist, ersehen Sie noch aus einem zweiten Beispiel. Unter den ihm eingegebenen Gedanken hat uns unser Kranker auch die angeführt, daß er schon verschiedene Male auf der Welt gewesen sei, so als Wotan, als Albrecht der Bär. Er habe deshalb an die Seelenwanderung geglaubt. Auf meine Frage, wie er sich das vorgestellt habe, ob als einen Akt der Auferstehung, entwickelt Patient seine Auffassung dahin, das jeder Mensch in seiner Persönlichkeit als eine bestimmte Anordnung stofflicher

Teile anzusehen sei, und daß er es für möglich gehalten habe, daß genau die gleiche Anordnung der Moleküle zu verschiedenen Zeiten sich wiederholen und so den gleichen Menschen herstellen könne. So sehr der Kranke diese Annahme jetzt selbst belächelt, so werden Sie zugeben, daß nur ein naturwissenschaftlich denkender Mensch imstande ist, eine Erklärungswahnidee so zu formulieren.

Wie für das Zustandekommen komplizierter Erklärungswahnideen, so dürfte übrigens auch für die Beurteilung der autochthonen Gedanken als solcher ein gewisses Maß von Besonnenheit die unumgängliche Voraussetzung bilden. Nehmen wir an, es hätten sich derartig falsche Urteile, wie die eben erwähnten, zu verschiedenen Zeiten schon zweimal vorher gelebt zu haben, auf diesem Wege gebildet, so wird immerhin ein gewisses Mindestmaß noch erhaltener Urteilsfähigkeit dazu gehören, solche auftauchende Gedanken als fremdartige, nicht nach dem Typus des Normalen entstandene zu erkennen. Wir werden uns also nicht wundern dürfen, wenn bei akuten Geisteskranken, denen die Besonnenheit fehlt, die etwa sich in einem Zustande vollständiger Fassungslosigkeit befinden, sich abenteuerliche Ideen aufdrängen und geäußert werden, ohne daß der Kranke kritisch dazu Stellung nimmt oder einen Erklärungsversuch macht. In diesem Sinne erkenne ich das Auftreten von sogenannten Primordialdelirien (Griesinger) bei den akuten Geisteskranken an, wie ich schon früher[1]) bei Erwähnung des Friedmannschen Buches über den Wahn angeführt habe. Obwohl dieser Autor seinen nach meiner Ansicht viel zu weit gehenden Standpunkt in seiner neueren Arbeit[2]) über die Entstehung der Wahnideen festgehalten und auf vergleichend ethnologischem Wege zu begründen versucht hat, so widerspricht sie doch bis auf die eben zugegebene Ausnahme der klinischen Erfahrung. Übrigens sehen Sie sofort, daß auch die Entstehung von Zwangsvorstellungen oder vielmehr das richtige Urteil, welches die Kranken diesen aus krankhaftem Reiz hervorgehenden Vorstellungen gegenüber bewahren, an die gleiche Vorbedingung eines gewissen Grades von Besonnenheit und Urteilsfähigkeit überhaupt geknüpft ist. Wir werden uns für die Zukunft merken, daß derartige Rangabstufungen von unvermittelt auftauchenden Gedanken bei den akuten Geisteskranken verwischt und durch Primordialdelirien im Sinne Griesingers ersetzt werden können, ohne daß wir uns darüber wundern werden, weil die stürmischen Affekte, die das geordnete Denken stören, bei den akuten Geisteskrankheiten naturgemäß häufig vorkommen.

---

[1]) Auf S. 169.

[2]) Weiteres zur Entstehung der Wahnideen und über die Grundlage des Urteils Monatsschr. f. Psych. u. Neurolog. 2. Bd. 1. H.

Der Patient schildert uns auch eine Form von Sinnestäuschung, die uns noch nicht begegnet ist und die der Kranke als Traumbild bezeichnet. Er glaubte während seiner Krankheit ganze Szenen und Situationen zu erleben, die sich zum Teil in anderen Zeiten abspielten. So schildert er uns z. B., daß er seinen Vater in französischer Marschallsuniform am Schafott stehen sah, unten die drohende Menge, neben ihm den Henker, dabei hörte er das Geheul der Menge und hörte den Henker rufen: „Sie müssen hinauf.“ Auf mein Befragen gibt der Patient an, daß er sich dabei in die Zeit der französischen Revolution versetzt glaubte und an der Wirklichkeit des Vorganges, den er jetzt als Traumbild bezeichnet, nicht zweifelte. Wir werden diese Form der Sinnestäuschungen später unter der Bezeichnung der traumhaften Halluzinationen noch näher zu studieren haben. Hier interessiert uns die Schlußfolgerung, die der Patient daraus zog. Er glaubte sich nämlich in andere Länder und Zeiten versetzt und erklärte sich dies durch Zauberei. Meinen Einwand aber, daß er an die Wirklichkeit des Erlebnisses schon deshalb nicht hätte glauben sollen, weil sein Vater zur Zeit der französischen Revolution noch gar nicht gelebt habe, entkräftet er auf eine sehr merkwürdige Weise. Er gibt nämlich an, damals geglaubt zu haben, daß auch sein Vater und noch andere Personen, wie z. B. der Oberwärter, schon früher zu verschiedenen Zeiten gelebt hätten. Offenbar stoßen wir hier auf einen Analogieschluß als Quelle der Wahnbildung, und der Kranke bestätigt uns selbst, daß er zu dieser Annahme gelangt wäre, weil er selbst von seiner vormaligen Existenz fest überzeugt gewesen sei. Sie erinnern sich des Kranken,[1]) der einen Doppelgänger zu haben behauptete und dies ebenfalls dahin verallgemeinerte, es habe doch jeder einen Doppelgänger. Sie sehen, meine Herren, daß die Geisteskranken von dem Goetheschen Satze: „Was dem einen widerfährt, widerfährt dem anderen“ die praktische Anwendung machen, eine Quelle der Wahnbildung von unberechenbarer Tragweite. Auch diese Wahnbildung durch Analogieschluß wird aber ein relativ geordnetes Denkvermögen zur Voraussetzung haben.

Meine Herren! Wir werden später sehen, daß die kombinierten Halluzinationen mehrerer Sinne, von denen Sie soeben ein Beispiel kennen gelernt haben, vorzugsweise an traumhafte Zustände geknüpft sind. Auch im vorliegenden Falle hat die Krankenbeobachtung ergeben, daß der Patient oft vollständig abwesend zu sein schien und die Vorgänge seiner Umgebung unbeachtet ließ. Gewisse befremdliche Äusserungen, die der Kranke

---

[1]) Rother, vgl. S. 85.

damals machte, weiß er uns nun in befriedigender und sehr lehrreicher Weise zu erklären. So hatte Patient einmal sein Erstaunen geäußert, daß der Oberwärter durch die eine Tür des Krankensaales verschwunden und gleichzeitig zur andern Tür hereingekommen wäre. Ein anderes Mal darüber, daß das Essen plötzlich vor ihm stand, ohne hingestellt worden zu sein, ein Vorgang, der ihn an das märchenhafte „Tischlein deck dich" erinnerte. Beide Vorgänge waren ihm damals übernatürlich und zauberhaft erschienen. Jetzt gibt uns der Patient die Erklärung, daß es sich um Beobachtungsfehler infolge mangelnder Aufmerksamkeit gehandelt habe. Er sei oft innerlich so beschäftigt gewesen, z. B. mit Gehörs- und Gesichtstäuschungen, daß er die Vorgänge um ihn herum nicht genügend beachtet habe. Meist habe er sogar dabei die Augen geschlossen gehabt, eine Angabe, die ich bestätigen kann. In lehrreicher Weise tritt uns hier eine neue Quelle der Wahnbildung, ebenfalls nach dem Prinzip des Erklärungsversuches, in der Ablenkung der Aufmerksamkeit durch innere Vorgänge entgegen, und wir sehen, wie auf diese Weise ganz geringfügige und allergewöhnlichste Vorkommnisse dem Kranken in einem unverständlichen und unheimlichen Lichte erscheinen und je nach der Individualität zu verschiedenen Erklärungswahnvorstellungen, hier zur Annahme der Zauberei führen können. Wir werden annehmen können, daß das Unheimliche, Desorientierende derartiger Erlebnisse sich in jedem Falle geltend machen wird, ganz abgesehen davon, ob je nach dem Grade des Denkvermögens sich Erklärungswahnvorstellungen daran anschließen oder nicht.

Setzen wir unser Krankenexamen fort, so stoßen wir bald auf eine neue, uns ebenfalls noch unbekannte Quelle der Wahnbildung. Zu einer gewissen Zeit der Krankheit hatte der Patient seinen Stationsarzt geduzt und später die auffällige Angabe gemacht, daß er ihn gewissermaßen als seinen Sohn betrachte, auch angedeutet, daß einer seiner Finger die Person des Arztes bedeute. Später erfuhren wir noch, daß jeder seiner Finger eine bestimmte Person bedeute, einer seinen Vater, einer seine Mutter, einer Napoleon, während für den einen Finger die Frage, welche Person dieser vorstelle, ihm noch zweifelhaft blieb. Patient sprach gelegentlich von der juristischen Stellung des Pater familias nach römischem Recht, offenbar ebenfalls im Sinne dieser Wahnvorstellung. Jetzt gibt er uns darüber folgende Aufklärung: Zu der Vorstellung, einer seiner Finger bedeute die Person des Arztes, sei er deshalb gekommen, weil jedesmal bei dessen Anblick, und zwar auch in Traumbildern und wenn er seine Stimme gehört habe, eine eigentümliche Empfindung in diesem Finger aufgetreten sei. Ebenso verhalte es sich mit den übrigen Fingern. Die Empfindung näher zu schildern ist Patient außerstande, gibt aber an, es sei kein Schmerz gewesen. Wir sehen hier eine Art von neuer Begriffsbildung in Folge eines krankhaften Vorganges, nämlich des Auftretens bestimmt lokalisierter krankhafter Empfindungen gleichzeitig mit, sei es wirklichen, sei es krankhaften Sinneswahrnehmungen eines bestimmten Inhaltes sich vollziehen. Wir wollen diesen Vorgang als krankhafte Neubildung von Assoziationen bezeichnen und werden ihn ungemein häufig bei akuten Geisteskranken antreffen, wenn wir auch selten eine so klare Auskunft darüber erhalten werden. Übrigens stellt Patient jetzt auf unser eindringliches Fragen bestimmt in Abrede, daß er etwa den Finger mit dem Arzte für identisch gehalten habe, er habe nur gemeint, daß derselbe in bestimmter gesetzmäßiger Beziehung zu ihm stehe.

Meine Herren! Das Beispiel, das wir soeben kennen gelernt haben, wird Sie gewiß an schon bekannte Dinge erinnern. So wird ihnen der junge Mensch einfallen,[1]) der jedesmal beim Anblick seines Vaters geschlechtliche Erregungszustände bekam. Ich hatte es Ihnen als ein Beispiel von somatopsychischem Beziehungswahn hingestellt, wir werden aber nicht zweifeln können, daß auch hier ein Vorgang krankhafter Neubildung von Assoziationen zu Grunde lag. Auch bei unserem Patienten boten sich für diesen Zusammenhang zwischen somatopsychischem Beziehungswahn und krankhafter Assoziation noch andere Beispiele. So hat er einmal während seiner Krankheit gebeten, man möge sein Bett nicht berühren, weil ihm dadurch das Blut aus dem Herzen gezogen werde, hat sich eine zeitlang nicht anrühren lassen, weil ihm das Unbehagen verursache, hat einmal erklärt, sein Kopf werde platzen, sobald einer der Wärter ein bestimmtes Wort sage. Alles dies können wir zugleich als Beispiele somatopsychischen Beziehungswahns auffassen. Es ist leicht ersichtlich, daß diese krankhafte Assoziation auch auf das Verhalten des Kranken gegen bestimmte Personen und überhaupt auf seine Handlungen einen bestimmenden Einfluß üben kann. Manche wunderliche, absonderliche, für das gesunde Denken ganz unverständliche, zuweilen aber auch gefährliche und jedenfalls auch unberechenbare Handlungen können die Folge derartiger krankhafter Neubildung von Assoziationen sein.

Meine Herren! Ein günstiger Zufall bietet uns die Gelegenheit, einen ähnlichen Zustand von Abgelenktheit durch innere

[1]) Vgl. S. 128.

Vorgänge, wie ihn der Patient K. geschildert hat, ad oculos zu demonstrieren. Es handelt sich um einen ganz ähnlichen komplizierten Krankheitsfall, wie bei dem Patienten K., und zufällig ebenfalls um einen jungen Techniker. Zunächst gelingt es uns nicht, ein Wort von ihm herauszulocken. Er sieht sich wie abwesend im Auditorium um und scheint meine Fragen nicht zu beachten. Mit einem Male wendet er sich mir zu, nennt mich beim Namen, zeigt sich über die Situation orientiert, nennt auf mein Verlangen richtig den Pythagoraeischen Lehrsatz. Mein Verlangen, den Beweis dafür zu geben, lehnt er ab, das sei ihm zu schwer. Plötzlich und ganz unvermittelt äußerte er dazwischen mit belebtem Tone: „Sie kennen Sachsen und England nicht." Weiterhin aber läßt er sich wieder fixieren. Er zeigt sich mit einer vermeintlichen Mißhandlung durch den zugleich anwesenden Stationswärter sehr beschäftigt, erzählt ausführlich davon, kommt immer wieder darauf zurück. Hier in Breslau gehe es nicht mit rechten Dingen zu. Stimmen hätten ihn schon draußen zum Oberbürgermeister von Breslau ernannt. Die Stimmen kämen aus der Luft und von den verschiedensten Seiten her. Es seien himmlische Stimmen. Das schließt er daraus, daß er nichts sehe. Außerdem würden ihm Gedanken eingegeben. Er sei sowohl Christ als Jude, habe schon früher einmal existiert, meinen Zweifel daran entkräftet er mit dem Hinweis auf den dritten Glaubensartikel, der von der Auferstehung von den Toten handele. Plötzlich, ganz unvermittelt, sagt er wieder ganz lebhaft: „Lebenslauf".

Sie sehen, daß er meine Fragen versteht und bereitwillig darauf eingeht, doch muß es uns auffallen, daß er zuweilen abgelenkt aussieht und meine Fragen zunächst mit der Gegenfrage: „Wie" beantwortet. Er bedarf sichtlich einer fortwährenden Anspannung der Aufmerksamkeit durch äußeren Anreiz und scheint sonst in eine Art von Träumen mit lebhaften Sinnestäuschungen zu versinken. Trotzdem ist er dazwischen vollkommen attent und zeigt sich im Stande, eine ihm aufgegebene vierstellige Zahl nach zehn Minuten richtig zu reproduzieren. Das Datum seiner ersten ganz akuten Erkrankung vor 5 Jahren gibt er prompt an, weiß auch von einem späteren Rückfalle und hält es für sehr möglich, daß er jetzt wieder krank sei. Auf Befragen erfahren wir noch, daß er keine Kopfschmerzen habe, aber sehr unangenehme Gefühle im Kopfe, er schildert sie als bohrend und zerrend, sie seien eine Folge der Mißhandlung durch den Stationswärter. Wie man näher darauf eingeht, ergänzt er diese Angabe: Auch von Mißhandlungen an Blutsverwandten, die zur selben Zeit begangen würden. Plötzlich wieder mit einem Blick auf den Stationswärter, der sich zufällig vom Stuhl erhoben hat: „Ich bin kein Schuldiger.“ Behauptet, gesehen zu haben, daß dieser zu ihm sprach. Ich versuche, ihm zum Abschied den Zweck der Demonstration zu erklären. Er verläßt uns mit der Erwiderung: „Da richten Sie aber auch die, die mir etwas antun. Jeder Offizier hat seine Ehre, ich bin kein gemeiner Mann.“

Wir sehen bei diesem Kranken einen Wechsel sehr verschiedener Bewußtseinszustände, bald eine Abgelenktheit durch innere Vorgänge, die ihn fast unzugänglich macht und am meisten an den physiologischen Zustand der sogenannten Fassungslosigkeit erinnert, bald eine gute momentane Fixierbarkeit und trotz mehrfachen Wechsels dieser Zustände eine wohlerhaltene Merkfähigkeit. Der Zustand der Abgelenktheit erinnert an delirante Zustände und scheint mit einer traumhaften Trübung des Bewußtseins verbunden. Kein schrofferer Gegensatz ist denkbar als das attente, durchaus helle Bewußtsein dicht nachher. Als innere Reize, die sich auch mitten in sein helles Bewußtsein mischen, können wir abnorme Sensationen, autochthone Ideen, einfache und desorientierende Phoneme feststellen. Die Desorientierung betrifft vorwiegend das autopsychische, demnächst das allopsychische Gebiet. Es ist sehr wohl möglich, daß auch dieser Kranke später, falls eine Restitution auch von diesem seinem zweiten Rückfalle erfolgen sollte, über zauberhafte Vorkommnisse in dieser Krankheitszeit berichten und sogar im Stande sein wird, sie durch die Ablenkung der Aufmerksamkeit nachträglich richtig zu erklären, wie es der Patient K. getan hat.

Die Wahnbildung durch Analogieschluß, durch Ablenkung der Aufmerksamkeit von den Vorgängen der Außenwelt, durch krankhafte Neubildung von Assoziationen sind nicht selten auch bei den chronischen Psychosen anzutreffen. Gegenüber den anderen, uns von früher schon bekannten, viel leichter zu fassenden inhaltlichen Veränderungen erscheinen sie aber von untergeordneter Bedeutung. Anders bei den akuten Fällen, wo in Folge des vielfachen Wechselns der inhaltlichen Störungen bald diese, bald jene dominiert und durch ihren Einfluß auf das Handeln des Kranken Beachtung verlangt. In dieser Hinsicht ist der Bericht unseres Kranken lehrreich und durfte nicht vernachlässigt werden. Zeigt sich doch überhaupt das Verständnis der akuten Geisteskranken bei weitem schwieriger als das der chronischen Fälle.

Neunzehnte Vorlesung.

Lehre von den Halluzinationen. Halluzinationen der verschiedenen Sinne. Kombinierte und traumhafte Halluzinationen. Geschichtliches. Theorie der Halluzination.

Meine Herren!

Die Lehre von den Sinnestäuschungen, die in unseren bisherigen Betrachtungen immer nur gestreift werden konnte, bildet wohl das wichtigste Kapitel einer allgemeinen Pathologie der Geisteskrankheiten und muß uns deshalb in ihren Grundzügen bekannt sein, ehe wir daran gehen können, an Beispielen die mannigfaltigen Krankheitsbilder der akuten Psychosen zu studieren. Seit Esquirol werden die Sinnestäuschungen in den beiden großen Gruppen der Halluzinationen und Illusionen unterschieden. Die Halluzinationen sind Sinneswahrnehmungen, welche ohne Erregung des betreffenden Sinnes durch ein äußeres Objekt nur infolge innerer Reize auftreten, die Illusionen sind falsche Wahrnehmungen, Verkennungen von an sich vorhandenen wirklichen Objekten der Wahrnehmung. Im Sinne unseres Schemas gehören die Halluzinationen in die Gruppe der psychosensorischen Hyperästhesien,[1]) d. h. sie stellen eine Pseudoidentifikation durch krankhaften Reiz dar, die Illusionen sind der psychosensorischen Parästhesie zuzurechnen, d. h. sie bedeuten eine Fälschung der sekundären Identifikation.

In wie weit die primäre Identifikation dabei in Frage kommt, werden wir bei Besprechung der Theorie der Sinnestäuschungen zu prüfen haben.

Die Haupterfahrungen von den Halluzinationen haben wir auf dem Gebiete des Gehörsinnes zur Verfügung, und von diesen wollen wir zunächst ausgehen, zumal sie auch klinisch die bei weitem größte Dignität beanspruchen. Ich beschränke mich dabei wieder auf diejenigen Punkte, die nach den Erfahrungen der Klinik von grundlegender Bedeutung sind.

---

[1]) Vgl. S. 18.

Die Gehörshalluzinationen treten in zwei verschiedenen Formen auf, nämlich bald als Stimmen oder Phoneme,[1]) bald als Gehörswahrnehmungen anderer Art. Die letzteren, auch Akoasmen genannt, können von der größten Mannigfaltigkeit sein, so daß z. B. die Kranken knallen, krachen, klirren, trappeln, klopfen, donnern, trommeln, schießen oder auch zirpen, zischen, sieden, zwitschern, heulen, bellen, wiehern, brüllen hören. Derartige Geräusche treten besonders bei ganz akuten Krankheitszuständen auf, nicht selten mit Zeichen einer schweren Affektion des Allgemeinbefindens. In der trocknen Zunge und Mundhöhle wird dann oft ein Hinweis darauf gefunden werden müssen, daß auch die Schleimhaut der Tuba Eustachii und des inneren Ohres in Mitleidenschaft gezogen ist, so daß sich der Ursprung der Sinnestäuschungen aus subjektiven Ohrgeräuschen peripherer Entstehung nicht ausschließen läßt, besonders wird dies für die bloßen elementaren Geräusche gelten. Sie würden der schon von Kahlbaum herausgegriffenen Gruppe von Halluzinationen aus innerer peripherer Reizung, den Phenazismen und somit den Störungen der primären Identifikation zuzurechnen sein. Diese Art von Akoasmen steht offenbar den Illusionen sehr nahe, u. A. auch dadurch, daß der periphere Modus der Enstehung es nicht verhindert, daß sie von den Kranken in phantastischer Weise gedeutet und verwertet werden. Diese Enstehungsweise lehnt sich an die Erfahrungen an, die jeder gesunde Mensch über gelegentliche subjektive Ohrgeräusche ebenfalls aus innerer peripherischer Reizung hat. Bekanntlich können auch reine Töne auf diese Weise entstehen. Als Akoasmen, die auf diese Weise nicht erklärt werden können, sondern einen anderen Entstehungsmodus haben müssen, werden wir dagegen das Hören distinkter Melodien, eines Orchesterstückes oder auch von anderen Gehörseindrücken komplizierter Natur, wie ächzen, stöhnen, wimmern, Kindergeschrei, zu deuten haben.

Die Stimmen oder Phoneme treten ebenfalls in zwei verschiedenen Formen auf, sie werden nämlich bald ausdrücklich als Stimmen bezeichnet, wenn sie von den Kranken selbst als etwas Besonderes, von der gewöhnlichen Erfahrung Abweichendes empfunden werden, oder sie werden anderen wirklich anwesenden oder in der Nähe befindlichen Personen untergelegt. Der erste Fall bietet ein reines Beispiel dafür, daß sich die Kranken einen eigenen Kunstausdruck zur Bezeichnung eines krankhaften Symptomes schaffen. Fragt man solche Kranke danach, ob sie Stimmen hören, so bejahen sie meist ohne Zögern und mit dem Ausdruck

---

[1]) Vgl. S. 121.

des vollen Verständnisses die Frage. Andere Kranke bedienen sich auch ganz von selbst und ohne äußere Anregung des Ausdruckes Stimmen. Dies weist darauf hin, daß den in Worte gefaßten Gehörshalluzinationen zu allermeist ein ganz bestimmter Stimmklang anzuhaften scheint. Die Kranken können auch wirklich meist mit Bestimmtheit angeben, ob diese Stimmen von bekannten oder unbekannten Personen herrühren, in ersterem Falle können sie auch deren Namen bezeichnen und unterscheiden Männer-, Frauen- und Kinderstimmen. Auch die Bezeichnung Engelsstimme und Gottesstimme rührt zuweilen von einer ungewöhnlichen, befremdenden Klangfarbe her. Die Stimmen scheinen bald entfernt, bald nahe, oft kommen sie von nächster Nähe, so daß es den Kranken scheint, als ob in die Ohren hinein geflüstert, gesprochen, geschrien würde. Meist wird die Richtung genau angegeben, aus der sie zu kommen scheinen, und oft entwickeln die Kranken in dieser Hinsicht ein ganz auffälliges, nur in Krankheitsfällen vorkommendes Lokalisationsvermögen. Nicht nur die Richtung, sondern sogar die ganz genaue Stelle und die Entfernung vom Ohr wird angegeben, woher die Stimmen zu kommen scheinen. Es kommt auch nicht selten vor, daß die Stimmen selbständig den Ort zu wechseln scheinen. Der Kranke wird dadurch zu einer Art von Personifikation der Stimmen gebracht, er beklagt sich, daß die Stimmen um ihn herum fliegen oder schwirren, er sucht sie unter dem Kopfkissen und macht auf sie Jagd wie auf ein störendes Insekt. Unser Ingenieur K. hörte sie u. A. aus der Eßschüssel. Andere Male ist es nicht die abnorm feine Lokalisation, sondern die ganz richtige Wahrnehmung, daß die Stimmen den Kranken begleiten, z. B. bei einem Ortswechsel oder bei einem Spaziergang, welche ihn zu dem Schluße führt, daß die Stimmen ebenfalls den Ort wechseln können.

Im Falle einseitiger Halluzinationen, welcher nicht allzu selten vorkommt, ändern die Stimmen ihre Richtung mit dem Standpunkte des Kranken, ein Verhalten, welches unter günstigen Umständen zur Einsicht in die subjektive Natur des Symptoms führen kann. In solchen Fällen gelingt es meist, entweder eine hochgradige Taubheit oder doch eine Herabsetzung der Hörschärfe auf einem Ohre nachzuweisen. Die Halluzination wird in diesen Fällen bald auf der Seite des gesunden Ohres, bald auf der des kranken angetroffen. Vielleicht stellt sich eine Gesetzmäßigkeit in dieser Beziehung noch heraus, wenn auf die Lokalisation des Ohrenleidens durch fachärztliche Untersuchung geachtet wird. Unser Patient K., der infolge eines alten Mittelohrkatarrhs auf dem rechten Ohr schwerhörig ist, berichtet von einer Stimme, die so laut und so dicht am Ohre gewesen wäre, daß das Ohr angefangen hätte zu bluten, und in der Tat fand sich einmal eine kleine Blutung im äußeren Gehörgang.

Die Stimmen, welche als von anwesenden Personen ausgehend gedeutet und auf diese projiziert werden, verdanken diese Eigenschaft vielleicht ebenfalls der schon geschilderten krankhaft feinen Lokalisation der Phoneme. Diese Art von Stimmen, durch welche die Kranken zu einer falschen Auffassung der sie umgebenden Personen gebracht werden, verdient deshalb die Bezeichnung der desorientierenden Phoneme. Sie sind in ihren praktischen Konsequenzen von besonderer Bedeutung, da sie oft den Zorn, die Wut, den Haß des Kranken auf bestimmte Personen lenkt und ihn zu gefährlichen Handlungen veranlassen kann. Ein Angriff auf den Oberwärter, den Patient K. gemacht hat, erklärt sich auf diese Weise. Die desorientierenden Phoneme stellen also die schlimmere Erscheinungsform der Stimmen dar, und in der Tat wird nicht selten beobachtet, daß die erst geschilderte Form der Stimmen in die Zweite übergeht, während gleichzeitig der ganze Zustand des Kranken sich verschlimmert. Die gleiche Beobachtung kann in umgekehrter Folge gemacht werden.

Die Halluzinationen nehmen zwangsweise die Aufmerksamkeit der Kranken in Beschlag und zwar selbst dann, wenn die fälschliche Sinneswahrnehmung gar nicht verstanden wird. So gehen beispielsweise den distinkten Phonemen unbestimmte Geräusche vorher, und ganz gewöhnlich erfolgt das Abklingen der Phoneme in der Weise, daß die Kranken nicht mehr deutlich sprechen, sondern nur ein Flüstern hören. In beiden Fällen machen die Kranken die ganz bestimmte Angabe, daß sie auf das Geräusch horchen müssen, obwohl sie den Sinn desselben nicht verstehen. Auch bei dem jüngst vorgestellten Kranken K. verhielt es sich so. Wie viele andere Kranke empfand er diesen Zwang als eine körperliche Qual und einen Akt der Mißhandlung.

Eine zweite Eigenschaft der Halluzinationen ist ihre Unkorrigierbarkeit. Es ist längst bekannt, daß auch die besten Gründe und die Intaktheit aller übrigen Sinne nichts ausrichten, um den Kranken vor dem subjektiven Charakter der Halluzinationen zu überzeugen. Das Hauptargument, auf das sich die Kranken stützen, hört man nicht selten auch wirklich aussprechen: „Ich habe es doch mit eigenen Augen gesehen oder mit eigenen Ohren gehört.“ Und in der Tat pflegt man dem Zeugnis der eigenen Sinne unbedingt zu trauen, wenn die volle Aufmerksamkeit dem Sinneseindruck zugewendet war. Dies ist aber, wie wir eben gehört haben, bei den Halluzinationen immer der Fall, und wir haben es auch von unserem Kranken gehört. Die Tatsache der Bewußtseinsenge, welche Ihnen aus meiner achten Vorlesung erinnerlich ist, steht jeder Korrektur im Augenblicke der Halluzination hinderlich im Wege, erst nach dem Schwinden der Halluzination könnte die Korrektur in Wirksamkeit treten, also immer dann, wenn es schon zn spät ist. Selbst die intelligentesten Kranken, vor die Wahl gestellt, ob sie dem Zeugnis ihrer Sinne trauen sollen oder nicht, greifen lieber zu abenteuerlichen Erklärungsversuchen, als daß sie den subjektiven Charakter einer Halluzination zugestehen. Die Phoneme bestehen meist nicht kontinuierlich, sondern lassen freie Zeiten zwischen sich, in denen sogar bei richtiger Belehrung ein Zweifel an der Objektivität der Stimmen Platz greifen kann. Zuweilen treten sie nur anfallsweise auf. Auf der Höhe solcher Anfälle tritt ganz regelmäßig das begleitende Symptom der Angst auf, nicht selten aber auch durch die ganze Dauer des Anfalls. Unaufhörliche massenhafte Halluzinationen ohne jede freie Pause werden nur bei den akutesten schwersten Fällen von Geisteskrankheit beobachtet, bei welchen gleichzeitig Desorientierung besteht. Abgesehen davon, kann man meist beobachten, daß eine gewisse Ablenkung der Kranken durch ärztlichen Zuspruch, durch den Akt der Untersuchung u. dgl. mehr noch möglich ist und die Halluzinationen während dieser Zeit nachlassen oder gänzlich aufhören. Im allgemeinen wirken Einsamkeit, Stille und überhaupt die Abschließung von lebhaften Sinneseindrücken begünstigend auf das Auftreten von Halluzinationen. Es werden aber hin und wieder auch Fälle beobachtet, in denen dieselben Bedingungen die Halluzinationen zum Schwinden bringen, während sie im Gegenteil durch äußere Sinnesreize angeregt werden (funktionelle Halluzinationen, Kahlbaum).

Unter Reflexhalluzinationen versteht Kahlbaum solche, die entweder durch eine wirkliche Wahrnehmung, oder durch eine andere Sinnestäuschung, sei es auf dem gleichen oder auf einem anderen Sinnesgebiete, erst hervorgerufen werden. So hörte ein Kranker Kahlbaum's jedes Mal beim ersten Anblick fremder Personen den Spottnamen „Onkel August". Ein Kranker meiner Beobachtung hörte im Vorstadium des Delirium tremens unter lebhafter Angst die Worte: „Lumpenhund" und „Häng dich auf" aus dem Ticken der Uhr und aus dem strudelnden Geräusch eines Wasserausflusses. Als Reflexhalluzination ist es wohl auch zu deuten, wenn ein Kranker, der sich lange Zeit sehr ablehnend verhielt, dies später damit motivierte, daß ich gewöhnlich am Schlusse einer Unterhaltung mit ihm noch eine beschimpfende Äußerung getan hätte. Auf Reflexhalluzinationen beruht es vielleicht auch, daß einige Kranke beim Anblick der ihnen hingestellten Mahlzeit jedes Mal die widersprechenden Befehle hörten: iß und iß nicht. In ihrer Ratlosigkeit konnte nur der entschiedene Befehl des Arztes den Ausschlag geben und sie zum Essen bewegen.

Nächst den Halluzinationen des Gehörs kommen ihrer hervorragenden klinischen Wichtigkeit wegen hauptsächlich diejenigen des Geruchs und Geschmacks in Betracht. Sie treten am häufigsten in der Form auf, daß die Kranken Gift zu schmecken und zu riechen glauben, wobei augenscheinlich das Wort Gift zur Bezeichnung der verschiedensten den Kranken fremdartig vorkommenden Stoffe verwandt wird. Auch an näheren Bezeichnungen dieser Stoffe fehlt es nicht: Chloroform, Phosphor, Schwefeldunst werden gerochen, Ekel erregende Dinge wie Hunde- oder Menschenfleisch oder Beimengung von Jauche, Kot oder Urin werden geschmeckt. Die Geruchshalluzinationen für sich allein sind oft von sehr langer Dauer und kontinuierlich, besonders der Verwesungs- oder sonst ein ekelhafter Geruch, der auf krankhafte Prozesse am Körper gedeutet wird. Die Geschmackshalluzinationen pflegen meist nur auf Anlaß der Nahrungsaufnahme einzutreten. Sie sind von den Tasthalluzinationen der Zunge, welche sich ebenfalls meist auf fremdartige Beimischungen zu den Speisen beziehen, naturgemäß häufig nicht zu trennen. Die angeführten Beispiele zeigen, daß der Inhalt der Halluzinationen meist ein unangenehmer, bedrohlicher ist. Demgemäß besteht auch die große Wichtigkeit des Symptoms darin, daß die Kranken in Konsequenz ihrer Wahrnehmungen die Nahrung ganz oder teilweise verweigern. Geschmacks- und Geruchshalluzinationen gehören zu den wichtigsten und häufigsten Ursachen der Nahrungsverweigerung. Im Allgemeinen pflegt man den Geruchs- und Geschmackshalluzinationen eine besonders üble prognostische Bedeutung zuzuschreiben. Dies trifft jedoch nur für die chronisch sich entwickelnden Geisteskrankheiten zu. Bei den akuten und besonders den akutesten Formen der Geisteskrankheit gestatten die Geruchs- und Geschmackshalluzinationen hinsichtlich der Prognose keinen besonderen Schluß.

Von dem allgemeinen Satze, daß der Inhalt der Halluzinationen vorwiegend unangenehm ist, machen die Paralytiker späterer Stadien eine bekannte Ausnahme. Diese Kranken pflegen auch in Wohlgerüchen zu schwelgen, und man sieht sie oft stunden- und tagelang kauende, schmeckende und schnalzende Mundbewegungen mit allen Zeichen des Wohlbehagens ausführen, oft ohne daß eine Nahrungsaufnahme vorher stattgefunden hat. Auch in gewissen ekstatischen Zuständen hysterischer Geisteskranker und im Gefolge mancher akuter Intoxikationen kommt ein solches Schwelgen in angenehmen Halluzinationen der vorliegenden Art vor.

In allen Fällen schwerer akuter Geisteskrankheit pflegt im Gefolge des heftigen Affektes und der dadurch gesetzten Bewegungsunruhe eine Trockenheit des Mundes und der Nase einzutreten, welche den günstigen Boden für die Entstehung von Illusionen abgeben muß. Offenbar sind diese Sinnestäuschungen auf dem Gebiete des Geruchs und Geschmacks noch weniger wie im Bereich der anderen Sinne von den eigentlichen Halluzinationen zu trennen und zu unterscheiden.

Die Halluzinationen des Gesichtssinns haben im allgemeinen die Eigentümlichkeit, daß sie nicht das Gepräge der greifbaren Wirklichkeit an sich tragen, sondern flächenhafte Bilder ohne Tiefendimension zu sein scheinen. Ungemein häufig werden sie von den Kranken selbst als Bilder bezeichnet, andere Male als Erscheinungen oder auch als Schatten oder gar Gespenster, ein Ausdruck, der schon auf bestimmte Erklärungswahnideen hinweist. Auch der häufige Ausdruck: „Es macht mir etwas vor" läßt darauf schließen, daß den Gesichtshalluzinationen der täuschende Schein der Wirklichkeit abgeht. Eine Ausnahme von diesem häufigsten Verhalten pflegt in solchen Fällen vorzukommen, wo das Sensorium getrübt ist, Benommenheit oder ein Dämmerzustand oder ein ekstatischer Zustand besteht oder auch im Halbschlaf. So kommt es ziemlich häufig vor, daß dieselben Kranken, die am Tage nur „Bilder" sehen, von nächtlichen Visionen körperlich greifbarer Art berichten. Auch Zustände höchsten Affektes ermöglichen das Auftreten körperlich greifbarer Visionen. Den Visionen der Alkoholdeliranten kann ein dämmerhafter Zustand des Bewußtseins als Unterlage dienen, zum Teil aber haben sie auch ohnedies das Gepräge der Wirklichkeit, wie auch andere akute Intoxikationen einen günstigen Boden dafür abgeben. Auf den Inhalt der Visionen werden wir später noch einzugehen haben. Wir werden ihn wie bei den Phonemen in bestimmter Abhängigkeit von der Affektlage der Kranken finden.

Kranke von Intelligenz und Urteil, die sich darüber aussprechen können, beschreiben auch ihre Visionen so, daß sie einen Zwang auf die Aufmerksamkeit üben. So z. B. erblickt eine Kranke des Nachts an einer bestimmten Stelle des Zimmers die Erscheinung eines Mannes. Sie muß ihn anblicken, sie kann die Augen nicht von ihm abwenden und verfolgt mit den Blicken, wie er sich langsam dem Bett nähert und über sie beugt, alles begleitet von einem allmählich zu unerträglicher Höhe anwachsenden Angstgefühle. Auch bei den Deliranten sind die Visionen häufig von diesem Angstgefühl begleitet, wenn, wie nicht selten, das ganze Delirium einen Angstvollen Anstrich hat. Der Inhalt der Visionen ist dann ein entsprechender: der Teufel kommt, sie zu holen, die Hölle tut sich auf, ein Abgrund öffnet sich zu Füßen, die Wände verschieben sich, die Decke droht einzustürzen und dergleichen mehr. In melancholischen Zuständen werden wir auf vereinzelte Halluzinationen stoßen, die ein getreues Abbild des herrschenden Unglücksgefühls sind: verstorbene Angehörige, Leichen, ein Sarg, ein ganzes Leichenbegängnis.

Auch die Visionen sind, soweit man sie deutlich schildern hört, genau an bestimmte Stellen des Raumes projiziert. So erinnern Sie sich des Kranken mit zahlreichen und mannigfaltigen Visionen, der uns genau beschreibt, das Bild sei etwa $1^1/_2$ Fuß weit vor ihm und im Ganzen nicht größer als ein Handteller gewesen; trotzdem habe er darin eine ganze Landschaft, das Ufer eines Flusses und die Gestalt eines früheren Kameraden, der sich badete, ganz deutlich gesehen und wiedererkannt. Wo die Kranken von Schatten sprechen, treffen wir zuweilen auch auf die Angabe, daß ihre Visionen durchsichtig sind, so schilderte u. A. ein Kranker die Vision eines verstorbenen Angehörigen.

Die Gesichtshalluzinationen sind bei weitem seltener als die Phoneme, und ihre klinische Wichtigkeit kann mit den letzteren gar nicht in eine Reihe gestellt werden. Da sie meist nicht das volle Gepräge der Wirklichkeit an sich tragen, so macht sich ihr desorientierender oder Ratlosigkeit erzeugender Einfluß bei Weitem nicht in dem Maße geltend, wie bei den Phonemen. Trotzdem werden sie ganz gewöhnlich eine Quelle von Erklärungswahnideen, die je nach der Persönlichkeit verschieden gefärbt sind. Wie Sie sich erinnern, schwankte unser Ingenieur K. zwischen der Annahme der Zauberei und der anderen, daß die von ihm auch gehörten Geister ihn absichtlich zum Zuschauer verschiedener Vorgänge eben der von ihm geschilderten Traumbilder machen wollten.

Die Halluzinationen des Tastsinnes oder, vielleicht richtiger ausgedrückt, des Hautsinnes, sind am bekanntesten vom Delirium tremens. Die Kranken haben die Empfindung von am Leibe kriechenden Tieren, sei es Ungeziefer, seien es Reptilien, wie Schlangen, Eidechsen, Kröten u. dgl. mehr, und zeigen sich unaufhörlich bemüht, sie durch entsprechende Bewegungen abzuseifen. Vereinzelt kommen derartige Hauthalluzinationen auch bei anderen akuten Geisteskrankheiten vor. Häufiger jedoch nehmen sie eine andere ganz bestimmte Form an, darin bestehend, daß die Kranken das Gefühl haben, mit gepulverten oder tropfbar flüssigen Substanzen, natürlich schädlicher Natur, bestreut oder bespritzt zu werden. Die Halluzination ist auch bei chronischen Kranken, die meist in die Kategorie des hypochondrischen Verfolgungswahns gehören, ungemein häufig anzutreffen. Ein abnormes Hitzegefühl der Haut mag Schuld daran sein, daß Deliranten und tobsüchtige Geisteskranke das Bestreben haben, die Kleidung von ihrem Körper abzustreifen. Die prickelnde Empfindung, welche von vielen Geisteskranken genau geschildert und so gedeutet wird, als ob sie elektrisiert würden, ferner die krankhaften Hitze- und Kältegefühle sind ebenfalls wohl den Halluzinationen des Hautsinnes zuzurechnen, während Stiche, Schläge, Püffe und andere zugefügte Schmerzen Halluzinationen des Gemeingefühls darstellen.

Die Halluzinationen sind häufig nicht auf ein Sinnesgebiet beschränkt, sondern es werden mehrere Sinnesgebiete ergriffen. Am häufigsten ist die schon erwähnte Kombination von Halluzinationen des Geruches und Geschmackes. Das Ergebnis einer solchen Kombination ist natürlich, daß die krankhafte Sinneswahrnehmung in dem einen Sinnesgebiete als Bestätigung der Halluzination auf dem anderen Gebiete aufgefaßt wird. Die Voraussetzung ist hierbei eine gewisse Gleichsinnigkeit der Halluzinationen, so daß sich zwei verschiedenen Sinnesgebieten angehörige Empfindungen in der gleichen Weise kombinieren, wie es in Wirklichkeit bei der Wahrnehmung bestimmter konkreter Dinge geschieht. Gerade dieser Vorgang aber scheint bei den kombinierten Halluzinationen die Regel zu sein. Einfache Kombinationen wie die eben angeführten des Geruches und Geschmackes kommen besonders häufig in den Sinnesgebieten vor, welche durch lebhafte Organempfindungen ausgezeichnet sind, so außer den angeführten noch im Gebiete des Tastsinnes und den sogenannten Halluzinationen des Gemeingefühls, welche uns später noch ausführlicher beschäftigen werden. Auffallender in ihrer Erscheinung sind diejenigen Kombinationen, welche sich im Bereich der sog. höheren Sinne abspielen und dementsprechend durch das Überwiegen des sinnlichen Inhaltes augezeichnet sind. Durch das gleichsinnige Zusammenwirken von Halluzinationen des Gehörs-, des Gesichts- und des Tastsinns entstehen dann die vollkommensten Täuschungen der Wirklichkeit. Der Kranke glaubt sich in eine bestimmte Situation und Umgebung versetzt, z. B. nach Hause mitten in den Kreis seiner Familie oder auf den Kirchhof mitten hinein in den Akt eines Begräbnisses. Er sieht dabei die Personen handeln, hört sie sprechen, hört allerlei zugehörige Geräusche, wie Wagenrasseln oder Trauermusik u. dgl., kurz und gut, es reproduziert sich eine ganze Handlung, etwa wie auf dem Theater, bei welcher der Kranke sogar mit handeln kann. Ist eine Halluzination vorüber, so erklärt zuweilen der Kranke, er sei zu sich gekommen, oder es wäre ihm so gewesen, als ob er sich in der betreffenden Umgebung befunden hätte, Äußerungen, die auf eine gewisse Einsicht in das Krankhafte der Erscheinung schließen lassen. Ähnlich sind die kombinierten Sinnestäuschungen des Deliranten, welcher als Kutscher auf dem Bocke zu sitzen vermeint, die Pferde und die Straßen vor sich sieht, zum Ausweichen auffordert, die Pferde wiehern und die Menschen schreien hört, und dabei doch in Wirklichkeit im Krankenzimmer und im Bett liegt. Mit Ausnahme des Delirium tremens sind derartige kombinierte Halluzinationen bei den Geisteskranken nur selten anzutreffen, sie sind dagegen den Fieberzuständen bei schweren körperlichen Krankheiten, wie dem Typhus, bei einer bestimmten Gehirnkrankheit, der Meningitis und gewissen akuten Inanitionszuständen eigentümlich und für sie charakteristisch. Ihre Vorbedingung scheint in allen diesen Fällen ein bald mehr bald wenig ausgesprochener Grad von Benommenheit und Herabsetzung des Sensoriums zu sein. Da sie außerdem auch in ihrer Erscheinungsweise die größte Ähnlichkeit mit den Sinnestäuschungen des Traumes haben, können wir sie zweckmäßig als traumhafte Halluzinationen bezeichnen. Epileptische und Hysteroepileptische können bald stunden-, bald tagelang solchen traumhaften Halluzinationen unterworfen sein; in pathologischen Rauschzuständen stellen sie sich bisweilen ein, ebenso nach Äther-, Chloroform-, Belladonna- und ähnlichen Vergiftungen. Bei schwer nervös veranlagten Personen können sie vereinzelt auftreten, ohne daß daraus eine Geisteskrankheit gefolgert werden kann.

Wie schon Kahlbaum anführt, kommt es nicht selten vor, daß derartige traumhafte Halluzinationen sich der ärztlichen Beobachtung entziehen und nur nachträglich aus den Mitteilungen der Kranken erschlossen werden können. Man ist dann nicht berechtigt oder nur in den oben skizzierten Fällen, auf das wirkliche Vorhandensein von Halluzinationen zu schließen, hat es vielmehr oft mit dem uns schon bekannten Phänomen der additiven Erinnerungsfälschung zu tun. Eine andere Kombination von Halluzinationen, die nicht zu den traumhaften gehört, verdient hier ihrer Häufigkeit wegen noch eine Erwähnung. Sie besteht darin, daß Halluzinationen auf anderen Sinnesgebieten oder auch auf dem gleichen Gebiete des Gehörs durch „Stimmen" gedeutet, bestätigt und eventuell in Worte gefaßt werden. So ist z. B. nichts gewöhnlicher, als daß die Kranken mit Geschmacks- und Geruchshalluzinationen gelegentlich die Worte Gift, Menschenfleisch u. dgl. mehr halluzinieren oder daß Kranken mit abnormen körperlichen Empfindungen bestimmte Bezeichnungen dafür, technische Ausdrücke, deren sie sich dann immer bedienen, auf dem Wege der Gehörshalluzinationen an die Hand gegeben werden.

Meine Herren! Das Verständnis der Halluzinationen als Krankheitssymptomen der akuten Psychosen ist für uns von so großer Wichtigkeit, daß ich es nicht unterlassen kann, unsere theoretischen Betrachtungen darüber durch einige historische Bemerkungen einzuleiten. Die älteste Theorie der Halluzinationen, welche lange Zeit geherrscht hat, hat sich unter dem Einfluß des großen Physiologen Johannes Müller ausgebildet und ist von dem physiologischen Vorgang der Sinneswahrnehmung in einfachster Weise abgeleitet. Es wird dabei von der Tatsache ausgegangen, daß wir normaler Weise im Stande sind, zwischen Erinnerungsbildern (Phantasiebildern) und wirklicher Sinneswahrnehmung genau zu unterscheiden. Für die physiologische Betrachtung beruht aber der Unterschied darin, daß bei der Sinneswahrnehmung immer eine Erregung des Sinnesorganes bzw. des Sinnesnerven stattfindet. Will man also, was nach der Eigenart der Halluzinationen nicht zu umgehen sein wird, eine Erregung von Erinnerungsbildern (Phantasiebildern) zur Erklärung derselben annehmen, so wird eine solche nur dann zur Halluzination werden, wenn gleichzeitig ein krankhafter Reiz an der Peripherie d. h. am Sinnesnerven stattfindet, so daß dieser letztere die wesentlichste Vorbedingung der Halluzination bildet. Infolge dieser Anschauung hat man die Lehre von den Halluzinationen mit Vorliebe in der Richtung kultiviert, daß man nach Erkrankungen der Sinnesorgane oder der Sinnesnerven, die reizend wirken konnten, gesucht hat. Es haben sich aber nur ganz ausnahmsweise solche Veränderungen an den Sinnesorganen oder Nerven nachweisen lassen, und manche anscheinend bestätigende Befunde erweckten gerade Bedenken gegen die Richtigkeit der Theorie. So fand man bei Gesichtshalluzinationen die Sehnerven grau degeneriert und in eine bindegewebige Masse verwandelt und zwar auch in Fällen, bei denen ein sehr langes Bestehen dieser Veränderung vor dem Auftreten der Halluzinationen zu erweisen war. Ähnlich verhielt es sich in anderen Fällen von Blindheit infolge Zerstörung beider Augäpfel. Es erschien höchst gezwungen, in solchen Fällen von jahrelanger Untätigkeit der Sehnerven die Annahme zu machen, daß sie ihre Funktion mit Ausbruch der Geisteskrankheit wieder aufgenommen hätten, oder daß nun gerade von der erkrankten Stelle Reizvorgänge ausgegangen wären, von denen man vorher garnichts bemerkt hatte. Die Folge dieser Schwierigkeit war, daß man den erforderlichen Reizvorgang aus den Sinnesnerven selbst in ihr zentrales Ende, und zwar nach den einen in ihre sogenannten Kerne (Schröder v. d. Kolk), nach den anderen in die Sehhügel verlegte. Galt es doch als anatomisch erwiesen (von Luys), daß der Sehhügel eine Zentralstation sämtlicher Sinnesnerven darstellte. Diese von Hagen zuerst aufgestellte Annahme hat noch jetzt die meisten Anhänger. Ihr neuester und wirksamster Vertreter, in einer nur wenig modifizierten Form, ist Meynert. Seine Ansicht läßt sich etwa in folgenden Worten zusammenfassen. Wenn der Geisteskranke eine Halluzination hat und trotz der ihm noch zu Gebote stehenden normal fungierenden anderen Sinne das Krankhafte und Subjektive seiner Täuschung nicht einsieht, so beweist dies eine gewisse Schwäche der Intelligenz bzw. der Hemisphärenleistung. Nun sind die Hemisphären nicht nur die Träger der Intelligenz, sondern sie haben noch eine zweite Hauptleistung, welche in der Hemmung und Unterdrückung automatischer und reflektorischer Reizvorgänge in den subkortikalen Ganglien besteht. Eine Herabsetzung der Hemisphärenleistung bedeutet den Wegfall dieser Hemmung und wird deshalb auf die subkortikalen Ganglien derartig wirken, daß in ihnen stattfindende Reizvorgänge bis zur Höhe der sonst von außen zugeleiteten Reize anschwellen können. So erklären sich die Halluzinationen durch einen Zustand reizbarer Schwäche, wobei der Reiz und die Schwäche auf zwei verschiedene Lokalitäten verteilt sind. Diese Hypothese hat den Fehler, daß sie sich auf eine ganze Reihe anderer Hypothesen stützt: so auf die Annahme krankhafter Reize in den subkortikalen Ganglien, denn diese müssen doch erst vorhanden sein, um zu krankhafter Höhe anzuschwellen; ferner auf die Annahme, daß die Hemisphärenleistung bei halluzinierenden Kranken herabgesetzt ist. Wir werden später sehen, daß diese Annahme vollkommen überflüssig ist. Wollte man sie aber akzeptieren, so läge es ganz im Gedankengange Meynerts, zunächst an die Tatsache der gegenseitigen Hemmung von Hemisphärenleistung zu denken und die Verteilung dieser beiden entgegengesetzten Zustände innerhalb der Hemisphären selbst zu suchen, so daß etwa die Funktionsschwäche auf die übrigen Teile der Hemisphäre, die Funktionssteigerung dagegen auf die zentralen Projektionsfelder der betreffenden Sinne verteilt zu denken wäre. Nichts nötigt in dem Falle zu der weiteren Annahme eines Reizzustandes in den subkortikalen Ganglien.

Meine Herren! Wenn ich hier genötigt bin, gegen eine Hypothese Meynerts Stellung zu nehmen, so habe ich mich gegen ein mögliches Mißverständnis zu verwahren: Ich bin weit davon entfernt zu verkennen, daß die Hypothese dieses gedankentiefen Meisters ihre eigentliche Begründung erst in seiner ganz besonderen Anschauung von dem Eingreifen des Gefäßsystems in den Gehirnmechanismus findet, und daß ich von einer Kette von

Hypothesen, deren Wucht in ihrem festen Gefüge liegt, nur ein Glied herausgegriffen habe. Aber die rein deskriptive Tendenz unserer klinischen Studien nötigt uns, auf die für das Verständnis nicht unbedingt notwendigen Hypothesen zu verzichten. Übrigens erfordert die Gerechtigkeit, zwei Vorgänger Meynerts in seinem Gedankengang zu erwähnen. In seiner schon erwähnten Arbeit hat Kahlbaum, gestützt auf die anatomischen Anschauungen Schröder v. d. Kolks, den Sitz des Reizvorganges bei Halluzinationen bestimmter Art ebenfalls in subkortikalen Zentren und zwar den Ursprungskernen der Nerven vermutet. Und endlich haben wir die rein psychologische Darstellung H. Neumanns zu erwähnen. Neumann erklärt die Halluzinationen durch den Wegfall derjenigen normalen Tätigkeit des Gehirns, welche er als Kritik bezeichnet. Er handelt sie unter den Krankheiten der Kritik ab. Daß diese Betrachtung, die von jedem Lokalisationsversuche absieht, sich vollkommen deckt mit der Annahme Meynerts, daß die Hemisphärentätigkeit (die sich eben als Kritik geltend machen würde) herabgesetzt sei, ist ohne Weiteres ersichtlich. Mindestens ist die Betrachtungsweise Neumanns durch große Unbefangenheit ausgezeichnet.

Die kurzen Bemerkungen zur Geschichte der Halluzinationen mögen genügen, um darzutun, wie im Verfolg der ursprünglichen Annahme von Johannes Müller die Autoren genötigt worden sind, immer weiter zentralwärts zu wandern und den krankhaften Reiz aus dem Sinnesorgane und dem Sinnesnerven erst in die Nervenkerne und dann in die nächst höhere Station der subkortikalen Ganglien zu verlegen. Eine Mitwirkung der zentralen Projektionsfelder bliebe deswegen doch unentbehrlich, da die vermeintlichen Reize aus den subkortikalen Ganglien, wenn von ihnen einfach Notiz genommen werden sollte, unmöglich den schon eine Assoziationstätigkeit voraussetzenden, geordneten Charakter der wirklichen Wahrnehmung haben könnten.

Unsere Stellung zu der Frage ist uns durch die Gesichtspunkte, welche ich Ihnen in meinen einleitenden Vorlesungen entwickelt habe,[1]) einfach gegeben. Der Unterschied zwischen dem Erinnerungsbilde und dem Anschauungsbilde ist bei der Halluzination durch einen krankhaften Vorgang verwischt. Diesen Unterschied haben wir früher darin gefunden, daß die von uns als „Perzeptionszellen" bezeichneten ersten Endstätten des Projektionssystems in den zentralen Projektionsfeldern der Rinde beim Akte der Wahrnehmung mitgereizt werden. Diese Zellen hatten wir als Träger des Organgefühles und Konstituentien des Bewußtseins der

[1]) Vgl. S. 20—47, besonders S. 39 und 45.

Körperlichkeit kennen gelernt. Wir werden deshalb das Wesen der Halluzination auch so kennzeichnen können, daß wir sagen, der krankhafte Reiz erstreckt sich über die Erinnerungsbilder hinaus auf diese Träger des Organgefühls, und ein Erinnerungsbild wird zum Anschauungsbild und somit zur Halluzination, sobald es mit den zugehörigen Organempfindungen — durch Erregung eben jener Perzeptionszellen — ausgestattet wird. Es ist also die Affektion des Bewußtseins der Körperlichkeit, welche das Hauptmerkmal der Halluzinationen ausmacht. Die oben entwickelten Haupteigenschaften der Halluzinationen werden uns so erklärlich. So in erster Linie der Zwang, den sie auf die Aufmerksamkeit üben. Jede heftige Organempfindung übt diesen Zwang aus, wie ich Ihnen schon an verschiedenen Beispielen gezeigt habe,[1]) und daß dieser Zwang zugleich als eine Schutzmaßregel für den Inbegriff der Körperlichkeit, das primäre Ich M e y n e r t s, aufzufassen ist, ist Ihnen ebenfalls erinnerlich. Es ist uns nun auch verständlich, daß gerade der Angstaffekt eine so innige Verknüpfung, oft eine direkte Abhängigkeit von den Halluzinationen zeigt. Dieser Affekt tritt, wie Ihnen erinnerlich ist, immer dann auf, wenn die Körperlichkeit, das „primäre Ich", bedroht ist.

So werden uns auch die merkwürdigen Beobachtungen von abnorm scharfer Lokalisation der Halluzination verständlich. Das Organgefühl als Konstituens des gesamten Bewußtseins der Körperlichkeit bezieht sich immer auf eine bestimmte Stelle des Sinnesblattes der Haut oder der Netzhaut oder Epithelschicht, welche die anderen Sinnesorgane auskleidet. Bei der Netzhaut wird dadurch die ganz bestimmte Projektion in den Raum bedingt, eine Eigenschaft, die, wie wir sahen, auch der Vision zukommt.. Es ist früher darauf hingewiesen worden, daß die Einstellungsbewegungen der Augen von den Organempfindungen der Netzhaut abgeleitet werden müßen. Solche Einstellungsbewegungen präformierter Art beobachten wir auch in bezug auf das Gehörorgan bei allen Tieren mit beweglichen Ohrmuscheln, und die Reste von Ohrbeweglichkeit, die der Mensch noch besitzt, sind ein Beweis, daß auch der Mensch solche Einstellungsbewegungen einst machen konnte. Wird ja auch von den Wilden berichtet, daß ihre größere Sinnesschärfe auf dem Gebiete des Gehörs sie befähigt, den Ausgangsort von Tönen oder Geräuschen in überraschend genauer Weise zu lokalisieren. Dem zivilisierten Menschen ist diese Eigenschaft abhanden gekommen. Wir sehen sie aber in Krankheitsfällen wieder auftreten, und zwar, wie uns durchaus verständlich erscheint, geknüpft

---

[1]) Vgl. S. 39.

an abnorm starke Organempfindungen, die zum Teil direkt als quälend empfunden werden und die Aufmerksamkeit so fesseln, daß der Kranke gezwungen ist, auf ein halluziniertes Zischeln zu lauschen, obwohl er kein Wort davon verstehen kann. Wie wir später sehen werden, kommen auch abnorme Lokalisationen von Phonemen, z. B. im innern des Körpers, in einem Beine oder in einem Stiefel, wie ein Kranker sich ausdrückte, vor. Auch den Angstaffekt werden wir hin und wieder in dieser merkwürdigen Weise lokalisiert antreffen. Wir werden darin Beispiele krankhafter Assozitation im Gebiete des Bewußtseins der Körperlichkeit erblicken und sie nicht mehr so befremdlich finden.

Zwanzigste Vorlesung.

Lehre von den Halluzinationen, Fortsetzung. Festigkeit der praeformierten assoziativen Verbände. Beteiligung der Projektionsfelder an den Halluzinationen. Besondere Lokalisation der Erinnerungsbilder. Paraphasischer Rededrang der Paralytiker, Zwangsnachsprechen von Phonemen. Verschiedene Intensität der Erinnerungsbilder. Hypermetamorphose. Hyperästhesie. Modifikation des Schemas der Identifikationsstörungen.

Meine Herren!

Der soeben entwickelten Auffassung scheint sich eine Schwierigkeit entgegenzustellen, die unsere Beachtung verdient. Wie ist es möglich, werden wir fragen, daß ein pathologischer Reiz, dessen Lokalisation in gewissem Sinne dem Zufall unterworfen ist, gerade diejenige Anordnung des Reizes wiederholt, welche einem bestimmten optischen Erinnerungsbilde oder einer so kunstvollen Gruppierung von Einzeleindrücken, wie zu dem akustischen Erinnerungsbilde eines Wortes oder einer Melodie gehören, angehört? Müßte man nicht erwarten, daß ein von dem Zufall der befallenen Örtlichkeit abhängiger, an Ort und Stelle wirkender krankhafter Vorgang auch eine ganz regellose, den funktionellen Einheiten der Erinnerungsbilder und der konkreten Begriffe in keiner Weise entsprechende Reizung der in betracht kommenden Perzeptionszellen des betreffenden zentralen Projektionsfeldes zur Folge haben müßte? Diese Schwierigkeit tritt uns noch mehr wie in dem Falle der Einzelhalluzinationen eines Sinnes in dem anderen Falle der traumhaften oder überhaupt irgendwelcher kombinierten Halluzinationen entgegen. Müßten wir doch das Besondere dieser traumhaften Halluzinationen darin erblicken, daß der die Halluzination bedingende Reizvorgang in den verschiedenen Projektionsfeldern gleichsinnig, d. h. gerade mit derjenigen Anordnung des Reizes, welche ein genaues Abbild der Wirklichkeit widerspiegelt, stattfindet. In der Tat können wir zur Erklärung dieses merkwürdigen Zusammentreffens einer Hypothese nicht entbehren, die ich Ihnen schon früher[1]) angedeutet habe, als ich davon sprach, daß die Erfahrungen der Klinik dazu nötigen, den Satz von der spezifischen Energie der Sinneselemente auf das ganze Assoziationsorgan zu übertragen und anzunehmen, daß beim Anklingen der gleichen Kombination von assoziativen Elementen immer der gleiche psychische Vorgang erfolgt. Eine Anwendung davon hatten wir früher nur soweit gemacht, daß wir das Auftauchen von bestimmten Gedanken als ein solches Anklingen einer ganz bestimmten Kombination von assoziativen Elementen erklärten. Wir werden nun einen Schritt weiter gehen müssen und auch die Enstehung der traumhaften Halluzinationen als ein Anklingen derartiger funktioneller Einheiten durch einen irgendwie gearteten Reiz betrachten. Mit anderen Worten: Auf welche Weise immer ein Reiz auf die durch wiederholte Funktion und Bahnung zu funktionellen Einheiten verknüpften Elemente wirken möge, der Effekt ist immer die Produktion eines bestimmten für sie spezifischen Inhaltes. So geben uns gerade die gleichsinnigen kombinierten Halluzinationen ein Beispiel für die Festigkeit derjenigen funktionellen Verknüpfungen,[2]) welche das Bild der Außenwelt repräsentieren. Ganz besonders dürfte die soeben angestellte Überlegung dann gelten, wenn es sich um die Irradiation eines irgendwo enstandenen Reizes auf die intakten zentralen Projektionsfelder handelt, während die Erkrankung der Projektionsfelder selbst eher krankhaft abgeänderte Halluzinationen zu erzeugen imstande ist. So verstehen wir die merkwürdige Beobachtung von A. Pick bei einem Individuum, das früher an sensorischer Aphasie gelitten hatte. Die Gehörshalluzinationen hatten hier einen ausgeprägt paraphasischen Charakter und bestanden in entstellten Worten, Sätzen mit Wortverwechslungen u. dgl. m. Derselbe Autor berichtet über einen Kranken mit hemiopischem Defekt der homonymen Quadranten beider Gesichtsfelder. Die Gesichtshalluzinationen dieses Kranken hatten das Eigentümliche, daß sie mit einer dem betreffenden Quadranten entsprechenden Lücke ausgestattet waren, so daß beispielsweise ein Kopf mit dem entsprechenden sektorenförmigen Ausschnitt erschien. Bei der progressiven Paralyse derjenigen Krankheit, die immer auch zu einer örtlichen Erkrankung der Projektionsfelder führt, werden entstellte oder ganz sinnlose Worte häufig halluziniert, ebenso aber auch elementare Geräusche, welche der regellosen Reizwirkung an Ort und Stelle an einem selbst erkrankten Projektionsfelde ihren Ursprung verdanken dürften. Auf optischem Gebiete kommen hier auch die verschiedensten Lichterscheinungen,

---

[1]) Auf S. 100.

[2]) „Merksystemen“ nach G. Hirth, Epigenesis der Merksysteme, München 1897.

Visionen von Blitzen und Feuerkugeln zur Beobachtung. Die große Mehrzahl von Halluzinationen ist dagegen sicher den irradiierten Reizwirkungen zuzurechnen, wie denn auch die Gehirnpathologie lehrt, daß die überwiegende Zahl von Reizsymptomen auf einer Fortleitung des Reizes von oft ganz entfernten Gehirnstellen aus beruht.

Meine Herren! Nach der soeben entwickelten Anschauung werden wir kein Bedenken tragen, die Halluzinationen als lokalisierte Vorgänge aufzufassen und ihren Sitz in den Projektionsfeldern der betreffenden Sinne zu vermuten. Und zwar sind wir genötigt, den ersten Reizvorgang in diejenige Örtlichkeit zu verlegen, welche den Erinnerungsbildern entspricht und von ihnen aus eine weitere Reizung der zugehörigen, nach der Norm des Projektionssystems angeordneten wahrnehmenden Elemente, „Perzeptionszellen", wie wir sie früher nannten, anzunehmen. Diese Auffassung muß, wie leicht ersichtlich, derjenigen Annahme zur Stütze dienen, welche die Erinnerungsbilder nicht an den Ort der Wahrnehmung selbst, sondern in davon räumlich getrennte Stellen der Hirnrinde verlegt, eine Annahme, die durch eine Arbeit aus meiner Klinik von H. Sachs [1]) ohnehin erheblich an Wahrscheinlichkeit gewonnen hat. Wie Sie sich erinnern, hatte ich schon in meiner Einleitung als das Wesentliche des Erinnerungsbildes die Form des Reizes, d. h. das gegenseitige Verhältnis der gereizten Perzeptionszellen hingestellt, und Sachs hat nachgewiesen oder mindestens sehr wahrscheinlich gemacht, daß die Erinnerung dieses Verhältnisses im Gebiete des Gesichtssinnes nicht an bestimmte Elemente des von ihm so genannten Lichtfeldes, der Rindenendigung des Tractus opticus, sondern in dem okulomotorischen Projektionsfelde repräsentiert zu denken ist. Die Vision müßten wir uns so zustande kommend denken, daß infolge des Sejunktionsvorganges zunächst bestimmte okulomotorische Erinnerungsbilder erregt werden und erst von da aus die zugeordneten perzipierenden Elemente des sog. Lichtfeldes. Dieser zweite Akt ist bekanntlich unserem Willen entzogen, und wir müssen daraus schließen, daß nur ein Reiz von krankhafter Stärke die Widerstände überwinden kann, die in der erzwungenen Umkehr der Leitungsrichtung liegen. Daß diese Widerstände sehr bedeutend sind, erschließen wir auch aus dem Umstande, daß die meisten Visionen als schattenhaft und wenig leuchtend geschildert werden, während der andere Umstand, daß sie meist nur flächenhaft und als Bilder erscheinen, darauf hinweist, daß die Fortleitung des Reizes von einem okulomotorischen Felde zu dem entsprechenden

---

[1]) Die Entstehung der Raumvorstellung aus Sinnesempfindungen. Nr. 5 der Psychiatr. Abhandlungen, herausgegeben von C. Wernicke.

der anderen Hemisphäre gewöhnlich nicht stattfindet — vielleicht, weil gar keine präformierte Bahn dafür besteht. Von einem durch krankhafte Vorgänge bedingten Reiz werden wir im allgemeinen nicht erwarten können, daß er sich symmetrisch an identischen Stellen beider Hemisphären geltend macht, oder wir werden dies nur ausnahmsweise und unter besonderen Bedingungen, als möglich, zulassen. Zur Tiefenanschauung, soweit sie durch die Augen vermittelt wird, wird uns aber immer das Zusammenwirken der okulomotorischen Projektionsfelder beider Hemisphären erforderlich erscheinen. Sie sehen, meine Herren, daß gerade die Annahme eines mehr oder weniger willkürlich lokalisierten pathologischen Reizes die einfachste Erklärung für gewisse fundamentale Eigenschaften der Gesichtshalluzinationen liefert. Natürlich ist dabei die andere Möglichkeit nicht ausgeschlossen, daß ein pathologischer Reiz sich ausnahmsweise im Lichtfelde selbst geltend macht; dann treffen wir auf sog. elementare Halluzinationen, Lichterscheinungen der verschiedensten Art, bei denen die Form nebensächlich ist. Wenn jemand Blitze, eine feurige Wolke, ein Flammenschwert, ein Feuermeer vor sich sieht oder die Milch zurückweist, weil er sie für Blut hält oder Blutlachen in seinem Bett sieht, so wird es sich um derartige primäre Reizungen des Lichtfeldes — natürlich auch infolge des Sejunktionsvorganges — handeln.

Daß für die Erinnerungsbilder der Töne und speziell der Sprachklänge eine ähnliche Überlegung gilt, hat H. Sachs in seiner eben erwähnten Arbeit in geistreicher Weise entwickelt. Auch hier ist bei den Erinnerungsbildern das Verhältnis der Töne und Klänge zueinander maßgebend und deshalb wahrscheinlich, daß diese Verhältnisgrößen an ein dem okulomotorischen entsprechendes akustisch-motorisches Projektionsfeld geknüpft sind. Erst die Fortleitung des krankhaften Reizes von diesem supponierten Felde auf das akustische Perzeptionsfeld bedingt das Zustandekommen der Halluzination und zwar, da die überwiegende Zahl der Verhältnisgrößen Sprachklänge vorstellen, das subjektive Ertönen von Sprachklängen. In dem ausnahmsweisen Falle, daß das akustische Perzeptionsfeld primär durch den Reiz betroffen wird, entstehen subjektive Geräusche und Tonkombinationen von regelloser Beschaffenheit, die von uns früher so genannten Akoasmen. Daß im Gegensatze zu den Gesichtshalluzinationen die Gehörshalluzinationen und besonders die Phoneme das volle Gepräge der Wirklichkeit tragen, wird daraus verständlich, daß das Zentrum der Wortklangbilder von vornherein einseitig angelegt ist, so daß wir in den Phonemen ein exquisites Herdsymptom des linken Schläfelappens vor uns haben, allerdings von dem beschränkten lokalisatorischen Wert, den die Reizsymptome überhaupt an sich tragen. Bekanntlich steigt dieser Wert beträchtlich, sobald den Symptomen des Reizes auch solche des Ausfalls mit beigemischt sind, und es ist deshalb hier der Ort, an das Vorkommen der von mir früher so genannten maniakalischen Aphasie[1]) zu erinnern. Wir werden später sehen, daß uns dieser Name jetzt nicht mehr zutreffend erscheinen kann, da es sich vielmehr um ein zugleich hyper- und parakinetisches Symptom handelt. Dieses Symptom selbst ist das bei Paralytikern nicht allzu selten vorkommende des paraphasischen Rededranges, ein exquisit motorisches Reizsymptom, innerhalb dessen der Defekt, die Erkrankung der linken ersten Schläfewindung, sich durch die paraphasisch abgeänderte Form des Rededranges kundgibt. Im Gegensatz zu dem sonstigen, ziemlich häufig vorkommenden isolierten Rededrang der Paralytiker ohne paraphasische Beimischung, welcher ein wirklich maniakalisches Symptom ist, zeigt dieser Rededrang auch inhaltlich ein überwiegend motorisches Gepräge und beruht zweifellos auf einer Reizwirkung, die den erkrankten linken Schläfelappen zum Ausgangspunkt hat. Wir entnehmen daraus, daß irgendwelche Reize im linken Schläfelappen auch einen ganz anderen Weg einschlagen können, gewissermaßen den entgegengesetzten als den zum akustischen Perzeptionsfelde, und daß die Reizwirkung sich in diesen Fällen der präformierten Bahn zur Brocaschen Windung bedient.

Unter demselben Gesichtspunkte der Lokalisation der Reizwirkung verdient eine andere Tatsache hier Erwähnung, ich meine die nicht seltene Erscheinung des zwangsmäßigen Nachsprechens von Phonemen. Dieses ebenfalls exquisit motorische Symptom, das unter besonderen Umständen auch mit Paraphasie verknüpft sein kann, weist auf eine Reizwirkung hin, welche nacheinander die beiden uns schon bekannten Wege der Irradiation einschlägt. Sie hat das Eigentümliche, daß der Inhalt der Phoneme überwiegend häufig in sonst affektlosen, auswendig gelernten Reihenassoziationen besteht, z. B. in dem Herzählen der Zahlenreihe. So sehr dieser Umstand für eine engere Lokalisation des Reizes im Schläfelappen selbst spricht, so gehören doch diese Fälle keineswegs zur Paralyse, sondern zu den Motilitätspsychosen, und dasselbe gilt von dem Zwangssprechen überhaupt ohne vorheriges Halluzinieren von Sprachlauten.

Meine Herren! Sie sehen, daß gerade erst die Kenntnis aller dieser innerlich zusammengehörigen Symptome die Bedeutung der linken ersten Schläfewindung als Sitz der Phoneme, des allerhäufigsten und man kann fast sagen auch allerwichtigsten unter allen psychotischen Symptomen, in das richtige Licht stellt. Trotzdem

[1]) Vgl. Gehirnkrankheiten 3. Bd. S. 551.

können wir nicht daran zweifeln, daß mit Ausnahme von gewissen ganz besonderen Fällen, wie ich zum Teil hier schon angedeutet habe, der linke Schläfelappen nicht der eigentliche Sitz des Krankheitsprozesses ist, dessen Reizwirkungen er uns offenbart. Die Phoneme sind vielmehr überwiegend als Fern- oder Nebenwirkungen, jedenfalls Irradiationserscheinungen aus anderwärts lokalisierten Krankheitsvorgängen — Sejunktionsvorgängen — aufzufassen. Das wird schon durch die eine, allerdings fundamentale Tatsache bewiesen, daß genau die gleichen Krankheitstypen bald mit, bald ohne Phoneme auftreten können. Die Phoneme zeigen sich dann durch einen entsprechenden, wenn auch nicht genau in Worte gefaßten Inhalt der Gedanken ersetzt. Ferner aus dem weiteren Umstande, daß der Inhalt der Phoneme je nach den Krankheitstypen ein gesetzmäßiger ist, ganz ebenso wie der Inhalt der Gedanken. Auf diesen Punkt werden wir sogleich näher einzugehen haben.

Meine Herren! Sie sehen, daß jeder Versuch, in ein tieferes Verständnis der Psychosen einzudringen, uns mit Notwendigkeit auf gewisse brennende Fragen der Gehirnpathologie führt, wie z. B. die soeben behandelte der besonderen Lokalisation von Erinnerungsbildern. Nach meiner Meinung ist eine solche jetzt ziemlich wahrscheinlich, nicht nur aus den schon gebührend hervorgehobenen theoretischen Erwägungen von H. Sachs, sondern auch nach den, wenn auch noch wenig zahlreichen Beobachtungen, in denen Fälle sogenannter Asymbolie genau untersucht und ein genauer Sektionsbefund erhoben worden ist. Drei derartige Fälle aus meiner Klinik, darunter zwei mit Sektionsbefund, sind neuerdings von Heilbronner[1]) in den von mir herausgegebenen psychiatrischen Abhandlungen geschildert worden, und die Asymbolie stellt sich danach als eine kombinierte Störung dar, insofern zum Teil die sekundäre Identifikation, zum Teil die primäre Identifikation der Sinneseindrücke verloren gegangen ist. Der erstere Umstand erklärt sich nach dem Sektionsbefunde aus der doppelseitigen Durchbrechung des Marklagers der konvexen Seite des Hirnmantels, zwischen Hinterhaupt-Schläfelappen einerseits und den übrigen Partien des Gehirns andererseits. Die Störung der primären Identifikation hinwiederum findet in den partiellen Zerstörungen des Hinterhaupts- und Schläfelappens selbst eine ausreichende Erklärung. Dabei ist die klinische Voraussetzung für das Symptomenbild der Asymbolie, nämlich die Integrität des eigentlich perzipierenden Aktes, auch in dem Sektionsbefund dadurch bestätigt, daß das von Sachs sogenannte Lichtfeld des Hinterhauptlappens und andererseits große Teile des

---

[1]) Psychiatrische Abhandlungen, Heft 3 und 4: Über Asymbolie.

Schläfelappens erhalten und mit der Projektionsfaserung in Verbindung geblieben sind. Um meinen Standpunkt in dieser Frage unzweideutig auszusprechen, will ich hier bald erklären, daß ich den Akt der funktionellen Fortleitung von den perzipierenden zu den Erinnerungszentren der primären Identifikation zurechne und nur die transkortikale Fortleitung des Reizes über die letzteren hinaus als sekundäre Identifikation verstanden wissen will. Auch der Sektionsbefund des von Lissauer[1]) klinisch genau beobachteten, von Hahn[2]) anatomisch untersuchten Falles von Seelenblindheit unterstützt diese Auffassung.

Eine zweite ebenso brennende Frage, an der aber überwiegend die Psychiatrie interessiert ist, ist die, ob das Denken in Worten oder in Begriffen oder überwiegend in einer dieser Formen stattfindet. Wie Sie sich erinnern, habe ich mich früher dahin ausgesprochen, daß das Denken keinesfalls an das Vorhandensein der Wortbegriffe oder auch nur der Wortklangbilder ausschließlich geknüpft ist, daß vielmehr ein selbständiges begriffliches Denken anzuerkennen ist. Indessen mußte ich schon früher zugeben, daß individuelle Verschiedenheiten in dieser Beziehung bestehen mögen, gewissermaßen Gewohnheiten des Gehirns, wonach die einen überwiegend in Worten, die anderen überwiegend begrifflich denken. Ich stelle mir auch vor, daß das überwiegend begriffliche Denken die überlegene, der Wirklichkeit genauer angepaßte, gewissermaßen naturwissenschaftlichere Form des Denkens ist. Ich kann aber nicht verschweigen, daß hervorragende Gehirnkenner wie H. Sachs eine andere Meinung vertreten und sozusagen das ganze logische Denken in die Stätte der Klangbilder, d. h. also in den linken Schläfelappen, verlegen. Wie ich mich schon früher ausgesprochen habe, geht dies nach meiner Meinung zu weit und wird durch die klinische Erfahrung von Erkrankungen des linken Schläfelappens widerlegt, ich muß aber zugeben, daß, abgesehen von jeder individuellen Verschiedenheit, eine Reihe von Begriffen existieren, die auch nach meiner Meinung vorwiegend an den linken Schläfelappen als die Stätte der Worterinnerungsbilder gebunden sein mögen, und zwar deshalb, weil im Gegensatz zu den anderen und besonders allen konkreten Begriffen das dazu gehörige Wortklangbild gewissermaßen den einzigen Sammelpunkt aller zugehörigen assoziativen Verknüpfungen abgibt, weil ferner auch diese letzteren sämtlich auf dem Wege der Sprache erworben sind. Ich meine darunter nicht die Ausdrücke für Zustände innerer Erfahrung, die ich schon früher angeführt habe, sondern mehr künstlich eingelernte, durch

---

[1]) Arch. f. Psych. 21. Bd.

[2]) Arbeiten aus der Psychiatr. Klinik in Breslau Heft II, Leipzig 1895, S. 105.

den Unterricht akquirierte und keineswegs nur abstrakte Begriffe. Dahin gehört z. B. die Zahlenreihe und das Manipulieren mit derselben, dahin gehören die an bestimmte Namen geknüpften Begriffe von historischen Daten und Persönlichkeiten und tatsächlich viele Abstrakta. Ein Denken, das von dem linken Schläfelappen unabhängig ist, werden wir uns also nur unter der Beschränkung auf überwiegend konkrete Beispiele, sagen wir mit einer gewissen Vereinfachung des Denkinhalts, vorstellen können. Im allgemeinen macht das Objekt der psychiatrisch klinischen Beobachtung, nämlich das motorische Verhalten unter gewissen äußeren Bedingungen, keine wesentlich darüber hinausgehenden Ansprüche, um so weniger, je akuter das Krankheitsbild gefärbt ist, so daß wir also mit der angenommenen individuellen Verschiedenheit verschiedener Menschen wirklich rechnen können.

Jedenfalls kenne ich für die Tatsache, daß es eine ganze Reihe von Geisteskrankheiten gibt, welche bald mit, bald ohne Halluzinationen — und immer handelt es sich hier hauptsächlich um Phoneme — vorkommen, keine andere Erklärung, als eben diese individuell verschiedene Gewohnheit des Denkens, welche bei den überwiegend in Worten Denkenden eine gesteigerte Erregbarkeit der Wortklangbilder und daher das leichtere Zustandekommen der Halluzination erklärlich macht.

Meine Herren! Wenn darüber ein Zweifel möglich ist, ob das Denken ausschließlich in Erinnerungsbildern von Worten vor sich geht, so ist es doch ganz unmöglich, zu bestreiten, daß überhaupt in Erinnerungsbildern gedacht wird, und daß wir für den Unterschied zwischen Erinnerungsbild und Anschauungsbild ein unbedingt zuverlässiges, der inneren Erfahrung entnommenes Merkmal besitzen müssen. Es fragt sich aber, wie Erinnerungsbilder von verschiedener Intensität von uns beurteilt werden, und ob in dieser Hinsicht vielleicht die von uns früher schon ins Auge gefaßten elementaren Symptome der autochthonen Gedanken, der Zwangsvorstellungen und überwertigen Ideen eine nähere Analyse gestatten. Von diesen drei Symptomen sind offenbar die Zwangsvorstellungen das best gekannte und leichtest abzugrenzende. Bei den akuten Psychosen ist ihre klinische Bedeutung aber verhältnismäßig gering. Die überwertigen Ideen bedürfen, wie wir bald sehen werden, in ihrer Begriffsbestimmung eine gewisse Erweiterung. Dann stellt sich heraus, daß sie eine ähnliche Bedeutung wie die Halluzinationen in dem klinischen Bilde der akuten Psychosen beanspruchen können. Von den autochthonen Ideen hatten wir schon früher gesehen, daß sie mit den Phonemen nahe verwandt sind, denselben vorangehen oder in sie übergehen können und zuweilen gar nicht abgrenzbar von ihnen sind, indem die Kranken selbst nicht wissen, ob den eingegebenen Gedanken ein eigentlicher Stimmklang beiwohnt oder nicht. Die Verwandtschaft tritt nun auch darin hervor, daß die autochthonen Ideen immer in bestimmte Worte gefaßt zu sein scheinen und daß sie ihrem Inhalt nach die gleiche Bedeutung haben, wie sich besonders klar dann zeigt, wenn der Inhalt einem Befehl oder Verbot entspricht und auf das Handeln der Kranken bestimmend wirkt.

Die angeführten Momente lassen die Deutung zu, daß die autochthonen Ideen ebenso wie die Phoneme ein Reizsymptom des Schläfelappens sind, d. h. ein Auftauchen von sehr lebhaften Erinnerungsbildern der Wortklänge, ohne daß der Reiz sich auf die Organempfindungen des Gehörs erstreckt. Die gleiche Stärke des krankhaften Reizes vorausgesetzt, würde sich dann mit Notwendigkeit die weitere Annahme ergeben, daß ein Reizvorgang, der sich bis auf die Stätte der Organgefühle, d. h. das akustische Perzeptionsfeld, zurück erstreckt, einen dem Schläfelappen — funktionell — näher liegenden Ausgangspunkt haben muß, als ein anderer, der sich schon an der Stätte der Erinnerungsbilder erschöpft. Wir gelangen damit zu der Auffassung, welche ich Ihnen schon früher entwickelt habe, daß die Verschiedenheit der Lokalisation des Sejunktionsvorganges dem Unterschiede zwischen Halluzinationen und autochthonen Ideen zugrunde liegt.

Meine Herren! Ich habe früher angedeutet, daß auch die primäre Identifikation bei den Geisteskranken in Mitleidenschaft gezogen werden kann. Die zwei Symptome, die hier in betracht kommen, betreffen das eigentliche Grenzgebiet zwischen sekundärer und primärer Identifikation, nämlich die an den „Perzeptionszellen" haftenden Organgefühle, und es ist wohl kein Zufall, daß sie hauptsächlich in Krankheitszuständen beobachtet werden, die ihrem ganzen Gepräge nach den sog. „organischen" Gehirn- oder Nervenkrankheiten nahe stehen.

Unter H y p e r m e t a m o r p h o s e verstehen wir den organisch bedingten Zwang, von den Sinneseindrücken Notiz zu nehmen und die Aufmerksamkeit darauf zu lenken. Sie läßt sich meist experimentell feststellen, indem man beliebige Sinnesreize in den Bereich des Kranken bringt, also z. B. die Uhr, das Taschentuch, die Börse herauszieht oder wie zufällig mit irgendwelchen Gegenständen manipuliert: für den Gesichtssinn — ein Geräusch erzeugen läßt, etwa die Uhr schlagen oder zu einem Dritten eine halblaute Bemerkung macht, den Wasserhahn laufen läßt, eine Melodie vor sich hinsummt: für Gehörseindrücke — den Kranken gelegentlich berührt: für Tasteindrücke — riechbare Stoffe in seine Nähe bringt: für Geruchseindrücke. Meist läßt schon das ganze Verhalten des Kranken das Symptom unzweideutig und sofort kenntlich entgegentreten, und besonders sind es die Vorgänge auf der Krankenabteilung, welche zwangsmäßig das Interesse der Kranken in Anspruch nehmen. Dabei tritt oft ein Unterschied hinsichtlich der befallenen Sinnesgebiete hervor, indem manche Kranke mehr durch Geisteseindrücke, manche mehr durch Gehörseindrücke, insbesondere die Äußerungen der Kranken gefesselt werden. Eine Erklärung für das Symptom finden wir in der Annahme einer gesteigerten Erregbarkeit der Organempfindungen, so daß die ihnen innewohnende Eigenschaft, die Aufmerksamkeit in Anspruch zu nehmen, schon bei schwächeren, sonst unbeachteten Sinnesreizen zur Geltung kommt. Daß bei einer solchen Steigerung der Organempfindungen auch die ruhigsten Stationen mit dem eintönigsten Betriebe den Kranken Stoff genug und überreichlich für ihre Sinneswahrnehmungen bieten, ist selbstverständlich. Der zweckmäßigste Aufenthalt für solche Kranke ist deshalb ein Isolierraum, denn das Symptom ist auch von erheblicher praktischer Bedeutung, weil es eine motorische Unruhe der Kranken hervorrufen, unterhalten und steigern kann, ganz abgesehen davon, daß die Mitkranken davon meist in Mitleidenschaft gezogen, gestört und belästigt werden. Die Hauptfolgeerscheinung der Hypermetamorphose ist die Zerstreutheit, d. h. die mangelhafte Lenkbarkeit der Gedanken und Unfähigkeit der Kranken, einem geschlossenen Gedankengange zu folgen. Die Antworten der Kranken, die Auskunft, die sie erteilen, Mitteilungen, die sie aus eigenem Antrieb machen wollen, können deshalb den Anschein der Zusammenhanglosigkeit machen, weil sie durch eben gegenwärtige Sinneseindrücke jeden Augenblick unterbrochen werden. Die Hypermetamorphose ist deshalb ein Hauptelement desjenigen Symptomenkomplexes, den wir später unter dem Namen Verwirrtheit noch genauer kennen lernen werden. In diesem Symptomenkomplex kann sie zuweilen sogar das ausschlaggebende und beherrschende Element sein, ein eignes Krankheitsbild für sich aber vermag die Hypermetamorphose nicht zu bilden,[1]) sie scheint immer nur ein begleitendes, wenn auch in jeder Hinsicht wichtiges Symptom zu sein.

Am nächsten verwandt ist der Hypermetamorphose die sogenannte Hyperästhesie der Sinnesorgane, ein Symptom, welches von vielen körperlichen Krankheiten her bekannt ist. Die Hyperästhesie ist keinesfalls mit der Hypermetamorphose

---

[1]) Der Entdecker des Symptoms, H. Neumann, hat zwar ein solches Krankheitsbild aufgestellt, aber unter Beimischung so vieler anderer Elemente, daß dies meine Behauptung nur stützen kann.

identisch und darf nicht damit verwechselt werden. Sie hat bei Geisteskranken nur eine geringe und fast nie selbständige Bedeutung, am meisten noch bei denjenigen chronischen Geisteskranken, welche als Übergangsformen zum hysterischen Charaktertypus betrachtet werden müssen, also fast ausschließlich bei hysterischen Frauen. Ferner bedingt sie vielleicht das Symptom der Schreckhaftigkeit in gewissen, bei Epileptikern auftretenden Dämmerzuständen, welche wegen der offenbaren Herabsetzung des Sensoriums und ihres stuporösen Gepräges ebenfalls eine große Ähnlichkeit mit bekannten Symptomen organischer Gehirnkrankheit (besonders der Meningitis) zeigen. Die Schreckhaftigkeit gewisser akutester Bilder von Geisteskrankheit, welche wir später kennen lernen werden, beruht wahrscheinlich zum Teil auf derselben Grundlage. Abgesehen davon wird die Hyperästhesie der Sinnesorgane namentlich in dem ersten, ansteigenden Stadium akuter Psychosen und in der Rekonvaleszenz von solchen beobachtet, wo sie die Kranken gegen die Eindrücke ihrer Umgebung je nach ihrer Persönlichkeit mehr oder weniger unleidlich und unzufrieden oder gereizt macht.

Meine Herren! Es kann nicht fehlen, daß die beiden letztgeschilderten Symptome Sie an das erinnern, was bei den Versuchen einer Definition der Geisteskrankheiten und deren Abgrenzung von den Gehirnkrankheiten früher zur Sprache gekommen ist. Wenn die Hypermetamorphose auf einer gesteigerten Erregbarkeit, einem dauernden Reizzustande der wahrnehmenden Elemente, Perzeptionszellen, wie wir sie genannt haben, beruht, so gehört sie nicht zu den Störungen der sekundären Identifikation, sondern hat ihren Sitz in den nächsten Endigungen des Projektionssystems selbst. Dasselbe gilt für die Hyperästhesie der Sinnesorgane, wenn nicht gar deren Ursache in einer noch peripherer gelegenen Strecke des Nervensystems zu suchen ist, was in allen Fällen der Fall sein dürfte, wo die Hyperästhesie sich nur in einem einzigen Sinnesbereich geltend macht. Deshalb ist auch die Hyperästhesie von jeher unter den Krankheiten des peripherischen Nervensystems abgehandelt worden. Die Hypermetamorphose dagegen ist sicher immer zentral bedingt. Die klinische Beobachtung bestätigt insofern unsere Auffassung, als wir das Symptom mit Vorliebe bei den schweren Krankheitszuständen antreffen werden, ganz abgesehen von dem ungemein häufigen Auftreten desselben bei den agitierten Formen der paralytischen Psychosen. Unter den nicht paralytischen Psychosen sind es namentlich die beiden Krankheitsbilder der verworrenen Manie und der hyperkinetischen Motilitätspsychose, wo das Symptom fast niemals vermißt wird und einen sehr wesentlichen Bestandteil des Krankheitsbildes ausmacht.

Meine Herren! Es darf Sie nicht wundernehmen, daß unser Schema sAZm auch die Ableitung gewisser Grenzfälle gestattet, in welchen das Prinzip der sekundären Identifikationsstörungen verletzt wird und ein Übergang zwischen primären und sekundären Störungen der Identifikation stattzufinden scheint. Die gleiche Erfahrung werden wir dann noch auf dem Gebiete der Motilität machen, wo wir auf Zustände von Muskelstarre, begleitet von schwerer Bewußtlosigkeit, stoßen werden, welche einen entschiedenen Übergang zu epileptischen Anfällen bilden und doch ihrer Entwicklung nach nur als eine besonders heftige Steigerung hyper- und parakinetischer Motilitätsymptome im Verlauf von schweren Motilitätspsychosen aufgefaßt werden können. Auch auf die Entwicklung wirklicher Kontrakturen als Folge von habituell gewordenen parakinetischen Identifikationsstörungen auf psychomotorischem Gebiet werden wir nicht selten stoßen. Es zeigt sich eben an unserem Schema, wie überall in der Natur, daß die Natur nicht schematisch zu Werke geht. Denken wir nur immer daran, daß jedes Schema, und so auch das unserige, nur den Wert eines Lehr- und Verständigungsmittels besitzt und überflüssig wird, sobald ein besseres, leichteres oder die Tatsachen richtiger gruppierendes gefunden worden ist. Verlassen Sie sich darauf, meine Herren, daß von dieser Notwendigkeit niemand mehr durchdrungen ist als ich, und daß der Respekt vor den Tatsachen bei diesem Versuch einer klinischen Darstellung der Geisteskrankheiten meine oberste Richtschnur bildet.

Sie werden nun auch verstehen, daß wir das Recht haben, ohne uns den Vorwurf der Inkonsequenz zuzuziehen, unser Schema selbst nach Bedarf abzuändern. Es ist hier wohl der geeignete Ort, zu untersuchen, inwieweit ein solches Bedürfnis vorliegt.

Ich erinnere Sie nochmals an meine einleitenden Bemerkungen über die Organempfindungen und das Bewußtsein der Körperlichkeit. Wir hatten damals gewisse Bewegungsäußerungen kennen gelernt, welche wir als Schutzmaßregeln für den Körper deuteten und auf präformierte, wahrscheinlich angeerbte[1]) Mechanismen zurückgeführt haben. Solche Bewegungen waren teils einfacherer Natur, wie angeborene Reflexe, z. B. die Einstellungsbewegungen der Augen, das Zurückziehen eines Gliedes vor einem schmerzhaften Reiz, teils komplizierte Bewegungsanordnungen, wie die des Zurückschreckens, des Zurseitespringens u. dgl. m. Solche Bewegungen haben das gemeinsame Merkmal, daß sie als Reaktion auf lebhafte Organempfindungen erfolgen, und zwar halb unbewußt, jedenfalls

[1]) Epigenetische Merksysteme nach dem glücklichen Ausdrucke G. Hirths. Vgl. dessen „Epigenesis der Merksysteme". München u. Leipzig, 1898.

ohne eine irgendwie kompliziertere Gedankentätigkeit. Die Erfahrung lehrt nun, daß derartige Bewegungen auch bei den Geisteskranken vorkommen, und für sie ist offenbar unser Schema nicht oder nur sehr gezwungen anwendbar. Die Abänderung unserer Schemas, welche hier erforderlich wird, kann nur darin bestehen, daß wir eine Art von Rindenreflex, durch Kurzschluß, um den Vergleich anzuwenden, auf einer kürzesten Bahn zwischen s und m als gegeben betrachten, eine Bahn, die ganz dem Bewußtsein der Körperlichkeit angehört und von der anderweitigen Tätigkeit des Bewußtseinsorganes relativ unabhängig ist. Damit gewinnen wir ein Verständnis für eine Reihe von Bewegungsäußerungen, die uns ihrer Form nach als Reaktion auf heftige Organempfindungen aus dem gesunden Geistesleben bekannt sind und die bei Geisteskranken unter Bedingungen beobachtet werden, die auf eine hochgradige Herabsetzung des Sensoriums schließen lassen.

So z. B. die an Jaktation erinnernden, oft ganz mit ihr identischen, wälzenden oder wühlenden Bewegungen in manchen tiefen Dämmerzuständen der Epileptiker und Paralytiker, zuweilen von mehrwöchentlicher Dauer, unausgesetzt und immer von der gleichen monotonen Art der Ausführung. Zuweilen sind es bestimmtere Bewegungsanordnungen, wie die des Sichwindens (unter Schmerzen), Sichzusammenkrümmens, welche auf lebhafte Organempfindungen in den Baucheingeweiden hinweisen, ohne daß deshalb ihr zentraler Entstehungsmodus in Zweifel gezogen zu werden braucht. Die gleiche Entstehungsweise werden wir dann voraussetzen, wenn die Kranken zwar bei Bewußtsein sind, aber auch imstande sind, über die Organempfindungen als Anlaß ihrer Bewegungen entweder bald oder nachher Auskunft zu geben. So beobachtet man die Expressivbewegungen des Schreiens und Brüllens, oft aus vollem Halse, infolge eines Angstgefühls. Modifikationen dieser Expressivbewegungen durch besondere Lokalisationen der Angst, wie z. B. im Halse, im Magen, in der Blase, in der Gebärmutter, meist begleitet von schweren körperlichen Sensationen in diesen Organen, sind das Ausstoßen von grunzenden, mehr oder weniger tierähnlichen Lauten, Betastungen der betreffenden Körpergegenden oder Zerren an denselben usw. Auch das Gefühl der unbestimmten körperlichen Unruhe, verbunden mit einer entsprechanden Bewegungsunruhe, von den Kranken auf nicht zu schildernde unbehagliche Empfindungen zurückgeführt und oft bei vollem Bewußtsein zu beobachten, wird man berechtigt sein, auf dunkle Organgefühle zurückzuführen, ein Analogon der bei bewußtlosen Zuständen zu beobachtenden Jaktation. Wie man sieht, braucht bei diesen rein somatopsychisch bedingten Motilitätsäußerungen durch kurzen Schluß das Bewußtsein nicht ausgeschaltet zu sein. Es verhält sich aber als Zuschauer zu diesen gewissermaßen in tieferen Regionen sich abspielenden Vorgängen, zuweilen sogar als nicht untätiger Zuschauer, indem der Affekt der Ratlosigkeit oder bestimmte Erklärungswahnideen auf diesem Boden sich entwickeln können.

Meine Herren! Wenn Sie bedenken, daß auf dem Wege des Experiments eine lähmungsartige Schwäche der Hinterextremitäten durch Quetschung innerer Organe, wie der Nieren, erzeugt werden kann, so werden Sie auch mit der Möglichkeit rechnen, daß auf demselben Wege der unmittelbaren Einwirkung krankhafter Organgefühle auf die Motilität (durch kurzen Schluß) auch Zustände von Regungslosigkeit und überhaupt akinetischer Art zustande kommen können. Schon das gesunde Geistesleben bietet dafür Analogien. Wir finden es natürlich, daß die Kranken mit Nieren- oder Gallensteinkolik sich vor Schmerzen nicht rühren können. Vielleicht ist es ähnlich aufzufassen, wenn ein Zustand allgemeiner Regungslosigkeit mäßigen Grades bei einem Kranken beobachtet wird, welcher über ein unerträgliches Kitzelgefühl in den Därmen klagt, oder wenn eine Kranke nach dem Erwachen aus einem mehrmonatlichen Zustande allgemeiner schwerer Regungslosigkeit als Grund dafür angibt, sie hätte einen Vogel im Leibe gespürt u. dgl. m. Ganz besonders werden wir die Entstehung akinetischer Symptome auf diesem Wege dann begreiflich finden, wenn die Muskulatur selbst der Sitz der krankhaften Organgefühle ist. Solche Fälle, in denen jede ausgiebigere passive Bewegung schmerzhaft empfunden wird, die dem entsprechend mit schwerstem Krankheitsgefühl und meist noch einem Komplex von melancholischen Symptomen einhergehen, habe ich wiederholt beobachtet.

Einundzwanzigste Vorlesung.

Desorientierung das Fundamentalsymptom jeder Psychose. Ratlosigkeit an die Bedingung akuter Entstehung geknüpft. Verschiedene Arten der Desorientierung und Ratlosigkeit. Daraus resultierende Handlungen. Motorische Desorientierung und Ratlosigkeit Transitivismus.

Meine Herren!

Es dürfte von Vorteil sein, wenn wir uns, ehe wir weitergehen, noch an der Hand unseres lehrreichen Falles, des Ingenieurs K., über das eigentlichste Wesen aller akuten Geisteskrankheiten etwas näher belehren lassen. Die Psychose, welche Herr K. durchgemacht hat, wird uns späterhin nicht mehr eingehender beschäftigen, denn sie repräsentiert eine äußerst komplizierte und bislang noch wenig bekannte Krankheitsform. Gerade deshalb aber ist sie für unseren gegenwärtigen Zweck brauchbar, denn der Kranke hat nicht nur einen großen Teil der Elementarsymptome, welche sich aus unserem Schema der Identifikationsstörungen ableiten lassen, selbst erlebt, sondern weiß auch die Wirkung, die sie auf ihn hervorgebracht haben, vortrefflich zu schildern. Der allgemeinste Ausdruck, den wie für diese Wirkung finden, ist die Desorientierung. In der Desorientierung haben wir das eigentliche Wesen jeder Psychose zu erblicken. Die in unserem Schema enthaltenen Identifikationsstörungen stellen nur die Mittel dar, deren sich die Natur bedient, um die Desorientierung herbeizuführen. Es gibt keinen Geisteskranken, der nicht in irgendeiner Weise desorientiert wäre. Ist er es einmal nicht, so ist er auch nicht im engeren Sinne geisteskrank. In der Desorientierung besteht der eigentliche Schaden, den der uns größtenteils noch unbekannte Krankheitsprozeß bei den Geisteskranken anrichtet. Alle krankhaften Veränderungen des Bewußtseinsinhaltes, die vorübergehend oder dauernd bei den Geisteskranken auftreten, lassen sich unter diesen Begriff der Desorientierung bringen. Nach meinen früher gegebenen Erläuterungen unseres Schemas wird Ihnen dieser Zusammenhang zwischen Bewußtseinstätigkeit und Bewußtseinsinhalt, diese gesetzmäßige Folge der Desorientierung aus der krankhaft abgeänderten Bewußtseinstätigkeit nur natürlich erscheinen. Die Wichtigkeit dieses Gesichtspunktes tritt uns um so mehr entgegen, als ich schon immer betonen mußte, daß der Inhalt des Bewußtseins und die Veränderungen desselben verhältnismäßig die greifbarsten, in die Augen springendsten, am leichtesten zu beurteilenden Erscheinungen bietet. Wir werden deshalb auch die Einteilung der Psychosen aus der durch die Krankheit gesetzten inhaltlichen Veränderung herleiten, ganz in der gleichen Weise, wie wir das bei den chronischen Psychosen getan haben, und werden finden, daß wir damit die Grundlage für ein natürliches, allen Tatsachen Raum gewährendes System der Klassifikation gewonnen haben. Entsprechend unserer Einteilung des Bewußtseins in die drei Gebiete der Körperlichkeit, der Außenwelt und Persönlichkeit werden wir auf das klinische Bedürfnis stoßen, entsprechende Arten der Desorientierung zu unterscheiden und uns dazu der Ausdrücke somatopsychisch, allopsychisch und autopsychisch bedienen. Außerdem werden wir noch das teils in das somatopsychische, teils in das autopsychische Gebiet fallende Bereich der Motilitätsstörungen als eine besondere motorische Art der Desorientierung unterscheiden. Wenn, wie bei den akuten Psychosen, die Desorientierung akut hereinbricht, so ist sie naturgemäß mit einem lebhaften Affekt verbunden. Die deutsche Sprache bietet uns dafür in der Ratlosigkeit einen treffenden Ausdruck, der nicht selten von den Geisteskranken selbst gebraucht wird. Wir werden demgemäß im folgenden auch für die verschiedene Färbung dieses Affektes in den Worten somatopsychische, allopsychische, autopsychische und motorische Ratlosigkeit präzise Ausdrücke haben.

So sprach auch Herr K. ganz spontan von der Ratlosigkeit, in der er sich lange Zeit befunden habe: „Er habe sich immerfort gewundert, sei aus dem Staunen nicht herausgekommen.“ Namentlich die Sinnestäuschungen, denen Patient unterworfen gewesen ist, gaben ihm dazu Anlaß. Da er dabei über seinen Aufenthalt und die Personen seiner Umgebung im wesentlichen immer orientiert geblieben ist und selbst den kombinierten Halluzinationen gegenüber durch seine Auffassung derselben als Traumbilder noch eine gewisse Orientierung bewahrt hat, so sehen wir an dem Beispiele, daß die Bedeutung der Sinnestäuschungen wirklich darin besteht, wie wir es früher [1]) schon aufgefaßt haben, daß das Bild der Außenwelt einen krankhaften, der Wirklichkeit nicht entsprechenden Zuwachs erfährt, daß aber die Wirklichkeit daneben als solche anerkannt

---

[1]) Vgl. S. 106.

werden und die allopsychische Orientierung in einem gewissen Sinne erhalten bleiben kann. In einem weiteren Sinne werden wir auch diesen krankhaften Zuwachs als desorientierend betrachten müssen. Die Orientierung aber in den wirklich vorhandenen Daten der Außenwelt wird durch die Halluzinationen nicht aufgehoben. Ich betone dies, weil wir die gleiche Erfahrung bei den akuten Geisteskrankheiten immer wieder machen werden: durch Sinnestäuschungen allein werden die Kranken ihrer Orientierung nicht beraubt, selbst nicht durch kombinierte Sinnestäuschungen, falls nicht gleichzeitig ein Zustand erheblicher Benommenheit besteht. Dagegen kann ein hoher Grad von allopsychischer Ratlosigkeit resultieren. Eines der lehrreichsten Beispiele für diesen Satz habe ich kürzlich auf der Station zu beobachten Gelegenheit gehabt. Es handelte sich um das 26 jährige, seit ihrer Entwicklungszeit an Epilepsie leidende Dienstmädchen W., welche vor etwa $1^1/_2$ Jahren im achten Monat einer Gravidität im Anschluß an gehäufte epileptische Anfälle zuerst eine kurz (nur sechs Tage) dauernde Psychose durchgemacht hat, seitdem schwachsinnig geworden ist und dann wiederholt kürzere und längere Anfälle schwerer postepileptischer Psychosen überstanden hat. Kürzlich hatte sie wieder an einem Tage vier epileptische Anfälle, erkrankte am darauf folgenden Tage an fieberhafter Angina, schlief aber den Abend und den größten Teil der Nacht. Gegen Morgen erwachte sie plötzlich in dem Zustand, den ich dann bei der Visite nach sechsstündigem Bestehen beobachten konnte. Sie bot das affektvollste Bild der Verzweiflung: Feuer, Hölle, Mord bedrohten sie, sie sollte vom Teufel geholt, in Stücke zerrissen, gefoltert, geschlachtet, gerädert, verbrannt, ins Wasser geworfen werden. Die Welt sollte mit Feuer zerstört werden, die Stadt brenne, der Kaiser komme. Alles dies hörte sie von Stimmen, die von allen Seiten kamen, denen sie durch wütendes Fortdrängen, durch die verzweifelsten Selbstmord- und Selbstbeschädigungsversuche zu entgehen suchte. Ein ganzes Aufgebot von Wachpersonal war erforderlich, um sie vor Schaden zu behüten. Zugleich sah sie Köpfe, Gestalten, Fahnen, Militär an den Fenstern. Dennoch blieb sie dabei vollkommen orientiert, dem ärztlichen Zuspruch zugänglich, erkannte jede der ihr beistehenden Personen, nahm mit Gier die ihr gereichte Arznei. Zugleich mit den Phonemen bestand hochgradigstes Angstgefühl in der Brust. 4 g Amylenhydrat hatten eine sofortige beruhigende Wirkung: Patientin gab selbst an, daß das furchtbare Sprechen nachließ und damit auch das quälende Angstgefühl. Der Anfall war damit zunächst beseitigt, ohne daß Schlaf eintrat. Ähnliche Anfälle von geringerer Intensität traten jedoch in den nächsten zehn Tagen noch wiederholt auf, und erst dann kam es zu dem gewöhnlichen intervallären Verhalten. Bei dieser Kranken haben wir die Erfahrung gemacht, daß Brompräparate, selbst in größten Dosen, gegen die psychotischen Symptome immer versagt haben.

Übrigens werden Sie nicht umhin können, sich bei dieser Gelegenheit desjenigen Zustandes zu erinnern, den ich früher als Zerfall der Individualität bezeichnet und mit dem Sejunktionsvorgange erklärt habe. Auch hier stehen sich bei vollem Bewußtsein zwei miteinander unverträgliche Vorstellungsgruppen gegenüber, nämlich die richtige Vorstellung von Örtlichkeit und Personen und andererseits die ebenso als wirklich aufgefaßten phantastischen Bedrohungen. Gegen die affektvolle Färbung der letzteren können, wie es scheint, die ersteren nicht aufkommen.

Wir werden später Zustände von allopsychischer Desorientiertheit, die von lebhaften Sinnestäuschungen begleitet sind, kennen lernen. Den Erfahrungen gegenüber, die Sie soeben kennen gelernt haben, werden wir nicht berechtigt sein, die Desorientiertheit aus den Sinnestäuschungen herzuleiten, sondern sie als selbständige Erscheinung auffassen müssen.

Sehr lehrreich ist in dieser Beziehung, daß derselbe Patient K., der jetzt von dem zweiten Anfall seines Leidens fast hergestellt ist, zwei Jahre vorher zur Zeit seines ersten Aufenthaltes in der Klinik monatelang einen Zustand durchgemacht hat, der in einem mäßigen Grade allopsychischer Desorientiertheit bestand und von Sinnestäuschungen gänzlich frei war. Patient wunderte sich damals über alles, was er sah und erlebte, und hielt alles für bedeutsam, so z. B., daß ihm das Essen einmal in die Hand gegeben, ein anderes Mal neben das Bett gestellt, ein drittes Mal über das Bett eines andern hinübergereicht wurde, daß der Stationsarzt einmal mit übergeschlagenen, das andere Mal mit ausgestreckten Beinen, einmal auf dem Bettrande, das andere Mal auf dem Stuhle zu sitzen pflegte. Als einmal ein Haufen Wäschestücke auf dem Korridor ausgezählt wurde, stand Patient voll Verwunderung und erklärte, er würde gern die Nacht durch aufbleiben, um zu sehen, was aus der aufgestapelten Wäsche werden würde. Patient wurde damals durch den übrigens von ihm selbst nicht bemerkten Zwang, über jede Kleinigkeit nachzudenken, zu jeder geordneten Tätigkeit unfähig gemacht und sprach sich selbst darüber aus: „Er kenne sich mit alledem, was da vorgehe, nicht aus, er wisse nicht, was er tun und lassen soll.“ Da auch die Nahrungsaufnahme darunter litt, so wurde ihm ausdrücklich befohlen zu essen, und dann ging es besser.

Außer den Zuständen allopsychischer Ratlosigkeit und allopsychischer Desorientiertheit hatten wir bei unserem Patienten auch in autopsychischer Beziehung eine Beirrung seiner Orientierung zu konstatieren. Patient berichtete uns, daß er während seiner

Krankheit zu der Einsicht gelangt zu sein glaubte, daß er in frühester Kindheit nicht bei den Eltern, sondern in einer Diakonissenanstalt erzogen und dann erst zu den Eltern in Pflege gegeben worden sei. Er glaubte sich ganzer Szenen aus seiner Kindheit zu erinnern, die er so deutete. Wir erfuhren auch, daß sich die Vorstellung bei ihm befestigt hatte, daß er für die Sünden anderer zu leiden habe, und eine Übertragung dieser Idee auf andere,[1]) daß auch seine Angehörigen und der Stationsarzt eine solche Aufgabe hätten. Auch die Vorstellung, ein Heiliger zu sein und schon vorher verschiedene Male existiert zu haben, beherrschte ihn lange Zeit. Die autopsychische Orientierung hatte somit ebenfalls gelitten, ohne daß ihm die Erinnerung an seine wirklichen persönlichen Erlebnisse abhanden gekommen war. Für die Gemütslage, in die der Patient durch den Widerspruch dieser beiden, miteinander nicht zu vereinbarenden Reihen wirklicher und vermeintlicher Tatsachen geriet, fand er bezeichnenderweise ebenfalls den Ausdruck: Ratlosigkeit. Wir werden sie als autopsychische qualifizieren.

Daß die verschiedenen krankhaften Sensationen und Störungen des Allgemeingefühls, denen der Patient unterworfen gewesen ist, ebenfalls geeignet waren, einen Affekt hervorzurufen, ist ohne weiteres ersichtlich. Wir werden später sehen, daß gerade die heftigsten Affekte an die gefühlten Veränderungen des eigenen Körpers geknüpft sind. Der Affekt wird um so bedeutender sein, je abweichender von den schon bekannten körperlichen Empfindungen die neu auftretenden Gefühle sind. So hörten wir von dem Patienten das Gefühl schildern, als ob das Gehirn weich würde als ob es sich ausdehnte und wieder zusammenzöge, als ob Kopf und Leib hohl wäre, als ob sein Körper nach bestimmten Richtungen angezogen, als ob er in einen magnetischen Stromkreis eingeschaltet wäre. Die meisten dieser Ausdrücke waren offenbar Vergleiche, die ihm von der Verlegenheit, sich auszudrücken, an die Hand gegeben waren. Auf die dadurch gesetzte affektvolle Gemütsverfassung können wir daraus schließen, daß Patient einen Versuch, sich das Leben zu nehmen, den er damals gemacht hat, gerade mit derartigen Gefühlen motiviert. Die somatopsychische Ratlosigkeit hatte sich offenbar zur Verzweiflung gesteigert. Wie wir erfahren, hatte Patient beim ersten Ausbruch seiner Krankheit auch lebhafte Angstgefühle gehabt. Die Angst lokalisierte er in die Herzgegend und unterschied sie ebenso genau von dem Gefühl des Herzkrampfes und des Herzstillstandes, wie er den Kopfschmerz von anderen abnormen Empfindungen im Kopfe auseinanderhielt. Diese lokalisierte Angst, auf welche wir noch häufig

[1]) Vgl. S. 175.

treffen werden, können wir vielleicht als eine Teilerscheinung der somatopsychischen Ratlosigkeit auffassen.

Meine Herren! Wir werden nicht fehlgehen, wenn wir eine Reihe von auffälligen Handlungen, die wir während der schweren Krankheit des Patienten beobachtet haben, als Ausfluß dieser herrschenden Gemütslage der Ratlosigkeit betrachten und unter diesem Gesichtspunkt zu verstehen suchen wollen. So hat er gelegentlich aus einem Spucknapf getrunken, auch seinen Stuhlgang in das Spuckglas entleert, in die Stube, ein andermal in ein Eßgeschirr Urin gelassen, die Kleider verkehrt angezogen, sich im Garten auf den nassen Erdboden gelegt u. dgl. m. Jetzt hören wir von dem Patienten zum Teil beschönigende Erklärungen dafür. Er vermutet, daß er wohl plötzlich müde geworden sei, gibt an, durch plötzlichen Stuhl- oder Urindrang überrascht worden zu sein, verhält sich gegen anderes ungläubig. Manches hat er auch vergessen, wie wir ihm ohne weiteres glauben können. Nach Analogie anderer Kranken werden wir aber nicht zweifeln können, daß wir es hier mit Handlungen der Ratlosigkeit zu tun haben.

Meine Herren! Eine Reihe anderer auffälliger Bewegungäußerungen des Patienten sind unter einem ganz anderen Gesichtspunkt zu beurteilen. So hat Patient zeitweilig anscheinend Turnbewegungen in seinem Bett gemacht, einige Tage lang einzelne sinnlose Silben vor sich hingesungen und sie mit Taktbewegungen der Arme begleitet. Dabei hat er schon damals Äußerungen gemacht, aus denen hervorging, daß er sich keineswegs in der entsprechenden lustigen Stimmung befand. Auch jetzt gibt Patient die gleiche Auskunft. Er hätte gesungen, obwohl ihm gar nicht darnach zumute gewesen wäre, und wüßte sich dies noch jetzt nicht zu erklären. Auf Befragen erfahren wir aber, daß ebenso das Singen wie die Taktbewegungen der Arme die Begleitung von Stimmen darstellen sollten, ohne daß Patient meint, einem direkten Zwange dabei unterlegen zu sein. In derselben Weise erklärt er den Umstand, daß er sich einmal kurz vor Aufnahme in die Klinik zur Erde geworfen und rhythmisch aus Leibeskräften gebrüllt hatte. Auch dies sei ausschließlich eine Reaktion auf Stimmen gewesen, die ihm „Blut geboten“ hätten. Den Terminus technicus „Blut bieten“, der ihm bei dieser Gelegenheit entschlüpft, erklärt Patient durch die häufige Wiederholung des Wortes Blut seitens der Stimmen. Wir werden späterhin auf die Erscheinung, daß irgendwelche Bewegungen bei vollem Bewußtsein von dem Kranken gemacht, aber nicht gewollt werden, das Analogon der autochthonen Ideen nur mit dem Unterschiede, daß es sich dabei um motorische oder Zielvorstellungen handelt, noch so oft stoßen, daß es schon jetzt geraten ist, für diese eigentümlichen Erscheinungen auch einen Namen anzuwenden. Ich pflege sie als pseudospontane Bewegungen zu bezeichnen. Gewöhnlich knüpfen sich Erklärungswahnvorstellungen daran. Wenn unser Patient uns einfach die Tatsache berichtet, ohne einen Erklärungswahn daran anzuschließen, so liegt dies wohl nur daran, daß Patient zu gleicher Zeit durch die gehörten Stimmen zu sehr abgelenkt war. Weniger präzis als hinsichtlich der pseudospontanen Bewegungen ist die Auskunft des Patienten über gewisse motorische Ausfallserscheinungen, die lange Zeit an ihm beobachtet worden sind. So hat Patient wochenlang von selbst gar nicht (initiativer Mutazismus) und auf Befragen nur ganz selten (reaktiver Mutazismus) gesprochen. Dabei ließ sein übriges Verhalten nicht darauf schließen, daß dies in bewußter Ablehnung geschah, oft sah man den Patienten auch Ansätze zum Sprechen machen und die Lippen bewegen, ohne daß er trotz sichtlicher Bemühungen einen Laut hervorbrachte. Jetzt gibt Patient nur soviel als sicher zu, daß es keine eigentliche Lähmung der Muskulatur gewesen sei, die ihn am Sprechen verhindert habe, im übrigen weiß er nur, daß ihm das Sprechen schwer fiel, ohne einen andern Grund dafür angeben zu können; er bestreitet auch ausdrücklich, daß ihm das Sprechen von den Stimmen verboten worden sei. Wir hören hier sowohl hyper(para-)kinetische als akinetische Zustände (Identifikationsstörungen) in zirkumskripten Gebieten der Muskulatur von dem Kranken selbst schildern, er ist dazu imstande, weil er sich ihrer noch genau erinnert. Die Gemütsverfassung, in welcher er sich bei dieser für ihn befremdlichen und unbegreiflichen Erscheinung befand, vermag er dagegen nicht mehr genauer zu schildern, er hat nur ganz allgemeine Ausdrücke der Verwunderung dafür. Da er jedoch diese Erscheinungen an seinem eigenen Körper bei vollem Bewußtsein wahrgenommen hat — was nicht immer der Fall ist, weil derartige Zustände häufig von Trübungen des Sensoriums begleitet sind —, so können wir auch einen entsprechenden Affekt dadurch bedingt vermuten, den wir als motorische Ratlosigkeit bezeichnen wollen. Wir gewinnen damit einen Ausdruck für einen sehr komplizierten Gemütszustand, der ebensowohl das autopsychische als das somatopsychische Gebiet betrifft, das erstere insofern, als die mit vollem Bewußtsein ausgeführten Bewegungen ein Ausfluß der Persönlichkeit oder Individualität zu sein pflegen, das zweite deshalb, weil die ohne Willen erfolgenden Bewegungen als Veränderungen des Körpers (in bezug auf seine Lage im Raum) empfunden werden müssen. Die motorische Ratlosigkeit wird im allgemeinen mit Notwendigkeit zur Bildung von Erklärungswahnideen führen. Wollten wir ausschließlich den Angaben des Kranken glauben, so hätte es hier an solchen ganz gefehlt. Dem gegenüber muß ich mich aber auf andere zahlreiche Erfahrungen berufen, die es nicht als zufällig erscheinen lassen, daß der Kranke uns vorhin bei Besprechung seiner autopsychischen Desorientierung Andeutungen gemacht hat, die wir jetzt in einem Zusammenhang mit dem berichteten motorischen Identifikationsstörungen bringen können. Er hat davon gesprochen, daß er für andere zu leiden geglaubt habe. Diese bei Geisteskranken häufig vorkommende „Erlöseridee“, wie wir sie nennen wollen, knüpft sich ganz gewöhnlich als Erklärungswahn an motorische Symptome, wie sie oben geschildert worden sind, an, indem die akinetischen Symptome als ein von Gott auferlegtes Leiden, die hyperkinetischen in dem Sinne, daß der Kranke ein Werkzeug Gottes sei, gedeutet werden.

Meine Herren! Der Affekt der Ratlosigkeit ist, wie Sie aus den bisherigen Ausführungen entnommen haben werden, eine Art von Reaktiverscheinung auf die durch die berichteten Störungen der sekundären Identifikation gesetzten Beirrungen in der Orientierung, er ist also von der Desorientiertheit nicht streng abzutrennen und mannigfach mit ihr verbunden, kann aber, wie Sie gesehen haben, selbst dann auftreten, wenn eine gewisse Orientierung noch besteht und auf diese Weise der Gegensatz von Wirklichkeit und Krankheitserscheinungen auf den Kranken einwirkt. Er ist ausschließlich bei den akuten Psychosen anzutreffen, bei den durchaus chronisch verlaufenden Psychosen wird man ihn vergeblich suchen. Dagegen tritt er in den häufig vorkommenden akuten Exazerbationen der chronischen Psychosen wieder auf und verleiht ihnen gerade das Gepräge akuter Krankheiten. Wo es sich um eine sehr verbreitete Desorientierung handelt, kann eben deshalb der Affekt fehlen und um so reiner das Bild der Desorientiertheit, sei es auf allopsychischem, autopsychischem oder somatopsychischem Gebiete, uns entgegentreten.

Andererseits kann, wie leicht zu verstehen, der Affekt auch deshalb ausbleiben, weil die Fähigkeit der kräftigen Reaktion auf die akuten Störungen der Identifikation ganz allgemein herabgesetzt ist, d. h. in Defektzuständen, wie bei der progressiven Paralyse, der Presbyophrenie und der Hebephrenie. Hier ist das Fehlen der Ratlosigkeit oft ebenso charakteristisch wie in den anderen Fällen ihr Vorhandensein. Bei dieser Gelegenheit erwähne ich ein Symptom, welches häufig mit Ratlosigkeit verbunden, doch von ihr durchaus zu unterscheiden und wesentlich eine Folge autopsychischer Desorientierung ist, wir wollen es als Transitivismus bezeichnen. Es beruht darauf, daß die Kranken, denen jedes psychische Krankheitsgefühl abgeht, in ihrem ganzen Denken und Fühlen so verändert sind, daß die Voraussetzung identischer Gedankengänge, welche uns zur richtigen Auffassung des Verhaltens und Benehmens anderer Menschen befähigen, für sie nicht mehr zutrifft. Vorzugsweise sind es die eigenen Angehörigen, deren Verhalten den Kranken sonderbar, befremdlich und unverständlich vorkommt, so daß sie auf die Vermutung kommen, sie müßten wohl geisteskrank sein. Am reinsten tritt dieses Symptom in gewissen akuten Krankheitsfällen auf, denen ein längeres Vorbereitungsstadium von nicht eigentlich psychotischen Symptomen vorangegangen ist. Es gipfelt in dem Vorkommnis, das mir schon einige Male begegnet ist, daß der Kranke seine Angehörigen in die Sprechstunde begleitet, um sie als die vermeintlich Geisteskranken dem Arzte zuzuführen. Ein näheres Krankenexamen hat mir in diesen Fällen immer ergeben, daß Zeiten heftiger mit Desorientierung verknüpfter Affekte vorangegangen waren.

Meine Herren! Mit den vorstehenden Bemerkungen ist natürlich keine vollständige Schilderung der Affektlage der akuten Psychosen gegeben, noch weniger soll damit gesagt sein, daß jede akute Psychose ohne Ausnahme von den gleichen Affekten begleitet ist. Sie haben aber wenigstens das Material an die Hand bekommen, welches unerläßlich ist, um auf die Lehre von den Illusionen und von der Gesetzmäßigkeit des Inhaltes der Phoneme einzugehen. Dabei stellt es sich als notwendig heraus, noch einmal auf den Begriff der überwertigen Idee zurückzukommen.

Zweiundzwanzigste Vorlesung.

Weiteres über überwertige Vorstellungen. Lehre von den Illusionen. Gesetzmäßiger Inhalt derselben. Gesetzmäßiger Inhalt der Sinnestäuschungen überhaupt.

Wir hatten früher als Grundlage der überwertigen Idee die häufige Wiederholung, eventuell auch absichtliche Einübung bestimmter Gedankengänge betrachtet, ein Vorgang, dem man bei der Erziehung eines Individuums den allergrößten Einfluß zuerkennen muß, für den man neuerdings den treffenden Ausdruck Bahnung angewendet hat. Diese Vorstellung bedarf einer Vertiefung insofern, als die Bahnung im allgemeinen mit einer affektvollen Färbung der Vorstellung Hand in Hand gehen wird. So ist die berufliche Tätigkeit ganz besonders geeignet, eine Überwertigkeit gewisser Vorstellungen zu erzeugen, zu gleicher Zeit aber spricht sich deren Affektfärbung darin aus, daß normalerweise auch das überwiegende Interesse des Menschen seiner beruflichen Tätigkeit zugewendet ist. Wir beobachten nun die merkwürdige Tatsache, daß die Empfänglichkeit für gewisse, ganz bestimmte Sinneswahrnehmungen dadurch in bemerkenswerter Weise gesteigert wird. Um nächstliegende Beispiele zu wählen, so wird dem erfahrenen Irrenarzt bei seinem Rundgange durch die Anstalt jede Unordnung und Vernachlässigung des Krankendienstes sofort auffallen, seine Aufmerksamkeit und sein Interesse ist dem betreffenden Vorgange zugewandt, ohne daß es dazu einer bewußten Anstrengung bedarf; was wir Umsicht bei jeder beruflichen Tätigkeit nennen, hat gerade diese Grundlage. Ebenso unwillkürlich achtet der bildende Künstler auf die Gestalt, mustert der Schneider den Anzug, der Schuster die Stiefeln und beachten unverheiratete Mädchen den Ring am Finger der Männer. Die gesteigerte Erregbarkeit für gewisse Sinnesreize zeigt sich hier abhängig von der gesteigerten Wertigkeit gewisser komplizierter psychischer Vorgänge. Wenn unter Umständen einem Vorgange von solcher Alltäglichkeit wie z. B., daß der Apfel vom Baum fällt, die Aufmerksamkeit eines Newton zugewendet wird, so ist dieses ebenfalls kein Zufall, sondern beruht auf dem gesteigerten Interesse, das dem bisher gleichgültigen Vorgange infolge gewisser, zurzeit gerade herrschender Vorstellungen zuteil wird. Ähnlich wird es sich mit allen Erfindungen und Entdeckungen verhalten, insofern sie an alltägliche Beobachtungen anknüpfen. Wie partiell diese Erleichterung der Aufnahme gewisser Sinneseindrücke durch Vorherrschen bestimmter Vorstellungen und Affektfärbung derselben sein kann, zeigt das Beispiel der Mutter, welche im tiefen Schlaf jeden andern Lärm überhört, bei dem leisesten Laute des Kindes aber sofort erwacht. Wir wollen diesen Vorgang partielle intrapsychische Hypermetamorphose nennen. Eine solche affektvolle Färbung und dadurch bedingte Überwertigkeit der Vorstellungen können wir nun auch als die allgemeinste Grundlage der Illusion betrachten.

Die Lehre von den Illusionen stützt sich großenteils auf die Erfahrungen im Bereiche des Gesichtssinnes, und am bekanntesten ist hier das Beispiel der Deutung ungenauer und verschwommener Gesichtseindrücke in ängstlichem, phantastischem Sinne, z. B. des entfernten Baumstumpfes als Räuber, der flatternden Wäsche als Gespenst u. dgl. m. Offenbar sind es Urteilsdelirien, um die es sich hier handelt, d. h. Trübungen des Urteils durch Affekte, wie die der Furcht oder Angst. Wir unterscheiden zunächst zweckmäßig die beiden Fälle einer deutlichen und einer undeutlichen Sinneswahrnehmung. Die Trübung des Urteils im letzteren Falle kann sich so verhalten, wie in den angeführten Beispielen von Gesichtsillusion, und dann wird man den Affekt als Ursache der Illusion betrachten können. Es fragt sich aber, durch welchen Vorgang hat der Affekt diesen Einfluß? Wie wir gesehen haben, müssen wir dem Affekt die Eigenschaft zuschreiben, die normale Wertigkeit der Vorstellungen derart zu verändern, daß gewisse Vorstellungen überwertig, andere im Vergleich dazu unterwertig werden. Die überwertigen Vorstellungen hinwiederum haben die Eigenschaft, leichter, die unterwertigen hingegen, schwerer von der Peripherie aus erregt zu werden, als es der Norm entspricht. Die Überwertigkeit der affektvollen Vorstellungen Räuber und Gespenst bewirkt also in unserm Beispiele die krankhafte Erleichterung der sekundären Identifikation, die Unterwertigkeit der Erinnerungsbilder auf anderen Sinnesgebieten oder auch auf dem gleichen Sinnesgebiete die Erschwerung der Korrektur.

Der Affekt kann nun auch anderer Natur sein, oder es können überhaupt irgendwelche Assoziationsvorgänge individueller Art eine Überwertigkeit von Vorstellungen bedingen, die genau den gleichen Effekt hat. Mir ist das Beispiel eines jungen Ehemannes bekannt, der auf einer Geschäftsreise in einer fremden Stadt die Bekanntschaft einer leichtlebigen Dame machte und mit ihr ein Vergnügungslokal aufsuchte. Dort fiel ihm ein, daß seine Frau am Orte Verwandte hätte und daß sie durch ein Zusammentreffen zwar unwahrscheinlicher, aber doch möglicher Umstände plötzlich veranlaßt worden sein könnte, diese zu besuchen, so daß sie sich wohl an demselben Orte und sogar in demselben Lokale aufhalten könnte. Er musterte die anwesende Gesellschaft und war bald so fest überzeugt, in einer etwas entfernt sitzenden Dame seine Frau zu erkennen, daß er es nicht wagte, sich durch größere Annäherung an sie von der Wahrheit seiner Vermutung zu überzeugen, sondern vorzog, den Ort zu verlassen. Ich kenne kaum ein anderes Beispiel, welches so prägnant den bahnenden Einfluß individueller, affektvoll gefärbter und dadurch überwertiger Vorstellungen für die sekundäre Identifikation beim normalen Menschen illustrieren könnte. Denken wir uns den Affekt nur um ein geringes gesteigert und die Besonnenheit dadurch getrübt, eine Affektlage, die wir bei vielen frisch Erkrankten und gegen ihren Willen in die Klinik Verbrachten ohne weiteres annehmen können, so werden uns eine Reihe von Illusionen, die wir häufig unter diesen Bedingungen antreffen, sofort verständlich. Nahe liegende überwertige Vorstellungen sind hier die Trennung von den Angehörigen und der zur Verbringung der Kranken ausgeübte Zwang. Es ist dann nicht zu verwundern, wenn in entfernter liegenden und nicht genau gesehenen Personen Angehörige, in dem Arzt der Staatsanwalt, in der Klinik ein Gefängnis vorzufinden geglaubt wird. Derartige Illusionen sind bei vielen akuten Geisteskrankheiten häufig anzutreffen. Sie zeichnen sich im allgemeinn durch ihre Vergänglichkeit und leichte Korrigierbarkeit aus. In sehr schweren Fällen kann hierzu noch eine gewisse Benommenheit, ein offenbarer Mangel an Aufmerksamkeit treten, so daß die Bedingung einer ungenauen Sinneswahrnehmung durch den fehlerhaften Zustand des Sensoriums ersetzt wird. Dann kommt es, solange diese Bedingung vorhält, zu zahlreichen derartigen Illusionen, welche aber alle das Gemeinsame haben, daß sie je nach dem gewöhnlich raschen Wechsel der überwertigen Vorstellungen ihren Inhalt wechseln. Delirante Zustände der verschiedensten Enstehungsweise bieten dafür geläufige Beispiele. Es ist kein Zufall, daß der Alkoholdelirant unter Kameraden oder in der Kneipe oder in seiner täglichen Beschäftigung zu sein glaubt, in dem Arzte seinen Fuhrherrn oder seinen Kneipgenossen zu erkennen meint: diese Illusionen entsprechen seinen überwertigen Vorstellungen. Ein guter Patriot hält wohl auch unter diesen Umständen den Oberwärter für den Kaiser, und wenn das Delirium ängstlich gefärbt ist, wird Scharfrichter und Staatsanwalt illusioniert. Die Ungenauigkeit der Wahrnehmungen, welche begünstigend für das Zustandekommen der Illusion sein muß, wird hier so lange als vorhanden angenommen werden können, als der Kranke sich selbst überlassen und offenbar in einem sogenannten Dämmerzustande ist. Die gleiche Vorbedingung wird zu entsprechenden Illusionen in Zuständen von hysterischen oder epileptischen, in den sogenannten Erschöpfungsdelirien u. dgl. m., führen.

Schwerer verständlich ist das Zustandekommen der Illusion bei anscheinend voller Besonnenheit, attentem Verhalten und nachweislich hinreichend deutlicher Sinneswahrnehmung. Aber auch in diesem Falle wird der Inhalt der Illusion meist durch bestimmte affektvoll gefärbte Vorstellungen bedingt. Gewöhnlich läßt sich dann irgendein richtiges Kennzeichen ermitteln, welches der Kranke für seine falsche Identifikation verwertet hat. So kommt es häufig vor, daß ein Geisteskranker den Arzt oder Wärter oder einen bestimmten andern Kranken deshalb für einen nahen Angehörigen hält, weil er irgendeine wirklich vorhandene Ähnlichkeit an ihm entdekt, z. B. in dem Gesichtsausdruck, der Gestalt, der Art sich zu bewegen oder dem Klange der Stimme. Diese Personenverwechselung scheint stabil zu sein und ist der Korrektur schwer zugänglich. In einem von Kahlbaum zitierten Falle stabiler Personenverwechselung, auf derselben Grundlage, wie ich vermute, wurde die Illusion so festgehalten, daß der Kranke die ihm vorgeführten wirklichen Angehörigen nicht anerkannte und für Betrüger erklärte, eine Erfahrung übrigens, die bei Geisteskranken nach längerem Anstaltsaufenthalt nicht so selten ist. Es ist gewiß kein Zufall, sondern die vielleicht durch den Anstaltsaufenthalt genährte Sehnsucht nach den Angehörigen, die hier die Verkennung bedingt. Offenbar besteht der krankhafte Vorgang dabei darin, daß der Begriff des Angehörigen, etwa des Bruders, so überwertig ist, daß schon die partielle Identifikation etwa des wirklich ähnlichen Stimmklanges denselben Effekt hat, wie die unvollständige und ungenaue in den vorher erwähnten Fällen herabgesetzten Sensoriums. Normalerweise würde die Verschiedenheit der Gestalt, der Größe, des Gesichtsschnittes und des Gesichtsausdruckes die Identifikation verhindern.

Liegt hier nicht, werden Sie mich fragen, ein Defekt, eine Reproduktionsschwäche in denjenigen, zu dem Begriff des Bruders gehörenden Teilvorstellungen vor, die sich auf die Gestalt, Größe, den Gesichtsschnitt und Gesichtsausdruck beziehen? Eine Schwäche der Rindenleistung in Meynerts, der Kritik in Neumannschem Sinne? Nun, meine Herren, diese Annahme wird vollkommen überflüssig, wenn Sie sich der oben berichteten Eigenschaften überwertiger Vorstellungen erinnern. Genügt doch, wie wir im Falle der Halluzination gesehen haben, die krankhafte Überwertigkeit der Vorstellungen für sich allein, um einen Identifikationsvorgang hervorzurufen, um wie viel mehr muß dies der Fall sein, wenn eine tatsächlich stattfindende, wenn auch nur partielle primäre Identifikation diesem inneren Vorgange zu Hilfe kommt! Darin zeigt sich nur die innere Festigkeit im Gefüge des einmal erworbenen, jetzt überwertig gewordenen Begriffes: Bruder. Dabei soll nicht in Abrede gestellt werden, daß unter Umständen auch diese Reproduktionsschwäche, ja daß sogar eine Verarmung des konkreten Begriffes um gewisse Teilvorstellungen bei einem Geisteskranken vorhanden sein kann, wie z. B. bei Paralytikern und Altersblödsinnigen, welche Stroh der gelben Farbe halber für Gold, Glasscherben nach Härte und Durchsichtigkeit für Edelsteine erklären können. Aber dann muß diese Verarmung des Begriffes auch anderwärts nachweisbar sein, und dies ist bei den vorher besprochenen akuten Geisteskranken keineswegs der Fall. Meine Herren! Sie sehen, daß bei der Auffassung der Illusion, zu welcher wir jetzt gelangt sind, der Unterschied zwischen deutlicher und undeutlicher Sinneswahrnehmung, welcher uns zuerst so wichtig und für das Verständnis wesentlich erschien, seine Bedeutung verliert, ebenso wie auch der prinzipielle Unterschied von Illusion und Halluzination verloren geht. Die Illusion erscheint uns jetzt als Halluzination, deren Zustandekommen durch zufällig vorhandene äußere Bedingungen erleichtert wird, eine Auffassung, zu der einsichtige ältere Autoren, wie Kahlbaum, schon längst gekommen sind. Freilich werden wir diesen Satz nur für die Illusionen der Geisteskranken gelten lassen und aus deskriptiven, praktischen Zwecken die Unterscheidung zwischen Illusion und Halluzination bei den Kranken unserer Klinik streng festhalten. Dieselbe Überlegung wird uns auch bestimmen, den früher erwähnten Halluzinationen nachweislich peripherer, d. h. im Sinnesorgan gelegener Entstehung, den Phenazismen Kahlbaums, theoretisch keine andere Stellung einzuräumen, als den Halluzinationen aus rein zentraler Ursache. Solche Phenazismen spielen besonders im Gebiete des Geschmacks und Geruchs eine große Rolle, indem der üble Geschmack durch Mundkatarrh, der üble Geruch infolge von Nasenkatarrh als Gift mißdeutet wird. Auch hier ist, wie wir später sehen werden, eine überwertige allopsychische Angstvorstellung die Hauptsache.

Meine Herren! Aus den besprochnen Verhältnissen wird uns einigermaßen verständlich, weshalb in der Häufigkeit der Halluzinationen das oben hervorgehobene gesetzmäßige Verhältnis herrscht, wonach die Phoneme bei weitem überwiegen und oft ausschließlich bestehen. Dies gilt namentlich für viele chronische Geisteskrankheiten. Bei den akuten ist oft auch das Verhalten zu beobachten, daß zunächst nur Phoneme auftreten und das Hinzutreten von Halluzinationen anderer Sinne einer auch sonst kenntlichen Steigerung der Symptome zu einer gewissen Krankheitshöhe entspricht. Es ist leicht zu verstehen, daß bei der innigen Verbindung zwischen Vorstellungstätigkeit und sensorischem Sprachfelde ein höherer Grad von Irradiation des Reizes erforderlich ist, um auf die Projektionsfelder der anderen Sinne auszustrahlen, als der ist, welcher schon Wortklänge zum Halluzinieren bringt. Ich weiß zwar, daß die Anschauung verbreitet ist, namentlich durch die Arbeiten Charkots und seiner Schüler, daß sich der Denkvorgang in einer individuell verschiedenen Weise abspielt, die weit über das von mir zugegebene Maß individueller Verschiedenheiten hinausgeht, so daß angeblich von manchen Menschen nur oder überwiegend in optischen, von anderen in akustischen, von wieder anderen in motorischen Wortbildern gedacht wird. Ohne derartige Vorkommnisse zu bestreiten, halte ich sie aber für ganz seltene Ausnahmefälle und deshalb auch nicht für erlaubt, Anwendungen davon auf die Lehre von den Halluzinationen zu machen. Daß nächst häufig nach den Phonemen Geschmacks- und Geruchshalluzinationen beobachtet werden, wenigstens bei den ganz akuten Geisteskrankheiten, erklärt sich wieder daraus, daß es sich hier meist um Phenazismen handelt und diese natürlich leichter zustande kommen müssen, als die eigentlichen Halluzinationen.

Meine Herren! Jetzt erst, nachdem ich Ihnen eine bestimmte Theorie von den Sinnestäuschungen der Geisteskrankheiten entwickelt habe, bin ich in der Lage, an der Hand einiger Beispiele auf ihren, wie ich wiederholt hervorgehoben habe, gesetzmäßigen Inhalt kurz einzugehen. Das Gesetz, um das es sich hier handelt, lautet dahin, daß der Inhalt der Sinnestäuschungen durch die jeweils herrschende Affektlage bestimmt wird. Die affektvollen und somit überwertigen Vorstellungen sind die jeweils erregbarsten, und zwar nicht nur für die von den Sinnesorganen zugeleiteten, der Außenwelt entstammenden Reize, wie wir vorher gesehen haben, sondern auch für die zentralen, an den Sejunktionsvorgang geknüpften, krankhaften Reize. Um an Bekanntes[1]) anzuknüpfen, erinnere ich Sie an das Vorkommen eines hypochondrischen Glücksgefühls. Dem entsprechend treten in solchen Fällen überwertige Vorstellungen auf, die dem Glücksgefühl Ausdruck geben, und die entsprechenden

[1]) Vgl. S. 168.

Phoneme haben den Inhalt von Größenwahnideen. Eine krankhafte Euphorie werden wir später bei der Manie kennen lernen. Kommt es hier zu Halluzinationen, so sind es ebenfalls halluzinierte Größenwahnvorstellungen. Umgekehrt wie bei der Manie herrscht bei der Melancholie der Affekt eines tiefen Unglücksgefühls. Dem entsprechend ist der Inhalt der Phoneme, wenn es zu solchen kommt, meist der des Kleinheitswahns. Die hier häufigeren Visionen sind in Bilder gefaßte Unglücksvorstellungen. Wiederholt ist schon bei den paranoischen Zuständen der Angstpsychosen Erwähnung getan. Der Angstaffekt führt ganz gesetzmäßig zu bestimmten Angstvorstellungen, die ich als autopsychische, allopsychische und somatopsychische unterscheide. Von diesen sind die autopsychischen zum Teil mit dem Kleinheitswahn der Melancholiker identisch, es sind also Selbstbeschuldigungen oder, in Phoneme gefaßt, Anschuldigungen und beschimpfende Worte. Die allopsychischen Angstvorstellungen haben den Inhalt der Bedrohung und Beeinträchtigung. Dem entsprechend hören die Kranken, daß sie umgebracht, gefoltert, gebraten, wilden Tieren vorgeworfen, in den Schnee oder nackt durch die Straßen gejagt werden sollen u. dgl. m. Auf somatopsychischer Angstvorstellung beruht es, wenn eine Kranke ihr Globusgefühl durch eine Stimme als Kehlkopfkrebs, einen Hustenreiz als sicheres Zeichen der Schwindsucht, kühle Extremitäten als Absterben deuten hört.

Meine Herren! Der verbreitetste und allgemeinste Affektzustand, auf den Sie bei frisch Erkrankten stoßen werden, ist der der Ratlosigkeit, hervorgerufen durch einen gewissen mäßigen Grad der Desorientierung. Dem entspricht der häufigste Inhalt der Phoneme. Die Äußerungen der Kranken sind dafür in hohem Maße charakteristisch: Wo bin ich denn — was soll ich denn — was ist denn mit mir — ich weiß doch gar nicht u. dgl. abgebrochene Ausrufe hört man immer und immer wieder. Wenn die Kranken ehrenrührige Bezeichnungen und Schimpfworte, Vorwürfe über angeblich begangene Übeltaten, Hinweise auf Erlebnisse, die nie vorgefallen sind, hören, so ist dies ein Ausfluß autopsychischer Ratlosigkeit. Oft ist es nur möglich, auf einen derartigen Inhalt der Phoneme aus den Äußerungen der Kranken zurückzuschließen, aber allerdings mit voller Sicherheit, denn die Äußerungen selbst gestatten keine andere Deutung. Ich führe z. B. folgende an: Ich bin doch kein Dieb, ich habe doch niemanden vergiftet, ich habe doch keine Kinder umgebracht u. dgl. m. Wenn von den Stimmen die Identität der Kranken bestritten wird, was sie zu Äußerungen veranlaßt, wie z. B.: Ich heiße doch so und so, ich bin doch keine Prinzessin, bin doch nicht verheiratet, habe doch keine Kinder, so sind dies offenbar Reaktionen auf den Affekt autopsychischer Ratlosigkeit. Die allopsychische Ratlosigkeit kommt in Phonemen zum Ausdruck, die sich auf die Bedeutung des Ortes und der Umgebung beziehen. Die Kranken hören, daß sie in einer Strafanstalt, im Himmel, in einem verzauberten Schlosse, auf einem Schiffe u. dgl. m. seien, daß die Mitkranken verkleidet seien und dem anderen Geschlecht angehörten, oder verkleidete Polizisten seien, daß das Bett kein natürliches Bett sei, daß die Badewanne ein Folterinstrument sei, daß das Essen ekelhafte Bestandteile oder Menschenfleisch enthalte u. s. w. Aus somatopsychischer Ratlosigkeit hervorgegangen sind Phoneme, wie die folgenden: daß der Darm zugewachsen, der Körper voll Kot oder in eine feste Masse verwandelt sei, daß das Herz still stehe, das Blut nicht mehr fließe, daß die Kranken gelähmt oder tot seien, daß der Kopf vom Körper abgetrennt oder in einen Affenschädel verwandelt sei, daß die Arme ausgerissen oder mehrfach so lang wie früher oder statt zwei fünf Arme vorhanden seien u. dgl. m. Auch die motorische Ratlosigkeit kleidet sich ungemein häufig in Phoneme. Am deutlichsten tritt dies hervor, wenn die Kranken ganz entgegengesetzte Befehle hören, z. B. iß und iß nicht. Auch die Aufforderung, eine bestimmte Haltung anzunehmen, oder die Zunge weit vorgestreckt zu halten, auf allen vieren zu laufen wie ein Tier, sind halluzinierte Äußerungen der motorischen Ratlosigkeit, und ebenso, wenn die Kranken hören, daß sie nicht schlingen, nicht sprechen, die Hand nicht rühren können. Endlich wird man einen großen Teil der sogenannten impulsiven, aber in Wirklichkeit durch Phoneme veranlaßten Handlungen in derselben Weise zu erklären haben. Die Kranken hören die Aufforderung, sich zu befreien, die Fenster einzuschlagen, ins Wasser zu gehen, sich zu erhängen, sich auf den Kopf zu stürzen, sich die Zunge auszureißen, die Geschlechtsteile abzureißen, die Augen auszubohren.

Meine Herren! Ich beschränke mich auf diese Beispiele, welche, glaube ich, hinreichend beweisend sind, um die Abhängigkeit des Inhaltes der Phoneme von den bei akuten Geisteskrankheiten am häufigsten anzutreffenden Affekten darzutun. Ich hätte nur noch hinzuzufügen, daß in gewissem Sinne auch der Beziehungswahn auf einem Affektzustande beruht, ich verweise in dieser Hinsicht auf meine Bemerkungen in der 13. Vorlesung. Wenn diese sich hauptsächlich auf den Beziehungswahn in den paranoischen Zuständen erstreckten, so ist ohne weiteres verständlich, daß bei den akuten Psychosen der Beziehungswahn in noch viel affektvollerer Färbung auftritt. Besonders ist es die Befriedigung der natürlichen Bedürfnisse, der Nahrungsaufnahme, der Stuhl- und

Urinentleerung, welche bei den akuten Psychosen das Auftreten von Phonemen mit dem Inhalt des Beziehungswahnes veranlassen, und zwar besonders häufig von desorientierenden Phonemen, die sich in den Stimmklang der nächst beteiligten Personen, also des Wartepersonals oder der Arzte, kleiden. Sticheleien und tadelnde Bemerkungen sind naturgemäß überwiegend, wie z. B.: „Nun ißt er schon wieder“, oder: „Essen kann er wohl, aber arbeiten nicht“.

Es ist sehr wahrscheinlich, daß nicht nur die Phoneme, sondern alle Halluzinationen die gesetzmäßige Abhängigkeit von dem herrschenden Affekt zeigen, die wir bei den Phonemen kennen gelernt haben. Jedoch bedarf das Erfahrungsmaterial darüber noch sehr der Vervollständigung. Am bekanntesten ist es von den Visionen, daß ihr Inhalt sich nach der herrschenden Affektlage richtet, und zwar trifft das besonders für die Melancholie und die Angstpsychosen zu. Entsprechend dem herrschenden Unglücksgefühl werden Leichen, Särge, unheimliche schwarze Gestalten, Leichenbegängnisse oder in mehr phantastisch gefärbten Fällen der Untergang der Angehörigen durch zusammenstürzende Häuser, durch Überschwemmung, Brand, Eisenbahnunfall u. dgl. m. halluziniert, allerdings meist in mehr schattenhafter Form unter Wahrung des Standpunktes, daß es sich um Bilder handele. Daß die Visionen der Ekstatischen, ihrem religiösen Glücksgefühl entsprechend, sich auf den Himmel beziehe, und daß es sich hier oft um mehr als Visionen, nämlich um traumhafte Halluzinationen, handelt, ist nach allem Gesagten leicht zu begreifen.

Dreiundzwanzigste Vorlesung.

Vorstellung eines Falles von Angstpsychose. Krankheitsbild. Verlauf, Diagnose, Prognose, Behandlung. Abgrenzung gegen das Gebiet der Angstneurosen. Ein Beispiel hypochondrischer Angstpsychose.

Der Patient Sch., den Sie vor sich sehen, ist nur mit Widerstreben zum Hörsaal gekommen. Er sieht sich hier ängstlich um, tritt zögernd näher, begrüßt mich aber dann als Bekannten. Sie sehen in ihm einen 55 jährigen, großen, kräftig gebauten Mann von reduziertem Ernährungszustand, etwas cyanotischer Färbung des Gesichts und der Hände, kühlen Extremitäten, ängstlich in Haltung und Gesichtsausdruck. Ein leises Stöhnen kehrt in rhythmischer Wiederholung immer wieder und unterbricht auch hin und wieder seine Rede. während er ein großes Bedürfnis sich mitzuteilen äußert. Er sieht es auch ungern, wenn ich ihn unterbreche, um Ihnen Erläuterungen zu geben. Meine Fragen nach Alter, Familienverhältnissen, Heimatsort, Beruf beantwortet er richtig, aber Sie bemerken, daß es ihm durch seinen Affekt erschwert wird, sich zu konzentrieren, daß er Pausen macht, in denen er wie abwesend vor sich hinblickt, und daß deshalb die Antwort auf einfache Fragen, die sonst prompt erfolgt, manchmal längere Zeit in Anspruch nimmt. Patient deutet auch selbst wiederholt an, daß es ihm schwer wird, sich zu sammeln. Der Eindruck, den wir dabei von dem den Kranken beherrschenden Affekt gewinnen, ist der der Fassungslosigkeit, der Angst und Ratlosigkeit. Daß derartige Affektzustände einen geordneten Gedankengang erschweren, ist längst bekannt und auch Ihnen wiederholt demonstriert worden. Auf Befragen erfahren wir, daß Patient über unaufhörliche Angst klagt. Sitz der Angst am Herzen: „Es will ihn zerquetschen". Er bekomme auch keinen Atem und habe die Nacht deshalb nicht geschlafen. Patient wünscht deshalb von mir untersucht zu werden und trifft in seiner ängstlich-hastigen Weise, Anstalten sich zu entkleiden. Auf die Frage, weshalb er Angst habe, äußert Patient die Furcht, geköpft zu werden, er habe auch gehört, er solle täglich fünfzig aufgezählt bekommen, es werde ihm zugemutet, eine Semmel zu essen, die im Spuckglase eines Nebenpatienten gelegen habe. Auf Befragen hören wir, daß die anderen Kranken, die mit ihm in demselben Zimmer liegen, derartige Äußerungen getan haben. Dabei ist Patient gut orientiert und weiß, daß er auf der Klinik für Geisteskranke ist. Die augenblickliche Situation jedoch beurteilt er nicht ganz genügend, es müßte denn sein, daß Patient schon vorher etwas beschränkte Auffassung gehabt habe, wie wir sie freilich bei den Landleuten aus seiner Gegend häufig antreffen. Er kennt mich, erkennt die Zuhörer als Studenten und meint, daß ich ihnen „Stunde" erteilte, glaubt aber doch, daß die Herren alle Pastoren werden wollen, wie sein Sohn, der tatsächlich Student der Theologie ist und ihn hierher zur Klinik begleitet hat. Auf der Abteilung hat Patient auch noch behauptet, man werde ihm den Kopf abschneiden, er solle in ein Lokal gebracht werden, wo die Leichen stehen. Übrigens ist es nicht überwiegend die Furcht vor diesen Bedrohungen, die den Kranken beherrscht, hauptsächlich hören wir vielmehr Klagen über das Schicksal seiner Familie. Er glaubt um alles, was er besitze, gekommen zu sein, sein Sohn werde nicht mehr weiter studieren können. Er hat die Stimme seines kleinen Sohnes gehört: „Wir haben schon seit drei Wochen nichts Gescheutes zu essen gehabt", auch gesehen hat Patient seinen Sohn, mit jämmerlicher Gebärde vor ihm stehend. Patient glaubt, daß seine Familie Hungers sterben müsse Die Kinder seien auch alle kränklich, sein Sohn, der Student, sei bei der Lebensversicherung nicht angenommen worden wegen eines Herzfehlers. Daran sei er schuld, er habe sich durch unsittlichen Lebenswandel und geheime Jugendsünden zuschanden gemacht. Er sei zu faul gewesen. Durch vieles Priemen habe er sich ebenfalls geschadet. Patient erzählt von einem Überfall, bei dem er einen der Angreifer erkannt und zur Anzeige gebracht hat. Damals habe er wahrscheinlich einen Meineid geschworen, denn es sei Nacht gewesen und er habe nicht ganz deutlich sehen können. Früher, wo die Angst noch größer war, hat Patient auch geklagt, seine beiden jüngsten Kinder seien vergiftet, seine Frau habe sich das Leben genommen. Zur selben Zeit hat Patient, der an einem Bruch leidet, nur mangelhaft gegessen und behauptet, daß er vom Essen Schmerzen im Leibe bekomme.

Abgesehen von dem Bruchleiden ist bei dem Patienten keinerlei Organerkrankung nachweisbar, Patient sieht auch keineswegs älter sondern eher jünger aus, als seinem Alter entspricht. Der Kranke ist jetzt etwas über einen Monat auf der Klinik und schon etwa drei Monate vorher erkrankt. Der äußere Anlaß zu seiner Krankheit wurde dadurch gegeben, daß Patient, Inhaber einer Dorfschmiede und einer dazu gehörigen Landwirdschaft, sein Grundstück und die Schmiede verkaufte, um sich zur Ruhe zu setzen. Obwohl dieses Geschäft für ihn durchaus vorteilhaft ablief und sich glatt abwickelte, so kam dem Kranken doch allmählich die Vorstellung, er habe damit die Seinigen ruiniert und werde verarmen. Allmählich gesellten sich dazu Angst, Selbstvorwürfe, die sich auf einen vermeintlichen Meineid (s. oben) bezogen und die Vorstellung, er sei ein großer Sünder und werde vom Satan verfolgt. Diese autopsychischen Angstvorstellungen bestanden in der ersten Zeit der Krankheit ausschließlich, und erst kurze Zeit vor der Aufnahme gesellten sich die der phantastischen Bedrohung hinzu, zugleich machte sich eine derartige Zunahme der ängstlichen Unruhe des Kranken (angstvoller Bewegungsdrang) bemerklich, daß die Überführung des Patienten in eine Irrenanstalt unvermeidlich wurde. Hier scheint der Patient das Höhestadium seiner Krankheit erreicht und jetzt schon überschritten zu haben. Dafür spricht das Zurücktreten der somatopsychischen Angstvorstellungen. Außerdem war auch eine Erscheinung, die jetzt nur angedeutet vorhanden ist, das rhythmische Stöhnen des Patienten in der ersten Zeit seines Aufenthaltes viel ausgeprägter vorhanden gewesen und hatte sich zeitweilig zu eintöniger Wiederholung ein und derselben Phrase (ich armer Sünder) gesteigert. Diese wurde zeitweilig auch von rhythmischen Bewegungen der Arme begleitet. Auch die Angst scheint um diese Zeit den höchsten Punkt erreicht zu haben. Die Ernährung wurde nur zur Zeit, als die somatopsychischen Angstvorstellungen auftraten, erschwert, der Schlaf mußte meist durch Schlafmittel herbeigeführt werden. Das Körpergewicht ist von 78 kg zur Zeit seiner Aufnahme bis auf 72 kg, seinen augenblicklichen Stand, gesunken, dabei war die Nahrungsaufnahme meist durchaus genügend.

Was die Prognose des Falles betrifft, so sind wir durch den bisherigen Verlauf und sonstige Erfahrungen berechtigt, sie günstig zu stellen. Der Verlauf zeigt uns eine akute Entstehung, darauf ein Ansteigen der Krankheitserscheinungen bis zu dem nur etwa eine Woche betragenden Zeitpunkt, in welchem parakinetische und hyperkinetische Symptome in Form des Verbigerierens und der rhythmischen Armbewegungen auftraten. Dieser Zeitpunkt entsprach der Höhe der Angst und dem Auftreten von somatopsychischen Angstvorstellungen. Seitdem haben die selbständigen motorischen ebenso wie die hypochondrischen Symptome aufgehört, und die Angst hat an Intensität nachgelassen. Auch Beziehungswahn und desorientierende Phoneme entsprechenden Inhalts sind nicht intensiver hervorgetreten. So geht die Intensität des Grundphänomens, der Angst, der Extensität der Symptome parallel; der Rückgang der Erscheinungen ist in ähnlicher Reihenfolge zu erwarten [1])

Meine Herren! Das geschilderte Krankheitsbild ist für eine große Reihe analoger Fälle typisch, nur müssen wir dabei von einigen wenigen Abweichungen absehen, die den Fall als nicht ganz rein erscheinen lassen. Vielleicht handelt es sich dabei um eine Eigenart des befallenen Individuums, wie ich schon andeutete. Im allgemeinen läßt sich nicht verkennen, daß das elementare Symptom der Angst die ausschließliche Grundlage eines Krankheitsbildes liefert, welches in zahlreichen Fällen keinerlei andere Symptome bietet, als die auf die Angst zurückzuführenden. Wir können die Summe dieser Krankheitsfälle als Angstpsychosen zusammenfassen. Das Grundsymptom ist die Angst, welche am häufigsten in der Brust, besonders im Herzen und im Epigastrium, nächst häufig im Kopf, nächst häufig im ganzen Kŏrper lokalisiert ist und regelmäßig einen fluktuierenden, zu Anfang oder im Nachlaß der Krankheit auch intermittierenden Charakter hat. Diese Angst bedingt gesetzmäßig das Auftauchen bestimmter Vorstellungen, die deshalb den Namen der Angstvorstellungen verdienen. Sie sind derart gradweise abgestuft, daß die autopsychischen Angstvorstellungen der geringeren Intensität, die allopsychischen und somatopsychischen der stärkeren Intensisät der Angst entsprechen. Die somatopsychischen können zuweilen fehlen oder auch, wie im vorliegenden Falle, nur dem Höhepunkt der Krankheit zeitweilig anhaften. Zu Beginn und im Abfall der Krankheit sind gewöhnlich ausschließlich autopsychische Angstvorstellungen vorhanden. In manchen Fällen bleibt es bei den Vorstellungen, bei weitem häufiger kleiden sich die Vorstellungen in Phoneme. Auf der Höhe der Angst können zeitweilig auch Halluzinationen anderer Sinne und in gewissen akutesten Fällen, wie z. B. den oben geschilderten Angstanfällen der Epileptiker, in allen Sinnen zugleich als kombinierte Halluzinationen auftreten. Häufig ist das Verhältnis auch so, daß für gewöhnlich nur autopsychische Angstvorstellungen mäßigen Grades bestehen, oder auch eine Kombination von autopsychischen und allopsychischen Angstvorstellungen, und nur zu Zeiten gesteigerter Angst Phoneme auftreten. Die allopsychische Orientierung bleibt erhalten, die autopsychische meist dauernd im

[1]) Tatsächlich ist der Kranke im Zeitraume von drei Monaten nach der Demonstration gesund geworden und seitdem zwei Jahre gesund geblieben.

Sinne des Kleinheitswahnes alteriert. Die Ratlosigkeit kann sich dagegen auch auf das allopsychische Gebiet erstrecken. Andeutungen von Beziehungswahn sind in den Zeiten intensiverer Angst häufig anzutreffen, auch desorientierende Phoneme von diesem Inhalt kommen vor. Der Inhalt der autopsychischen Angstvorstellungen und entsprechenden Phoneme ist Sorge um die Angehörigen, um den Vermögensstand, Antastung der persönlichen Ehre, Kleinheitswahnideen, Selbstbeschuldigungen, dementsprechend beschimpfende Phoneme. Der Inhalt der allopsychischen Angstvorstellungen ist gewöhnlich der der Bedrohung des Lebens oder schimpflicher Maßregelungen, Mißhandlungen u. dgl. m. Im gleichen Sinne bewegen sich die Beziehungswahnvorstellungen. Von den an besonders hohe Affektgrade geknüpften Halluzinationen sind besonders die des Geruchs und Geschmacks hervorzuheben, weil sie gewöhnlich als Gifteinwirkungen gedeutet werden und vorübergehend zur Zurückweisung der Nahrung führen.

Von ätiologischen Momenten scheint der Alkoholismus, die Epilepsie, das Klimakterium und die Seneszenz eine nähere Beziehung zur Angstpsychose zu haben.

Was den Verlauf der Psychose betrifft, so kann sie zwischen einer Woche und mehreren Monaten dauern. Den kürzesten Verlauf beobachtet man in abortiven Fällen bei Epileptischen und Alkoholisten. Zuweilen kommt es vor, daß das Delirium tremens durch eine akute Angstpsychose von sehr affektvollem Gepräge mit überwiegend autopsychischen Angstvorstellungen ersetzt wird. Die Psychose ist dann von entsprechend kurzer Dauer und von Tremor und den später zu erörternden Symptomen von seite des Projektionssystems begleitet. Symptomatisch kommt die Angstpsychose nicht selten vor, besonders bei Herzfehlern mit gestörter Kompensation, ihr zeitlicher Verlauf pflegt dann an diese Bedingung gebunden zu sein.

Ein eigentlich paranoisches Stadium pflegt sich nicht einzustellen, bis auf den Umstand, daß die Krankheitseinsicht längere Zeit mangelhaft bleiben kann.

Das motorische Verhalten der Kranken ist im allgemeinen rein psychologisch durch den Affekt oder durch den Inhalt der Angstvorstellungen und Halluzination bestimmt. Die meisten Kranken lassen sich für gewöhnlich im Bett behandeln, jedoch bedingt die Zunahme der Angst eine gewisse motorische Unruhe, zunächst Expressivbewegungen der Angst wie Weinen, Schluchzen, Händeringen, Hinknien, Beten, je nach der Individualität. In manchen Fällen kommt es auch zum Tremor, zum Zähneklappern, zu Schweißausbrüchen. Steigert sich die Angst noch mehr, so verlassen die Kranken das Bett, gehen unruhig auf und ab, drängen wohl auch fort. Psychologisch nicht motivierte Bewegungsäußerungen oder wenigstens an der Grenze der Motilitätssymptome sind rhythmisches Stöhnen oder wippende Bewegungen des Rumpfes, am häufigsten beides zusammen, endlich die einförmigen, wenn auch nicht rhythmischen, so doch sich wiederholenden Bewegungen der Hände, des Nestelns an dem Bett oder Kleidungsstücken, des Gegeneinanderreibens der Hände u. dgl. m. Die Tendenz des Selbstmordes ist fast immer ausgesprochen, ebenso wird die Bereitwilligkeit zu sterben in Ausdrücken wie: „Macht ein Ende. Schlagt mich tot“ häufig geäußert. Auf der Krankheitshöhe kommt es leicht zu den eben geschilderten oder noch ausgeprägteren Motilitätssymptomen, namentlich einem parakinetischen Verhalten durch rhythmische Bewegungen und Verbigerieren. Andererseits kann ein Wellengipfel allopsychischer Desorientiertheit und eine Steigerung der sensorischen Symptome bis zu Annäherungsfurcht und blinder Abwehr zustande kommen.

Als eine besondere Form der Angstpsychose verdient die sogenannte Melancholia agitata ausdrücklich erwähnt zu werden. Dabei ist die Bewegungsunruhe dauernd sehr ausgeprägt vorhanden, die Bewegungen sind nicht ausschließlich, wenn auch überwiegend psychologisch motiviert, z. T. stehen sie, wie oben geschildert, auf der Grenze eigentlicher Motilitätsstörung. Vor allem aber ist auffallend, daß die gesteigerte Produktion von Angstvorstellungen zu Rededrang und Ideenflucht führen kann, Symptomen, auf die wir später bei einem ganz anders gearteten Krankheitsbilde stoßen werden, deren sensorische Herleitung hier aber nicht zu verkennen ist. Auch diesen Fällen agitierter Melancholie scheint es eigen zu sein, daß die autopsychischen Angstvorstellungen dem Inhalt nach bei weitem überwiegen, wenn auch die allopsychischen wohl niemals ganz vermißt werden.

In diagnostischer Hinsicht ist vorauszuschicken, daß die Krankheit sich häufig weiter entwickelt und nur das Anfangsstadium eines komplizierten Krankheitsbildes bildet. Diese Weiterentwicklung findet namentlich nach zwei Richtungen statt, nämlich zum Bilde einer komplizierten Motilitätspsychose, meist gekennzeichnet durch das Einsetzen akinetischer Symptome, und zum Bilde einer verbreiteteren sensorischen Psychose mit Desorientierung. In letzterer Beziehung muß immer ein Verdacht entstehen, wenn desorientierende Phoneme und Beziehungswahnvorstellungen eine mehr als nebensächliche Rolle im Krankheitsbilde spielen.

Die Weiterentwicklung kann sich auch sehr rasch vollziehen, so daß akuteste Krankheitsbilder, wie die der sogenannten transitorischen Psychosen resultieren.

Für die Diagnose gegen die affektive Melancholie (s. später) ist der Nachweis von allopsychischen Angstvorstellungen oder Beziehungswahnvorstellungen entscheidend. Von der akuten Halluzinose (s. später) ist die Diagnose meist ebenfalls leicht zu stellen. Das nach den Angaben der Kranken dominierende und auch objektiv auffällige Symptom der Angst, die häufig zu beobachtende Abhängigkeit der Phoneme von den Schwankungen der Angst, sind meist charakteristisch. Ebenso charakteristisch ist es aber, daß die akute Halluzinose schon sehr zeitig ein paranoisches Stadium entwickelt, was bei der einfachen Angstpsychose nicht der Fall ist. Vom angstvoll gefärbten Delirium tremens unterscheidet die bei der einfachen Angstpsychose erhalten bleibende allopsychische Orientierung. Ebenso pflegen verallgemeinerte sensorische Psychosen immer mit Desorientierung einherzugehen. Von der progressiven Paralyse ist die Angstpsychose in vielen Fällen deshalb nicht zu unterscheiden, weil man vom klinischen Standpunkte das Vorkommen einer paralytischen Angstpsychose anerkennen muß. Während der Affekt es oft erschweren wird, die bei der Paralyse fast immer nachweisbare Störung des Gedächtnisses, des Urteils und der Merkfähigkeit festzustellen, ist andererseits die Möglichkeit vorhanden, daß auch die für Paralyse — oder Alkoholismus — entscheidenden Symptome von seiten des Projektionssystems zunächst noch fehlen und sich erst im späteren Verlauf hinzugesellen.

Meine Herren! Sehr häufig werden Sie auf Krankheitsfälle stoßen, welche man als Grenzfälle oder Mischfälle von Angstpsychose und affektiver Melancholie bezeichnen kann. Sie zeichnen sich dadurch aus, daß weder das eine noch das andere Krankheitsbild rein oder vollständig nachgewiesen werden kann. Dem äußeren Gepräge nach überwiegt meist das Bild der affektiven Melancholie, besonders deshalb, weil die der Angst zukommenden Fluktuationen wenig ausgeprägt sind und ein mehr kontinuierliches, gleich bleibendes Krankheitsbild vorherrscht. Die der affektiven Melancholie zukommende subjektive Insuffizienz wird oft vermißt, während doch ausgeprägte Kleinheitswahnideen, Selbstanschuldigungen und andere autopsychische Angstvorstellungen vorhanden sind. Der herrschende Affekt ist das Unglücksgefühl, zugleich aber immer auch eine meist lokalisierte Angst. Die Äußerungen der Angst beschränken sich meist auf einfachste Expressivbewegungen wie die des Weinens, vereinzelte Verzweiflungsausbrüche, während eine motorische Unruhe im allgemeinen vermißt wird. Allopsychische Angstvorstellungen sind fast immer nachweisbar, aber sie bleiben vereinzelt, treten in ihrer Bedeutung sehr zurück und müssen oft erst gesucht werden. Ebenso kommen ganz vereinzelte Beziehungswahnvorstellungen zustande. Die unter den Angstvorstellungen vorherrschenden Unglücksvorstellungen bleiben häufig wie bei der reinen Melancholie auf ein zirkumskriptes Vorstellungsgebiet beschränkt. Die Phoneme spielen nur eine untergeordnete Rolle.

So ist das ziemlich häufige Krankheitsbild nach beiden Richtungen hin genügend charakterisiert. Es scheint mit Vorliebe bei ganz jugendlichen Personen und im Greisenalter vorzukommen. Die Diagnose ist deshalb nicht unwichtig, weil die Prognose dieser Krankheit nicht nur sicherer zu stellen ist wie bei der Angstpsychose, sondern auch an sich bei weitem günstiger ist. Die mir bekannten Fälle der Art haben alle einen günstigen Ausgang genommen.

Die Prognose der Angstpsychosen würde an sich als günstig zu bezeichnen sein, da die bei weitem überwiegende Zahl der oben skizzierten Krankheitsfälle in Heilung übergegangen ist. Beeinträchtigt wird dieses günstige Urteil durch die Schwierigkeit, die Diagnose sicher zu stellen, bis nicht ein sehr großer Teil des Krankheitsverlaufes schon vorliegt. Erst wenn, wie in dem vorgestellten Falle, die Krankheitshöhe schon überschritten ist, läßt sich mit einiger Wahrscheinlichkeit annehmen, daß ein Übergang des Krankheitsbildes zu einem komplizierteren nicht mehr stattfinden werde, und auch in dieser Hoffnung wird man noch zuweilen getäuscht, da nach einem Stadium anscheinender Rekonvaleszenz eine Weiterentwicklung der Psychose zu chronisch progressivem Verlaufe eintreten kann. So verhielt es sich beispielsweise in einem Falle von seniler Angstpsychose bei einer 73jährigen Frau, welche ich Ihnen nach $1\frac{1}{2}$jährigem Verlauf als typisches Beispiel einer chronisch Geisteskranken mit sogenannten hypochondrischen Verfolgungswahn im Stadium der allopsychischen Desorientiertheit vorstellen konnte.[1]) In diesem Falle war das Krankheitsbild von vornherein durch zahlreiche desorientierende Phoneme und Beziehungswahnvorstellungen ungünstig gefärbt.

Die Behandlung der Angstpsychosen hat die besondere Aufgabe, das Symptom der Angst zu bekämpfen. Eine Angst höheren Grades und auf die Dauer einfach zu ertragen, kann humaner Weise keinem Kranken zugemutet werden, ebensowenig wie das analoge Symptom des Schmerzes. Im allgemeinen ist das Extraktum Opii, in Dosen von $\frac{1}{2}$—1 dcgr. subkutan injiziert, ein zuverlässiges Mittel. Nächstdem zeigt sich eine Kombination von Hyoszin mit Morphium, und zwar von ersterem halb soviel Milligramm als

[1]) Vgl. Fall 1 in: „Krankenvorstellungen der Breslauer psychiatr. Klinik“ Heft 1.

von letzterem Zentigramme, wertvoll. Mit der Dosis kann man von $^1/_4$ mgr.: $^1/_2$ zgr. bis zu $^1/_2$ mgr.: 1 zgr. mehrmals täglich steigen. Bei den Angstanfällen der Epileptiker ist eine Schlaf erzielende Dosis von Amylenhydrat innerlich oder per Klysma appliziert vorzuziehen. Im übrigen bietet die Behandlung der Angstpsychosen keine anderen Aufgaben als die der Psychosen überhaupt, und ich verweise Sie deshalb auf meine Bemerkungen über diesen Gegenstand am Schlusse dieser Vorlesungen.[1])

Meine Herren! Kein anderes Gebiet unter den Geisteskrankheiten hat soviel Berührungspunkte mit den funktionellen Nervenkrankheiten, wie das, womit wir uns soeben beschäftigt haben. So häufig die Angstpsychosen sind, so ist doch unbestreitbar, daß die Angstzustände, die in das Gebiet der Neurosen fallen, noch bei weitem häufiger vorzukommen pflegen. Es erhebt sich also die Frage: Gibt es sichere Kriterien, um eine Angstneurose von einer Angstpsychose zu unterscheiden? Diese Frage ist von großer praktischer Wichtigkeit, denn gerade die Angstpsychose macht dem Arzte eine rechtzeitige Sicherung des Kranken durch Verbringung in eine Irrenanstalt, sei es auch gegen den Willen des Kranken, zur Pflicht. Ein solcher Eingriff in die persönliche Freiheit eines Nebenmenschen würde im Falle einer bloßen Neurose keinesfalls zu dulden sein. Glücklicherweise bietet nun das oben skizzierte Krankheitsbild in seinem Komplex von Symptomen so sichere und leicht zu ermittelnde Kennzeichen, daß die positive Diagnose einer Angstpsychose leicht zu stellen und damit ein Zweifel über die richtige Art des Vorgehens ausgeschlossen ist. Jedoch gibt es unzweifelhaft, wie überall in der Natur, so auch hier Grenzfälle, in denen Zweifel an der Zweckmäßigkeit einer so eingreifenden Maßregel berechtigt sind. Hier wird der Arzt die Aufgabe haben, zunächst eine möglichste Sicherung und Überwachung der Kranken in privaten Verhältnissen herbeizuführen. Dafür gibt es kein besseres Mittel, als eine streng durchgeführte Bettbehandlung. Dann aber wird das Symptom der Angst selbst, wie oben angegeben, zu behandeln sein. Immer wird das Wohl des Kranken allen anderen Rücksichten vorangestellt und deshalb den praktischen Konsequenzen, die der Kranke aus seinem Angstgefühl und den sich anschließenden Unglücks- und Angstvorstellungen für sein Handeln zieht, das Hauptaugenmerk zugewandt werden müssen. Bedenken Sie dabei immer, daß zwar ein einziges Symptom wie das der Angst niemals genügt, um eine Psychose herzustellen, daß aber anderer-

[1]) Beispiele von Angstpsychosen findet der Leser in den Fällen 3, 8, 9 und 12 des ersten Heftes und 5, 21, 22 und 23 des zweiten Heftes der „Krankenvorstellungen aus der psychiatrischen Klinik in Breslau“. Breslau 1899.

seits den Handlungen der Kranken immer mindestens ebensoviel Wert beizumessen ist wie dem, was sie sprechen. Wo es daher zu Selbstmordversuchen kommt, ist die Sicherung der Kranken durch Internierung in einer Irrenanstalt auch in solchen Grenzfällen unbedingt geboten.

Meine Herren! Ich habe die Schilderung spezieller Krankheitstypen mit den Angstpsychosen begonnen, weil es einerseits verhältnismäßig leicht zu verstehende Krankheitsfälle, andererseits ihre Berührungspunkte mit vielen anderen akuten Psychosen so mannigfaltig sind, daß sie uns bald mitten hinein in unsere praktischen Aufgaben führen. Ich brauche kaum hervorzuheben, daß die praktiche Kenntnis der Geisteskrankheiten an sich mit theoretischen Voraussetzungen nichts zu tun hat. Deshalb soll auch der Gang unserer Demonstrationen wesentlich nach dem Lehrzweck eingerichtet und dieser dem praktischen Bedürfnis untergeordnet werden. Die Kranke, die ich Ihnen jetzt noch zeige, gehört in diesem praktischen Sinne noch in das Gebiet der Angstpsychosen, wird uns aber, wie Sie bald sehen werden, zu dem Gegenstande unserer nächsten Vorlesung hinüberleiten.

Die 69jährige Arbeiterfrau L. ist, wie Sie sehen, eine weißhaarige, etwas gebückt dahergehende Frau von deprimiertem, leicht ängstlichem Gesichtsausdruck und entsprechender Haltung. Die an sie gerichteten Fragen beantwortet sie prompt, wenn auch mit etwas schwacher Stimme. Sie sagt uns ihren Geburtstag, das Datum ihrer Verheiratung, wie lange sie verheiratet war, den Todestag und die Krankheit ihres Mannes, nennt uns ihre Kinder, berichtet von der einzigen noch lebenden Tochter und deren Ehe, erzählt von ihren Enkelkindern. Auch über die Vorgeschichte ihrer Krankheit erfahren wir alles von ihr selbst. Im Frühjahr 1896 sei sie zuerst erkrankt an einem Gewächs im Leibe, welches dann operiert worden sei. Sie habe damals elf Wochen im Krankenhause zugebracht, sei nachher zwar recht schwach, aber sonst gesund gewesen. Im November sei sie dann an der Gürtelrose erkrankt und hätte drei Wochen fast gar nicht schlafen können. Anfang Dezember hätte sich dann das jetzige Leiden eingestellt. Die Zeit ihres Aufenthaltes in der Klinik — seit dem 24. Februar d. J. — gibt sie ungefähr richtig an, zeigt sich über den Betrieb der Anstalt und ihre Mitkranken durchaus orientiert, weiß, daß die anwesenden Herren Studierende sind, die die Klinik besuchen. Ich stelle sie vor, um ihre Krankheit zu besprechen. Welcher Art ihre Krankheit sei? Sie könne nichts essen, weil der Schlund zugewachsen sei oder, wie sie sich korrigiert, doch nur sehr weniges durchginge. Die Zunge sei an den Gaumen angewachsen. Sie fühlt mit der Hand danach und demonstriert, daß die obere Zungenfläche den Gaumen berühre. Außerdem habe sie einen beständigen Geschmack nach Pech im Munde, und was sie esse, sei ohne Geschmack. Was sie mühsam herunterbringe, das fühle sie in der Speiseröhre stecken bleiben. In der Magengegend häufe es sich an und verursache ein Gefühl von Spannung. Stuhl sei früher gar nicht möglich gewesen und komme auch jetzt nur durch künstliche Mittel und nicht genügend.

Ich frage, ob es nicht schon etwas besser gehe, aber Patientin verneint diese Frage. Dazu muß ich bemerken, daß die Kranke sich tatsächlich schon in der Besserung befindet. Sie war früher so schwach und hinfällig, daß sie nur mit tonloser Stimme ganz leise antwortete und die Demonstration in der Weise wie heute gar nicht möglich gewesen wäre. Infolge ihres schweren Krankheitsgefühls sprach sie damals von selbst fast gar nichts, während sie es jetzt bisweilen tut, und zeigte keinerlei Teilnahme für ihre Umgebung, während sie jetzt daran schon einiges Interesse nimmt. Damals gab sie auch an, der Speisekanal sei vollständig zugewachsen, und mußte zwangsweise gefüttert werden, während sie jetzt spontan schon einige Nahrung zu sich nimmt. Von der Tochter haben wir außerdem erfahren, daß sie vorher auch klagte, sie bekomme keine Luft.

Welcher Art ihre Krankheit sei, weiß die Kranke nicht genau anzugeben, jedenfalls sei es etwas sehr Schlimmes, völlig Hoffnungsloses. Früher hat sie sich dahin geäußert, daß es die Pest sei, und daß sie durch ihre Berührung andere anzustecken fürchtete. Auch in dieser Beziehung hat sie sichtlich einen Fortschritt gemacht, denn jetzt meint sie dies nicht mehr.

Wir fragen nun die Patientin, wie sie mit ihrer Behandlung hier zufrieden sei, darauf antwortet sie: Gut, sie sei es nur nicht wert. Was sie sich vorzuwerfen habe? Sie sei durch und durch schlecht und sündhaft, habe schon den Versuch gemacht, sich das Leben zu nehmen, sei ein Scheusal, ein Spektakel vor den Menschen und verdiente, herausgeworfen zu werden. Die anderen Kranken schrien ihrethalben. Ihre Krankheit habe sie sich selbst zugezogen dadurch, daß sie nicht gegessen habe; in ihrer letzten Krankheit habe sie ihre Mutter rücksichtslos behandelt. Als weiteres Zeichen eines phantastischen Kleinheitswahns will ich noch erwähnen, daß Patientin sich weigert, in den Besuchssaal zu gehen, weil die anderen sie nicht ansehen sollen, und geäußert hat, als Vorbereitungen zum Photographieren getroffen wurden, der Photograph würde bei ihrem Anblick so erschrecken, daß er tot umfallen werde. Ferner hat Patientin die Überzeugung, daß sie nicht sterben könne, weil sie zu schlecht sei. Dabei äußert sie noch jetzt den Wunsch zu sterben und hat vor ihrer Aufnahme zwei Strangulationsversuche gemacht, weil sie es so nicht ertragen könne. Von ihren Enkelkindern glaubt die Patientin, sie seien schwer krank, vielleicht tot, und früher hat sie die Meinung geäußert, sie würden ihrethalben sterben. Wie sie denn auch behauptete, an allem Unglück schuld zu sein, von dem sie hörte, z. B. als sich eine Bekannte die Hand verbrannt hatte. Ebenso äußerte sie die Befürchtung, man werde sie in kein Krankenhaus aufnehmen, weil sie zu schlecht sei. Obwohl die Kranke geordnete Auskunft gibt und keine äußeren Zeichen von Angst bietet, so gibt sie doch auf Befragen an, unaufhörlich an Angst zu leiden. Wo die Angst sitze? Im Kopf. Die Angst wird von dem spannenden Gefühl im Epigastrium genau unterschieden, nach früheren Angaben war die Angst zeitweilig in der Brust lokalisiert. Hinsichtlich des Verhaltens der Kranken auf der Abteilung ist noch zu erwähnen, daß sich die Kranke immer zugänglich und vertrauensvoll gezeigt hat. Sie hat sich stets sauber gehalten und nur zeitweilig dadurch gestört, daß sie infolge ihrer Wahnvorstellungen in den Anus griff oder ihre Exkremente betastete.

Meine Herren! Anderweitige Symptome sind bei der Kranken nicht zu finden gewesen. Immer nur blieben ihre Wahnideen auf die geschilderten krankhaften Vorstellungen, auf ihren Körper und ihre Persönlichkeit beschränkt, und ihr Verhalten dadurch bestimmt. Hinsichtlich der Auffassung der Krankheit ist ein Überblick über den Verlauf sehr lehrreich. Es stellt sich nämlich als unzweifelhaft heraus, daß von Anfang an die noch jetzt vorhandenen hypochondrischen Beschwerden auftraten und dadurch, daß sie allmählich zu hochgradigster Abmagerung der Kranken führten — ihr Körpergewicht bei der Aufnahme betrug 31 kg —, die Notwendigkeit zur Aufnahme in die Klinik herbeiführten.

Die anderen krankhaften Vorstellungen sind erst auf einer gewissen Krankheitshöhe hinzugetreten, nachdem die isolierten hypochondrischen Klagen schon wochenlang bestanden hatten. Eine Prüfung der Merkfähigkeit und der Aufmerksamkeit ergibt normale Verhältnisse. Die Auskunft, die wir von der Kranken erhalten haben, erfolgte immer nur als knappe Antwort auf die an sie gerichteten Fragen.

Vierundzwanzigste Vorlesung.

Intestinale, aszendierende und diffuse Somatopsychosen. Hypochondrische Reflexpsychosen. Schwere hypochondrische Psychose eines Potators. Beispiel von paralytischer Somatopsychose. Krankheitsbild, Handlungen somatopsychischer Ratlosigkeit. Ausgänge. Überblick der hypochondrischen Symptome.

Meine Herren!

In der kürzlich vorgestellten Kranken lernten Sie ein Beispiel jener häufig vorkommenden Fälle kennen, welche den besonderen Namen der hypochondrischen Angstpsychose verdienen. Wie Sie sehen, handelt es sich dabei um eine zirkumskripte intestinale Somatopsychose, basierend auf abnormen körperlichen Sensationen im Gebiete des Verdauungstraktus, welche rasch zur Desorientierung in einem umschriebenen, und zwar intestinalen Gebiete des Bewußtseins der Körperlichkeit führen. Das begleitende schwere Krankheitsgefühl ist als Folgeerscheinung der somatopsychischen Identifikationsstörung leicht verständlich. Unsere Kranke bezeichnete ihre Gemütsverfassung als Angst, häufiger aber wird, entsprechend der überwiegend inhaltlichen Veränderung, der Affekt von den Kranken selbst als keine eigentliche Angst, sondern etwas davon Verschiedenes angegeben, besonders von solchen Kranken, welche infolge ihres Bildungsgrades des sprachlichen Ausdruckes besser mächtig sind. Offenbar handelt es sich um denjenigen Affektzustand, den wir oben als körperliche oder somatopsychische Ratlosigkeit kennen gelernt haben. Zuweilen wird dann außerdem noch eine in Anfällen auftretende Angst als etwas Besonderes, neu Hinzutretendes unterschieden.

Die zirkumskripte intestinale Hypochondrie lokalisiert sich mit Vorliebe in der Nähe der beiden Endpunkte des Verdauungsstraktus. Dem entsprechend steht das eine Mal die Schwierigkeit zu schlingen — im weitesten Sinne gefaßt, so daß der ganze Akt der Beförderung der Speise in den Magen gemeint ist —, das andere Mal die Schwierigkeit der Stuhlentleerung im

Vordergrund der Erscheinungen. In einem Falle letzterer Art konnte man einen schleimigen Mastdarmkatarrh, der durch Hämorrhoidalknoten unterhalten wurde, als Ausgangspunkt der hypochondrischen Vorstellungen feststellen, und ebenso dürfte ein Globusgefühl, welches schon vorher bestanden hat, bei weiblichen Kranken häufig den Ausgangspunkt der anderen, auf subjektive Schlingerschwerung zurückzuführenden Form sein.

Wie Sie aus solchen Beispielen ersehen, ist zwar die Deutung nicht zweifelhaft, daß es sich um eine psychosensorische Identifikationsstörung auf dem Gebiete der Organgefühle handelt, aber schwer und oft überhaupt nicht festzustellen, ob Hyperästhesie, Parästhesie oder Anästhesie vorliegt.

Auf einer gewissen Höhe der Entwicklung führen die beiden verschiedenen initialen Lokalisationen zu dem gleichen Ergebnis, dem Gefühl des Vollgestopftseins, das eine Mal in der Entstehungsweise, daß die entweder mühsam heruntergeschlungenen oder künstlich eingeführten Nahrungsmittel sich in der Magengegend anhäufen, in der anderen, daß die Kotmassen sich von unten zurückstauen, eventuell bis zum Schlunde hinauf. Die gewöhnlichste und wichtigste Folge dieser krankhaften Sensationen ist die Nahrungsverweigerung, welche in Fällen der Art fast immer die Zwangsfütterung durch die Schlundsonde erforderlich macht. Ein schweres Unglücksgefühl ist immer vorhanden, bei dem herrschenden Gefühl schwerer körperlicher Krankheit durchaus begreiflich. Dadurch wird auch die Beurteilung der Zukunft beeinflußt: die Kranken glauben immer absolut hoffnungslos und verloren zu sein. Die eigentlichen Angstvorstellungen beschränken sich in den reinen Fällen der Art auf das autopsychische Gebiet und sind auch innerhalb dieses oft nur darauf beschränkt, daß die Kranken sich Schuld geben, durch Vernachlässigung ärztlichen Rates und ärztlicher Anordnungen ihre Krankheit selbst herbeigeführt oder verschlimmert zu haben. In dem Falle einer 60jährigen unverheirateten Dame, welche nach einer langwierigen und mit traurigen Affekten verbundenen Krankenpflege ganz akut an dieser Form der intestinalen Somatopsychose mit schwerer Nahrungsverweigerung erkrankt war, trat nach etwa halbjährigem Bestehen der Krankheit die abnorme Sensation im Schlunde zurück, das Unglücksgefühl und die autopsychischen Angstvorstellungen blieben aber bestehen, auch die somatopsychische Angstvorstellung, keinen Stuhlgang zu haben, und die Krankheit führte schließlich zum Tode.

Was das motorische Verhalten dieser Krankheitsfälle anbetrifft, so bleibt es in den reinen Fällen durchaus psychologisch motiviert. Vielleicht beruht es auf individueller Verschiedenheit, daß bei dem einen Kranken mehr ein agitiertes Wesen, Wein- und Verzweiflungsausbrüche, Lamentieren, Händeringen u. dgl. m., bei den anderen ein Ausfall an Motilität mäßigen Grades, wie wir ihn auch sonst bei schwerem Krankheitsgefühl erklärlich finden, zu beobachten ist. Dieses Verhalten kann entweder durch die ganze Krankheitsdauer in gleicher Weise bestehen, oder der eine Zustand löst den anderen ab, oder auch das agitierte Verhalten entspricht einem oder mehreren Gipfelpunkten der Krankheitskurve. Umgekehrt kann eine hochgradige Einbuße an Motilität, mit anderen Worten eine (psychosensorisch bedingte) intrapsychische Akinese auch einer Zunahme in der Extensität der Symptome entsprechen, und zwar habe ich dies beispielsweise in einem Falle von aszendierender, zunächst nur intestinaler Somatopsychose beobachtet. Hier war also die Akinese die schwerere Erscheinung, wie sie denn auch dem Grade nach aus einer Steigerung des Krankheitsgefühles herzuleiten war, denn die Kranke wurde auch unsauber und behauptete, nicht stehen, gehen, sprechen zu können. Tatsächlich waren diese Funktionen erhalten, wie sich durch gelegentliche Reaktionen feststellen ließ.

Es handelte sich um eine 57jährige Kranke, die jahrelang mit schweren Nahrungssorgen gekämpft hatte und dann mit der Sensation des Darmverschlusses erkrankt war. Ein halbes Jahr darauf, zur Zeit ihrer Krankheitshöhe, behauptete sie, bis oben mit Kotmassen vollgefüllt zu sein, nicht mehr atmen zu können, sich nicht rühren zu können. Während sie zu Beginn ihrer Krankheit ihre Befürchtung, verhungern zu müssen, in verzweiflungsvoller Unruhe immer wieder äußerte, geriet sie nach einer interkurrenten Influenza in den geschilderten schweren Erschöpfungszustand, in welchem sie auch selbst über die Verlangsamung und Erschwerung ihres Denkens klagte. Eine Infiltration beider Oberlappen schien jetzt die Prognose ganz hoffnungslos zu gestalten, trotzdem trat die Kranke nach mehrwöchentlichem Verharren in dem geschilderten Zustande in die Rekonvaleszenz und konnte nach etwa Jahresfrist als gebessert in Familienpflege entlassen werden. Die Krankheitskurve dieses Falles kann als eine rein extensive betrachtet werden, und die Akinese entsprach dann dem Gipfel der Kurve. Der Fall war noch dadurch interessant, daß die Angst im Herzen immer als gesonderte Erscheinung angegeben wurde, und daß autopsychische Angstvorstellungen in Form von Selbstbeschuldigungen nur ganz vorübergehend und andeutungsweise auftraten.

Noch deutlicher als in dem vorstehenden Falle zeigte sich das aszendierende Verhalten einer zunächst zirkumskripten, auf die Genitalorgane beschränkten Hypochondrie in dem folgenden, den ich vor einigen Semestern vorgestellt habe. Es handelte sich um ein 23jähriges jüdisches Fräulein, die vorher schon einige Male Anfälle von bald mehr melancholisch, bald mehr maniakalisch gefärbten Psychosen hatte, und deren Schwester ebenfalls schon zweimal geistesgestört gewesen war. Sie hatte in der Familie ihres Bruders gelebt und dessen schwer krankes Kind auf das aufopferndste gepflegt. Zu Beginn ihrer Krankheit klagte sie über das Gefühl eines festen Körpers in den Genitalien und ließ sich deshalb vom Frauenarzt behandeln. Dasselbe war mit Brennen, Tenesmus der Blase und Drängen verbunden, während die Menstruation ausblieb. Ein objektiver Befund konnte nicht konstatiert werden. Als etwa zwei Monate später das kranke Kind starb, begann die Patientin die schwerste Arbeit auf sich zu nehmen, trotzdem erklärte sie bald, sie tauge nichts, könne nicht arbeiten, sei überflüssig und falle dem Bruder zur Last. Etwa zwei Monate später machte sie einen Selbstmordversuch durch Chloroform und war mehrere Stunden bewußtlos. Ein vereitelter Versuch, ins Wasser zu gehen, gab ein weiteres Vierteljahr darauf den Anlaß zu ihrer Überführung nach der Klinik, nachdem Patientin bis zum letzten Tage aus Kleinheitswahn schwer gearbeitet hatte. In den zwei letzten Wochen außerhalb und den ersten Monaten ihres Aufenthaltes in der Klinik steigerten sich ihre körperlichen Beschwerden zu einem ganz verzweifelten Zustande. Patientin gab an, daß sich infolge ungenügenden Stuhles das Essen in ihr angesammelt und in eine feste Masse — nicht Kot, wie sie ausdrücklich angab — verwandelt hätte. Diese feste Masse sei in alle Körperteile gedrungen, der ganze Körper sei dadurch entstellt, sei fest und hart geworden, nur die Haut darüber sei noch natürlich. Patientin überzeugt sich davon durch das innere Gefühl der Schwere und indem sie sich mit den Händen betastet. Der Körper kommt ihr wie tot und abgestorben vor, und als ob kein Blut darin fließe, obwohl Patientin den Puls fühlt und ihr Herz auch schlagen hört. Diese Erstarrung erstrecke sich auch auf die Sinnesorgane: mit den Ohren zwar könne sie hören, die Augen aber ständen fest im Kopf, sie könne sie nicht bewegen, nur die Lider öffnen. Als bei der Untersuchung doch Augenbewegungen ausgeführt werden, versichert sie, daß dies sonst nicht der Fall sei und sie statt dessen den Kopf drehen müsse. Ob sie riechen, fühlen, schmecken könne, ist ihr zweifelhaft, sie versucht es mit Milch und bejaht es dann. Auch schlingen und die Zunge bewegen könne sie. Patientin verweigerte in dieser Zeit andauernd die Nahrung und mußte mit der Sonde gefüttert werden. Von dem Stuhlgang behauptete sie, daß er ungenügend wäre, selbst wenn Eingießungen oder Abführmittel, die sie übrigens willig nimmt, gewirkt haben und sie sich augenblicklich erleichtert gefühlt hat. Dauernd bestand das Gefühl schwerster Krankheit und absoluter Hoffnungslosigkeit in bezug auf ihren körperlichen Zustand und eine entsprechend verzweifelte Stimmung. Über Angst jedoch wurde nur vorübergehend in Zeiten höchster Erregung und Verzweiflung geklagt, Lokalisation des Angstgefühls in der Brust.

Was das motorische Verhalten der Patientin betrifft, so ließen Ausbrüche der Verzweiflung erst infolge zunehmenden Kräfteverfalls nach. Es bestand die Wahnidee, Patientin hätte sich durch zu vieles Essen versündigt, sie sei für die Ewigkeit verloren, verdiente die schwersten Strafen, die sie ersehnte, wie z. B. verbrannt zu werden. Den Aufenthalt in der Klinik — wo sie notgedrungen auf der Wachstation gehalten werden mußte — hielt sie ebenfalls für eine verdiente, wenn auch zu geringfügige Strafe. Im übrigen war die Intelligenz intakt, die Orientierung vollkommen erhalten, trotz der körperlichen Schwäche keinerlei Verlangsamung, nie Halluzinationen, nie Beziehungswahn. Unter kontinuierlicher Gewichtsabnahme erfolgte der Tod nach neunmonatlichem Aufenthalt in der Klinik.

Als eine nicht selten vorkommende Modifikation der intestinalen Somatopsychose stellten sich Fälle dar, bei denen die krankhafte Sensation mehr an den Luftwegen lokalisiert ist. In einem Falle der Art waren hauptsächlich die Nasengänge Sitz dieses krankhaften, mit Erstickungsangst verbundenen Gefühls, in einem anderen bestand das Gefühl, daß der Schlund vertrocknet und die Luftröhre zugewachsen sei, während Schlingen und Ernährung ungestört vonstatten ging und auch keine Atemnot bestand. Trotzdem wurde ein im Epigastrium lokalisiertes Gefühl der schweren Belastung wie von einem Steine so schlimm empfunden, daß die Patientin, eine 42jährige Bauersfrau, es als Todesgefühl bezeichnete. Angeblich war dieses Gefühl erst allmählich bis zum Schlunde aufgestiegen. Die Patientin wurde von innerer Unruhe umhergetrieben, jammerte fortwährend und hatte die energischste Selbstmordtendenz. Mehrfache Versuche der Art waren schon vereitelt worden. Zur Zeit der Beobachtung war sie schon ein Jahr krank, und man erfuhr, daß sie das erste halbe Jahr bei noch stärker ausgeprägter Angst auch Selbstanklagen und Befürchtungen für ihre Familie geäußert hatte. Ihre heisere Stimme und zuweilen auftretende Hustenstöße gaben Anlaß zur Untersuchung des Kehlkopfes, es stellte sich heraus, daß neben einem Katarrh, der zur Schwellung der Stimmbänder geführt hatte, das eine Stimmband vollkommen gelähmt war. Obwohl der Verdacht auf eine tuberkulöse Affektion des Kehlkopfes in diesem Falle entstehen mußte, so war doch offenbar die Stimmbandlähmung damit nicht erklärt, so daß sogar die Frage aufgeworfen werden konnte, ob sie nicht vielmehr als eine direkte Folgeerscheinung der hypochondrischen Sensation auf die Innervation des Kehlkopfes aufgefaßt werden mußte, mit anderen Worten, als eine Einwirkung des krankhaft veränderten Organgefühls auf das zugleich der Motilität dienende Organ im Sinne meiner obigen Bemerkungen.[1] Die Möglichkeit, daß der Katarrh nur Folgeerscheinung der mangelhaften Innervation, in letzter Linie also ebenfalls der krankhaften Sensation sei, war dann gegeben. Indessen gebe ich zu, daß die Einseitigkeit der Stimmbandlähmung gegen diese Erklärungsweise sprach und eine andere Auffassung des seltenen Krankheitsbildes näher legte. Stimmbandlähmung und Katarrh waren vielleicht die gemeinsame Folge einer latenten, durch die Untersuchung nicht nachweisbaren Ursache, und erst die Parästhesie der an sich krankhaften Organempfindungen bildete den Ausgangspunkt der zirkumskripten — dann als symptomatisch aufzufassenden — intestinalen Somatopsychose.

Meine Herren! Viel wahrscheinlicher als psychosensorisch bedingte Akinese im Sinne meiner obigen Ausführungen zu verstehen ist das Auftreten von Lähmungssymptomen in Fällen zirkumskripter Blasenhypochondrie. Diese Fälle bilden den Übergang zwischen hypochondrischer Psychose und Neurose, indem sie noch weniger als die vorgeschilderten auf das übrige geistige Leben übergreifen und auch der Anstaltsbehandlung oft entbehren können, um so mehr, als die zahlreichen, um die Lähmung des Schließmuskels gruppierten subjektiven Beschwerden meist an gewisse Tageszeiten gebunden sind, die übrige Zeit aber frei davon bleiben kann. Besonders lästig ist das Gefühl des Urindrangs, zum Teil auch mit einer Neigung zu Pollutionen verknüpft, welche letzteren auch ohne Erektionen eintreten können. Die Kranken sind deshalb in beständiger Angst, in Verlegenheiten zu geraten, außerdem kann noch ein lokalisiertes Angstgefühl im Epigastrium bestehen. Außerhalb der Anfälle können die Kranken psychisch normal erscheinen, in den Anfällen aber leiden sie an mehr oder weniger ausgeprägten autopsychischen Angstvorstellungen und einer Verzweiflung, die bis zum Lebensüberdruß und zur Selbstmordtendenz gehen kann. Die ganze Lebensweise wird gewöhnlich von diesen Kranken so eingerichtet, daß Verlegenheiten der bezeichneten Art nicht entstehen können, die Berufstätigkeit, der Verkehr mit Menschen leidet darunter. In einem Falle der Art hatte die Behandlung mit

---

[1]) S. S. 208.

mehrstündigen warmen Bädern, in denen der Kranke sich jeder Sorge um plötzlich entstehende Verlegenheiten enthoben fühlte, einen für längere Zeit nachhaltigen Erfolg. Ich brauche nicht hervorzuheben, daß diese Fälle durch das Fehlen jeder örtlichen Veränderung und aller Symptome von seiten der sensiblen Nerven und des Rückenmarkes gekennzeichnet sind, während in der Vorgeschichte der Kranken ein überstandener Blasenkatarrh oder eine Genorrhoe nicht bedeutungslos zu sein scheinen.

Ähnlich der hypochondrischen Neurose nahestehend sind gewisse Fälle von Defäkationshypochondrie, in denen durch Regulierung des Stuhles ebenso das hauptsächlich lästige Drängen wie die Angst mit ihren Folgeerscheinungen beseitigt wird.

Meine Herren! Die zirkumskripte intestinale Hypochondrie findet sich, wie nicht anders zu erwarten, zuweilen auch in den weiblichen Genitalien lokalisiert. Ein typischer Fall der Art, den ich in der Klinik vorgestellt habe, betraf ein 22 jähriges Dienstmädchen, das bis zu ihrer Erkrankung von normaler Intelligenz, aber immer leicht erregbar und zu Zornesausbrüchen geneigt gewesen war, und deren Bruder geisteskrank gestorben war. Sie sollte nach Ärger wiederholt Krampfanfälle von nicht näher zu erfahrender Form gehabt haben. Zur Zeit ihrer Vorstellung litt sie schon seit etwa zwei Jahren, wenn auch mit einigen längeren Unterbrechungen, an einem brennenden, nicht direkt schmerzhaften, aber als ganz unerträglich geschilderten Gefühle in den Genitalien und im Innern des Leibes in der Unterbauchgegend. Dieses Brennen war nicht kontinuierlich, aber immer bald wiederkehrend. Es wurde gegen Abend schlimmer und war zeitweise mit Kreuzschmerzen, Kopfschmerzen, Schwindel und Übelkeit verbunden. Zu gleicher Zeit klagte die Patientin über Angst im Epigastrium. Die Krankheit ging mit Unglücksgefühl, tiefer Verstimmung, Hoffnungslosigkeit einher, und Gesichtsausdruck sowie ein im ganzen apathisches Verhalten entsprachen dieser Gemütslage. Zur Zeit der Periode wurden die Beschwerden geringer, vor und nach derselben bestanden Kreuzschmerzen und etwas Ausfluß. Besondere Erwähnung verdient das motorische Verhalten der Kranken. Während sie für gewöhnlich niedergeschlagen und teilnahmslos im Bett verharrte, kam es gelegentlich zu Ausbrüchen ganz unmotivierter sinnlosester Wut, in denen die Kranke schrie, um sich schlug, biß und kratzte und ihre Umgebung total verkannte. Für diese nicht über Stunden dauernden Zufälle fehlte der Patientin nachher die Erinnerung, sie wurden jedesmal eingeleitet durch eine Steigerung ihrer abnormen Sensationen in den Geschlechtsteilen, dann kam es, ganz nach Art einer Aura, zu dem Gefühl, als ob der Körper abstürbe und die

Besinnung schwände. Wir werden nicht fehlgehen, wenn wir auch diese motorischen Äußerungen, die das Gepräge sinnloser Wut trugen, als eine Art Reflex von seiten der heftig gesteigerten Organgefühle und somit als psychosensorisch durch kurzen Schluß bedingte Hyperkinese auffassen. Zur Zeit der Beobachtung litt die Patientin an Geschwüren des Muttermundes und der Vagina. Der Beginn ihrer Erkrankung sollte sich angeblich an eine Entbindung und darauffolgende Metritis angeschlossen haben. Patientin mußte infolge dieser Wutanfälle einer Pflegeanstalt überwiesen werden. So nahe die berichteten Erscheinungen dem Krankheitsbilde der Epilepsie stehen, so sind doch typische epileptische Anfälle nie zur Beobachtung gekommen.

Bis auf die eben berücksichtigten Anfälle von motorischer Entladung, die den später zu besprechenden Dämmerzuständen sogenannter transitorischer Psychose zuzurechnen sind, kommt eine zirkumskripte intestinale, und zwar von den Genitalorganen ausgehende Somatopsychose in dem geschilderten Krankheitsfalle zum Ausdruck. Die nahe Verwandtschaft der Wutanfälle mit denen der epileptischen und hysterischen Dämmerzustände ist zwar zuzugeben, wird aber nicht verhindern, sie so aufzufassen, daß die dauernd vorhandene abnorme intestinale Sensation den Ausgangspunkt auch der akuten transitorischen Anfälle bildet, so daß die letzteren im Lichte einer von den Genitalorganen ausgelösten Reflexpsychose erscheinen. In dieser transitorischen Störung ist dann allerdings die Identifikationsstörung auf alle drei Bewußtseinsgebiete ausgebreitet, die motorische Entladung aber behält den Charakter der psychosensorischen Bedingtheit bei und trägt durchaus das Gepräge der somatopsychischen Ratlosigkeit. Diese Betrachtungsweise hat den Vorteil einer einheitlichen Auffassung des Krankheitsbildes für sich. Sie wird vor allem dadurch gestützt, daß den Wutanfällen immer eine Steigerung der lokalen Beschwerden voranging, ferner aber durch Erfahrung in analogen Fällen. So habe ich ganz isoliert einen ganz ähnlichen Wutanfall bei einem 20jährigen Mädchen beobachtet, welches ein schweres Unglücksgefühl mit Selbstmordneigung dauernd an den Tag legte und, als sie einmal ihr verschlossenes Wesen aufgab und sich äußerte, Unterleibsschmerzen mit aller Bestimmtheit als Ursache ihres Verhaltens angab. Diese Schmerzen zeigten im allgemeinen ein fluktuierendes Verhalten. In den häufiger wiederkehrenden Zeiten mehrtägiger Exazerbation wurden sie als krampfartig in der Gegend des Uterus und der Parametrien sitzend, mit einem bis zum Herzen aufsteigenden schrecklichen Angstgefühl verbunden und mit Vorstellungen der Unheilbarkeit und des Selbstmordtriebes einhergehend geschildert. Patientin schrie und jammerte dann laut und war durch ihre Verzweiflungsausbrüche der Überwachung bedürftig. Einmal wirkte eine Verbalsuggestion beruhigend, öfter mußte zur Chloroformierung geschritten werden. Phantastische Krankheitsbezeichnungen fehlten vollständig. Der objektive Befund an den Genitalorganen ließ auf vorangegangene Masturbation schließen (Erosionen der Vulva und Vagina mit leichtem Katarrh und Blasenbeschwerden). Außerdem bestand eine leichte Retroversio uteri und dauernd schwere Obstipation. Der Schlaf und die Nahrungsaufnahme waren dauernd sehr gestört. Die Patientin, Verkäuferin in einem Konfektionsgeschäft, stammte von einem als Sonderling bekannten Vater und wurde nach einem exquisit hysterischen Erregungsanfall, in dem sie blind um sich schlug und furchtbar schrie, veranlaßt durch eine Zwistigkeit mit ihrem Chef, in die Klinik aufgenommen. Nach sechs Monaten wurde sie ebenfalls in eine Pflegeanstalt verlegt, da eine dauernde Besserung nicht zu erzielen war. Der bei uns beobachtete Wutanfall fiel etwa in die Mitte ihres Anstaltsaufenthaltes und war angeblich durch Ärger veranlaßt. Auch hier wäre es nach meiner Ansicht gezwungen, die sich aus dem übrigen Bilde heraushebende kurz dauernde transitorische Psychose anders zu deuten, als in dem vorhergehenden Falle, zumal die motorische Entladung ebenfalls einer verbreiteten somatopsychischen Ratlosigkeit entsprach. Übrigens ist die Kranke wohl infolge des mächtigen Eindrucks, den die Verbringung in eine Pflegeanstalt auf sie machen mußte, schon nach sechs Wochen angeblich geheilt von dort entlassen worden.

Meine Herren! Daß auch die Sinnesorgane zu krankhaften Organempfindungen und dadurch zu zirkumskripter hypochondrischer oder Somatopsychose Anlaß geben können, zeigt der folgende lehrreiche Fall. Eine 71 jährige, körperlich rüstige Frau, die bis vor $^3/_4$ Jahren als Kinderfrau fungiert hatte und auch bei genauerer Untersuchung keinerlei Zeichen geschwächter Intelligenz oder seniler Geistesstörung darbot, suchte spontan die Aufnahme in unsere Klinik nach, weil sie fürchtete, sie könnte einen Selbstmord begehen. Während ihres mehr als viermonatlichen Aufenthaltes in der Klinik bot sie bis auf die der Entlassung voraufgehende Zeit der Besserung immer die gleichen Krankheitssymptome. Bei der Aufnahme vor sich hin jammernd wegen Angst am Herzen. Hauptklage ein Rauschen im Kopf. Das Rauschen ist unausgesetzt, steigert sich bei vollständiger Stille, so daß Patient vorzieht, auf der etwas unruhigen Wachstation zu bleiben. Dieses Rauschen ist subjektiv äußerst unangenehm, läßt ihr keine Ruhe, stört ihr Denken, fesselt ihre Aufmerksamkeit. Wenn das Rauschen schlimm ist, tritt gleichzeitig eine Unruhe im Herzen und Angst auf. Schweres Unglücksgefühl, Hoffnungslosigkeit, autopsychische Angstvorstellungen mit dem Inhalt der Selbstbeschuldigungen, die sie allerdings zu gleicher Zeit zurückweist, Schlaflosigkeit, Angst vor der Stille der Nacht, wobei das Rauschen zunimmt, Gedanken an Selbstmord. Attentes Gesicht, keinerlei Defekte, gute Merkfähigkeit. Patientin besorgt sich selbst, schläft auf Schlafmittel. Dieser Zustand hatte sich nach den Angaben der Patientin und ihrer Angehörigen langsam seit vier Monaten entwickelt. Zuerst nur Rauschen in den Ohren, weshalb Patientin verschiedene Ohrenärzte aufsuchte. Dann Unruhe und Angst am Herzen. Patientin lief viel hin und her, konnte sich nicht mehr beschäftigen. Schließlich absichtlich zu geringe Nahrungsaufnahme und Selbstmordideen. Der Zustand war abends immer schlimmer, was sich auch in der Klinik bestätigte. In der Klinik war die Nahrungsaufnahme gut, und hob sich in den letzten zwei Monaten das Körpergewicht von 52 auf 55 kg. Interessant waren die Ergebnisse der Gehörprüfung und der Ohruntersuchung. An beiden Ohren alte Veränderungen, Einziehung des Trommelfells links mehr als rechts (alte Otitis media). Bei der Aufnahme wird Flüstersprache auf $3-3^{1}/_{2}$ m verstanden, übrigens die Angabe gemacht, daß je nach der Intensität des Rauschens besser oder schlechter gehört wird. Die ersten beiden Monate sichtliche Abnahme der Hörschärfe. Dies macht sich schon bei gewöhnlicher Unterhaltung geltend, bei Flüstersprache sinkt die Hörschärfe auf 30 cm links, 20 cm rechts. Dabei wird auffallend schlechte Knochenleitung konstatiert, am Kopf oder Processus mastoideus wird die Uhr gar nicht gehört. Eine Besserung des psychischen Befindens ging in den letzten beiden Monaten dem günstigen Erfolge der Ohrbehandlung mit dem Politzerschen Verfahren sichtlich parallel. Bei der Entlassung war zwar das Rauschen noch vorhanden, es bestand auch noch ein darauf bezügliches mäßiges Krankheitsgefühl und die Sorge vor Wiederkehr des alten Zustandes, aber die Angst, das Unglücksgefühl, die Selbstanklagen und Selbstmordideen waren beseitigt. Patientin hörte Flüsterstimme mit beiden Ohren auf 5 m, und auch Knochenleitung erschien gebessert, wenn auch rechts schlechter als links.

Einen der merkwürdigsten Fälle verbreiteter, auch die äußere Konfiguration betreffender akuter Somatopsychose will ich versuchen, Ihnen nach Notizen aus der Zeit meiner Tätigkeit an der Irrenabteilung der Charité zu schildern. Der 46 jährige Arbeiter N. wurde am 6. Dezember 1876 als Delirant in die Irrenabteilung der Charité aufgenommen. Er war schon vorher am 8. März des gleichen Jahres auf eine innere Abteilung aufgenommen und nach drei

Tagen auf die Delirantenabteilung verlegt, von dort aber am 31. März als geheilt entlassen worden. Die wenigen Daten, die über diese Zeit vorliegen, lassen die Diagnose eines Delirium tremens zweifelhaft erscheinen, während so viel feststeht, daß er schwere hypochondrische Beschwerden hatte (der Same fließe ihm fortwährend ab, Brennen im Munde, der Kehlkopf sei herausgenommen), und außerdem starken Tremor und auch andere objektive Zeichen fortgesetzten Alkoholmißbrauchs, unter anderem die bekannten Gesichtshalluzinationen zeigte. Anlaß zu seiner Wiederaufnahme bot sein unruhiges, auch diesmal wieder als delirant gedeutetes Verhalten. Vollkommene allopsychische Orientierung und Erinnerung an den früheren Aufenthalt, angeblich nur mäßiger Alkoholgenuß voraufgegangen. Tief gefurchtes, gramvolles Gesicht mit ängstlichem, zuweilen trotzdem lächelndem Ausdruck, ängstlich beschleunigte Respiration, kein Tremor der Hände, auch nur geringer Tremor der Zunge, fortwährendes Stöhnen und Vorsichhinsprechen. Hypochondrische Vorstellungen: das Gehirn wäre ihm gefroren, er könne nicht sprechen, die Kinnbacken wären ihm so lose, die Gurgel wäre entzwei, die Zunge sei ihm angewachsen und falle ihm herunter, er könne auch nicht hören. Derartige Äußerungen oft ohne anscheinenden Affekt in ruhigem Unterhaltungstone. Antwortet einmal nicht trotz sehr lauten Sprechens, bald darauf auf Flüstersprache, sagt bald darauf: „Hören könne er schon, aber es wäre keine Spannung in den Ohren“, und faßt dabei mit den Fingern in den äußeren Gehörgang. Bejaht die Frage nach Kopfschmerz. Streckt die Zunge erst heraus, nachdem er behauptet hat, dies ginge nicht. Anamnestisch gibt er nur an, daß ihm seit einiger Zeit schon so merkwürdig sei, er aber bis zuletzt als Hausdiener fungiert habe. Pupillen ziemlich eng, gleich weit, erweitern sich bei Beschattung nur wenig. Behauptet, kein Gesicht zu haben, der Kopf sei fest wie Stein. Anderweitige Klagen: der Mastdarm sei ihm ausgerissen, der Kopf stehe verkehrt, mit dem Gesicht nach hinten. Ähnliche, ihrem Inhalt nach wechselnde Klagen, die zeitweilig wieder korrigiert wurden, während der ganzen Krankheitsdauer, darunter die Wahnidee von der verkehrten Stellung des Kopfes auffallend fixiert. Anscheinend keine Halluzinationen, auf Zuspruch nur die erste Zeit zugänglich. Allmähliche Nahrungsverweigerung mit der Motivierung, Patient hätte keinen Magen, bekäme keine Luft. Vielfach Sondenfütterung erforderlich. Schlaf nur durch Schlafmittel zu erzielen. Höchst auffallendes motorisches Verhalten während der ganzen Krankheitsdauer. Bald benutzt Patient die durch Zwischengänge getrennten Seitenlehnen benachbarter Betten wie die Sprossen einer Leiter, um darauf zu gehen, bald läßt er sich, im Bett stehend, hintenüber zum Bett hinausfallen, bald wirft er sich unter Drehungen des Rumpfes gewaltsam hinaus, meist mit der Motivierung, daß sein Kopf verkehrt stünde. Vielfach durch Jammern so störend, daß er isoliert werden muß, andere Male auffallend gleichmütige, sogar eigentümlich lächelnde Miene bei Äußerung seiner Beschwerden, oft monotone, an Verbigirieren erinnernde Reproduktion früherer Erlebnisse: „N., willst du hier bleiben?“ „Nein, Herr Feldwebel“, was Patient so erklärt, daß er Unteroffizier gewesen wäre und jetzt sehr bedauerte, die Aufforderung, zu kapitulieren, abgelehnt zu haben. Oft Drängen in eine Ecke, Sich-verstecken, Vor-sich-hinsingen ähnlicher Erlebnisse, wie des oben geschilderten, niemals eigentlich motorische Symptome. Allmählich Widerstand und blinde Abwehr gegen alle Maßnahmen, fester Anzug notwendig, Unsauberkeit, Kräfteverfall. Vielfache Verletzungen bei den oben geschilderten Bewegungen, gewaltsames Schlagen des Kranken mit geballter Faust ins eigene Gesicht u. dgl. m. Schließlich abwechselnd mit Nahrungsverweigerung oder gleichzeitig mit der Versicherung, nicht schlingen zu können, tierisches Losfahren auf den vorgehaltenen Bissen, so daß man fürchten muß, gebissen zu werden, und Herunterschlingen des Bissens in toto. Nach einer unruhigen Nacht plötzlich Beruhigung und Tod an Entkräftung am 4. Mai 1877. Der Sektionsbefund ergab neben einer sehr starken, fast unzerreißlichen Verdickung und Trübung der Pia an der Konvexität, Hydrocephalus internus und externus, als Hauptbefund unzählige verkalkte Trichinen in sämtlichen Muskeln, namentlich aber der Muskulatur des Halses. In der Regio supraclavicularis unter der tiefen Faszie eine taubeneigroße, wenig scharf umgrenzte, eitrig durchtränkte Stelle, welche anscheinend einer vereiterten Drüse entspricht und sich nach aufwärts in die tiefe Muskulatur des Halses fortsetzt, um allmählich zu verschwinden. Eingeweide bis auf die Zeichen allgemeinen Marasmus unverändert.

Meine Herren! Die Äußerungen somatopsychischer Ratlosigkeit, die sich in dem motorischen Verhalten dieses Kranken zeigten, waren so eigenartig, daß sie mir unauslöschlich im Gedächtnis geblieben sind. Offenbar werden sie zum Teil verständlich durch den Sektionsbefund, und namentlich dürfen wir einen inneren Zusammenhang des Eiterherdes in der tiefen Halsmuskulatur mit den eigentümlichen, oft lebensgefährlichen Sprüngen, durch die der Kranke seine vermeintlich verkehrte Stellung des Kopfes zu korrigieren suchte, annehmen. Wir werden berechtigt sein, die hier zugrunde liegende psychosensorische Identifikationsstörung als eine krankhafte (psychotisch bedingte) Parästhesie der Lageempfindungen des Kopfes zu deuten.

Die Veränderung der äußeren Konfiguration des Körpers tritt uns nicht weniger lehrreich in einem Falle entgegen, den ich Ihnen nur ganz kurz skizzieren will. Es handelte sich um einen 35jährigen früheren Offizier von hohem Adel und starker organischer Belastung. Seit drei Jahren zeitweilig verstimmt, war er seit einem halben Jahre in der schlimmen Verfassung, in der ich ihn kennen lernte. Seit derselben Zeit schlechter Schlaf, zeitweiliges Bettnässen, Impotentia coeundi. Bis auf eben angedeutete Ataxie der Beine in Bettlage, eine zweifelhaft bleibende Sprachstörung und Spuren einer rechtsseitigen Facialisparese keine nachweisbaren Symptome der Paralyse, jedoch alte Infektion zugegeben. Namentlich Merkfähigkeit, Gedächtnis, Urteil gut, nie Ohnmachten. Häufig tiefe Atemzüge. Unglücksgefühl, subjektive Unfähigkeit zur Arbeit etc. seinen Klagen entsprechend. Diese beziehen sich ausschließlich auf den eigenen Körper, in welchem Patient selbst angibt, sich nicht mehr zurecht zu finden. Derselbe sei verändert, dick, unflätig, ein Klumpen wie von Mehl, die Nase sei eine rote Gurke geworden, Zunge und Mund angeschwollen, Patient könne den Mund nicht weit genug öffnen, der Stuhl sei ganz ungenügend, Patient sei bis Mitte der Luftröhre voll, das Essen und Trinken geschehe ohne Geschmack, nur aus Pflichtgefühl, andauernd bestehe ein pappiger, schleimiger Geschmack im Munde, Hals und Gurgel seien heiß und trocken wie ausgebrannt. Ein eigentliches Angstgefühl wird in Abrede gestellt. Patient mußte bei Fortbestand dieser Beschwerden wegen gefährlicher Mißhandlung seiner ihn aufs aufopferndste pflegenden Frau in eine Irrenanstalt überführt werden und ging dort innerhalb weniger Monate an rasch verlaufender Paralyse zugrunde.

Meine Herren! Die vorgeführten Beispiele von hypochondrischer Psychose oder Somatopsychose mögen genügen, um darzutun, daß es sich hier um ein Gebiet von sehr verschiedenem individuellen Gepräge der Einzelfälle handelt. Wir wollen versuchen, die ihnen allen gemeinsamen Merkmale zusammenzufassen, um auf diese Weise eine Abgrenzung gegen andere Psychosen zu gewinnen. Was zunächst die Ätiologie betrifft, so sehen wir, daß ziemlich häufig eine nachweisbare körperliche Erkrankung den Inhalt der krankhaften Identifikationsstörung bestimmt. Trotzdem kann es sich hier nicht um das einfache Verhältnis von Ursache und Wirkung handeln, da die gleichen Organerkrankungen unzählige Male beobachtet werden, ohne daß irgendeine Form der Psychose daraus resultiert. Dagegen wird es gestattet sein, diese Fälle als sichere Beispiele von psychosensorischer Parästhesie der betreffenden Organempfindungen aufzufassen. Die alte Lehre von den Lageveränderungen des Kolons als Ursache von Geisteskrankheiten erscheint uns jetzt einigermaßen verständlich und sogar, mit der eben gegebenen Einschränkung, der Möglichkeit der Verwirklichung im Einzelfalle näher gerückt. Immer wird das Krankheitsbild im wesentlichen bestimmt durch die psychosensorische Identifikationsstörung von Organgefühlen, wobei es oft nicht näher zu bestimmen ist, ob Parästhesie, Anästhesie oder Hyperästhesie vorliegt.

Die Lokalisation der krankhaften Empfindungen ist oft ganz unbestimmt und diffus, so z. B. besonders häufig im Initialstadium der progressiven Paralyse, wenn ein schweres Krankheitsgefühl auf schreckliche, unbeschreibliche Empfindungen im ganzen Körper zurückgeführt wird. Im übrigen kann sie sehr verschiedenartig und fast alle Gebiete des Körpers mit Einschluß der Sinnesorgane können betroffen sein, eine reine Somatopsychose wird aber nur dann angenommen werden dürfen, wenn die dadurch gesetzte inhaltliche Veränderung das allopsychische Gebiet intakt läßt oder, mit anderen Worten, die Ursache dieser inhaltlichen Veränderungen nicht in der Außenwelt verknüpft werden, wie z. B. die Empfindung stechender Instrumente, elektrischer Schläge, von Betastungen u. dgl. m., gehen immer über den Rahmen einer reinen Somatopsychose hinaus, und nicht minder das Symptom des somatopsychischen Beziehungswahns.

Das autopsychische Gebiet zeigt sich dagegen immer mehr oder weniger beteiligt, entsprechend der durch Angst oder durch somatopsychische Ratlosigkeit bedingten Affektlage. Deprimierte, verzweifelte Stimmung, Unglücksgefühl, Hoffnungslosigkeit, autopsychische Angstvorstellungen des verschiedenartigsten Inhaltes sind immer anzutreffen. Phoneme werden auffallend häufig vermißt; wo sie auftreten, dienen sie nur dazu, die autopsychischen Angstvorstellungen und die köperlicheu Sensationen in Worte zu fassen. Erklärungswahnideen sind meist, aber nicht immer zugegen. Durch sie erhalten die Sensationen ihre phantastische Deutung. Dadurch wird häufig der Begriff der Geistesstörung schon dem Laien zugänglich, wie z. B., wenn über Würmer im Gehirn, einen Frosch oder Vogel im Leibe geklagt wird. Die Angst mit ihren Lieblingslokalisationen in der Brust, im Kopfe, im ganzen Körper ist eine fast nie fehlende Begleiterscheinung. Je mehr sie ausgesprochen ist, desto mehr eigentliche Angstvorstellungen machen sich geltend, und sie kann so dominieren, daß man berechtigt ist, gewisse Fälle von Somatopsychose als hypochondrische Angstpsychose abzusondern. Die kürzlich vorgestellte Frau L.[1]) war ein Beispiel davon. Auch

[1]) Vgl. S. 236 ff.

diese Fälle bleiben aber durch das Fehlen von allopsychischen Angstvorstellungen und Beziehungswahn gut charakterisiert.

Das motorische Verhalten der Kranken ist psychologisch verständlich, je nach den Sensationen und dem körperlichen Krankheitsgefühl bald mehr agitiert, bald bis an die Grenze der Regungslosigkeit herabgesetzt, analog verhalten sich die sprachlichen Äußerungen. Eine besondere Wichtigkeit beanspruchen die aus den Sensationen resultierenden Selbstbeschädigungen durch Nahrungsverweigerung, Selbstmordtrieb und Handlungen der somatopsychischen Ratlosigkeit. Von solchen Handlungen mögen noch einige ganz besonders hervorgehoben werden, da sie durch ihre Ungeheuerlichkeit Interesse erregen müssen. Dahin gehören das Ausreißen der Zunge, das Abreißen der Geschlechtsteile, das Reißen an den Körperöffnungen, das Ausbohren der Augen, das Kriechen in eine Feueresse. Welche abnormen Bewegungen aus Parästhesien des Lagegefühls hervorgehen können, haben wir an dem Beispiel des Kranken N.[1]) eben gesehen.

Es ist eine irrige, wenn auch autoritativ verbreitete Vorstellung, daß die Abgrenzung der hypochondrischen Geisteskrankheit gegen die hypochondrische Neurose dadurch gegeben ist, daß phantastische oder Erklärungswahnideen bei der letzteren vermißt werden. Vielmehr ist das unterscheidende Merkmal hier in dem Einfluß zu suchen, welchen die hypochondrischen Gefühle auf das Handeln des Kranken üben, Kranke, die aus Furcht, dem Selbstmord zu verfallen, selbst die Irrenanstalt aufsuchen, wie die oben geschilderte Frau B., werden auch ohne alle phantastische Deutung als geisteskrank betrachtet werden müssen, und ebenso alle die mit Nahrungsverweigerung. Aber auch sonst kann die ausschließliche Konzentration auf die krankhaften Gefühle eine Unfähigkeit der Kranken, irgendeiner Beschäftigung obzuliegen und überhaupt für sich zu sorgen, bedingen. Das Gefühl, daß beim Atmen die Lungenflügel sich gegeneinander reiben, und lebhafte begleitende Schmerzen ohne objektiven Befund bildete die Hauptklage einer Kranken, welche keinerlei phantastische Deutung damit verband, durch ihr schweres Krankheitsgefühl aber vollständig in Anspruch genommen und zu jeder Tätigkeit unfähig gemacht wurde. Ich habe nichts dagegen, wenn man dieses Beispiel als einen Grenzfall zwischen hypochondrischer Psychose und Neurose in Anspruch nehmen will. Unzweifelhaft als geisteskrank muß ich aber einen anderen Fall hinstellen, in welchem ein an Regungslosigkeit grenzender allgemeiner Ausfall an Motilität ohne sonstige Störung der Intelligenz durch ein unerträgliches Kitzelgefühl in

---

[1]) Vgl. S. 248.

den Därmen motiviert und dieses ebenfalls nicht phantastisch gedeutet wurde.

Sowohl die Angstpsychosen in reinen Fällen als die hypochondrische Angstpsychose und die übrigen Somatopsychosen sind relativ einfache, in ihrem ganzen Verlaufe von dem gleichen Symptomenkomplex beherrschte Krankheitstypen. Ihre Krankheitskurve läßt sich oft ebensowohl nach Intensität als Extensität der Symptome konstruieren, wobei der Affekt der Angst und der motorischen Ratlosigkeit für die intensive Kurve maßgebend sein wird. Wo der Umfang der Symptome durch die ganze Krankheitsdauer gleich bleibt, was bei der zirkumskripten intestinalen Somatopsychose häufig der Fall ist, resultiert eine rein intensive Kurve. Die Fälle, in denen eine Ausbreitung der krankhaften Gefühle von einer umschriebenen Körpergegend aus auf weitere Organe beobachtet wird, ergeben eine extensive Kurve, von welcher die intensive Kurve unabhängig sein kann. Das Verhältnis beider Kurven zueinander ist vielleicht für die Prognose maßgebend, indem eine Zunahme an Extensität ohne entsprechende Affektsteigerung von ungünstiger Bedeutung zu sein scheint. Im übrigen hängt die Prognose in allen Fällen hauptsächlich vom Stande der Ernährung ab, jedoch nur in dem Sinne, daß die Wiederherstellung eines gewissen Körpergewichtes die Vorbedingung für die Möglichkeit der Heilung und Abwendung des letalen Ausganges bildet; keineswegs wird durch einen guten Ernährungszustand bei Ausbruch der Krankheit ein günstiger Verlauf gewährleistet. Immer wird das Leben bedroht. Der Ausgang in Demenz ist bei der paralytischen und hebephrenischen Somatopsychose vorauszusehen, schwere organische Belastung ist dann prognostisch ungünstig aufzufassen, wenn der Rahmen der hypochondrischen Neurose überschritten ist und unzweifelhafte Geisteskrankheit vorliegt. Im ganzen und großen müssen trotzdem die akuten Somatopsychosen zu den heilbaren Geisteskrankheiten gerechnet werden.

Ob ein heilbares paranoisches Stadium bei den reinen Somatopsychosen vorkommt, müssen erst weitere klinische Beobachtungen lehren. Der Ausgang in chronische Geistesstörung dagegen scheint in Fällen, deren akuter Charakter mehr durch die Affektfärbung als durch den zeitlichen Ablauf bedingt ist, ziemlich häufig zu sein.

Meine Herren! Ganz kurz möchte ich noch eine häufig vorkommende Kombination zirkumskripter intestinaler Hypochondrie mit dem Ihnen noch zu schildernden Krankheitsbilde der affektiven Melancholie erwähnen. Das hypochondrische Gefühl, um das es sich dabei handelt, ist meist intestinal, bei Frauen häufig von einem Globusgefühl oder von den Sexualorganen herrührend. Die Krankheitsfälle verdienen den Namen der hypochondrischen Melancholie, der sonst viel mißbraucht wird, und zeichnen sich durch absolut günstige Prognose aus, sobald die Behandlung zweckmäßig, d. h. innerhalb einer Anstalt geschieht.

Meine Herren! Unserem Programm gemäß gehe ich nun zu einer kurzen Schilderung der hypochondrischen Symptome überhaupt über, wobei ich davon absehe, ob sie isoliert oder mit anderen Symptomen kombiniert, und ob Erklärungswahnideen und andere Folgeerscheinungen dabei vorhanden sind oder nicht. Wenn Funktionen von Organen, die normalerweise unbewußt vor sich gehen, zur Wahrnehmung gelangen und von krankhaften Sensationen begleitet werden, so werden wir darin Beispiele psychosensorischer Hyperästhesie erblicken müssen. Dahin gehört die Verdauungstätigkeit des Magens oder der Därme nach Einführen von Nahrung. Von einem leichten Gefühl des Unbehagens bis zu ganz phantastischen Beschwerden gesteigert ist dies Symptom bei Geisteskrankheiten häufig anzutreffen und meist mit der Erklärungswahnvorstellung, daß schädliche Substanzen der Nahrung beigemischt seien, verknüpft. Nicht selten ist ein wirklicher Magenkatarrh der Ausgangspunkt der krankhaften Identifikation und führt zu der Klage eines pressenden Gefühls, als ob ein Stein in der Herzgrube läge. Die lokalisierte Angst bei affektiver Melancholie dürfte häufig diesen Ursprung haben. Das Gefühl des Brennens, Wallens, Ziehens, Glühens in den Eingeweiden der Brust und Bauchhöhle kommt bei Geisteskranken vielfach vor. Das Herz bildet den Ausgangspunkt mannigfacher Beschwerden: es schlägt bald zu heftig, bald zu wenig, scheint dem Kranken still zu stehen, das Blut in den Adern zu stocken. Bei einer Kranken Kahlbaums wurde eine schmerzhafte Empfindung am Herzen auf den Anblick der Herdflamme bezogen: das Herz würde ihr ausgebrannt. Muskelschmerzen liegen häufig einem sehr schweren Krankheitsgefühl zugrunde, wie vereinzelte Beispiele rascher Herstellung durch Beseitigung der Muskelschmerzen beweisen. Auf Hyperästhesie beruht es auch, wenn schon mäßige Muskelanstrengung wie beim Stehen, Gehen und Sitzen ein hochgradiges Ermüdungsgefühl und dadurch die Vorstellung des Versagens aller Kräfte und somit des Herannahens des Todes erzeugt. Die Vorstellung, an Lungenschwindsucht zu leiden und deshalb dem Tode verfallen zu sein, dürfte meist auf Muskelschmerzen im Gebiete des Thorax zurückzuführen sein. Mehr intestinale Gefühle mögen es bedingen, wenn die Lungen als vereitert oder verjaucht angegeben werden, zum Teil liegt auch eine Mißdeutung des ausgespuckten Rachen- oder Nasenschleims vor, oft auch eine entsprechende Geruchshalluzination.

Das Gehirn ist eine besonders ergiebige Quelle hypochondrischer Sensationen. Ungemein häufig begegnet man der Vorstellung, daß es sich in der Schädelkapsel bewege, ein schwappendes oder fließendes, sickerndes, rinnendes Gefühl wird geschildert. Auch das Gefühl, daß das Gehirn schrumpfe, eintrockne, daß es glühe, zerfressen werde wird häufig angegeben. Ein kribbelndes, kriechendes Gefühl wird auf die Hirnoberfläche verlegt und auf kleine Tierchen bezogen. Das Gefühl, daß die Hirnsubstanz durch eine äußere Einwirkung angezogen werde, führt zur Vorstellung von Apparaten und Verfolgern. Ein Kranker schilderte verschiedene Nerven, die sich im Gehirn aufrichteten, er verglich sie mit Wachskerzen von verschiedener Länge und bezeichnete genau die Stellen, wo er sie fühlte. Ein Sausen, Rauschen, Donnern wird oft ausdrücklich ins Gehirn, nicht in die Ohren verlegt.

Auf ganz merkwürdigen Sensationen muß das Gefühl des Hohlseins beruhen, wobei die Kranken häufig ausdrücklich angeben, daß die eingebrachten Speisen ins Leere fallen. Ein Kranker äußerte die Vorstellung, daß das Zwerchfell durchbrochen sei und die Luft bei jedem Atemzug in die Bauchhöhle gelange. Derartige schwere Sensationen werden besonders häufig bei Paralytikern angetroffen.

Spezifisch paralytisch ist es, wenn Kranke angeben, Arbeiter säßen in ihrem Gehirn, welche ein bestimmtes Handwerk trieben und vollgepackte Wagen expedierten, wenn Kranke behaupten, ein Regiment Soldaten oder eine Fabrik oder einen Kirchturm im Leibe oder eine Anzahl von Branntweinfässern unter ihrer Haut zu haben. Auf ganz bestimmten, auch in der Norm vorkommenden Gefühlen beruhen dagegen die Angaben geisteskranker Frauen, schwanger zu sein, oder eben entbunden zu haben, oder ein schweres Unterleibsleiden zu haben.

Auch Veränderungen der äußeren Konfiguration werden nicht selten gefühlt. Besonders häufig wird die Schädelkapsel als weich und für den Druck nachgiebig angegeben, andere Male trifft man auf die Angabe, der Brustkorb wäre eingesunken oder verunstaltet, die Schultern nicht auf der richtigen Stelle, bald in die Höhe geschoben, bald heruntergerutscht, die Gliedmaßen wären abnorm dick oder lang. Eine junge Dame glaubte abnorm häßlich zu sein und einen Affenschädel bekommen zu haben. Sie zeichnete auch ungefähr die Form eines solchen mit sagitaler Mittelleiste auf und behauptete, im Spiegel ein Affengesicht wieder zu erkennen. Ein akut Erkrankter behauptete, sein linkes Bein rechts und das rechte links zu fühlen, eine andere, mehr als vier Arme von sehr verschiedener Länge zu haben. Ein anderer Patient erkrankte in der akutesten Weise an Anfällen schwerster somatopsychischer Ratlosigkeit und Desorientierung. Obwohl von mehreren kräftigen Männern gehalten, konnte er doch kaum verhindert werden, sich mit den Fäusten die Augen auszubohren. Die nach den Anfällen zurückbleibenden blutig suffundierten Geschwülste, von denen die zum Glück nicht verletzten Augäpfel überdeckt wurden, zeigten den Ort seiner schlimmsten Sensationen, woran sich der Kranke gleichwohl nicht zurückerinnern konnte. Dagegen sprach er sich in einem sogenannten lucidum intervallum dahin aus, das Schlimmste an seinem Anfall wäre das unbeschreiblich schreckliche Gefühl gewesen, nicht mehr zu wissen, welche Lage Kopf, Rumpf und Gliedmaßen zueinander hätten, wo oben und unten, rechts und links sei. Wenige Anfälle der Art hinterließen einen tiefen Blödsinn. Der aus einer schwer belasteten Familie stammende Kranke ging in Jahresfrist an progressiver Paralyse zugrunde. Die Vorstellung, abnorm klein oder abnorm groß zu sein, kehrt namentlich bei Paralytikern häufig wieder. Auch die Wahnidee irgendwelcher körperlichen Umwandlung, z. B. einer Frau in einen Mann, oder der Verwandlung in ein Tier, scheint zum Teil in dem Gefühl veränderter Konfiguration des Körpers zu beruhen.

Als psychosensorische Parästhesien der Sinne wird es aufzufassen sein, wenn die Kranken sich als geblendet bezeichnen und behaupten, nicht sehen zu können. Die Unempfindlichkeit gegen Schmerz haben wir z. B. bei dem oben erwähnten Kranken kennen gelernt, welcher sich gegen das Gesicht schlug, um zu demonstrieren, daß er keinen Schmerz empfinde. Schmerzen hypochondrischer Entstehung sind bei Geisteskranken häufig. Sie klagen, daß sie vom Bett aus mit spitzen Messern gestochen, daß sie elektrisiert, gemartert, gefoltert, ihre Glieder gebrochen werden u. dgl. m. Die Schmerzen werden oft als brennend, glühend, bohrend, reißend, klopfend näher geschildert. Schmerzhafte Muskelspannungen werden durch elektrische Schläge erklärt. Eine Kranke Kahlbaums klagte: „Was schöpft ihr mich da aus?" als sie die Wärterin die Suppe verteilen sah. Alles dies sind unzweifelhaft Beispiele von psychosensorischer Hyperästhesie des Gemeingefühls. Von Kranken, welche die Gewohnheit hatten, in liegender Stellung den Kopf vom Kissen abgehoben, nach vorn gebeugt zu halten, habe ich die Angabe gehört, daß sie das Gefühl hatten, daß ihnen der Kopf haltlos nach hinten übersinke. Das Verharren in abnormen Stellungen, welches wir später bei einer bestimmten Kategorie von Kranken noch häufig antreffen werden, hat wohl meist diesen Ursprung einer Identifikationsstörung der Lageempfindung. Ähnlich dürfte es sich mit den sogenannten hypochondrischen Lähmungen verhalten, von denen mir ein Beispiel rechtsseitiger Hemiplegie mit Mutazismus aus der Charité erinnerlich ist. Der Sektionsbefund dieses Falles war negativ.

Als psychosensorische Identifikationsstörung des Gemeingefühls komplizierter Art muß das Gefühl der Kohabitation angesehen werden, worüber weibliche Geisteskranke sehr häufig klagen. Nur selten gelingt es, darüber näheren Aufschluß zu erhalten, und es wird dann entweder das Gefühl eines sich in der Vagina auf und ab bewegenden harten Körpers angegeben, oder auch, es handelt sich um eine Kombination von Halluzinationen traumhafter Art, wobei Tastempfindungen und Allgemeingefühl sich zu dem ganzen Akt der Kohabitation zusammenfügen. Ein ähnlicher Vorgang wird von männlichen Kranken als Betastung oder Umfassung geschildert und auf die Außenwelt projiziert. Überhaupt ist die Klage geschlechtlichen Mißbrauchs auch von männlichen Kranken sehr häufig zu hören.

Unbestimmtere Parästhesien des Gemeingefühls, wahrscheinlich kombiniert mit abnormen Muskel- und Organempfindungen, sind die des Angezogenwerdens, d. h. mit dem ganzen Körper nach einer bestimmten Richtung hin, eine Empfindung, die bei einem Kranken als Reflexempfindung auftrat, wenn er die unter der Zimmerdecke brennende Gaslampe anblickte. Ferner das Gefühl, zu schweben, gehoben zu werden oder zu fallen, vielleicht zum Teil abnorme Identifikationen des Schwindelgefühls, ferner die Wahnvorstellung, fliegen zu können. Diese wurde in einem Falle, den ich noch in der Charité beobachtet habe, monatelang festgehalten und führte unter anderem zu der mißlichen Situation, daß der Kranke im Garten auf einen Baum kletterte und sich auf viel zu schwachen Ästen schaukelte, so daß ein gefährlicher Sturz unausbleiblich schien. Die Anwendung einer Feuerspritze brachte den Kranken nur dazu, seinen Ort zu wechseln und mußte deshalb als nutzlos aufgegeben werden. Es lief aber alles glücklich ab, denn der Kranke kam von selbst herunter, nachdem man ihn vollständig allein gelassen und den Garten geräumt hatte.

Fünfundzwanzigste Vorlesung.

Akute Halluzinose, Vorstellung eines typischen, in Heilung übergegangenen Falles. Ätiologie. Gefahr der Rezidive.

Meine Herren!

Der Kranke, den ich Ihnen heute vorstelle, ist der 32jährige Kaufmann K. und, wie Sie sehen, ein wohlgenährter, anscheinend vollständig besonnener Mann, der uns selber erzählen kann, auf welche Weise er in die Klinik gekommen ist. Er ist vor fünf Tagen des Abends selbst in die Anstalt gekommen, um hier Schutz vor vermeintlichen Verfolgern zu suchen. Er wohnt am entgegengesetzten Ende der Stadt und ist Besitzer eines Kolonialwarengeschäftes, mit dem auch ein Ausschank verbunden ist. Ihm gegenüber wohne ein Uhrmacher, der sei wohl schuld an der ganzen Hetze. Das nehme er an, weil derselbe sich kurz vorher über die Entlassung eines Kommis seitens des Patienten mißfällig ausgesprochen hätte, und weil er der Hauptschreier von der ganzen Bande gewesen sei. Als Patient gegen Abend ganz ruhig in seinem Zimmer saß, um seine Abrechnung zu machen, hörte er plötzlich deren Stimmen; „Jetzt wird er zusammenrechnen"; er hörte dann auch die zusammengezählte Summe, welches Buch er zur Hand nehmen und was er schreiben würde. Er schloß daraus, daß man alle seine Bewegungen sähe und seine Gedanken wüßte, vermutlich vermittelst einer Art von Spiegelapparat, denn er glaubte auch einen Lichtschein zu bemerken und seine Verfolger auch zu sehen, obwohl dies nach Lage der Fenster ganz unmöglich war, und ihre Stimmen hörte er vermutlich durch ein wider sein Wissen angebrachtes Telephon. Da er außerdem auch ganz gemeine Schimpfworte hörte, so verließ er das Zimmer, um einen Schutzmann zu suchen, der ihm Ruhe verschaffen sollte. Da er jedoch in der Nähe keinen fand, so ging er in ein benachbartes Bierlokal und aß dort Abendbrot. Dann verließ er das Lokal und traf nun einen Schutzmann, dem er sein Anliegen vortrug. Der Schutzmann kam denn auch mit und sagte ihm, daß er niemanden sähe, auch niemanden schimpfen höre, er riet ihm an, schlafen zu gehen. In der Tat war auch alles still, solange der Schutzmann da war. Er hatte sich dann zu Bett gelegt, bald aber bemerkt, daß das alte Spiel wieder begann. Er hörte jetzt seine Gedanken nachsprechen, auch wurden ihm Gedanken eingegeben, und zwar schien ihm jetzt der Kommissarius Gedanken lächerlichen Inhalts „herausziehen" zu wollen, um dann auf Grund derselben seine Bestrafung beantragen zu können. Es schien ihm, als ob ein Telephon nach dem Garten ginge und auf diese Weise seine Gedanken von den Leuten aufgefangen würden. Während er im Bett lag, hatte er die Empfindung, als ob ihm ins Gesicht geleuchtet würde. Dadurch, durch gemeine Schimpfworte, die er hörte, und durch drohende Äußerungen, wie z. B.: „Der Kerl hat noch Abendbrot gegessen und soll doch gleich hingerichtet werden" oder: „Draußen stünden Leute, die ihn mit Steinen totschlagen würden", geriet er in große Angst und stand auf, um Schutz zu suchen. Auf der Straße wurde er mit Hallo empfangen, alle Leute schienen ihn zu kennen, alles lief und schrie hinter ihm her: „Jetzt kommt er, da ist er, der Lump, der Abwichser, in die Oder mit ihm!" In seiner Angst lief er planlos durch die Straßen, immer gehetzt und verfolgt von der Menge hinter ihm, und gelangte endlich atemlos und schweißtriefend in ein Bierhaus in der Nähe unserer Klinik. Dort ließ er sich einen Schnaps geben und verlangte einen Strick, um sich aufzuhängen. Infolgedessen wurde er als krank erkannt und nach unserer Klinik gewiesen. Die erste Nacht hätte er hier zum großen Teil schlaflos verbracht. Er wußte wohl, wo er sich befand, und fühlte sich etwas sicherer, hörte aber immer noch die Menge draußen schreien, die ihn nach der Oder schleppen und hineinwerfen wollte. Es schien ihm auch einmal, als ob drei Elefanten ins Zimmer kämen, da müßte er sich wohl aber getäuscht haben. Ein Pulver (Phenazetin 2,0) habe ihm dann Schlaf verschafft. Hier in der Klinik wüßte er wohl, daß ihm nichts passieren würde; Patient nimmt aber an, daß man ihn ausliefern würde, wenn man käme, ihn zu holen. Auf Befragen gibt Patient an, daß er noch jetzt am liebsten seinem Leben ein Ende machen würde, um der Angst vor dem ihm bevorstehenden Geschick zu entgehen. Patient gibt über seine geschäftlichen Angelegenheiten klare Auskunft, wünscht aber, seine „letzten Anordnungen" zu treffen und erklärt, „widerstandslos folgen" zu wollen. Die Angst sitze im ganzen Körper und sei nur zuweilen von Herzklopfen und Druck in der Magengrube begleitet. Die Angst erklärt er durch die Stimmen, die er fortwährend höre. Wörtlich führt er folgende Ausdrücke an:

„Um Gottes willen. Wird nicht hingerichtet. Das ist der Richtige, der Lumpensack, jetzt lacht er, der Doktor schreibt. Das ist erst Unsinn, daß alles aufgeschrieben wird (bezieht sich auf Führung der Krankengeschichte), das ist ein Simulant. Irrsinnig mag er wohl sein, aber Simulant ist er auch. Was meint man zu so einem Simulanten? K. ist ein Simulant. K., hörst du nicht, du bist ein Simulant. Was soll das heißen, daß alles nachgeschrieben wird? Der Doktor ist ein guter Mann. Der Doktor ist ein Dummkopf. Der Doktor ist ein Esel.“ Die Aufforderung des Arztes: „Passen Sie auf, ob draußen jemand schimpft“ hat Patient nachsprechen gehört. Ebenso wurden oft Fragen, die an ihn gerichtet wurden, und seine eigenen Gedanken von den Leuten nachgesprochen. Absprechende Urteile über die Ärzte, über den Kaiser u. dgl., die ihm ganz fern lägen, seien ihm in den ersten Tagen „in den Kopf gesetzt“ worden, später hätte er die entsprechenden Stimmen gehört. Die Schimpfworte und gemeinen Reden, die er auf dem Wege hierher gehört hatte, waren bald einzelne Stimmen, die er erkannte, bald wurden sie im Chor geschrien, wie auf Kommando. „Jetzt wird er in den Stadtgraben gehen.“ Er dachte aber: „Nein, gerade nicht.“ Er hörte von einer Depesche des Kaisers: „Innerhalb acht Tagen wird der Kopf fallen“, sah, wie der Telegraphenbote sie dem Staatsanwalt überreichte. Einige Male hätte die Verbrecherglocke geläutet, als ob es nun zu Tode ginge.

Patient zeigt sich vollkommen orientiert, kennt die Ärzte, jeden der Wärter, die Mitkranken und hat auch die Stimmen niemals auf eine dieser ihm bekannten Personen projiziert. Es sind immer die Leute da draußen, von denen er spricht. Auf Befragen gibt er an, daß er die Leute draußen oft auch gesehen habe, unter ihnen auch den Uhrmacher, der immer wieder dabei sei. Er wundert sich, daß die Leute zuweilen selbst bei seinen Mahlzeiten zugegen blieben und sich nicht entfernten. Er hat Stimmen gehört, es sei Gift in den Speisen, er solle nicht essen, hat aber trotzdem gegessen, allerdings in der Hoffnung, auf diese Weise einem schlimmeren Tode zu entgehen. Geschmacks- und Geruchssensationen solchen Inhalts gehabt zu haben, bestreitet Patient. Wenn er des Abends Paraldehyd als Schlafmittel bekam, so hörte er die Stimme: „Das wird ihm schon gefallen, daß er noch Schnaps bekommt.“ Von abnormen Empfindungen gibt Patient noch an, daß es ihm oft so vorkäme, als ob er elektrisiert würde; er glaubt auch, es müsse irgendwo eine kräftige Elektrisiermaschine stehen. Interessant sind noch einige Angaben des Kranken über seine Gehörshalluzinationen. Er klagt über ununterbrochenes Sausen und Summen in den Ohren. Dazu gesellt sich rhythmisches Klingeln, sobald er sich auf das Kissen legt, im Ohr der gleichen Seite. Den Rhythmus des Klingelns hat Patient wiederholt als dem Pulse synchron angegeben. Die Stimmen hört er dann auf dem anderen Ohre. Was sein Verhalten auf der Station anbetrifft, so trifft man den Patienten häufig kniend zur Seite des Bettes; er verrichtet sein letztes Gebet, da er bald geholt werden soll; auch verläßt er oft sein Bett, um sich lauschend an die Türen zu stellen. Niemals verliert er die Orientierung, und es gelingt immer, ihn durch Zuspruch auf Augenblicke zu beruhigen. Schlaf erfolgt nur auf Schlafmittel oder, wie auch in einer Reihe von ähnlichen Fällen, auf eine Dosis von 2 g Phenazetin.

Fassen wir die wesentlichen Züge des Krankheitsbildes zusammen, so haben wir einen körperlich wohlgenährten, blühenden Mann vor uns, welcher wohl imstande ist, in besonnener Weise Auskunft zu geben. Aus der Art und Weise seines Sprechens ist aber ein verhaltener Affekt kenntlich, er ist „gefaßt", wie er selbst sagt, aber doch von fortwährender Angst gepeinigt, auch wird seine Sprechweise zuweilen hastig und der Stimmklang leicht zitternd. Auch die ausgestreckten Hände beginnen bald zu zittern. Das Hauptsymptom, wovon wir erfahren, sind die Phoneme, deren Inhalt dem Angstgefühl entsprechend teils bedrohender Natur ist, teils einer Herabsetzung seiner Person Ausdruck gibt (= allopsychische und autopsychische Angstvorstellungen). Er hört die ehrenrührigsten Behauptungen über seine Person, schimpfliche Beleidigungen, Drohungen, schildert, wie er in den Tod gehetzt wird, und ist noch jetzt eines schimpflichen Todes gewärtig. Ganz bestimmte Angaben macht er darüber, daß sein Krankheitszustand sich ganz akut und innerhalb weniger Stunden zu bedeutender Höhe entwickelt hat, daß er ferner zuerst die Stimmen gehört hätte und die Angst erst infolge der Stimmen über ihn gekommen sei. Wie er zuerst die Leute auf der Straße alle zusammen wie auf Verabredung die schmählichsten Verdächtigungen hätte schreien hören, stellte sich die erste ängstliche Vorstellung des Inhalts ein, mit dem Geschäft würde es nun wohl alle sein, wenn ihn die Leute so schlecht machten. Die schwere Angst aber kam erst später, wie er auf der Straße gejagt wurde. Auffallend sind die Erklärungsversuche, die der Kranke macht. Er ist überzeugt, daß man Telephone in seiner Wohnung angebracht habe, spricht von einem „Gedankenleser" und schildert einen entsprechenden Apparat, den er angeblich gesehen hat, eine Lampe mit einem Spiegel darüber, von welchem elektrische Drähte ausgingen. Auch einen bestimmten Ausgangspunkt der Verfolgungen nimmt er an, indem er den Uhrmacher als Anstifter der Leute bezeichnet und ihm als Motiv unterschiebt, daß er ihn die Entlassung eines Kommis entgelten lassen wollte. In allen diesen Umständen erblicken wir Anläufe zu einer Systematisierung, zu einer einheitlichen Erklärung der den Kranken ängstigenden Erscheinungen, und dies schon wenige Tage nach dem akuten Ausbruch der Psychose. Wir werden bald sehen, daß diese rasche Systematisierung für die vorliegende Krankheit geradezu charakteristisch ist. Sie beruht ohne Zweifel auf der relativen Intaktheit der formalen Denkfähigkeit, wie wir denn auch gesehen haben, daß während der Demonstration der Kranke frei von Stimmen und niemals durch solche abgelenkt war. Die Gesichtshalluzinationen stehen in zweiter Linie, sie treten mit Vorliebe, in Kombination mit den Gehörshalluzinationen auf und haben zum Teil einen direkt deliranten Anstrich. Andere Sinnestäuschungen, mit Ausnahme solcher des Hautgefühls (Elektrizität!), sind nicht aufgetreten. Von der Realität seiner Wahrnehmungen ist der Kranke fest überzeugt, dennoch leidet die Orientierung nicht, und auch die augenblickliche Situation, während Klinik gehalten wird beurteilt der Kranke richtig. Der Widerspruch, der auf diese Weise entsteht, entgeht dem Kranken nicht, er tritt sogar in Form eines Phonems zutage, das uns der Kranke mitteilt. Er hat nämlich gehört: „Wäre er im Gefängnis, so könnte man ihn mit Gewalt nehmen; weil er im Krankenhause ist, muß man warten, bis er von selbst kommt.“

Meine Herren! Der Kranke repräsentiert eine der best abgegrenzten Formen der akuten Psychosen, die, wenn man den praktischen Hinweisen der klinischen Analyse folgen will, den Namen der akuten Halluzinose verdient. Für einen Teil dieser Fälle ist uns auch die Ätiologie wohl bekannt, es ist der Abusus spirituosorum wie für das Delirium tremens[1]), und dennoch welch anderes Krankheitsbild! Auch von unserm Kranken erfahren wir, daß er seit einigen Jahren infolge von Ärger in seiner Geschäftstätigkeit stark getrunken habe, in der letzten Zeit überwiegend Kognak. An Kopfschmerzen, Schwindel und unruhigem Schlaf, Klagen, die er jetzt noch vorbringt, hat er schon längere Zeit gelitten. Der Ausbruch der Psychose aber war ganz akut, wie ihn der Kranke selbst anschaulich geschildert hat. Nach den Erfahrungen ähnlicher Fälle können wir die Prognose günstig stellen und im Laufe einiger Wochen eine vollständige Heilung erwarten.[2]) Jedoch nur dann eine definitive, wenn auch dem Alkoholmißbrauch dauernd entsagt wird, sonst haben wir mit Sicherheit Rückfälle von allmählich

[1]) Vgl. die folgende Vorlesung.

[2]) Patient ist nach im ganzen zehnwöchentlichem Aufenhalt geheilt entlassen worden und seitdem (durch vier Jahre) gesund geblieben.

immer schwererem Charakter zu erwarten, und der schließliche Ausgang ist der in unheilbare chronische Psychose. Die sonst ganz analogen Fälle von nicht alkoholischer, überhaupt nicht intoxikatorischer Entstehungsursache scheinen diese Gefahr der Rezidive nicht zu bieten.

Zur Vervollständigung des Krankheitsbildes erinnere ich Sie an ein Beispiel derartiger rezidivierender akuter Halluzinose, welches ich Ihnen vor einigen Semestern in der Klinik vorgestellt habe. Dieser Kranke, der 45jährige Konzipient und Winkeladvokat W., ist jetzt als unheilbar geisteskrank nach der Provinzialirrenanstalt zu T. übergeführt und befand sich zur Zeit seiner Demonstration in dem dritten Rezidiv seiner Krankheit (im Laufe von $1^1/_2$ Jahren) übrigens dem letzten Rezidiv, von dem er noch geheilt entlassen worden ist, während das $^5/_4$ Jahr darauf folgende vierte Rezidiv in unheilbare Geisteskrankheit ausgelaufen ist. Dieser Kranke W. früher Elementarlehrer, war wegen Sittlichkeitsverbrechens zu dreijähriger Zuchthausstrafe verurteilt und dadurch aus seiner normalen Laufbahn herausgerissen worden. Trotzdem hatte er sich seitdem als Konzipient ehrlich und anständig durchgeschlagen und auch eine Familie gegründet. Allmählich aber geriet er in Nahrungssorgen und ergab sich dem Schnapsgenuß, welcher zwei Jahre vor der Zeit seiner klinischen Vorstellung zum Ausbruch seiner ersten Geisteskrankheit führte. Schon diese zeigte genau das gleiche Kranheitsbild der akuten Halluzinose, welches Sie bei dem Kranken K. kennen gelernt haben. Von dem ersten Anfall wurde er nach sechs Monaten aus einer Irrenheilanstalt der Provinz als geheilt entlassen, $^3/_4$ Jahr darauf erfolgte ebenso akut das erste Rezidiv, das schon in unserer Klinik behandelt wurde und bis zur Heilung nicht ganz drei Monate erforderte. Schon nach etwas über drei Monaten erfolgte das zweite Rezidiv, wovon er nach zweimonatlicher Behandlung geheilt entlassen werden konnte, das dritte deletäre Rezidiv, wie schon erwähnt, $^5/_4$ Jahre darauf. In den Zwischenzeiten war es immer zu vollkommener Krankheitseinsicht gekommen. Ich erinnere Sie nun an das klinische Bild, welches wir damals vor uns hatten; es war erheblich schwerer als das des Kranken K. Auch dieser Kranke konnte uns über die nächsten Vorgänge vor seiner Aufnahme besonnen Auskunft geben. Aber gelegentlich steigerte sich sein Affekt zu heftigster Angst und Fassungslosigkeit, so daß er auf die Knie fiel und um sein Leben bat. Der Tremor der Stimme und der Lippen beim Sprechen, sowie der Tremor der Hände und das gedunsene, blasse und kranke Aussehen des übermäßig fettleibigen Patienten wiesen auf eine weiter vorgeschrittene alkoholistische Entartung hin. In hastiger überstürzter Weise berichtete er, daß er kurz vorher eine neue Wohnung bezogen habe. Als er dort zum erstenmal aus dem Fenster heraussah, bemerkte er, daß die Menschen so eigentümlich hin und her gelaufen wären, zu ihm hinaufgesehen und Bemerkungen über ihn gemacht hätten; er konnte daraus entnehmen, daß seine ganze Vergangenheit unter die Leute gebracht worden sei. Man schrie bald auch auf der Straße hinter ihm her, sang Spottlieder, pfiff ihn aus. „Rechtsanwalt, Linksanwalt, Volksanwalt, der Schuft von Konzipient, Lumpenkerl, Spitzbube, Hurenkerl, der Schuft hat seine Tochter genotzüchtigt. Den wird schon der Staatsanwalt herauswerfen. Unter dem Brunnen soll er vollgepumpt und aufgeschnitten werden, dann in die Pfütze mit ihm, hinrichten." Auch über seine Frau und seine Tochter hörte er die schlimmsten Dinge. „Mistvieh, alte Hure, Kupplerin, ins Zuchthaus abgeholt. In eine Kuhhaut soll man sie einnähen und betteln schicken". Unter den Stimmen erkannte er besonders die von zwei Polizisten, die in seinem Hause wohnten, aber auch Kinderstimmen, Tierstimmen und Trommeln mischten sich ein. Die Hunde bellten: „Der Wenzel kommt, der Wenzel kommt, der Wenzel ist schon da." Außerdem klagte der Kranke, daß man ihm durch das Fenster hindurch irgend etwas ins Gesicht gespritzt und ihm Oleum (Schwefelsäure) in den Schnaps gegossen habe, damit ihm der Kopf auseinander ginge, denn er fühle, wie sein Kopf geschwollen sei. Auch dieser Patient war den gleichen Sinnestäuschungen auch in der Klinik unterworfen, er hörte die Stimmen teils von der Straße her, teils aus den Öffnungen der Luftheizung, aus letzteren meinte er auch mit Morphium angespritzt zu werden. Auf der Abteilung blieb er meist „auf alles gefaßt" ruhig im Bett liegen, in der Erwartung, von Stunde zu Stunde zur Hinrichtung abgeholt zu werden. Zeitweilig steigerte sich die Angst zu leichter motorischer Unruhe und Annäherungsfurcht, besonders in der Nacht, und starke Schweißsekretion trat ein. Auch dieser Kranke entwickelte von vornherein ein Verfolgungssystem. Als Winkeladvokat hätte er wiederholt in Eingaben für seine Klienten gegen den Staatsanwalt plädiert; die ganzen Verfolgungen seien von diesem angestiftet, auch die Polizisten handelten in dessen Auftrage. Man wolle ihn auf diese Weise ruinieren und um sein Brot bringen. Trotz der Heftigkeit des Anfalles war derselbe doch nur von kurzer Dauer, da schon nach etwa acht Tagen Beruhigung eintrat und in den nächsten Wochen allmählich vollkommene Krankheitseinsicht sich einstellte Als charakteristischer Zug ist noch zu erwähnen, daß der Kranke freiwillig zur Anstalt gekommen war, weil er sich krank fühlte und fürchtete, das Delirium tremens zu bekommen, und daß er in dem nächst vorangegangenen Rezidiv und auch früher schon Selbstmordversuche gemacht hatte. Auch dieser Kranke hatte trotz der für wirklich gehaltenen Sinnestäuschungen die Orientierung über Aufenthalt und Umgebung niemals verloren.

Ein ausgeprägtes paranoisches Stadium von verschiedener, meist allerdings nur einige Wochen betragender Dauer scheint in den zur Heilung gelangenden Fällen immer vorhanden zu sein, bedingt durch das Abblassen der Sinnestäuschungen bei Festhaltung des schon vorher gebildeten Systems. Gewöhnlich aber tritt allmählich der Angstaffekt zurück, während die Sinnestäuschungen noch fortbestehen, jedoch das Allgemeinbefinden kehrt zur Norm zurück, und es wird ein chronischer Zustand des physikalischen Verfolgungswahnes oder sonst eines Verfolgungssystemes vorgetäuscht, der den Unerfahrenen nach wochenlangem Bestehen durch sein plötzliches Verschwinden wohl in Erstaunen setzen kann. Ein Kranker der Art konnte nach Überstehen seines akuten Stadiums, in welchem auch ein Selbstmordversuch stattgefunden hatte, unter Überwachung eines Wärters in seiner Wohnung verpflegt werden, glaubte aber das Haus von Polizisten umstellt und sich durch Telephonanlagen und optische Apparate dauernd beobachtet.

Meine Herren! Das Krankheitsbild, welches Sie jetzt kennen gelernt haben, ist verhältnismäßig so häufig anzutreffen, daß ich nicht zweifle, daß es den meisten Irrenärzten schon vertraut ist. Dennoch ist es noch nicht genügend als selbständiges Krankheitsbild hervorgehoben und von verwandten Zuständen abgegrenzt worden. Die beste Schilderung davon finde ich noch in der These von Marcel[1]), worin namentlich die akute Entstehungsweise, die Häufigkeit von Selbstmordversuchen, der ehrenrührige und phantastisch bedrohliche Inhalt der Phoneme und das Überwiegen der Gehörshalluzinationen in dem klinischen Bilde zutreffend geschildert worden ist.

Als Ätiologie der akuten Halluzinose ist für die überwiegende Mehrzahl der Fälle die chronische Alkoholintoxikation festzustellen. Es gibt aber seltenere Fälle, in denen der Alkoholmißbrauch mit Sicherheit ausgeschlossen werden kann; ein Fall der Art zeigte ausgesprochene Familiendisposition zu geistiger Erkrankung. Wo Alkoholismus als Ursache nachgewiesen ist, macht sich doch das ursächliche Verhältnis ganz anders geltend als beim Delirium tremens; denn die akute Halluzinose pflegt mit Vorliebe nach größeren Alkoholexzessen, das Delirium dagegen bekanntlich nach Zeiten der Abstinenz aufzutreten.

---

[1]) De la folie causée par l'abus des boissons alcooliques, Paris 1847.

D i a g n o s t i s c h ist das Krankheitsbild namentlich nach drei Richtungen genauer abzugrenzen, nämlich nach der Seite des Delirium tremens als der häufigsten Form der Alkoholpsychose, nach der einfachen akuten Angstpsychose und nach der der von vornherein chronisch sich entwickelnden Fälle, welche ich früher[1]) als chronische Halluzinose gekennzeichnet habe. Vom Delirium tremens ist die Krankheit leicht zu unterscheiden, weil ihr das fundamentale Symptom des ersteren, die allopsychische Desorientiertheit im engeren Sinne, gänzlich abgeht. Doch kommen zuweilen Übergangsfälle vor, sei es, daß zeitweilig kombinierte Halluzinationen das Bild der akuten Halluzinose trüben und auch zeitweilig die dem Delirium tremens zukommende Bewegungsunruhe hervorrufen, sei es, daß in einem sonst gut charakterisierten Delirium tremens durch Überwiegen der bedrohlichen Phoneme das Krankheitsbild mehr dem der akuten Halluzinose genähert ist. Differentialdiagnostisch gegen die akute Angstpsychose, die demnächst zu Verwechslungen Anlaß geben kann, ist zu bemerken, daß die prinzipielle Übereinstimmung beider Krankheitsbilder insofern zugegeben werden muß, als der beschimpfende und phantastisch bedrohliche Charakter der Phoneme und somit ihre Entstehung aus Angstvorstellungen autopsychischer und allopsychischer Art zweifellos beiden gemeinsam ist. Aber bei den Angstpsychosen überwiegen ganz gewöhnlich die autopsychischen Angstvorstellungen des Kleinheitswahnes, und diese sind nicht so überwiegend in Phoneme gefaßt, wie hier. Ferner ist das ganze Krankheitsbild der akuten Halluzinose mehr kontinuierlich, nicht in so hohem Grade durch die Affektschwankungen beeinflußt, wie das der akuten Angstpsychose. Außerdem kehrt aber die Angabe der an akuter Halluzinose Erkrankten, daß die Stimmen zuerst und erst später die Angst aufgetreten seien, zu oft wieder, um nicht praktische Berücksichtigung zu verdienen, besonders da bei den Angstpsychosen ganz gewöhnlich die entgegengesetzte Angabe gemacht wird. Spezifisch der akuten Halluzinose eigentümlich scheint das Auftreten massenhafter Phoneme mit dem Inhalt des autopsychischen und allopsychischen Beziehungswahnes zu sein. Endlich ist die rasche inhaltliche, und zwar allopsychische Bewußtseinsfälschung, die Entstehung des physikalischen und meist bald auch altruistischen[2]) Verfolgungswahnes in hohem Maße für die akute Halluzinose charakteristisch, während sie bei der akuten Angstpsychose mit Ausnahme gewisser seltener in chronische Progression verlaufender

[1]) Vgl. S. 159 und 160.

[2]) So möchte ich vorschlagen, den gegen bestimmte Personen oder Kategorien von Personen gerichteten Verfolgungswahn zu bezeichnen.

Fälle[1]) fehlt. Gegen die chronische Halluzinose gelingt die Sonderung des Krankheitsbildes in jedem Falle leicht,[2]) sobald die akute Entstehungsweise anamnestisch hinlänglich sicher gestellt ist. Anlaß zu einer Verwechselung könnte hier nur der Umstand geben, daß die Ätiologie des Alkoholismus nicht selten auch für die chronische Halluzinose gilt, während das systematische Gepräge des physikalischen Verfolgungswahns, der nach einer noch jetzt verbreiteten Anschauung nur den chronischen und unheilbaren Fällen zukommen soll, gerade auch ein Merkmal der akuten Halluzinose ist. Übrigens scheinen die Fälle chronischer Halluzinose auf alkoholischer Basis durch die Beimengung ausgesprochener Degenerationszeichen immer auch im Rahmen der chronischen Psychose ihr besonderes Gepräge zu erhalten.

Der Krankheitsverlauf ist durch den ganz akuten, raschen Anstieg und weiterhin das deszendierende Verhalten der Krankheitskurve genügend charakterisiert.

Die Behandlung der akuten Halluzinose ist wenigstens zur Zeit der akuten Symptome nur innerhalb einer Irrenanstalt möglich. Auf die Gefahr des Selbstmordes dabei ist wiederholt hingewiesen worden. Im paranoischen Stadium wird ausnahmsweise, bei sehr sorgfältiger Überwachung, eine Behandlung auch in Privatverhältnissen möglich sein. Es ist dann strenge Bettbehandlung durchzuführen, für Schlaf und hinreichende Ernährung zu sorgen und gelegentliche Angstanwandlungen durch Opium zu bekämpfen. Bei Alkoholisten ist absolute Abstinenz erforderlich, eine Einschränkung des Alkoholgebrauchs ist meist nicht hinreichend, gelegentlichen Exzessen und infolge davon Rezidiven vorzubeugen.

Die Prognose scheint für die ersten Anfälle der Krankheit absolut günstig zu sein, nur die bald zu besprechende Ausnahme ist zu berücksichtigen. Je mehr Rezidive vorgekommen sind, desto zweifelhafter wird der günstige Ausgang des an sich schwerer gefärbten Krankheitsbildes, und schließlich führt ein Rezidiv zur unheilbaren chronischen Halluzinose hinüber. Stets scheint fortgesetzter Alkoholmißbrauch die Rezidive zu verschulden.

Wie wir es von den meisten einfachen Psychosen kennen lernen werden, ist auch die akute Halluzinose nicht selten nur das mehr oder weniger reine Anfangsstadium einer rasch anwachsenden sensorischen Psychose, welche den Namen der akuten progressiven Halluzinose verdienen würde. Meist tragen diese Krankheitsfälle schon von vornherein ein schwereres Gepräge, die Kranken verhalten sich mehr ablehnend, der Behandlung unzu-

---

[1]) Vgl. Anmerkung zu S. 233 und 234.

[2]) Vgl. dagegen Fall 10 des 1. und Fall 3 des 2. Heftes der „Krankenvorstellung“.

gänglich, zeigen Annäherungsfurcht, ohne daß delirante Beimengungen diese erklären. Die Phoneme sind nicht in so hohem Grade überwiegend, sondern Tasthalluzinationen, Geruchs- und besonders Geschmackshalluzinationen spielen bald eine auffallend große Rolle, und dem entsprechend tritt besonders die praktisch so gefährliche Vorstellung der Vergiftung auf. Dennoch können die überwiegenden Züge der akuten Halluzinose, die erhaltene allopsychische Orientierung und das Fehlen jeder formalen Denkstörung, durch Wochen anhalten, bis die dann bemerkliche Steigerung des Abwehraffektes und das Hinzutreten neuer Symptome die Progression des Krankheitsbildes beweisen. Es scheinen in diesen Fällen immer rasch auch motorische Symptome hinzuzutreten und ein Zustand schwerer Verwirrtheit mit Desorientierung auf allen drei Bewußtseinsgebieten zu resultieren.

Sechsundzwanzigste Vorlesung.

Vorstellung eines Alkoholdeliranten. Krankheitsbild. Ätiologie. Diagnose. Behandlung. Sektionsbefund.

Meine Herren!

Der 35jährige Klempner H.[1]), den Sie hier vor sich sehen, macht zunächst einen geordneten, besonnenen Eindruck. Auf die Fragen, die man an ihn richtet, antwortet er prompt und anscheinend überlegt. Er erzählt auf Befragen einen Abriß seiner Lebensgeschichte, berichtet über seine Militärzeit, wo er gedient hat, wie es ihm da ergangen sei, wie sein Hauptmann hieß, die Unteroffiziere, eine Anzahl von Kameraden, wo er dann wieder Arbeit gefunden habe, für welche Geschäfte er jetzt arbeite, wann und wen er geheiratet habe, wieviel Kinder er habe, wie sie heißen, wo er wohnt. Auch die gewöhnlichen bei ihm vorauszusetzenden Kenntnisse hat er zur Hand. Er weiß die Hauptdaten des letzten Krieges, weiß von Bismarck, Moltke, von den drei Kaisern, von seiner Beteiligung bei der Wahl, zeigt sich in den Straßen der Stadt orientiert, kann den Lauf der Oder ungefähr beschreiben u. dgl. m. Bei seiner ruhigen Sprechweise und der attenten Art seiner Antworten ist es nur auffällig, daß er nicht weiß, wie er hierher gekommen ist. Er glaubt, erst seit heute hier zu sein, während er vorgestern abend aufgenommen worden ist. Was ist denn das hier für ein Ort? Ein Kanzleibureau am Oberschlesischen Bahnhof. Ob ich ihm bekannt sei? Jawohl, ich sei der Herr Stationsvorsteher oder Bahnhofsinspektor. Zu welchem Zwecke er hier sei? Um Angaben über seine Personalien zu machen und eventuell in den Dienst eingestellt zu werden. Patient verspricht hoch und teuer, immer seine volle Schuldigkeit zu tun. Wer die Zuhörer seien? Kanzleigehilfen, die die Verhandlung aufnehmen sollen. Der Stationsarzt, der ihn bisher behandelt hat, wird ihm gezeigt: „Den Herrn kenne er sehr gut, das sei der Bahn-

[1]) Acht Tage nach der Vorstellung geheilt entlassen.

arzt, der ihn vor einiger Zeit am Rheumatismus behandelt und immer vor dem Trinken gewarnt habe.“ Patient wird auf seine Krankenkleidung aufmerksam gemacht: „Das seien Lazarettkleider, vom Arzt verordnet, weil der Schnapsgeruch seiner gewöhnlichen Kleidung anhafte und dies bei der Arbeit schädlich sei“. Auf Befragen nach Schnapsgenuß gibt Patient an, täglich für 50 Pf. zu trinken, verschwört sich aber, kein Trinker zu sein.

Das Krankenexamen enthüllt uns also eine totale Verkennung der augenblicklichen Situation, und zwar im Sinne der dem Patienten aus seiner täglichen Beschäftigung geläufigsten Vorstellungen. Das Ergebnis des Krankenexamens läßt sich bis jetzt dahin zusammenfassen, das wir es mit einem Kranken zu tun haben, der im Gegensatz zu einer fast vollkommen (bis auf die zwei letzten Tage) erhaltenen antopsychischen Orientierung eine hochgradige allopsychische Desorientiertheit zeigt.

Sie werden nun bemerken, daß das attente, zusammengeraffte und vollkommen wache Wesen des Patienten sich ändert, sobald wir ihn sich selbst überlassen. Patient beginnt mit den Blicken umherzuirren, steht auf, bückt sich, als ob er etwas suchte, scheint Gegenstände aufzulesen, geht zur Wand, manipuliert mit den Händen daran, stemmt sich dagegen, kurz, er scheint vollständig abwesend zu sein und zu delirieren. Ein Zuruf genügt, um ihn wieder zu attentem Verhalten und auf seinen Platz zurückzuführen.

Wir fragen den Kranken, ob er das Bild an der Wand kenne (ein Porträt Th. Meynerts mit dessen Namenszug darunter), er antwortet prompt, es wäre Kaiser Friedrich, und die Unterschrift

Theodor Meynert. (Autograph.)
Med. Dr. Theodor Meynert.
k. k. Hofrat o. ö. Professor a. d. Universität Wien etc.
gestorben den 31. Mai 1892.

liest er:

„Theodor Mehlquot
Paul Theodor Theodor Mehlquot
k. k. Kauf a. u. k. k. Prcesser a. d. Unterurdisch in Wunde.
abgeordnenedeten.
gesalbten 31. Mai 1892.“

Wir veranlassen ihn, weiter die Wand zu fixieren und fragen dann, was er sieht; er antwortet: „Militär, der Kaiser ist auch dabei, sie exerzieren gerade.“ Ob er etwas hört: „Hurra schreien.“ Auf Befragen, und während man ihn die Wand fixieren läßt, schildert er ganze Vorgänge, die sich angeblich abspielen sollen. Plötzlich beginnt er zu lachen: „Bismarck reitet auf einem Stachelschwein“. Nun weisen wir den Patienten auf den Fußboden, er soll nachsehen, was sich da bewegt; er bückt sich und beginnt Ameisen und Milben zu sammeln, die er dann aus der Hand auf den Tisch entleert. Da man nun seine Aufmerksamkeit auf die Tischplatte lenkt, so behauptet er, dort auch Pferde und Kruppsche Kanonen zu sehen, allerdings in winziger Gestalt. Aus den Bewegungen des Patienten läßt sich mit Sicherheit entnehmen, daß er an die Wirklichkeit der Vorgänge, die er schildert, auch glaubt. Über Widersprüche, die dem Gesunden auffallen müßten, geht er mit merkwürdiger Urteilslosigkeit hinweg, so wird er bei der Schilderung der militärischen Übungen gefragt, wie weit entfernt etwa das Militär stehe, und gibt prompt an, etwa acht Meter. Auf die Aufforderung, nahe heran zu gehen, nähert er sich der etwa zwei Meter entfernten Wand und bleibt dann stehen, weil er nicht weiter könne. Über die Art des Hindernisses ist nichts Genaueres von ihm zu erfahren.

Wenn wir die Eigenartigkeit der Sinnestäuschungen, die wir den Patienten erleben sehen, kennzeichnen wollen, so muß uns sofort die Ähnlichkeit derselben mit Traumerlebnissen auffallen. Wie im Traume handelt es sich nicht um Halluzinationen eines einzelnen Sinnes, sondern um eine Kombination von Halluzinationen mehrerer Sinne, und zwar in der Art, daß dadurch ganze Erlebnisse mit dem vollen Anschein der Wirklichkeit von dem Kranken mit angesehen, gehört, gefühlt werden. Wir haben diese besondere Art von Halluzinationen wegen ihrer Ähnlichkeit mit den Traumeserlebnissen als traumhafte Halluzinationen bezeichnet[1]) und machen die Erfahrung, daß sie besonders in solchen Zuständen vorkommen, bei denen eine dem Schlafe verwandte Trübung des Sensoriums beobachtet wird, weshalb sie unter dem Namen der Dämmerzustände zusammengefaßt werden. Liegt nun ein solcher Dämmerzustand auch bei unserem Kranken vor? Für die Zeitabschnitte, in denen der Kranke sich selbst überlassen herumsucht, wird man diese Frage (trotz offener Augen und erhaltener Bewegungsfähigkeit) bejahen müssen, ganz anders aber wird die Antwort ausfallen müssen für diejenige Zeit, in welcher der Kranke vollkommen wach und attent jede an ihn gerichtete Frage beantwortet und, wie er auf Befragen versichert, auch keinerlei Sinnestäuschungen unterworfen ist. Wenn er in solchen Zeitabschnitten, die nach Belieben ausgedehnt werden können, dennoch vollkommen die Situation verkennt, so werden wir mit logischer Notwendigkeit zu dem Schluß geführt, daß die naheliegende Annahme, die Desorientierung sei durch die Sinnestäuschungen bedingt, nicht zutreffe, besonders wenn wir erwägen, daß die Verkennung der Situation einen ganz stabilen Charakter

[1]) Vgl. S. 189.

trägt und sich ihrem Inhalte nach durch Stunden und Tage lang gleich bleibt, während die Sinnestäuschungen einem fortwährenden Wechsel unterworfen sind. Man könnte etwa auch daran denken, daß die Sinnesorgane selbst mangelhaft funktionieren, z. B. eine nachweisbare Störung des Seh- und Hörvermögens vorliege und dadurch die Desorientierung bedingt werde. Aber abgesehen davon, daß die Analogie mit allen anderen Geisteskranken dem widerstreitet, gelingt es auch in geeigneten Fällen direkt den Nachweis zu führen, daß eine derartige Störung nicht vorliegt, und auch bei unserem Kranken ließ sich feststellen, daß er normale Seh- und Hörschärfe hat. So bietet denn der Kranke ein lehrreiches Beispiel gestörter sekundärer Identifikation, wobei wir die nicht so häufige Gelegenheit haben, den Vorgang selbst dieser Identifikationsstörung als Zuschauer zu beobachten.

Wir werden die Erscheinung, die wir hier in seltener Reinheit vor uns sehen, unter die psychosensorische Anästhesie bzw. Parästhesie unseres Schemas rubrizieren müssen. Die allopsychische Desorientierung ist uns als notwendige Folge dieser Identifikationsstörung leicht verständlich. Die Verkennung der Personen und der Situation geschieht nach den schon in der Einleitung hervorgehobenen Normen[1]) und gehört zweifellos in das Gebiet der optischen Illusionen. Daneben aber bleibt die Ausfallserscheinung, das Nichtwiedererkennen, doch sehr bemerkenswert; denn auch die Begriffe des Krankenhauses, der Klinik, des Auditoriums sind dem Kranken ganz bekannt und geläufig — wie später durch einen Versuch festgestellt werden konnte.

Meine Herren! Wie Sie schon bemerkt haben werden, haben wir es hier mit einem typischen Fall von Delirium tremens zu tun. Wir werden deshalb nicht fehl gehen, wenn wir die eben geschilderten Symptome auf die Giftwirkung des Alkohols zurückführen. Diese Giftwirkung kann natürlich nur dadurch zur Geltung kommen, daß sie die Nervenelemente entweder reizt oder lähmt. Offenbar ist nun eine der Lähmung entsprechende Ausfallerscheinung hier zu beobachten, nämlich die allopsychische Desorientiertheit, und wir werden also annehmen dürfen, daß diejenigen komplizierten Anordnungen von untereinander assoziierten Erinnerungsbildern, die das Wiedererkennen der augenblicklichen Situation ermöglichen, hier gelähmt oder unerregbar geworden sind. Es ist nun vielleicht kein Zufall, daß auch die Reizwirkung sich so geltend macht, daß die analogen Anordnungen von Erinnerungsbildern, welche ganzen Situationen und Erlebnissen entsprechen, mit krankhafter Deutlich-

[1]) Vgl. S. 220 und 221.

keit spontan auftauchen. In dieser Kombination von Lähmung und Reizung der, wie wir sie nennen können, allopsychischen Bewußtseinselemente werden wir die spezifische Eigentümlichkeit der vorliegenden Krankheit erblicken müssen.

Fast pathognomonisch für das Delirium tremens ist es, daß wir im Gegensatz dazu auf eine wohlerhaltene autopsychische Orientierung stoßen. Nur für die Krankheitszeit selbst besteht ein autopsychischer Defekt.

Mit dem Vorstehenden sind übrigens die Symptome des Delirium tremens noch nicht erschöpft. Sie haben vielmehr gerade jetzt während meiner Besprechung des Falles Gelegenheit gehabt, noch ein anderes wichtiges Hauptsymptom zu beobachten, nämlich die eigentümliche Bewegungsunruhe, in der sich der Kranke befindet. Sich selbst überlassen, hat er fortwährend etwas zu tun, er sucht, nestelt an seinen Kleidern, fängt an, sich zu entkleiden, klopft an die Wand, stemmt sich dagegen, reibt und putzt an ihr und ist immerwährend beschäftigt. Alle diese Bewegungen sind zwar von Tremor begleitet, aber zweckmäßig und koordiniert und offenbar bestimmten Situationen angepaßt, in denen sich der Kranke zu befinden glaubt. Sie hören mit dem Augenblick auf, wo man den Kranken anruft und durch energisches Fragen ins volle Bewußtsein zurückruft. Wie Ihnen bekannt ist, pflegt man diese Bewegungsunruhe als Beschäftigungsdelirium zu bezeichnen, welches also durch die wechselnden kombinierten Halluzinationen vollständig erklärt ist. Selbständige motorische Symptome sind dem typischen Delirium tremens fremd.

Auch ein anderes Hauptsymptom des Delirium tremens, die absolute Schlaflosigkeit, werden wir berechtigt sein, auf die erregende Wirkung der traumhaften Halluzinationen zurückzuführen. Wenigstens bezeichnet das Eintreten spontanen Schlafes ganz gesetzmäßig den Zeitabschnitt, mit dem die kombinierten Halluzinationen ihr Ende erreichen, während die allopsychische Desorientiertheit und der Glaube an die Realität der traumhaften Erlebnisse noch tagelang fortbestehen kann — natürlich auch unter Fortfall der vorher vorhandenen Bewegungsunruhe.

Wir wenden uns nun unserem Kranken wieder zu, um noch eine Reihe anderer wichtiger Symptome festzustellen. Schon bei dem ersten Krankenexamen wird Ihnen die vibrierende, ungleichmäßig intonierte Stimme des Kranken aufgefallen sein, ebenso haben Sie bei seinem Beschäftigungsdelirium den auffälligen Tremor seiner Bewegungen wohl bemerkt. Der gleiche Tremor macht sich während des Sprechens an den Lippen und im ganzen Gesicht geltend. Wie Sie sehen, wird auch die Zunge nur unter starkem Tremor hervorgestreckt. Aber dies ist nicht die einzige Störung der Sprache, sondern wir bemerken auch bei allen schwereren Wörtern eine gröbere Art der Sprachstörung, die wir sonst nur bei zwei anderen wohl bekannten Krankheiten, der Meningitis und der progressiven Paralyse, antreffen und als Silbenstolpern bezeichnen. Zur Feststellung dieses Symptoms bedienen wir uns zweckmäßig gewisser Probewörter, wie Zivilisation, Armeereorganisation, Guiglelminetti, Exterritorialität u. a. Auch Andeutungen von Paraphasie treten uns bei unserem Kranken entgegen, sobald wir ihn einer Leseprobe unterwerfen, und die Schreibprobe ergibt ein ganz ähnliches Resultat, wie bei vielen Paralytikern, nämlich Paragraphie. Endlich muß ich noch erwähnen, daß viele Kranke beim Hervorstrecken der Zunge eine Ungeschicklichkeit und Unbeholfenheit zeigen, die ebenfalls sonst nur den oben schon genannten schweren Krankheiten eigen ist. Wie Sie schon gesehen haben werden, hat der Kranke auch ein etwas schiefes Gesicht: der rechte Facialis ist in Ruhelage weniger innerviert als der linke, und auch die Funktionsprüfung ergibt ein Zurückbleiben der rechten Wangenmuskulatur. Nicht selten wird auch ein Abweichen der Zunge beobachtet als Zeichen halbseitiger Hypoglossusparese.

Außer diesen direkten Lähmungssymptomen fällt uns bei dem Kranken eine allgemeine Hinfälligkeit auf. Da er gedient hat, lassen wir ihn Kehrt machen und bemerken, daß er dabei taumelt. Ebenso erscheinen seine Bewegungen bei komplizierteren Aufgaben, wie z. B. auf einen Stuhl zu steigen, ungeschickt und unbehilflich. Das Gepräge eines schwereren Krankheitsbildes wird dann bestätigt durch einen beschleunigten (120), kleinen und weichen Puls und eine nachweisliche Fiebertemperatur von $38{,}5^0$ bei stark belegter Zunge und leichter Druckempfindlichkeit der Magengegend. Da alle anderen Organe gesund gefunden werden und auch die Exkrete keine abnormen Bestandteile aufweisen, so schließen wir auf das Bestehen eines fieberhaften Magenkatarrhs. Wegen der im Verhältnis zu dem Ernährungszustand des Kranken recht auffälligen Herzschwäche sind wir genötigt, eine zweifelhafte Prognose zu stellen; wir werden aber die Herztätigkeit durch Verabreichung von Kampfer zu stärken suchen und etwa drohendem Kollaps durch einen kräftigen Schnaps begegnen müssen.

Das klinische Bild, das unser Kranker bietet, ist mit einer überwiegend heiteren, jovialen, zu Späßen aufgelegten Stimmungslage verbunden, wie denn auch die kombinierten Halluzinationen den gleichen Charakter zeigen, man denke nur an den Bismarck auf dem Stachelschwein. Diese überwiegend heiter gefärbte Stimmung scheint zwar der Majorität der Fälle zuzukommen, ist aber durchaus nicht gesetzmäßig. In einer sehr großen Minderheit der Fälle, und wie es scheint, besonders den schwer verlaufenden, überwiegen die ängstlichen Vorstellungen und Sinnestäuschungen: Teufel, der Henker, schwarze Männer, Räuber, wilde Tiere werden halluziniert und entsprechend angstvolle Szenen erlebt, oder auch die Wände rücken zusammen oder drohen einzustürzen, Wasser steigt höher und höher u. dgl. m. Kombinierte Tast- und Gehörshalluzinationen, wie z. B. die eines Brandes, herannahender und packender Verfolger, des aufsteigenden und rauschenden Wassers, von Schlangen, Krebsen, Ratten und sonstigem ekelkaften Ungeziefer, sind nicht selten die Ursache rücksichtsloser Fluchtversuche oder Veranlassung zu Selbstmordversuchen. Wenn der Alkoholmißbrauch eine Strafe verdient, so wird sie denen reichlich zuteil, welche ein solches angstvoll gefärbtes Delirium durchmachen.

Die Bewegungsunruhe der Kranken trägt dann ebenfalls das Gepräge dieser Sinnestäuschungen: Ratten, Schlangen und Kröten werden abgewehrt, fortgeschleudert, abgestreift, Sätze und Schwimmbewegungen gemacht, ein den Ausgang verlegendes Hindernis mit Aufbietung aller Kräfte fortbewegt, oder der Kranke arbeitet sich ab, — frei im Bette liegend — irgendwelche vermeintliche Fesseln, die er fühlt, zu zerreißen oder abzustreifen. Profuse Schweißsekretion pflegt gerade diese ängstlichen Delirien zu begleiten als leicht verständliche Folge der zwecklosen Muskelarbeit.

Im allgemeinen kommt es bei den Deliranten nur relativ spärlich zu sprachlichen Äußerungen. Meist beschränken sich die Kranken auf ein leises Murmeln, oder sie verhalten sich auch ganz lautlos, und nur gelegentliche Kommando- oder Hilferufe geben kund, daß sie nicht bloß zuschauende, sondern handelnde Personen in ihren Pseudoerlebnissen sind.

Die Nähe des erlösenden Schlafes pflegt sich dadurch anzuzeigen, daß der Affekt der Pseudoerlebnisse und dann auch die Bewegungsunruhe nachläßt, daß sich Augenblicke einstellen, in denen die Kranken deutlich schlummersüchtig werden, bis endlich der wirkliche, tiefe Schlaf sie, oft in recht unbequemer Stellung, übermannt, ein Schlaf, aus dem heraus zunächst noch einzelne zuckende Bewegungen erfolgen, allmählich aber von solcher Tiefe, daß das ärgste Geräusch und intensivste Rütteln nicht erweckt und ein beliebiger Transport oder Lagewechsel vorgenommen werden kann, ohne den Schlaf zu beeinträchtigen. Auch die Dauer des Schlafes ist häufig eine ungewöhnliche, bis zu 24 Stunden und darüber. Leichte Ronchi und stertoröse Geräusche bei der Atmung haben keinerlei beunruhigende Bedeutung, wenn nicht auch andere Anzeichen für eine drohende Gefahr vorhanden sind.

Meine Herren! In dem vorgestellten Kranken dürfen Sie ein typisches Beispiel derjenigen akuten Geisteskrankheit erblicken, welche den Namen des Delirium tremens oder Delirium potatorum führt. So verbreitet diese Krankheit ist, so sehr fehlt es noch an einer zutreffenden und das Wesentliche derselben hervorhebenden Schilderung.[1]) Lassen Sie uns deshalb bei diesem Gegenstande etwas verweilen. Die prinzipielle Wichtigkeit des Delirium tremens beruht zu einem Teile auf der wohlbekannten Ätiologie der Krankheit. Das Delirium tremens ist ätiologisch zu klassifizieren als die häufigste Form der akuten alkoholistischen Intoxikationspsychose, wobei man aber bald noch die akuteste Form der Alkoholpsychose: die pathologischen Rauschzustände, zu berücksichtigen hat.

Auch die pathologischen Rauschzustände, eine besondere Form der transitorischen Psychosen, sind zweifellos als eigentliche Psychosen aufzufassen, sie unterscheiden sich aber durch ihre nur stundenlange Dauer von dem Delirium tremens, welches immer mindestens eine Dauer von mehreren Tagen hat. Ich werde später noch Gelegenheit finden, auf die übereinstimmenden Symptome des pathologischen Rauschzustandes zurückzukommen, wenn ich von ähnlichen transitorischen Psychosen zu reden haben werde. Außer diesen transitorischen Psychosen und dem Delirium tremens bringt nun aber das gleiche Gift noch zwei ganz differente Krankheiten hervor, nämlich die akute Halluzinose[2]) und die sog. polyneuritische Psychose, zwei akute Geisteskrankheiten, deren ätiologischer Zusammenhang mit der chronischen Alkoholvergiftung ebenso zweifellos ist, wie die andere Tatsache, daß die gleichen Krankheiten auch auf ganz anderer ätiologischer Basis beobachtet werden. Wir werden später bei Besprechung der polyneuritischen Psychose sehen, daß diese Krankheit hinsichtlich der allopsychischen Desorientiertheit mit dem Delirium tremens übereinstimmt. Man könnte daraus folgern wollen, daß die allopsychische Desorientiertheit und die alkoholistische Giftwirkung in einem unbedingten Verhältnis von Wirkung und Ursache zueinander ständen. Dennoch ist dieser Schluß nicht berechtigt, denn einerseits fehlt der akuten Halluzinose, auch wenn sie alkoholischer Ätiologie ist, dieses Symptom, und andererseits ist es in ausgeprägter Weise bei der Presbyophrenie vorhanden, der Geisteskrankheit von spezifisch seniler Ätiologie. Diese Bemerkungen mögen Ihnen zeigen, wie verkehrt die Tendenz ist, eine Einteilung der Geisteskrankheiten

[1]) Sie ist seitdem von Bonhöffer („Der Geisteszustand des Alkoholdeliranten“. Psychiatr. Abhandlungen Heft 6, Breslau 1898) gegeben worden.

[2]) Vgl. die vorige Vorlesung.

auf ausschließlich ätiologischer Basis zu versuchen.[1]) Am evidentesten erweist sich die Richtigkeit unseres Standpunktes daraus, daß sogar das Delirium tremens nicht ausschließlich alkoholistischer Entstehung ist. Wenigstens hieße es den Tatsachen Zwang antun, wenn man das Vorkommen des gleichen psychischen Krankheitsbildes unter den folgenden ganz abweichenden Bedingungen leugnen wollte:

1. Bei Meningitis mit vorwiegendem Sitz an der Konvexität. Hier handelt es sich zwar meist, ähnlich wie im Fieberdelirium schwerer Infektionskrankheiten, um das oben gezeichnete Bild der Psychose vermehrt um ein Plus von körperlichen Symptomen, welches die Diagnose der Meningitis ebenso wie gegebenenfalls der akuten Infektionskrankheiten zu stellen ermöglicht. Ausnahmsweise aber trifft man auf Fälle, in denen andere Symptome vermißt werden und wochenlang nur das klinische Bild des Delirium tremens besteht, während die Sektion den ausgeprägten Befund einer Konvexitätsmeningitis ergibt. In einem Falle der Art wurde die Diagnose schließlich kurz vor dem Tode durch den Befund einer blutroten Verfärbung an der Papilla optica ermöglicht.

2. Das Bild des Delirium tremens kann ferner durch andere Intoxikationen, wie Chloroform, Äther, Belladonna u. a., erzeugt werden.

3. In jedem Stadium der progressiven Paralyse kann das Bild des Delirium tremens vorgetäuscht werden.

4. Die akute Presbyophrenie[2]) ist zuweilen von dem Delirium tremens gar nicht zu diagnostizieren.

5. In ganz seltenen Fällen bildet das Delirium tremens den ersten akuten Schub einer später chronisch progressiv verlaufenden Psychose von dem Charakter des Größen- und konsekutiven Verfolgungswahnes bei wohl erhaltener formaler Logik.

Wenden wir uns der spezifischen Ätiologie des alkoholistischen Delirium tremens wieder zu, so ist Ihnen wohl bekannt, daß die vorliegende Krankheit immer nur als Folge lange fortgesetzten Alkoholmißbrauchs auftritt, somit selbst schon als Zeichen alkoholistischer Degeneration betrachtet werden kann. In dieser Hinsicht scheint das Delirium tremens den Wert eines Entartungssymptomes noch ausschließlicher zu beanspruchen als die pathologischen Rauschzustände, welche ausnahmsweise bei nervös veranlagten Individuen schon nach einmaliger Zufuhr ungewohnter Alkoholmengen auftreten können. Als zweiter Faktor, dem gewöhnlich eine gleiche Bedeutung wie dem Alkoholmißbrauch zugeschrieben

---

[1]) Vgl. S. 162.

[2]) Vgl. die folgende Vorlesung.

wird, gilt ganz allgemein die durch irgendwelche äußere Bedingungen, gewöhnlich durch Krankheit oder chirurgische Verletzungen herbeigeführte Abstinenz vom Alkoholgebrauch. Dieser Faktor bildet nach allgemeiner Annahme die gewöhnliche Gelegenheitsursache zum Ausbruch der Krankheit, und man pflegt ihm dadurch Rechnung zu tragen, daß man bei allen Verletzungen oder interkurrenten Krankheiten von chronischen Alkoholisten einen mäßigen weiteren Schnapsgenuß verordnet. Nach meiner Erfahrung wird aber eine solche Gelegenheitsursache vielfach vermißt, und wir treffen auf zahlreiche Fälle, in denen das Delirium tremens keinerlei Komplikationen, nicht einmal die eines Magenkatarrhs, auffinden läßt. Andererseits veranlaßt die etwa nachweisbare Komplikation den Gewohnheitssäufer durchaus nicht immer dazu, den gewohnten Schnapsgenuß einzustellen. Immerhin trifft die Schädlichkeit der erzwungenen Abstinenz für die Mehrzahl der Fälle zu. Daß es sich mit der akuten Halluzinose der Alkoholisten ganz anders verhält, ist oben[1]) hervorgehoben worden.

Von den Komplikationen bedarf eine besondere Erwähnung die mit Epilepsie. Die epileptischen Anfälle der Säufer sind ein Zeichen der Alkoholdegeneration des Gehirns, ganz wie das Delirium tremens. Nach den Erfahrungen unserer Klinik zeigen sie eine gewisse Gesetzmäßigkeit in ihrem zeitlichen Verhalten, denn sie pflegen meist 36 bis 48 Stunden vor dem Ausbruch des Deliriums im Anschluß an einen Exzeß aufzutreten und, falls vollständige Abstinenz durchgeführt wird, späterhin dauernd fortzubleiben. In der Klinik selbst pflegen alkohol-epileptische Anfälle immer nur in den ersten, der Aufnahme folgenden Tagen aufzutreten. Haben wir deshalb, wie es häufig geschieht, die Nachwehen des epileptischen Anfalles, Zungenbiß u. dgl., schon bei der Aufnahme zu konstatieren, so haben wir die Aufgabe, wenn irgendmöglich, vollständige Abstinenz durchzuführen. Bonhöffer hat auf dieses fast gesetzmäßige Verhalten hingewiesen.

Es erübrigt sich, auf die Unzahl anderer mehr zufälliger Komplikationen oder auch Gelegenheitsursachen hinzuweisen, welche bei der Behandlung des Delirium tremens in Frage kommen. Die Lungenentzündung nimmt darunter eine der ersten Stellen ein und erweist sich namentlich zur Zeit des kritischen Abfalls gefährlich. Für den günstigen oder ungünstigen Ablauf solcher Fälle ist es von entscheidender Bedeutung, wie sich der Herzmuskel verhält. Ist dieser, wie häufig, in erheblicherem Grade von der bekannten Säuferdegeneration ergriffen, so ist ein tödliches Lungenödem trotz aller Reizmittel oft nicht zu verhindern. Aber abgesehen davon

[1]) Vgl. S. 267.

muß auch sonst der Zustand des Herzens als Hauptfaktor, auch bei sonst unkompliziertem Delirium, bezeichnet werden, denn ein nicht ganz kleiner Bruchteil derartiger Fälle endet aus anscheinend gutem Allgemeinbefinden heraus mit plötzlichem, gar nicht vorherzusehendem Kollaps. Wenn dann die Sektion eine ausgesprochene Entartung des Herzens vermissen läßt, was zuweilen vorkommt, so bleibt nur die Annahme einer trotzdem schon wirksamen Gifteinwirkung auf das Herz übrig.

Die Diagnose ist leicht, wenn man das Gesamtbild, welches im vorstehenden geschildert wurde, vor Augen hat. Dieses Bild ist so charakteristisch, daß erfahrene Kliniker kaum je fehl gegangen sind, sondern schon immer aus dem Gesamteindruck der Kranken die richtige Diagnose gestellt haben werden. Eine sichere Handhabe bietet aber doch nur die eingehende Analyse, und hier ist es besonders der Gegensatz zwischen der wohlerhaltenen autopsychischen Orientierung und dem hohen Grade allopsychischer Desorientierung, welcher das entscheidende Kriterium abgeben wird. Dieser frappante Gegensatz ist bei keiner anderen mir bekannten Krankheit anzutreffen. Demnächst ist entscheidend der Wechsel der Bewußtseinszustände, je nachdem man die Kranken sich selbst überläßt oder durch Anreden, Fragen oder den Akt der Untersuchung ihre Aufmerksamkeit fixiert. Die Fähigkeit, vollständig prompt und attent Rede und Antwort zu stehen, dürfte keinem anderen Zustande gleich tiefer, traumhafter Umnebelung des Bewußtseins eigen sein. Ganz besonders fehlt diese Eigenschaft den postepileptischen Dämmerzuständen. Endlich ist der Tremor und die Beimischung der oben erwähnten Zeichen von Beteiligung des Projektionssystemes, namentlich die Sprachstörung, diagnostisch zu verwerten.

Differentialdiagnostisch kommen die oben[1]) erwähnten Zustände, besonders aber die seltenen Fälle von Konvexitätsmeningitis und die viel häufigeren der progressiven Paralyse in Betracht.

Meine Herren! Die Behandlung des Delirium tremens wird je nach der Art der Komplikationen oder veranlassenden Ursachen dem Arzte die allerverschiedensten Aufgaben stellen. Darauf hier einzugehen muß ich verzichten und beschränke mich auf die Beantwortung folgender prinzipieller Fragen: Wann und auf Grund welcher Indikationen ist es nötig, 1. Schlafmittel zu geben und 2. zu isolieren? Daß anderweitige Zwangsmittel bei den Deliranten nicht angewendet werden dürfen, ebensowenig wie bei anderen Geisteskranken, bedarf keiner Erörterung; nur

---

[1]) Vgl. S. 278.

chirurgische Komplikationen berechtigen nicht nur dazu, sondern machen unter Umständen die Ausnahme von diesem Satze zur Pflicht.

Meine Herren! Die Verabreichung von Schlafmitteln geschieht, wie ich oben schon angedeutet habe, auf unserer Klinik nur ausnahmsweise, weil wir die Erfahrung gemacht haben, daß der vorzeitig herbeigeführte Schlaf keineswegs die kritische Bedeutung des natürlich eintretenden hat und nicht verhindert, daß das Delirium seinen gewöhnlichen Ablauf nimmt. Selbst wiederholte Unterbrechungen durch Schlaf haben wir in dieser Richtung wirkungslos gesehen. Nimmt alles den gewohnten Verlauf, so warten wir ab, bis sich spontaner Schlaf einstellt. Handelt es sich aber um Kranke, die schon mit reduziertem Kräfte- oder Ernährungszustande in die Behandlung eintreten, so führen wir so oft, wie es nach dem Kräftezustand nötig erscheint, den Schlaf herbei und bedienen uns dazu mit Vorliebe des Paraldehyd in Dosen von 3 bis 6 g, unter Umständen auch des Chloralhydrats (1,5 bis 3 g), oder der Opium- oder Morphiuminjektionen (durchschnittlich 0,1 des ersteren, 0,01 des Morphin). Zieht sich das Delirium in die Länge, ohne daß die normale Müdigkeit sich einstellt, oder beginnt der Puls weich und klein zu werden, oder zeigen sich sonst Zeichen der Erschöpfung, so erblicken wir auch darin eine Indikation zur Verabreichung des Paraldehyd und haben selbst von größeren Dosen dieses Mittels, bis zu 10 g, nie eine üble Wirkung gesehen. Je nachdem kann auch Morphium oder Opium indiziert sein, während das Chloral wegen seiner den Blutdruck herabsetzenden Wirkung natürlich zu vermeiden sein wird. Eher kann noch bei besonders schwieriger Sachlage die Inhalation von reinem Äther zweckmäßig sein, um Beruhigung und Schlaf zu erzielen.

Wenden wir uns nun zur zweiten Frage, der der Isolierung, so kann ihre Beantwortung unter Umständen davon abhängig sein, ob ein zur Isolierung geeigneter Raum zur Verfügung steht. Es kann nicht genug betont werden, daß die Gefahr des Selbstmordes oder der Selbstbeschädigung durch die Beschaffenheit des Isolierungszimmers ausgeschlossen sein muß, daß also nicht ein beliebiges Zimmer, sondern nur ein mit allen Sicherungen gegen diese Gefahr versehenes dazu gewählt werden darf, wie solche in jeder Irrenanstalt zur Verfügung stehen. Im allgemeinen kommt die Isolierung nur bei ängstlicher Färbung des Deliriums in Frage und wird dann erforderlich, wenn die Angst durch die mißdeuteten Vorgänge auf der Krankenstation wesentlich gesteigert oder unterhalten wird, oder wenn die Kranken — in vermeintlicher Abwehr — plötzliche Angriffe auf ihre Umgebung machen. Aber auch in letzterem Fall ist ein dauernd am Bett stationierter erfahrener Wärter der

Isolierung oft noch vorzuziehen. Für die große Mehrzahl der Kranken ist die Bettbehandlung auf der Wachstation die einzig richtige Methode, und sie wird nur in dem Augenblicke aufzugeben und mit der Isolierung zu vertauschen sein, wenn man sich überzeugt, daß Beruhigung eintreten will, aber durch die Einwirkung der Umgebung retardiert oder verhindert wird. Die meisten Kranken schlafen, wie oben schon angedeutet, auch auf der Wachstation ein und verharren trotz aller Störungen in ihrem Schlaf.[1])

Der pathologische Befund des Delirium tremens weist dieser Krankheit, entsprechend den klinischen Symptomen, eine gewisse Verwandtschaft mit der progressiven Paralyse an. Diese Verwandtschaft machte sich in klinischer Beziehung dadurch geltend, daß auch bei dem Delirium tremens das Projektionssystem mit ergriffen war, wie bei der progressiven Paralyse. Der Tremor der Stimm- und der Sprachmuskulatur, das Silbenstolpern, die Andeutungen von Paraphasie, die Ungeschicklichkeit der Zungen- und Mundbewegungen, die häufig anwesende Zungenabweichung und Facialisparese, die Unbeholfenheit komplizierterer Bewegungen waren solche Symptome.

Meine Herren! Wenn Sie sich unserer ersten klinischen Zusammenkünfte erinnern, in denen ich Ihnen eine Vorstellung von der möglichen Lokalisation der Geisteskrankheiten zu geben suchte,[2]) so wissen Sie, daß eine derartige Beimischung von Symptomen, die auf die Beteiligung des Projektionssystems hindeuten, für uns das Charakteristikum der progressiven Paralyse war. Wir lernen nun in dem Delirium tremens eine Krankheit kennen, die in dieser Hinsicht der progressiven Paralyse zur Seite zu stellen ist. Dem entsprechend ist es auch bei der Sektion möglich, die Erkrankung des Projektionssystems nachzuweisen. Wenigstens gelingt dies bei den schweren, ohne andere Komplikation zum Tode führenden Fällen. In der Rinde der Zentralwindungen und der Brocaschen Windung finden sich reichliche Zeichen des beginnenden Markzerfalls, welche sich auf die Radiärfaserung der Rinde beschränken, nach dem Markkegel zu dichter werden und die tangential verlaufenden Fasern der Rinde intakt lassen. Eine ähnliche Markdegeneration hat sich im Wurm des kleinen Gehirns, und zwar hier ausschließlich im Marklager herausgestellt. Spärlichere, aber dennoch unzweifelhafte Zeichen des Markzerfalles finden sich dann auch in den Pyramidenbahnen und in den Hinter-

---

[1]) Ein Beispiel von Delirium tremens ist auch Fall 4 der „Krankenvorstellungen“ Heft 1.

[2]) Vgl. S. 9.

strängen des Rückenmarks. Es ist das Verdienst Bonhöffers,[1]) diese wichtigen Befunde gemacht und in ihrer Bedeutung gewürdigt zu haben.

Die Befunde Bonhöffers sind an einigen besonders schwer verlaufenen Fällen erhoben worden, welche sich auch klinisch dadurch auszeichneten, daß die Kranken die Orientierung ihres Körpers im Raum verloren zu haben schienen. Man lese die diesbezügliche Schilderung im Original. Bonhöffer vermutet, daß diese Erscheinung im Zusammenhang mit der Kleinhirnveränderung stehe. In jedem Falle aber bleibt es außerordentlich lehrreich, daß die eigentlich sensorischen Projektionsfelder keinerlei derartige Veränderungen aufweisen, ein Befund, der nach der Art der zur Obduktion gelangten Fälle ohne Bedenken generalisiert werden kann. Verständlich ist derselbe aber insofern, als wir ganz allgemein nur bei dauernden Ausfallssymptomen greifbare pathologische Befunde zu erwarten haben, nicht aber bei Reizsymptomen. Die kombinierten Sinnestäuschungen sind aber offenbar auf Reizvorgänge in den Sinnesprojektionsfeldern zu beziehen. Brocasche Windung und Zentralwindungen als bekannte Ursprungsorte des motorischen Projektionssystems ergaben die nach den beobachteten Lähmungssymptomen zu erwartenden Veränderungen.

---

[1]) Aus der psychiatrischen Klinik zu Breslau. „Klinische und anatomische Beiträge zur Kenntnis der Alkoholdelirien", Monatsschrift für Psychiatrie und Neurologie I, S. 229.

Siebenundzwanzigste Vorlesung.

Chronisches und protrahiertes Alkoholdelirium. Die polyneuritische Psychose. Die Presbyophrenie. Ein Fall von akuter asymbolischer Allopsychose.

Meine Herren!

Daß nach dem Erwachen aus dem kritischen Schlafe des Alkoholdeliranten häufig noch ein paranoisches Stadium von kurzer Dauer beobachtet wird, habe ich schon oben erwähnt. Dasselbe erstreckt sich selten auf längere Zeit als Stunden oder ein bis höchstens zwei Tage und ist durch die Fortdauer der mangelnden Orientierung und die Bewußtseinsfälschung, den Glauben an die Wirklichkeit der überstandenen Traumeserlebnisse, genügend gekennzeichnet. Ausnahmsweise kann jedoch auch nach eingetretenem Schlaf ein diesem paranoischen Stadium im wesentlichem entsprechender Zustand noch wochen- und monatelang und darüber hinaus persistieren, Fälle, die man als chronisches Alkoholdelirium bezeichnen kann.[1] Das chronische Alkoholdelirium entwickelt sich entweder in der geschilderten Weise aus einem akuten Delirium tremens, oder ein solches ist in ausgeprägter Form nicht vorangegangen, sondern nur öfter wiederholte abortive Anfälle des entsprechenden Zustandes, die sich auf kürzere Zeiträume, also wenige Stunden und noch weniger beschränkten. Ein Initialstadium von verschieden langer Dauer, welchem mehr oder weniger reichliche Spuren des akuten Delirium beigemischt waren, scheint aber in den Fällen von chronischem Alkoholdelirium niemals vollständig zu fehlen. Im übrigen zeigt der chronische Zustand dieser Fälle noch gewisse Beimischungen, die wohl auf Rechnung der alkoholistischen Entartung zu setzen sind. Diese sind ein sehr hochgradiger Verlust der Merkfähigkeit bei relativ wohl erhaltenem Gedächtnisschatz, eine wohl daraus abzuleitende Desorientiertheit in bezug auf die zeitlichen Verhältnisse und das Auftreten von

[1]) Einige Beispiele davon aus meiner Klinik sind von E. Kiefer, Diss. inaug. Breslau 1890, mitgeteilt worden.

Konfabulationen, sei es, daß diese spontan berichtet werden, sei es, daß sie zur Ausfüllung von den Kranken selbst merklichen Gedächtnislücken hinsichtlich der jüngsten Vergangenheit frei erfunden zu sein scheinen. Daß die akuten Symptome der Sinnestäuschungen und der daraus resultierenden Bewegungsunruhe und Schlaflosigkeit diesem chronischen Delirium fehlen, ist schon oben betont worden. Der Ausgang in Heilung ist auch bei dem chronischen Alkoholdelirium noch möglich, falls es gelingt, den allgemeinen Zustand des Kranken und bei fortgesetzter Abstinenz auch die anderweitigen Zeichen der Kachexie und Entartung zu heben. Wird dieses günstige Ergebnis nicht erzielt, so resultiert ein Blödsinn mit fortschreitendem Schwunde des Gedächtnisinhaltes und allmählichem Schwinden der Initiative.

Von dem chronischen Delirium zu unterscheiden ist das an sich ebenfalls heilbare protrahierte Delirium tremens, wobei auch die akuten Symptome der kombinierten Sinnestäuschungen und der Bewegungsunruhe oft durch viele Wochen fortbestehen können. Als Ursache eines solchen protrahierten Verlaufes lassen sich meist irgendwelche schwächende Momente, wie z. B. chronische Eiterungen, tuberkulöse Knochenprozesse oder chronische Lungentuberkulose oder auch Lebercirrhose ermitteln. Der andere Ausgang dieses protrahierten Deliriums ist, wie aus diesen Beispielen ersichtlich, häufig der Tod infolge der zugrunde liegenden erschöpfenden Krankheiten. Das protrahierte Delirium kann Übergänge zu den sogenannten Inanitionsdelirien bilden, ist aber dennoch gewöhnlich davon zu unterscheiden.

Meine Herren! Die Kenntnis des chronischen Delirium tremens setzt uns in den Stand, zwei weitere, wohl charakterisierte Krankheitstypen kennen zu lernen, ohne daß ich Ihnen Beispiele davon vorstelle. Es wird genügen, Sie an frühere Krankendemonstrationen zu erinnern. So erinnern Sie sich der 41 jährigen Frau eines Schneidermeisters S., welche ich Ihnen vor einiger Zeit als Beispiel polyneuritischer Psychose vorgestellt habe, welche im Bett hereingetragen werden mußte, weil sie infolge einer atrophischen Lähmung der Beine von polyneuritischer Natur nicht zu gehen imstande war. Der psychische Befund bei ihr war leicht zu erheben, denn sie zeigte sich vollständig besonnen und attent, und eine Prüfung ihrer Aufmerksamkeit durch Feststellung der Empfindungskreise hatte einen normalen Befund ergeben. Um so auffälliger trat uns bald eine Kombination von vier uns schon bekannten psychotischen Symptomen entgegen. Das erste war die allopsychische Desorientierung: die Kranke hatte keine Ahnung, wo sie sich befand, sie glaubte bei einer früheren Herrschaft auf dem Lande zur Aushilfe zu sein, bei einem Blick aus dem Fenster die Türme der benachbarten Stadt R. zu erkennen, verkannte mich als den Arzt der Familie, die begleitende Krankenschwester als das Stubenmädchen, den Assistenzarzt als den Sohn ihrer Herrschaft; die augenblickliche Situation hielt sie für eine Gerichtsverhandlung, bei der sie vernommen werden sollte, in dem Auditorium glaubte sie ihr bekannte Gerichtspersonen aus R. und eine Anzahl von Jugendbekannten wieder zu erkennen. Dabei erkannte sie alle anderen konkreten Dinge und Gebrauchsgegenstände sofort richtig. Das zweite Symptom war eine höchst auffällige Beeinträchtigung der Merkfähigkeit. Patientin vergaß unter der Hand, was sie soeben gesagt hatte, eine dreistellige Zahl, ein fremd klingendes Wort, das sie behalten sollte, hatte sie nach einer kurzen Zwischenfrage schon wieder vergessen, und ließ man etwas mehr Zeit verstreichen, so hatte sie sogar vergessen, daß man eine solche Aufgabe gestellt hatte. Einen ihr vorgezeigten Augenspiegel — ein Instrument, das ihr noch unbekannt war — betrachtete sie schon nach kurzer Zeit mit demselben Interesse wie das erstemal und behauptete, nie vorher etwas dergleichen gesehen zu haben. Dem entsprechend wußte sie auch nicht, wie sie in das Auditorium gelangt war, daß sie zwei Stockwerke heraufgetragen worden war, und sie wußte auch nicht die Tageszeit und ob sie schon zu Mittag gegessen habe oder nicht. Sie hielt aber letzteres für möglich, da sie keinen Hunger hatte. Als ich die Frage an sie richtete, was sie gestern getan hätte, erklärte sie sich erst besinnen zu müssen, erzählte aber dann mit aller Bestimmtheit und allen Einzelheiten von einem Ausfluge mit der Familie der Herrschaft nach einem Brauereilokal und Park in einem benachbarten Dorf. Ebenso berichtete sie von verschiedenen Erlebnissen an den Tagen vorher. Sie erinnerte sich genau, den Abend zuvor die Kinder zu Bett gebracht zu haben. Bei dieser Herrschaft sei sie sechzehn Jahre lang gewesen und zeitweilig wieder hingegangen, weil der Herr mit dem Personal unzufrieden gewesen sei und sie ihrem Manne in der beschäftigungslosen Zeit doch nichts habe helfen können. Wir trafen hier auf das dritte auffällige Symptom, das der Konfabulation oder additiven Erinnerungsfälschung. Sie erinnern sich, daß ich auf den Zusammenhang dieses Symptomes mit Gedächtnisdefekten hinwies. Aber der Umfang dieses Gedächtnis defektes war uns doch überraschend, denn er erstrekte sich über die Zeit der akuten Krankheit weit hinaus und auf Jahre zurück. Dabei war an der Tatsache, daß ein absoluter derartiger Defekt bestand, kein Zweifel möglich, am frappantesten zeigte sich dies, als ich die Patientin auf die Lähmung ihrer Beine hinwies und auf den Widerspruch, daß sie behauptete, noch gestern stundenlang spazieren gegangen zu sein. Die Entstehung dieser Lähmung war ihr ein vollkommenes Rätsel.

Meine Herren! Wie Ihnen noch erinnerlich ist, machte ich darauf aufmerksam, daß ein solcher Gedächtnisverlust für die Krankheitszeit, d. h. für die Dauer der aufgehobenen Merkfähigkeit leicht verständlich erscheint,[1] daß aber außerdem noch eine sogenannte retroaktive Amnesie[2] in unserem Falle nachweislich war. Die Patientin glaubte noch wie früher in R. zu wohnen, während sie schon vor einigen Jahren mit ihrem Manne nach Breslau verzogen ist. An ihre Verheiratung und die freundschaftlichen Beziehungen zu ihrer früheren Herrschaft, die sie von R. aus unterhielt, wußte sie sich noch gut zu erinnern. Ebenso gab sie alle noch weiter zurückliegenden Daten aus ihrem Vorleben richtig an. Es gelang leicht nachzuweisen, daß sie über ihre Schulkenntnisse noch so weit verfügte, wie man es von Leuten ihres Standes und Alters überhaupt verlangen konnte. Im Kopfrechnen freilich konnte sie gar nichts leisten, weil sie trotz sicherer Handhabung des Einmaleins über einer Zahl immer die andere vergaß, auf dem Papier aber konnte sie auch Rechenexempel mit mehrstelligen Zahlen richtig lösen.

Was die Entstehungsgeschichte des Falles betraf, so hatten wir erfahren, daß die noch zur Zeit der Vorstellung sehr leidend und fast wachsbleich aussehende Frau ein halbes Jahr lang an häufigen Uterusblutungen gelitten hatte. Ein besonders starker Blutverlust war dem akuten Ausbruch ihrer Krankheit vor vier Wochen vorangegangen. Schon vorher hatte sich unter Schmerzen und Parästhesien ganz allmählich eine Schwäche der Beine eingestellt. Von der ganz akut einsetzenden Geistesstörung haben wir nur einen ungenauen Bericht erhalten, wonach zeitweise delirante Zustände, besonders des Nachts, zeitweilig auch tobsüchtige Erregungen bestanden haben sollen. Bei uns hatte die Patientin nur die ersten Tage eine exquisit motorisch gefärbte Bewegungsunruhe (mit gleichzeitigem Mutazismus!). Dann bildete sich der Zustand heraus, den ich Ihnen demonstrieren konnte und der nun monatelang fast unverändert bestand, aber doch allmählich zu einer leidlichen Restitution geführt hat, denn die Kranke konnte sechs Monate darauf gebessert nach Hause entlassen werden.

Was die Ätiologie des Falles betraf, so hatten wir zuerst den Hauptwert auf die wiederholten Blutverluste der Patientin gelegt. Dafür sprach nicht nur die Anamnese und das Aussehen der Pa-

---

[1]) Vgl. S. 75.
[2]) Vgl. S. 63.

tientin, sondern auch die Blutuntersuchung, da wir nur 55 % Hämoglobingehalt (nach Gowers) feststellen konnten. Wir haben aber später aus den eignen Angaben der Kranken erfahren, daß sie in den letzten beiden Jahren auch sehr viel bayerisch Bier und in der letzten Zeit auch Korn und Kognak in größeren Quantitäten getrunken hatte.

Meine Herren! Wie Sie sehen, handelt es sich hier um ein Krankheitsbild, dem trotz seiner akuten Entstehung von vornherein gewisse Defektsymptome beigemischt sind. Ich meine den Verlust der Merkfähigkeit und die retroaktive Amnesie, die schwere Beeinträchtigung des Gedächtnisses. Dabei kann von einem eigentlichen Blödsinn nicht wohl die Rede sein, wenn man diesem Begriffe nicht Zwang antun will. Das belebte Gesicht, das attente Wesen, die nachweislich gut erhaltene Aufmerksamkeit sind in dieser Hinsicht beweisend. Trotzdem wird der bestehende Defekt uns den Umstand erklären, daß keine Spur von Ratlosigkeit vorhanden war in offenbarem Gegensatz zu der hochgradigen allopsychischen Desorientiertheit. Nur eine durch die Situation bei der klinischen Vorstellung leicht begreifliche Angstanwandlung kann aus der Verkennung der Umgebung als Gerichtslokal erschlossen werden. Ebenso sprach das gänzlich affektlose apathische und teilnahmslose Verhalten der Patientin auf der Station für einen gewissen geistigen Defekt.

Es erübrigt noch, über die akute Entstehungszeit der Krankheit einige Worte zu sagen. In unserem Falle fehlte es uns darüber an genügenden Nachrichten, und wenn wir nur nach den eigenen Beobachtungen urteilen wollen, so war zeitweilig das typische Krankheitsbild einer hyperkinetischen Motilitätspsychose vorangegangen. Nach anderweit vorliegenden Erfahrungen über analoge Krankheitsfälle scheint es aber, als ob überwiegend häufig eine Art von Dämmerzustand mit motorischer Unruhe und Halluzinationen, der am meisten an das Delirium tremens erinnert, ohne aber den typischen Verlauf desselben zu haben, also ein delirantes Stadium in der akuten Krankheitszeit vorhanden ist, woran sich der geschilderte mehr chronische Zustand von meist sehr viel längerer Dauer anschließt. Dieser klingt dann immer ganz allmählich ab. Nach meiner Meinung ist gerade dieses letztere Stadium in seiner spezifischen Zusammensetzung aus den oben geschilderten bestimmt greifbaren Symptomen das charakteristische und für die Diagnose maßgebende. Was die polyneuritischen Symptome der Krankheit betrifft, so waren sie in unserem Falle sehr ausgesprochen und hatten zu einer totalen Unfähigkeit zu gehen und zu stehen geführt. Die Lähmung war schlaff, die Reflexe erloschen, die Muskulatur überall sehr druckempfindlich, vorwiegend betroffen war beiderseits der Quadriceps und die Peronäusmuskulatur. In den meist betroffenen Muskeln bestand Entartungsreaktion und überall eine starke Herabsetzung der faradischen Erregbarkeit. Die Sensibilität war besonders deutlich an den Endgliedern betroffen und besonders auch die Lageempfindung daran beteiligt. Bei der Entlassung war die Restitution schon so weit vorgeschritten, daß Patientin ohne Unterstützung stehen und gehen konnte.

Nicht überall ist das Bild der Polyneuritis so ausgeprägt wie in unserem Falle, es ist sogar überwiegend häufig, daß nur eine diffuse Abmagerung der Muskeln, eine leichte Herabsetzung der faradischen Erregbarkeit und der Sehnenreflexe, eine leichte Druckempfindlichkeit der Muskulatur und Neigung zu Krampis besteht. Ja in anderen Fällen wird sogar die Polyneuritis, woher der Name entlehnt ist, bei der vorliegenden Psychose vollständig vermißt, ein Punkt, auf den ich noch zurückkomme. Halten wir vorläufig an dem Krankheitsbegriff der polyneuritischen Psychose fest, so läßt sich die Prognose der Krankheit, falls die verursachende Schädlichkeit wegfällt, im allgemeinen günstig stellen. Die überwiegende Mehrzahl der Fälle führt zur Restitution, wenn auch nur sehr langsam. Ein Teil der Fälle verläuft jedoch in wenigen Wochen letal. Ohne Zweifel ist dieser Verlauf von der Art der einwirkenden Schädlichkeit abhängig, und gerade in dieser Beziehung scheint das Alkoholgift eine verhältnismäßig günstige Stellung einzunehmen. Es scheint sich in dieser Beziehung ähnlich zu verhalten wie mit der Polyneuritis selbst, die ja bekanntlich auch dem überwiegend häufig deletär verlaufenden Krankheitsbilde der akuten aufsteigenden Paralyse oder Landryschen Lähmung zugrunde liegt. Merkwürdigerweise habe ich gerade diese schweren Fälle von Polyneuritis niemals von polyneuritischer Psychose begleitet gesehen. Übrigens kommt auch der Zahl der Fälle nach wohl das Alkoholgift in erster Reihe in Betracht und demnächst wohl die metallischen Gifte, namentlich Blei und Arsenik.[1])

Meine Herren! Wiederholt habe ich darauf aufmerksam gemacht, daß in der Psychiatrie ein Zusammenhang zwischen dem klinischen Bilde und der Ätiologie nur so weit anzuerkennen ist, als bestimmte klinische Krankheitsbilder mit Vorliebe auf gewisse Schädlichkeiten zu folgen pflegen, ein ausschließlicher derartiger Zusammenhang dagegen durch die tägliche Erfahrung widerlegt wird. So verhält es sich auch mit der zunächst rein empirisch erfolgten Aufstellung des Krankheitsbildes der polyneuritischen

[1]) Fälle von polyneuritischer Psychose sind F. 17 Heft 1 und F. 9 Heft 2 der „Krankenvorstellungen".

Psychose. Freilich ist in dieser Benennung selbst schon enthalten, daß sehr verschiedenartige Schädlichkeiten ätiologisch in Betracht kommen, wie dies eben bei der Polyneuritis bekannt ist. Einen eklatanten Beweis aber für die Richtigkeit unserer Stellungnahme zu dieser Frage werden wir wieder darin erblicken müssen, daß genau das gleiche Krankheitsbild ohne Polyneuritis angetroffen wird, wie ich schon kurz erwähnt habe. Dies gilt namentlich für die delirante Form. Ein Fall der Art ist mir von der Frau eines Arztes erinnerlich, deren Kind während einer Eisenbahnfahrt an die Coupétür gelehnt, durch mangelhaften Verschluß derselben herausstürzte, während sie in ihrer Angst nichts Besseres zu tun wußte, als nachzuspringen. Sie erlitt eine schwere Kopfverletzung und bot nun, nachdem sie aus ihrer Bewußtlosigkeit erwacht war, das typische Bild der deliranten Form der polyneuritischen Psychose. Bei einer darauf gerichteten Untersuchung gelang der Nachweis, daß auch die vier dem chronischen Stadium eigentümlichen Symptome gleichzeitig vorhanden waren. Ein analoger Fall, der noch jetzt in meiner Behandlung ist, schloß sich an einen schweren chirurgischen Eingriff, eine Gastroenterostomose, die an sich günstig verlaufen war, an und steht zurzeit schon im Stadium der Rekonvaleszenz. Wie in diesen beiden Fällen eine Vereinigung von schweren psychischen Einwirkungen und körperlichen Eingriffen den Ausbruch der Krankheit bedingte, so bietet auch ein Teil der als sogenannte symptomatische oder Inanitionspsychosen unterschiedenen Fälle das gleiche klinische Bild wie die polyneuritische Psychose. Am beweisendsten aber für unseren Standpunkt ist das mit der polyneuritischen Psychose fast vollkommen identische klinische Bild der Presbyophrenie.

Die P r e s b y o p h r e n i e ist die spezifische Geisteskrankheit des Greisenalters in dem Sinne und mit der Einschränkung, mit welcher wir überhaupt eine ätiologische Einteilung der Geisteskrankheiten anerkennen, d. h. sie wird, wenn man sie von der polyneuritischen Psychose differenziert, ausschließlich bei Greisen angetroffen, und in vielen Fällen läßt sich auch keine anderweitige Ätiologie dafür ermitteln. Dennoch stellt sie nur einen erheblichen Bruchteil der durch die Seneszenz bedingten Psychosen dar. Sie tritt wie die polyneuritische Psychose in zwei Formen auf, einer akuten, deliranten und einer chronischen. Die letztere kann nach längerem Bestande als unheilbar gelten und setzt sich aus denselben Komponenten zusammen wie das oben geschilderte Bild der polyneuritischen Psychose in ihrem chronischen Stadium. Sie treffen auf die gleichen Symptome der allopsychischen Desorientiertheit bei fehlender Ratlosigkeit, des Verlustes der Merkfähigkeit bei erhaltener Aufmerksamkeit, der Konfabulation und der retroaktiven Amnesie. Dazu kommen aber häufig noch krankhafte Veränderungen der Gemütslage, und zwar besonders in zwei Varianten, indem bald eine den Bedingungen der Wirklichkeit nicht entsprechende Euphorie, bald eine zornmütige Stimmung auf die Dauer beigemischt ist. Sie erinnern sich der beiden Beispiele, welche ich Ihnen davon demonstriert habe. Das eine war die 78 jährige Frau H., welche ihr Wohlbefinden durch eine gewisse behagliche Geschwätzigkeit äußerte und, weil sie sich noch für ein junges Mädchen hielt, Anwandlungen von Verschämtheit zeigte, die bei ihrem Alter sehr komisch wirkten. Die andere, eine 84 jährige Frau K., ist Ihnen als starke Schimpferin erinnerlich, die mit den unflätigsten Redensarten um sich warf und ihre Umgebung der abenteuerlichsten Mißhandlungen beschuldigte. Es handelte sich offenbar um konfabulierte Erinnerungen auf der Basis von mißdeuteten Erlebnissen und hypochondrischen Sensationen. Beide Kranken hatten das Gemeinsame, daß Gesichtsausdruck, Gesten und mündliche Äußerungen durch ihre Energie den Verdacht einer etwa vorhandenen Demenz sofort entkräften mußten. Die akute oder delirante Form der Presbyophrenie hat im wesentlichen die gleichen Kennzeichen wie die chronische Form, vielleicht mit Ausnahme der retroaktiven Amnesie. Es besteht aber außerdem ein mäßiger Grad von Bewegungsunruhe, Schlaflosigkeit und zeitweilig Halluzinationen, besonders auf optischem Gebiet. Im ganzen bietet sie das Bild eines erheblich gemilderten und dem entsprechend auch in die Länge gezogenen Delirium tremens. Ein Fall derart ist mir erinnerlich, in welchem bei einer 76 jährigen bis dahin sehr tätigen Frau die Krankheit so günstig ablief, daß die Patientin ein sehr umfangreiches Geschäft noch viele Jahre lang fortzuführen imstande war. Die Dauer der Krankheit beträgt in den Fällen, welche zur Heilung kommen, was häufig geschieht, vier bis acht Wochen. Im anderen Falle geht sie unmerklich in die chronische Form über, oder es bleibt eine einfache senile Demenz zurück, welche immer auch das Endstadium der chronischen Form bildet.

Meine Herren! Die Krankheitsfälle, die Sie bisher kennen gelernt haben, haben das gemeinsame Merkmal der allopsychischen Desorientierung und verdienen deshalb die Bezeichnung als akute Allopsychosen. Unter diesen hebt sich die akute Halluzinose dadurch ab, daß es der Reizvorgang der Halluzinationen ist, welcher mit der Zeit zur Desorientierung führt, so daß erst das paranoische Stadium die Desorientierung rein hervortreten läßt. Das Delirium tremens dagegen, die polyneuritische Psychose und die Presbyophrenie zeigen die allopsychische Desorientierung von vornherein als Ausfallssymptom. Hinsichtlich des Delirium tremens verweise ich auf frühere Ausführungen. Bezüglich der polyneuritischen Psychose und der Presbyophrenie könnte man versucht sein, den beiden Krankheiten gemeinsamen Verlust der Merkfähigkeit zur allopsychischen Desorientierung herbeizuziehen. Daß dies nicht ohne weiteres gestattet ist, lehrt z. B. ein Fall postepileptischer Allopsychose[1]) mit gut erhaltener Merkfähigkeit. Außerdem kommt es zuweilen vor, daß die allopsychische Desorientierung zur Asymbolie gesteigert erscheint. So konnte ich kürzlich einen Kranken, der vorher nur das Durchschnittsbild der polyneuritischen Psychose geboten hatte, ein zweites Mal als Asymbolie demonstrieren.[2]) Aber auch eine selbständige asymbolische Form der akuten Allopsychose kommt, freilich sehr selten, vor, wie der folgende Krankheitsfall beweist. Es handelte sich um einen 43jährigen Lehrer N., der am 10./2. 87 in die Klinik aufgenommen und nach sieben Wochen (29./3.) geheilt entlassen worden ist. Der Ausbruch der Krankheit war ganz akut erfolgt, nachdem eine aufregende Krankenpflege und dann der Tod seiner Frau den Patienten heftig affiziert hatten. Patient war dann einige Tage ganz unorientiert und von lebhaften Halluzinationen begleitet auf den Nachbardörfern herumgeirrt und wurde an Händen und Füßen gebunden von seinen Dorfgenossen der Klinik zugeführt. In der Klinik verhielt er sich in mäßigem Grade ablehnend, gab nur selten und unwillig Auskunft und verkannte offenbar die Personen und auch die Situation. Dies ließ sich nicht nur aus seinen spärlichen Antworten entnehmen, sondern hauptsächlich aus seinem Verhalten erschließen. Während er offenbar genügend sah und hörte, auch keinerlei Gehirnsymptome darbot und vollständig Herr seiner Bewegungen war, schien ihm der Gebrauch der gewöhnlichsten Gegenstände gänzlich unbekannt zu sein. In die Eßschüssel fuhr er mit dem Kopf hinein, die Hosen versuchte er als Hemd anzuziehen, mit Messer, Gabel und Löffel wußte er nicht umzugehen u. dgl. m. Später lernte er die Eßschüssel kennen und griff mit den Händen hinein. Der Affekt, in dem er sich dauernd befand, war der der allopsychischen Ratlosigkeit und hielt sich in mäßigen Grenzen, dennoch erschwerte er, da er den Kranken meist zu einem ablehnenden Verhalten veranlaßte, die eingehende Untersuchung seines Geisteszustandes. Doch läßt sich so viel mit Sicherheit behaupten, daß auch nur Spuren von Aphasie niemals an ihm beobachtet worden sind. Aus seinen vereinzelten Antworten ließ sich auch schließen, daß für einfachere Fragen das Sprachverständnis bei dem Patienten erhalten war.

[1]) Fall 7 der Krankenvorstellungen der Psychiatr. Klinik zu Breslau Heft 2.

[2]) Fall 9 ibidem.

Hinsichtlich des motorischen Verhaltens entsprach der Zustand einem mäßigen Grade von Bewegungsunruhe, aber ohne Beimischung eigentlich motorischer Symptome, am meisten dem Begriffe des ratlosen Bewegungsdranges entsprechend. Patient rutschte in seinem Bett hin und her, nahm die merkwürdigsten Stellungen ein, baute sich mit den Matratzenstücken ein Art von Käfig, nestelte an seinem Hemd, streifte es ab, drehte die Decke zusammen u. dgl. m. Zum Verlassen des Bettes war er schwer zu bewegen, augenscheinlich, weil dieser Aufenthalt ihm allmählich vertraut geworden war. Ein ausgeprägt angstvoller Affekt wurde immer nur dann, wenn eine Änderung seiner Lage herbeigeführt wurde, beobachtet, sonst bestand dauernd ein nur mäßiger ratloser Affekt oder gar eine affektlose Stimmung. Zur Besorgung seiner Bedürfnisse mußte Patient angehalten werden, sonst verunreinigte er sich, offenbar aus Desorientiertheit. Halluzinationen ließen sich nicht vollständig ausschließen, waren aber sicher nicht reichlich vorhanden und keineswegs die Veranlassung seiner übrigens nicht kontinuierlichen Bewegungsunruhe. Mit Nachlaß der geschilderten Symptome trat der Kranke in die Rekonvaleszenz ein.

Achtundzwanzigste Vorlesung.

Ein Fall akuter Autopsychose auf hysterischer Basis, Schilderung autopsychischer Ratlosigkeit. Beispiele von alternierendem Bewußtsein, der „zweite Zustand“ französischer Autoren. Quartalssäufer. Heilung eines solchen durch Brombehandlung. Die erworbene moral insanity, eine besondere Form der Autopsychose. Beispiel eines solchen Falles von rezidivierendem Verlauf.

Meine Herren!

Die Beispiele akuter Geisteskrankheit, die ich Ihnen bis jetzt vorgeführt habe, lassen sich als verhältnismäßig reine und einfache Fälle akuter Somatopsychose und akuter Allopsychose auffassen, da ihre hauptsächlichen Elementarsymptome in der erst geschilderten Krankheitsgruppe in solchen Störungen der sekundären Identifikation bestanden, welche sich auf die Auffassung der Körperlichkeit, in der zweiten Krankheitsgruppe in solchen, welche sich auf die Auffassung der Außenwelt bezogen. Diese Identifikationsstörungen selbst betrafen ausschließlich das sensorische Gebiet, das Verhältnis von s zu A unseres Schemas, wenn auch im einzelnen die Unterordnung der Symptome in das Gebiet der Anästhesie, der Parästhesie und der Hyperästhesie vielfach fraglich und der Willkür überlassen blieb. Wir kommen jetzt, wenn wir die bisher entwickelten Vorstellungen von dem psychischen Mechanismus konsequent verfolgen, zu der Frage: gibt es analoge Störungen der sekundären Identifikation auch auf dem dritten von uns unterschiedenen Bewußtseinsgebiete, dem der Persönlichkeit, oder mit anderen Worten, läßt sich unser aus der Annahme zentripetal leitender, aber über das nächste sensorische Projektionsfeld in assoziierte Projektionsfelder hineinreichender, dennoch aber eine physiologische Kontinuität darstellender Bahnen abgeleitetes Schema auch auf die Beziehungen viel komplizierterer assoziativer Komplexe untereinander übertragen? Es ist ohne weiteres ersichtlich, daß eine Antwort darauf ausschließlich nach den Erfahrungen der Klinik gegeben werden kann, indem ja unser ganzes Schema keinen anderen Wert beanspruchen darf, als den eines bequemen Hilfsmittels für die auf unserem Gebiete so außerordentlich schwierige objektive Darstellung der Symptome. Sie werden nun schon aus den einleitenden Bemerkungen zu Beginn unserer Demonstrationen entnommen haben, daß es sich als notwendig ergibt, ganz ebenso wie eine somatopsychische und allopsychische Desorientierung und Ratlosigkeit — wir hatten außerdem noch die motorische Desorientierung und Ratlosigkeit kennen gelernt — so auch eine autopsychische Desorientierung und Ratlosigkeit als Wirkung akuter Psychosen anzuerkennen.[1]) Es gibt also in der Tat analoge Identifikationsstörungen, wie auf dem Gebiete der Körperlichkeit und der Außenwelt, auch auf dem autopsychischen Gebiete, und daraus ergibt sich die Berechtigung, unter den akuten Psychosen eine besondere Gruppe, die der akuten Autopsychosen, herauszuheben.

Daß die Möglichkeit, sich irgendeine räumliche Vorstellung von den in Betracht kommenden Bahnen zu machen, im Gebiete des Bewußtseins der Persönlichkeit aufhört, habe ich wiederholt hervorgehoben. Das wird uns aber natürlich nicht abhalten, anzuerkennen, daß in dem komplizierten Gesamtbegriff der Persönlichkeit — derSumme aller Erinnerungen, wie ich sie früher definiert habe, um den Gegensatz zu den beiden anderen Bewußtseinsgebieten als der Summe aller Erinnerungsbilder recht hervortreten zu lassen — Unterabteilungen möglich und wirklich vorhanden sind, die empirisch festgestellt sind und deshalb Anerkennung fordern. Der Charakter, die oft voneinander recht unabhängigen verschiedenen Interessengruppen, wie das Berufs- und Familieninteresse usw. sind Beispiele dafür. Weiter werden wir aber annehmen müssen, daß in der Summe aller Erinnerungen ein engerer Komplex davon enthalten sein muß, welcher jedem Menschen als Persönlichkeit im engeren Sinne erscheint und als eine Einheit empfunden wird. Eine Störung der Identifikation diesem Komplex gegenüber kann zustande kommen, ohne daß das Gedächtnis in dem früher von mir definierten Sinne nachweislich Schaden gelitten hat, und es muß dann dahingestellt bleiben, ob die für die Sinnesempfindungen anwendbaren Unterscheidungen von Hyperästhesie, Parästhesie und Anästhesie hier überhaupt noch am Platze sind. Ich möchte lieber von dem Versuch solcher Unterscheidungen ganz abstehen. Die Ausdrücke: psychische Anästhesie, psychische Hyperästhesie u. dgl. m., die Sie bei anderen Autoren[2]) antreffen werden, haben natürlich eine ganz andere Bedeutung, sind aber auch meines Erachtens wegen ihrer subjektiven Färbung nicht

---

[1]) Vgl. S. 212 und 213.

[2]) Ich meine besonders Griesinger und Emminghaus.

zweckmäßig gewählt. Im folgenden erblicke ich eines der lehrreichsten Beispiele von ganz akut, fast apoplektiform entstandener Autopsychose, in welchem ebensowohl der Affekt der autopsychischen Ratlosigkeit als die Beirrung in der autopsychischen Orientierung sehr rein zu beobachten waren. Zum Teil bediene ich mich der eigenen Worte nach Aufzeichnungen und mündlichen Berichten der hoch gebildeten und ungewöhnlich ausdrucksfähigen Patientin.

Das jetzt 50jährige Fräulein v. F. war mehrere Jahre in meiner Behandlung und ist jetzt bis auf gewisse subjektive Klagen wohl als geheilt zu bezeichnen. Bis zu ihrer Erkrankung litt sie nur an leichten hysterischen Erscheinungen, namentlich Druck auf dem Kopf, unmotivierten Weinanfällen, dem Gefühl großer Abspannung. In dem ungewöhnlich heißen Sommer 1886 wurde sie zwei Monate lang durch anstrengende Tätigkeit in einem wohltätigen Verein in der großen Stadt festgehalten und litt sehr unter der Hitze. Erst im Juli konnte sie aufs Land zu einer befreundeten Familie gehen, wo sie sich die ersten vierzehn Tage erholte, gut schlief und auch den Kopfschmerz verlor. Eines Abends, nachdem sie sich mit Gartenarbeit angestrengt hatte, fühlte sie sich verstimmt, war empfindlich, alles verdroß sie. Den nächsten Tag war sie noch verdrießlicher und fühlte sich so nervös, daß sie sich mehrmals die Tränen verbeißen mußte. „Dabei schwebte in der Natur ein Gewitter.“ In der darauffolgenden Nacht erwachte sie plötzlich nach einem lebhaften Traum unter Angstgefühl und so starkem Herzklopfen, daß sie die Hände „fest auf das Herz drücken mußte, um es vor dem Zerspringen zu bewahren“. Sie fühlte sich schwindlig, hatte das Gefühl, als schwände ihr der Verstand und als ob der Kopf von einem Filz überzogen wäre. Sie versuchte das Fenster zu öffnen oder die Tür, um ins Freie zu gelangen, fand aber alles verschlossen und mußte sich darauf beschränken, kalte Umschläge über den Kopf zu machen. „So kam sie sich wie eine Gefangene vor und wanderte stundenlang in den engen Räumen auf und ab, indem sie sich bald die Briefe von den Ihrigen hervorsuchte, bald sich den Spiegel vorhielt, um sich ihrer eigenen Identität zu versichern.“ Am nächsten Morgen fühlte sich Patientin sehr krank, sie blieb dann fast vollständig schlaflos und litt besonders an einer stundenweise sie befallenden heftigen Angst. Der Gedanke, sie werde den Verstand verlieren, verließ sie die nächsten Tage nicht und machte sie gegen alles unempfindlich, überall wurde es ihr zu eng, sie mußte möglichst ins Freie. Auch allein zu sein versetzte sie in Angst, und besonders schrecklich war ihr die Fahrt nach Hause im Eisenbahncoupé, sie glaubte herausspringen zu müssen. Die Nacht nach ihrer Heimkehr schlief sie jedoch das erstemal wieder besser. Es bildet sich dann ein im ganzen stabiler Zustand heraus, der mit geringen Schwankungen der Intensität jahrelang anhielt, und den ich versuchen will, Ihnen mit den eigenen Worten der Patientin zu schildern.

Ich zitiere zu diesem Zweck einige auf meinen Wunsch aufgezeichnete Tagebuchnotizen aus dem Sommer des der Erkrankung folgenden Jahres.

„Nach meiner traurigen Erfahrung verhält sich die Sache so, daß ich fortwährend in dem Bann des geistigen Unvermögens stehe, mein eigenes Wesen, geistiges und leibliches, zu erfassen. Die Bemühungen, dies zu erreichen, verursachen mir unaufhörliche Qual, und ich muß die Versuche, den Schlüssel zu der mir rätselhaften geistigen Erscheinung zu finden, immer wieder erfolglos aufgeben. Ich bin mir meiner selbst nicht bewußt, muß mir immer vorsagen, wer ich bin, wie ich heiße. Ich versuche mir von innen heraus selbstbewußt zu werden, vergeblich, ebenso durch Anschauen meines äußeren Menschen, auch dieser ist mir völlig fremd und unbewußt; so erzeugt dieser Zustand furchtbare Qualen. Ebenso geht es mir mit der Vergangenheit. Ich weiß wohl noch alles darin mir Geschehene, das von mir Erlebte, es ist mir aber, als müßte das ein anderer, mir fremder Mensch erlebt haben. Meine Sprache ist mir meist auch ganz fremd, es ist, als ob ein anderer Mensch aus mir spräche, doch hat sich dies Symptom erst gegen Ende des Winters eingestellt. Die bekannten alt vertrauten Verhältnisse zur Familie und zu Freunden scheinen mir ungreifbar und ferngerückt, die liebsten, bekanntesten Menschen erscheinen mir oft fremd und sonderbar. Eine Zeitlang kam ich mir identisch mit meiner Schwester Olga vor. Fremde, neue Menschen sind mir nicht so unheimlich und können mich zeitweilig aus mir heraus bringen.

Durch Betrachtung meiner Glieder habe ich auch immer mein Bewußtsein wieder zu erhalten gehofft, doch endete dies Bestreben stets mit dem Gefühl, etwas Bekanntes gesehen zu haben, ohne der Einheit meines Leibes und Geistes bewußt werden zu können. Beim Spazierengehen bin ich besonders im Winter oft in einem Zustand gänzlichen Unbewußtseins herumgewandert. Dann wieder bin ich als ein ganz fremdes Wesen gewandelt. Schrecklich waren auch die Tage, die im Winter alle Wochen vorkamen, an denen ich so nervös war, daß ich mich nicht zu bewegen, selbst im Bett mich nicht umzuwenden wagte, weil schon der dazu nötige Grad von Bewußtsein mir Qualen bereitete. Es ging so weit, daß ich immer angelehnt sitzen mußte, weil ich den Rücken nicht frei haben konnte, ohne dadurch zu der Frage veranlaßt zu werden, ob derselbe zu mir gehöre. Empfindlich und reizbar bin ich im hohen Grade, trotz aller Selbstbeherrschung oft unausstehlich und ungenießbar. Wahrscheinlich will ich etwas ergründen, was unergründlich ist . . . denn immer ist mir zumute, als sei ich aus mehreren Menschen zusammengesetzt, von denen keiner der rechte, ich selbst sei. Am besten ist es noch, wenn ich ganz mechanisch dahinlebe oder soviel wie möglich das Suchen nach mir selbst unterdrücken kann. Die schlimmsten Tage sind diejenigen, an welchen sich zu diesem Suchen noch Unruhe und Angst gesellen." Des weiteren schildert die Patientin heftige Kopfschmerzen, bald als Druck in der Mitte des Kopfes, bald als Pochen in den Schläfen, auch Rückenschmerzen. Dieselben bringen immer das Gefühl eines Zwanges hervor. Oft sei es, als würde der Kopf zusammengedrückt oder innerlich alles zusammengezogen.

Erst nach einigen Jahren dieses von der Patientin als ganz unerträglich empfundenen Zustandes trat allmählich eine Besserung ein, und im Jahre 1890 fühlte sich Patientin fast gesund. Im Anschluß an das Klimakterium trat 1894 ein Rückfall ein, der aber lange nicht so heftig als der erste Anfall auftrat und noch jetzt nach drei Jahren nicht vollständig überwunden ist. Indessen ist das Allgemeinbefinden dadurch wenig gestört, Patientin sieht blühend und noch auffallend jugendlich aus.

Um über die Bedeutung dieses Krankheitsfalles keinen Zweifel aufkommen zu lassen, habe ich noch folgendes zu bemerken. Wenn auch die Selbstbeherrschung der Patientin dem Arzte gegenüber immer so weit erhalten blieb, daß sie immer sozietätsfähig erschien, so steigerte sich doch das Unglücksgefühl der Patientin häufig zu fast unerträglicher Höhe und rücksichtslosen Ausbrüchen der Verzweiflung den Angehörigen gegenüber. Jahrelang bestand der ausgesprochenste Lebensüberdruß, und die Befürchtung des Selbstmordes war nur deshalb nicht imminent, weil Patientin durch ihre religiöse Gesinnung davon abgehalten wurde, zum Teil auch einen gewissen Trost in der Religion fand. Nicht nur aus eigenem Antriebe, sondern weil es ihr Zustand erforderte, hielt Patientin sich jahrelang von menschlichem Umgang ganz abgeschlossen, und nur die große Aufopferung und persönliche Anhänglichkeit namentlich einer älteren Schwester, welche ihre Abgeschiedenheit teilte, ermöglichte es, daß die ärztliche Behandlung der Patientin außerhalb einer Irrenanstalt durchgeführt werden konnte. Aus allem dem geht hervor, daß der Krankheitszustand der Patientin als eigentliche Geisteskrankheit und trotz der wohl erhaltenen formalen Denktätigkeit keineswegs als ein mehr in das Gebiet der Neurosen gehörender Grenzfall aufzufassen war.

Für unseren Standpunkt liegt der Fall auch sehr klar, da er ein typisches Beispiel autopsychischer Ratlosigkeit und Desorientierung darbietet. Die Beimischung von somatopsychischer Ratlosigkeit und Desorientiereng wird uns in dieser Auffassung nicht beirren, sondern im Gegenteil gerade noch bestärken. Die mannigfachen abnormen Empfindungen, über welche Patientin klagte, gehören nur zum Teil dahin, zu einem anderen Teil haben sie wohl die Bedeutung selbständiger hysterischer Begleiterscheinungen.

Was die Ätiologie des Falles anbelangt, so wird man seine Unterbringung in das vielgestaltige Bild der hysterischen Psychosen nicht beanstanden. Maßgebend dafür dürfte die innere Verwandtschaft des Symptomenbildes mit anderen zweifellos hysterischen Geisteskrankheiten sein, auf die ich bald zu sprechen kommen werde. Über unseren Fall nur noch soviel, daß der Verlauf der Krankheit ein kontinuierlicher und bei Berücksichtigung größerer Zeiträume deutlich deszendierender war. Die interkurrenten Intensitätsschwankungen wurden zwar subjektiv sehr stark empfunden und waren häufig, blieben aber für die objektive Beurteilung wenig erheblich. Von einem Wechsel der Symptome, wie er angeblich für die Hysterie charakteristisch sein soll, war nie die Rede. Übrigens fehlten eigentliche hysterische Stigmata, wie Ohnmachten, Sensibilitätsstörungen, Ovarie u. dgl. m.

Meine Herren! In der Literatur und zwar nicht nur der psychiatrischen, sondern auch der schönwissenschaftlichen, werden Sie schon auf Fälle gestoßen sein, die mit dem eben geschilderten eine gewisse innere Verwandtschaft haben, ich meine die Zustände von doppeltem oder auch alternierendem Bewußtsein, von psychiatrischer Seite oft auch unzweckmäßig als Dämmerzustände bezeichnet. Letzterer Name sollte aber durchaus für diejenigen akuten Psychosen vorbehalten werden, welche das Merkmal einer Benommenheit des Sensoriums, also einer eigentlichen Bewußtseinstrübung merklichen Grades, an sich tragen. Davon ist bei den vorher bezeichneten Krankheitsfällen nicht die Rede, das Sensorium ist dabei anscheinend wohl erhalten, dagegen handelt es sich gewissermaßen um eine Unterbrechung der Kontinuität in dem Bewußtsein der Persönlichkeit, derart, daß zwei voneinander ganz verschiedene Persönlichkeiten sich gegenseitig ablösen, die eine an die Stelle der anderen tritt. Dabei kann die Erinnerung an die krankhaft abgeänderte Persönlichkeit, d. h. die Erlebnisse, Handlungen, Gedankentätigkeit derselben entweder vollständig verloren gegangen sein — es besteht ein autopsychischer Erinnerungsdefekt für die entsprechende Zeit — oder es bleibt nur eine summarische, verschwommene oder nur auf einzelne Handlungen und Erlebnisse dieser Zeit sich erstreckende Erinnerung bestehen. Was uns hier interessiert, ist jedoch nicht der Erinnerungsdefekt, sondern der Geisteszustand in der Zeit, auf die sich der Erinnerungsdefekt bezieht, den man wegen seiner merklichen Abweichung von dem Inhalt des Bewußtseins der Persönlichkeit im normalen Zustande als „zweiten Zustand", second état der französischen Autoren, bezeichnet hat. Derartig wechselnde, in jeder Phase für sich aber gleich bleibende Zustände, von denen der eine der Norm, der andere dem krankhaften Zustande angehört, können in mehrfachem Turnus einander folgen, und die Erinnerung sich dann immer ausschließlich auf die gleichsinnigen Phasen zurück erstrecken, so daß tatsächlich das Bewußtsein der Persönlichkeit in zwei, in seltenen Fällen auch mehr voneinander unabhängige Gruppierung zerfallen scheint, die ihre Koexistenz in einem Gehirne gewissermaßen nur dem Zufall zu verdanken haben. Die Unabhängigkeit der einen Persönlichkeit von der anderen beschränkt sich dabei nicht auf die Auswahl bestimmter Erinnerungen, sondern auch auf das Gebiet der Interessen, Neigungen und Abneigungen, Charaktereigenschaften u. dgl. m. Ein bisher untadelhafter Charakter kann in dem zweiten Zustande die Gemütsverfassung eines vertierten Verbrechers darstellen.[1] Diese höchst rätselhaften Zustände sollen in ihrer Tatsächlichkeit nicht angetastet werden, auch ihr theoretisches Interesse will ich nicht leugnen. Sie scheinen aber zum Teil Kunstprodukte hypnotischer Suggestion zu sein und sind außerdem so selten — ich habe z. B. noch nie einen solchen Fall zu Gesicht bekommen —, daß sie uns gegenüber den dringenderen Anforderungen der Klinik nicht aufhalten dürfen. Es genüge, sie erwähnt zu haben.

Dagegen kommen etwas häufiger vereinzelte Anfälle eines solchen second état zur Beobachtung, und zwar, wie es scheint, ausschließlich auf hysterisch- oder epileptisch- oder alkoholistisch-degenerativer Basis. In unserer Klinik sind im Laufe eines Jahres nicht weniger als vier derartige Fälle zur Aufnahme gelangt. Nur einer davon gehört vielleicht in die Kategorie der Dämmerzustände. Am 11. Juni 1896 nachts wurde ein 23jähriger Kaufmann in benommenem Zustande aufgenommen, der über Angst klagte, allopsychischen Beziehungswahn und allopsychische Angstvorstellungen äußerte, mangelhaft orientiert war und sich verfolgt glaubte. Man erfuhr, daß er am 31. Mai eine eine halbe Minute dauernde Absenz, begleitet von eigentümlichen Bewegungsstörungen, gehabt, am 1. Juni seine Wohnung bei den Eltern verlassen hatte

[1]) Vgl. dazu die Diss. inaug. von Wolfgang Bohn: Ein Fall von doppeltem Bewußtsein, Breslau 1898.

und seitdem nicht zurückgekehrt war. Ein Schorf am linken Zungenrande ließ auf einen kürzlich überstandenen Krampfanfall schließen. Schon am 14. Juni vollständige Beruhigung und beginnende Krankheitseinsicht, aber fast vollständiger Erinnerungsdefekt für die Zeit vom 1. bis 12. Juni, mit Ausnahme ganz vereinzelter Bruchstücke von Erinnerungen. Ende Juli konnte Patient geheilt entlassen werden. Patient war kein Trinker, ohne erhebliche Belastung mit Epilepsie, hatte nie früher einen epileptischen Anfall gehabt. Bis zur Zeit seiner Aufnahme war er nicht für krank gehalten worden. Er hatte sich in dieser Zeit eine eigene Wohnung gemietet und sich zwei Tage lang bei einem Mädchen aufgehalten, mit dem er ein Verhältnis hatte. Jedenfalls fallen eine Anzahl der kompliziertesten und überlegten Eindruck machenden Handlungen in diese Zeit, und eine dem Laien kenntliche Geisteskrankheit konnte nur kurz vor der Aufnahme zum Ausbruch gekommen sein. Sie scheint den Übergang des krankhaften zweiten Zustandes in die normale Persönlichkeit zu markieren. Es kam zu keiner vollkommenen Restitution des Erinnerungsdefektes.[1] — Ein zweiter Fall betraf einen 26jährigen aus dem Elsaß stammenden jüdischen Kaufmann. Er wurde am 19. September 1896 in leicht benommenem, schwer erschöpftem Zustande aufgenommen, behauptete, Felix Faure, der Präsident von Frankreich, zu sein und vor drei Wochen mit dem Veloziped von Paris aus zu der Tour Lille—Luxemburg—Basel—Konstanz—Ragaz—Innsbruck—Wien—Warschau—Breslau— aufgebrochen zu sein. Nach tiefem Schlafe schon am folgenden Tage volle Krankheitseinsicht. Patient wurde am 14. Oktober geheilt nach Hause entlassen. Von seiner Rundfahrt gab er an, daß er sie „halb im Dusel" zurückgelegt, streckenweise auch die Bahn benutzt habe. Seine Rückerinnerung daran war ganz verschwommen. Trotzdem muß man annehmen, da der hochgradig schwerhörige, außerdem noch schwachsichtige Mensch seine Tour ohne Schaden zurückgelegt hat, daß er eine Reihe von komplizierten Handlungen anscheinend in bewußtem Zustande ausgeführt hat und offenbare Zeichen von Geisteskrankheit erst infolge der übermäßigen Strapazen an den Tag gelegt hat. Nach seiner Angabe entstammte er einer schwer belasteten Familie, beging häufig Absinthexzesse und hatte schon vor sechs Jahren einmal im Anschluß an Alkoholexzesse zehn Tage in St. Anne zubringen müssen. Die Wahnidee, Präsident von Frankreich und vom Zaren nach Warschau bestellt zu sein, will ihm erst in Wien eingekommen

[1]) Wiederaufnahme desselben Kranken am 3. Januar 1898 nach einem Selbstmordversuch auf offener Straße. Erinnerungsdefekt für drei Tage, eine für Zungenbiß verdächtige Stelle. Zwischenzeit gesund.

sein. Für die Zeit vor seiner Abreise von Paris gute Rückerinnerung. — Ein 44jähriger Kaufmann, der seit Jahren an Anfällen von Trunksucht, sogenannten Semmelwochen, litt, wurde am 1. September 1896 aufgenommen und zeigte bei der Aufnahme durch leichte motorische Unruhe, leichten Tremor, Schlaflosigkeit, Klagen über Unruhe und Druck im Kopf noch die Spuren des akuten Alkoholismus. Seine Erinnerung reichte nur bis zum 18. August zurück, dem Zeitpunkt, wo er aus Wolgast abreiste, um in Breslau eine andere Stellung anzutreten. Für die Zwischenzeit bestand absolute Amnesie. Auf der Abteilung zeigte er sich apathisch, gleichgültig, ohne Beschäftigungsbedürfnis, mit subjektiver Erschwerung des Denkens gegenüber komplizierteren Leistungen, die Merkfähigkeit aber, die Aufmerksamkeit, das Urteil über seine Mitkranken waren annähernd normal. — Der vierte Fall betraf ein 19jähriges Dienstmädchen, das von einem epileptischen Vater abstammte, seit $1^1/_2$ Jahren an sporadischen epileptischen Anfällen litt und vor Eintritt einer Serie von epileptischen Anfällen ihren Dienst verlassen hatte und stundenlang herumgeirrt war. Rückerinnerung nur an den Beginn dieses präepileptischen Dämmerzustandes, an alles Folgende nicht.

Einen sehr merkwürdigen und lehrreichen Fall aus Forels Beobachtung beschreibt Naef.[1]) Er betrifft einen 32jährigen gebildeten Mann mit schwerer erblicher Belastung und selbst immer schwer nervös, der sich seit einigen Monaten in einer Beamtenstellung in Australien befand, in amtlicher Mission nach einer Stadt im Inneren reiste und dort akut erkrankte, wahrscheinlich an einem Anfall des Denguefiebers. Um an seinen gewöhnlichen Aufenthaltsort zurückzukehren, begibt er sich zur Eisenbahn, weiß aber, nach 36stündiger Fahrt dort angekommen, von seiner Absicht nichts mehr, glaubt an einem fremden Ort zu sein, wird von einer ihm bekannten Dame gesehen, ohne daß er sie wiedererkennt, reist nach einem zweiten Hafenorte weiter, der ihm von seiner Hinreise her bekannt sein mußte, erkennt diesen ebenfalls nicht wieder und reist nach Europa zurück, wo er sich mehrere Wochen zwecklos in Zürich aufhält und erst aus einer Zeitungsnotiz, welche das auffällige Verschwinden des betreffenden Funktionärs aus der australischen Stadt zum Inhalt, hat auf die Vermutung kommt, diese Notiz könne seine Person betreffen. Er hat, wie er in die Beobachtung Forels kommt, einen fast totalen Erinnerungsdefekt für eine etwa acht Monate umfassende Zeit, welche nicht nur die Erlebnisse in Australien und die Hin- und Rückreise, sondern auch

[1]) Ein Fall von temporärer totaler teilweiser retrograder Amnesie. Diss. inaug. Zürich 1898.

die Zeit der Bewerbung um diese Stellung und der Vorbereitung dafür umfaßt. Forel gelingt es in mehrmonatlicher Behandlung, die freilich durch einen hysterischen Anfall eingeleitet wird, auf höchst sinnreiche Weise mit Hilfe hypnotischer Suggestion die Gedächtnislücke wieder auszufüllen. Es wird der Nachweis geführt, daß der sogenannte Dämmerzustand erst von dem Fieberanfall datiert, daß demnach der Gedächtnisdefekt für die weiter zurückliegende Zeit als sogenannte retroaktive Amnesie aufzufassen ist. Was uns hier näher interessiert, das ist hauptsächlich die Schilderung des zur Zeit der Beobachtung noch vorhandenen, wenn auch im Abklingen begriffenen zweiten Zustandes. Freilich wäre eine eingehendere Untersuchung nach manchen Richtungen, die nicht berücksichtigt worden sind, sehr erwünscht gewesen, doch läßt sich immerhin manches Wertvolle entnehmen. Um eine eigentliche Benommenheit kann es sich höchstens in der allerersten Zeit nach Antritt der Rückreise bei dem Patienten gehandelt haben, später während der ganzen komplizierten Reise und während seines Aufenthaltes in Zürich muß der Patient einen annähernd normalen Eindruck gemacht haben. Auf dem Schiff muß Patient einen falschen Namen angegeben haben, vielleicht war ihm damals ein noch größerer Teil seiner Persönlichkeit entschwunden. Die Erinnerung an die Reiseerlebnisse, welche sich unter Forels Behandlung als noch reproduzierbar herausstellte, war insofern sehr summarisch, als sie sich auf eine lose Aneinanderreihung der auffälligsten Vorkommnisse beschränkte, ohne daß der Patient sich der Motive zu seinen Handlungen bewußt war, bis auf den einen dunklen Trieb, in die Heimat zu gelangen. Dabei beschäftigte sich der Patient auf dem Schiffe mit Spazierengehen und Lesen, z. B. las er Dickenssche Romane. Ein ähnliches mehr vegetierendes Leben führte Patient in Zürich, wo er mehrere Wochen verweilte, ohne daran zu denken, daß er Angehörige und Heimat ganz in der Nähe habe. Erst die Zeitungsnotiz erweckte den Affekt autopsychischer Ratlosigkeit, der ihn veranlaßte, ärztliche Hilfe nachzusuchen. Nach der Schilderung des Patienten muß seine Merkfähigkeit in diesem zweiten Zustande sehr reduziert gewesen sein, die Aufmerksamkeit wurde nicht spezieller geprüft. Die Amnesie für die Zeit des zweiten Zustandes ist als Folge der verminderten Merkfähigkeit verständlich und wird auch von Forel so gedeutet. Zu erwähnen ist noch zeitweilig gestörter Schlaf, allerlei hypochondrische Sensationen und ein nervöses Zucken der Augenlider bei dem auch in der Ernährung reduzierten Patienten.

Sie sehen, meine Herren, daß die Fälle des sogenannten zweiten Zustandes untereinander sehr verschieden sein können. Ihre zeitliche Ausdehnung beträgt bald nur wenige Stunden, bald umfaßt sie mehrere Monate. Eingeleitet werden sie gewöhnlich durch einen epileptischen oder hysterischen oder hystero-epileptischen oder kataleptischen Anfall oder einen wirklichen Dämmerzustand, sei es hysterischer, sei es alkoholistischer Entstehung. Nur schwer belastete Menschen, sogenannte Degenerierte, sind dieser Krankheit ausgesetzt. Zurück bleibt ein Erinnerungsdefekt, der entweder total ist oder nur summarische Rückerinnerung gestattet, und an den sich manchmal noch ein weiterer Defekt, der in das Gebiet der retroaktiven Amnesie fällt, anschließt. Die Heilung wird, wie bei allen Geisteskrankheiten, durch die Krankheitseinsicht gekennzeichnet, die Ausgleichung des Erinnerungsdefektes, so wichtig sie in praktischer Beziehung sein kann, ist dafür ohne Bedeutung. Versuchen wir eine nähere klinische Begriffsbestimmung, so handelt es sich um das plötzliche Auftreten eines veränderten Bewußtseinsinhaltes im Gebiete der Persönlichkeit, also zweifellos um eine akute Autopsychose. Die Unterbrechung der Kontinuität in dem Bewußtsein der Persönlichkeit, die totale autopsychische Desorientiertheit, womit erst die Möglichkeit einer neuen, von der früheren verschiedenen Persönlichkeit gegeben ist, bringt es auch mit sich, daß der Affekt autopsychischer Ratlosigkeit, der für die erst geschilderte Kranke so charakteristisch war, hier ganz fehlt oder nur zeitweilig während der Restitution zur Erscheinung kommt. Schon in diesem Verlust der Kontinuität ist ein Defektzustand begründet; derselbe macht sich aber außerdem noch darin geltend, daß durch eine Art von Nivellierung der Vorstellungen ein Ausfall an den die normale Persönlichkeit zusammensetzenden, überwertigen Ideen also ein veränderter und, wie leicht verständlich, minderwertiger Charakter resultiert. Der Antrieb zu Handlungen scheint immer nur der jeweiligen Situation und den einfachsten egoistischen Motiven entnommen zu sein.[1]) Die nähere Kenntnis der Symptomatologie ist leider sehr unvollkommen und dadurch erschwert, daß die meisten derartigen dem Laien als gesund imponierenden Patienten in der Zeit ihrer Krankheit nicht in sachverständige Beobachtung kommen. Von den eigentlichen Dämmerzuständen, die sich durch Benommenheit und mehr oder weniger ausgeprägte allopsychische Desorientiertheit leicht erkennen lassen, sollte jedenfalls die vorliegende Krankheit streng unterschieden werden. Die Dämmerzustände bieten eben immer mehr als den geschilderten Symptomkomplex, sie mögen, wie ich gern zugeben will, häufig eine Steigerung desselben darstellen, wie denn auch ihre Ätiologie zum großen Teil übereinstimmt. Ich vermute, daß eine relativ gute Auf-

---

[1]) Man vergleiche darüber die oben zitierte Dissertation aus meiner Klinik.

merksamkeit und schlechte Merkfähigkeit in allen einschlägigen Fällen anzutreffen sein dürfte, vielleicht auch eine konzentrische Einengung der Gesichtsfelder. Entsprechend der psychischen Einengung der Persönlichkeit auf überwiegend egoistische Vorstellungsreihen scheint meist eine leicht gehobene Stimmung, eine ungewöhnlich leichtlebige Auffassung der Situation, wenn nicht gar eine Neigung zu Brutalität zu bestehen. Flüchtige Größenideen können sich dem entsprechend zeigen. Daher die nicht wegzuleugnende Verwandtschaft mit dem Bilde der Manie, in welcher Sie dennoch eine durchaus verschiedene Krankheit kennen lernen werden.

Es sind die Fälle sogenannter räsonierender Manie, welche wohl zum Teil wirklich hierher gehören, einer Art der Manie, welche nur aus den sogenannten maniakalischen Handlungen der Kranken erschlossen wird. Bei häufigerer Wiederkehr derartiger Zustände spricht man wohl von periodischen Manien, eine doppelt irrige Bezeichnung, da weder von einer Periodizität noch von einer wirklichen Manie die Rede sein kann. Bei diesen sogenannten periodischen Manien kommt es namentlich nach Angabe französischer Autoren häufig vor, daß in den Anfällen immer der gleiche Vorstellungsinhalt wiederkehrt und daraus auch die gleiche, oft bis in die Einzelheiten übereinstimmende Handlungsweise resultiert. Ein Fall der Art ist mir erinnerlich, in welchem ein dem Schreiberstande angehörender Mann dadurch, daß er sich für einen Arzt ausgab, anscheinend raffinierte Betrügereien wiederholt und immer in der gleichen Weise ausführte, so daß die Polizei schließlich schon an der Art des Betruges den Täter erkannte. Der Fall klärte sich später dadurch auf, daß der Patient in epileptischen Blödsinn verfiel. Gerade wegen der Wichtigkeit derartiger Fälle in praktisch-forensischer Beziehung ist es zu bedauern, daß die klinische Kenntnis des sogenannten zweiten Zustandes noch so viel zu wünschen übrig läßt; denn es liegt auf der Hand, daß forensische Fälle kein geeignetes Material sind, um aus ihnen die Symptomatologie einer bestimmten Geisteskrankheit abzuleiten. Liegt doch gerade die Simulation eines Erinnerungsdefektes für Verbrecher jeder Art nahe und ist am leichtesten durchzuführen.

Ähnlich kompliziert liegen die Verhältnisse in dem Falle der sogenannten Quartalssäufer („Semmelwochen"); doch stehe ich nicht an, die große Mehrzahl dieser Fälle hierher zu rechnen. Auch für diese ist die jetzt in der psychiatrischen Nomenklatur vorherrschende ziemlich allgemein übliche Unterbringung in die periodische Manie aus den oben angeführten Gründen vollkommen verfehlt, namentlich ist eine eigentliche Periodizität nur in den wenigsten Fällen nachweisbar, und wenn man den der Volksstimme entlehnten Ausdruck Quartalssäufer dafür geltend machen will, so ist zu bedenken, daß durch äußere Verhältnisse die Gelegenheit, Alkohol zu trinken und gleichgesinnte Gesellschaft aufzusuchen, sich für gewisse Gesellschaftsklassen quartalsweise wiederholt. In vielen Fällen liegt es eben so, daß das erste Glas alkoholischen Getränkes erst den Anstoß gibt, überhaupt zu exzedieren. Am ehesten mag die Periodizität noch für solche Fälle zutreffen, in denen ein Angstgefühl zum Genuß von Alkohol drängt, doch wird die Häufigkeit dieser Fälle überschätzt.

So gab der oben[1]) erwähnte Kranke aus unserer Klinik, über diesen Punkt befragt, folgende Erklärung ab: „Ich kann nicht sagen, daß ich je einmal das Gefühl gehabt hätte, gezwungen zu sein, zu der oder jener Tageszeit ein Glas Bier oder einen Schnaps zu trinken, ein derartiges Gefühl tritt bei mir selbst nach Monaten nicht ein. Es ist aber festgestellt, daß ich in einem durch geistige Getränke erregten Zustande ein weiteres Trinken erstrebe. In verschiedenen Fällen bin ich in Gesellschaften geraten, die ich nimmer würde aufgesucht haben, wenn ich nicht durch den Genuß geistiger Getränke in meinem gesunden Denkvermögen gehindert worden wäre. Ich habe den Beginn und den Ausgang derartiger Situationen niemals klar legen können, und es ist mir später, wenn mir von Freunden die Vorfälle erzählt worden sind, bei denen ich die kindischste Rolle gespielt hatte, geradezu unfaßbar erschienen, daß ich als anständiger und nach meiner Meinung geistesgesunder Mensch in derartige Situationen gekommen bin und mir später eine Klarlegung derselben vollständig unmöglich gewesen ist.“ Dieser Mann bezeichnete sich selbst als nervös, eigensinnig und reizbar, litt zeitweilig an Herzklopfen und wurde durch geschäftliche Ärgernisse leicht aufgebracht. Er war schon früher einmal vierzehn Tage lang aus dem Geschäft weggeblieben und besaß trotzdem auch von dem dadurch betroffenen Prinzipal die besten Zeugnisse. Noch unzweideutiger ist die Auskunft, die ich von einem hochgestellten richterlichen Beamten über seine in dieses Gebiet gehörigen Zustände erhielt. Dieser 47jährige, aus einer schwer belasteten adligen Familie stammende Herr hatte vor 16 Jahren einen vereinzelten, mehrere Stunden dauernden Status epilepticus durchgemacht. Seit fünf bis sechs Jahren litt er zeitweilig an Erregungszuständen, eingeleitet durch Unruhe und Angstgefühl am Herzen, in denen er zwei bis drei Tage lang von Hause fortblieb, sich in den verschiedensten Wirtshäusern herumtrieb, sich aufspielte, randalierte und Skandal machte, ohne in seiner Gesellschaft wählerisch zu

[1]) Vgl. S. 302.

sein. Für diese Zeiten, die er selbst als krankhaft empfand, hatte Patient nur eine ganz summarische Erinnerung. Sie wiederholten sich in ganz unregelmäßigen Zeiträumen. Da Patient offenbar beruflich überanstrengt und in der Ernährung herabgekommen war, empfahl ich ihm zunächst einen Erholungsaufenthalt an der Riviera mit dem Erfolge, daß Patient ein Jahr lang von seinen Anfällen verschont blieb. Von diesem Zeitpunkt ab ein halbes Jahr lang sich wieder häufende Exzesse, zuweilen auch nächtliche Angstzustände in der Zwischenzeit. Infolgedessen systematische Brombehandlung mit zunächst großen, später abnehmenden Dosen. In der ersten Zeit dieser Behandlung ließen sich wiederholt kleine Sugillationen an der Zunge nachweisen, die auf vorangegangene, wohl aber sehr leichte und deshalb übersehene nächtliche Anfälle hindeuteten. Der gute Erfolg dieser Behandlung (seit jetzt zwei Jahren) bestätigt die Vermutung, daß die geschilderten Zustände auf epileptischer Basis entstanden sind.

Die pathologischen Rauschzustände, deren schon früher Erwähnung geschehen ist, gehören nicht hierher, sondern in die eigentlichen Dämmerzustände, wie auch die meisten der rasch vorübergehenden prä- und postepileptischen Psychosen.

Meine Herren! Sie bemerken, daß die zu unserer Krankheitsgruppe gehörigen Fälle bisher nicht unter einem einheitlichen Gesichtspunkt zusammengefaßt worden sind. Es läßt sich kaum ein größerer Gegensatz denken, als der zwischen Dämmerzuständen und der wirklichen Manie: trotzdem finden Sie in der Literatur Fälle, die offenbar in unsere Krankheitsgruppe gehören, bald dem einen bald dem anderen dieser entgegengesetzten Begriffe zugeordnet. Sollten Sie über einen solchen Beweis der in unserer Nomenklatur herrschenden Begriffsverwirrtheit erstaunt sein, so muß ich leider bemerken, daß der Fall nicht vereinzelt ist, sondern daß wir mangels fester Begriffsbestimmungen fast auf allen Gebieten unserer Disziplin auf die gleiche Erscheinung stoßen; daher auch die schon immer von mir bedauerte Unmöglichkeit, Ihnen eins der bekannten Lehrbücher der Psychiatrie für ihre Privatstudien zu empfehlen. Diese Abschweifung, meine Herren, ist nicht überflüssig, sie zeigt uns vielmehr die Notwendigkeit, für unser Krankheitsbild einen passenden Namen zu suchen. Meiner Meinung nach sollte derselbe an den bisher nur immer zu eng gefaßten Begriff des zweiten Zustandes, der an sich unzweideutig ist, anschließen. Ich bin außerstande, einen besseren und ebenso bezeichnenden und kurzen Namen zu finden. Daß es sich in unserem Sinne um eine akute, einen Defektzustand einschließende, desorientierende Autopsychose auf spezifisch degenerativer Basis handelt, habe ich schon hervorgehoben.

Es dürfte hier am Orte sein, einem Einwande zu begegnen, der mir leicht von Ihnen gemacht werden könnte. Ist das plötzliche Einsetzen eines solchen Defektes, einer so total abgeänderten Persönlichkeit überhaupt möglich, ohne daß die Erinnerung für den normalen Zustand, mindestens für die letzte Vergangenheit, wie etwa in dem Naefschen Falle, vollständig ausgelöscht ist? Die retroaktive Amnesie würde dann als notwendige Vorbedingung für das Zustandekommen unseres Krankheitsbildes in jedem Falle nachgewiesen werden müssen, den wir dazu rechnen wollten. Schon der oben angeführte Fall des Velozipedfahrers läßt aber dieses Symptom vermissen. Und überhaupt können wir nur sagen: so schwer verständlich es ist, daß eine so veränderte Persönlichkeit bei nur leidlicher Rückerinnerung an die normale bestehen kann, so ist die Tatsache doch unbestreitbar. Die sogenannten Quartalssäufer sind dafür beweisend. Ein solcher kann vorher der beste Familienvater gewesen sein, in seinem veränderten Zustande läßt er ohne Bedenken seine Familie in Not und weiß dabei genau, in welcher Lage er sie zurückgelassen hat. Sein Denkfehler beruht dabei auf dem Analogieschluß, daß die Seinigen das Leben so leicht nehmen, wie er augenblicklich, im Notfall, daß Gott wohl helfen werde. Eine durchaus lebenswahre Schilderung dieser veränderten Auffassung bei einem Säufer finden Sie im Raskolnikow von Dostojewski. Der oben erwähnte richterliche Beamte hatte so wenig einen Erinnerungsdefekt für das nächst Vergangene, daß er sogar Termine, die in diese Zeit fielen, wahrzunehmen und während deren Dauer sich leidlich zu beherrschen pflegte. Eine Erklärung für diesen merkwürdigen Gegensatz der kranken und der zugleich zurückerinnerten gesunden Persönlichkeit kann auch in der Annahme einer Giftwirkung, die ja beim Säufer sehr nahe liegt, nicht eigentlich gefunden werden. Man kann in solchen Zeiten von einer Spaltung der Persönlichkeit sprechen, ein Fall, der nur in dem früher von mir geschilderten Zustande von Zerfall der Individualität eine Analogie und in der Annahme des Sejunktionsvorganges eine Erklärung findet.

Meine Herren! Es dürfte das Maß Ihres Erstaunens zum Überlaufen bringen, wenn ich Sie in diesem Augenblick an die Fälle von sogenannter erworbener moral insanity oder moralischem Irrsinn erinnere und diese ebenfalls für unser Gebiet in Anspruch nehme. Sie wissen, daß es sich hierbei um Krankheitsfälle handelt, gegen deren Anerkennung namentlich die Juristen sich gesträubt haben, leider unterstützt durch den Streit der Meinungen, welcher sich in unserem eigenen Lager nicht sowohl über die Tatsächlichkeit dieser krankhaften Zustände als über ihre theoretische Auffassung entsponnen hat. Leider muß auch zugegeben werden, daß die Tendenz, die Fälle einem bestimmten Schema anzupassen, auch einzelne Fachgenossen dazu verführt hat, gewisse Tatsachen zu ignorieren und den Satz zu vertreten, ein Defektzustand auf moralischem Gebiete müsse mit einem solchen auf intellektuellem verbunden sein, um als krankhaft anerkannt zu werden. Diese Behauptung hält aber vor den Tatsachen nicht Stich, sie kann wohl nur dem Mißverständnis entstammen, daß man die Eigenschaften der chronischen und besonders der Fälle von angebornem sogenannten moralischen Schwachsinn auf die mehr oder weniger akut entstandenen übertragen hat. Die letzteren dagegen lassen nicht selten auch jede Spur von intellektueller Störung vermissen. Verständlich werden sie uns, wenn wir das oben angedeutete[1]) Elementarsymptom der Nivellierung der Vorstellungen als ihre Grundlage betrachten. In der Tat können fast alle anderen Elementarsymptome dabei fehlen bis auf eine den meisten Fällen eigene innere Unruhe und gereizte Stimmungslage. Diese Nivellierung der Vorstellungen ist es auch, welche den einschlägigen Fällen eine gewisse Ähnlichkeit mit der Manie verleiht, denn wir werden später sehen, daß sie ein Hauptsymptom der letzteren Krankheit ausmacht; nur fehlen hier alle anderen ebenso wichtigen zu diesem Krankheitsbilde gehörenden Symptome, wie die Ideenflucht, der Rededrang, die krankhafte Euphorie u. dgl. m. Wenn Sie sich erinnern, daß die normale Überwertigkeit gewisser Vorstellungen die Grundlage des Charakters und der Sittlichkeit bildet, daß Neigungen und Abneigungen denselben Ursprung haben, daß darin auch die einzige Hemmung der beim Naturmenschen überwiegenden egoistischen Antriebe zu suchen ist, so werden Sie verstehen, daß der Fortfall dieser Überwertigkeit eine Veränderung der Persönlichkeit bedingt, welche sich auf dem Gebiete der Sittlichkeit, der Neigungen und Abneigungen gegen bestimmte Menschen, der rücksichtslosen Befriedigung egoistischer Antriebe am deutlichsten offenbart. Erklärungswahnideen können als Folgeerscheinung des Widerstandes, der dem veränderten sittlichen Verhalten seitens der Angehörigen oder der Sozietät entgegengestellt wird, in der Form von Verfolgungswahnideen sekundär Platz greifen.

Eine Schilderung dieser Zustände im einzelnen würde zu weit führen. Ich möchte nur kurz das ätiologische Moment berühren. In diesser Beziehung ist ein Zusammenhang mit Entwickelungs- und Rückbildungsvorgängen im Organismus ganz unverkennbar. Wollen wir uns zu der Bezeichnung dieser Fälle als moralische Autopsychose entschließen, so können wir eine

[1]) Vgl. S. 304.

hebephrenische, eine klimakterische und eine senile Form der moralischen Autopsychose unterscheiden. Demnächst würde eine oft nur wenige Tage dauernde menstruelle Form anzuerkennen sein. Im übrigen zweifle ich nicht, daß auch andere ätiologische Momente hereditärer und degenerativer Art dabei eine Rolle spielen, und daß ausnahmsweise noch andere Schädlichkeiten, die sonst zum Ausbruch von akuten Psychosen führen können, wie z. B. das Kopftrauma, den gleichen Effekt haben können. Daß es sich um eigentliche Psychosen, nicht um fortgesetzte moralische Verirrungen, oder mit anderen Worten um die Äußerungen krankhafter Tätigkeit des Gehirns handelt, wird für einen Teil dieser Fälle schon durch ihre Heilbarkeit erwiesen. Jedoch scheint die klimakterische Form überwiegend und die senile Form ausnahmslos ungünstig, letztere wohl schließlich mit dem Übergang in senile Demenz zu verlaufen. Das von Kahlbaum nach rein empirischen Kriterien gezeichnete Krankheitsbild des Heboids oder der Heboidophrenie scheint mir mit einem Teil der Fälle hierher zu gehören. Die relative Heilbarkeit dieser Krankheit ist schon von Kahlbaum hervorgehoben worden.

Was den Verlauf der Krankheit betrifft, so dürfte er je nach der Ätiologie verschieden sein. Einen ganz akuten Ausbruch habe ich beispielsweise bei einem 15 jährigen, durch Potatorium des Vaters belasteten, geistig unter dem Durchschnitt begabten Mädchen gesehen. Der weitere Verlauf gestaltete sich nach einer gewissen Dauer der Krankheitshöhe (sieben Wochen) deszendierend bis zu summarischer Krankheitseinsicht im Lauf der nächsten Monate. Im Laufe von drei Jahren kam es dann dreimal zu Rezidiven von etwas geringerer Intensität und etwas kürzerer Dauer, im übrigen von dem gleichen Verlauf. In den freien Zwischenzeiten kam es zu angedeuteten melancholischen Stimmungslagen, so daß vorübergehend der Gedanke an eine zirkuläre Psychose auftauchen konnte. Dieser Gedanke mußte aber bald fallen gelassen werden, wenn man an der Begriffsbestimmung der zirkulären Psychose als eines regelmäßigen Wechsels zwischen maniakalischen und melancholischen Zuständen festhalten wollte. Einesteils konnte von einer melancholischen Phase nicht die Rede sein, sondern es handelte sich überhaupt nur um ganz vorübergehende zeitweilige Anwandlungen melancholischer Verstimmung, die noch dazu vielleicht als durch Krankheitseinsicht wirklich begründet gelten konnten, anderenteils war der krankhafte Zustand, wenn auch zeitweilig mit Aufregung verbunden, sicher nicht maniakalisch. Vielmehr überwogen die sittlichen Mängel, der Mangel an Folgsamkeit, an Respekt vor dem Wartepersonal und den Ärzten, auch vor älteren Mitkranken, überhaupt der Mangel an Disziplin, die ausgesprochenste

Eigenwilligkeit, das Fehlen jeder Empfindung für ihr erwiesene Freundlichkeit, der Mangel an Scham- und Anstandsgefühl, die Neigung zu unflätigen und obszönen Redensarten und entsprechendem Verhalten bis zu grober Unreinlichkeit. Ein eigentlicher Rededrang, Ideenflucht, Bewegungsdrang waren nie vorhanden. In der Tat wurde auch der Zustand der Kranken zuerst als ein vermutlich angeborener Defekt, der sich um die Pubertätszeit gesteigert hätte, als eine moralische Entartung aufgefaßt und sogar der Aufenthalt in einer Korrektionsanstalt angebahnt. Den Aussagen der Mutter, wonach sie bis zum Ausbruch ihrer Krankheit ein gutmütiges und gesittetes Kind gewesen wäre, wurde zunächst, wegen der anscheinenden Beschränktheit der Frau, nicht genügend Glauben geschenkt. Charakteristisch war ihr absolut keine Spur von Scham verratendes Verhalten bei einer gynäkologischen Untersuchung, zu welcher ihre grobe Unsauberkeit Veranlassung gab. Erst die gänzliche Veränderung, welche später in dem Verhalten der Patientin eintrat, als sie ein bescheidenes, sittsames Mädchen wurde und sich auf der Station fleißig und hilfsbereit zeigte, belehrte uns über die irrige Auffassung, der wir uns hingegeben hatten. Was die intellektuelle Entwicklung des Mädchens betraf, so entsprach ihr Urteil und ihr Besitz an Schulkenntnissen im Alter von 18 Jahren etwa dem eines 14 jährigen Mädchens von gleichem Stande, in ihrer körperlichen Entwicklung war sie dagegen nicht zurückgeblieben und auch während der ganzen Beobachtungszeit regelmäßig menstruiert.

Meine Herren! Werfen wir einen Rückblick auf die dem Gebiet der akuten Autopsychosen zugewiesenen Krankheitsfälle, so können wir sie unter einen gemeinschaftlichen Gesichtspunkt bringen, insofern sie sich sämtlich als Ausfallserscheinungen auf autopsychischem Gebiete charakterisieren. Schon der Seelenzustand, welchen das zuerst geschilderte Fräulein v. F. darbot, zeigte uns den Ausfall an sekundärer Identifikation, die autopsychische Desorientierung und den davon herzuleitenden Affekt der autopsychischen Ratlosigkeit. Sodann hatten wir Zustände von Unterbrechung in der Kontinuität der Persönlichkeit, den sogenannten zweiten Zustand der französischen Autoren, kennen gelernt, ebenfalls einen Defektzustand, der aber nicht als kontrastierend mit dem gesunden Zustande empfunden wird und deshalb ohne den Affekt der autopsychischen Ratlosigkeit bleibt. Die gemeinschaftliche schwer neurotisch degenerative Ätiologie bildete ein vermittelndes Band zwischen diesen beiden sonst so verschiedenen Zuständen. Weiterhin lernten wir in der sogenannten periodischen Trunksucht Fälle kennen, in denen wie beim sogenannten zweiten Zustand das unvermittelte Auftreten einer veränderten, immer minderwertigen Persönlichkeit infolge innerer krankhafter Vorgänge anzunehmen war. Dabei erwähnte ich schon, daß man diese Fälle bisher den periodischen Manien zuzurechnen pflegte. Schließlich fanden wir, daß auch die erworbene moral insanity einen ganz analogen Defektzustand auf autopsychischem Gebiete darstellte, daß man berechtigt sei, eine akute moralische Autopsychose zu statuieren und darunter einen Teil der Fälle von sogenannter periodischer, aber auch der sogenannten räsonierenden Manie zu subsummieren. Für diese letztere Kategorie von Fällen erwiesen sich die körperlichen Umwälzungen, welche das Eintreten und den Verlust der Geschlechtsreife sowie die senile Involution begleiten, von maßgebendem Einfluß. In den nächsten Krankendemonstrationen werden wir es, im Gegensatz zu diesen Defektzuständen, mit gewissen Reizerscheinungen auf autopsychischem Gebiete zu tun haben.

Neunundzwanzigste Vorlesung.

Akute expansive Autopsychose durch autochthone Ideen. Schwinden von Gedanken als Elementarsymptom. Zwangsvorstellungsneurose. Zwangsvorstellungspsychose. Gedankenlautwerden als Grundlage einer aszendierenden Form akuter Autopsychose.

Meine Herren!

Der 38jährige Magistratssekretär A., den wir heute untersuchen, ist nur schwer zu bewegen gewesen, in den Hörsaal zu kommen, hat sich aber schließlich dazu bereit erklärt. um wie er uns eben sagt, der Wissenschaft einen Dienst zu leisten. Sie sehen einen blühenden, anscheinend gesunden Mann von den besten Manieren und offenbarer Intelligenz in Gesichtsausdruck und Sprechweise. Die für seinen Stand ungewöhnliche allgemeine Bildung, die er bald verrät, erklärt sich aus dem Umstande, daß er Philologie studiert hat und erst dicht vor seinem Staatsexamen aus Gesundheitsrücksichten eine andere Karriere ergriffen hat. Von einer formalen Denkstörung ist bei ihm keine Rede. Er selbst fühlt sich gesund. Die Notwendigkeit, ihn trotzdem und trotz seines Widerspruches hier in der Klinik zurückzuhalten, beruht darauf, daß wir fürchten müssen, er werde, sobald man ihn frei läßt, nach Berlin fahren und den Kaiser aufsuchen, denn er hält es für seine Pflicht und seinen Beruf, dem Kaiser einen Teil seiner Regierungsgeschäfte abzunehmen. Er hält es demgemäß für Unrecht und einen Akt der Freiheitsberaubung, daß man ihn hier zurückhält. Wie besonnen und überlegt er aber trotzdem urteilt, können Sie daraus entnehmen, daß er unserem Verhalten keine mala fides unterschiebt, sondern nur unter höflichster Verwahrung, uns zu nahe zu treten, einen Irrtum bei uns voraussetzt. Ich mache ihn darauf aufmerksam, daß er vor drei Monaten, als er in die Klinik eintrat, freiwillig hierher gekommen ist und sich krank gefühlt hat, dabei ist ihm, wie wir hören, Zweck und Bestimmung der Anstalt wohl bekannt gewesen. Er muß die Tatsache zugeben, bedauert aber jetzt lebhaft, es getan zu haben, da er sich sicher getäuscht habe. Eher sei er früher krank, nämlich nervös gewesen, jetzt aber sei er so gesund, so kräftig und nach jeder Richtung leistungsfähig wie nie zuvor. Auf Befragen hören wir noch, daß er sich bis auf die Beschränkung seiner Freiheit vollkommen glücklich fühlt und auch nicht bezweifelt, daß die Ärzte allmählich ihren Irrtum einsehen würden. Ich muß übrigens bestätigen, daß sein Allgemeinbefinden in den letzten Wochen vorzüglich gewesen ist. Das Körpergewicht des Kranken ist während seines Aufenthaltes von 63 auf 70 kg gestiegen. Der Patient zweifelt nicht, daß der Kaiser ihn mit offenen Armen aufnehmen werde. Woher er das wisse? Eine innere Stimme sage es ihm. Diese innere Stimme vergleicht der Patient, wie wir aus einem Schriftstück von ihm sehen, dem Daimonion des Sokrates, „den man ja jetzt auch für verrückt erklärt hat", wie der Kranke beiläufig bemerkt. Von näheren Eigenschaften dieser Stimme erfahren wir, daß sie nicht lokalisiert ist, auch keinen bestimmten Stimmklang besitzt, wohl aber zeitweilig in bestimmte Worte gefaßt ist und — was die Hauptsache ist — auf göttlicher Eingebung beruht. Patient hegt auch die Befürchtung, daß wir Ärzte einer schweren göttlichen Strafe wegen unserer Verblendung entgegengehen. Er zweifelt nicht, und das geht auch aus seinen Schriftstücken hervor, daß er in direkter Verbindung mit Gott stehe, von ihm Offenbarungen und Erleuchtungen erhalte. Das Hören von Stimmen, wie es andere Geisteskranke tun, stellt er in Abrede, ebensowenig hat er je Gesichtserscheinungen gehabt. Ich wende ihm ein, daß, wenn ihm hier Unrecht geschehe, dies nicht auf eine besondere Fürsorge Gottes schließen lasse. Darauf erklärt er es für sehr wohl möglich, daß der Gedanke, sich hier aufnehmen zu lassen, ihm seinerzeit von einem bösen Geiste eingegeben sei. Die Zeit hier könne er nur als eine ihm auferlegte Prüfungszeit auffassen, er nickt beifällig, als ich an die Analogie mit anderen Helden oder Propheten erinnere. Wie Sie schon gehört haben, hat er gegen uns Ärzte keinen Groll, sondern ist überzeugt, daß wir nur unsere Pflicht zu tun glauben, aber er betont den Unterschied seiner spiritualistischen Weltauffassung von unserer materialistischen, die natürlich den Glauben an Gott und Geister ausschließen müsse. In seiner Weltanschauung bestärkt wird Patient durch ein Erlebnis aus seiner Kinderzeit, wonach er in einer Nacht, als gerade sein Großvater schwer krank lag, aufgewacht sei und eine grau gekleidete Frau durch eine halb geöffnete Flügeltür verschwinden gesehen habe. Seine Mutter habe die gleiche Erscheinung gesehen und könne das bestätigen, und genau um diese Zeit sei der Großvater gestorben. Für die psychologische Erklärung, die wir für derartige wohlbekannte, dem halb wachen Zustande zukommende Sinnestäuschungen versuchen, hat er nur ein Lächeln. Patient trägt sich übrigens, wie wir aus seinen Schriftstücken erfahren und er bestätigt, mit großen Zukunftsplänen. Er will, sobald er zur Regierung gekommen ist, alle Welt beglücken, den Oberarzt mit 30 000 Mk. als Leibarzt anstellen, in der Nähe des Niederwalddenkmals eine goldene Brücke über den Rhein bauen als Symbol ewigen Völkerfriedens — das Gold bedeutet die Lauterkeit der Gesinnung — und das Geld dazu aus dem Juliusturm nehmen. Sicher trägt er sich noch mit einer ganzen Anzahl unsinniger phantastischer Ideen, die er uns aber verhehlt.

Meine Herren! Die Krankheit, um die es sich hier handelt, hat sich ganz akut eingestellt, noch am Tage vor der Aufnahme hat der Patient seinen Bureaudienst zur Zufriedenheit getan. Wir erfuhren, daß der Patient, dessen Vater geisteskrank in einer Irrenanstalt gestorben ist, seit Jahren die Furcht geäußert hat, geisteskrank zu werden. Ein kurzer Anfall hochgradiger nervöser Erregtheit soll schon vor 17 Jahren bei ihm aufgetreten sein und den Anstoß dazu gegeben haben, daß er dicht vor dem Examen das philologische Studium als zu anstrengend aufgegeben hat. Patient soll aber geistig gut beanlagt gewesen sein. Als Patient selbst die Aufnahme in die Klinik nachsuchte, war er durch das Auftreten von Größenideen, die er selbst als krankhaft betrachtete, erregt und bat, man solle ihm helfen daß er nicht erst geisteskrank werde. Dabei war das Gesicht stark kongestioniert, die Haut des ganzen Körpers leicht cyanotisch verfärbt, der Puls frequent, 120, klein und weich und nicht ganz regelmäßig, subjektiv Klage über Herzklopfen, objektiv nachweisbar eine Erweiterung des rechten Ventrikels bis einen Finger breit nach rechts vom rechten Sternalrand. Die Untersuchung des Nervensystems ergab keinerlei pathologischen Befund, nur war beim Sprechen schwerer Worte die Sprache etwas stolpernd und verwaschen, etwas, was dem Patienten selbst auffiel, was später aber nie mehr beobachtet wurde. Das Krankheitsgefühl war übrigens nicht konstant, sondern so wechselnd, daß der Patient bald darauf erklärte, er sei der Kaiser, verlangte, mit Wilhelm angeredet zu werden, und noch im Aufnahmezimmer selbst einen Zettel schrieb mit den Worten: „Zu verhaften. Wilhelm“. So bat er auch im Laufe des Tages wiederholt um seine Entlassung, da er nicht krank sei. Erst gegen Abend ließ er seine Größenideen definitiv fallen. Die Nacht verbrachte er trotz 3 g Kalium brom. schlaflos. Die darauf folgenden Tage hatte Patient volle Einsicht und klagte nur zeitweilig darüber, daß sich ihm diese törichten Gedanken aufdrängten. Die Nächte wurden besser, und das Herzklopfen ließ nach. Am fünften Tage gegen Abend wurde Patient ganz vorübergehend wieder unruhig und verlangte seine Entlassung, um nach Berlin zu fahren, äußerte sich aber bald darauf wieder sehr unglücklich darüber, daß die krankhaften Ideen wiedergekehrt seien. Zu gleicher Zeit war Zunahme der Cyanose und der Pulsfrequenz (bis 130) und Herzklopfen aufgetreten. In den nächsten Tagen wieder Besserung, der Puls ging auf 88 zurück. Jedoch trat bei kleinster Anstrengung Herzklopfen und Cyanose wieder auf. Eine Digitalisbehandlung, dauernde Bettruhe, Regelung des Schlafes durch Paraldehyd und Trional waren von günstiger Wirkung und das Befinden des Patienten so gut, daß schon an seine Entlassung gedacht wurde. Das Körpergewicht war um 6 kg gestiegen. Sechs Wochen nach der Aufnahme gegen Abend kam plötzlich ein Rückfall, eingeleitet durch ängstlich verstörten Gesichtsausdruck und die Klage: „Die Ideen kommen wieder", und schon nach wenigen Minuten wieder die Absicht, nach Berlin zum Kaiser zu fahren, und heftiger Entlassungsdrang. Dabei hastiges, ängstliches Wesen, sichtliches Unbehagen, gelegentliches Greifen nach dem Herzen, Klagen über Herzklopfen, Puls 128, kongestioniertes Gesicht, allgemeine Cyanose. Die Störungen des Allgemeinbefindens sind nach wenigen Tagen wieder abgeklungen, die Größenideen aber sind geblieben und scheinen allmählich einen größeren Umfang anzunehmen. Zurzeit meint Patient, daß er sich über seine Gedankenfülle freuen könne, daß er zeitweilig nicht schlafen konnte, bewies nach ihm die „Frische seines Geistes", er rühmt sich des völligen Besitzes seiner Selbstbeherrschung. In der Woche des Rückfalls hat Patient um $1\frac{1}{2}$ kg abgenommen, seitdem aber allmählich den Verlust eingeholt und jetzt noch um ein weiteres Kilogramm zugenommen.[1])

Meine Herren! Diejenigen von Ihnen, die schon früher bei mir gehört haben, werden sich eines ganz ähnlichen Krankheitsfalles entsinnen, den ich vor $1\frac{1}{2}$ Jahren vorgestellt habe. Es handelte sich damals um einen jungen Mechaniker von 22 Jahren, namens Sch., der nach viermonatlichem Aufenthalt geheilt von uns entlassen worden ist. Auch dieser Patient war selbst zur Klinik gekommen, weil er sich für geisteskrank hielt. Nach seiner Meinung war er etwa seit zehn Wochen krank, und damit stimmten auch die Angaben seiner Bekannten überein. Zur Zeit der Aufnahme klagte er über Kopfschmerzen, über ein Gefühl im Kopfe, als ob er betrunken sei, und über Herzklopfen, welches in An-

---

[1]) Patient ist acht Wochen darauf geheilt und mit normalen Herzgrenzen entlassen worden.

fällen auftrete, außerdem über Benommenheit im Kopf und Denkunfähigkeit: „er komme sich so stumpfsinnig vor“. Objektiv fiel an ihm das kongestionierte Gesicht, die geröteten Konjunktivä und eine leichte Cyanose auf, welche letztere durch Umhergehen im Zimmer noch verstärkt wurde. Puls nicht beschleunigt, Herzbefund normal. Patient war offenbar schon in einer Remission seiner Krankheit und bot zurzeit außer einem gesteigerten Schlafbedürfnis keine psychotischen Symptome dar, er schilderte aber mit großer Präzision die Erscheinungen seiner überstandenen Krankheit, und dies war auch der Grund, weshalb ich ihn demonstrierte. Erst 14 Tage darauf stellte sich ein Erregungszustand bei ihm ein, der, wie Patient später bei wiedergekehrtem richtigen Urteil angab, eine Wiederholung seines früheren Zustandes, nur in viel geringerer Intensität, war, einige schlaflose Nächte herbeiführte und in etwa acht Tagen vollständig abklang. Auch dieser zweite Schub war mit auffallenden vasomotorischen Störungen verbunden, kongestioniertem Gesicht, Cyanose der Extremitäten, vermehrter Schweißsekretion und gesteigerter Pulsfrequenz. Von da ab stellte sich rasch die volle Krankheitseinsicht wieder her, so daß Patient nach Verlauf eines Vierteljahres geheilt entlassen werden konnte und bis jetzt, $^{5}/_{4}$ Jahre nach seiner Entlassung, geheilt geblieben und in seiner früheren Stellung wieder tätig ist. Wir erfuhren von dem Kranken, daß sein erster, zehn Wochen lang dauernder Anfall mit schlechtem Schlaf und gereizter Stimmung begonnen habe. Dann stellte sich ein Angstgefühl in der Herzgegend ein, welches zwei Tage anhielt und ihn in ängstliche Unruhe versetzte, „als ob er in die Oder gehen sollte“. Dieses Gefühl machte nach wenigen, ungefähr vier Tagen einem anderen Gefühl Platz, „dem entgegengesetzt wie früher“, so ein glückliches Gefühl, „als ob der heilige Geist in ihm wäre“, an der gleichen Stelle lokalisiert wie früher das Angstgefühl. Eine genauere Schilderung dieses Gefühls wurde dem Patienten schwer, er bezeichnete es bald als Wallen in der Brust, bald als ungewohnt leichte und freie Atmung. Zugleich kamen ihm „fremdartige Gedanken“ und er merkte, daß er ein anderer geworden war, wie er vermutete, vom heiligen Geist erleuchtet. Er bemerkte bebesondere Fähigkeiten an sich, glaubte ein Perpetuum mobile erfunden zu haben, glaubte die Fähigkeit zu haben, „edle und unedle Menschen“ sofort zu unterscheiden, glaubte die Leute beeinflussen zu können wie ein Hypnotiseur, daß sie machten, was er wollte, faßte den Plan, das Geschäft seines Prinzipals in eine Aktiengesellschaft zu verwandeln. Dabei nahm er doch wahr, daß er mit der Arbeit schlecht vorwärts kam und die Gedanken nicht bei der Sache hatte, daß sich seine Umgebung über ihn lustig machte, seine Pläne für Unsinn erklärte oder ihm sagte, sie verständen ihn nicht. Drei Wochen lang waren es nur fremde Gedanken, die er bemerkte, dann hörte er sie von einer feinen weiblichen Stimme, die ebenda ihren Sitz hatte, ausgesprochen, dabei bestand das Wallen in der Brust weiter. Das Bewußtsein, vom heiligen Geiste inspiriert zu sein, kam jetzt noch deutlicher über ihn. Die Stimme sagte ihm auch, welche Stellung die Leute zu seinen Plänen einnahmen, ob sie z. B. der Aktiengesellschaft beitreten wollten oder nicht. Nachts sprach die Stimme oft unausgesetzt zu ihm und störte ihn im Schlaf. Einmal hörte er drei Stimmen gleichzeitig aus seiner Brust ihm gute Nacht sagen, zwei starke und außerdem die feine, darauf sei er müde geworden und eingeschlafen. Eine ungewohnte Gedankenfülle kam über ihn, die Worte stellten sich „unfreiwillig" ein, und es war ihm, als ob der heilige Geist aus ihm spräche, er predigte stundenlang, sprach einmal in Versen und fuhr schließlich wenige Tage vor der Aufnahme nach Haus, um sich von dem Geistlichen des Ortes als Hofprediger einsegnen zu lassen. Er war durch fleißige Bibellektüre inzwischen zu der Überzeugung gekommen, daß er einer der beiden Zeugen sei, die in der Offenbarung Johannis vorkommen. Alles dies hatte uns der Patient bei der klinischen Vorstellung wenige Tage nach seiner Aufnahme mit voller Einsicht in die Krankhaftigkeit der geschilderten Erlebnisse erzählt. Der zweite kurz dauernde Anfall wurde ebenfalls durch Angst und ängstliche Vorstellungen eingeleitet, die Angst wieder am Herzen lokalisiert, die ängstlichen Vorstellungen etwa des Inhalts, er komme hier nicht mehr heraus, werde hier sterben, seine Leiche werde der Anatomie übergeben werden u. dgl. Er forderte ungestüm seine Entlassung, ließ sich aber beschwichtigen und zeigte nur in den nächsten Tagen ein hochfahrendes, anspruchvolleres Benehmen, suchte den Arzt zu belehren, blieb aber für Zuspruch zugänglich. Er verfaßte eine Anleitung für den Arzt, Geisteskranke zu untersuchen, sprach von seiner „großen Gedankenfülle", „seinem todesverachtenden Mut", seiner Befähigung, Hervorragendes zu leisten. Dabei behielt er eine gewisse Einsicht für das Krankhafte der massenhaften Gedanken, die ihm kamen, wenn er auch den Inhalt derselben nicht für krankhaft hielt. Auch in dieser Beziehung kehrte jedoch die Krankheitseinsicht rasch wieder, und nur die Klage, daß ihm soviel Gedanken kämen, verlor sich erst nach Ablauf einer Woche. Zur Zeit der größten Erregung bestand wieder das lokalisierte Glücksgefühl, eine Stimme aber hörte Patient in diesem zweiten Anfall nicht. Von Wichtigkeit ist die

Tatsache, daß Patient in orthodox religiösen Anschauungen aufgewachsen ist, wie Briefe seiner Eltern und der Umstand beweisen, daß sein Predigerberuf von diesen zuerst anerkannt worden, auch gegen seinen freiwilligen Eintritt in die Klinik heftiger Widerspruch erhoben worden ist. Wir erfuhren dann später noch, daß Patient immer etwas eigentümlich gewesen ist, und daß während seiner Krankheit auch phantastische Größenideen des Inhalts, daß er seinen Kollegen Millionen versprach, bei ihm beobachtet worden waren. Das Körpergewicht hatte sich bis zu seiner Entlassung von 56 bis auf 65 kg gehoben.

Meine Herren! Die beiden Kranken, die Sie jetzt kennen gelernt haben, haben augenscheinlich das Gemeinsame, daß die Ihnen von früher her bekannten autochthonen Ideen in akuter Entstehung die Grundlage ihrer Krankheit bilden. Alle anderen Krankheitserscheinungen lassen sich als Folge- oder Begleiterscheinungen dieses einen Hauptsymptoms auffassen. So die Phoneme, deren innerer Zusammenhang mit den autochthonen Ideen gerade in diesen Fällen besonders deutlich hervortritt, ebenso die von dem Inhalt abhängigen Erklärungswahnideen. In einem merkwürdigen Kontrast stehen die bei dem ersten Kranken beobachteten Glücksvorstellungen mit dem gleichzeitig herrschenden, wenn auch nur gelinden Angstaffekt. Das hypochondrische Glücksgefühl, welches dem zweiten Falle eigentümlich ist, hat schon früher einmal Erwähnung gefunden;[1]) es ist im ganzen eine recht seltene Erscheinung. Nach dem ganzen Symptomenkomplex werden wir die Krankheit als eine selbständige Form der Autopsychosen, gekennzeichnet durch das akute Auftreten autochthoner Ideen unter auffälliger Teilnahme des vasomotorischen Nervensystems, durch den Verlauf in kurzen Schüben, die einander rasch folgen, durch den überraschend günstigen Ausgang innerhalb mehrerer Monate, charakterisieren. Die selbständige Bedeutung der autochthonen Ideen wird dadurch in helles Licht gerückt. Ich möchte vorläufig den Namen akute expansive Autopsychose durch autochthone Ideen für geeignet halten.

Mir ist außer diesen beiden hinlänglich sicher gestellten Fällen noch einer bekannt, den ich als abortiven bezeichnen und nicht eigentlich zu den Psychosen rechnen möchte, weil das Elementarsymptom der autochthonen Ideen isoliert blieb und nicht einmal zu einigermaßen fixierten Erklärungswahnideen führte. Ich habe ihn früher schon einmal gelegentlich erwähnt.[2]) Es handelte sich um eine 52jährige Dame, die Frau eines hochgestellten Militärs,

[1]) Vgl. S. 168.

[2]) Vgl. S. 105 Anm.

welche seit Jahren an Diarrhöen litt und dadurch heruntergekommen war, von jeher allerlei hypochondrische Klagen hatte, besonders in den letztvergangenen Monaten. Ziemlich unvermittelt zeigte sich bei ihr ein auffallender Drang, sich mitzuteilen, infolge von Gedanken, die in ihrem Innern „sprachen“, ausdrücklich nicht als Stimmen bezeichnet. „Es können doch nur eigene Gedanken oder Eingebungen sein.“ Zeitweilig angedeutetes Angstgefühl, der Schlaf durch die Gedanken sehr gestört. Versuche zu einem Erklärungswahn knüpften sich an eine Persönlichkeit, die Patientin kurz vorher kennen gelernt hatte und die sich mit magnetischen Kuren beschäftigte. Inhalt die Möglichkeit der Beeinflussung durch diese Person. Durch Hebung der Ernährung, Bettruhe, Sorge für Schlaf vollständige Restitution innerhalb acht Wochen.

Während die autochthonen Ideen nicht allzu selten ein eigenes Krankheitsbild konstituieren, wie eben geschildert, ist dies mit dem gegensätzlichen Elementarsymptom nicht der Fall. Ich berühre hier einen Punkt, der schon bei Gelegenheit der paranoischen Zustände hätte Erwähnung finden können, da nur die daran geknüpfte Erklärungswahnidee augenfällig wird. So wie das Auftauchen von Gedanken aus krankhaftem örtlichen Reiz gewöhnlich auf äußere Einwirkung bezogen wird, so kann auch das momentane Schwinden der Gedanken als Krankheitssymptom auftreten und in ähnlicher Weise von den Kranken gedeutet werden. Die in den Irrenanstalten oft zu hörende Klage gewisser Kranken, die Gedanken würden ihnen „abgezogen“, scheint sich gewöhnlich auf dieses Symptom zu beziehen. Auch hieran knüpft sich oft die weitere Erklärungswahnvorstellung, daß ärztliche Maßnahmen daran schuld und die betreffenden Gedanken dem Arzte bekannt seien. Eine sichere Auskunft, die jeden Zweifel an der Bedeutung des Symptoms ausschloß, habe ich erst in jüngster Zeit erhalten.

Meine Herren! Mit den überwertigen Ideen haben wir uns schon früher beschäftigt; wenn wir nur den zeitlichen Verlauf für maßgebend erachten, so werden wir vielfach die frischen Stadien dieser im übrigen chronisch verlaufenden Fälle den akuten Autopsychosen zuzurechnen haben.

Demnächst wäre hier der Ort, die nicht gerade häufigen Fälle von Psychosen durch Zwangsvorstellungen zu besprechen. In keinem Gebiete dürfte es schwieriger sein, das Gebiet der Psychosen von dem der Neurosen abzutrennen: denn es wäre nur konsequent, von einer Zwangsvorstellungsneurose[1]) zu sprechen, um damit ebensowohl die degenerative Ätiologie als die Zugehörigkeit des Elementarsymptoms zur Breite des

---

[1]) Vgl. C. Westphal: Über Zwangsvorstellungen. Arch. f. Psych. 8. Bd. S. 734.

psychisch noch Normalen zu kennzeichnen. Der Name Zwangsvorstellungsneurose wäre um so passender, als der analoge Name der Angstneurosen sich schon hinlänglich eingebürgert hat. Im allgemeinen werden wir den Satz vertreten können, daß die Zwangsvorstellungen, sobald sie allein bleiben und nicht von anderen psychotischen Symptomen gefolgt oder begleitet sind, noch in das Gebiet der Neurose fallen.[1] Auch für dieses Kriterium müßte aber eine Ausnahme ausdrücklich statuiert werden, nämlich für die Angst leichteren Grades, welche auch den sonst isoliert bleibenden Zwangsvorstellungen häufig anhaftet. Ein in den meisten Fällen verläßliches Kriterium dürfte ferner in dem schon öfter angewandten Gesichtspunkte zu finden sein, inwieweit die Handlungen der Kranken durch ihre Zwangsvorstellungen unwiderstehlich beeinflußt werden. Auch der Inhalt und die Reichhaltigkeit der Zwangsvorstellungen üben unverkennbar einen Einfluß darauf, daß im Einzelfalle die Grenze der Neurose überschritten wird. Am seltensten scheint dies der Fall zu sein, wo bei großer Reichhaltigkeit und großem Wechsel der Zwangsvorstellungen nicht so sehr der Inhalt der Gedanken als der Zwang, fortwährend zu denken, quälend empfunden wird, Fälle, die im allgemeinen dem von O. Berger[2]) geschilderten Typus der Grübelsucht angehören. Wenn Sie sich an das im Eingang dieser Vorlesungen gegebene Schema errinnern wollen, so werden Sie geneigt sein, das Wesen der Grübelsucht in dem Auftauchen von Ausgangsvorstellungen infolge eines krankhaften Reizes zu erblicken. Der Zwang, der dazu drängt, die Zielvorstellungen zu erreichen, wird von den Patienten in die lebhaft auftauchende Ausgangsvorstellung verlegt. Die von den Franzosen geschilderte maladie du doute avec délire de toucher dürfte nur ein Spezialfall der Grübelsucht sein. Doch zweifle ich nicht, daß unter Umständen auch der Zustand allgemeiner Grübelsucht so qualvoll werden kann, daß er zu psychotischen Handlungen, wie z. B. dem Selbstmord, führt. Häufiger in das Gebiet der Psychosen fallend sind die Fälle von einem beschränkten, monotonen, dabei stark affektvoll gefärbten Inhalt. Zuweilen ist dieser Inhalt ein motorischer, indem die Kranken über den Zwang klagen, bestimmte, von ihnen als unsinnig oder Unrecht erkannte Handlungen auszuführen. Ein begleitendes Angstgefühl pflegt dann erst dadurch, daß die Handlung ausgeführt wird, zu weichen. Am bekanntesten sind hier die Fälle von Brandstiftung bei jugend-

[1]) Westphal hat für diese Fälle den Namen: „abortive Verrücktheit“ vorgeschlagen, der sich aber nach keiner Richtung empfehlen dürfte.

[2]) Archiv für Psychiatrie 6. Bd. S. 277.

lichen Epileptikern und von unwiderstehlichem Stehltrieb — sogenannter Kleptomanie — zur Zeit der Menstruation.

In unserer Klinik haben wir am häufigsten Zwangsvorstellungen, die auf das religiöse Gebiet beschränkt waren und zum Kleinheitswahn führten, beobachtet. Ein typisches Beispiel hiervon will ich kurz skizzieren. Ein 43jähriges Fräulein, gut veranlagt, ohne hereditäre Belastung, aber immer sehr fromm, wurde am 31. August 1891 aufgenommen, und zwar freiwillig, weil sie fürchtete, Selbstmord zu begehen. Sie war schon im Jahre 1881 drei Monate lang an „religiösem Wahn“ behandelt worden, hatte damals einen Selbstmordversuch gemacht und war völlig geheilt entlassen worden. Ihre jetzige Krankheit datierte sie vom Frühjahr, besonders schlimm, mit Schlaflosigkeit und Verzweiflungsausbrüchen verbunden, seit 14 Tagen. Sie weiß, daß sie gemütskrank ist, hat sich aber doch an den Geistlichen um Trost gewandt, ist jedoch in ihren Wahnideen von ihm bestärkt worden. Wenn sie betet, so fallen ihr die schlimmsten Gotteslästerungen ein, sie muß den lieben Gott, Jesus Christus und die Jungfrau Maria verfluchen, sie mit den schlimmsten Schimpfnamen belegen, unanständige Redensarten gegen sie gebrauchen. Dieser Gedanken kann sie sich nicht erwehren, sie kommen wider ihren Willen, sind aber ihre eigenen Gedanken. Wie schlecht müßte sie sein, daß sie, bis dahin immer fromm, solche Gedanken haben könne! Das habe ihr auch der Geistliche gesagt. Dabei wußte sie, daß sie gemütskrank ist, sie hat sich auch vorher an den Kassenarzt gewandt, der sie hierher gewiesen hat. Die Erklärungswahnidee, daß sie schlecht und auf ewig verloren sei, wurde zunächst trotz halber Krankheitseinsicht festgehalten. Daran knüpfte sich die Vorstellung, sie habe die Krankheit selbst verschuldet, indem sie zu einsam gelebt hätte, sie hätte ihr ganzes Leben anders einrichten sollen, sie dürfe nicht mehr leben. Nur aus Furcht vor der Schande hat sie es unterlassen, ins Wasser zu gehen. Die Zwangsvorstellungen kommen in Anfällen und sind mit lebhafter Angst „im Innern“, im Herzen verbunden. Nach den Anfällen fühlt sich Patientin allgemein schwach, besonders in den Beinen, Füße und Hände zittern ihr. Es ist, als ob ihr die Augen trübe würden, Patientin fühlt sich unfähig, zu lesen oder irgendeine Arbeit vorzunehmen. Stimmung dauernd deprimiert, auch ein Gefühl der subjektiven Leistungsunfähigkeit. Der Eintritt in die Anstalt hat sofort erhebliche Besserung zur Folge, die Anfälle treten seltener und weniger heftig auf, die Krankheitseinsicht gewinnt die Oberhand, und es erfolgt vollständige Heilung unter gleichmäßiger Gewichtszunahme (von 4 kg) bis zur Entlassung am 15. November d. J. Zu erwähnen ist noch eine Andeutung autopsychischen Beziehungswahns, indem Patientin in der ersten Zeit ihres Aufenthalts eine Zeitungsnotiz, in der von einem dreifachen Morde berichtet wurde, im Sinne der Selbstbeschuldigung auf sich bezog. Ferner häufige Klagen über den Kopf, über Sausen, das Gefühl, als ob der Kopf zerspringe u. dgl. m. Objektiv keine Störung der Intelligenz, der Merkfähigkeit, Aufmerksamkeit u. dgl. m. Dieselbe Patientin wurde mit einem Rezidiv sehr viel geringeren Grades, übrigens des gleichen Inhalts, im Jahre 1898 wieder aufgenommen und konnte schon nach kurzer Zeit wieder entlassen werden. Einen ähnlich günstigen Verlauf habe ich bei einem 20jährigen, hereditär belasteten Handwerksgesellen gesehen; auch bei diesem waren das Unglücksgefühl, die Selbstmordneigung, die Unfähigkeit zur Arbeit trotz bestehender Krankheitseinsicht so ausgeprägt, daß nur die Irrenanstalt die Zufluchtsstätte des Kranken bilden konnte. An begleitenden körperlichen Beschwerden, wie Herzklopfen, Kopfschmerzen, hypochondrischen Sensationen, fehlte es auch bei diesem nicht. Ausbruch ziemlich plötzlich, nach einem Schreck, Inhalt Gotteslästerungen beim Beten, Heilung innerhalb $^3/_4$ Jahren. Schon vor Jahren waren bei Gelegenheit des Abendmahls ganz vorübergehend ähnliche Zwangsvorstellungen aufgetaucht.[1]

Meine Herren! Die merkwürdige Erscheinung, daß an sich ganz affektfreie eigene Gedanken zu Phonemen werden, wodurch die Erklärungswahnidee entsteht, die Gedanken seien den anderen bekannt, kann ebenfalls als Hauptkonstituens einer besonderen aszendierenden Form akuter Autopsychose beobachtet werden. Wie Ihnen erinnerlich ist, haben wir den von Cramer[2] zuerst angewandten Ausdruck „Gedankenlautwerden" ausdrücklich für Fälle dieser Art reserviert. Die Kranken bemerken zuerst, daß das, was sie lesen und schreiben, später auch, was sie sprechen, von Stimmen nachgesprochen wird. Demnächst wird jeder Vorsatz, etwas zu tun, als Stimme gehört. Die dadurch gesetzte Störung im Denken wird peinlich empfunden und die Aufmerksamkeit zwangsmäßig darauf gerichtet. Ein begleitendes Angstgefühl, im Kopfe lokalisiert, wird ausdrücklich als Folgeerscheinung angegeben. Hypochondrische Sensationen leichterer Art, wie allgemeines Schwächegefühl, Kopfschmerzen, Atemnot, Parästhesie der Gliedmaßen, im Munde und im Unterleibe u. dgl. mehr, bleiben für die Wahnbildung zunächst unverwertet, tragen aber dazu bei, das äußere Bild einer deprimierten, melancholischen Verstimmung her-

[1]) Ein Fall von Autopsychose durch Zwangsvorstellungen ist ferner Fall 27 der Krankenvorstellungen aus der psychiatrischen Klinik zu Breslau Heft 2.

[2]) Vgl. Anm. zu S. 105 und 122.

zustellen. Zwei Fälle der Art, ein 22jähriges Dienstmädchen und eine 30jährige Telegraphistenfrau betreffend, sind mir erinnerlich, von akutem Beginn und rascher Ausbildung (schon in Jahresfrist) zu Verfolgungs- und konsekutivem Größenwahn und umfänglicher inhaltlicher Fälschung. Das Gedankenlautwerden trat in dem einen Falle zuerst nur anfallsweise auf, in erst stunden-, dann tagelangen Anfällen. Mit der allmählichen Gewöhnung daran schwindet der depressive Affekt und die Aufmerksamkeit wird freier. Nur in der depressiven Phase der Krankheit ist das Elementarsymptom isoliert vorhanden, später werden die Stimmen selbständiger, es wird nicht nur das, sondern auch über das, was die Kranken denken und tun, gesprochen und zwar zunächst in feindlichem Sinne, so daß die Stimmen bestimmten Verfolgern zugeschrieben werden, später auch in erfreulichem Sinne, so daß beispielsweise die Stimmen als Hofstaat gedeutet wurden. Aber auch alles, was die wirklichen Personen der Umgebung sprechen oder tun, wird unter der Voraussetzung beurteilt, daß die Gedanken ihnen bekannt seien, und so kommt es zu dem Symptom des generalisierten autopsychischen Beziehungswahns und entsprechender Umdeutung der Außenwelt. Es leidet also dann auch die allopsychische Orientierung.

Das Gedankenlautwerden ist dadurch, daß die Stimmen ausdrücklich als laut ertönende eigene Gedanken geschildert werden, von den autochthonen Ideen hinlänglich scharf unterschieden. Eine innere Verwandtschaft zwischen beiden Elementarsymptomen wird aber zugegeben werden müssen und Ihnen um so einleuchtender erscheinen, wenn Sie sich an meine Bemerkungen über die Bedeutung des linken Schläfelappens[1]) in meiner zwanzigsten Vorlesung erinnern. In diesem Sinne werden wir das Gedankenlautwerden geradezu als eine besondere Form der Funktionsstörung des linken Schläfelappens aufzufassen haben. Auch die Verwandtschaft mit den Zwangsvorstellungen machte sich klinisch dadurch geltend, daß in dem einen Fall zur Zeit, als die Stimmen schon selbständig geworden waren, zeitweilig auch ein Zwang zum Nachsprechen und, bei fragendem Inhalt der Stimmen, zum Beantworten derselben empfunden wurde.

Es scheint fast, als ob das Gedankenlautwerden in dem engen von uns verstandenen Sinne eine besonders schwere und verhängnisvolle Bedeutung beanspruchen könnte. Auch kompliziertere Krankheitsfälle, in denen es auftrat, haben sich durch schweren, rasch progressiven Verlauf ausgezeichnet.

Meine Herren! Im vorstehenden habe ich wesentlich Fälle von besonderer prinzipieller oder praktischer Bedeutung berück-

---

[1]) Vgl. S. 202.

sichtigt. Das Gebiet der akuten Autopsychosen ist aber damit bei weitem nicht erschöpft, es scheint vielmehr ganz besonders reichhaltig zu sein und noch eine große Zahl wohl zu differenzierender Krankheitstypen zu umfassen. So ist Ihnen ein Fall akuter traumatischer Autopsychose bekannt geworden,[1] welcher außer schwerer autopsychischer Ratlosigkeit und Desorientierung auch den autopsychischen Defekt einer bis in die Kindheit zurückreichenden retroaktiven Amnesie darbot. Hinsichtlich der Ratlosigkeit und Desorientierung erinnert er durchaus an den Fall des in der vorigen Vorlesung geschilderten Fräulein v. F. Ferner haben wir gesehen,[2] daß in einem chronisch gewordenen, residuären Falle ein Wahnsystem bestand, welches fast ausschließlich auf das Elementarsymptom eines generalisierten autopsychischen Beziehungswahns zurückgeführt werden konnte. Alle Handlungen ihrer Umgebung schienen sich der Kranken auf ihre Gedanken zu beziehen oder nach denselben zu richten. Auch sie nahm an, daß ihre Gedanken allen anderen Menschen bekannt seien, hatte aber nie an Gedankenlautwerden gelitten. Vielmehr waren es autochthone Ideen, welche hier als Quelle eines generalisierten autopsychischen Beziehungswahns ermittelt werden konnten.

Noch weitere besondere Fälle von akuten Autopsychosen werden wir in den nächsten Vorlesungen kennen lernen.

---

[1]) Vgl. Fall 22 der „Krankenvorstellungen" Heft 1.

[2]) Vgl. Fall 13 ebenda.

Dreissigste Vorlesung.

Vorstellung zweier entgegengesetzter Krankheitstypen. Exkurs über den Willen. Krankheitsbild der affektiven Melancholie. Gefahr des Selbstmordes dabei. Phantastischer Kleinheitswahn. Phoneme und Visionen. Verlauf, Häufigkeit der Krankheit. Diagnose, Behandlung, Prognose.

Meine Herren!

Die 43jährige Kranke Frau H.,[1] die ich Ihnen heute vorstelle, läßt in Haltung und Gesichtsausdruck ihre tief deprimierte Stimmung erkennen. Da sie merkt, daß ich von ihrer Verstimmung spreche, bricht sie in Tränen aus. Über den Grund befragt, gibt sie an, sich unglücklich zu fühlen. Weshalb unglücklich? Sie könne nichts mehr leisten, sei auch körperlich müde und möchte am liebsten immer nur schlafen. Wie es mit dem Denken steht? Das Denken strenge sie an. Mit dem Gedächtnis? Auch dieses sei schlechter geworden. Zur Prüfung ihrer Merkfähigkeit wird der Patientin das ihr unbekannte Wort Antananarivo zum Merken aufgegeben. Dabei zeigt sich, daß die Auffassung des ihr fremden Wortes schwerer und langsamer als normal geschieht, während sonst die Antworten der Patientin prompt erfolgen. Was Patientin zu leisten habe? Sie habe in der Wirtschaft ihrer Eltern geholfen im Hauswesen, etwas, was ihr sonst nicht schwer gefallen sei. Sobald sie krank wurde, konnte sie nichts mehr tun, sich zu nichts entschließen, selbst das Aufstehen des Morgens kostete ihr eine Überwindung. Alles, was sie zu tun hatte, kam ihr furchtbar schwer vor, sie ängstigte sich deshalb vor dem kommenden Tage. Der Gedanke an die Zukunft macht ihr Angst und brachte sie auf die Idee, sich das Leben zu nehmen. Auf welche Weise? Sie wollte in den nahe gelegenen Teich, dies wurde aber dadurch vereitelt, daß man sie nicht allein ließ. Ob Patientin auch sonst Angst habe? Nein, nur bei dem Gedanken an die Zukunft. Wo die Angst sitze? In der Brust und im Kopf. Auf die Zwischenfrage, wie das aufgegebene Wort heiße,

---

[1]) Vgl. Fall 7 der „Krankenvorstellungen" Heft 1.

stellt sich heraus, daß Patientin es nach wenigen Minuten vergessen hat; sie weiß nur noch, daß es mit A anfing. Unter einer Anzahl ihr vorgesprochener Worte erkennt sie es aber wieder. Ob Patientin sonst einen Grund hätte, sich das Leben zu nehmen, etwa materielle Notlage? Nein, sie sei bei ihren Angehörigen gut aufgehoben, aber alles sei ihr gleichgültig, auch wie es den Eltern und den Geschwistern erginge, ob ihre Geschwister sie in der Klinik besuchten oder nicht, selbst wenn Krieg wäre oder der Kaiser stürbe, so könnte sie das nicht berühren. Sie könne sich weder freuen noch Trauer empfinden, ihr Herz sei versteinert. In der Tat nimmt die Patientin, die dauernd im Bett gehalten wird, auch an den Vorgängen ihrer Umgebung keinerlei Anteil, verhält sich gegen die Besuche ihrer Angehörigen gleichgültig, äußert nie einen Wunsch. Bis auf die Besorgung ihres Körpers, die Befriedigung ihrer Bedürfnisse, das Bettmachen und dgl. Verrichtungen, die zu bestimmten Zeiten von allen Kranken der Station vorgenommen werden, zeigt sie keinerlei Initiative und spricht auch von selbst im allgemeinen nicht, sondern nur auf Befragen, dabei allerdings, wie schon bemerkt, immer ganz prompt, wenn es sich nicht um schwerere Anforderungen handelt. Befragt, ob sie denn an gar nichts denke, erwidert Patientin, daß ein quälender Gedanke sie unaufhörlich beschäftige, nämlich, daß sie seit dem Tode ihres Mannes (vor einem Jahre) so allein und verlassen sei.

Patientin ist vollkommen über ihre Lage orientiert, sie fühlt sich krank, hat volles Vertrauen zu den ärztlichen Anordnungen und ist, um sich vor einem Selbstmord zu behüten, selbst in die Klinik gekommen. Durch Zuspruch wird sie günstig beeinflußt, kann aber den Zweifel, jemals wieder gesund zu werden, nicht besiegen. Körperlich ist sie gesund, von mäßigem Ernährungszustand. Der Appetit ist aber sehr gering, und Patientin ißt genügend nur auf Geheiß. Der Schlaf erfolgt trotz vorhandenen Schlafbedürfnisses nur auf Schlafmittel. Patientin hat schon vor 15 Jahren einen Anfall von Melancholie gehabt, von dem sie geheilt worden ist; sie war dann viele Jahre lang eine der besten Wärterinnen des Hospitals X., war dann sechs Jahre verheiratet und hat seit dem Tode ihres Mannes, d. h. seit einem Jahre, schon einigemal den gleichen Krankheitszustand gehabt, in dem sie sich heute befindet. Die Dauer desselben soll gewöhnlich etwa vier Wochen, die Zwischenzeiten etwa ebensoviel betragen. Die gesunden Zeiten schildert Patientin so, daß sie sich in ihnen vollkommen wohl fühle, gut schlafe und reichlich esse und gern viel arbeite. Der krankhafte Zustand stelle sich immer ziemlich rasch, in ein bis zwei Tagen, ein und kündige sich dadurch an, daß eine beträchtliche habituelle Schweißsekretion in den Achselhöhlen aufhöre. Die Trockenheit der Achselhöhlen dauere dann die ganze Krankheitszeit durch an.

Von prinzipiellen Interesse für die Auffassung des Krankheitszustandes ist auch das Ergebnis der perimetrischen Untersuchung.[1]) Es stellt sich dabei eine konzentrische Einengung der Gesichtsfelder beider Augen heraus, die im horizontalen Meridian nach außen bis zum 50., nach Innen bis zum 40.^{0} geht und durch Ermüdungstouren noch um weitere 8—10^0 gesteigert werden kann.

Die Vorstellung unserer zweiten Kranken, der 24jährigen Verkäuferin Bertha Pr.[2]), wird voraussichtlich die Form eines Zwiegespräches annehmen.

Patientin tritt, sich krümmend vor Lachen, zum Hörsaal herein und begrüßt mit etwas schnarchender, lauter Stimme (Leutnantsimitation) die Anwesenden. „Guten Morgen, meine Herren, guten Morgen, Storch, guten Morgen, Liepmann, was macht's Frauchen? Ah, guten Morgen, Herr Professor, freut mich sehr, Sie zu sehen. Wie geht's? alle Tage besser? nicht wahr? Ich bin nämlich immer ein bißchen lustig, aber das schadet nicht, nicht wahr? Warum soll ich nicht lustig sein?" Ich: „Jetzt seien Sie einmal ein wenig ruhig und setzen Sie sich, ich möchte jetzt den Herren etwas sagen, dann können Sie wieder reden." Patientin setzt sich in ungeniertester Weise, die Beine ausgestreckt, das Gesicht in die Hände gestützt, nach den Zuhörern gewendet. „Freilich, ich werde ganz ruhig sein, sprechen Sie nur, ich spreche kein Wort. Ah, was ist das? (nach der Wasserleitung mit Ausguß sehend). Sie haben hier ein schönes Klosett," geht näher heran, „ach so, ein Ausguß, ein feiner Ausguß, und Seife und so ein reines Handtuch." „Ich denke, Sie wollen ruhig sein?" „Ja, bin ich auch, aber pfui, der ist schmutzig" (fährt mit dem Finger über den Ausguß, schüttelt sich vor Ekel und steckt dann den Finger in den Mund). „Nun setzen Sie sich nur wieder. Sie sind doch die Bertha Przytek?" „Jawohl, nun wir kennen uns doch schon lange, Herr Professor. Ach, was haben Sie für einen feinen Rock an, Sie sind überhaupt ein sehr schöner Mann, Herr Professor." Mich bei der Hand fassend und sich mit mir nach Art der Tanzsängerinnen zum Pas de deux aufstellend, singt sie möglichst falsch mit lauter, rauher Stimme:

Wir sind zwei Wunderkinder,
Wie so Kinder sind,
Das sieht sogar ein Blinder,
Und wäre er ganz blind.

---

[1]) Das Gesichtsfeld in den freien Zeiten aufgenommen erweist sich als normal.

[2]) Aufgenommen 22./8. 97. Vgl. auch Fall 5 der „Krankenvorstellungen" Heft 1.

Dann in anderer, entsprechend theatralischer Stellung: „Übers Jahr soll die Hochzeit sein.“ Dann sagt sie mit komisch schmachtendem Augenaufschlage: „Endlich allein.“ Ich: „Nun seien Sie endlich einmal vernünftig, Bertha, und lassen Sie mich auch was sagen.“ „Freilich, vernünftig bin ich immer, das ist so gerade meine Sache! Ihre auch, was? Jetzt bin ich ganz ruhig.“ Trotzdem spricht sie andauernd fort, alles Gesehene und Gehörte auffassend und in ihrem Redestrom verarbeitend. Als sie das Wort Hypermetamorphose hört, sagt sie z. B.: „Ja, die Meta, die hat mir zuviel Morphium gegeben.“ Das Wort Wesen aufnehmend, äußert sie: „An der Weser bin ich auch gewesen.“ „Wie alt sind Sie denn?“ „Ich bin jetzt genau 16 Jahr 2 Minuten alt.“ „Aber das kann doch nicht stimmen?“ „Nu glauben Se's nich, ich bin 16 Jahr 2 Minuten.“ „Wo sind Sie hier?“ „Im Irrenhause auf der Göpperstraße.“ „Wie werden Sie da behandelt?“ „Ach, Schwamm drüber.“ „Gut oder schlecht?“ „Schlecht? Es gibt überhaupt keinen Ausdruck dafür.“ „Also, es gefällt Ihnen hier nicht?“ „Ich will heraus, was soll ich hier unter Dieben, Huren, Spitzbuben, Mördern.“ „Huren? Wie kommen Sie denn unter Huren?“ „Wie kommen Sie denn auf mich, Herr Professor?“ „Was sind denn das hier für Herren, Bertha?“ „Pfui, das sind schon alte Herren, das andere Mal waren es hübsche junge.“ „Sie haben einmal gesagt, Sie wären eine Tochter der Kaiserin. Wie ist denn das?“ „Ach Stuß, ich bin nie eine Kaiserin gewesen, ich bin ein Bofel.“ „Adieu, Bertha, Sie können jetzt gehen.“ Allen freundlich zunickend, entfernt sie sich laut lachend, wie sie gekommen: „Adieu, Liepmann, grüßen Sie's Frauchen. Adieu, meine Herren.“

Meine Herren! Die beiden vorgestellten Kranken werden Ihnen hauptsächlich durch ihre ganz entgegengesetzte Stimmungslage und das ebenso entgegengesetzte darauf basierende Verhalten aufgefallen sein. Ich will bald darauf aufmerksam machen, daß ich sie als verhältnismäßig reine Beispiele derjenigen von unserem Schema abzuleitenden Veränderung betrachte, welche ich als intrapsychische Afunktion bzw. Hypofunktion und intrapsychische Hyperfunktion bezeichnet habe, d. h. als den Ausdruck krankhaft herabgesetzter und andererseits krankhaft gesteigerter Tätigkeit der intrapsychischen Bahnen. Jedoch die Erfahrung, die wir schon bisher immer gemacht haben, daß die Störungen der Bewußtseinstätigkeit, welche von unserem Schema s A Z m abzuleiten sind, immer auch zu Veränderungen des Bewußtseinsinhaltes führen, die überwiegend einem der drei von uns unterschiedenen Bewußtseinsgebiete angehören, bestätigt sich auch hier. Wir werden finden, daß die autopsychische Orientierung in beiden Fällen Schaden nimmt, und zwar hat die intrapsychische Afunktion gesetzmäßig den Kleinheitswahn, die Hyperfunktion den Größenwahn zur Folge. Die augenb ickliche Leistung des Bewußtseins schließt ferner denjenigen Akt in sich ein, welcher die Selbstwahrnehmung von der geistigen Verfassung, in der wir uns gerade befinden, vermittelt. Diese Tatsache hat schon Griesinger dazu geführt, von einem „psychischen Tonus" zu sprechen und die krankhaft gehobene Stimmung von einer Erleichterung, die deprimierte Stimmung von einer Erschwerung der in dem „psychischen Reflexbogen" stattfindenden Bewegung herzuleiten. Nun sind aber ebenso die veränderte Stimmungslage als die ihr zugrunde liegende Abweichung der intrapsychischen Funktion wesentliche Qualitäten der Persönlichkeit oder Individualität, und es darf uns deshalb nicht wundern, wenn das tätige Bewußtsein diese Abänderung der Persönlichkeit wahrnimmt und darauf reagiert. Es resultiert eine autopsychische Identifikationsstörung im Sinne meiner Bemerkungen am Eingange der 28. Vorlesung.[1]) Bei Übertragung der auf den psychosensorischen Gebieten angenommenen Identifikationsstörungen auf das Bewußtsein der Persönlichkeit würde es sich um eine Parästhesie im Sinne unseres Schemas handeln. Da nun die Erfahrung lehrt, daß es verhältnismäßig zahlreiche reine Krankheitsfälle gibt, in denen die Gesamtheit der Symptome von den zunächst hypothetisch angenommenen Zuständen der intrapsychischen Afunktion und Hyperfunktion abzuleiten sind, so haben wir damit auch die Begriffsbestimmung für zwei scharf unterschiedene Formen von Autopsychose gewonnen, die wir Melancholie und Manie nennen wollen.

Fassen wir zunächst die Melancholie ins Auge, für die uns die Frau H. ein gutes[2]) Beispiel liefert.

Eine kurze Auseinandersetzung darüber, was wir von unserem Standpunkt aus als Wille zu verstehen haben, dürfte hier nicht zu umgehen sein. Dem Willen zu einer bestimmten Handlung geht bekanntlich der Entschluß voraus, d. h. unzweifelhaft eine reine Gedankentätigkeit, welche zu ihrem Inhalt hat, daß zwei oder mehr Möglichkeiten miteinander abgewogen werden. Es ist nur natürlich, daß in normalen Verhältnissen diejenige Möglichkeit mit Leichtigkeit den Sieg davonträgt, welche durch Gewohnheit und Übung den größeren Wert erlangt hat, der Entschluß wird also durch die Normalwertigkeit der Vorstellungen und Vorstellungs-

[1]) Vgl. S. 294 und 295.

[2]) wenn auch nicht ganz reines. Die Herabsetzung der Merkfähigkeit und die konzentrische Einengung des Gesichtsfeldes sind Beimengungen, welche in der großen Mehrzahl der Fälle nicht vorhanden sind und vielleicht der besonderen, an sich sehr seltenen, rezidivierenden Form angehören.

reihen zum normalen. Wenden wir uns an ein einfaches Beispiel. Ich wache des Morgens auf und soll nun aufstehen und mich ankleiden, dazu bedarf es eines Entschlusses. Die beiden Möglichkeiten sind Aufstehen und Liegenbleiben; nichts natürlicher daher, als daß prompt aufgestanden wird, wie man es sein Leben lang immer getan hat. Aber das Aufstehen kann noch von verschiedenen Dingen abhängig gemacht werden, z. B. von der Zeit: ein Blick auf die Uhr bestimmt uns, liegen zu bleiben. Oder ich habe eine unruhige Nacht verbracht, ich glaube zu fiebern und fühle mich krank und komme deshalb zu dem Entschluß, liegen zu bleiben. Man sieht, daß der Entschluß nur dann richtig und verständig ist, wenn eine ganze Anzahl von Vorstellungsreihen, die dabei mitwirken, ihren normalen Wert haben, und daß er abnorm ausfällt, wenn die Wertigkeit dieser Vorstellungen untereinander infolge einer Geisteskrankheit verändert ist. So steht der hypochondrische Geisteskranke vielleicht deshalb nicht auf, weil er infolge abnormer körperlicher Empfindungen, die durch die Geisteskrankheit bedingt sind, sich für körperlich krank und zu schwach zum Aufstehen hält.

Wenn wie in diesem Beispiele nur die beiden Möglichkeiten gegeneinander abgewogen werden, etwas entweder zu tun oder zu unterlassen, so sollte man meinen, daß nur der erste Fall eine Leistung in sich schließt, und daß deshalb die Bedingungen seines Zustandekommens immer schwieriger seien als für den zweiten Fall. Das wäre an sich, wie wir bald sehen werden, wohl richtig, aber für das gewissermaßen fertige Bewußtsein des erwachsenen Menschen gilt doch als ausschlaggebend, welchen Wert eine bestimmte Vorstellung durch Übung, Erziehung und Gewohnheit erlangt hat, und es ist im Vergleich dazu ziemlich unerheblich, ob Tun oder Nichttun den Inhalt dieser Vorstellung bildet. Nehmen wir an, dieser alt erworbene Besitz von Vorstellungen von einem bestimmten Wert sei verloren gegangen oder sehr vermindert, es bestehe ein bestimmter höherer Grad von Blödsinn beispielsweise bei einem Paralytiker, so wird dieses natürliche Verhältnis allerdings in seine Rechte treten, der Kranke kommt dann schon aus diesem allereinfachsten Grunde zu dem Entschluß, liegen zu bleiben. Unter Umständen kann aber gerade das Nichttun, das Unterlassen die größere Willensanstrengung erfordern; denken wir uns z. B. eine gewissenhafte Mutter, die gewohnt ist, zu bestimmter Zeit aufzustehen, um ihr Kind zu besorgen, im Falle einer schweren körperlichen Erkrankung: sie wird aller Selbstbeherrschung bedürfen, um dann dem Arzte zu gehorchen und die gewohnte Handlung zu unterlassen.

Als Wille können wir jetzt diejenige mehr oder weniger komplizierte Vorstellung definieren, welche aus einem Entschluß hervorgegangen ist, der Entschluß hinwiederum läßt sich definieren als Abwägung (richtiger wäre Wettbewerb) zweier oder mehrerer Vorstellungen oder Vorstellungsreihen, von denen mindestens eine die Bedingung erfüllt, daß sie einen motorischen Inhalt hat, also zugleich den Ausgangspunkt für Bewegungsvorgänge bilden kann. Die Freiheit des Willens setzt die Freiheit der Entschließung, d. h. die Normalwertigkeit aller Vorstellungen, die bei dem Entschluß mitzuwirken hatten, voraus. Man tut dem Sprachgebrauch keinen Zwang an, wenn man den Akt der Entschließung mit zum Willen rechnet, und dann läßt sich einfach definieren: Wille ist das Ergebnis des Wettbewerbes verschiedener Vorstellungsgruppen, von denen mindestens eine eine motorische Zielvorstellung ist und die Ausgangspunkte des zentrifugalen Projektionssystems für sich zur Verfügung hat. Durch diese Betrachtung wird uns verständlich, daß der Wille gewissermaßen einen Index der an die Bahn A Z unseres Schemas gebundenen intrapsychischen Funktion darstellt.

Von den Widerständen dieser zentrifugalen Bahn Z m, von der Kraftleistung, welche notwendig ist, um deren Widerstände zu überwinden, muß unser Bewußtsein wohl eine annähernde Kenntnis haben, denn die Erfahrung lehrt, daß uns der Entschluß, etwas zu tun, um so schwerer fällt, je schwieriger die Aufgabe ist. Am schwierigsten erscheint uns immer das Neue, Unbekannte, noch nicht Versuchte, und zwar auch dann, wenn die Schwierigkeit nur scheinbar ist und auf einer Selbsttäuschung über unser Können beruht. So bedarf es für den Ungeübten eines festen Willens oder einer ungewohnten Willensanstrengung, wie man es nun ausdrücken will, um beim Überschreiten einer Gletscherspalte in eine Stufe hineinzuspringen, selbst wenn der Sprung durchaus bequem und eine wirkliche Gefahr nicht vorhanden ist. Ähnlich kann es sich, falls dieses Beispiel noch zu kompliziert erscheinen sollte, mit dem Aussprechen eines schweren Wortes in einer fremden Sprache verhalten: ein sehr schüchterner Schüler gibt es wohl von vornherein auf, das Wort zu sprechen und wagt nicht einmal den Versuch.

Viele Handlungen bedingen einander gegenseitig in so zwingender Weise, daß eine begonnene nur das Anfangsglied einer ganzen Kette von sich daran schließenden Handlungen bildet. Von der um so vieles größeren Kraftleistung, welche unter diesen Umständen erforderlich ist, hat ebenfalls unser Bewußtsein eine Kenntnis, und es wird deshalb besonders starke Motive erfordern, unseren Willen zu einem solchen Unternehmen zu bestimmen; im Gegensatz zu den oben angeführten einfachen Handlungen sind es Unternehmungen, wenn man eine Besteigung ausführen, eine fremde Sprache erlernen oder ein Examen bestehen will.

Diese wenigen Betrachtungen werden genügen, uns ein Verständnis derjenigen Symptome zu eröffnen, welche auf einer Herabsetzung der Willenstätigkeit durch intrapsychische Afunktion beruhen. Der Beginn der affektiven Melancholie äußert sich oft in der Unfähigkeit zu irgendwelchen an sich noch so leichten Unternehmungen. So versagt der Geschäftsmann, welchem jeder Tag ein neues Unternehmen aufnötigt, der Schüler weigert sich, ins Examen zu gehen, obwohl er vorher seines Erfolges völlig sicher war, einem anderen wird es ganz unmöglich, sich für einen bestimmten Beruf zu entscheiden u. dgl. m. Wir erblicken darin den leichtesten Grad einer intrapsychisch bedingten Akinese. (Mancher Selbstmord junger Männer ist auf die Unfähigkeit der Entschließung, in das Examen zu gehen, zurückzuführen.)

Die einzelnen Handlungen, welche sich im gewohnten Gleise des täglichen Lebens halten, können dabei zunächst noch ohne Anstand vor sich gehen. Doch allmählich steigert sich die Erschwerung der Gedankentätigkeit, und dann erscheint schon die einfache Handlung im Lichte eines schweren Unternehmens. Der Kranke bemerkt selbst, daß ihm jede Entschließung große Schwierigkeiten bereitet. Diese Schwierigkeit wächst mit der Kompliziertheit der Aufgabe. Zunächst macht sie sich bei allen den Gelegenheiten geltend, welche außer den Rahmen des gewohnten Lebensganges fallen, wie z. B. wenn ein gerichtlicher Akt wahrzunehmen ist, eine Reise unternommen werden, in Vertretung oder im Interesse anderer gehandelt werden muß, überhaupt bei allen wichtigeren Entscheidungen.

Demnächst fällt es den Kranken schwer, sich zu den notwendigen Handlungen des gewohnten Lebensganges, endlich sogar zu jeder Tätigkeit überhaupt zu entschließen. In dieser Phase der Krankheit begegnet man häufig genug der Klage, daß die Kranken nicht ohne Selbstüberwindung aufstehen und das Bett verlassen können.

Die Wirkung dieses Zustandes äußert sich je nach der Persönlichkeit der befallenen Individuen verschieden. Bei allen wertvolleren Persönlichkeiten, welche die notwendigen Handlungen des täglichen Lebens als Pflicht empfinden, führt das Gefühl des Versagens und der Erschwerung in der Pflichterfüllung mit Notwendigkeit zu der Vorstellung der Pflichtverletzung, Schlechtigkeit oder je nachdem Sündhaftigkeit, d. h. er wird zur Quelle des Verschuldungs- oder Kleinheitswahns. Mindestens entwickelt sich daraus die Furcht vor der Zukunft, welche der Pflichterfüllung immer neue Aufgaben stellt, und diese Furcht vor der Zukunft ist oft gleichbedeutend mit der Furcht, weiter zu leben. Eine zufällige Erschwerung dieser Aufgaben, selbst wenn sie noch in den Kreis der gewohnten Berufstätigkeit fällt, führt hier bei pflichttreuen Menschen leicht zur Katastrophe. Unvergeßlich ist mir in dieser Hinsicht der Fall eines Charitékollegen, der nach einem Anfall affektiver Melancholie vom Urlaub zurückgekehrt, zur syphilitischen Weiberabteilung kommandiert wurde und die peinlichen Eindrücke dieses Krankendienstes nicht verwinden konnte. Er erschoß sich am Tage seines Dienstantrittes und hinterließ einen Zettel mit den vielsagenden Worten: „Ich bin absolut außerstande, weiter zu leben.“ Er hatte vorher vergeblich alle Hebel in Bewegung gesetzt, um auf eine andere Abteilung zu kommen. Die Selbstmorde dieser Entstehungsart sind zahlreich und werden in den meisten Fällen erst, wenn sie geschehen sind, in ihren Motiven verständlich; denn die Bedingungen dafür liegen so, daß die befallenen Individuen nicht dazu neigen, sich auszusprechen, so daß man meist nur durch gelegentliche halb unwillkürliche Äußerungen, die erst später im richtigen Lichte erscheinen, auf den Gemütszustand des Selbstmörders zurückschließen kann.

Die Selbstwahrnehmung der erschwerten Willenstätigkeit, das subjektive Insuffizienzgefühl, ist wohl das bedeutungsvollste und charakteristischste Symptom der affektiven Melancholie. Es wird oft in der prägnantesten Weise von den Kranken selbst geschildert und bildet die Hauptgrundlage ihres schweren Unglücksgefühls.

Mit der Schwierigkeit der Entschließung geht Hand in Hand eine Abstumpfung der psychischen Gefühle. Wenn ich von psychischen Gefühlen spreche, so erinnere ich an eine andere Art von Gefühlen, die Sie schon kennen gelernt haben, die Organgefühle, welche zu der Qualität der Sinnesempfindungen den Gegensatz bildeten und letztere mit dem sogenannten Gefühlston ausstatteten. Die psychischen Gefühle haben mit diesen Sinnesempfindungen nichts gemein, sie zeigen sich vielmehr von einer ausgiebigen, große assoziative Verbände umfassenden intrapsychischen Tätigkeit abhängig. Wir verstehen darunter etwa folgende Begriffe: Liebe, Haß, Neigung, Abneigung, Freundschaft, Trauer, Sorge u. dgl. m., sprachliche Ausdrücke für bestimmte innere Erfahrungen, die mit gewissem Recht bei allen Menschen als gleich vorausgesetzt werden. Während sich die erwähnten psychischen Gefühle meist auf das Verhältnis zu Personen beziehen, verstehen wir unter Interesse einen ähnlichen Affektzustand im Verhältnis zu den Dingen und Verhältnissen und sprechen von einem Interesse für Kunst und Wissenschaft, für Politik, für die Ausübung irgendeiner Tätigkeit, namentlich den Beruf usw. Wie man sieht, gehört das Interesse eigentlich zu den psychischen Gefühlen und ist nur der praktischen Übersicht wegen von ihnen abgezweigt. Beides sind Zustände des Individuums, ausschließlich die von der intrapsychischen Tätigkeit herzuleiten sind. Mit der Erschwerung und Herabsetzung derselben bemerkt der Kranke eine Abstumpfung und Erkaltung seiner Gefühle, z. B. seiner Neigung zu den nächsten Angehörigen, und ein Sinken des Interesses, beispielsweise an der beruflichen Tätigkeit, an den öffentlichen Angelegenheiten, an den gewohnten Zerstreuungen. Die Folge der Selbstwahrnehmung ist einmal ein Zustand krankhafter Gleichgültigkeit und innerer Lehre, dessen Vorbild die Blasiertheit, der berühmte Spleen der Engländer ist. Für feiner organisierte Naturen, die nicht durch grob sinnliche Genüsse befriedigt werden, fällt damit der Reiz des Lebens fort, und der Gedanke an Selbstmord taucht erst unbestimmt, allmählich in immer greifbarerer Form auf. Zur aktuellen Gefahr wird dieser Gedanke, wenn die Kranken sich über die Art der Ausführung klar geworden sind.

Die andere Folge ist wieder der Kleinheitswahn oder das Selbstanklagedelirium. Infolge des schulmäßig verbreiteten Irrtums, daß der Mensch seine Gedanken und Gefühle beherrschen könne, während doch tatsächlich die Gedanken den Menschen beherrschen, entsteht die Vorstellung der Pflichtvernachlässigung, der Schlechtigkeit und Unwürdigkeit, welche selbst wieder zum Ausgangspunkt für die Idee des Selbstmordes werden kann. Ich verdiene nicht zu leben, ich verdiene nicht die Liebe der Angehörigen u. dgl. m., sind Äußerungen, die man sehr häufig von solchen Kranken hört. Alles in allem: läßt sich die Gemütslage dieser Kranken am richtigsten als Unglücksgefühl bezeichnen. Dieses Unglücksgefühl hat aber, wie eben entwickelt worden ist, eine ganz andere Genese als das früher erwähnte aus hypochondrischer Entstehung, es beruht auf der Wahrnehmung der krankhaften Veränderung der Persönlichkeit und kann als eine besondere Art der autopsychischen Ratlosigkeit aufgefaßt werden.

Meine Herren! Wie Sie sehen, sind es wesentlich subjektive Beschwerden, welche das Wesen der affektiven Melancholie ausmachen. Objektive Symptome werden erst bei einer gewissen Krankheitshöhe bemerkbar, können aber leicht übersehen oder mißdeutet werden. Es sind die Zeichen intrapsychischer Akinese, also wesentlich negative Symptome: die Kranken hören allmählich auf von selbst zu sprechen oder etwas zu tun. Das konnte auch bei unserer Kranken Frau H. konstatiert werden. Eine merkliche

Verlangsamung und Erschwerung der Reaktion auf äußere Anregung geht aber über den eng gefaßten Rahmen unserer Krankheit hinaus. Der Grund dafür liegt in folgenden Verhältnissen. Der Ausfall an Reaktionen, die reaktive Akinese, entspricht immer einem verhältnismäßig hohen Grade intrapsychischer Afunktion, welcher zugleich verhindern wird, daß das fundamentale Symptom der subjektiven Insuffizienz zustande kommt. Diesen hohen, überwiegend durch objektive Ausfallssymptome gekennzeichneten Grad der intrapsychischen Afunktion und Akinese beobachten wir häufig genug in einem von der affektiven Melancholie durchaus zu trennenden Krankheitszustande, welchen wir als depressive Melancholie bezeichnen wollen. Von diesem wird später noch mehrfach die Rede sein. Hier nur die Andeutung, daß es noch fraglich ist, ob der Zustand der depressiven Melancholie als eine eigene Geisteskrankheit anerkannt werden kann. Für die affektive Melancholie in unserer engen Fassung bestehen solche Zweifel nicht.

Zur Vervollständigung des Krankheitsbildes sind noch einige Symptome zu erwähnen, die dabei so häufig sind, daß man wohl auf einen inneren Zusammenhang der Erscheinungen schließen muß. Die meisten dieser Kranken klagen auch über Angst, und diese Angst hat überwiegend häufig das Gepräge der körperlich bedingten, lokalisierten Angst, bei weitem am häufigsten in der Brustgegend, demnächst im Kopf sitzend. Die „traurigen Gedanken", ein häufiger Ausdruck für die Selbstmordideen, machen sich ganz besonders in den Anfällen oder bei Steigerung der Angst geltend. Diese Angst kann nur als eine unmittelbare Folge der intrapsychischen Funktionshemmung aufgefaßt werden. Ebenso verhält es sich mit einem zweiten Symptom, dem eintönigen Verharren auf gewissen quälenden, sich aufdrängenden Vorstellungen, die der Kranke nicht los werden kann. Sie sind ihrem Inhalt nach zweierlei Art, entweder Erlebnisse der Vergangenheit betreffend und mit dem Gegenstand der Selbstanklage in Zusammenhang, oder aber hypochondrischer Natur. Leichte Muskelschmerzen führen so zur Vorstellung, für immer gelähmt zu sein, ein Globusgefühl im Halse wird als Krebsleiden, Molimina uterina oder alvi werden als entehrende Geschlechtskrankheit gedeutet. Das Unglücksgefühl und die Hoffnungslosigkeit der Kranken wird dadurch gesteigert. Auch das Auftauchen solcher „überwertiger" Vorstellungen scheint mir eine verständliche Nebenwirkung desselben Krankheitsvorganges, der der Erschwerung und Herabsetzung der Assoziationstätigkeit zugrunde liegt. Endlich ist noch gewisser Allgemeinerscheinungen zu gedenken. Viele Kranke haben eine belegte Zunge oder noch weitergehende Erscheinungen eines Magenkatarrhs, alle haben mangelnde Eßlust, die sich bis zu ausgesprochenem Widerwillen gegen die Nahrungsaufnahme steigern kann. Die meisten haben kühle, oft selbst cyanotisch gefärbte Extremitäten.

Die affektive Melancholie entwickelt sich gewöhnlich ziemlich langsam, im Laufe von Wochen oder Monaten aus zunächst unscheinbaren Anfängen heraus. Sie wird deshalb den Kranken selbst und erst recht den Angehörigen erst auffällig, wenn die eben geschilderten Symptome schon deutlich entwickelt sind, und ihre Diagnose ist dann durch passende Suggestivfragen leicht zu stellen. Das Krankheitsbild selbst ist etwas individuell gefärbt, je nachdem die Selbstanklage, das Unglücksgefühl oder die Blasiertheit stärker in den Vordergrund treten. Die Selbstanklage beschränkt sich zuweilen auf die Vorstellung, selbst schuld an der Krankheit zu sein, unrichtigerweise irgendwelche Maßnahmen ergriffen oder unterlassen zu haben. Im übrigen ist ihr Inhalt je nach der Persönlichkeit verschieden. Besonders häufig trifft man auf die Wahnvorstellung, den Tod irgendeines verstorbenen Angehörigen verschuldet zu haben, indem derselbe bei anderer Pflege oder anderen Maßnahmen hätte gerettet werden können, auch der Beruf gibt den Inhalt für mehr oder weniger phantastische Selbstanklagen, der Kaufmann erklärt sich für einen Betrüger, der Offizier für ehrlos usw. Geheime Jugendsünden und sexuelle Ausschweifungen sind ebenfalls sehr häufige Selbstanklagen.

Die affektive Melancholie kann sich in der Richtung weiter entwickeln, daß die Intensität der geschilderten Symptome einen besonders hohen Grad erreicht. In diesem Falle gewinnen die Klagen der Kranken, die vorher nicht über das Bereich des an sich Möglichen hinausgingen, einen phantastischen und offenbar unwahrscheinlichen Anstrich, es kommt zum phantastischen Kleinheitswahn. Der Kranke klagt sich an, daran schuld zu sein, daß es so viele kranke Menschen gibt, daß die Menschen verhungern müßten, daß die Welt untergeht. Das phantastische Element kommt auch in Äußerungen zum Vorschein, welche das Versagen der Assoziationstätigkeit an sich zum Inhalt haben, wie z. B.: „Ich bin gar kein Mensch mehr“, „ich kann niemals sterben“, „es wird nicht mehr Abend“, schließlich „es existiert überhaupt nichts mehr“. Solche Äußerungen können nur so gedeutet werden, daß das Versagen der Assoziationsbahnen, die das Weltbild, das Bild der eigenen Persönlichkeit und des Körpers ermöglichen, den Kranken zu Bewußtsein kommt.

Aus derselben Kleinheitswahnidee, nämlich der Vorstellung des Unwertes, zu leben, insbesondere zu essen, kann eine schwere Nahrungsverweigerung mit heftiger Abwehr aller Fütterungsversuche erfolgen.

Die Kleinheitswahnideen können sich in die Form von Stimmen kleiden. Die Kranken hören sich der scheußlichsten Untaten bezichtigen, hören Worte wie: „Mörder, Ehebrecherin, Hure“, und als Ausdruck der Hoffnungslosigkeit Worte wie: „auf ewig verdammt“ oder „auf ewig verloren“. Solche Phoneme treten aber immer nur vereinzelt, sporadisch auf und bleiben ihrem Inhalt nach selbst bei hochgradiger Angst auf autopsychische Angstvorstellungen beschränkt.

Gesichtshalluzinationen mehr oder weniger verschwommener Art kommen auch bei leichteren Graden der Melancholie vor. Sie treten meist nur unter begünstigenden äußeren Umständen, in der Dämmerung oder bei Nacht auf und beziehen sich auf den traurigen Gedankeninhalt, der die Kranken beschäftigt. Die Kranken sehen Särge, Leichen oder auch ein ganzes Leichenbegängnis, Menschen in Trauer, verstorbene Angehörige. Meist wird ausdrücklich angegeben, daß dies Bilder oder Schatten sind.

Das schwerere Krankheitsbild kann aus dem leichteren Grade hervorgehen und die Steigerung desselben sein, es kann sich aber auch selbständig und dann gewöhnlich viel akuter als die leichtere Form entwickeln.

Der Verlauf der affektiven Melancholie läßt sich in Form einer rein intensiven Kurve darstellen, d. h. die Gruppierung der Symptome, welche das Krankheitsbild zusammensetzt, bleibt während der Dauer der Krankheit die gleiche, und nur die Intensität zeigt einen gewissen Wechsel. Wie schon berührt, pflegt sich die Krankheit langsam ansteigend innerhalb einiger Wochen bis zu voller Krankheitshöhe zu entwickeln, dann auf dieser zu verharren, meist nur durch Wochen, zuweilen aber auch durch Monate hindurch, und dann ebenso allmählich oder noch etwas langsamer, als sie entstanden ist, in Rekonvaleszenz und endlich in Heilung überzugehen. Leichte Schwankungen in der Intensität können sich auch zur Zeit der Krankheitshöhe geltend machen. Im ganzen ist der Verlauf ein kontinuierlicher.

Nach Ablauf der Krankheit ist fast regelmäßig eine Phase leichter maniakalischer Verstimmung, bald nur wenige Tage, bald wenige Wochen dauernd zu beobachten, und es ist immer rätlich, die Kranken nicht vorher aus der Behandlung zu entlassen. Das Verhalten des Körpergewichts zeigt ziemlich genau die umgekehrte Bewegung wie die Krankheitskurve, und die eingetretene Heilung verrät sich auch dadurch, daß eine weitere Gewichtszunahme nicht mehr erfolgt. Die Krankheitseinsicht, das im allgemeinen erforderliche Kriterium jeder Heilung, ist bei der vorliegenden Krankheit deshalb schwerer verwertbar, weil es geradezu als eine Eigentümlichkeit der affektiven Melancholie bezeichnet werden muß, daß ihr diese in einem gewissen Maße durch die ganze Krankheitsdauer zu eigen ist; mindestens besteht immer ein gewisses Krankheitsgefühl, oder eine wirkliche Krankheitseinsicht geht nur zeitweilig und auf der Krankheitshöhe unter dem Einfluß des Kleinheitswahnes verloren.

Die Prognose der Krankheit ist nach dem Gesagten im allgemeinen günstig zu stellen, wenn man von der jederzeit drohenden Gefahr des Selbstmordes absieht oder ihr zu begegnen weiß; doch gibt es seltene Fälle, in welchen die affektive Melancholie chronisch wird und erst nach Jahren eine langsame Abnahme in der Intensität der Symptome zeigt, ohne weder in Heilung noch in eigentlichen Schwachsinn überzugehen. Diese Fälle zeigen in ihrem klinischen Gepräge eine gewisse Verwandtschaft mit der depressiven Melancholie, während die Affektfärbung mehr dem leichteren Grade der affektiven Melancholie entspricht.

Meine Herren! Das Krankheitsbild, welches ich Ihnen hier skizziert habe, ist nicht identisch mit der Melancholie der Autoren, auch nicht mit der von Meynert als Melancholie bezeichneten Krankheit, welche er mit dem Kleinheitswahn identifiziert. Wir haben schon gesehen und werden uns später noch mehr überzeugen, daß dieser Kleinheitswahn ganz verschiedene Entstehungsursachen hat und danach verschieden aufgefaßt werden muß. Auf die von anderen Autoren als Melancholie hingestellten Krankheitsbilder habe ich keinen Anlaß, näher einzugehen, und will nur erwähnen daß sie meist viel zu weit gefaßt sind. Eine alte Lehrmeinung aber verdient hier Erwähnung, um so mehr, als sie uns schon nach den wenigen klinischen Kenntnissen, die wir bis jetzt erworben haben, vollständig begreiflich erscheint. Zur Zeit, da man das Vorherrschen einer unangenehmen, peinlichen Gemütslage überhaupt bei sonst noch so verschieden gefärbten Krankheitsfällen Melancholie nannte, eine Zeit, die für viele Autoren noch nicht überwunden ist, hat man den Satz aufgestellt und seitdem immer wieder verfochten, daß alle Geisteskrankheiten mit einer Melancholie beginnen sollten. Eine Ausnahme davon hat man nur in bestimmten Fällen chronischer Geisteskrankheit, der sogenannten primären Verrücktheit, anerkannt. Bedenken wir dagegen, daß die peinliche Gemütslage der Ratlosigkeit in ihren verschiedenen Färbungen das notwendige Begleitsymptom der meisten akuten Psychosen bildet, so begreifen wir den Sinn jener alten Lehrmeinung und finden darin den Ausdruck einer an sich richtigen, wenn auch inhaltlich recht unbestimmten klinischen Beobachtung.

Meine Herren! Wenn Sie unter affektiver Melancholie genau

nur das Krankheitsbild verstehen wollen, welches ich hier entworfen und auf den hypothetischen Zustand der intrapsychischen Afunktion zurückgeführt habe, also bei möglichster Einschränkung der Zahl der Fälle, werden Sie doch die Erfahrung machen, daß sie eine der häufigsten Geisteskrankheiten ist. Begreiflicherweise kann dies Urteil nur auf ungefährer Schätzung und auf rein persönlicher Erfahrung beruhen, dennoch zweifle ich nicht, daß alle erfahrenen Irrenärzte mir darin beistimmen werden, sobald sie nur sich nicht auf die Statistik der eigentlichen Anstalten beschränken, sondern auch die Erfahrungen der Privatsprechstunde berücksichtigen werden.

In der Tat kommt die große Mehrzahl dieser Kranken in die Sprechstunde des Arztes, und nur eine kleine Minderzahl gelangt in die Irrenanstalten, oft sehr beklagenswerterweise, wie der üble Ausgang erweist. Man wird darin keinen Zufall erblicken können, sondern in dem oft zu wirklicher Krankheitseinsicht gesteigerten Krankheitsgefühl eine natürliche Erklärung dafür finden. So sehr nun die Kranken auch geneigt sind, zuzugestehen, daß ihr Gemüt krank ist, so sehr steht andererseits ihre Entschlußlosigkeit im Wege, wenn man ihnen den Rat erteilt, eine geschlossene Anstalt aufzusuchen. Die Angehörigen hinwiederum sind selten so verständig, daß sie die Notwendigkeit dieser Maßregel einsehen, da ja das allgemeine Vorurteil dahin geht, daß nur Verrückte in die Anstalt gehören. So wird jeder Irrenarzt Fälle aufzuweisen haben, in denen er vergeblich gewarnt hat und sich darauf beschränken mußte, den Selbstmord vorauszusagen. Andererseits werde ich bald ausführen, daß eine eigentliche Anstaltsbehandlung unter günstigen Umständen wirklich vermieden werden kann.

Meine Herren! Es sind die eben erwähnten Umstände, nämlich die Häufigkeit der Krankheit, die Gefahr, in der die Kranken immer schweben, die fast sichere Wirkung geeigneter ärztlicher Maßnahmen, welche Ihnen die Wichtigkeit einer richtigen D i a g n o s e der Krankheit recht eindringlich vor Augen stellen müssen. In dieser Beziehung besteht nur e i n e ernstliche Schwierigkeit, und das ist die Unterscheidung von der großen Gruppe der Angstpsychosen im allgemeinen und von den Zuständen hysterischer oder neurasthenischer Angstneurose im besonderen. Die Differentialdiagnose zwischen affektiver Melancholie und Angstpsychose beruht wesentlich auf folgenden Erwägungen. Beiden Krankheiten ist in ausgeprägten Fällen eine Vorstellungsgruppe gemeinsam, die der autopsychischen Angstvorstellungen und im besonderen des Kleinheitswahnes, in beiden wird über Angst geklagt, wenn auch bei der Melancholie nicht so in erster Linie und nicht mit der den meisten Angstpsychosen zukommenden Fluktuation. Dagegen fehlt den Angstpsychosen das subjektive Gefühl der Insuffizienz, dieses Fundamentalsymptom unserer Krankheit, oder es ist nur andeutungsweise als eine leicht kenntliche Abart des Kleinheitswahnes und somit als autopsychische Angstvorstellung vorhanden. Andererseits fehlt der affektiven Melancholie die für die meisten Fälle von Angstpsychose so charakteristische Gruppe der allopsychischen Angstvorstellungen vollständig. Somit unterscheidet sich jede Krankheit von der anderen durch ein ganz bestimmtes Plus oder Minus von Krankheitssymptomen. Dies muß der prinzipielle Gesichtspunkt sein, der uns zunächst leiten wird. Für die Praxis von nicht minderer Bedeutung ist der Umstand, daß die meisten Fälle von Angstpsychose auch an zahlreichen Phonemen, und zwar eines beiden erwähnten Vorstellungsgruppen entsprechenden Inhaltes, leiden, während der Melancholiker zur Zeit, wo er den ärztlichen Rat aufsucht, noch keinerlei Sinnestäuschungen hat. Einen weiteren Anhaltspunkt für die Diagnose gibt uns die innere Verwandtschaft von affektiver und depressiver Melancholie, die Andeutung von Verlangsamung im Denken und Sprechen, die gelegentlich auch zu beobachtende Untätigkeit der Kranken — alles Symptome, welche der Angstpsychose vollständig fremd sind. So gelingt es in den meisten Fällen ohne Schwierigkeit, die Angstpsychose auszuschließen und dagegen die positiven Symptome der affektiven Melancholie festzustellen.

Viel schwieriger ist es oft, die hysterische oder neurasthenische Angstneurose von der affektiven Melancholie zu unterscheiden. Diese Schwierigkeit ist insofern sehr einleuchtend und in der Sache begründet, als das Gefühl der subjektiven Insuffizienz auch bei der Angstneurose ausgeprägt und durch die Anfälle der Angst sogar wirklich begründet sein kann, als ferner das Krankenexamen, das wesentlich auf subjektive Krankheitssymptome gerichtet ist, bei den Neurotikern leicht suggestiv wirkt und Beschwerden zum Vorschein bringt, die in Wirklichkeit gar nicht bestehen und nur im Augenblicke, unter der Einwirkung des Examens, von dem Kranken geglaubt werden, als endlich das Unglücksgefühl und die intakte formale Denktätigkeit beiden Krankheiten in gleicher Weise zukommen kann. In solchen Fällen ist hauptsächlich zu beachten, daß die affektive Melancholie von Anfang an eine kontinuierliche Krankheit ist, daß die Angst nur ein Begleitsymptom davon ist und lange nicht so sehr das Krankheitsbild beherrscht, wie bei der Angstneurose. Die Angstneurose dagegen tritt immer in gesonderten Anfällen auf, die Angst ist dabei das Hauptsymptom, Kleinheitswahn und eigentliche Angstvorstellungen, selbst autopsychische, pflegen dabei zu fehlen, und wenn die Idee an Selbstmord gelegentlich auftaucht, so wird sie ganz anders motiviert wie bei dem Melancholiker. Hat man Gelegenheit, einen Angstanfall zu beobachten, so wird man meist auch Atemnot und das Symptom der Insuffizienz der nervi phrenici[1]) dabei antreffen. Häufig ist es auch in den anfallsfreien Zwischenzeiten noch vorhanden. Endlich wird eine sorgfältige Anamnese in den meisten Fällen das vorgängige Bestehen von hysterischen oder neurasthenischen Beschwerden anderer Art aufdecken. Immerhin gibt es gewisse Grenzfälle, in denen die Differentialdiagnose zwischen affektiver Melancholie und Angstneurose nicht mit Sicherheit gelingt, und besonders ist dies der Fall, wo ein sehr ausgesprochener impulsiver Selbstmordtrieb besteht. Dies sind meist Fälle schwerster erblicher Belastung und neurotischer Degeneration, die sich auch sonst durch ihre Unzugänglichkeit gegen jede Art der ärztlichen Behandlung auszeichnen. In einem mir bekannten Falle der Art gelang es der Patientin, der jungen Frau eines Rechtsanwalts, nachdem sie vergeblich in Anstalten behandelt worden und versuchsweise wieder nach Hause zurückgenommen worden war, sich für einen Augenblick im Klosett einzuschließen, Haare und Kleider mit Petroleum zu tränken und anzuzünden. Ihr Dienstmädchen, das die Kranke nach Kräften überwacht hatte, aber im Augenblicke der Tat durch die Kinder in Anspruch genommen war, wurde etwa ein Jahr darauf mit der überwertigen Idee, sich ebenfalls das Leben nehmen zu müssen, in die Klinik aufgenommen, nachdem sie wirklich ins Wasser gegangen war.

Meine Herren! Wie schon oben erwähnt, ist die überwertige Idee ein gewöhnlicher Bestandteil des Symptomenbildes der affektiven Melancholie. Ihr Inhalt ist gewöhnlich dem von Meynert sogenannten Selbstanklagedelirium entnommen, und ich habe schon erwähnt, daß dasselbe wirkliche Erlebnisse zum Gegenstande haben kann. Deshalb können unter Umständen auch Fälle von zirkumskripter Autopsychose durch überwertige Idee eine äußerliche Ähnlichkeit mit der affektiven Melancholie bieten, nämlich immer dann, wenn die überwertige Idee durch ihren Inhalt denen der affektiven Melancholie nahe steht. So habe ich schon früher Fälle erwähnt, in denen der Selbstmord einer anderen Person, der Verlust von Angehörigen durch Todesfall oder die Erinnerung an ein begangenes Unrecht zur Ausbildung einer überwertigen Idee geführt hatten, womit naturgemäß ein tiefes Unglücksgefühl und zuweilen auch Angstgefühl und Neigung zum Selbstmord verbunden sein kann. Das Fehlen anderweitiger, für die affektive Melancholie charak-

[1]) Vgl. Wernicke, Die Insuffizienz der nervi phrenici und ihre Behandlung. Monatsschr. f. Psych. u. Neurol. 2. Bd. S. 200.

teristischer Symptome und das Vorhandensein des zirkumskripten autopsychischen Beziehungswahns in derartigen Fällen schützen dann vor einer Fehldiagnose. Ähnlich verhält es sich mit der Autopsychose durch Zwangsvorstellungen, wenn dieselben, wie nicht selten, durch ihren Inhalt ein Selbstanklagedelirium und den Kleinheitswahn zur Folge haben. So war z. B. in dem oben[1]) kurz berichteten Falle von Zwangsvorstellungen lästerlichen Inhaltes, die sich besonders beim Beten einstellten, das Unglücksgefühl sehr ausgeprägt, das Interesse an den Dingen und Personen abgestumpft, die Kleinheitswahnidee der Verworfenheit und oft auch Angst vorhanden. Trotzdem ließ die Entstehungsgeschichte des Leidens und namentlich die genaue Schilderung, die die Kranke von ihren Zwangsvorstellungen machte, eine Verwechslung mit der affektiven Melancholie ausgeschlossen erscheinen.

Meine Herren! Die Behandlung der affektiven Melancholie gehört zu den dankbarsten Aufgaben unseres Gebietes, da sie fast immer zu einem guten Ausgange führt, und auch die Gefahren, die dabei vorkommen, bekannt und deshalb verhältnismäßig leicht zu vermeiden sind. Immerhin ist dazu in vielen Fällen der Apparat einer wohl eingerichteten Anstalt erforderlich, und Sie werden deshalb in erster Linie ins Auge fassen müssen, sobald Sie die Diagnose gestellt haben, die Kranken einer geeigneten Anstalt zu überweisen. Der erfahrene Fachmann nur wird in der Lage sein, mit Sicherheit zu unterscheiden, ob eine Anstaltsbehandlung entbehrlich ist. Ist letzteres der Fall, so müssen doch diejenigen Bedingungen hergestellt werden, welche sonst nur eine Anstalt bietet, und diese lassen sich leicht präzisieren. Sie bestehen in der Sorge für absolute körperliche und geistige Ruhe, für Ernährung, Schlaf und unbedingt zuverlässige Überwachung. Es ist leicht ersichtlich, daß diese Bedingungen in Privatverhältnissen nur sehr schwer, dagegen in jedem Krankenpensionat verhältnismäßig leicht herzustellen sind. Wenn also die Familie des Kranken — denn der Wille des Kranken selbst kann dabei nicht ausschlaggebend sein — trotz Ihres Rates eine Anstaltsbehandlung nicht zuläßt, so werden Sie wenigstens dahin wirken müssen, daß den eben genannten Anforderungen entsprochen und eine Bettbehandlung und Isolierung des Kranken herbeigeführt wird. Immer werden Sie sich dabei der großen Verantwortung bewußt bleiben müssen, welche Sie mit einer solchen Behandlung auf sich nehmen.

Das Prinzip der Behandlung ist übrigens verhältnismäßig einfach und besteht darin, daß man den Kranken alles erspart, was einen Entschluß erfordert, psychische Gefühle erregt oder ihr Inter-

---

[1]) Vgl. S. 322.

esse in Anspruch nehmen kann. Alles muß an die Kranken herantreten, als selbstverständlich und zur Behandlung gehörig, und keinerlei Leistung selbständig von ihnen erwartet werden. So müssen sie gewaschen, gekämmt, zur Sauberkeit angehalten werden, das Essen und Trinken muß ihnen gereicht werden, und mit allen diesen Maßnahmen muß so lange fortgefahren werden, bis die Kranken selbst sie als rein mechanische und gewohnheitsmäßige Leistungen empfinden und sich aus eigener Initiative daran beteiligen. Eine Warteperson muß selbstverständlich stets zugegen sein, es aber vermeiden, die Kranken anzureden oder in irgendeiner Weise anzuregen. Unter dieser Behandlungsweise pflegt das Unglücksgefühl rasch an Intensität abzunehmen, sie wird von den Kranken bald als äußerst wohltätig empfunden. Trotzdem kommt es nicht selten vor, daß die Kranken schon nach Ablauf einer verhältnismäßig kurzen Zeit Zeichen von Ungeduld äußern und nach Beschäftigung oder Rückkehr in die Familie verlangen, sei es aus langjähriger Gewöhnung an eine bestimmte Pflichterfüllung, sei es aus Bangigkeit nach den Angehörigen. Diesem Wunsche darf dann nicht stattgegeben werden, die Phase solcher vorzeitiger Ansprüche läßt dann von selbst nach und macht der Einsicht Platz, daß die Beurteilung des rechten Zeitpunktes dem Arzte zu überlassen sei. Die Ernährung muß selbstverständlich reichlich und leicht verdaulich sein, zweckmäßig werden die Kranken, sobald es angängig ist, an eine Überernährung durch häufigen Genuß ganz kleiner Mengen von Milch zwischen den Mahlzeiten gewöhnt. Etwa vorhandene Magenverstimmungen und Störungen der Verdauung erfordern natürlich sorgfältige Berücksichtigung. In der Zeit der Rekonvaleszenz wird man Klagen über Langeweile und das Bedürfnis nach Beschäftigung durch solche Maßnahmen, welche nur die passive Mitwirkung der Kranken erfordern, wie feuchte Einwickelungen, Abreibungen, Massage, lauwarme Bäder, am besten beschwichtigen und dadurch eine vorzeitige eigene Betätigung hintanhalten können.

Meine Herren! Daß die Prognose unserer Krankheit im allgemeinen durchaus günstig ist, habe ich schon wiederholt hervorgehoben. Doch gilt dies natürlich nur für das scharf umgrenzte Krankheitsbild, das wir unter affektiver Melancholie verstehen, und ich muß das um so mehr betonen, als Sie in den meisten und verbreitetsten Lehrbüchern über unser Fach auf eine ganz andere Darstellung treffen werden. Dies kommt zumeist daher, daß Fälle, die untereinander prinzipiell verschieden sind, wie z. B. von Angstpsychose oder sogar noch komplizierterer Beschaffenheit, mit der von uns verstandenen affektiven Melancholie zusammengeworfen werden. Selbst in den klinischen Vorlesungen von Meynert, denen wir so viel verdanken, werden Sie auf diese viel zu weite Fassung des Krankheitsbildes stoßen. Namentlich verbreitet sind auch die Lehren Kräpelins, der die Melancholie nach seinem überwiegend ätiologischen Einteilungsprinzipe an zwei ganz verschiedenen Stellen abhandelt, nämlich einmal als die spezifische Psychose des „Rückbildungsalters" oder mit anderen Worten der sensilen Involution, welche im allgemeinen eine zweifelhafte Prognose gibt. In Wirklichkeit werden Sie die Erfahrung machen, daß auch die affektive Melancholie des Greisenalters in den meisten Fällen heilt, wenn sie auch im Durchschnitt länger zu dauern und mehr der Gefahr des Rezidivs ausgesetzt erscheint, wie die Melancholie des jugendlichen und des Mannesalters. Außerdem gibt es nach Kräpelin nun noch eine Melancholie, die übrigens enger gefaßt ist und unserem Krankheitsbilde näher steht, welche er den konstitutionellen Erkrankungen zuteilt und nicht als selbständige Krankheit gelten läßt, sondern als Teilerscheinung einer periodisch rezidivierenden, als manisch depressive oder neuerdings als zirkuläre Psychose aufgefaßten Geisteskrankheit. Auch dieser Auffassung, wonach mindestens Rezidive der gleichen Krankheit immer zu erwarten sein würden, muß ich nach meinen Erfahrungen durchaus widersprechen. Die affektive Melancholie zeigt zwar eine gewisse, aber durchaus nicht erhebliche Neigung zu Rezidiven, jedenfalls eine viel weniger ausgesprochene, als viele andere Geisteskrankheiten. Sieht man von der zirkulären Geisteskrankheit ab, die freilich nicht willkürlich auf Einzelfälle von Melancholie oder Manie ausgedehnt werden darf, wie es Kräpelin tut, so kann die Kräpelinsche mit soviel Sicherheit vorgetragene Behauptung nur darin eine Erklärung finden, daß er die später noch zu erwähnenden Fälle stellvertretender Melancholie — d. h. Fälle, in denen ein Anfall rezidivierender Manie durch eine affektive Melancholie vertreten wird — im Auge gehabt hat. Eine rezidivierende affektive Melancholie, die ähnlich wie die rezidivierende Manie in häufigen, rasch aufeinanderfolgenden Anfällen auftritt, kommt allerdings vor, gehört aber zu den großen Seltenheiten. Die vorgestellte Frau H. ist ein Beispiel davon. Diese Fälle scheinen sämtlich auch durch ihr rasches Einsetzen und Abklingen eine Sonderstellung gegenüber der großen Mehrzahl einzunehmen.

Was die Ätiologie der Krankheit betrifft, so ist die Mehrzahl der Fälle, die im jugendlichen Alter auftritt, und zwar überwiegend häufig bei Frauen, von den anderen zu unterscheiden: die erstere Kategorie von Fällen tritt fast ausschließlich bei erblich schwer belasteten Individuen auf.

Einunddreissigste Vorlesung.

Krankheitsbild der reinen Manie. Nivellierung der Vorstellungen. Verlauf, Unterbrechung durch lichte Zwischenräume. Neigung zu Rezidiven. Diagnose. Paralytische Manie. Der paralytische Größenwahn ohne Manie. Kahlbaums Progressiva divergens. Kombinationen mit Melancholie. Zirkuläre Geisteskrankheit. Die chronische Manie.

Meine Herren!

Wie das der Erfahrung entlehnte Krankheitsbild der affektiven Melancholie in der Annahme einer intrapsychischen Afunktion eine vollständige Erklärung fand, so stoßen wir auch, obwohl weniger häufig, auf eine akute Geisteskrankheit, die in allen ihren Symptomen von dem entgegengesetzten Zustande einer intrapsychischen Hyperfunktion abgeleitet werden kann. Wir nennen sie Manie und haben in der jüngst vorgestellten Kranken Pr. ein Beispiel davon. Fassen wir nun die einzelnen Krankheitserscheinungen näher ins Auge.

Die krankhafte Erleichterung und Beschleunigung der Gedankentätigkeit, welche dem Begriff der intrapsychischen Hyperfunktion entspricht, äußert sich zunächst als Ideenflucht. Sie ist nicht etwa nur ein rascherer Ablauf der zwischen A und Z ausgespannten Gedankenkette; denn ein solcher würde uns nicht als krankhaft erscheinen und eher eine erwünschte Steigerung der psychischen Leistungsfähigkeit bedeuten. Beruht doch der Vorzug geistiger Begabung oder gar des Genies wesentlich gerade in dem ungewöhnlich raschen und in derselben Zeiteinheit umfassenderen Denken, als es der Mittelmäßigkeit zu Gebote steht. Der Witz, die Schlagfertigkeit, die Geistesgegenwart, die Vielseitigkeit der Interessen und andere geschätzte Eigenschaften hervorragender Menschen leiten sich eben daher. Die krankhafte Erleichterung der Assoziationstätigkeit bringt vielmehr den Übelstand mit sich, daß der Gedankengang nicht mehr streng abgeschlossen ist, wie er der Norm entspricht und durch die ausgeschliffene Bahn AZ dargestellt wird, sondern daß jedes Glied der zwischen A und Z ausgespannten Assoziationskette den Ausgangspunkt von Gedankensprüngen abgeben kann, die den normalerweise unterdrückten Nebenassoziationen entprechen. Daß der streng geschlossene Gedankengang ein Resultat der Übung und Abrichtung, also funktioneller Erwerb ist, habe ich in meiner Einleitung entwickelt. Im Allgemeinen bedarf es aber, wo irgend kompliziertere Gedankengänge abgewandelt werden, einer gewissen Selbstbeherrschung oder Sammlung, um alle die die Hauptassoziation störenden Nebenassoziationen zu unterdrücken. Solange diese Eigenschaft besonnener Sammlung nicht verloren gegangen ist, kann das Anklingen der Nebenassoziationen sogar in verstärktem Maße stattfinden und doch die Hauptassoziation dabei festgehalten werden. Namentlich bei streng geschulten Geistern wird diese Möglichkeit vorliegen. Daraus erfolgt eine größere Reichhaltigkeit an Gedanken, ein Zustand gesteigerter Produktivität und eventuell wirklich gesteigerter Leistungsfähigkeit, wie er in den ersten Anfängen des hier zu schildernden Krankheitszustandes tatsächlich bisweilen beobachtet wird. Namentlich dem homo tardus, dem an sich gedankenträgen und wenig produktiven Individuum, kann auf diese Weise für eine kurze Zeit eine vorteilhafte Veränderung der ganzen Persönlichkeit aufgeprägt werden. Wir könnten dann von geordneter Ideenflucht sprechen.

Gewohnlich aber setzt die Ideenflucht die Leistungsfähigkeit des befallenen Individuums dadurch herab, daß sie ihn der Fähigkeit beraubt oder darin beschränkt, die Hauptassoziation festzuhalten. Die Ideenflucht wird ungeordnet. Damit geht auch das besonnene Urteil über die eigene Leistungsfähigkeit verloren, und es entwickelt sich vielmehr das Gefühl gesteigerter Leistungsfähigkeit, das Gegenstück zu dem subjektiven Insuffizienzgefühl der Melancholiker. Wie letzteres das Unglücksgefühl zur Folge hatte, so kommt es hier zum Glücksgefühl oder der krankhaften Euphorie. Voraussetzung dafür ist aber auch hier wieder eine gewisse Höhe der psychischen Leistung, welche es ermöglicht, daß eine Selbstwahrnehmung der veränderten Persönlichkeit zustande kommt, eine autopsychische Parästhesie in dem oben gekennzeichneten Sinne. Der das Krankheitsbild beherrschende Affekt der krankhaften Euphorie bietet daher häufig auch Übergänge zu autopsychischer Ratlosigkeit. Der Kranke kann noch, wenigstens auf Augenblicke, fixiert und dadurch festgestellt werden, daß ein geschlossener Gedankengang bei Anspannung der Aufmerksamkeit und nicht zu schwierigen Anforderungen noch möglich ist. Geht die Störung über diesen Grad hinaus, so wird die Ideenflucht nicht nur ungeordnet, sondern inkohärent, es resultiert ein zusammenhangsloses Gefasele, wodurch auch die Möglichkeit eines kräftigen Affektes aufgehoben wird. Dieser schwere Grad von Ideenflucht, der Gegensatz zur depressiven Melancholie, ein Zustand von Verworrenheit ohne bestimmte herrschende Affektlage, die „ideenflüchtige Verwirrtheit" der Autoren, wird uns bei der „verworrenen Manie" wieder begegnen. Es ist eine gesteigerte Manie, ein Krankheitsbild, das über die „affektive" Manie hinausgeht. Die Berechtigung, diese Unterscheidung zu machen, die ebenso sehr unserer theoretischen Ableitung als dem praktischen Bedürfnis entspricht, wird dadurch dargetan, daß wir bei der Manie den Übergang des einen Zustandes in den anderen häufig beobachten können. Dieser Zusammenhang ist hier viel sicherer gestellt als bei der Melancholie, wo ich Sie darauf hinweisen mußte, daß die depressive Form als Symptomenbild unabhängig von der affektiven Form sei und eine selbständige Betrachtung erforderte. Aber auch die Manie beschränkt sich nicht selten auf den leichteren, nicht bis zur Inkohärenz gesteigerten Grad, und im folgenden werde ich immer nur diesen im Sinne haben, wenn ich von Manie schlechtweg rede. Die verrworrene Manie soll eine besondere Berücksichtigung finden.

Mit dem Symptom der krankhaften Euphorie stehen gewisse andere Erscheinungen in innerem Zusammenhange; so das gesteigerte Selbstgefühl, welches sich in einem anspruchsvollen Auftreten, einem herrischen Wesen, dem Bewußtsein des Besserwissens und Verstehens äußert. Es entspricht dem gleichen Grade der intrapsychischen Hyperkinese, welcher der Akinese der affektiven Melancholie zukommt. In der Tat kommt dem Maniakus alles ebenso zu leicht, wie dem Melancholikus zu schwer vor. Die autopsychische Desorientierung nimmt die Gestalt des Größenwahns an: der Kranke legt sich Eigenschaften, Besitz, Ämter und Funktionen bei, die der Wirklichkeit nicht entsprechen: doch bleiben die Äußerungen dieses Größenwahns meist innerhalb gewisser, der Möglichkeit nicht zu fern stehender Grenzen, oder sie werden nur bedingungsweise geäußert als Aussichten und sichere Erwartungen, oder in einer ironisierenden Weise vorgebracht, als ob der Kranke nur scherzte und einem etwas aufbinden wollte. Nicht selten kommt es jedoch auch zu exzessiven und selbst phantastischen Größenideen, aber doch nur sporadisch auftauchend, von einem Tage zum anderen wechselnd, niemals sich fixierend.

Der krankhaften Euphorie ist bisweilen dauernd eine Neigung zur Zornmütigkeit beigemischt. Andere Male wird sie durch zornmütige Affekte unterbrochen. Beides ist dadurch verständlich, daß sich dem anspruchsvollen, rechthaberischen und herrischen Wesen dieser Kranken naturgemäß Widerstände darbieten, die ihren Zorn herausfordern. Wo der zornmütige Affekt sich dauernd etabliert, scheint dies meist entweder durch körperliches Übelbefinden oder durch lange fortgesetzte unzweckmäßige Behandlung von seiten der Umgebung bedingt zu sein.

Die Steigerung der Assoziationstätigkeit führt weiterhin zwei andere Folgeerscheinungen mit sich, die wieder den Gegensatz zur Melancholie hervortreten lassen. Das Interesse der Kranken an allen Vorgängen, denen sie beiwohnen, ihre Bereitschaft, äußeren Anregungen zu folgen, ist gesteigert. Aus der gesteigerten Gedankentätigkeit erwächst gewissermaßen das Bedürfnis, Anregungen zu erhalten. Diese geistige Disposition kann mit der Hypermetamorphose verwechselt werden, ist aber doch total von ihr verschieden, wie später noch ersichtlich werden wird. Ähnlich verhält es sich mit der zweiten Folgeerscheinung, der gesteigerten Fähigkeit der Entschließung und Neigung, den Entschluß in Handlungen umzusetzen. Unternehmungslust, Tatendrang, Einmischung in fremde Angelegenheiten ist davon die Folge. Auf der Krankenstation genügt die Vereinigung dieser beiden Eigenschaften, um die größten Störungen hervorzurufen.

Nicht minder störend werden die Kranken durch zwei weitere Symptome, welche ganz in das Bereich der intrapsychischen Hyperkinese fallen, dem Tätigkeitsdrang und dem Rededrang. Mit dem Worte Tätigkeitsdrang ist schon ausgedrückt, daß das sonst ganz allgemein als Bewegungsdrang unterschiedene Symptom der Hyperkinese hier einen besonderen Inhalt hat, nämlich den des Tatendranges oder besser vielleicht noch des Betätigungsdranges, d. h. mit anderen Worten des Dranges zu handeln vielmehr als nur sich einfach zu bewegen. Die Hyperkinese betrifft also überwiegend derartige kompliziertere Initiativbewegungen. Dieser Drang hängt mit der gesteigerten Raschheit und Bereitschaft zu Entschließungen und dem gesteigerten Interesse an den Dingen zusammen und veranlaßt die Kranken, allerlei Unfug zu treiben, mit den Gerätstücken umherzuwerfen, Nahrungsmittel umzuschütten, das Bettzeug durcheinander zu werfen, die Verrichtungen des Wartepersonals zu übernehmen, die Kranken und das Wartepersonal bei passenden und unpassenden Gelegenheiten zurechtzuweisen oder auch tätlich anzugreifen. In allen schweren Fällen artet dieser Betätigungstrieb noch weiter aus, die Kranken demolieren, was nicht niet- und nagelfest ist, zerreißen Bettzeug und Wäsche, bemalen die Wände mit improvisierten Färbemitteln, wobei sie auch den eigenen Kot und Urin nicht verschmähen, oder, je nach der Individualität, schreiben, dichten, zeichnen und verbrauchen auf diese Weise Unmengen von Papier. Abgesehen davon haben die Bewegungen der Kranken meist die Bedeutung von Expressivbewegungen zum Ausdruck ihrer gehobenen freudigen und ausgelassenen oder jeweilig zornmütigen Stimmung: sie tanzen, hüpfen, springen lachen, schneiden Gesichter, machen scherzweise und im Ernst drohende und feindliche Gebärden u. dgl. m. Viele Beobachtungen nötigen zu der Auffassung, daß die motorische Kraft und Geschicklichkeit der Kranken tatsächlich gesteigert sein kann; jedenfalls sind ihre Leistungen an Kraft und Geschicklichkeit oft ganz erstaunlich.

Der Rededrang scheint ein nie fehlendes Symptom der intrapsychischen Hyperfunktion zu sein, entsprechend der Erfahrung, daß geistige Produktion immer auch zur Mitteilung drängt. Um wieviel mehr muß dieses bei der ausgelassenen heiteren Verstimmung dieser Kranken der Fall sein! Nur wo die zornmütige Färbung vorwiegt, fehlt er zeitweilig, aus psychologisch wohl verständlichen Motiven. Der Inhalt des Rededranges verrät immer die gesteigerte Produktivität, wenn diese auch je nach der Individualität von sehr verschiedener Qualität sein kann. Da der Affekt ein Erheben der Stimme begünstigt, kann man sich leicht denken, wie laut und störend auch durch den Rededrang diese Art von Kranken werden kann.

Meine Herren! Ich komme nun zur Besprechung eines wichtigen Symptomes, dessen Ableitung aus allgemeiner intrapsychischer Hyperfunktion nicht ohne weiteres verständlich ist, das aber bei der Manie konstant vorkommt und das besondere Interesse für uns hat, daß ein inhaltlich entgegengesetztes Symptom die Melancholie begleitet. Es beruht auf der Nivellierung der normalerweise überwertigen Vorstellungsgruppen. Die maniakalisch Kranken scheinen sämtlich auch an ihrem Charakter Schaden zu leiden. Keinem derartigen Kranken wird es je einfallen, Mitleid mit anderen Kranken zu äußern, wenn dieselben auch noch so sehr das Mitleid herausfordern. Ganz im Gegenteil beklagt er sich nur über die Störung, die er etwa dadurch erfährt, und erwidert jede Belästigung durch Schläge. Eine gewisse Brutalität, ein rücksichtsloser Egoismus macht sich auf diese Weise geltend. Der Maniakus lügt, betrügt, stiehlt auch wohl ohne alle Bedenken. Er nimmt für sich in Anspruch, daß ihm alles erlaubt sei, was er bei anderen durchaus verurteilt. Die Äußerungen des Geschlechtstriebes, der meist gesteigert ist, geschehen ebenfalls in rücksichtsloser und schamloser Weise. Keine Maniaka, und wäre sie auch vorher das unschuldigste und züchtigste Mädchen gewesen, hält mit ihren Ansichten und

Kenntnissen darüber zurück. Ebenso habe ich noch nie eine Maniaka gesehen, die den Besuch des Arztes im Bade auffällig gefunden hätte, und bekannt ist die Neigung dieser Kranken, sich zu entkleiden und Unflätigkeiten zu sprechen. Bei jeder klinischen Vorstellung, wenn sie auch noch so mächtig auf die Kranken einwirkt und sie zur Selbstbeherrschung anregt, fällt doch das freie, ungezwungene, für ein Mädchen durchaus unpassende Benehmen und die Ausdrucksweise dieser Kranken ohne Kommentare als krankhaft auf. Kein Offizier, der maniakalisch erkrankt ist, nimmt Anstand, sein Ehrenwort nicht einmal, sondern zehnmal zu brechen. Alle Ansichten über diese Dinge, wenn sie auch vorher den Inbegriff der heiligsten Gefühle ausmachten, sind von Grund aus ins Zynische verändert. Es fehlt auch nicht an ausführlichen Äußerungen, womit die Kranken ihre Überzeugungstreue, Verachtung aller Rücksichten auf Familie, Religon, Ehre, Vaterland u. dgl. m. bekunden. Wir fassen diese ganz gesetzmäßig vorkommende Charakteränderung so auf, daß auch hier die Normalwertigkeit der Vorstellungen gelitten hat. Während dies aber bei der Melancholie nach der Richtung geschehen war, daß ein bestimmter enger Vorstellungskreis überwertig und allein herrschend geworden war, beobachten wir bei der Manie eine Herabdrückung und Nivellierung der normalenweise überwertigen, für Gesinnung und Handeln maßgebenden Vorstellungsgebiete, welche eben den Charakter jedes Menschen bestimmen. Daß diese Nivellierung der Vorstellungen bei Menschen, deren Charakter schon vorher zu wünschen übrig ließ, ganz besonders unschön hervortreten muß und ihnen noch schärfer als anderen Kranken das Gepräge der Gemeinheit aufdrücken muß, kann erwartet und durch die klinische Beobachtung bestätigt werden.

Die Nivellierung der Vorstellungen, eines der wichtigsten Symptome der Manie, wird uns verständlich, wenn wir die intrapsychische Hyperfunktion als eine allgemeine Steigerung der Erregbarkeit der intrapsychischen Bahnen auffassen, die normalerweise überwertigen Ideen dagegen durch die physiologisch gegebene (funktionell erworbene) Steigerung der Erregbarkeit in bestimmten, ausgewählten Bahnen erklären. Eine allgemeine Steigerung der Erregbarkeit kann dann leicht dazu führen, daß der die Überwertigkeit bestimmter Bahnen bedingende Unterschied in der Erregbarkeit aufhört, eine Auffassung, die auch geeignet ist, die Erscheinung der Ideenflucht und die Störung des geschlossenen Gedankenganges zu erklären.

Meine Herren! Das klinische Bild der reinen Manie ist damit vollständig entworfen. Nur ein untergeordneter Punkt soll noch ausdrücklich Erwähnung finden, nämlich das gelegentliche Auftreten von Phonemen, die dann nur die sinnliche Fassung der Größenideen zu sein scheinen. Sie sind gewöhnlich nur vereinzelt und im Höhestadium der Krankheit vorhanden und bestehen in Wörtern wie „Prophet", „Hohenzoller" oder auch gar „Herrgott" u. dgl. Reichliche Halluzinationen auf verschiedenen Sinnesgebieten kommen nur bei der verworrenen Manie vor, wovon später.

Sehr auffällig und von allen anderen akuten Geisteskrankheiten abweichend ist das verhältnismäßig ungestörte Allgemeinbefinden der meisten frischen Fälle von Manie. Erst die längere Dauer der mit Vergeudung von Muskelkraft verbundenen Krankheit führt zu objektiv sichtlicher Abnahme der Kräfte und schwererer Beeinträchtigung der Ernährung. Zum Teil müssen wir diese Erscheinung auf den günstigen Einfluß, den eine gehobene Stimmung auch normalerweise auf die Errnährung zu üben pflegt, zurückführen. Die einzige Schädlichkeit, die dem entgegenwirkt, ist die Schlaflosigkeit oder mindestens das verringerte Schlafbedürfnis dieser Kranken; denn der Appetit pflegt gesteigert, der Stoffwechsel und die Zirkulation nur im günstigen Sinne beeinflußt zu sein. Wieder finden wir hier einen diametralen Gegensatz zur affektiven Melancholie, bei welcher gastrische und Verdauungsstörungen sowie das Daniederliegen der Zirkulation bekannte und häufige Erscheinungen sind. Am frappantesten zeigt sich dieser Gegensatz in Fällen von zirkulärer Psychose, wo der Umschlag des einen Krankheitsbildes in das andere sich in Tagen, ja zuweilen selbst innerhalb von Stunden vollziehen kann.

Die Manie ist gewöhnlich eine akut hereinbrechende und sich rasch steigernde Krankheit. Sie verharrt dann einige Wochen, mitunter auch Monate, auf einer gewissen Krankheitshöhe und fällt dann im allgemeinen viel langsamer, als der Anstieg war, wieder ab. Sie ist die heilbarste aller Geisteskrankheiten, aber dabei nicht ohne Gefahr. Erwähnung verdient hier die nicht gerade seltene Neigung zum Selbstmord, die in überwältigenden Momenten autopsychischer Ratlosigkeit, die auch von Angst begleitet sein können, ihr Motiv und in der Raschheit der Entschließung und einer vor nichts zurückschreckenden Energie die Erleichterung der Ausführung findet. Schwere selbst beigebrachte Dolchverletzungen in der Herzgegend habe ich bei Maniacis wiederholt angetroffen.

Der Verlauf der Manie wird nicht selten von sogenannten lichten Zwischenräumen, lucidis intervallis, unterbrochen, welche auf kurze Zeit das Eintreten der Genesung vortäuschen können. Meist ist dabei der rasche Übergang in anscheinende Gesundheit auffallend, ein solcher muß immer den Verdacht auf eine baldige

Wiederkehr der Krankheitssymptome erwecken. Die lichten Zwischenräume dauern bald nur Stunden, bald einige Tage und können sich im Laufe einer Krankheit mehrfach wiederholen. Gewöhnlich werden sie von einem Zustand der Müdigkeit und Erschöpfung, bedingt durch die vorhergegangene Unruhe, begleitet. Auch ein Zustand tiefer moralischer Depression kann statt dessen Platz greifen, und dies besonders in den selteneren Fällen, in denen das Intervall mit voller Krankheitseinsicht verbunden ist. Die Scham über das Verhalten zur Zeit der Krankheit kann dann ebenfalls Motiv zum Selbstmord werden.

Meine Herren! Die Diagnose der Manie in dem eng begrenzten Sinne, den ich mit dieser Krankheit verknüpfte, ist leicht zu stellen. Wo Sie die oben geschilderten, einer intrapsychischen Hyperfunktion entsprechenden Symptome vereinigt finden, kann man zunächst einen maniakalischen Zustand diagnostizieren. Finden Sie ausschließlich diese Symptome und keine außerdem, so handelt es sich mit Sicherheit um eine reine Manie. Wie Sie sehen, ist es überwiegend eine formale Störung, die hierbei besteht, von einer Wahnbildung ist nur so weit die Rede, als das subjektive Gefühl der gesteigerten Leistungsfähigkeit von Anfang an dem Größenwahn verwandt ist und im Verlauf der Krankheit gelegentlich zu eigentlichen Größenwahnideen führt. In frischen Fällen, bei denen es gerade auf Ihren Rat und Ihr Urteil ankommen wird, wird auch ein eigentlicher Größenwahn kaum anzutreffen sein. Es gibt jedoch in dieser Hinsicht eine Ausnahme, und auf diese will ich etwas ausführlicher eingehen. Sie hängt mit der Frage der Ätiologie zusammen. Im allgemeinen ist die reine Manie ebenso wie die affektive Melancholie, vielleicht aber noch in höherem Grade, denjenigen Psychosen zuzuzählen, die überwiegend häufig auf dem Boden der erblichen Belastung und neurotischen Degeneration zu entstehen pflegen. Dies gilt besonders für die Manie des jugendlicheren Alters, zuweilen aber auch der späteren Dezennien. Immer aber wird man in dem letzteren Falle zunächst an eine andere Ätiologie denken müssen, nämlich die paralytische. Die paralytische Manie ist eine verhältnismäßig häufige Krankheit, meist allerdings mit Kennzeichen versehen, die von vornherein die Diagnose sichern. Diese Kennzeichen sind Ihnen so bekannt, daß ich sie hier nur kurz zu rekapitulieren brauche, es sind namentlich Symptome von seiten des Projektionssystems und die schon zeitig kenntliche Demenz, hauptsächlich aber eine Beeinträchtigung der Merkfähigkeit. Es gibt nun aber nicht allzu selten Fälle, in denen auch jede Andeutung derartiger Symptome vermißt wird, und die dennoch als paralytische Manie aufzufassen sind. Diese Fälle entsprechen im übrigen durchaus dem oben gezeichneten Bilde der reinen Manie, sie sind es aber, in denen von vornherein ein Größenwahn deutlicher zutage tritt. Auch dieser Größenwahn hat seine besonderen Kennzeichen, denn er gehört durchaus in die Kategorie des phantastischen oder dementen Größenwahns, welcher gerade der progressiven Paralyse spezifisch zu eigen ist. So glaubte ein fachmännisches Mitglied einer Eisenbahndirektion eine epochemachende, das Problem einer zentralen Weichenstellung betreffende Entdeckung gemacht zu haben, von welcher er selbst nach seiner Genesung zugab, daß sie nur eine ganz unwesentliche Veränderung allerwärts üblicher Einrichtungen bedeutete. Weiterhin sprach er die Überzeugung aus, daß er ohne Schwierigkeiten eine zweite Frau zu seiner schon vorhandenen heiraten könnte. Dabei arteten Ideenflucht und Rededrang nur selten über das Maß der geordneten Ideenflucht aus. Zu seiner Wiederherstellung genügte eine achtwöchentliche Bettbehandlung in einem Krankenpensionat und darauf folgende Urlaubsreise. Erst zwei Jahre später, nachdem der Kranke ununterbrochen in verantwortlicher Stellung tätig gewesen war, trat ein Rezidiv mit diesmal bei weitem phantastischeren Größenideen und rascherem Fortschritt zu verworrener Manie auf, und erst in diesem Stadium machten sich Symptome von seiten des Projektionssystems bemerklich. Ich brauche nicht zu versichern, daß auf Verminderung der Merkfähigkeit und anderweitige Symptome von Demenz sorgfältig untersucht worden war, ohne daß etwas zu finden war. Nur der glatte, wenig belebte Gesichtsausdruck konnte in dieser Hinsicht Zweifel erwecken. Der weitere Verlauf bestätigte dann in unzweideutiger Weise die Diagnose. Beispiele von ähnlichem Verlauf sind mir mehrfach vorgekommen.[1]

Bei dieser Gelegenheit möchte ich betonen, daß es auch Fälle derartigen phantastischen Größenwahns akuter Entstehung ohne Manie gibt, Fälle, die ebenfalls zunächst frei von irgendwelchen Defektsymptomen oder von Symptomen einer Beteiligung des Projektionssystems sein können und dennoch später sich als paralytisch erweisen, eine von den meisten Fachgenossen wohl schon anerkannte sog. paranoische Form der progressiven Paralyse.[2] In unserem Sinne nehmen wir sie als akute expansive Autopsychose von spezifisch paralytischer Ätiologie in Anspruch. Da hierbei eine eigentliche Manie nicht nachweisbar ist, so entfällt auch jede Schwierigkeit für die Diagnose. Im Gegensatz dazu erinnere ich

---

[1]) Ein Beispiel von paralytischer Manie ist Fall 8 der „Krankenvorstellungen" Heft 2.

[2]) Vgl. Fall 12 ibidem.

an die schon von Kahlbaum aufgestellte Form der Progressiva divergens,[1]) welche in ihrem ganzen Verlauf neben dem rasch ins Ungemessene anwachsenden phantastischen Größenwahn auch die Symptome der reinen Manie bieten kann, aber niemals zu Lähmungen oder geistigem Verfall führt. Doch sind dies allerseltenste Fälle, von denen mir in meiner ganzen, doch recht umfänglichen Erfahrung nur ein einziger ganz sicher gestellter begegnet ist.

Meine Herren! Für die Praxis mögen Sie aus diesen Bemerkungen die Lehre ziehen, daß es immer ein Plus von Erscheinungen ist, welches den Ausschlag dafür gibt, ob ein Krankheitsfall zur reinen Manie gehört oder nicht. Es bedarf keiner besonderen Erwähnung, daß alle weitergehenden, inhaltlichen Störungen die Diagnose der Manie ausschließen. Auch eigentlich motorische Symptome, d. h. hyperkinetische im engeren Sinne (vgl. unser Schema), haben dieselbe Bedeutung. Außerdem ist besonders noch auf das Symptom der Hypermetamorphose hinzuweisen, welches ebenfalls die reine Manie ausschließt, dagegen bei der verworrenen Manie häufig anzutreffen ist, wie wir noch sehen werden.

Meine Herren! Daß außer der reinen Manie maniakalische Zustände mannigfacher Art vorkommen und ganz anders zu beurteilen sind, habe ich schon angedeutet. Es sind entweder maniakalische Phasen zusammengesetzter, in Stadien verlaufender Psychosen oder Kombinationen von zwei oder mehr Grundformen untereinander. Von letzterer Art ist das Krankheitsbild der sog. zornmütigen Manie hier vorläufig zu erwähnen. Auf alle diese Kombinationen komme ich später noch zurück.

Merkwürdig ist das Verhältnis der reinen Manie zur Melancholie. Diese beiden Krankheiten zeigen eine innere Verwandtschaft, indem sie sich in folgenden drei Verhältnissen miteinander kombinieren.

1. Ein leichter Grad der einen Krankheit pflegt ganz gewöhnlich in der Rekonvaleszenz der anderen einzutreten und sie abzuschließen. Die Dauer dieses Umschlages, welcher oft erst eintritt, nachdem das Verhalten der Kranken schon anscheinend normal geworden war, beträgt bald nur einige Tage, bald einige Wochen.

2. Die Manie ist diejenige Krankheit, welche von allen Psychosen am allermeisten zu Rückfällen neigt. Zwischen den einzelnen Anfällen vergehen gewöhnlich zuerst Jahre, später verkürzt sich das Intervall, so daß schließlich die Zeit der Krankheit die der Gesundheit überwiegen kann. Etwas Ähnliches wird, aber nur sehr

[1]) Die Divergenz hat hier den bildlichen Sinn der fortschreitenden Desorientierung oder Entfremdung von der Wirklichkeit.

selten, bei der Melancholie beobachtet. Die klinische Erfahrung lehrt nun, daß vereinzelt ein Rückfall der Manie durch eine Melancholie ersetzt wird, die übrigens dann der besseren Prognose der Manie teilhaftig wird, und daß dasselbe Verhältnis auch umgekehrt eintreten kann. Das ist die schon oben[1]) erwähnte stellvertretende Melancholie.

3. Endlich kommt ziemlich häufig eine Kombination beider Krankheiten in der Art vor, daß immer die eine die andere ablöst. Geschieden werden sie durch einen Zwischenraum von anscheinender Gesundheit, der bald Tage und selbst Wochen betragen kann, bald auch nur sehr kurz ist und selbst der Beobachtung entgehen kann. Diese Krankheit ist unter dem Namen der zirkulären Geisteskrankheit oder folie à double forme lange bekannt[2]) und durch ihre üble Prognose berüchtigt. In der Tat scheinen die ausgeprägten Fälle absolut unheilbar zu sein.

Man muß jedoch beachten, daß ein einmaliger Turnus der Art ziemlich häufig vorkommt, ohne zu der üblen Prognose zu berechtigen. Wahrscheinlich handelt es sich hierbei um eine Abart des unter 1 geschilderten Verhältnisses. Ferner ist zu bemerken, daß es häufig die allerleichtesten Grade beider Krankheiten sind, die bisweilen gar nicht, häufiger nur zeitweilig die Sozietätsfähigkeit der befallenen Individuen beeinträchtigen. Mir sind Beispiele der Art bekannt, welche in einer verantwortlichen beruflichen Tätigkeit niemals behindert worden sind, während andere nur genötigt waren, in der Zeit des größten Rededranges eine Anstalt aufzusuchen. Hinsichtlich der Prognose ist ferner zu bemerken, daß niemals Blödsinn aus der zirkulären Geistesstörung[3]) hervorgeht; die Anfälle pflegen stets in der gleichen Weise aufzutreten, ob nun die Krankheit zwei oder zwanzig Jahre bestanden haben möge. Die Dauer der einzelnen Anfälle ist verschieden, im Durchschnitt beträgt sie einige Monate. Es dürfte eine besondere Eigentümlichkeit der zirkulären Psychose sein, daß ihre einzelnen Phasen sich rascher entwickeln und besonders viel rascher abklingen, als dies bei der Melancholie oder Manie allein der Fall ist. Die Dauer der maniakalischen oder melancholischen Phase braucht nicht immer gleich zu sein. Auf das Verhalten des Körpergewichtes bei dieser

---

[1]) Vgl. S. 345.

[2]) Seit Falret und Baillarger 1854.

[3]) In dem engen Sinne, wonach sie aus abwechselnden Phasen von affektiver Melancholie und reiner Manie besteht. Diese Fälle sind jedoch verhältnismäßig selten. Im weiteren Sinne umfaßt die zirkuläre Geisteskrankheit alle Psychosen, welche ein regelrechtes Alternieren von maniakalischen und melancholischen Zuständen aufweisen. Vgl. Fall 5 Heft 1 und Fall 15 Heft 2 der „Krankenvorstellungen".

Krankheit, welches von L. Meyer[1]) als charakteristisch angesehen wurde, komme ich noch später zurück.

Während die zirkuläre Geisteskrankheit im engeren Sinne immer die gleiche reine Form der Melancholie und Manie entwickelt, trifft dies für die rezidivierende Manie nicht zu. Für diese gilt vielmehr ganz allgemein die Erfahrung, daß sie sich mehr und mehr in das schwerere Krankheitsbild der verworrenen Manie umwandelt, und daß auch diesem zuweilen noch neue fremdartige Elemente beigemischt werden.

Auch sonst ist von der Manie zu bemerken, daß sie bei einigermaßen längerer Dauer nur selten rein bleibt, sondern daß sich zur Zeit der Krankheitshöhe leicht ein Zustand der Verwirrtheit etabliert, der in günstigen Fällen rein ideenflüchtig begründet ist, in schweren Fällen noch andere Elemente beigemischt erhält.

Die Behandlung der Manie ist im allgemeinen nur innerhalb einer Irrenanstalt möglich.

Abgesehen von der akuten Manie gibt es ein eigenes Krankheitsbild, welches den Namen der chronischen Manie verdient. Über seine Entstehung weiß ich nichts Sicheres auszusagen, nur das eine scheint mir fest zu stehen, daß eine akute, reine Manie niemals zu einer chronischen Manie wird. Auch die schließlich die freien Zwischenzeiten überwiegenden Anfälle der rezidivierenden Manie werden nicht etwa zu einer chronischen Manie, wenigstens nicht in der engen Fassung des Wortes, die ich allein vertreten kann. Die chronische Manie hat alle wesentlichen Kennzeichen der akuten Manie, nur so modifiziert, wie es die Bedingungen eines chronischen, stabilen Zustandes mit sich bringen. Die Ideenflucht hält sich demgemäß in mäßigen Grenzen und steht noch unter dem Einfluß einer gewissen Besonnenheit und Selbstbeherrschung. Demgemäß ist die heitere Verstimmung wenig ausgeprägt, kommt aber doch gelegentlich zum Durchbruch. Dagegen wird durch die unausbleiblichen Kollisionen mit der Sozietät eine zornmütige Stimmungslage unterhalten. Das gesteigerte Selbstgefühl, das sich nicht bis zu eigentlichem Größenwahn erhebt, ist doch sehr merklich und verleiht den betreffenden Individuen eine Sicherheit des Auftretens, welche ihnen im Verein mit der unleugbar vorhandenen geistigen Produktivität ihr Fortkommen erleichtert. Dabei schaffen sie sich selbst fortwährend allerlei Schwierigkeiten und Kollisionen durch die Nichtachtung aller derjenigen Normen und Rücksichten, welche ihnen durch Sitte und Gesetz auferlegt werden. Sie nehmen keinerlei und beanspruchen die größte Rücksicht. Eine formale

[1]) Arch. f. Psych. 4. Bd. S. 139.

Denkstörung braucht bei diesem Zustande auch nicht andeutungsweise vorhanden zu sein. In einem Falle der Art war eine mehrjährige schwere Psychose vorangegangen, worüber nähere Nachrichten nicht zu erhalten waren, die aber sicher keine reine Manie war. Der Kranke ermangelte jeder Krankheitseinsicht dafür, und es war wohl gerechtfertigt, seinen eben geschilderten Zustand als Heilung mit Defekt oder, wenn man daran Anstoß nimmt, als einen durch eine Psychose erworbenen Defektzustand aufzufassen.

Zweiunddreissigste Vorlesung.

Krankenvorstellungen einer puerperalen und einer menstruell bedingten hyperkinetischen Motilitätspsychose. Pseudospontane Bewegungen. Eigenartigkeit der Bewegungen, Fehlen des Rededranges dabei. Psychomotorischer Rededrang. Schilderung eines Falles von jaktatoidem Bewegungsdrang. Verbigerieren beim Rededrang. Choreatischer Bewegungsdrang. Impulsive Handlungen. Ratlose Bewegungsunruhe. Hypermetamorphotischer Bewegungsdrang. Periodisch rezidivierender Verlauf der Krankheit. Prognose und Behandlung.

Meine Herren!

Die Patientin, die Sie vor sich sehen, sieht hinfällig, bleich, erschöpft aus. In der Tat hat sie einen über vier Wochen dauernden schweren Erregungszustand durchgemacht, einen Zustand, in dem sie einen Überschuß von Bewegungen produziert hat, der es wohl erklärlich macht, daß ihre Kräfte konsumiert worden sind. Ziemlich überraschend ist seit gestern ein Umschwung eingetreten, nachdem sie noch den Tag vorher in fortwährender Bewegung gewesen war, meist theatralisch-pathetischen Expressivbewegungen, und fast ununterbrochen dazu gesungen hatte. Dieses Singen geschah allerdings in sehr auffälliger Weise: es war begleitet von einem schnellschlägigen Zittern der Unterlippe und des ganzen Unterkiefers, einer Bewegung, ähnlich der des Zähneklapperns, aber ohne Aufeinanderschlagen der Zahnreihen, und die Stimme erhielt dadurch einen regelmäßig tremolierenden Charakter, der an manche Leierkastenproduktionen erinnerte, um so mehr, als nur die Töne ohne begleitende Worte gesungen wurden. Ein offenbar frei erfundener, getragener Kirchengesang, fast immer in sehr hoher Lage, von gleichbleibender, ruhiger Taktbewegung.

Dieses Singen, das bei dem verstörten, ratlosen, unglücklichen Gesichtsausdruck der Patientin einen zwangsmäßigen Eindruck machte, verhinderte auch die Nahrungsaufnahme und hörte erst des Abends auf, als infolge einer Hyoszin-Morphiumeinspritzung ein mehrstündiger Schlaf eintrat.

Überzeugen Sie sich zunächst von dem hohen Grade der Erschöpfung und Hinfälligkeit der Kranken. Auf die Füße gestellt, schwankt Sie und bedarf der Stütze, auf dem Stuhl sitzend, läßt sie zeitweilig ihren Kopf wie in höchster Ermüdung hintenüber fallen, auf Fragen sieht sie mich wie abwesend an oder beginnt zwar mit einer Antwort, verliert aber bald die Gedanken und starrt ins Leere. Offenbar vermag sie nur mit Anstrengung zu folgen, und größere Zumutungen möchte ich ihr nicht stellen, weil sie wirklich der Ruhe und Schonung sehr bedürftig ist. Dabei fällt uns aber ihr perverses Mienenspiel auf: bald reißt sie die Augen weit auf, so daß man das Weiße oberhalb der Hornhaut sieht, bald legt sie die Stirn in zornige Falten, bald stülpt sie die Unterlippe und den Unterkiefer vor. Ferner zeigt sich ihre Sprache zuweilen stark behindert, das eine Wort preßt sie wie ein Stotternder heraus, indem sie auf dem Anfangskonsonanten lange Zeit verweilt, oder sie bringt gelegentlich gurgelnde, unverständliche Laute hervor, und sie vermag auch auf Verlangen die Zunge nicht zu zeigen, sondern öffnet nur in unbeholfener Weise den Mund. Oft sind die Worte tonlos und deshalb unverständlich. Andere Male spricht sie aber ohne jeden Anstoß und berichtet auf diese Weise von der Entstehungsgeschichte ihrer Krankheit. Ihren Namen, ihr Alter, das Datum einer vorangegangenen Entbindung weiß sie richtig anzugeben, auch Krankheitsgefühl äußert sie, daß sie schwindlig sei, nicht ordentlich Atem holen könne. Auch daß das Krankenexamen sie anstrengt, bejaht sie. Hin und wieder wendet sie den Kopf und lauscht, offenbar durch Phoneme abgelenkt. Oft wendet sie sich wie hilfesuchend an die neben ihr stehende Wärterin, und man sieht es fast, wie es ihr schwer fällt, ihre Aufmerksamkeit anzuspannen. Geläufige Dinge aber, wie das Vaterunser, scheinen ihr keine Schwierigkeit zu machen, sie sagt es mit andächtigem Tone her und faltet dabei die Hände. Daran schließt sie freiwillig die Luthersche Erklärung eines der zehn Gebote und fängt dann einen Choral zu singen an, Text und Melodie vollkommen richtig. Ich erhebe nun ihren rechten Arm bis zur Senkrechten: sie läßt dies willenlos geschehen und behält die Stellung kurze Zeit bei, läßt dann den Arm heruntersinken. Starke Neigung ihres Kopfes nach vorn macht ihr Schmerz und begegnet einem leichten Widerstande. Als Patientin aufsteht, um das Auditorium zu verlassen, breitet sie die Arme mit supinierten Handflächen seitwärts aus und macht eine theatralische Gebärde, folgt dann aber in gewöhnlicher Haltung der Wärterin.

Meine Herren! Die Stimmungslage der Kranken war, wie Sie gesehen haben, keine gleichmäßige. Bald schien die der Erschöpfung entsprechende Apathie vorzuherrschen, bald zeigten sich Anwandlungen euphorischer oder gereizter Stimmung, alles in mäßigen Grenzen, und immer war ein Ausdruck von Hilflosigkeit und Ratlosigkeit beigemischt. Über Ort und Situation war Patientin sichtlich nicht oder nicht hinlänglich orientiert, und über ihren Körper machte sie die befremdlichsten Angaben: sie hätte heut nacht einen Buckel gehabt, der wieder weggegangen sei, und ihre Augen seien aufgeschlitzt gewesen. Über die Veranlassung zu ihren Bewegungen gelang es uns nur ungenügenden Aufschluß zu erhalten, indem aus einzelnen abgerissenen Äußerungen hervorzugehen schien, daß Patientin zum Tanzen und Singen gezwungen worden sei.

Meine Herren! Wie ich bald vorausschicke, hat unsere Patientin vier Wochen lang an einer ausgeprägten hyperkinetischen Motilitätspsychose gelitten, und wir sehen, daß auch der darauf folgende Erschöpfungszustand noch die Kennzeichen des vorwiegenden motorischen Charakters der Erkrankung deutlich an sich trägt. Das psychologisch nicht motivierte Mienenspiel, das gelegentliche Vorstrecken von Unterkiefer und Lippen, die eigentümliche Spracherschwerung, die übrigens wechselnde Unfähigkeit, die Zunge hervorzustrecken, die Pseudoflexibilitas, die unmotivierten pathetischen Gesten, das ebenso unmotivierte Singen sind deutliche Überreste der vorangegangenen Motilitätspsychose und teils als parakinetische, teils als akinetische Symptome zu deuten.

Was die Ätiologie unseres Krankheitsfalles betrifft, so ist uns nur bekannt geworden, daß die Krankheit sich akut im Laufe weniger Tage entwickelt hatte, nachdem Patientin, eine 27jährige Töpfersfrau und seit $^3/_4$ Jahren verheiratet, in der Frauenklinik ihre erste, übrigens normale Entbindung durchgemacht und dann noch zehn Tage psychisch normal dort verweilt hatte. Sie hatte außer ihrem eigenen noch ein anderes Kind gestillt und war wohl dadurch etwas übernommen. Zu Hause äußerte sie übertriebene Sorge um ihr Kind, lauschte auf jeden Atemzug, äußerte Angst, daß es sterben könnte, und schon in der zweiten darauffolgenden Nacht begann sie zu singen, im Zimmer umher zu tanzen und von Engeln, die sie singen höre, zu sprechen. Am darauffolgenden Tage verkannte sie ihren Mann für einen ihr bekannten Arzt. Die hyperkinetische Motilitätspsychose hat sich also hier, wie häufig, im Anschluß an das Puerperium entwickelt, und zwar, wie wir erfahren, an ein durchaus normal verlaufendes, und Patientin ist somit ein Beispiel der fälschlich so genannten Puerperalmanie, bei welcher es sich in Wirklichkeit um alle möglichen akuten Psychosen, am seltensten aber um eine reine Manie handelt.

Meine Herren! Der Zufall hat es gefügt, daß ich Ihnen eine andere Kranke vorstellen kann, welche Ihnen den floriden Zustand einer hyperkinetischen Motilitätspsychose vor Augen führt. Sie sehen die Kranke, im Walzerschritt tanzend und dazu eine Walzermelodie singend, hereinkommen. Dann klopft sie sich mit flacher Hand auf den Scheitel und sagt: „Weihwasser", verbeugt sich und wiederholt das Wort und die gleiche Bewegung noch fünfmal. Meine Handbewegung, mit der ich sie einlud, Platz zu nehmen, faßt sie richtig auf und setzt sich mit einem Ruck auf den Stuhl, sie steht aber bald wieder auf, beugt den Oberkörper vor und wirft den Kopf nach vorn, so daß ihr aufgelöstes Haar über das Gesicht fällt. Das wiederholt sie rhythmisch etwa zwanzigmal. Dann geht sie lebhaft gestikulierend und fortwährend sprechend umher, den Rumpf wiegend und wendend, mit taktmäßig akzentuierten Schritten, an die gewaltsam gesteigerten Ausdrucksbewegungen eines Menuetts erinnernd. Der Rhythmus dieser tänzelnden, hüpfenden, schnellenden Bewegungen des ganzen Körpers ist merkwürdig bestimmt, gewissermaßen auf die Spitze getrieben und läßt auf einen großen Kraftaufwand bei ihrer Ausführung schließen. Sie sind von entsprechend energischen Ausdrucksbewegungen der Arme begleitet. Auch das Gesicht zeigt ein übertriebenes Mienenspiel, Patientin rollt die Augen, macht ein zorniges, dann wieder ein hochmütig abweisendes oder neckisches Gesicht. Drohende Bewegungen, Versuche zu schlagen, aber wenig ernsthaft und sofort wieder von selbst abgelenkt, kommen vor. Dabei vereinzelte zusammenhängende Äußerungen, einmal: „Zerhackt müssen sie (oder Sie? nicht zu entscheiden) werden auf dem Scheiterhaufen". Im ganzen scheint die Stimmungslage ebenso wechselnd zu sein, wie die Bewegungen, bald übertrieben lustig, bald hochfahrend oder mehr gereizt. Im allgemeinen ist Patientin nicht oder nur auf Momente zu fixieren, so bejaht sie einmal ganz prompt die Frage: „Warum tanzen Sie, sind Sie lustig?" Bald darauf gefragt: „Wissen Sie, was das für Herren sind?" fängt sie zu singen an: „So mag der Himmel dir vergeben".

Höchst merkwürdig ist der Zusammenhang ihrer spontanen fast ununterbrochen geschehenden Sprachbewegungen mit den anderen Bewegungen. Er macht sich einmal dadurch geltend, daß die Stimme oft dem Rhythmus der gesamten Bewegungen entsprechend anschwillt, und da dies wie bei den Bewegungen in gewaltsam gesteigertem Maße geschieht, so wird vieles von dem Gesprochenen dadurch unverständlich, oder es gelingt nur Bruchstücke von Satzgliedern oder abgerissene Worte und Silben aufzufangen. Ferner aber steht der Inhalt dieser abgehackten

Redebruchstücke oft in auffälligem Zusammenhang mit den Bewegungen. So nimmt Patientin z. B. eine militärische Haltung an, macht mit der rechten Hand die Bewegung des Schnurrbartstreichens und sagt in schnarrendem Tone: „Leutnant von der Garde“. Ein anderes Mal erhebt sie den rechtwinklig gebeugten Arm, führt Daumen- und Zeigefingerspitze gegeneinander mit der Gebärde des Feinschmeckers und sagt: „Schweinsbraten“. Oder Patientin spreizt die Arme und Hände aus und sagt: „Ich habe noch zehn gesunde Finger“. Oder während sie die Arme ausbreitet und mit dem Rumpf wiegende Bewegungen macht: „Wie soll die Schneiderin zum Balanzieren kommen?“ Diese Bewegungen sind es auch offenbar, die die Aufmerksamkeit der Kranken vollkommen ablenken, so daß sie nur momentan zu fixieren ist. Außerdem haben Sie gesehen, daß auch gelegentliche Sinneseindrücke die Kranke ablenken und zu Bewegungen veranlassen, während sie meine Fragen und Wünsche meist ignoriert. Doch gelingt es, Patientin noch einmal zum Sitzen zu bewegen, wo sie dann, stumm dasitzend, sich auf theatralische Handbewegungen beschränkt und, wie ich ihr sage, sie könne nun gehen, dies sofort richtig auffaßt und aufsteht.

Meine Herren! Auch diese Kranke, eine 36jährige unverehelichte Schneiderin, sieht blaß, mager und angegriffen aus, bei der Kraftvergeudung durch ihre fast unausgesetzten gewaltsamen Bewegungen ist das sehr natürlich. Sie befindet sich jetzt seit fünf Wochen in dem gleichen, nur hin und wieder an Intensität schwankenden Zustande. Schlaf erfolgt nur auf Schlafmittel wobei das Hyoszin sich besonders wirksam zeigt, die Nahrungsaufnahme ist ungenügend und durch die Bewegungsunruhe gestört.

Was die Krankheitsgeschichte der Patientin anbetrifft, so haben wir folgendes in Erfahrung gebracht. In ihrer Familie sollen Psychosen oder schwere Neurosen bisher nicht vorgekommen sein, ihr Vater ist 52jährig an Schwindsucht gestorben. Patientin hat in der Schule schlecht gelernt, war aber fleißig, war sehr fromm und hat ordentlich gelebt. Sie trieb mit einer Schwester zusammen ein Nähgeschäft und hat wohl zuviel gearbeitet, in den letzten Jahren litt sie überdies an menstruatio nimia. Schon vor acht Jahren war Patientin ein Vierteljahr gemütskrank, angeblich melancholisch, jedenfalls zeigte sie Unglücksgefühl, äußerte Selbstvorwürfe, und den Angehörigen fielen damals eigentümliche „knotende“ Bewegungen der Hände an ihr auf. Nachher gesund, zeigte sie nur immer zur Zeit der Periode eine auffällige Reizbarkeit und Empfindlichkeit. Acht Wochen vor der Aufnahme hatte sie einen zweitägigen prämenstrualen Tobsuchtsanfall, in welchem sie fortwährend sprach und sang, sich bewegte, mit dem Hausgerät herumwarf, angstvolle Gehörs- und Gesichtshalluzinationen hatte, verbigerierte und zeitweilig Personen und Umgebung verkannte. Nach der Schilderung der Angehörigen hatte sie damals auch sehr ausgesprochene Hypermetamorphose. Mit Eintritt der Menstruation rasche Beruhigung und spontaner Schlaf. Die darauf folgende Menstruation vier Wochen darauf ging ohne Störung vorüber. Zwei Tage vor der nächsten, genau wieder nach vier Wochen eintretenden Menstruation wurde wegen eines neuen Tobsuchtsanfalles ihre Aufnahme in die Klinik erforderlich, nachdem Patientin schon zu Hause zwei Tage in einem tobsüchtigen Zustande zugebracht hatte. Der Eintritt der Periode blieb diesmal ohne Einfluß auf die Krankheit. Heut, am Tage der Demonstration, hätte die Patientin wieder menstruiert sein sollen, denn es sind schon fünf Tage mehr als vier Wochen seit der letzten Periode verflossen, die Menstruation scheint aber diesmal verspätet oder gar nicht einzutreten.

Meine Herren! Diese Daten sind deshalb von besonderem Wert, weil sie uns einen gewissen, wenn auch etwas unbestimmten Einfluß der Menstruation auf Entstehung und Ablauf der Psychose zeigen, und hier muß ich bemerken, daß dies keine vereinzelte Erfahrung ist, sondern daß dieselbe bei der hyperkinetischen Motilitätspsychose so häufig wiederkehrt, daß man genötigt ist, diese als den bei weitem häufigsten Typus der Menstrualpsychose anzuerkennen. Namentlich ist die hyperkinetische Motilitätspsychose noch häufiger menstruell als puerperal bedingt. Auf diese ätiologischen Verhältnisse komme ich weiterhin noch einmal zurück.

Meine Herren! So eigenartig und absonderlich die Bewegungen sind, welche Sie bei unserer Kranken beobachtet haben, so könnte doch vielleicht ein Zweifel bei Ihnen aufgetaucht sein, ob sie nicht wenigstens zum Teil willkürliche Produktionen einer hysterisch-theatralisch aufgelegten Person seien. Freilich fehlt es an hysterischen Antezedentien, und auch die Einflußlosigkeit der Isolierung spricht dagegen, da es nicht recht ersichtlich ist, warum von einer Hysterika derartige Produktionen fortgesetzt werden sollten, wo es an Zuschauern so gänzlich fehlt. Schließlich kommt die Aussage der Kranken, wenn sie genesen oder auch nur zeitweilig beruhigt sind, dazu, daß diese Bewegungen unabhängig von ihrem Willen und unter irgendeinem, ihnen entweder unbegreiflichen oder auch verschiedenartig gedeuteten Zwange erfolgt seien. Aber Sie werden mit Recht nach den positiven Kennzeichen fragen, welche es möglich machen, derartige pseudospontane Bewegungen von absichtlichen Produktionen zu unterscheiden. Solche Kennzeichen sind nun, wie Sie an unserer Kranken gesehen haben, tatsächlich vorhanden. Besonders wird Ihnen eine gewisse Einförmigkeit und Monotonie dieser Bewegungen, eine Neigung zur Wiederkehr der gleichen Bewegungsform, die sich bis zur rhythmischen Wiederholung steigern kann, aufgefallen sein. Auch bei den sprachlichen Äußerungen macht sie sich bemerklich und hat bei unserer Kranken wiederholt zur Verbigeration geführt. Zweitens wird Ihnen der übertriebene, gewaltsame, gewissermaßen gesteigerte Charakter dieser Bewegungen nicht entgangen sein, der ungewöhnliche Muskelaufwand, der damit verbunden ist und gewissen Bewegungen einen grotesk anmutigen Zug verleiht. Er macht sich bei unserer Kranken auch an den Sprachbewegungen bemerkbar, ist indessen den pseudospontanen Bewegungen nicht immer zu eigen und wird gerade bei Expressivbewegungen wie Lachen, Weinen, Singen zuweilen vermißt. So ist Ihnen wohl die Kranke[1]) noch erinnerlich, die ihre an sich untadelhafte Gesangsproduktion damit entschuldigte, sie hätte singen müssen, obwohl ihr gar nicht danach zumute gewesen sei. Endlich wäre noch das offenbar Zwecklose, Unsinnnige in der Form der Bewegungen hervorzuheben, so wenn die Patientin wiederholt die flache Hand auf den Scheitel legt, oder die Finger spreizt, oder den Rumpf rhythmisch nach vorn beugt, oder auf einem Beine balanciert u. dgl. m. Diese Zwecklosigkeit unterscheidet die pseudospontanen Bewegungen auch von den gewöhnlich an kombinierte Halluzinationen geknüpften sog. Beschäftigungsdelirien, welche sonst gerade an Einförmigkeit oft nichts zu wünschen übrig lassen, und von einem Teil der psychosensorisch, besonders durch Hauthalluzinationen, bedingten Reaktivbewegungen z. B. des Alkoholdeliranten. Auch dann, wenn die Bewegungen, wie wir öfter und zuletzt im vergangenen Semester beobachtet haben, an die Freiübungen beim Turnen erinnern, werden Sie sie hier, während der klinischen Demonstration, gewiß ganz deplaciert und offenbar zwecklos finden.

Meine Herren! Die nähere Analyse der pseudospontanen Bewegungen gewährt uns also gewisse Anhaltspunkte dafür, daß die Bewegungen nicht psychologisch motiviert, sondern Folge einer Identifikationsstörung zwischen Z und m, also der psychomotorischen Bahn sind. Zu demselben Ergebnisse führt eine klinische Erfahrung, die zwar in unserem Falle nur zeitweilig ausgesprochen war, da die Patientin viel sprach, die aber in vielen Fällen von hyperkinetischer Motilitätspsychose fast beim ersten Anblick die Diagnose sichert. Sie besteht darin, daß der Bewegungsdrang der hyperkinetischen Motilitätspsychose nicht von einem entspre-

---

[1]) Vgl. S. 115.

chenden Rededrange, sondern innerhalb des Sprachgebietes oft sogar von dem entgegengesetzten Symptome des Mutazismus begleitet wird. Immer besteht ein auffälliger Gegensatz, ein Mißverhältnis zwischen dem geringen Grade des Rededranges und dem hochgradigen Bewegungsdrange. Sie sehen, es verhält sich hier gerade umgekehrt wie bei der Manie, wo der Rededrang überwiegt und der Bewegungsdrang verhältnismäßig zurücktritt oder sich mehr als Tätigkeitsdrang äußert. Ist aber ausgesprochener Rededrang vorhanden, was nicht selten der Fall ist, so verrät er doch in der abgeänderten Form der Rede seinen Ursprung aus psychomotorischer Identifikationsstörung: die Einförmigkeit führt zur Verbigeration oder wenigstens zu auffälliger Wiederholung derselben Worte ohne Redewendungen; der übermäßige Kraftaufwand führt zu unmotiviertem Schreien oder Brüllen, das Zwecklose in der Befriedigung des sprachlichen Bewegungsdranges führt zur sinnlosen Aneinanderreihung inhaltlich und auch nicht einmal dem Klange nach verwandter Wörter oder Silben. Statt der Produktivität Monotonie, statt der Ideenflucht Inkohärenz sind im allgemeinen die Kennzeichen des psychomotorischen Rededranges im Gegensatz zum intrapsychischen. Ein weiteres, den Inhalt betreffendes Kennzeichen liefert die bei der hyperkinetischen Motilitätspsychose fast nie fehlende Hypermetamorphose. Folgende Wiedergabe der spontanen Äußerungen eines Kranken möge das Gesagte illustrieren: „Aschenbuttel oder Brödel, dann fängt es schon an zu brodeln oder zu versengen, oder mit anderen, ach Jesus, sagt meine Mutho, immer von Anfang an, wenn sie so klein war, ach so, ah, Anna, a, n, a, in die Höhe, oder so viel von oben herab tröpfeln, ach Jesus, ich du findest ach Jesus, und daher weil sie Aschenbuttel, getel oder gattel oder Philadelphia oder Amerika oder in Tirol oder der oder noch doppelt, ach Terzerol mit und ohne Knall, da ist die Sache so, o Jesus, Jesus, einmal geht's 2, 4, also so viel eben wie man also einmal geht's mir so, so gerade aus, dann 2, 3, ach Jesus, ach ja, das kommt ganz fein, das nennt man mit zählen, das erste, das erste Liedelein, o Jesus, deswegen sagt man auch Werk- oder Würgengel (Würgbewegungen!) (zum Wärter:) ich möchte das Kissen wegnehmen, denn soviel Sachen, ach Jesus, Sternlein, ihr Kindlein, kommet o kommet, o nicht doch, ganz gleich ja. Halt, was ist denn, was ist denn, das kommt von meiner Heimat, ach Jesus, ach ach ach, oder von meinem Schulfreunde von Anfang an entweder vom Hanke, Anke, kekekeke . . ."

Nur die leichteren und leichtesten Grade des pseudospontanen oder psychomotorischen Rededranges können der Diagnose Schwierigkeiten bereiten. Hier gerät die Absicht, eine geordnete Form der Rede beizubehalten, mit dem psychomotorischen Drange in einen Widerstreit, dessen Ergebnis für den Kenner gerade sehr charakteristisch ist. Ein falsch angebrachtes Pathos, ein singender, oder deklamierender, oder salbungsvoller Klang der Rede mit häufigem An- und Abschwellen der Stimmstärke, eine gesteigerte Neigung zum Rhythmischen würden gestatten, diese Produktionen einem mit starken Effekten arbeitenden Kanzelredner zuzuschreiben — bis auf den Inhalt. Aber auch dieser zeigt sich augenscheinlich durch die abgeänderte Form der Rede beeinflußt — in ähnlicher Weise, wie die Form des Bewegungsdranges bei unserer Kranken einen Einfluß auf ihre Gedankentätigkeit erkennen ließ —, denn er ist mit Vorliebe ein biblischer, oder knüpft wenigstens an Bibelstellen, an Gesangbuchverse, Katechismuserklärungen, erinnerte Predigten u. dgl. m. an. Eine Kranke der Art fand selbst, daß die Rede ihr „wie Honigseim von ihren Lippen triefe". Daß auch die Monotonie des Inhalts, die Neigung zur Wiederholung der gleichen Worte oder Wendungen sich dabei geltend macht, erwähne ich der Vollständigkeit halber. Sie sehen, meine Herren, daß der psychomotorische Rededrang in jedem Falle Kennzeichen genug an sich trägt, um ihn mit Leichtigkeit als solchen zu erkennen.

Meine Herren! Die Wichtigkeit des Gegenstandes erfordert es, auf die Art der Bewegungen, welche bei hyperkinetischer Motilitätspsychose ausgeführt werden, noch etwas näher einzugehen. Im allgemeinen bewegen sie sich innerhalb von zwei Extremen, die dadurch gegeben sind, daß das eine Mal die Bewegungen durchaus als gewollt erscheinen, daß sie im Gegensatz dazu aber auch als ganz ungewollt und offenbar wider die Absicht der Kranken erfolgend imponieren können. Als Typus der ersteren Art erinnere ich Sie an den akut erkrankten jungen Mann, den ich Ihnen im vorigen Semester vorgestellt habe, der stumm, mit kongestioniertem Gesicht und unter sichtlicher Anstrengung vor Ihnen zehn Minuten lang regelrechte Freiübungen mit den Armen und dem Oberkörper ausführte. Diese Bewegungen geschahen so exakt und anscheinend zielbewußt, daß Sie vielleicht daran gezweifelt haben werden, ob es nicht eine willkürliche Produktion des Kranken gewesen sei. Der Kranke ist nach wenigen Wochen dieses hyperkinetischen Zustandes, welcher zeitweilig von akinetischen Phasen anscheinender Erschöpfung abgelöst wurde, zwar beruhigt, aber zugleich rasch zunehmend blödsinnig geworden, während zugleich die sehr reduzierte Ernährung einer raschen Zunahme des Körpergewichts Platz gemacht hat. Sie würden jetzt den vollbackigen, tief blödsinnig aussehenden, auf Ansprüche an Denktätigkeit rasch versagenden und unwillig werdenden Kranken kaum wiedererkennen.

Den anderen Gegensatz bilden die offenbar unabsichtlich erfolgenden Bewegungen, welche an die Ihnen bekannte Jaktation bewußtloser Zustände erinnern. Nur die monotone Wiederkehr der gleichen Bewegungsform ist beiden Gegensätzen gemeinsam. Ein ungewöhnlich reiner Fall letzter Art konnte im Wintersemester 1891 vorgestellt werden. Die mäßig genährte, völlig besonnene, durchaus attente und orientierte 79 jährige Kranke Frau W. beteuerte selbst, daß eine eigentümliche Bewegungsunruhe ihre ganze Krankheit ausmachte. Dieselbe sei des Morgens nach dem Erwachen nur sehr gering, steigere sich dann langsam im Laufe des Tages und erreiche abends ihren Höhepunkt, so daß Patientin die halbe Nacht keine Ruhe fände, bis sie schließlich gänzlich ermattet in Schlaf verfalle. Von der Art ihres Bewegungsdranges liegt mir eine treffliche Schilderung meines damaligen Assistenten Dr. Kemmler vor. Ich will das Wesentlichste davon hier wiedergeben: Patientin sitzt im Bett, ändert aber fortwährend ihre Stellung, bald versucht sie, sich nach dem oberen, bald nach dem unteren Bettrand hin zu rücken, oder versucht eine Seitenlage, oder richtet sich hoch auf, als ob sie es mit Stehen versuchen wollte, bald macht sie Versuche, aus dem Bett herauszugehen. Diese Bewegungen folgen sich in überstürzter Hast, gewöhnlich ist eine Bewegung noch nicht vollendet, ehe die andere, oft ganz entgegengesetzter Art, schon einsetzt. Ruhepausen finden fast gar nicht statt. Dabei macht sie in ihrer Hast immer dieselben vergeblichen Versuche und unaufhörlich dieselben Bewegungen. Die Äußerungen der Kranken, mit welchen sie ihr unruhiges Treiben begleitet, bestätigen die naheliegende Vermutung, als ob die Kranke keine Lage oder Stellung finden möchte, in der sie sich wohl fühlt, als ob ihr jeder Versuch, eine bestimmte Lage einzunehmen, ein unbehagliches Gefühl verursachte, das sie um jeden Preis los werden möchte. Sie versucht auf jede mögliche Weise immer wieder Abhilfe. Solche Äußerungen sind: „Ich liege so nicht recht, ich kann doch so nicht bleiben, ich muß mich doch ganz anders hinlegen, so darf ich doch nicht sitzen bleiben, so ist es doch nicht auszuhalten, ich muß doch einmal zur Ruhe kommen, wenn ich doch nur aufstehen könnte, wenn ich nur liegen könnte, aber es geht ja nicht, vielleicht geht es, wenn ich gar nicht liege“ u. dgl. m. In ihrer Hilflosigkeit fleht sie jeden an, ihr zu helfen und jammert schließlich wie eine Verzweifelnde. Nähert sich ihr jemand, so nimmt sie erfreut dessen Beistand in Anspruch, ergreift z. B. die Hände des Arztes, läßt sie wieder los, faßt sie sofort von neuem, stützt sich auf seinen Arm, hält ihn am Ärmel fest und läßt von jedem Versuche sofort wieder ab. „Ach nein, so geht es ja auch nicht.

Sie müssen mir anders helfen. Sie machen es ja verkehrt. Wenn Sie mich doch so halten würden," sind charakteristische Äußerungen dabei. Fragt man die Patientin, wie man ihr denn helfen soll, so antwortet sie: „Das ist es ja eben, daß ich das nicht finden kann." Immerhin wirkt die Anwesenheit des Arztes oder der Wärterin etwas beruhigend, Patientin bittet, man solle doch durchaus da bleiben, dann würde es ihr schon besser werden. Auffällig ist, daß Patientin sehr häufig eine ganz entgegengesetzte Bewegung macht, als sie als ihre Absicht angegeben hat. So verlangt sie z. B., man solle sie hinlegen, und richtet sich dabei an den Armen der Person, die ihr helfen soll, fortwährend wieder auf. Oder sie will aufstehen und nimmt nicht einmal den Anlauf dazu, sich aufzurichten. Entsprechende Äußerungen lassen darüber keinen Zweifel: „Ach, das ist es ja gar nicht, was ich gewollt habe, es hätte doch ganz anders sein müssen. Ich möchte mich so gern hinlegen, daß ich schlafen kann, aber ich weiß nicht, wie ich es anfangen soll. Wie soll ich es um Gottes willen machen, daß ich sitzen kann." Bisweilen sträubt sie sich direkt gegen die auf Verlangen geleistete Hilfe. Auf energische Aufforderung in ernstem Tone, ihre Bewegungen zu unterlassen, findet sie eine Zeitlang Ruhe und fühlt sich sichtlich erleichtert. Ebenso stellt sich heraus, daß sie auf Kommando willkürlich alle Bewegungen machen kann. Nach wenigen Minuten beginnt jedoch ihr altes Treiben. Auf der Höhe der motorischen Unruhe ist Patientin durch ihre Bewegungen ganz in Anspruch genommen und fällt es schwer, sie zu fixieren. Sie wiederholt dann die Fragen, anstatt sie zu beantworten, oder hilft sich mit weitschweifigen Redewendungen und fällt dabei aus der Konstruktion, oder läßt die Sätze unvollendet. Dazwischen Äußerungen wie: „Das will ich Ihnen gleich nachher sagen, das kann ich jetzt im Augenblicke nicht finden" u. dgl. m. Einmal war Patientin sogar nicht imstande, ihren Namen anzugeben, sie äußert bei solchen Gelegenheiten ihren Ärger: „Das weiß ich sonst ganz gut, nur wegen der Unruhe kann ich es jetzt nicht sagen." Ein Teil der Bewegungen der Patientin erinnert an bekannte Beispiele von sogenanntem Beschäftigungsdelirium.[1]) So beschäftigt sie sich z. B. fortwährend mit dem Bettuch, legt ihre Decke hin und her, deckt sie bald zu, bald auf. Ebenso beschäftigt sie sich mit ihren Kleidungsstücken, zieht sie ganz oder in einzelnen Teilen an und wieder aus, oft mit ganz unbeabsichtigtem Erfolge, so daß sie nackt dasitzt und sich darüber beklagt, weil es so unanständig wäre. Während sie mündlich eine bestimmte Absicht äußert, macht sie

[1]) Vgl. die 26. Vorlesung.

nicht selten das Gegenteil davon. In einer Nacht war Patientin sehr unruhig, schob fortwährend die Decke zurück und äußerte dabei den Wunsch, sich zuzudecken, weil es so kalt sei. Als ihr Hilfe zuteil wurde und sie zugedeckt vurde, war sie plötzlich ganz still und schlief bald darauf ein. Offenbar war sie nicht imstande, die einander folgenden Akte: sich aufzusetzen, die Decke zu ergreifen, sich zurückzulegen und die Decke hinaufzuziehen — zu einer Handlung zu vereinigen. Mit Papier und Bleistift, ihr zum Schreiben gereicht, wußte sie ebensowenig fertig zu werden. Wie schon erwähnt, läßt die Unruhe nach, wenn Patientin ernstlich dazu ermahnt wird, ebenso, wenn sie auf Geheiß irgendeine komplizierte Bewegung ausführt, was dann immer gelingt, oder wenn sie angespannt wird, aufzupassen und eine bestimmte Auskunft zu erteilen.

Patientin zeigt sich gesprächig, zum Teil geschwätzig, aber ohne eigentlichen Rededrang, hin und wieder verfehlt sie den Ausdruck, besonders bei der Bezeichnung von Verben und abstrakten Begriffen, ihre Weitschweifigkeit dient oft zur Umschreibung oder zum Suchen des richtigen Ausdruckes. Nach dem Grund ihrer zwecklosen Bewegungen gefragt, zeigt sich eine gewisse Einsicht dafür: „Das muß halt so in der Natur liegen, das ist ja eben das Unglück. Ich weiß ja nicht, was damit zu bezwecken ist." Manche Bewegungen verleugnet Patientin, nachdem sie sie getan hat. So z. B. zieht sie mit großer Schnelligkeit die Jacke aus und behauptet dann, das hätte sie doch gar nicht getan; andere Male: Das kann nur Zufall sein. Einen Strumpf schlingt sie um den Hals und sagt dann: Es ist gar kein rechtes Halstuch. Den zweiten Strumpf stülpt sie um und zieht ihn plötzlich als Mütze über den Kopf, ist dann selbst erstaunt und zieht ihn richtig über den Fuß. Die Zunge wird auf Verlangen stoßweise und zuckend vorgestreckt. Häufig verbigerierende Wiederholung derselben Phrase, z. B.: „Ach Gott, erbarmen Sie sich meiner. Bitte, helfen Sie mir doch auf das Rechte." Niemals hypochondrische Sensationen, immer volle Orientierung, gutes Gedächtnis und gute Merkfähigkeit.

Nach eingetretener Beruhigung gute Auskunft, ein unbehagliches Gefühl hätte sie zu den Bewegungen getrieben, sie hätte sie nicht mit Willen gemacht. Das unbehagliche Gefühl saß im Oberkörper und ergriff allmählich den ganzen Körper. In der Zeit des Nachlasses der Bewegungsunruhe Andeutungen von Beziehungswahn: eine andere Kranke benehme sich so eigentümlich, da könne man doch nicht zur Ruhe kommen. Es müsse wohl am Bett liegen, daß sie keine Ruhe finde. Bittet am Morgen um ein Schlafmittel, sagt aber sofort, sie will es gar nicht. Behauptet, es sei ihr kalt, versichert sofort darauf das Gegenteil. Sagt einmal völlig sinnlos: „Kann ich mich jetzt aufsetzen oder kann ich vorher noch etwas essen?"

Patientin, bis dahin gesund, hatte im Bürgerversorgungsspital gelebt. Die letzten vier Wochen vor ihrer Aufnahme (am 12. September 1891) häufig schlaflos und Klagen über Kopfschmerzen und zunehmende Schwäche, wenige Tage vor der Aufnahme begann dann das „Zucken", wie es die Kranke bezeichnete. Daß man sie deshalb für geisteskrank gehalten und ins Irrenhaus gebracht habe, war der Patientin sehr unangenehm. Die Bewegungsunruhe erreichte bald den geschilderten hohen Grad und hielt mit Ausnahme einer leichten Remission in den Tagen vom 21.—25. September bis zum Beginn des Oktober an, um dann in wenigen Tagen bis zum 6. Oktober vollständiger Beruhigung Platz zu machen. Ein Rückfall begann am 27. Oktober, nahm an Verbreitung und Intensität bis zum 7. November zu und fiel dann innerhalb weniger Tage bis zu vollständiger Beruhigung am 17. November ab. Am 18. zeigte die sehr ermattete Patientin Fieber und die Symptome einer Pneumonie und starb am 22. November. Es herrschte damals eine Influenzaepidemie. Zur Zeit des beginnenden Rückfalles wiederholt Äußerungen, daß Patientin selbst nicht wisse, was sie eigentlich wolle, und daß dies eben das Merkwürdige wäre. Bald wieder große Hilflosigkeit in der Wahl der motorischen Mittel. Vorübergehend und halb korrigiert Beeinträchtigungsideen, sie würde verspottet, ausgelacht, gequält, auch Mißtrauen gegen die Umgebung, ärgerliche, gereizte Stimmung. Zuerst nur Drang, außer Bett zu gehen, Bewegungsdrang der Hände erst später, und Rededrang erst nach Steigerung des Bewegungsdranges vom 1. November ab. Diesmal auch Modifikation der Atmung, welche einen schnappenden Charakter erhielt wie bei höchster Angst. Die Angst selbst aber immer in Abrede gestellt. Das Paraphasische im Rededrang diesmal ausgesprochener, die Ernährung schwieriger, der ganze Anfall schwerer und bis zu vorübergehender Annäherungsfurcht gesteigert. Nie Halluzinationen, auch Hypermetamorphose trat nie auffälliger hervor. Die allopsychische Orientierung nur ganz vorübergehend bei höchster Unruhe gestört. In den letzten Tagen vor dem raschen Krankheitsabfall auch schleudernde Zuckungen in den Armen, die sogar die willkürlichen Bewegungen störten. Sonst zeigte sich die gewaltsame Anspannung der Aufmerksamkeit von dem gleichen beruhigenden Einfluß wie bei dem ersten Anfall. Die nachfolgende Probe ihres Rededranges stammt vom 4. November und zeigt, daß auch Angstvorstellungen bestanden: „Mein liebster Herr Doktor, ich hab ja ganz falsch, o Gott im Himmel, erbarme dich meiner,

Vater im Himmel, erbarme dich. Guter Herr Doktor, helfen Sie mir. Laßt mich 'raus. Himmlischer Vater, verlaß mich doch nicht. Das bin ich nicht imstande. Ich bin ja ganz richtig. Sind Sie doch barmherzig. Ich kann ja nicht anders, ach liebster Gott. Nein, nein, nein, ich muß fort, seid doch barmherzig. Herr Doktor, sind Sie doch barmherzig. Ach Jesus Christus, erbarme dich meiner. Ich fehle ja an allen Ecken und Enden. Ein falsches Urteil habe ich. Es ist ja weiter nichts Wichtiges. Seid mir Sünder barmherzig. O Herr Doktor, verzeihen Sie mir noch einmal. Ich will ja gern folgen, hier bin ich verdammt. Sie tun mir sehr unrecht, erbarmen Sie sich. Jetzt bleib ich. Ja, o mein Gott und Vater, verlaß mich nicht. Herr Doktor, das bin ich nicht imstande, retten Sie mich. Ich bitte herzlich, tun Sie, was Sie wollen. Ich bin ganz unschuldig. Du allgütiger Gott, erbarme dich. Himmlischer Vater, erbarme dich. Lieber, guter, einziger Herr Doktor, hören Sie mich. Guter Gott, steh mir bei, erbarme dich und sei mir noch einmal gnädig. Ich bin ein sündiger Mensch. Ach erbarmen Sie sich doch über mich, Herr, erbarme dich" usw.

Der Fall ist in mehrfacher Hinsicht so lehrreich, daß wir noch etwas bei ihm verweilen müssen. Vor allem ist es höchst selten, daß die hyperkinetische Identifikationsstörung der psychomotorischen Bahn so rein und unkompliziert durch anderweitige Symptome vorkommt. Mir ist nur ein ähnlicher Fall erinnerlich, einen 21 jährigen Schreiber K. betreffend, der am 27. Dezember 1894 aufgenommen und am 21. März 1895 nach einer Pflegeanstalt der Provinz entlassen wurde. Vorher war er nur nach einem Trinkexzeß in einen mehrtägigen hyperkinetischen Zustand mit Erklärungswahnideen (Gymnastiker zu sein) geraten und deshalb im November 1894 17 Tage bei uns behandelt worden. Bei diesem Kranken war es ebenfalls auffallend, das eine rhythmische Wiederkehr der Bewegungen vermißt wurde, daß er vollständig orientiert blieb, keinerlei Erklärungswahnideen an seine Bewegungen knüpfte und der zwangsmäßigen Fesselung der Aufmerksamkeit durch die Bewegungen so bewußt gegenüber stand, daß er auf Fragen häufig antwortete: „Gleich" oder „Warten Sie doch", oder „Ich muß doch erst". Auch bei diesem Kranken handelte es sich um dieselbe, bald noch näher zu schildernde Art der Bewegungen. Dieser Zustand steigerte sich jedoch zu einem Wellengipfel vollständiger Verwirrtheit, währenddessen der Kranke auf keine Weise zu fixieren war. Er war außerdem immer von sehr deutlicher Hypermetamorphose begleitet, im Gegensatz zu der vorher geschilderten Kranken. Auch hier war der Verlauf kein kontinuierlicher, sondern der Kranke hatte vom 17.—26. Januar 1895 ein vollständiges lucidum intervallum mit

Krankheitseinsicht und Zeichen der Erschöpfung und ein zweites, nur einen Tag währendes Intervall mit hochgradiger Erschöpfung am 6. Februar. Wir haben später erfahren, daß der Kranke nach einjährigem Aufenthalt in der Pflegeanstalt nach Hause entlassen worden ist. Dem betr. Herrn Kollegen verdanke ich folgende freundliche Auskunft: Sein Krankheitszustand kennzeichnete sich in der Anstalt als remittierende Manie[1]; es wechselten Perioden maniakalischer, mitunter stürmischer Erregtheit mit Zeiten der Ruhe, in denen der Kranke aber mehr oder weniger verwirrt war. Im weiteren Verlaufe wurden die maniakalischen Paroxysmen kürzer und weniger intensiv, in den ruhigen Zeiten nahm die Besonnenheit allmählich zu, es stellte sich Krankheitseinsicht ein, der Kranke erholte sich körperlich unter erheblicher Zunahme seines Gewichtes. Vom November 1895 ab konnte er als Rekonvaleszent angesehen werden, wurde aber vorsichtshalber noch während der Wintermonate in der Anstaltspflege belassen.

Es ist übrigens derselbe Kranke, von welchem die oben[2]) wörtlich wiedergegebene Probe motorischen Rededranges herrührt.

Was die Art der Bewegungen betrifft, so läßt sie sich bei beiden Kranken dadurch charakterisieren, daß man ihren Bewegungsdrang als reaktiven kennzeichnet, während die zuerst vorgestellten Kranken ebenso wie der die Freiübungen exekutierende wesentlich initiativen und expressiven Bewegungsdrang gezeigt haben. Reaktiv erfolgten die Bewegungen bei der Kranken W. wohl auf unbehagliche Muskelgefühle, bei dem Kranken K. wohl zum größten Teil ebenfalls, außerdem aber auf andere abnorme körperliche Empfindungen, wovon ein Kriebeln im ganzen Körper und Druck im Halse auch geäußert wurden. Auf letztere Angabe war wohl ein zeitweiliges Pusten, Blasen und Ausstoßen unartikulierter Laute zurückzuführen. In jedem Falle sind es krankhafte Organgefühle, die den Reaktivbewegungen zugrunde lagen. Die Ähnlichkeit mit Beschäftigungsdelirien, die einem Teil der beobachteten Bewegungen anhaftete, wird unter diesem Gesichtspunkt leicht verständlich, denn auch die Beschäftigungsdelirien beruhen auf Reaktivbewegungen. Wir werden aber nicht fehlgehen, wenn wir in unseren Fällen das Manipulieren mit zufällig vorhandenen Gegenständen im Gegensatz zum Delirium tremens nicht als eigentlich durch diese bedingt auffassen, sondern annehmen, daß die Kranken nur die sich bietende Gelegenheit benützten, um ihren Bewegungsdrang an den Gegenständen auszulassen.

Der Name jaktatoider Bewegungsdrang dürfte sich

---

[1]) Selbstverständlich nicht Manie in unserem Sinne.

[2]) S. 366.

für diese Fälle empfehlen. Die Ähnlichkeit der geschilderten Bewegungen mit denen der Jaktation im bewußtlosen Zustande ist offenbar dadurch begründet, daß auch die Jaktation durch unbehagliche Organempfindungen hervorgerufen wird.

Der Affekt kam bei der Kranken W. viel reiner zutage als bei dem anderen Kranken. Es ist der der motorischen Ratlosigkeit, zeitweilig allerdings zu wirklicher Angst und Verzweiflung gesteigert. Aus dieser Zeit des Wellengipfels datieren auch die geäußerten Angstvorstellungen. Ebenso als Zeichen gesteigerter Intensität des Krankheitsvorganges werden wir das zeitweilige Auftreten von regellosen, ungeordneten Bewegungen aufzufassen haben, während es andererseits auch kein Zufall sein dürfte, daß zur Zeit eines erheblichen Nachlasses der Krankheit ein Widerspruch in den Willensintentionen der Kranken zu beobachten war, der übrigens immer bald von ihr korrigiert wurde.

Meine Herren! Es dürfte nicht überflüssig sein, bei dieser Gelegenheit darauf hinzuweisen, daß die allgemeine schwere Chorea, die wir gewohnt sind den funktionellen Nervenkrankheiten zuzurechnen, unserem Gebiete nicht so fern steht. Die Chorea ist allerdings nicht mehr als psychomotorische Identifikationsstörung verständlich, sie geht darüber weit hinaus, indem sie eine Regellosigkeit in der Ausführung der Einzelbewegungen und somit einen Ausfall von angeborenen Muskelzusammenwirkungen erkennen läßt. Wegen des differentialdiagnostischen Gesichtspunktes will ich nicht unterlassen, die Kennzeichen, die den Fällen schwerer generalisierter Chorea sonst noch anhaften, hier kurz zu erwähnen. Entsprechend dieser Lösung von Muskelzusammenordnungen zeigen die Kranken mit Chorea auch schwere Lähmungserscheinungen: der Kopf fällt ganz gewöhnlich auch in den Pausen unwillkürlicher Bewegungen vollständig haltlos herunter, dieselbe Haltlosigkeit zeigt der Rumpf, so daß Stehen, Gehen, Sitzen unmöglich werden. Stellt man diese Kranken auf, so bieten sie das Bild der schwersten Ataxie bei jedem Bewegungsversuch. Auch die Sprache pflegt in solchen Fällen lallend und unverständlich zu werden, so wie auch das Schlingen durch die lähmungsartige Unbehilflichkeit der Zunge zeitweilig unmöglich werden kann. Im Gegensatz dazu macht sich zuweilen auch ein choreatischer Drang zum Schreien und Ausstoßen lallender Laute geltend. Es dürfte allgemeiner bekannt sein, daß diesen Fällen schwerer Chorea ganz gewöhnlich auch gewisse maniakalische Symptome beigemischt sind: Rededrang, Ideenflucht, auffallende Ungeniertheit und Rücksichtslosigkeit, z. B. in Fragen der Dezenz, u. dgl. m. Andererseits dann eine krankhaft gereizte Stimmung und Zornmütigkeit vorwiegen.[1])

Meine Herren! Die Kenntnis des geschilderten, beispielsweise als gefährliche Komplikation der Schwangerschaft bekannten Bildes der schweren allgemeinen Chorea für die Differentialdiagnose gegen hyperkinetische Motilitätspsychose ist um so wichtiger, als Übergänge zwischen beiden Zuständen nicht so selten vorkommen, wie auch unser Fall W. beweist. Die dann zu beobachtende Form der Hyperkinese können wir als choreatischen Bewegungsdrang charakterisieren und als eine Steigerung der Hyperkinese oder mit anderen Worten ein Übergreifen auf das Gebiet der primären Identifikation charakterisieren. Die zusammengesetzte Größe der Bewegungsvorstellungen[2]) zeigt sich hier in ihrem Bestande bedroht. Ein solcher choreatischer Bewegungsdrang, der über den Begriff der Hyperkinese eigentlich hinausgeht, wird besonders bei Epileptikern und Paralytikern beobachtet, bei ersteren als Teilerscheinung tiefer Dämmerzustände, gewöhnlich postepileptisch und von kurzer, höchstens wenige Tage erreichender Dauer, bei Paralytikern in zwei, ganz entgegengesetzten Zuständen, je nachdem es sich um Anfangs- oder Endstadien der Krankheit handelt. In den Anfangsstadien der Paralyse entspricht er einem leichten Grade choreatischer Bewegungsunruhe, der auch überwiegend einseitig sein und an chorea minor erinnern kann, in den Endstadieen handelt es sich meist um durch Wochen fortgesetztes blindes Wälzen und Wühlen, meist überwiegend Rumpfbewegungen, anscheinend ebenfalls in einem Dämmerzustande, gewöhnlich stumm sich vollziehend.

Offenbar den Gegensatz zu diesen auf das motorische Projektionsfeld übergreifenden Reizzuständen bilden gewisse impulsive Handlungen, deren hyperkinetische Entstehungsweise nach Auskunft der Kranken unzweifelhaft ist, aber auch aus dem Zusammenhang der ganzen Krankheit herzuleiten ist. So beoachtete ich den Krankheitsfall einer 28jährigen unverheirateten Dame, die etwa zwei Jahre lang mit gewissen Remissionen unverändert den gleichen Krankheitszustand darbot. In demselben bedurfte sie einer fortwährenden Beaufsichtigung, weil sie ganz unvermittelt zu gewaltsamen Handlungen neigte, z. B. schlug, oder mit Messern und Gabeln warf, oder an den Haaren riß, und zwar meist gegen ihre Gesellschafterin, gegen die sie im übrigen freundlich gesinnt war. Diese impulsiven Akte traten nur hin und wieder, aber ohne jeden

[1]) Ein typisches Beispiel schwerer Chorea ist Fall 13 der „Krankenvorstellungen“ Heft 2.

[2]) Vgl. S. 50 u. 51.

äußeren Anlaß und ganz unerwartet auf und waren eben deshalb gefährlich. Im übrigen war die Kranke in der Zwischenzeit vollkommen ruhig und besonnen, konnte immer in ihrer Häuslichkeit gehalten werden und zeigte nur noch zuweilen schmatzende Bewegungen der Lippen und ein anderes, ihr und ihren Angehörigen besonders anstößiges Symptom: das unwillkürliche Aussprechen unanständiger Wörter.[1] Dies zu unterdrücken war Patientin nicht imstande, sie vermochte nur dabei halblaut zu sprechen oder sich dabei abzuwenden. Diese Kranke erlitt eine achttägige Exazerbation ihres Zustandes, in welchem ein schwerer choreatischer Bewegungsdrang entsprechend unserer oben gegebenen Definition ununterbrochen bestand. Dabei murmelte die Kranke meist halblaut und unverständlich vor sich hin, um plötzlich unvermittelt ihre Stimme zu erheben, irgendein Schimpfwort oder einen unflätigen Ausdruck herauszuschleudern. Ebenso stoßweise und impulsiv wurde der Bewegungsdrang von geordneten Handlungen unterbrochen, in denen die Kranke die Personen ihrer Umgebung plötzlich schlug, kratzte, ihnen in die Haare fuhr. Der auf diesen akuten Anfall folgende Erschöpfungszustand leitete eine Besserung ein, die allmählich in vollständige Heilung überging.

In diesem Falle zeigten die impulsiven Handlungen ebenso wie die Sprachbewegungen deutlich ihren Ursprung als unter krankhaftem Reiz entstehende Zielvorstellungen, und auch die Kranke selber gab später bestimmt an, nie Stimmen oder Befehle gehört zu haben. Wir werden gut tun, nur derartige psychomotorisch bedingte Handlungen zu unterscheiden. Die durch Halluzinationen oder anderweitige sensorische Antriebe veranlaßten Handlungen, wenn sie auch noch so unvermittelt auftreten, gehören offenbar nicht hierher. Besonders kennzeichnend aber ist für diese impulsiven Handlungen die Zugehörigkeit zum Verlauf einer ausgeprägten Psychose. Sie werden dann leicht zur Quelle komplizierter Erklärungswahnideen. So bestand der nur dreitägige erste Anfall des oben[2] erwähnten Kranken K. wesentlich in der Ausführung von Turnbewegungen, die den Kranken veranlaßten, sich als Gymnastiker aufzuspielen und eine Art von Größenwahn in bezug auf seine körperliche Leistungsfähigkeit zu entwickeln. Ein anderer Kranker, ein 17jähriger Bäckerlehrling, der immer sehr fromm gewesen war, verspürte plötzlich den Antrieb niederzuknien und zu beten, und deutete das als eine direkte Beeinflussung Gottes. Eine Art von religiösem Größenwahn entwickelte sich daraus, mit Beimischung noch anderweitiger Motilitätssymptome.

---

[1]) Koprolalie der Autoren.

[2]) Vgl. S. 372.

Der Kranke wurde vollkommen geheilt, die Wiedergewinnung seiner Krankheitseinsicht in bezug auf diese ersten Erlebnisse seiner Krankheit wurde aber dadurch erschwert und verzögert, daß die Möglichkeit derartiger Vorkomnisse dem Kranken auch zur Zeit völliger Gesundheit geläufig gewesen war. Endlich erinnere ich Sie an den Doctor phil., der hier vor Ihnen so drastisch die Erlebnisse geschildert hatte, die seiner Aufnahme vorangegangen waren. Er hatte einem gänzlich unbekannten Herrn plötzlich mit seinem Stocke den Zylinder angetrieben. Dieser Herr war ihm vollständig fremd, ging ihn eigentlich gar nichts an, aber Dr. Sch. behauptete, es müßte wohl ein rechter Lump gewesen sein, da der liebe Gott plötzlich die gar nicht beabsichtigte Bewegung veranlaßt hätte, den Stock gegen ihn zu erheben. Es handelte sich um einen von den Kranken, welche sich in der Anstalt dauernd hypnotisiert glaubten.[1])

Der jaktatorische Bewegungsdrang der Frau W. könnte den oberflächlichen Betrachter an Krankheitsfälle erinnern, welche eine äußere Ähnlichkeit mit ihm haben, dem Wesen nach aber total verschieden sind. Wir werden nämlich zweckmäßig auch einen ratlosen Bewegungsdrang unterscheiden, richtiger vielleicht als r a t l o s e B e w e g u n g s u n r u h e zu bezeichnen. In diesen Fällen führt ein hochgradiger Affekt der Ratlosigkeit zu allerlei Bewegungen, wie Ortsveränderungen, unruhigem Umherirren, Verlegenheits- und Verzweiflungsbewegungen, zu monotonem Jammern, zum Anklammern an andere Personen u. dgl. m. Diese Bewegungen haben sämtlich das Kennzeichen der psychologischen Motivierung, wenn auch durch einen Affekt, der dem normalen Geistesleben fremd sein kann, wie z. B. bei somatopsychischer Desorientierung.

Wir haben früher[2]) motorische Entladungen, die das Gepräge sinnloser Wut trugen, als Ausdruck somatopsychischer Ratlosigkeit kennen gelernt. Eben dahin gehören die eigentümlich motivierten, lebensgefährlichen Bewegungen des hypochondrischen Kranken N.[3])

Der ratlose Bewegungsdrang hat also eine ganz andere Begründung als der oben[4]) geschilderte. Bei dem letzteren sind die Bewegungen das Primäre, und sie führen erst zur Ratlosigkeit. In der Art der Bewegungen kommt dieses Verhältnis auch vollständig zum Ausdruck. Bei dem Bewegungsdrang der Ratlosigkeit verhält

---

1) Vgl. S. 131.

2) Vgl. S. 245 u. 246.

3) Vgl. S. 250.

4) Vgl. S. 368 ff.

es sich dagegen umgekehrt. Ist die Ratlosigkeit zu Angst und Verzweiflung gesteigert, wie bei akuter totaler sensorischer Psychose, so hat das psychologische Verständnis der resultierenden Bewegungsäußerungen noch weniger Schwierigkeiten.

Meine Herren! Der Vollständigkeit halber will ich schließlich noch eine Art des Bewegungsdranges besprechen, welche dem motorisch bedingten am allerfernsten steht, obwohl er häufig gerade bei der hyperkinetischen Motilitätspsychose auch zu beobachten ist. Wir können ihn als hypermetamorphotischen Bewegungsdrang kennzeichnen. Der gleiche Vorgang, welcher die Aufmerksamkeit zwangsmäßig auf gegenwärtige Sinneseindrücke lenkt, muß natürlich oft auch zu an diese Sinneseindrücke anknüpfenden Bewegungen führen. So z. B., wenn ein Blick auf das Waschgeschirr oder auf die Tafel die Kranken veranlaßt, sich zu waschen oder auf die Tafel zu schreiben. Auf diese Weise kann ein rascher Wechsel verschiedener Handlungen herbeigeführt werden und ein selbständiger Bewegungsdrang vorgetäuscht werden. Der hyperkinetischen Motilitätspsychose, welche fast regelmäßig mit Hypermetamorphose einhergeht, sind, wie schon erwähnt, derartige Bewegungsakte reichlich beigemischt, ebenso aber auch verschiedenen deliranten Zuständen, wie z. B. solchen der progressiven Paralyse. Werden durch Isolierung die Quellen der Hypermetamorphose verstopft, so tritt auch dieser Bewegungsdrang regelmäßig zurück.

Meine Herren! Ich mußte diese Gelegenheit ergreifen, um Ihnen einmal die so verschiedenartigen und mannigfaltigen Bedingungen vorzuführen, welche zu einem Überschuß an Bewegungen bei den Geisteskranken führen können. Sie wissen nun, daß ein mehr oder weniger tobsüchtiges Verhalten ungemein häufig bei den akuten Geisteskranken zustande kommt und auf die verschiedenste Weise begründet sein kann. Der Name Tobsucht schließt aber keinerlei Diagnose ein, er ist nur der weiteste, durchaus laienhafte Ausdruck für ein unruhiges Verhalten überhaupt.

Meine Herren! Die Übersicht über alle die Zustände, welche ein tobsüchtiges Verhalten der Geisteskranken bedingen können, wird Ihnen gezeigt haben, daß eine scharfe Begriffsbestimmung der hyperkinetischen Motilitätspsychose gewissen Schwierigkeiten begegnet. Eben deshalb habe ich so ausführliche Beispiele einiger besonders reiner Fälle davon beigebracht. Immer wird das Primäre psychologisch nicht Motivierte der Bewegungen und der sich geltend machende Drang zu solchen Bewegungen das Hauptkriterium für uns abgeben müssen. Es liegt aber in der Natur der Sache, daß besonders hohe Intensitätsgrade der Krankheit eine nähere Feststellung, inwieweit auch inhaltliche, nicht bloß durch die Bewegungen bedingte Bewußtseinsfälschungen vorliegen, sehr erschweren, und selbst die nachträgliche Auskunft, welche die Kranken über ihren Zustand geben, ist oft ungenügend, weil Erinnerungsdefekte einen Teil der Krankheitszeit für die Kranken selbst verschleiern können. Man wird also erwarten können, daß ein Teil der hierher gehörenden Fälle mehr ist, als eine reine hyperkinetische Motilitätspsychose, obwohl er eine solche nach den oben geschilderten Kennzeichen in sich begreift.

Über den Verlauf der Krankheit läßt sich, wenn man möglichst reine Fälle zur Richtschnur nimmt, folgendes sagen. Die Krankheit scheint dadurch ausgezeichnet zu sein, daß sie in einer Anzahl von Perioden wiederkehrt — bei der oben erwähnten Kranken[1]) waren es vier -- und sich dann erschöpft und in vollständige Heilung übergeht. Der Verlauf ist also periodisch intermittierend, bei sehr rascher Aufeinanderfolge und kurzen Intervallen wenigstens periodisch remittierend. Diese Periodizität ist nicht ganz gleichmäßig, sondern irgendein Anfall, gewöhnlich der erste oder der zweite, ist protrahierter als die anderen, gewissermaßen durch das Zusammenfließen zweier Anfälle entstanden. Dem ersten Anfall gehen häufig Prodrome voran, die aus subjektiven Beschwerden verschiedener Art, wie Kopfschmerzen, gestörtem Schlaf, zeitweiliger Beklemmung und innerer Unruhe, besonders häufig aber vasomotorischen Beschwerden bestehen können. Der Anfall selbst pflegt ziemlich plötzlich hereinzubrechen, besonders wenn schon Krankheitsperioden vorangegangen sind. Die Dauer des einzelnen Anfalls bleibt gewöhnlich unter Monatsfrist, ausgenommen sind die schon erwähnten protrahierten Anfälle, welche meist der Krankheitshöhe entsprechen. Daß die sogenannte periodische Manie der Autoren in der Mehrzahl der Fälle der hyperkinetischen Motilitätspsychose angehört, will ich hier noch besonders betonen.

Ätiologisch hat der ebenfalls periodische Vorgang der Menstruation die innigsten Beziehungen zu unserer Krankheit. Nächst häufig begegnet man ihr bei Wöchnerinnen: Puerperalmanie der Autoren. Dem entspricht es, daß die Mehrzal der befallenen Personen weibliche und jugendliche Individuen sind. Tritt jedoch die Krankheit beim männlichen Geschlecht auf, so zeigt sie den gleichen periodisch intermittierenden Charakter, der also durchaus nicht ausschließlich der menstruellen Ätiologie entlehnt sein kann. Eine Ausnahme von der Periodizität des Verlaufs machen die häufigen Fälle paralytischer Ätiologie.

---

[1]) Vgl. S. 362.

Differentialdiagnostisch kommt wesentlich nur die bald noch näher zu studierende, meist ebenfalls periodisch rezidivierende verworrene Manie in Betracht. Entscheidend für letztere wird es sein, wenn das hyperkinetische Krankheitsbild nur die Steigerung einer reinen Manie bildet und nachweislich aus einer solchen hervorgegangen ist. Übrigens ist die Manie die einzige Krankheit, welche wirkliche Übergänge zur hyperkinetischen Motilitätspsychose und dadurch eine innere Verwandtschaft mit letzterer aufweist. Infolge dieses Verhältnisses ist eine Differentialdiagnose zwischen beiden Krankheiten zuweilen nicht möglich. Weiteres darüber bei Gelegenheit der verworrenen Manie. Über die hyperkinetische Motilitätspsychose als Phase einer zyklischen Motilitätspsychose und über zeitweilig auftretende hyperkinetische Zustände im Verlauf einer totalen Motilitätspsychose werden wir später Näheres erfahren.

Die Prognose der Krankheit ist, wie ich im Widerspruch zu den meisten Autoren betonen muß, im allgemeinen günstig zu stellen, indem die meisten Fälle bei sorgfältiger Behandlung nach einer Anzahl von Perioden in vollständige Heilung übergehen. Daran ändert auch die meist vorhandene hereditäre oder degenerative Veranlagung nichts. Entsprechend der vorangegangenen Schädlichkeit ist die puerperal bedingte hyperkinetische Motilitätspsychose gewöhnlich von schwererem Verlauf als die menstruelle. Eine Brombehandlung, wie sie von Krafft-Ebing empfohlen worden ist, hat mir nie etwas Wesentliches geleistet, auch nicht in den Fällen von Menstrualpsychose. Im übrigen ist die spezielle Ätiologie durchaus maßgebend für die Prognose, so daß die paralytische Form hier ebenso zum Blödsinn führt wie bei anderen paralytischen Psychosen. Dasselbe gilt für die Fälle hyperkinetischer Motilitätspsychose, die im Verlauf einer eigentlichen Hebephrenie oder einer anderen chronischen, hebephrenisch degenerativen Psychose auftreten. Die Gefahren der hyperkinetischen Motilitätspsychose sind hauptsächlich die Kräftekonsumtion infolge der fortgesetzten Muskelanstrengungen und der stets vorhandenen Schlaflosigkeit, wozu häufig noch die erhebliche Erschwerung der Ernährung durch den kontinuierlichen Bewegungsdrang tritt. Plötzliche Kollapszustände werden deshalb nicht selten beobachtet. Weiterhin sind es Verletzungen, die der Kranke sich bei seinen gewaltsamen Bewegungen zuzieht, und besonders die Schwierigkeit, eine aseptische Behandlung derartiger Verletzungen durchzuführen.

Die Behandlung kann nur in seltenen Fällen eine ätiologische sein. Ein Fall der Art ist mir erinnerlich, der dem Grenzgebiet unserer Krankheit und der verworrenen Manie entsprach.

Es handelte sich um ein 15 jähriges Mädchen, das noch nicht menstruiert war, aber wiederholt vasomotorische Symptome ernster Art geboten hatte. Die periodische Wiederkehr der Anfälle in etwa vierwöchentlichen Zeiten und die Beimischung vasomotorischer Symptome in den Anfällen veranlaßte mich, in der dritten Intermission eine Applikation von Blutegeln an die Innenseite beider Oberschenkel zu verordnen, wodurch es in der Tat gelang, die erste Menstrualblutung herbeizuführen und weiteren Anfällen vorzubeugen. Das Mädchen ist seitdem (etwa 8 Jahre lang) gesund geblieben. Die Anwendung von Narkoticis ist bei der hyperkinetischen Motilitätspsychose im allgemeinen zu widerraten. Besonders versagen fast alle Schlafmittel. Nur das Hyoszin scheint eine spezifische Wirkung auf die motorisch begründete Hyperkinese zu haben, oft schon in überraschend kleinen Dosen von $^1/_4$—$^1/_2$ mg, als subkutane Injektion appliziert. Infolge dieser beruhigenden Wirkung ist das Hyoszin auch das beste Schlafmittel für diese Fälle. Im übrigen ist Bettruhe, soweit sie durchführbar ist, und die Anwendung mehrstündiger, unter Umständen auch permanenter warmer Bäder meist von günstiger Wirkung. Anstaltsbehandlung dürfte nur sehr selten zu umgehen sein.

—

Dreiunddreissigste Vorlesung.

Verworrene Manie oder agitierte Verwirrtheit. Steigerung der intrapsychischen Hyperfunktion zur Verwirrtheit. Verschiedene Grade der Ideenflucht. Zumischung sensorischer und motorischer Reizsymptome. Krankheitsbild. Die Amentia Meynerts. Asthenische Verwirrtheit als Phase der verworrenen Manie und als selbständige Krankheit.

Meine Herren!

Unter verworrener Manie wollen wir ein Krankheitsbild anerkennen, welches in klinischer Beziehung als eine Steigerung, ein Wellengipfel der Manie imponiert und die äußeren Kennzeichen des Bewegungsdranges und eines auffälligen Rededranges mit verworrenem Inhalt darbietet, im übrigen aber, sobald man auf eine Analyse der einzelnen Symptome eingeht, sicher ganz verschiedenartige Bestandteile enthalten kann. Entscheidend für unsere Betrachtungsweise ist also diesmal der praktische und klinische Gesichtspunkt, daß es sich um eine akute Psychose handelt, welche als Manie anfangen und aufhören kann, aber in der zeitlich oft weit überwiegenden Zwischenzeit der Krankheitshöhe gewisse typische Züge der Manie verliert und dafür allerlei fremdartige Beimischungen erhält, die, wie schon gesagt, wechselnder Art sein können. Zu denjenigen Kennzeichen des komplizierten Krankheitsbildes, welche von der Manie her mit hinüber genommen werden, gehört hauptsächlich die Ideenflucht, der Rede- und Bewegungsdrang. Die fremdartigen Elemente, welche hinzutreten, bewegen sich in zwei Extremen, die sich zuweilen auch rein vorfinden, meist aber in Kombinationen auftreten: sie sind entweder psychosensorische oder psychomotorische Identifikationsstörungen, und zwar überwiegend Reizsymptome. Betrachtet man die verworrene Manie als selbstständige Krankheit, wie in der Tat oft berechtigt ist, wenn das Anfangs- oder Endstadium der reinen Manie nur ganz kurz dauernd ist, so könnte man sie auch als agitierte Verwirrtheit kennzeichnen und als Unterarten davon die Verwirrtheit mit sensorischer und motorischer Agitation unterscheiden. Im ersteren Falle beruht die Agitation in einem wesentlich reaktiven, d. h. auf sensorische Reizzustände zurückzuführenden Bewegungs- und Rededrange, im zweiten deckt sie sich mit den Erscheinungen einer hyperkinetischen Motilitätspsychose. In der großen Majorität der Fälle trifft man auf Kombinationen beider entgegengesetzten Erscheinungsreihen, von den selteneren extremen Fällen kommen hauptsächlich rein sensorische vor, rein hyperkinetische müssen noch fraglich bleiben.

Die vorstehenden kurzen Erfahrungssätze mögen Ihnen den Rahmen kennzeichnen, innerhalb dessen wir uns hier zu bewegen haben. Eine solche Grenzabsteckung ist deshalb erforderlich, weil Sie vielfach die Verwirrtheit unter der Bezeichnung primäre Verwirrtheit oder dissoziative Verwirrtheit (Ziehen) als eigene Krankheit geschildert finden werden. Meist ist damit aber nur der jeweilige Zustand eines Kranken bezeichnet, dem gegenüber wir immer erst die Aufgabe haben, die einzelnen Elemente festzustellen, welche den Zustand der Verwirrtheit bedingen. Dabei werden wir mindestens den Anspruch erheben müssen, daß die Verwirrtheit als Reizsymptom, d. h. die mit Ideenflucht und Rededrang verknüpfte prinzipiell von dem entsprechenden Defektzustande der einfachen Inkohärenz durch Sejunktion (Dissoziation) getrennt wird. Nur der erstere Fall könnte bei der uns jezt beschäftigenden Aufgabe überhaupt in Betracht kommen.

Daß ich trotz dieser Schwierigkeit mich auf rein empirischem Boden bewege, können Sie daraus entnehmen, daß allgemein, mit einer in unserem Fache nur sehr seltenen Einmütigkeit, der innere Zusammenhang der Manie mit der Verwirrtheit und der häufige Übergang des einen Zustandes in den anderen angenommen und gelehrt wird. Ich verweise nur auf Meynert, der früher[1]) sogar so weit ging, daß er jede von uns als Manie zu bezeichnende akute Psychose aus einem Zustande von Verwirrtheit durch assoziative Schwäche, dem meisterhaft von ihm analysierten Krankheitsbilde der Amentia, hervorgehen ließ, während er später unter Manie Krankheitsfälle gezeichnet hat, die von unserer reinen Manie nicht unwesentlich abweichen. Es gehört zu dem Tiefsten, was je über psychologische Fragen von einem Denker geschrieben worden ist, was Meynert bei dieser Gelegenheit über Ideenflucht und assoziative Schwäche aussagt. Ohne daß ich imstande bin, ihm vollständig zu folgen, möchte ich doch versuchen, den Kernpunkt davon herauszuschälen und für unseren Gegenstand nutzbar zu machen. Meine oben zu kurz gefaßten Bemerkungen über die Ideenflucht der Manie sollen dadurch vervollständigt werden. Ich

[1]) D. h. vor dem Erscheinen seiner klinischen Vorlesungen.

sehe davon ab, daß eine vasomotorische Fluxion oder funktionelle Hyperämie, eine Folge nutritiver Attraktion, wie Meynert sich ausdrückt, der Tätigkeit der Assoziationsfasern, die dem geschlossenen Gedankengange zwischen der Ausgangsvorstellung, „Angriffsvorstellung“ Meynerts, und Zielvorstellung entsprechen, zugrunde liegen sollen. Für unseren Zweck können wir von vasomotorischen Einflüssen absehen und uns damit begnügen, daß auch nach Meynert der geschlossene Gedankengang ein funktioneller Erwerb ist und auf eine allerfeinste Lokalisation in ganz bestimmten anatomischen Elementen hinweist. Wir rechnen mit der Tatsache der durch Übung ausgeschliffenen Bahnen, welche infolgedessen leichter ansprechen und im Vergleich zu den anderen übererregbar geworden sind. Die von uns angenommene Überwertigkeit gewisser Vorstellungen und der geschlossene Gedankengang bewahren auch nach Meynerts Darstellung[1]) einen gewissen inneren Zusammenhang. Die Assoziationsmasse, welche innerhalb des geordneten Denkvorganges spielt, kennzeichnet Meynert als „groß, weit verzweigt, langläufig, tief und stark angeordnet“ und findet den Gegensatz dazu in den einfach koordinierten „nahen, kurzen, unverzweigten, schwach und flach angeordneten, ziellosen“ Assoziationen. „Der Assoziationsintensität entspricht als Kraftquelle die molekuläre Gewebsattraktion. Die Bogenfasermassen, innerhalb deren im Denkakte zwei Kraftquellen, die der Ziel- und Angriffsvorstellung, aufeinander gleichsam zielen, erlangen lebendige Kraft zur Erhebung über die Schwelle des Bewußtseins immer von zwei ideal einheitlichen Rindengebieten her, die Nebenassoziation aber nur von einem dieser Gebiete, dem der Zielvorstellung oder der Angriffsvorstellung aus, je nachdem z. B. auf deren Wortbild der Reim paßt. Die funktionelle Attraktion ist also hier die schwächere und wird von der stärkeren gehemmt.“ Was hier Gewebsattraktion genannt ist, bezeichnen wir wieder als gesteigerte Erregbarkeit. Sieht man von solchen funktionellen Verschiedenheiten der Erregbarkeit bei den Leistungen des Assoziationsorganes ab, so tritt gewissermaßen der jungfräuliche Zustand des kindlichen Gehirns („genetische Verwirrtheit“ Meynerts) wieder ein, bei welchem jede beliebige Assoziation möglich ist und zeitweilig festgehalten werden kann, weil anatomisch präformierte Verbindungen zwischen je zwei beliebigen Rindenstellen vorhanden sind. Die verschiedenen Grade der Ideenflucht werden sich also dann bis zu einem höchsten Grade, der sich für uns als Zusammenhanglosigkeit oder Inkohärenz darstellt, steigern können, wenn infolge von gleichmäßiger allgemeiner Steigerung der Erregbarkeit

[1]) Klinische Vorlesungen über Psychiatrie S. 43.

die individuellen Unterschiede zwischen verschiedenen Assoziationsbahnen hochgradig verwischt sind. Diese aus einer Steigerung der Manie hervorgehende Verwirrtheit haben wir hier im Auge, wenn wir das Krankheitsbild der verworrenen Manie anerkennen. Maßgebend dafür ist der offenbar vorhandene Reizzustand, der auch in dem Rede- und Bewegungsdrange zum Vorschein kommt, und das Fehlen eines wirklichen Defekts, d. h. der Assoziationslösung. Deshalb bleiben die Kranken durch Anregung von außen her, gleichsam durch den gegebenen Kraftzuwachs, auf Momente fixierbar und selbst komplizierteren Gedankengängen gelegentlich zugänglich. Mit anderen Worten: der früher erworbene Bewußtseinsinhalt bleibt im wesentlichen unberührt.

Wir müssen dabei wieder auf den Unterschied von Bewußtseinstätigkeit und Bewußtseinsinhalt zurückkommen. Besteht doch jede Ordnung in dem Bewußtseinsinhalt ebenfalls in durch Übung erworbenen Abstufungen der Erregbarkeit, mit deren gänzlichem Schwinden der Bewußtseinsinhalt in seine allereinfachsten Elemente, d. h. in Bruchstücke zerfallen müßte. Die nächste Folge davon müßte eine totale Desorientierung in allen drei Bewußtseinsgebieten sein, und diese müßte ebenso in dem Inhalt des Rededranges als in der Art, wie der Kranke seinen Bewegungsdrang äußert, zum Vorschein kommen. In der verworrenen Manie verlangen wir aber, daß die Nivellierung der Vorstellungen nicht über das autopsychische Gebiet hinausgeht, hinsichtlich der Außenwelt und der Körperlichkeit dürfen keine eigentlichen Defekterscheinungen hervortreten. Aber selbst auf autopsychischem Gebiete werden wir diejenigen Zustände sog. Verwirrtheit, bei denen eigentliche Defekte des Bewußtseinsinhaltes reaktiv nachweisbar sind, z. B. die Uhr nicht mehr richtig erkannt wird oder verschiedene Münzsorten nicht mehr zusammengezählt werden können, trotz dazu ausreichender Aufmerksamkeit, nicht mehr zur verworrenen Manie rechnen, sondern unter schwerere Krankheitsbilder rubrizieren müssen.

Mit einem Wort, wir müssen versuchen, das klinische Krankheitsbild der verworrenen Manie auf solche Fälle einzuschränken, die nicht nur in ihrem Verlauf den inneren Zusammenhang mit der Manie tatsächlich erweisen, sondern auch dem Grade der Verworrenheit nach als einfache Steigerung intrapsychischer Hyperfunktion erscheinen, d. h. bei denen die Inkohärenz, mag sie noch so hochgradig sein, vorwiegend eine formale Störung bleibt und schwerere Defektzustände des Bewußtseinsinhaltes nicht zur Folge hat. Den Beweis, daß solche Defekte nicht vorliegen, werden wir darin erblicken, daß es gelegentlich gelingt, reaktive Äußerungen von den Patienten zu entlocken, welche die erhaltene Möglichkeit eines geordneten Gedankenganges, wenn auch nur ausnahmsweise und bei besonderem Antrieb der Aufmerksamkeit, d. h. durch den Einfluß desjenigen Vorganges, den Meynert partielles Wachen nennt, beweisen. Die Inkohärenz der Ideenflucht in dem spontanen Rededrange der Kranken allein gestattet also noch kein näheres Urteil. Aber selbst die reaktiven Äußerungen der Kranken werden nur dann richtig beurteilt werden, wenn man mit der Tatsache der fortwährenden Ablenkung der Kranken durch innere Reize rechnet.

Rekapitulieren wir nach dem Gesagten, was wir über die Ideenflucht als Ausdruck intrapsychischer Hyperfunktion behaupten können, so sind drei Grade davon zu unterscheiden. Der erste und zweite, die geordnete und die ungeordnete Ideenflucht, sind beide der Manie eigentümlich und durch die begleitende krankhafte Euphorie noch näher bestimmt. Außer dem erhalten gebliebenen geschlossenen Gedankengange hat die geordnete Ideenflucht noch das Kennzeichen, daß sie wesentlich nach dem Inhalt assoziiert, während die ungeordnete durch Ähnlichkeit des Wortklanges, Reime, Assonanzen, Reihenbildungen u. dgl. m. bestimmt wird. In der inkohärenten oder der Ideenflucht dritten Grades, welche die verworrene Manie charakterisiert, spielen ebenfalls Wortähnlichkeit und Reihenbildungen eine große Rolle, sie kann aber auch so weit gehen, daß jeder verständliche Zusammenhang der aufeinander folgenden, im Rededrang vorgebrachten Wörter oder auch nur Bruchstücke von Wörtern für uns verloren geht. Ein Beispiel ungeordneter Ideenflucht ist einer späteren Demonstration[1]) unseres Falles von Manie, Fräulein P. entnommen. Auf meine Frage an die Patientin: „War denn Ihre Aufnahme nötig?" erwiderte sie wörtlich: „War es denn nötig, Herr Professor? Bin ich denn das Mädchen von Wahrendorf? Waren Sie denn im Dorf oder in der Stadt? Sind Sie im Dorf erzogen, bezogen, verzogen? oder sind Sie ein Reliquienstück, oder was sind Sie eigentlich oder welches Stück wollen Sie haben? Eine Rippe, Leber, ein paar Füße oder ein paar Eisbeine, eine Sülze, he, vielleicht eine Sülze? Ein bißchen Gallert vielleicht?" In diesem Beispiel grenzt nur der Sprung zu dem Reliquienstück an Inkohärenz, während wir im übrigen dem Mechanismus der Ideenverbindung gut zu folgen imstande sind.

Meine Herren! Die verworrene Manie in unserem eng gefaßten Sinne kommt in seltenen Fällen als Akme eines Einzelfalles von reiner Manie vor und ist dann gewöhnlich nur von kurzer, gegen die reine Manie zurücktretender Dauer. Viel häufiger trifft

[1]) Vgl. meine „Krankenvorstellungen" Fall 5 H. 1.

man sie bei der rezidivierenden Manie und ganz besonders in Fällen von periodischer Manie, d. h. solche, in denen die Rezidive in wirklichen Perioden aufeinander folgen. Am häufigsten begegnet man der menstruell bedingten, gewöhnlich prämenstruell einsetzenden periodischen Manie, welche geradezu als Typus der periodischen Manie überhaupt gelten kann. Als Beispiel einer unregelmäßig rezidivierenden verworrenen Manie rufe ich Ihnen den Fall des 37 jährigen, vor einiger Zeit vorgestellten Fräulein F. ins Gedächtnis zurück, die schon den 23. Anfall seit ihrem 20. Jahre durchmachte und jetzt dauernd in einer Pflegeanstalt der Provinz gehalten wird, wo sie noch am meisten von Rezidiven verschont bleibt. Zur Zeit der Vorstellung war sie anscheinend in heiterster zugleich aber gereizter Stimmung, kam aus dem Lachen nicht heraus, überschüttete mich dann wieder mit Vorwürfen, produzierte einen kaum zu unterbrechenden Redestrom und schien in ihrem Rededrang, so unverständlich derselbe war, doch noch zum Teil durch Ähnlichkeiten des Inhaltes bestimmt. Ihr Bewegungsdrang äußerte sich überwiegend in gesteigerten Expressivbewegungen, die zum Teil ihren Unwillen gegen mich zum Ausdruck brachten. Die Arme in die Seiten gestemmt, den Oberkörper vorgebeugt wie ein keifendes Hökerweib, schnitt sie mir allerhand Fratzen, blökte die Zunge heraus, näherte sich bald, bald wich sie wieder zurück, kurz, führte eine Art häuslicher Szene mit mir auf, wobei sie auch mit unflätigen Schimpfreden nicht sparte. Dabei schien sie Ort und Person richtig zu erkennen, ihr Verhalten aber schien durch irgendwelche Größenideen bestimmt, ohne daß der wirre Rededrang näheren Aufschluß darüber gab. Für gewöhnlich isoliert, erwies sich die Kranke auch sonst für eine Exploration unzugänglich. Sie streifte die Kleider ab und war meist nackt anzutreffen, war unsauber, schmierte mit den Speisen, wies dieselben zum Teil zurück, zeigte gelegentlich Annäherungsfurcht. Auffällig war gelegentliches Singen unter sichtlicher Anstrengung, da Patientin durch ihren Rededrang heiser geworden war, ferner vielfache zwecklose Bewegungen, wie z. B. gewaltsames Händeklatschen und eigentümlich windende Rumpfbewegungen. Dieser Zustand hatte sich im Laufe weniger Tage aus einem reinen Bilde von Manie entwickelt, hielt etwa 14 Tage an und klang dann allmählich in einen Zustand von Beruhigung, aber auch Erschöpfung ab, nach welchem die Kranke imstande war, geordnete Auskunft zu erteilen. Sie erinnern sich, welchen erstaunlichen, von uns nicht geahnten Inhalt ihrer Erlebnisse die Kranke produzierte. Sie fühlte sich von übernatürlicher Kraft und einem Glücksgefühl erfüllt, das nur zeitweilig ängstlichen Vorstellungen wich. Die Kraft aller abgeschiedenen Seelen war in ihr, eine Fülle von Gedanken drängte sie zum Reden. Die Situation schien ihr bald die Zeit der Auferstehung, bald ein Religionskrieg zu sein, sie glaubte sich berufen, durch ihr Eingreifen den Kampf zwischen Guten und Bösen zu entscheiden. Ihre augenblicklichen Erlebnisse schienen ihr gewissen Prophezeiungen der Bibel zu entsprechen. Unzählige Stimmen von Angehörigen, früheren Zöglingen und deren Müttern, die sie alle am Stimmklang erkannte, standen ihr unsichtbar zur Seite, um für sie zu streiten. Sie sah Verstorbene als Totengerippe, die sich bewegten, außerdem schwarze Gestalten, wie sie nie vorher gesehen hatte. Alle diese konnten ihr nichts anhaben. Über den Ort, wo sie sich befand, war sie sich vollständig klar, doch sah sie auch den Himmel und vergrößerte Sterne, sah Engel, konnte mit der Hand in den Himmel langen. Andererseits sah sie oft ein ganz fremdes Land vor sich, einen unbekannten Teil der Erde, wahrscheinlich den Ort der Bösen. In Mitkranken glaubte sie Angehörige zu erkennen. Ärzte und Wartepersonal, an sich zwar als solche erkannt, waren Vertreter des Bösen, mich glaubte sie an der Spitze der Ungläubigen, um gegen sie zu kämpfen, ich wollte ihre Brüder umbringen. Auch Ihnen, meine Herren, legte sie eine kriegerische Bedeutung bei. In der Nahrung glaubte sie oft Gift enthalten. Zuweilen hatte sie Angst und mußte singen. Ihre Bewegungen kamen daher, daß sie eine Schlange in ihrem Körper fühlte, deren Kopf in dem ihrigen steckte. Wenn sie die Augen schloß, sah sie die Schlange, sie war dünn und hatte glänzende Glieder. Sie steckte öfter Semmel in die Ohren, um die Schlange damit zu ernähren. Die Kleider streifte sie ab, weil sie giftig durch Berührung mit der Schlange waren. Die Schlange ging eines Tages mit dem Stuhl ab, dann trat Beruhigung ein. Zur Nahrung für die Schlange goß sie Milch ins Klosett. Die Schlange war die Schlange Evas und bedeutete die Erbsünde. Durch Suggestivfragen ließ sich noch ermitteln, daß Patientin die Jungfrau Maria und vom heiligen Geist schwanger zu sein glaubte.

Schon zur Zeit dieser Mitteilungen bestand volle Krankheitseinsicht, und Patientin blieb dann längere Zeit von Rezidiven verschont. Übrigens waren die Rezidive mehrfach stellvertretende Melancholien gewesen. Der Zusammenhang dieses Krankheitsbildes mit der Manie ist evident, wenn auch nur der Beginn des Rezidivs, nicht das Ende desselben der Manie entsprach, so waren doch frühere Anfälle der Krankheit, besonders die ersten, die sich mit der Menstruation einstellten, reine Manien. Eine eigentliche Desorientierung auf allopsychischem Gebiete kam nie zustande, auf autopsychischem Gebiete trug sie den bei der Manie verständlichen

Charakter des Größenwahns — religiös gefärbt, wie es der Persönlichkeit der Kranken entsprach —, auf somatopsychischem Gebiete handelte es sich wesentlich um abnorme Sensationen, vielleicht mit menstruellen Vorgängen zusammenhängend, und um einen Erklärungswahn für die pseudospontanen Bewegungen besonders des Rumpfes. Daß dieser Erklärungswahn die Form einer Sensation und einer Vision annahm, findet anderwärts reichliche Analogien.

Ein anderes Beispiel verworrener Manie, an das ich Sie erinnere, war der Fall des Fräulein B., eine periodische Menstrualpsychose, die sich im ganzen sechsmal wiederholt hat, dann aber abgeklungen und seit nun mehr als vier Jahren nicht wiedergekehrt ist. Die Regelmäßigkeit, womit die maniakalischen Anfälle jedesmal die bevorstehende Menstruation ankündigten, und die verbreitete Lehrmeinung von der Unheilbarkeit solcher Fälle hatte uns damals veranlaßt, die Entfernung der Ovarien als Heilmittel in Aussicht zu nehmen, ein Vorhaben, das wesentlich an dem Widerstand der Angehörigen scheiterte. Jetzt ist die Kranke ohne einen solchen Eingriff geheilt, und ich hoffe dauernd geheilt, denn ich habe wiederholt die gleiche Erfahrung gemacht, daß die periodische Manie, in unserem Sinne verstanden, sich nach einer wechselnden, von drei bis acht Anfällen schwankenden Zahl der Rezidive von selbst erschöpft, wie die periodisch wiederkehrende hyperkinetische Motilitätspsychose. Zur Zeit der Vorstellung, im zweiten Anfalle, zeigte die Kranke überwiegend ein maniakalisches Bild: wirren Rededrang durch inkohärente Ideenflucht, aber nur mäßigen Bewegungsdrang, jedoch sehr wechselnde Stimmung, oft plötzlichen Umschlag in Traurigkeit oder Angst, sicher auch ängstliche Phoneme. Außerdem waren hyperkinetische Symptome mehr als in dem vorigen Falle beigemischt, namentlich in Expressivbewegungen der Angst und Verzweiflung, unmotiviertem Erheben der Stimme u. dgl. m. bestehend. Außerdem bestand sehr ausgeprägte Hypermetamorphose. Die Heilung vollzog sich in diesem Falle dadurch, daß die letzten Anfälle mehr das Bild der reinen Manie gewannen, während der erste Anfall noch mehr als der eben geschilderte zweite das überwiegende Gepräge einer hyperkinetischen Motilitätspsychose getragen hatte. Die allopsychische Orientierung blieb in diesem Falle vollständig intakt. Ähnlich gestaltete sich der Verlauf einer periodischen Puerperalmanie der Frau Cz., die ich Ihnen seinerzeit in ihrem fünften Anfall vorgestellt habe. Inkohärente Ideenflucht bei gelegentlichen schlagfertigen Antworten, ausgelassene, gehobene Stimmung und entsprechend gesteigerte Expressivbewegungen, Tätigkeitsdrang, durch Zerreißen und Schmieren geäußert, ungeniertes Wesen, dazu eine Beimischung von motorischer Hyperkinese, Gerieren als Chansonettensängerin und Hypermetamorphose bildeten die Hauptzüge des Krankheitsbildes. Die vorhergehenden Anfälle hatten mehr das Bild der hyperkinetischen Motilitätspsychose geboten, der nachfolgende sechste und letzte war noch reiner maniakalisch und führte zu dauernder Restitution, allerdings erst, nachdem noch ein Stadium der Erschöpfung überwunden war; auch diese Kranke blieb immer vollkommen allopsychisch orientiert.

Die verworrene Manie in dem Sinne, den wir mit dem Namen verknüpfen, umfaßt auch von der sogenannten periodischen Manie durchaus nicht alle Fälle. Ziemlich häufig entsprechen die Anfälle periodischer Manie zwar im übrigen dem vorgezeichneten Krankheitsbilde, es ist aber außerdem noch eine allopsychische Desorientierung vorhanden, die sich in Unkenntnis oder Verkennung des Ortes, der Situation und Personen, oft sogar der Gegenstände äußert. Daß eine solche allopsychische Desorientierung an sich nicht notwendig aus einer selbst hochgradigen Inkohärenz der Ideenflucht zu folgen braucht, lehren die soeben berichteten drei Krankheitsfälle. Wir werden deshalb richtig verfahren, wenn wir solche Fälle nicht als verworrene Manie auffassen, sondern als periodische maniakalische Allopsychosen — oft sind es auch totale sensorische Psychosen — unterscheiden.

Meine Herren! Gestatten Sie mir bei dieser Gelegenheit einige Bemerkungen über das von Meynert entworfene Krankheitsbild der Amentia oder akuten Verwirrtheit. Ich habe wiederholt hervorgehoben, welche große Bedeutung ich den klinischen Vorlesungen Meynerts beimesse, sie haben nach meiner Ansicht erst die Grundlage für ein tieferes Verständnis der Symptomatologie der akuten Geisteskrankheiten geschaffen. Aber es muß ausdrücklich hervorgehoben werden, daß auch Meynert dem allgemeinen Schicksal der Autoren, welche bestimmte Gebiete unserer Disziplin monographisch bearbeitet haben, unterlegen ist, er hat unter Amentia eine ganze Anzahl von akuten Psychosen zusammengefaßt, die voneinander grundverschieden sind. Dies findet sich schon in der Überschrift des betreffenden Abschnittes angedeutet, da wir die Bezeichnungen: „akuter Wahnsinn, allgemeiner Wahnsinn, Manie, Tobsucht, Melancholie mit Aufregung, Melancholie mit Stumpfsinn der Autoren“ als Synonyma der Amentia angegeben finden. Tatsächlich werden Sie aber auch die transitorischen Psychosen, die sogenannten Dämmerzustände und anderes mehr in diesem Kapitel abgehandelt finden. Außer der Amentia unterscheidet denn auch Meynert nur noch die Melancholie und die Manie als besondere akute Psychosen. Dennoch ist gerade das Kapitel der Amentia für alle Zeiten von bleibendem Wert und bedeutet wohl den größten

Fortschritt, den die Psychiatrie seit Kahlbaums Arbeit über die Katatonie in klinischer Beziehung gemacht hat, denn sie enthält die erste eigentliche Theorie der Geisteskrankheiten und besonders der akuten Psychosen, und zwar begründet auf Gesichtspunkte, die durchaus von der Beschaffenheit des erkrankten Organs hergeleitet sind. Wie sehr sich Meynert dem Standpunkt nähert, den ich hier in diesen Demonstrationen immer vertreten habe, mögen Sie daraus entnehmen, daß auch er die Symptome des Funktionsausfalls, der Assoziationsschwäche verschiedenen Grades, überall in den Vordergrund stellt und die Symptome der Reizung als eine Folge davon betrachtet, ganz wie ich die Sejunktion als den Grundvorgang hingestellt und die Reizerscheinungen davon abgeleitet habe. Wenn ich in der Durchführung dieses Prinzips im einzelnen vielfach von Meynert abgewichen bin, so wird erst die Zukunft zeigen, inwieweit dies berechtigt und durch den Respekt vor den klinischen Tatsachen unbedingt geboten war. Ich möchte nur ausdrücklich betonen, daß die Amentia von Meynert nach seiner eigenen Darstellung alle diejenigen Krankheitsfälle umfassen kann, welche ich als akute Autopsychosen, Allopsychosen, Somatopsychosen, Motilitätspsychosen und Kombinationen unter denselben geschildert habe, und daß man vom klinischen Standpunkt genötigt ist, entsprechende Grade der Assoziationsschwäche im Sinne Meynerts zu postulieren. Man kann sich den Sachverhalt so vorstellen, daß die festesten Assoziationsverbindungen im Gebiete des Bewußtseins der Körperlichkeit gegeben sind, die nächst festen im Bewußtsein der Außenwelt und die losesten, zugleich spätest erworbenen und individuell verschiedensten, im Bewußtsein der Persönlichkeit. Dem entsprechend würde ein gleiches Maß von Schädlichkeit oder nach Meynerts Auffassung von allgemeiner Assoziationsschwäche zuerst immer auf dem autopsychischen Gebiete und erst in zweiter und dritter Linie auf allopsychischem und somatopsychischem sich geltend machen und in die Erscheinung treten. Faßt man das Phänomen der Verwirrtheit für sich allein ins Auge, so würde diese Vorstellung einigermaßen den Tatsachen entsprechen.

Meine Herren! Ein Krankheitsbild der primären Verwirrtheit, wobei die Verwirrtheit in einem Defektzustand, einer eigentlichen Inkohärenz besteht, vermag ich nur in beschränktem Maße anzuerkennen. Als Kennzeichen dafür müßten wir die nachweisliche Erschöpfbarkeit der Gedankentätigkeit bei entweder überhaupt fehlender Ideenflucht oder in Zeiten von fehlender Ideenflucht betrachten. Ganz zweifellos gibt es solche Zustände, in denen die Kranken zwar gelegentlich und auf Augenblicke zu fixieren und zu Reaktivbewegungen bzw. Äußerungen zu veranlassen sind, aber immer nur zu solchen einfachster Art und auf intensives Drängen, durch eine Art von Anpeitschen der Aufmerksamkeit. Die Inkohärenz in den spontanen Äußerungen dieser Kranken zeigt sich unabhängig von Rede- und Bewegungsdrang. Kompliziertere Fragen oder Aufträge bleiben sichtlich unverstanden, ohne daß eine Herabsetzung des Sensoriums daran schuld ist. Diese Kranken pflegen immer auch allopsychisch desorientiert zu sein. Erhebliche Affekte fehlen dabei. Infolge des sichtlichen Versagens der Assoziationstätigkeit, so daß es scheint, als ob der anregende Reiz nur schwer oder gar nicht bis zu entfernteren Gliedern der Assoziationskette fortgeleitet werden könnte, und um den Gegensatz zur agitierten Verwirrtheit auszudrücken, könnte man diese Zustände als asthenische Verwirrtheit bezeichnen. Tatsächlich kommen sie auch meist in Begleitung anderer Schwächesymptome, wie einer nur schwer zu fixierenden Aufmerksamkeit, erheblicher Herabsetzung der Merkfähigkeit, allgemeiner Körperschwäche und reduzierten Ernährungszustandes vor. Ein solches Bild asthenischer Verwirrtheit, das noch von allerlei sensorischen Reizsymptomen begleitet sein kann, ist nicht selten als Folgezustand nach anderen akuten erschöpfenden Psychosen oder Phasen von solchen anzutreffen, aber von primärer Verwirrtheit wird man dabei unmöglich reden können.

Meine Herren! *Wenn wir, um den Tatsachen der Klinik gerecht* zu werden, ein selbständiges Krankheitsbild der verworrenen Manie anerkennen mußten und gefunden haben, daß ihr wesentliches Kennzeichen in einer Steigerung der intrapsychischen Hyperfunktion zu inkohärenter Ideenflucht zu erblicken ist, so werden wir es nicht als Zufall betrachten können, daß solche Zustände mit Vorliebe nach besonders schweren Anfällen der verworrenen Manie oder agitierten Verwirrtheit auftreten. Für diese Fälle möchte ich den von Meynert geschilderten höchsten Grad der Assoziationsschwäche, den er mit der genetischen Verwirrtheit (s. oben) vergleicht, in Anspruch nehmen. In zwei Fällen der Art, über welche genauere Notizen vorliegen, zeigte dieser auch durch körperliche Hinfälligkeit als asthenisch gekennzeichnete Zustand folgende gemeinschaftliche Merkmale: vollständige Beruhigung, affektlose Gemütsverfassung, nur gelegentlich noch unmotiviertes Grimassieren, Ausfall spontaner Äußerungen oder Bewegungen. Einfache Aufträge, wie die Hand heben, die Zunge zu zeigen, aufzustehen u. u. dgl. m. werden verstanden und befolgt, ebenso einfache Fragen nach Namen, Alter und anderen Personalien ohne Verlangsamung beantwortet. Darüber hinausgehende, irgendeine Kombination erfordernde Aufgaben können dagegen nicht geleistet werden.

Beispielsweise wird wohl die Zahl, auf welcher der kleine und der große Zeiger der Uhr steht, richtig genannt, die Zeit aber daraus nicht erkannt. Geldstücke werden richtig bezeichnet und der Zahl nach richtig zusammengezählt, können aber nicht nach dem Werte zusammengezählt werden. Ein einfacher, den Kranken genau bekannter Weg durch verschiedene Straßen kann nicht geschildert werden u. dgl. m. Dabei gelingt das Aufzählen von Reihenassoziationen oder einfachem Gedächtnismaterial, wie dem Vaterunser u. dgl. ganz gut. Die Aufmerksamkeit ist verhältnismäßig gut, die Merkfähigkeit ganz schlecht. Ort und Situation werden nicht erkannt, ebensowenig Personen, die von der Krankheitszeit her bekannt sein mußten. Dies geht so weit, daß beispielsweise der Arzt zweifelnd als Mutter in Anspruch genommen wird, während später, bei Nachlaß des Schwächezustandes, andere näher liegende Verkennungen bevorzugt werden. Dabei keinerlei subjektives Insuffizienzgefühl, selbst nicht einmal das genügende Gefühl für die körperliche Schwäche, keine Krankheitseinsicht für den überstandenen maniakalischen Anfall. Für letzteren zum großen Teil Amnesie. Was den zeitlichen Ablauf dieses Schwächezustandes anbetrifft, so bestand er in hohem Grade nur wenige Tage und führte dann allmählich zur Restitution, gleichzeitig mit Zunahme der Kräfte und des Körpergewichts. Freilich dauerte auch der Zustand anscheinender Genesung nur wenige Tage, weil dann ganz akut ein Rezidiv auftrat. Bei der schon oben erwähnten Menstrualpsychose des Fräulein B. traten nach dem ersten und zweiten Rezidiv die geschilderten Erschöpfungszustände auf, beide Male in fast identischer Weise.

Es liegt nahe, die allopsychische Desorientierung in einem solchen Falle als Erschöpfungssymptom zu deuten, in einem Gebiete des Bewußtseinsinhaltes auftretend, welches vorher lebhafte Reizzustände in Form von Halluzinationen gezeigt hatte, so daß die Identifikationsstörung, die psychosensorische Parästhesie und Anästhesie auf mangelnde Erregbarkeit des allopsychischen Bewußtseinsinhalts zurückzuführen wäre. Jedenfalls wird man berechtigt sein, die nachweisliche Assoziationsschwäche als einen Erschöpfungszustand der intrapsychischen Bahnen, als einen Umschlag der gesteigerten Erregbarkeit in eine Herabsetzung der Erregbarkeit aufzufassen. Damit würde sich die von Meynert[1]) postulierte Assoziationsschwäche nicht als der Manie selbst zugehörig, sondern als ein Folgezustand der Manie, der nur bei ungewöhnlicher Höhe des krankhaften Vorganges resultiert, heraustellen.

Meine Herren! Die innere Zusammengehörigkeit solcher, wie

---

[1]) S. oben S. 383.

Sie gesehen haben, nicht selbständiger Krankheitsbilder, sondern Erschöpfungsstadien mit der verworrenen Manie glaube ich sicher vertreten zu können. Weniger sicher ist der Boden, auf dem ich mich bewege, wenn ich eine primäre asthenische Verwirrtheit anerkenne, die als selbständige mehrmonatliche Krankheit auftritt und zu vollständiger Heilung führen kann. In einem Falle der Art fanden sich die Hauptkennzeichen des vorher geschilderten Erschöpfungszustandes, nämlich ein gewisser Ausfall an Spontaneität, das Versagen der Gedankentätigkeit bei komplizierteren Anforderungen, eine auf Anpeitschen zwar erhaltene Aufmerksamkeit, aber ganz schlechte Merkfähigkeit und zugleich allopsychische Desorientierung, einhergehend mit motorischen und sensorischen Reizsymptomen mäßiger Art, d. h. pseudospontanen Bewegungen, die monoton, aber nicht rhythmisch auftraten, Phonemen und Hypermetamorphose. Erhebliche Affekte fehlten. Der Verlauf war remittierend, auf der Krankheitshöhe für einige Tage auch mit akinetischen Symptomen verbunden. Der Kranke, ein 20 jähriger, noch wenig entwickelter Jüngling, hat seit vier Jahren noch keinen Rückfall gehabt. Ich möchte mich darauf beschränken, derartige Fälle hier zu erwähnen und zu betonen, daß man nur genau den gleichen Symptomenkomplex als akute primäre asthenische Verwirrtheit bezeichnen und verstehen sollte.

Meine Herren! Zur Abgrenzung solcher Fälle wird es gut sein, an die alte, besonders von Kahlbaum durchgeführte Unterscheidung von Habitualformen und eigentlichen Krankheiten zu erinnern. Der oben geschilderte Erschöpfungszustand ist ersichtlich nicht als eigene Krankheit aufzufassen, sondern zeigt uns die asthenische Verwirrtheit als Habitualform oder, wie es neuerdings vielfach genannt wird, als Zustandsbild. Fälle der letzt geschilderten Art sind dagegen Beispiele einer selbständig und primär auftretenden, allerdings in dem Zustande der asthenischen Verwirrtheit sich erschöpfenden Krankheit.

Der Zustand oder die Habitualform der asthenischen Verwirrtheit könnte auch weiter gefaßt werden, als es hier geschehen ist. Besonders läge es nahe, auch Fälle von Assoziationsschwäche mit autopsychischen und allopsychischen Ausfallserscheinungen ohne irgendwelche motorische Reizsymptome (also asthenische Autallopsychosen) hierher zu rechnen, welche ich wiederholt bei ganz akut erkrankten jungen Mädchen beobachtet habe, übrigens sämtlich mit Ausgang in vollständige Genesung, wenn auch erst nach länger dauerndem paranoischen Zustande. Diese Fälle hatten jedoch das Besondere, daß im Gegensatz zu einer verhältnis mäßig schwer zu fesselnden Aufmerksamkeit die Merkfähigkeit überraschend gut war.

Vierunddreissigste Vorlesung.

Beispiele von akinetischer Motilitätspsychose. Allgemeine Regungslosigkeit. Negativismus. Flexibilitas cerea. Muskelstarre. Verharren in Stellungen. Parakinetisches Verhalten beim Stehen und Gehen. Verbigerieren. Pseudo-Flexibilitas. Verhalten des Sensoriums. Katalepsie. Melancholia attonita oder cum stupore, Katatonie Kahlbaums. Krankheitsverlauf. Ausgänge.

Meine Herren!

Jeder verbreitete Ausfall von Motilität oder mit anderen Worten alle Zustände allgemeiner Regungslosigkeit bringen es mit sich, daß wir über die inneren Vorgänge, den Gemütszustand und die etwa stattfindende Gedankentätigkeit des Kranken nichts erfahren können. Auch der Gesichtsausdruck läßt hier im Stich, denn die Akinese erstreckt sich oft auch über diesen Teil der Expressivbewegungen, so daß ein direkt blödsinniger Ausdruck das Ergebnis der Ausdruckslosigkeit sein kann. Infolge dieser Umstände ist es nicht möglich, Ihnen einen reinen Fall von akinetischer Motilitätspsychose aus der Klinik vorzustellen, oder es läßt sich wenigstens nicht mit Sicherheit behaupten, daß der Fall rein sei, ehe der Kranke aus dem regungslosen Zustande wieder zu sich gekommen und imstande ist, über sein Inneres Auskunft zu geben. Diese mißliche Lage ist natürlich nur die Folge unserer unzureichenden Kenntnisse auf diesem Gebiete, und wir dürfen die Hoffnung nicht aufgeben, daß es uns später gelingen wird, rein akinetische Zustände schon zur Zeit der noch bestehenden Regungslosigkeit an bestimmten ihnen anhaftenden Kennzeichen zu erkennen. Vorläufig aber muß ich mich darauf beschränken, einige Beispiele von akinetischer Motilitätspsychose so herauszugreifen, wie sie am besten für den Lehrzweck nutzbar gemacht werden können. Am passendsten dürfte für diesen Zweck der Bericht über die Krankenvorstellung der Frau K.[1]) sein, welche ich Ihnen schon

---

[1]) Vgl. S. 359ff.

einmal im Nachlaß einer hyperkinetischen Motilitätspsychose vorgestellt habe. Die Kranke ist dann in einen Zustand allgemeiner Regungslosigkeit verfallen, der, nur von kürzeren Zeiten der Hyperkinese unterbrochen, sich als dauernd herausgestellt hat und noch augenblicklich besteht, während schon ein erheblicher Kräfteverfall einen nahen ungünstigen Ausgang anzeigt. Es handelt sich also um die akinetische Phase einer zyklischen Motilitätspsychose, bei der freilich in beiden Phasen mehr als ausschließlich die Motilität erkrankt ist. Der Bericht über die Krankendemonstration lautet wie folgt:

Die Patientin wird im Tragbette hereingebracht und vor das Auditorium hingestellt.

Verhalten der sich selbst überlassenen Kranken: Sie befindet sich im Bette in Rückenlage, der Kopf ist durch ein untergeschobenes Kissen etwas erhöht. Die Augen sind starr, ohne zu fixieren, ins Leere gerichtet, der Lidschlag ist selten. Die Gesichtszüge sind unbelebt, einem Erschöpfungszustande entsprechend, etwas entstellt durch halbgeöffneten Mund und herabgezogene Mundwinkel.

Verhalten gegen äußere Reize: Als die Patientin wiederholt und laut mit ihrem Namen angerufen, ja sogar am Arm gegefaßt wird, beobachtet man als einzige Reaktion an ihr ein Häufigerwerden des Lidschlages. Die Augen bleiben dabei unverändert in die Ferne gerichtet und werden nicht auf den Untersucher abgelenkt.

Verharren in erteilten Stellungen: Beim Erheben des rechten Armes tritt zuerst ein recht erheblicher Widerstand auf (Negativität), der allmählich sich mäßigt und gleichbleibend wird (wächserne Biegsamkeit). Die Arme verharren so lange in jeder, noch so unbequemen, ihnen erteilten Haltung, bis sie in eine andere Lage gebracht werden. So ist es besonders auffällig, daß Patientin trotz ihrer sichtlichen Schwäche den im Ellenbogen rechtwinklig gebeugten, im Schultergelenk etwas abduzierten Arm längere Zeit völlig frei schwebend hält.

Ein anderes Verhalten zeigt sich an den Beinen; als diese am Unterschenkel gefaßt und hin und her bewegt werden, bewegt sich das ganze Becken mit. (Muskelstarre der Becken-Oberschenkelmuskulatur, wie bei spastischer Spinalparalyse.) Im übrigen sind die Beine völlig schlaff und sinken, in die Höhe gehoben, der Schwere folgend sofort herab. Auch der Kopf ist nach allen Richtungen hin leicht und frei beweglich. Dagegen findet der Versuch der Abhebung des Unterkiefers vom Oberkiefer einen sehr kräftigen Widerstand, ebenso gelingt es später nicht, die

Augenlider voneinander zu entfernen, als dieselben nach dem Weinausbruch der Kranken geschlossen gehalten werden.

Verhalten der Reflexe: Die Sehnenreflexe an den Beinen sind nicht verändert, die an den Armen deutlich gesteigert. Die reflektorische Erregbarkeit der Hautkapillaren ist normal.

Bei Nadelstichen in die Fußsohlen reagiert die Kranke prompt zunächst durch Dorsalflexion der Zehen, dann des ganzen Fußes. Bei wiederholten Stichen wendet und dreht sie diesen hin und her und zieht ihn endlich auch durch Beugung im Knie zurück. Hierbei runzelt Patientin etwas die Augenbrauen, und ihr Gesicht nimmt eine Andeutung von schmerzlichem Ausdruck an.

Ganz ähnlich ist das Verhalten der Hände. Auch diese werden zunächst nur hin und her gewendet, aber nicht zurückgezogen, obgleich man sie keineswegs festhält, sondern frei auf der offenen Handfläche des Untersuchers ruhen läßt. Die rechte Hand wird hierbei überhaupt nicht zurückgezogen.

Bei Nadelstichen in die Wangen, auf die Nase und die Lippen verzieht sie in ausgesprochen schmerzhafter Weise das Gesicht und beginnt unter anhaltendem Schluchzen zu weinen. Die reaktive Akinese wird also bei schmerzhaften Reizen durchbrochen.

Da die Kranke auf die Aufforderung, sich aufzusetzen, in ihrer Regungslosigkeit verharrt, wird sie im Bette aufgerichtet.

Verhalten der Kranken gegen Antriebe zu aktiven Bewegungsäußerungen: Als sie nunmehr zum Aufstehen aufgefordert wird, bemerkt man, daß sie etwas die Beine bewegt, als ob sie einen Versuch machen wollte, sie fällt hierbei aber mit dem Oberkörper nach rückwärts in die liegende Stellung zurück. Sie wird nun wiederum aufgerichtet und kommt zu sitzen, wobei sie trotz des soeben bewiesenen guten Willens in ganz unzweckmäßiger Weise die Beine kreuzt. Auf weiteres Zureden macht sie auch Versuche, ganz in die Höhe zu kommen, was ihr aber nur mit kräftiger Unterstützung gelingt. Die Kranke wird nunmehr an der Hand gefaßt und im Zimmer umhergeführt, wobei sie zwar widerstandslos folgt, aber zu jedem neuen Schritt durch einen leichten Zug an der Hand angetrieben werden muß. Hierdurch bekommt die Gangweise einen automatenhaften Charakter, die einzelnen Schritte durch zu große Pausen voneinander getrennt. Beim Stehen hat sie die Knie leicht gebeugt, die Füße geschlossen und schwankt hin und her, kommt aber nicht darauf, eine sichere Fußstellung anzunehmen.

Mehrmals aufgefordert, zu gehen, beginnt die Kranke, sich langsam vorn überzuneigen, um im Moment, wo ihr Schwerpunkt ihre Standfläche nach vorn zu überschreitet, sich ganz plötzlich und unerwartet in laufende Bewegung zu setzen; diese Bewegung nimmt ähnlich der Propulsion bei Paralysis agitans einen beschleunigten Charakter an und ist offenbar als Abwehr gegen das durch die anfängliche Neigung nach vorn drohende Fallen aufzufassen. In ihrem Laufe neben dem Tragbett angekommen, läßt sich Patientin auf dieses fallen und kommt in eine ziemlich zweckmäßige Seitenlage zu liegen.

Als sie nochmals auf die Füße gestellt wird, steht Patientin, die seit den Nadelstichen noch immer nicht zu schluchzen aufgehört hat, nunmehr von einer Wärterin unterstützt, stark schwankend da und reagiert, von einer Beschleunigung des Lidschlages abgesehen, in keiner Weise auf irgendwelche an sie gerichtete Aufforderungen. Sie muß wieder ins Bett gebracht werden und wird hinausgetragen.

Während bei dieser Kranken zur Zeit der hyperkinetischen Phase und in den Übergangszeiten zwischen den entgegengesetzten Phasen festgestellt werden konnte, daß außer der Motilität auch die Orientierung in allen drei Bewußtseinsgebieten von der Krankheit betroffen war, wähle ich den folgenden Fall hauptsächlich deshalb aus, weil er ungewöhnlich rein ausschließlich akinetische bzw. parakinetische Symptome zeigt, während die Orientierung im übrigen vollkommen erhalten ist und es nicht einmal gelang, irgendeine Andeutung von Erklärungswahnideen von der zu jeder Auskunft bereiten Patientin herauszulocken. Die abnormen Sensationen, über welche die Patientin klagte, waren außer Kopfschmerzen wohl ausschließlich perverse Muskelempfindungen bzw. Lageempfindungen, gehören also selbst zu den psychomotorischen Identifikationsstörungen (s. später). Der Fall betraf ein 47 jähriges Fräulein, Schwester eines Arztes, so daß auch die anamnestischen Angaben ungewöhnlich zuverlässig sind.

Patientin war bis zu Beginn ihrer Krankheit wissenschaftliche Lehrerin an einer Mittelschule, keine Heredität, früher gesund, erkrankte September 1897 im Anschluß an die Menses mit Beschwerden, die zuerst für hysterisch gehalten wurden, sich aber in wenigen Wochen zu einem Zustand allgemeiner Regungslosigkeit steigerten. Wochenlang Schlundsondenernährung erforderlich. Allmählich Nachlaß der Akinese, aber Bewegungsstereotypie. An Stelle des Mutazismus Verbigerieren, keine eigentliche Hyperkinese. Besserung der Sprache durch Zureden und Verbalsuggestion. Nachlaß aller Erscheinungen bis zur Hoffnung auf Restitution. Rückfall Oktober 1898, ähnlich wie jetzt, aber nach Angabe der Kranken selbst noch schlimmer. Linke Hand dauernd zur Faust geschlossen. Nach wenigen Wochen wieder Nachlaß, fortschreitende Besserung bis zu fast freier Beweglichkeit. Einige Wochen hindurch anscheinend (Bruder ist Arzt) normal. Seit drei bis vier Wochen erneuter Rückfall, wieder mit Eintritt der Menstruation. Nach Angabe der Patientin selbst wird es noch jetzt täglich schlimmer.

Befund am 8. Mai 1899: Guter Ernährungszustand, entstellte Züge, Organe und körperliche Funktionen in Ordnung. Patientin sitzt in fixierter Stellung, linke Hand am Scheitel, Augen gerade gerichtet, Papier und Bleistift liegt vor ihr auf dem Tisch. Ausdruck unglücklich, ratlos; Tränenausbruch beim Anblick des Bruders. Gesichtsausdruck nicht fixiert, wechselt verständnisvoll im Laufe der Untersuchung. Patientin steht spontan auf, ergreift Papier und Bleistift mit der rechten Hand, deutet an, daß sie in das Nebenzimmer, ihren gewohnten Aufenthalt, gehen will, setzt sich dort an ihren gewohnten Platz, die Augen nach einer bestimmten Stelle der gegenüberliegenden Wand gerichtet. Diese Richtung wird gezwungen beibehalten, so daß Patientin weder den Frager ansieht, noch herunterblickt, wenn sie schreibt. Alle Antworten erfolgen schriftlich, hastig mit Bleistift hingeschrieben, in abgekürzter Form, z. B. auf die Frage, warum so erregt: „Keine Hilfe." Vollkommener Mutazismus, doch auf Antreiben Versuch nachzusprechen, unter sichtlichem Bemühen. Statt des vorgesprochenen Wortes „Anna" kommt es aber zu längerem Verbigerieren der Silbe ruh ruh . . ., welches sich schließlich in tonlosem, rhythmisch wiederholtem r r verliert. Ob Zunge zeigen kann, wird verneint, gelingt aber dann nach einigem Bemühen stoßweise für einen Augenblick. Statt schriftlicher Antworten häufig verständliche Gesten, deren sich Patientin auch sonst vorzugsweise bedient. Für gewöhnlich sind aber beide Hände beschäftigt, da immer eine gegen den hinteren Teil des Kopfscheitels gepreßt wird, die andere mit vorgestrecktem Zeigefinger rhythmisch tippende Bewegungen gegen irgendwelche Körperstellen am Gesicht, dem Rumpfe oder den Oberschenkeln ausführt. Was am Kopfe sei? „Innen". „sticht jetzt manchmal", „fein Nerv", „Krankheit", „alle Tage schlimmer", „nach dem Essen schlimmer". Warum die Hand dort gehalten? „Nicht loslassen, sonst weicht zurück", „als wenn es bricht". Ob sie sich sonst frei bewegen könne? „Finger halten auf einen Punkt". Worüber sonst klage? „Bei dem Essen große Unruhe", „Nervenschwäche", „Unruhe am Tage", „muß oft viel Wasser lassen", „kein Wille", „keine Hilfe". Als Ursache der Krankheit wird Anstrengung und viele Schlafmittel angegeben. Im Oktober sei es schlimmer gewesen. Aus den schriftlichen Aussagen der Patientin sei noch folgendes erwähnt. Sie müsse weinen, sei betrübt, klage über Unruhe, nicht über Angst, wisse und verstehe alles, könne schreiben, die Untersuchung strenge sie aber an, es werde ihr schwer, die Augen offen zu halten. Das Gehirn sei gesund, nur die Gehirnnerven seien krank. Schreibt Namen, Alter, daß alle drei Wochen menstruiert ist. Äußere Beeinflussung, Elektrizität, geheimnisvolle Kräfte, Stimmen bestimmt in Abrede gestellt. Wenn sie die Augen schließe, sehe sie bunte Farben. Man solle sie beobachten, wenn sie die Augen schließe.

Patientin lehnt sich wie erschöpft zurück, schließt die Augen, läßt die rechte Hand über die Sofalehne fallen, die linke bleibt am Scheitel. Die rechte Hand macht nun rhythmisch zuckende Bewegungen. Auf meine Bemerkung, daß dies unwillkürlich sei, ein flüchtiger dankbarer Blick, Patientin ergreift mit der rechten Hand die meinige und führt sie zum Munde, um sie zu küssen. Bei passiver Abhebung der linken Hand vom Scheitel, zuweilen aber auch spontan, wird die rechte Hand an Stelle der linken auf den Kopf gelegt. Zu irgendwelchen Verrichtungen wird immer die rechte Hand benutzt, obwohl die linke frei beweglich ist. Zum Abschied die Hand zu geben ist aber die Patientin auch rechts nicht imstande, macht hilflose Gesten statt dessen. Spontane Bewegungen sind spärlich, dann hastig, am häufigsten noch Ortsveränderungen durch innere Unruhe. Keine Flexibilitas. Patientin muß bedient werden, ist sauber, läßt sich willig mit dem Löffel füttern. Schlaf und Ernährung gut. Volles Verständnis der Situation, Anhänglichkeit an die Pflegerin, genügendes Interesse und Gedächtnis für die täglichen Erlebnisse.

Mit Widerstreben wird Patientin dazu gebracht, sich auf einen Stuhl gegen das Fenster zu setzen und einen vorgehaltenen Finger zu fixieren; auf Augenblicke scheint sie die Augen willkürlich bewegen zu können, doch verhindert die Hast, mit der Patientin die frühere Richtung der Augen einzunehmen strebt, ein sicheres Urteil. Über die Beziehung, welche eine bestimmte Stelle der Wand mit ihren Augenbewegungen hat, gelingt es trotz aller Mühe nicht, etwas Positives zu erfahren. Nur, daß sie vorhanden ist, sucht Patientin auch durch allerlei Gesten auszusagen; daß es ein Befehl, Elektrizität, Magnetismus oder irgendeine geheimnisvolle Kraft sei, lehnt sie jedoch mit Bestimmtheit ab.

Es gehört zu den größten Seltenheiten, daß man bei einer akinetischen Motilitätspsychose zur Zeit ihres Bestehens so gute Auskunft erhält. Es ist offenbar nur möglich, wenn der Bereich der Akinese so umschrieben ist, wie bei der erwähnten Kranken. Gerade dieses umschriebene Verhalten aber ist ebenfalls bei akuten Erkrankungsfällen eine große Seltenheit.

Einige weitere Beispiele akinetischer Motilitätspsychose sollen uns über den Inbegriff der hierher gehörigen Symptome noch weiter informieren. Der erste davon fällt noch in meine Berliner Zeit.

Der 33jährige Universitätsprofessor B. hatte vor drei Jahren einen schweren Gelenkrheumatismus überstanden, war dann gesund geblieben, ohne Familienanlage zu Nervenkrankheiten. Seit zwei Jahren arbeitete er über seine Kräfte hinaus an einem wissenschaftlichen Werke. Drei Tage vor seiner geistigen Erkrankung ein Ruhranfall mit blutigen Stühlen, starkem Meteorismus und sehr heftigen Schmerzen. Körperlich sehr heruntergekommen, begann Patient zu delirieren, verkannte Personen, hatte Gesichtserscheinungen, sah Teufel, hörte Stimmen. Dieser Zustand steigerte sich, während gleichzeitig erst anfallsweise, dann länger anhaltend eine allgemeine Muskelstarre eintrat. Schon nach zwei Tagen fast regungslos, Patient hielt einen halben Tag lang ein Kruzifix krampfhaft in der Hand, phantasierte ängstlich von dem Teufel, schrie besonders nachts in unartikulierten Lauten auf. Dann hörten auch diese Reaktionen auf Sinnestäuschungen auf und Patient verharrte durch acht Tage in einem vollständig regungslosen, meist auch mit Muskelspannungen einhergehenden Zustande, in welchem er die Augen meist fest geschlossen hielt, nur zeitweilig eingeflößte Flüssigkeiten schlingen konnte, während er andere Male alles heraussprudelte, die Exkrete unter sich gehen ließ. In diesem Zustande wurde er zu Wagen in eine Irrenanstalt überführt, konnte aber seiner Steifigkeit wegen nur mit Mühe in den Wagen hinein- und aus demselben herausgehoben werden und saß im Wagen mit steif von sich gestreckten Armen und Beinen zurückgelehnt und nur mangelhaft unterstützt da. In sein Zimmer konnte er geführt oder eigentlich nur langsam fortgeschoben werden. Absoluter Mutazismus, nur vom dritten Tage des Anstaltsaufenthaltes ab unterbrochen durch mehrmaliges unartikuliertes Aufschreien. Gesichtsausdruck blöde. Am elften Tage der Erkrankung läßt die Spannung der Muskeln nach. Auf Anreden Lippenbewegungen, aber kein Laut, jedoch zeitweiliges Öffnen der Augen. In den nächsten Tagen große Hinfälligkeit, meist noch ganz regungslos, aber zuweilen Aufschreien. Patient begann dann gelegentlich das Bett zu verlassen, stand einmal längere Zeit mit von sich gestreckten, emporgehobenen Armen am Fenster und schrie mehrmals laut auf. Ging im Hemde auf den Korridor, antwortete einmal sehr langsam und leise: „Ich weiß nicht.“ Am 14. Tage die erste spontane Äußerung, Patient redet den Wärter an: „Siehst du, Carl, so geht es mir“. In den nächsten Tagen erfährt man, daß Patient Schmerzen im ganzen Körper hat; Patient weiß nicht, wer er ist, wo er ist, behauptet, er habe keinen Kopf, sei gevierteilt. Die Sprache ist langsam und kindlich entstellt. Jede Anforderung wird als anstrengend empfunden. Am 19. Tage mit der Hand an den Kopf fassend: „Das ist ja gar nicht mein Kopf, mein Kopf ist verwechselt, ich habe einen fremden Kopf, ich bin ganz hohl.“ Vom 22. Tage ab merkliche Besserung, bessere Angaben, Patient wird sauber. Gefühl im Kopfe, als ob derselbe wund wäre, ein wirres Gefühl, Patient fühlt, daß er sehr schwer krank ist, fragt nach Nachrichten. Dann kontinuierliche Besserung, Bedürfnis, sich zu orientieren, Auskunft über seine Gedanken in der schweren Krankheitszeit. Zuweilen habe er das Gefühl gehabt, sein Gehirn bestehe aus mehreren Teilen, die sich auf und ab bewegen; andere Male, als ob er kein Gehirn, sondern ein Stück Eis im Kopfe habe. Patient erinnert sich, daß er sich für ein Dampfschiff gehalten habe (Erklärungswahnidee), daß er geglaubt habe, er habe die Schiffahrt auf dem Rhein ruiniert, indem er alle Steuerruder umgedreht habe. Er habe geglaubt, die Welt wäre auseinander gegangen und er habe sie zusammenbringen sollen, er sei im kaiserlichen Palais gewesen, habe dort den Fußboden verdorben und dann versucht, ihn durch eiserne Steine zu ersetzen; da sei Fürst Bismarck gekommen und habe ihn böse angesehen. Patient verwundert sich, wie so verdrehte Ideen im Menschen entstehen können. Für die Muskelstarre weiß er einen Grund nicht anzugeben. Fortschreitende Krankheitseinsicht, Schlaf und Appetit gut, besseres Aussehen. Einzige Klage über ein unangenehmes Druckgefühl an einer bestimmten Stelle der linken Scheitelgegend, das später nur noch zeitweilig auftritt. Sechs Wochen nach Beginn der Krankheit in voller Rekonvaleszenz, tritt nach einem Besuch und darauffolgender schlechter Nacht ein leichter Erregungszustand auf, in welchem Patient sich einer Unüberlegtheit am Tage zuvor anklagt, hastig mit vibrierender Stimme spricht, am ganzen Leibe zittert, nervöse Bewegungen mit den Händen macht, zu weinen anfängt. Durch Zureden wird er beruhigt, bleibt späterhin in gleichmäßiger Stimmung, klagt nur zuweilen noch über den oben geschilderten Druck im Kopfe oder ein Pulsieren im Kopfe, ein Gefühl, als ob sich das Gehirn hin und her bewege. Auch diese Beschwerden schwinden allmählich, und Patient wird etwa ein halbes Jahr nach dem Ausbruch seiner Krankheit als vollständig geheilt aus der Anstalt entlassen. Seitdem sind zwölf Jahre verflossen, in denen Patient, ein geachteter Gelehrter, vollständig gesund in seiner früheren Stellung gewirkt hat.

Ein noch akuteres Krankeitsbild bot der 26jährige Dr. jur. jüdischer Abstammung, den ich Ihnen vor wenigen Tagen vorstellen konnte. Er war ganz akut mit ängstlichen Vorstellungen und schwerster Ratlosigkeit erkrankt, hatte mehrere Tage die

Nahrung verweigert und vier Selbstmordversuche gemacht, die alle glücklich vereitelt worden waren. Wir fanden ihn im Bett sitzend, mit kongestioniertem Gesicht, heißem Kopf, von fieberhaftem Aussehen, aber nicht beschleunigtem, nur auffallend weichem Pulse. Der Gesichtsausdruck hatte etwas Starres, Unbewegliches. Patient antwortete auf keine Frage, folgte aber dem Fragesteller mit den Augen. Auch keiner Aufforderung kam er nach, zeigte nicht die Zunge, öffnete nicht den Mund. Der Versuch, die Lippen zu öffnen, rief vielmehr den entgegengesetzten Effekt eines wie unwillkürlichen Verschlusses hervor, die ergriffene Hand wurde anscheinend sträubend festgehalten. Im Übrigen saß der Patient in normaler Haltung ziemlich unbewegt, nur von Zeit zu Zeit erfolgten leise schüttelnde und zusammenzuckende Bewegungen, wie wenn ein Kälteschauer durch den Leib ginge. Nahm man den Kranken aus dem Bette, was ohne Widerstand oder nur leise abwehrend geschah, so bemerkte man, daß der Kranke taumelte und nicht vollständig Herr seiner Bewegungen war. Doch gelingt es ihm schließlich, allein zu stehen, und dabei fällt es auf, daß er das rechte Bein halb gebeugt hält und den Fuß nur mit dem äußeren Fußrande aufsetzt, während das Körpergewicht auf das linke Bein fällt. In dieser Stellung verharrt der Kranke ungestützt mehrere Minuten, mit demselben unbewegten Gesichtsausdruck. Man versucht nun seinem Kopfe eine andere Stellung zu geben, indem man ihn in den Nacken zurückbeugt. Dabei macht sich ein erheblicher Widerstand geltend, der sich noch über die Mittelstellung fortsetzt, so daß schließlich der Kranke mit gebeugtem Kopf und oberstem Teil des Rumpfes dasteht. Zur Abwehr hat er sich niemals der Hände bedient. Bei diesen Bewegungen hat der Kranke inzwischen die alte Stellung nicht behaupten können und war ins Schwanken geraten; in dieser neuen Stellung hat er mit den Beinen gewechselt und steht nun auf dem rechten, während das linke halb gebeugt ist und nur lose mit dem äußeren Fußrande aufruht. Am nächsten Tage trafen wir denselben Kranken mit untergeschlagenen Beinen hockend im Bette, an den Beinen fiel dabei deren schlaffe Haltung auf. Heute bewirkt schon die Annäherung der Hand ein Zurückziehen der angenäherten Oberextremität und des Rumpfes seinerseits, Berührungen der Beine dagegen haben keinen ähnlichen Effekt, auch nicht die Spur einer eigentlichen Abwehrbewegung ist zu bemerken. Nun fasse ich mit meiner rechten Hand in die rechte Hohlhand des Kranken, seine Hand schließt sich dabei, während ich einen langsamen Zug mittelst meiner zum Haken gebogenen Finger auszuüben beginne. Je mehr ich ziehe, desto fester hält er mit den Fingern dagegen, und so gelingt es mir, ihn mit dem Oberkörper in eine über den Bettrand hinüber gelehnte Stellung zu ziehen. In dieser Stellung verharrt er, solange ich ziehe, und kehrt allmählich in seine frühere zurück, während ich mit dem Zuge nachlasse. Derselbe Kranke wird nun aus dem Bett genommen und scheint zunächst zusammenzusinken, als ob die unteren Extremitäten vollständig versagten. Verfährt man aber vorsichtig und hält ihn auf beiden Seiten gestützt, so zeigt sich, daß er sie wohl gebrauchen kann, ja sogar wegen der abnormen Stellung ein ungewöhnliches Kraftmaß aufwenden muß. Er verharrt nämlich in einer hockenden, fast sitzenden Stellung mit gekreuzten Unterschenkeln und ist dabei imstande, sich ungestützt fortzubewegen und sein Gleichgewicht immer wieder herzustellen, wenn er den sicheren Halt verloren hat. Man hat dabei den Eindruck, als ob er jeden Augenblick fallen müßte, er hält sich aber tatsächlich ganz kräftig auf den Beinen.[1])

Eine andere Kranke, die vorher stöhnend im Bette gelegen hat, nur sehr selten antwortet und meist damit beschäftigt scheint den Mund bald zu spitzen, bald schnauzenartig vorzustülpen, ebenfalls erst ganz vor kurzem erkrankt, wird aus dem Bett herausgenommen und zu gehen veranlaßt und setzt dabei langsam und vorsichtig in bestimmten Entfernungen einen Fuß vor den anderen in einer tänzelnden Weise, etwa wie ein Seiltänzer. Da man sie eine Weile ruhig stehen läßt, stellt sie sich auf ein Bein und beugt das andere so, daß sie nur mit den Zehen den Fußboden berührt, ja sie hebt es auch vollständig vom Boden ab.

Alle diese sonderbaren Bewegungsäußerungen erfolgen ohne sichtlichen Zweck, ohne Veränderung des Gesichtsausdrucks und ohne daß die Kranken ein Motiv angeben können, wenn sie wie im letzten Falle der Sprache mächtig sind. In Ruhelage, sei es im Bett sei es auf dem Stuhle sitzend, nimmt ein Teil dieser Kranken eine *fixe abnorme Stellung* ein, z.B. durch Beugung der Halswirbelsäule nach vorn, so daß beim Liegen der Kopf immer von der Unterlage abgehoben bleibt, oder es wird eine hockende Stellung eingenommen, wie die des oben geschilderten männlichen Kranken.

Innerhalb der allgemeinen Regungslosigkeit kann ein tonischer Muskelkrampf lokalisiert auftreten, und zwar wird mit Vorliebe das Gebiet der beim Sprechen beteiligten Muskeln befallen. So erinnere ich Sie an den Kranken Kl., welcher ganz akut unter stürmischen Erscheinungen erkrankt war und am nächsten Tage in

---

[1]) Der Kranke ließ alles unter sich gehen, verweigerte absolut die Nahrung und wurde einige Male in der Narkose durch die Schlundsonde gefüttert. Tod nach wenigen Tagen an Pneumonie.

die Klinik aufgenommen wurde. Er schien bei Bewußtsein zu sein und folgte mit den Augen, als man ihn untersuchte. Die Zunge lag maximal vorgestreckt zwischen den fest zusammengepreßten Kiefern, sie war stark geschwollen, dunkelrot verfärbt und in der Nähe der tief in sie eingesenkten Zähne gangränös. Der Kranke war nicht imstande, auch nur einen Laut von sich zu geben oder selbst nur Flüssiges zu schlucken und mußte mit der Schlundsonde durch die Nase ernährt werden. Die Schmerzempfindlichkeit und die Reflexe schienen allgemein stark abgestumpft. Nachdem ich den größten Teil des Tages auf Nachlaß der Muskelspannung vergeblich gewartet hatte, entschloß ich mich zur Reposition in Chloroformnarkose und fixierte den Kiefer in halbgeöffneter Stellung. Es folgte ein halb schlafsüchtiger Zustand von mehrtägiger Dauer, und nur sehr allmählich wurde die hervorgestreckte Zunge in die Mundhöhle zurückgezogen, dann trat der Patient in die Rekonvaleszenz ein und konnte nach kurzer Zeit geheilt entlassen werden. Das Besondere des Falles war, daß der Kranke noch zu einer Zeit, wo er seine übrigen Bewegungen schon beherrschte, die Zunge in dieser gewaltsam vorgestreckten Stellung halten mußte. Dieser Kranke, ein 32 jähriger Liniirer, gab, sobald er sprechen konnte, die bestimmte Auskunft, daß er immer orientiert und zurzeit der allgemeinen Regungslosigkeit bei vollem Bewußtsein geblieben war.

Meine Herren! Wie schon die teils vorgestellten, teils nur berichteten Krankheitsfälle beweisen, umfaßt die akinetische Motilitätspsychose sehr verschiedene Krankheitsbilder, die nur das Gemeinsame haben, daß sie einen akinetischen Zustand verschiedenen Grades und verschiedener Verbreitung während einer kontinuierlichen, an Dauer übrigens sehr verschiedenen Krankheitszeit als augenfälligstes Krankheitssymptom darbieten. Zu einer etwas schärferen Abgrenzung werden wir erst später gelangen. Fassen wir vorläufig die verschiedenen motorischen Symptome im Einzelnen etwas näher ins Auge.

Die über den größten Teil der Muskulatur sich erstreckende Akinese nennen wir Regungslosigkeit. Sie ist, wie auch unsere Fälle zeigen, dem Grade nach verschieden, indem sie bald so hochgradig ist, daß sie zum Aufhören fast jeglicher Reaktion führt und einen dem Scheintode ähnlichen Zustand bedingt. In der Tat müssen Verwechslungen solcher Fälle mit wirklichem Tode wiederholt vorgekommen sein, was sich mir daraus erklärt, daß auch die Atmung und die Zirkulation in solchen Zuständen stark herabgesetzt und ein synkopaler Zustand zeitweilig bestehen kann. Ich komme darauf noch zurück. Sieht man von solchen Ausnahmsfällen ab, so handelt es sich gewöhnlich um schlafähnliche Zustände, die wenigstens von Ärzten mit wirklichem Tode nicht verwechselt werden können, da die Herztöne, das Atemgeräusch und der Puls, wenn auch abgeschwächt, doch deutlich wahrnehmbar bleiben. Die Extremitäten sind dabei gewöhnlich kühl, zuweilen auch zyanotisch, die Körpertemperatur kann erheblich herabgesetzt sein. Dies sind die Fälle, welche mit großer Regelmäßigkeit von Zeit zu Zeit in den Tagesblättern und als „schlafender Ulan" oder „wochenlanger Scheintod eines Gefangenen" Sensation erregen. In der Tat fällt bei einem Teil dieser Fälle auch jede Reaktion auf schmerzhafte Reize fort, sei es infolge von Benommenheit des Sensoriums, sei es infolge wirklicher Analgesie oder auch wirklichen Ausfalls der Reflextätigkeit. Doch ist in der Mehrzahl der Fälle irgend ein Reflex auf Nadelstiche noch nachweisbar, sei es auch nur ein Zwinkern mit den Augenlidern und bei Applikation der Stiche an den empfindlichsten Gesichtspartien oder den Augen selbst. Eine Herabsetzung der Sehnenreflexe, besonders des Patellarreflexes, kommt zeitweilig zweifellos vor, jedoch nicht bei den länger dauernden Zuständen, von denen hier die Rede ist. Im Gegenteil sind die Sehnenreflexe hierbei gewöhnlich gesteigert, so daß es zu Patellarklonus und sogar zu Fußklonus kommen kann. Die Exkrete werden gewöhnlich ins Bett entleert, andere Male wird zeitweilig Katheterismus der Blase und Sorge für Stuhlentleerung notwendig. Das Schlingen ist gewöhnlich schwer gestört, so daß fortgesetzte künstliche Ernährung notwendig wird. Doch ist es nur selten, daß nicht wenigstens der angesammelte Speichel spontan geschluckt wird und eine eigentliche reflektorische Schlinglähmung nachweisbar ist. Eine solche kommt dagegen in akuteren, kürzer dauernden Zeiten zweifellos vor, oft zugleich mit gesteigerter Speichelsekretion. Selbstverständlich schließt der geschilderte Zustand den Fortfall aller Initiativbewegungen, also auch vollständigen Mutazismus in sich ein. Gewöhnlich sind übrigens Reste von Reaktionen, wie z. B. ein Erzittern der Augenlider vorhanden. Gerade an den Augenlidern macht sich auch gegen passive Bewegungen fast immer eine Reaktion bemerklich, selbst in Fällen, in denen die passive Beweglichkeit im übrigen ganz der eines leblosen Körpers gleicht, d. h. nicht nur erhalten, sondern gesteigert ist. Auch dieses Verhalten ist übrigens bei kontinuierlicher Regungslosigkeit nicht das gewöhnliche, sondern entspricht mehr akuteren Phasen von Akinese. Häufiger trifft man auf eine Herabsetzung der passiven Beweglichkeit, eine Erscheinung, die ebenfalls sehr verschiedene Grade annehmen kann. Das Gewöhnlichste ist, daß bei derartig regungslosen Kranken nur die exzessiven Bewegungen einen Widerstand erfahren oder daß nur bestimmte Muskelgruppen einen solchen aufweisen. Dazu gehören vor allen die Schließmuskeln der Augen, des Mundes und des Kiefers. Dieser mehr lokale Widerstand gehört schon in das Gebiet derjenigen Erscheinungen, die man als Negativität oder Negativismus zu bezeichnen pflegt. Der Negativismus zeigt sich an den Lidern dadurch, daß dem Versuch, sie zu öffnen, ein anscheinend aktiver Widerstand und um so festerer Verschluß des Auges folgt, an den Lippen ebenso in einem Verschluß des Mundes beim Versuch, die Lippen voneinander zu entfernen, an den Kiefern in einem Widerstand, der um so kräftiger wird, je mehr man den Unterkiefer nach abwärts zu drücken sucht. Man fühlt dabei die Masseteren und Temporales anschwellen und hart werden. Dieser feste Schluß der Kiefer bildet auch das gewöhnliche Hindernis für die Einführung der Schlundsonde durch den Mund, so daß diese Art der Ernährung nur ausnahmsweise ausführbar und dagegen die Einführung der Schlundsonde durch die Nase vorzuziehen ist. Nächst den geschilderten Lokalitäten ist der Negativismus am häufigsten in der Nackenmuskulatur anzutreffen, derart daß die passive Abhebung des Kopfes vom Lager nicht nur Widerstand erfährt, sondern durch eine kräftige Rückwärtsbeugung des Kopfes beantwortet wird, ein Zustand von Nackenstarre, welcher nachläßt, sobald man von dem Versuch absteht. Überhaupt hat das Symptom der Negativität das Kennzeichen, daß es reflexartig auf die passive Muskeldehnung zu folgen scheint und sich in dem Maße steigert, als man die passive Bewegung forciert. An den Extremitäten tritt es deshalb zuweilen auch nur dann auf, wenn die Bewegung rasch und mit größerer Exkursion ausgeführt wird, während eine langsame und wenig ausgiebige Bewegung oft ohne Widerstand ausführbar ist. Ist die allgemeine Regungslosigkeit nicht sehr hochgradig, so können derartige Versuche auch Schmerzensäußerungen, wie Verziehen des Gesichtes oder Tränenausbruch, zur Folge haben; in solchen Fällen wird eine schmerzhafte Gelenksteifigkeit als Folge der anhaltenden Fixierung in einer Stellung anzunehmen sein. Indessen komme ich noch auf Fälle zurück, die sich überdies durch eine verbreitete Schmerzhaftigkeit der Muskulatur auszeichnen.

Sehr häufig führt die Prüfung der passiven Beweglichkeit zu dem Befunde einer wächsernen Biegsamkeit, Flexibilitas cerea. Diese besteht darin, daß jede passive Bewegung einen mäßigen, sich gleich bleibenden Widerstand in allen dabei beteiligten Gelenken findet. Ihr Ergebnis ist das Verharren in erteilten Stellungen. Am ausgeprägtesten ist die Flexibilitas cerea immer an den Extremitäten, im Gebiet des Nackens herrscht ganz gewöhnlich ein gewisser Grad von Negativität vor. Die Stellungen, welche man dem Kranken mit Flexibilitas cerea erteilen kann, können sehr unbequem sein und werden dennoch lange Zeit festgehalten; so kann man in Bettlage alle Gliedmaßen annähernd senkrecht aufstellen und sieht diese Stellung beibehalten. Wenn die Kranken auf dem Stuhle sitzen, kann man den Rumpf nach einer Seite legen, die Arme spreizen, ein Bein vom Stuhl abheben lassen und so die Kranken in eine Stellung bringen, die vom Gesunden nur unter großer Anstrengung längere Zeit beibehalten werden könnte. Hat man die Kranken auf die Füße gestellt, so kann man ein Bein so in allen Gelenken beugen, daß es nur auf den Zehenspitzen aufruht, oder kann den Rumpf in eine Beugung bringen, daß dieArme den Fußboden berühren. Oft scheint unter diesen Umständen der Kranke mit einer besonderen Fähigkeit das Gleichgewicht zu bewahren, ausgestattet zu sein, so daß unwillkürlich der Vergleich mit den dekapitierten Fröschen von Golz sich aufdrängt. Bei allen diesen Experimenten verhält sich der Kranke teilnahmlos, selbst bei nicht hochgradiger Regungslosigkeit wird keine Miene verzogen, kein Blick auf den Untersucher verwendet. Das Festhalten selbst unbequemer Stellungen hann durch fünf, ja zehn Minuten und mehr beobachtet werden, je nach dem Grade der Regungslosigkeit; schließlich und oft schon viel eher geben die Glieder der Schwere nach und werden unbequeme Rumpfstellungen korrigiert. Eine Ausnahme davon machen nur die seltenen Fälle anhaltender Muskelstarre.

Die Muskelstarre ist eine Erscheinung, welche bei verbreiteter Regungslosigkeit gewöhnlich nur anfallsweise auftritt, ich habe sie niemals Tage lang ununterbrochen bestehen sehen. Die Anfälle aber werden fast in jedem Falle gelegentlich beobachtet. Sie treten entweder spontan oder bei geringfügigen Anlässen auf, die dann meist in Versuchen, die Kranken aufzurichten oder überhaupt passiv zu bewegen, bestehen. In den Wärternotizen findet man dann meist die Angabe, die Kranken hätten sich steif gemacht. Nicht selten erfolgt dabei Schweißausbruch, oder das Gesicht wird kongestioniert. Solche Anfälle dauern meist nur wenige Minuten, in schweren Fällen aber auch Stunden lang. Diese Anfälle sind es, in denen die Kranken, wie im hypnotischen Versuch, nur an Kopf und Füßen gestützt, schwebend gehalten, ja sogar noch außerdem belastet werden können. Wie beim Tetanus handelt es sich dabei um einen tonischen Muskelkrampf, oft auch nicht minder gewaltsam und mit Beteiligung der Masseteren und der Gesichtsmuskeln, aber es fehlen die für den Tetanus charakteristischen Nachlässe und immer wieder sich erneuernden plötzlichen Stöße: der ganze Zustand ist immer ein kontinuierlicher, meist überhaupt von weniger stürmischem Gepräge. Daß diese Zustände von Starre selbst dem Transport der Kranken hinderlich werden können, haben wir an dem Beispiel des einen Kranken gesehen. Sie erinnern sich, daß unsere Kranke Frau K. einen Zustand mäßiger Starre lokalisiert, nämlich nur in der Becken-Oberschenkel-Muskulatur, darbot; dieser Befund dürfte eine andere Bedeutung haben und nur als mechanische Folge längerer Immobilisierung aufzufassen sein, in Analogie mit der Muskelsteifigkeit an gelähmten Gliedmaßen.

Trifft man einen Kranken mit allgemeiner Regungslosigkeit an, so ist es immer geraten, ihn aus dem Bett zu nehmen und auf die Beine zu stellen. Man wird dann meist die Erfahrung machen, daß der angeblich Scheintote stehen und gehen kann, wenn man nur mit einiger Vorsicht zu Werke geht und den Kranken zunächst genügend unterstützt. Ich erinnere an den einen der vorgestellten Kranken, der zwar zunächst zusammenbrach, aber dann zu gehen und zu stehen im Stande war, wenn auch in merkwürdig abgeänderter Form. Ein vollständiges Versagen der Beine wie bei schlaffer Lähmung kommt nur in kurz dauernden, noch akuteren Zuständen vor. Dagegen ist allerdings der Mangel an Spontanität bei diesen Kranken immer sehr auffällig. Sie bleiben in infinitum stehen, wo und wie man sie hingestellt hat, und eine Ortsveränderung ist nur zu erreichen, wenn man sie schiebt oder eine Änderung des Gleichgewichts sie nötigt, sich in Bewegung zu setzen. Das Verhalten der vorgestellten Frau K. war in dieser Hinsicht charakteristisch. Dieser Mangel an Spontanität wird uns verständlich, wenn wir das Verhalten der Kranken beobachten, sobald ein leichterer Grad von Regungslosigkeit gestattet, etwas kompliziertere Versuchsbedingungen herzustellen. Unter Umständen gelingt es z. B. solchen Kranken auf einen Stuhl hinaufzuhelfen, sie zeigen sich aber dann absolut unfähig, herunterzusteigen, und lassen sich, dazu gedrängt, schließlich in ungeschickter Weise hinunterfallen. Ähnlich kommt es vor, daß die Kranken zwar deutlich zu erkennen geben, daß sie den Auftrag, etwa ins Bett oder aus dem Bette hinauszusteigen, verstanden haben, daß sie auch unbehilfliche Versuche zur Ausführung machen, daß es ihnen aber nicht gelingt, die dazu nötigen Bewegungsanordnungen richtig zu finden. Offenbar steht in diesen Fällen die Bewegungsmaschine den Kranken nicht, wie es beim Gesunden der Fall ist, zur freien Verfügung, und die eine Folge davon ist die initiative Akinese, die andere ein oft auch geäußerter Affekt, ich erinnere Sie an unsere Kranke Frau W., der der motorischen Ratlosigkeit.

Auf eine Störung der Bewegungsmaschine weisen auch die

parakinetischen Symptome hin, die ganz gewöhnlich bei der auf äußeren Antrieb erfolgenden Ortsveränderung der Kranken hervortreten. Wir können nur annehmen, daß so perverse Stellungen, wie sie der Kranke einnahm, während doch der Gesammtmechanismus des Gehens und Stehens erhalten war, auf einer Perversität der Lageempfindungen oder irgend eines anderen Bestandteiles in der komplexen Größe der Bewegungsvorstellungen beruhen müssen. Da die Erhaltung des Gleichgewichts dabei ersichtlich nicht auf einer besonderen Höhe der psychischen Leistung beruhen kann, so bleibt nur die Möglichkeit einer unbewußten oder, mit andern Worten, ausschließlich innerhalb des Bewußtseins der Körperlichkeit sich vollziehenden Kompensation. Die Abänderung der Bewegungsform von der Norm kann im Einzelfalle sehr verschiedenartig sein. So wird z. B. in der eigentümlichen Gangart eines Seiltänzers, der vorsichtig abwägend genau einen Fuß vor den andern setzt, oder ausschließlich auf den Fersen, oder auf einem Fußrande gegangen u. dgl. mehr. Daß es sich dabei um Halluzinationen des Muskelsinns handle, wie Cramer vermutet, ist, abgesehen von der nicht zutreffenden Bezeichnung als Halluzination, deshalb unwahrscheinlich, weil die perverse Stellung als Korrektur von bestimmten Ausfallserscheinungen gedeutet werden muß. Sie erinnern sich, meine Herren, daß ich die Vertretung der Motilität im Bewußtsein der Körperlichkeit immer nachdrücklich hervorgehoben habe. Wie sehr ich dazu berechtigt war, werden Sie aus dem eben Gesagten entnehmen.

Mit größerer Wahrscheinlichkeit auf Reizvorgänge zurückzuführen sind gewisse parakinetische Erscheinungen, die wir schon bei Gelegenheit der hyperkinetischen Motilitätspsychose kennen gelernt haben; in der Tat ist hier eine scharfe Grenze zwischen Hyperkinese und Parakinese unmöglich zu ziehen. So wie bei unserer Kranken, dem Fräulein M.[1]), kommt es in den meisten Fällen von weniger hochgradiger, aber doch verbreiteter Akinese entweder vorübergehend und nur bei gewissen Anlässen oder doch in einer bestimmten Phase der Krankheit zum Verbigerieren, d. h. der eintönigen Wiederholung von Wörtern, oder Interjektionen, oder Satzteilen, oft von ganz unsinnigen Zusammenstellungen. So verbigerierte ein Kranker monatelang ununterbrochen die Worte: „Anna mia mara Kochlunsky o Landleben." Sicher handelt es sich dabei um ein Reizsymptom, denn der Kranke wiederholte diese Phrase unaufhörlich und wurde sogar nicht unerheblich dadurch im Essen gestört. Daß aber zugleich eine Einschränkung des Sprachvorganges auf bestimmte motorische Bahnen vorlag, ist

[1]) Vgl. S. 398.

daraus zu schließen, daß der Kranke mit Aufhören der Verbigeration trotz sichtlichen guten Willens überhaupt nicht mehr zu sprechen imstande war, mit anderen Worten eine motorische Aphasie hatte. Ich spreche hier von dem Ihnen schon bekannten Kranken [1]), der fünf Jahre lang stumm geblieben ist und dann das Sprechen erst mühsam wieder erlernt hat. Auch in anderen Fällen kann man einen derartigen Zusammenhang zwischen Verbigeration und Mutazismus beobachten. Daß das Verbigerieren auch schriftlich, natürlich bei nicht vollständig Regungslosen, vorkommt, sei hier nur nebenbei bemerkt.

Parakinetische Äußerungen, die dem Verbigerieren analog sind, werden auch sonst bei Nachlaß der Regungslosigkeit häufig beobachtet. Es sind die sog. Bewegungsstereotypien, bestimmte Bewegungen der Gliedmaßen, die sich in der gleichen eintönigen Weise rhythmisch wiederholen, also pseudospontane Bewegungen einer bestimmten einförmigen Art. Auch bei diesen ist der klinische Zusammenhang mit einem Ausfall der Bewegungen, eben dem Zustande der Regungslosigkeit, in vielen Fällen deutlich erkennbar. Beispiele davon haben wir bei dem einen unserer Krankheitsfälle, dem Fräulein M., kennen gelernt. Andere Beispiele werden Sie bei Gelegenheit der klinischen Visite sehen. So macht die eine Kranke fortwährend Bewegungen mit dem Munde, indem sie ihn schnauzenförmig vorstülpt, eine andere Kranke stößt in etwa gleichen Intervallen einen halb stöhnenden, halb grunzenden Laut aus ohne sonstige Zeichen eines Affektes, einen andern Kranken haben Sie beim Essen angetroffen, wie er den Löffel zwecklos immer wieder in die Schüssel eintauchte und wieder leer zurückzog. Er verhielt sich dabei wie jemand, der in tiefen Gedanken verloren rein mechanisch etwas tut. Eine andere Kranke sahen wir ununterbrochen wippende Bewegungen des Rumpfes, wieder eine andere nur nickende Bewegungen des Kopfes ausführen. Eine kompliziertere Bewegung führt ebenfalls in rhythmischer Wiederholung ein Kranker aus, er fährt nämlich mit einer Hand in die Haare, beschreibt dann einen Kreis um seinen Kopf und kehrt in Ruhe zurück. Die offenbare Zwecklosigkeit dieser Bewegungen wird zuweilen dadurch verdeckt, daß mit irgend einem Gegenstande in an sich zweckmäßiger Weise hantiert wird, so, wenn eine Kranke ihre Bettdecke immer wieder an einem Zipfel lüftet und von da aus glatt streicht. In diesen Fällen ist aber die Hantierung selbst offenbar zwecklos. Auch mehr oder weniger gewaltsame Bewegungen des ganzen Körpers, so bei weiblichen Kranken häufig koitusartige Bewegungen des Rumpfes gehören

---

[1]) Vgl. S. 6.

in diese Kategorie. Selbst ganz komplizierte, durchaus spontan erscheinende Bewegungsanordnungen, wie z. B. daß ein Kranker pendelartig immer nach einer bestimmten Ecke des Zimmers marschiert, dort Kehrt macht und zurückgeht — stellen sich durch ihren Zusammenhang mit Mutazismus und anderen akinetischen Symptomen sowie durch ihre rhytmische Wiederkehr als pseudospontane Bewegungen heraus. Es sind also Bewegungen, die sich in monotoner Weise auf ein bestimmtes Muskelgebiet oder eine ganz bestimmte Bewegungsanordnung beschränken, die hierher gehören. Unter den hyperkinetischen Symptomen kommen zwar ähnliche Bewegungen in rhythmischer Wiederholung vor, aber niemals in so zirkumskripter und lokalisierter Weise.

Außer der Negativität und der wächsernen Biegsamkeit ist hinsichtlich der passiven Beweglichkeit der Glieder oder des Rumpfes und Kopfes noch eine andere davon zu unterscheidende Störung nicht selten anzutreffen. Die Kranken scheinen den passiven Bewegungsversuchen auffallend willig nachzugeben, zuweilen gewinnt es sogar den Anschein, als ob sie sie aktiv unterstützten. Auch die so herbeigeführte Stellung wird gewöhnlich dann festgehalten. Man kann dieses Symptom, bei welchem jeder Widerstand in den Gelenken fehlt, als Pseudo-Flexibilitas der wächsernen Biegsamkeit zur Seite stellen. Die Teilnahmlosigkeit der Kranken gegenüber den Bewegungsversuchen ist gewöhnlich die gleiche wie bei der eigentlichen Flexibilität. Die ungezwungenste Deutung dieses Symptomes, welches nur der Regungslosigkeit mäßigeren Grades zukommt, ist die, daß es auf einer Art von Suggestionswirkung auf den Kranken beruht. Es wird gewissermaßen dem Kranken die Ausführung einer Bewegung, der er teilnahmlos gegenüber steht, durch den Untersucher suggeriert. Daß die Akinese, der Ausfall spontaner Einwirkung auf die Muskulatur, dafür den geeignetsten Boden abgibt, ist leicht verständlich. Die Pseudo-Flexibilitas kommt oft dann zur Erscheinung, wenn die eigentliche wächserne Biegsamkeit im Nachlaß und überhaupt eine Besserung in dem Zustande der Kranken zu bemerken ist. Sie zeigt sich dadurch als leichterer Grad der vorerwähnten Störung. Mit unserer Auffassung, daß ihr eine Suggestionswirkung zugrunde liegt, steht es im Einklange, daß es zuweilen in diesem Stadium der Krankheit gelingt, durch verbale Suggestion auch andere akinetische Symptome, wie den Mutazismus, die Nahrungsverweigerung und die Unsauberkeit günstig zu beeinflussen. Es sind aber auch nur solche Fälle, in denen man die suggestive Methode der Behandlung mit Erfolg anwendet. Daß man sonst bei den Psychosen sich vergeblich damit abmüht, ist die übereinstimmende Erfahrung aller Beobachter und auch der enragiertesten Hypnotiseure.

Das Verharren in bestimmten Stellungen ist durchaus nicht ausschließlich an die Symptome der wächsernen Biegsamkeit oder Pseudo-Flexibilitas geknüpft, es kommt auch unabhängig davon vor, indem die Kranken von selbst und scheinbar spontan bestimmte Stellungen einnehmen und darin mit krankhafter Hartnäckigkeit verharren. Am häufigsten trifft man in dieser Beziehung auf die merkwürdige Erscheinung, daß der Kopf von der Unterlage abgehoben in gebeugter Stellung des Nackens gehalten wird. Gewöhnlich wird diese unbequeme Stellung nur aufgegeben, wenn Schlaf eintritt. Eine Kranke der Art sprach sich darüber aus, was sie zu dieser Haltung des Kopfes bewog: Sie hatte das Gefühl, daß der Kopf sonst vollständig lose nach hinten fallen müßte.[1]) Nächst häufig beobachtet man das Einnehmen und Festhalten einer bestimmten, oft recht unbequemen, hockenden Stellung, z. B. mit untergeschlagenen Beinen, oder mit halb nach einer Seite gedrehtem Rumpf, oder die Bewahrung einer Mittelstellung zwischen Sitzen und Liegen, während der eine Arm als Stütze gebraucht wird, u. dgl. m. Seltener kommt es zu ganz perversen Stellungen, die dann nicht solange festgehalten zu werden pflegen, z. B. daß eine Kranke die aus der Gynäkologie bekannte Knieellenbogenlage einnimmt, oder daß ein Kranker gegen die Wand gelehnt auf dem Kopfe steht u. dgl. m. Versucht man derartig fixierte Stellungen zu korrigieren, so kann die Reaktion verschieden sein. Ein Teil der Kranken nimmt es ruhig hin, kehrt aber sofort in die frühere Stellung wieder zurück, andere Kranke werden unwillig und unter Umständen gewalttätig. Dasselbe gilt für den Fall, daß man die in bestimmten Muskelgebieten fixierten pseudospontanen Bewegungen oder Bewegungsreihen verhindern will.

Meine Herren! Schon dieser vorläufige Versuch der Schilderung der hauptsächlichsten akinetischen Symptome mußte eine Reihe von anscheinend heterogenen Erscheinungen zusammenfassen. Ich bin in dem Bestreben, nur Zusammengehöriges zu schildern, ausschließlich durch die Erfahrungen der Klinik geleitet worden. Sie werden aber bemerkt haben, wie sehr es dabei auf die mehr oder weniger große Verbreitung, die Extensität der akinetischen Symptome, ankommt. Gewisse Symptome gehören ausschließlich oder überwiegend der allgemeinen Regungslosigkeit hohen Grades an, so z. B. die wächserne Biegsamkeit und die Muskelstarre, andere erweisen sich als Prädilektionssymptome, welche wir bei nur partieller Akinese oder auch bei zwar allgemeiner, aber nur geringgradiger Akinese schon ausgeprägt finden. Dazu gehört der Mutazismus, die Negativität des Mundes und der Kiefer und auch des Nackens, auch

---

[1]) Vgl. auch die Angaben der Patienten M. auf S. 399.

die Nahrungsverweigerung. Im allgemeinen den mäßigeren Graden über den ganzen Körper verbreiteter Akinese gehören die Pseudo-Flexibilitas, die umschriebenen pseudospontanen Bewegungen und der ausschließlich reaktive Mutazismus an. Der überwiegenden Mehrzahl der Fälle ist es gemeinsam und liegt ja auch in der Natur der akinetischen Symptome, daß man über die inneren Vorgänge und die etwaigen Motive des Verhaltens der Kranken keine Auskunft erhält. Am häufigsten noch gelingt es, sei es in Zeiten der Remission, sei es nach überstandener Krankheit, zu ermitteln, daß angeblich Stimmen befehlenden und verbietenden Inhalts das Verhalten der Kranken bestimmt haben. Daß diese Phoneme nichts erklären, brauche ich nach meinen Ausführungen über die Bedeutung der Halluzinationen und besonders der Phoneme an früherer Stelle nicht mehr ausführlich zu begründen. Sie bedürfen vielmehr selbst der Erklärung, und es liegt nahe, sie in dem Affekt der motorischen Ratlosigkeit zu finden, den wir allgemein den motorischen Identifikationsstörungen gegenüber voraussetzen können, der aber auch von einem Teil der Kranken in oder nach ihrer Krankheit unzweideutig geschildert wird. Voraussetzung hierfür ist nur ein gewisser Grad erhaltenen Sensoriums.

Meine Herren! Wir kommen damit auf die weitere Frage, inwieweit das akinetische Verhalten überhaupt Rückschlüsse auf den Zustand des Sensoriums gestattet. In dieser Beziehung läßt sich ein Satz mit Sicherheit vertreten, nämlich der, daß der Zustand des Sensoriums eine deutliche Abhängigkeit von der Extensität der akinetischen Symptome zeigt, ähnlich wie sich dies von der Muskelstarre behaupten ließ. Bei Zuständen schwerer allgemeiner Regungslosigkeit trifft man ganz gewöhnlich auf eine Benommenheit des Sensoriums, die soweit gehen kann, daß sie auch von schmerzhaften Reizen nicht durchbrochen wird. Dem entsprechend pflegt auch eine Erinnerung an die so zugebrachte Zeit entweder gar nicht oder nur in der Art vorhanden zu sein, daß traumhafte Halluzinationen oder wirkliche Träume daraus bruchstückweise auftauchen und für wahr gehalten werden können. Bei hysterischer Ätiologie entspricht der Zustand des Sensoriums gewöhnlich mehr dem der sogenannten Ekstase, und die zurückbleibenden Erinnerungen sind auch mit dem Gefühlston überirdischer Erlebnisse ausgestattet. Gerade bei diesen Kranken trifft man auch auf fixierte Stellungen, wie sie dem Ausdruck verzückter Ekstase eigen sind. Bekanntlich sind es besonders solche Fälle, welche zur Aufstellung eines besonderen Krankheitsbildes, der Katalepsie, geführt haben. Seit der durch Kahlbaum angebahnten Kenntnis der Motilitätspsychosen ist dieser angebliche Typus einer funktionellen Nervenkrankheit mehr und mehr aus den Lehrbüchern verschwunden. Ohne zu bestreiten, daß bei der Hysterie akinetische Zustände von kürzerer Dauer als sonst und auch besonders gutartigem Ablauf vorkommen, möchte ich doch ausdrücklich betonen, daß auch diese Fälle dem Gebiet der akinetischen Motilitätspsychose angehören. Den Gegensatz zu diesen traumhaften Zuständen finden wir in Fällen wie dem des Fräulein M.[1]) vertreten, wo die Helligkeit des Bewußtseins nichts zu wünschen übrig ließ und sogar gestattete, einen ziemlich genauen psychischen Status aufzunehmen. Alle dazwischen liegenden Fälle zeigen ebenfalls ein mehr oder weniger klares Sensorium und dem entsprechend entweder eine geringere Verbreitung oder einen geringeren Grad der Akinese. Wo bei nur mäßiger Verbreitung oder mäßigerem Grade der Akinese das Sensorium erheblich getrübt ist, sind häufig zugleich delirante Züge, wie Bewegungsunruhe und Andeutung von Beschäftigungsdelirien, beigemischt. Der höchste Grad von Bewußtlosigkeit findet sich dem gegenüber in seltenen allerakutesten Fällen, denen die Muskelstarre bis zu einem epileptiformen Grade, zuweilen auch in epileptischen Anfällen, nur von längerer Dauer, beigemischt ist und die in wenigen Tagen zum Tode führen.

Meine Herren! Der Zustand hochgradiger allgemeiner Regungslosigkeit ist den Irrenärzten von jeher bekannt gewesen er wurde wohl auch als Attonität bezeichnet und als wesentliche Grundlage eines eigenen Krankheitsbildes, der Melancholia attonita oder Melancholia cum stupore betrachtet. Ich habe nicht nötig, Sie darauf hinzuweisen, daß diese Krankheit mit der affektiven Melancholie in unserem Sinne nichts zu tun hat, es empfiehlt sich daher, diesen Namen fallen zu lassen und ihn durch den der akinetischen Motilitätspsychose zu ersetzen. Daß dabei außer der Attonität noch eine ganze Reihe anderer motorischer Symptome, die dennoch klinisch zusammengehören, vorkommen, hat zuerst Kahlbaum in seiner Abhandlung über Katatonie nachgewiesen, das Verhältnis derselben zur Melancholie klargestellt und die Wichtigkeit des Befundes von Muskelspannungen bei Geisteskranken hervorgehoben. Insofern muß Kahlbaum als der eigentliche Begründer der Lehre von den Motilitätspsychosen anerkannt werden.

Meine Herren! Es ziemt sich wohl, daß ich diese Gelegenheit ergreife, um den Verdiensten Kahlbaums gerecht zu werden. Nächst Meynert verdanken wir diesem großen Forscher und Beobachter die hauptsächlichsten Fortschritte, welche die klinische Psychiatrie in neuerer Zeit gemacht hat. Sie könnten nun leicht meinen, daß ich mich damit auf denselben Standpunkt stelle, der

[1]) Vgl. S. 394.

Kahlbaum zur Aufstellung der Katatonie geführt hat, um so mehr, als die Bedeutung seiner Arbeit mehr und mehr anerkannt wird und einige begabte jüngere Psychiater dafür eingetreten sind. Dennoch muß man den Wert der Kahlbaumschen Arbeit wesentlich darin erblicken, daß er eine Anzahl gewichtiger Bausteine zur Errichtung seines Gebäudes herbeigeschafft hat, während dieses Gebäude selbst nicht haltbar ist. Er ist dem Schicksal aller Autoren, die ein bestimmtes Gebiet monographisch bearbeitet haben, nicht entgangen und hat ein viel zu weit gefaßtes Krankheitsbild gezeichnet, das sogar insofern einen Rückschritt bedeutet, als der enger gezogene Begriff der Melancholia attonita oder cum stupore darin untergegangen ist. Daher auch die Schwierigkeit, für sein Krankheitsbild die allgemeine Anerkennung zu erringen, und der lebhafte Widerspruch, der sich noch jetzt dagegen geltend macht. Die oben geschilderten Motilitätssymptome sind eben durchaus nicht auf die von mir so genannten Motilitätspsychosen beschränkt, sie sind bei einer großen Zahl anderer, bei weitem komplizierterer Krankheitsfälle und durchaus nicht bloß bei solchen akuter Entstehung anzutreffen. Nur wo sie, wie in den oben geschilderten Fällen, entweder allein oder ganz überwiegend das Krankheitsbild zusammensetzen, ist man berechtigt, eine besondere Krankheit von wesentlich motorischem Inhalt der Symptome anzunehmen. Insbesondere möchte ich hervorheben, daß „katatonische“ oder in unserem Sinne spezifisch motorische Symptome bei den meisten progressiv verlaufenden chronischen Psychosen in irgendeiner Phase der Krankheit aufzutreten pflegen. Wir werden darin eine Mahnung erblicken, auch unser oben aufgestelltes Krankheitsbild der akinetischen Motilitätspsychose möglichst eng zu fassen.

Meine Herren! So sehr wir dies beachten mögen, so genügt uns doch der praktische klinische Gesichtspunkt, die Unmöglichkeit der Abgrenzung nach der einen Richtung anzuerkennen, daß im Hintergrund der akinetischen Motilitätspsychose noch eine weitergehende Desorientierung vorhanden sein kann, welche zurzeit der maßgebenden akinetischen Symptome eben durch diese verdeckt wird. Vielleicht gewinnen wir später Anhaltspunkte, auch nach dieser Richtung hin die reine akinetische Motilitätspsychose von den kombinierten Formen derselben zu unterscheiden, vorläufig aber und bei dem jetzigen Stande unserer Kenntnisse wäre es gezwungen, diese hinsichtlich der akinetischen Symptome im wesentlichen übereinstimmenden Fälle künstlich auseinander zu reißen. Auch die Beteiligung des Sensoriums, welche gerade in den ausgeprägtesten Fällen vorhanden ist, hat unverkennbar die Bedeutung einer Ausdehnung des Krankheitsvorganges über das psychomotorische Gebiet hinaus. Wir sind gewohnt, diese Erscheinungen von seiten des Sensoriums als Allgemeinerkrankung den Herdsymptomen der Gehirnkrankheiten gegenüber zu stellen, dürfen aber nicht vergessen, daß sie ganz ebenso wie die von mir unterschiedenen indirekten Herdsymptome auf einer Summation von einzelnen Ausfällen beruhen und wie jene eine Nebenwirkung (Fernwirkung der Autoren) der Herderkrankung vorstellen. Wir müssen andererseits anerkennen, daß jeder höhere Grad von Benommenheit des Sensoriums eine gewisse Desorientierung auf allen drei Bewußtseinsgebieten in sich schließt, und so sehen wir, daß die größere Extensität des Krankheitsvorganges der Natur der Sache nach von der Intensität nicht zu trennen ist. Dem entspricht es auch, daß eine schwere Beteiligung des Sensoriums ausschließlich bei den höheren Graden allgemeiner Regungslosigkeit zu beobachten ist. Es müssen also andere Kriterien sein, nach denen wir das Krankheitsbild der akinetischen Motilitätspsychose abzugrenzen versuchen können, und wir finden solche hauptsächlich in dem Verlauf der Krankheit. Demgemäß wollen wir als akinetische Motilitätspsychose diejenigen akuten Krankheitsfälle zusammenfassen, welche in rascher Entwicklung den oben geschilderten Komplex akinetischer und parakinetischer Symptome bieten und durch eine längere Krankheitsdauer kontinuierlich beibehalten. Daß sich der weitere Verlauf dann ganz verschieden gestalten kann, ist ebenso verständlich wie die uns geläufige Erfahrung, daß nach einem apoplektischen Insult mit schwerer Bewußtlosigkeit bald vollständige Restitution, bald eine Reihe von Herdsymptomen zurückbleiben können. Bekanntlich bieten gerade diejenigen Herdsymptome, welche unter ausgeprägten Insulterscheinungen einsetzen, in diesem beschränkten Sinne eine Aussicht auf Heilung, und die Deutung dieser Tatsache liegt zweifellos darin, daß ein auf diese Weise entstandenes Herdsymptom auf Nebenwirkung beruhen und indirektes Herdsymptom sein kann, aber natürlich kann der gleiche apoplektische Beginn auch direkte und deshalb unheilbare Herdsymptome begleiten. So zeigt sich auch von der akinetischen Motilitätspsychose gerade ein Teil derjenigen Fälle, welche mit Benommenheit und Muskelstarre einhergehen, der Heilung zugänglich, wofür der Fall unseres Universitätsprofessors am beweisendsten ist.

Der Beginn der akinetischen Motilitätspsychose kann ganz plötzlich, fast apoplektiform sein. So scheinen die oben[1]) kurz erwähnten akutesten Krankheitsfälle von rasch deletärem Verlauf apoplektiform einzusetzen. Aber auch abgesehen von diesen,

[1]) Vgl. S. 415.

kommt ein ähnlicher akuter Ausbruch zuweilen vor. So ist uns im Laufe der Jahre wiederholt der Fall vorgekommen, daß derartige Kranke auf der Straße oder in einem fremden Hausflur regungslos gefunden worden waren und in unsere Klinik gebracht wurden, während sich nachher feststellen ließ, daß die Kranken bis dahin ihrer gewohnten Beschäftigung nachgegangen waren. Andere Male beobachtet man ein Initialstadium von wenigen Tagen, in welchem eine Ratlosigkeit von nicht ausschließlich motorischem Gepräge mit Angst- und Verzweiflungsausbrüchen das Bild beherrscht; unser Universitätsprofessor ist ein Beispiel der Art. Ein durch Wochen dauerndes Initialstadium des Beziehungswahns kennzeichnet wahrscheinlich eine besondere Kategorie von Fällen. Die Dauer des akinetischen und parakinetischen Zustandes beträgt gewöhnlich einige Wochen. Das gegenseitige Verhältnis ist dabei unzweifelhaft das, daß die Akinese die intensivere Krankheitserscheinung darstellt, dementsprechend stellen sich die parakinetischen Symptome gewöhnlich erst dann ein, wenn schon ein Nachlaß der Akinese zu bemerken ist. Auch in den selteneren Fällen von hochgradiger verbreiteter Akinese bei relativ freiem Sensorium kommen die parakinetischen Symptome, wie Verbigerieren, Bewegungssterotypien, abgeänderte Gangbewegungen u. dgl. m., besonders dann zum Vorschein, wenn es bei ausgesprochener initiativer Akinese doch gelingt, die Kranken zu Reaktivbewegungen zu veranlassen. Auf das akinetisch parakinetische Stadium, in welchem wir die Akme der Krankheitskurve erblicken müssen, folgt ganz gewöhnlich ein paranoisches Stadium, dem jedoch noch mehr oder weniger parakinetische Symptome beigemischt sein können. Erst in diesem paranoischen Stadium pflegt sich herauszustellen, ob überhaupt und inwieweit noch andere Identifikationsstörungen als solche des psychomotorischen Gebietes in dem Krankheitsbild enthalten waren. Zu den günstigsten Fällen gehören solche wie die unseres Professors, bei welchem das paranoische Stadium so lange als bestehend angenommen werden mußte, als die volle Krankheitseinsicht in die traumhaften Erlebnisse des akinetischen Zustandes noch nicht erworben war. Wie in diesem Falle, so stellen sich auch in den meisten ähnlich günstigen Verlaufes besonders hypochondrische Symptome als Zeichen verbreiteter somatopsychischer Desorientierung während des paranoischen Stadiums heraus.

Das Festhalten vereinzelter Wahnvorstellungen, die noch dazu an traumhafte Erinnerungen anknüpfen, bedingt übrigens nur die Andeutung eines paranoischen Zustandes. Zeichen psychischer Schwäche, wie emotionelle Inkontinenz und leichte Erschöpfbarkeit, sind ihm auch in solchen günstig verlaufenden Fällen beigemischt. Andere Male folgt auf das akinetisch parakinetische Stadium bald ein solches ausgesprochener Demenz, welches entweder nach meist ziemlich langem Bestande ein halbes bis ein Jahr noch in Heilung übergehen kann, andere Male den definitiven Ausgang der Krankheit bildet. Nicht selten folgt das Stadium der Demenz auch noch erst auf ein dazwischen geschobenes paranoisches Stadium, und dies scheinen Fälle zu sein, die überwiegend in bleibende Demenz auslaufen. Ist das paranoische Stadium sehr ausgeprägt, d. h. zu einer förmlichen Systembildung gediehen, so kann sich dennoch eine Korrektur noch einstellen, und man beobachtet dann eine langsame und gleichmäßig anwachsende Zunahme der Krankheitseinsicht und schließlich etwa in Jahresfrist vollständige Genesung ohne zurückbleibende Defekte. Bei diesem günstigen Ablauf treten auch die Elementarsymptome der Phoneme und des Beziehungswahnes bald zurück. In anderen Fällen kommt es zu einer fortschreitenden Systembildung, wobei mit Vorliebe religiöse Größen- und Verfolgungsideen, ein sog. Prophetenwahn, resultiert, zuweilen mit durchdachtester Begründung und offenbar hochstehender intellektueller Produktivität. Erhebliche Erinnerungsdefekte können sowohl das paranoische als das demente Stadium begleiten, sie beziehen sich auf das akinetische Stadium.

Meine Herren! Fragen wir uns, worauf es beruht, daß auf das akinetisch-parakinetische Stadium das eine Mal ein paranoisches, das andere Mal ein Stadium der Demenz folgt, so kann natürlich nur die Übersicht über eine größere Anzahl von Fällen darüber Aufschluß geben. Danach scheint sich herauszustellen, daß der Zustand des Sensoriums während der akinetischen Phase hauptsächlich dabei in Betracht kommt. Je mehr es beteiligt ist, je mehr der Zustand dem Schlafe oder der Bewußtlosigkeit nahe kommt, desto leichter kommt es zur Ausbildung eines dementen Stadiums, und besonders pflegt dies auch auf die sogen. Dämmerzustände mit deliranten Begleiterscheinungen zu folgen. Ist das Sensorium nur wenig beteiligt, so kommt es dagegen gewöhnlich zu ausgeprägten paranoischen Zuständen, wiewohl auch diese noch heilbar sein können. Obwohl dieses Ergebnis einer statistischen Übersicht der Fälle entnommen ist, so bildet es auch eine Bestätigung dessen, was wir von vornherein erwarten mußten. Die Wahnbildung des paranoischen Stadiums beruht hier wie in anderen Fällen hauptsächlich auf Erklärungswahnideen, und für deren Bildung ist ein gewisser Grad erhaltenen Sensoriums Voraussetzung. Freilich scheint der Fall des Fräulein M., den ich Ihnen berichtet habe, ein Beispiel dafür zu sein, daß Erklärungswahnideen auch bei ganz hellem

Sensorium ausbleiben können, es ist aber zu bedenken, daß der Fall verhältnismäßig frisch ist und nach allen Analogien das Auftreten von Erklärungswahnideen im weiteren Verlauf noch erwarten läßt. Was den Ausgang unserer Krankheit betrifft, so muß ich den nicht so seltenen Ausgang in vollständige Genesung, den ich sowohl nach nur angedeutetem oder auch ausgeprägtem paranoischen Stadium als auch nach einem Stadium der Demenz beobachtet habe, noch ausdrücklich hervorheben, da in dem Lehrbuch von Kraepelin die Demenz als regelmäßiger Ausgang der hierher gehörigen Krankheitsfälle bezeichnet wird. Es tritt uns hier wie auch sonst vielfach ein leichter Sinn und ein Ignorieren von Tatsachen entgegen, welche wohl am allerwenigsten zu einem Lehrbuche passen. Auch die von Kraepelin betonte Neigung zu Rezidiven ist keineswegs größer als bei den meisten anderen akuten Psychosen.

Was die Ätiologie unserer Krankheit betrifft, so befällt sie mit Vorliebe Personen jugendlichen Alters und von diesen überwiegend das weibliche Geschlecht. Zur Menstruation ist sie nicht ohne Beziehung. Verhältnismäßig häufig ist das Puerperium oder sonstige erschöpfende Einflüsse als nächste Ursache anzutreffen. Emotionen sind oft vorangegangen, und die Hysterie liefert wie schon oben erwähnt, einen gewissen Bruchteil der Fälle. Verhältnismäßig groß ist der Prozentsatz derjenigen Fälle, welche schon vorher einen meist angeborenen Schwachsinn mäßigen Grades oder wenigstens ein Zurückbleiben der geistigen Entwicklung aufzuweisen hatten.

Die Diagnose hat hinsichtlich des akinetischen Zustandes keine Schwierigkeiten, wenn man sich an die oben gegebene Schilderung hält. Darüber hinaus unser enger gefaßtes Krankheitsbild der akuten akinetischen Motilitätspsychose zu diagnostizieren ist man nur im Stande, wenn man die Vorgeschichte des Krankheitsfalles kennt, also feststellen kann, daß die akinetischen Symptome selbstständige Bedeutung haben und nicht nur einem schon vorher vorhandenen anderweitigen Krankheitsbilde aufgepfropft sind. Sodann ist eine gewisse Dauer des akinetischen Zustandes in kontinuo für die Differenzialdiagnose von anderen Motilitätspsychosen wichtig, von diesen wird später die Rede sein. Nur ein remittierendes Verhalten der akinetischen Phase, so daß dieselbe von einem einige Tage währenden Nachlaß der Erscheinungen unterbrochen ist, kommt zuweilen vor und soll ausdrücklich Erwähnung finden. Von vereinzelten Unterbrechungen der Regungslosigkeit durch anscheinend spontane, in Wirklichkeit als Reaktion auf Halluzinationen zu betrachtende Akte ist schon oben die Rede gewesen. Die Diagnose gegen Melancholie berühre ich hier nur wegen des immer noch herrschenden Wirrwarrs in der Nomenklatur. Die ausgeprägten

Fälle von sog. Melancholia attonita oder cum stupore gehören alle hierher. Nur die intrapsychisch bedingte Akinese des Blödsinns und der sog. depressiven Melancholie könnte mit unserer Krankheit verwechselt werden. Jedoch findet man dabei niemals die ausgesprochen reaktive Akinese, wie bei der akinetischen Motilitätspsychose, der Gegensatz zwischen der mangelnden Initiative und den wohlerhaltenen Reaktionen auf äußere Anregung ist dabei immer sehr auffallend. Ferner fehlen sowohl bei der Demenz als bei der depressiven Melancholie die spezifisch motorischen Symptome der Muskelstarre, der Negativität, der Flexibilitas cerea und der Pseudo-Flexibilität.

Die Behandlung der akinetischen Motilitätspsychose hat eine Reihe der wichtigsten Aufgaben zu erfüllen, welche sich an ganz bestimmte Symptome anknüpfen. Dazu gehört in erster Linie die Bekämpfung der Nahrungsverweigerung. Gerade die hierher gehörigen Fälle müssen meist durch längere Zeit künstlich, d. h. durch Einführung der Schlundsonde, ernährt werden. Über die Zweckmäßigkeit dieser Maßregel ist viel hin und her gestritten worden, und es gibt noch jetzt vereinzelte Autoren, welche sie wegen der damit verbundenen Gefahren perhorreszieren. Ich bin nun weit entfernt, diese Gefahren zu leugnen, möchte vielmehr betonen, daß selbst bei vorsichtigem Manipulieren und großer Übung in diesem Handgriff es vorkommen kann, daß die Kranken die Ernährungsflüssigkeit aspirieren und auf diese Weise ersticken können. Mir selbst ist dies einmal begegnet, und auch die sofort ausgeführte Tracheotomie konnte den üblen Ausgang nicht abwenden. Das soll uns aber nur eine Mahnung sein, die Fütterung nicht unter allen Umständen erzwingen zu wollen, sondern rechtzeitig davon abzustehen, sobald heftige Würgbewegungen und Hustenstöße den Abfluß der Ernährungsflüssigkeit verhindern oder es überhaupt unsicher erscheinen lassen, ob man nicht gar mit der Sonde in die Trachea geraten ist. Die mechanische Schwierigkeit, auf die man hier zuweilen stößt, besteht in einem lähmungsartigen Herabsinken des Kehlkopfes, dem gleichen Befund, der auch zuweilen bei akuter Bulbärparalyse die Einführung der Schlundsonde sehr erschwert. In anderen Fällen liegt zwar nicht dieser Befund vor, aber eine krampfhafte Konstriktion des Pharynx, durch welche ebenfalls der Kehlkopf gegen die hintere Pharynxwand gepreßt und das gleiche Hindernis hergestellt wird. Die vom Rachen- oder Nasenraum aus eingeführte Schlundsonde stößt dann gegen den oberen Rand des zurückgelehnten Kehldeckels, und wenn es gelingt, dieses Hindernis zu beseitigen, gegen den offenen Kehlkopfeingang. Hat man mit solchen Schwierigkeiten zu kämpfen, so empfiehlt es sich, zunächst eine kleine Quantität indifferenter Probeflüssigkeit, also klares Wasser, in den Trichter einzufüllen. In jedem Falle ist zuzuwarten, bis Würgbewegungen und Hustenstöße einigermaßen nachgelassen haben. Ist dies nicht zu erreichen, so ist der Versuch der Fütterung zunächst aufzugeben und ein anderes Mal zu wiederholen. Gelingt er auch dann nicht, während doch die Indikation zur Zwangsfütterung fortbesteht, so wird man sich unter Umständen zur Anwendung eines leichten Grades von Narkotisierung entschließen. Dabei empfiehlt es sich, nicht Chloroform, sondern Äther anzuwenden und die Narkose nicht über den Punkt hinaus zu treiben, daß ein reflektorischer Schlingakt noch stattfinden kann. Andere Male wird man vorziehen von der Einführung der Schlundsonde ganz abzustehen und sich begnügen, wenn nur zuweilen Spuren von Flüssigkeit spontan geschluckt werden, auch ernährende Klistiere sind zu versuchen. Übrigens sind es immer nur bestimmte Ausnahmsfälle, bei welchen man auf solche Schwierigkeiten stößt, sei es, daß ein energischer bewußter Widerstand entgegengesetzt wird, sei es, daß es sich um ein traumartiges, triebhaftes Widerstreben bei totaler Verkennung der Situation oder überwältigenden hypochondrischen und Angstvorstellungen handelt. In den bei weitem überwiegenden hierher gehörigen Fällen ist dagegen die künstliche Fütterung ohne wesentliches Widerstreben ausführbar, und es wäre ein Fehler, sie in diesen Fällen nicht anzuwenden, weil sie in gewissen anderen Fällen Gefahr bringt. Häufig gewöhnen sich die Kranken rasch an den Eingriff und helfen sogar mit oder geben sonst ein Zeichen der Dankbarkeit zu erkennen. Als Material empfiehlt sich am meisten eine dickwandige Nélatonsche Sonde mit seitlichen Öffnungen. Die Fütterung durch die Nase ist bei weitem praktischer und meist auch leichter ausführbar als die durch den Mund. Als Fütterungsflüßigkeit empfiehlt sich am meisten eine nach den Voitschen Verhältniszahlen zusammengesetzte Mischung von Milch, Zucker und Eiern. Etwaige Medikamente oder Wein werden zweckmäßig im Anschluß an die Fütterung eingegossen. Die Fütterung hat für gewöhnlich zwei Mal in 24 Stunden zu erfolgen.

Die Notwendigkeit der Fütterung ist zum Teil in der besonders schweren Natur der Krankheit begründet. So führe ich den Krankheitsfall eines jungen Mädchens an, welches acht Tage nach dem akuten Beginn ihrer Krankheit in unsere Klinik aufgenommen wurde und unter unregelmäßigem Fieber mit raschem Kräfteverfall innerhalb drei Wochen zu Grunde ging. Die Fütterung begegnete keinerlei Schwierigkeit und fand ganz regelmäßig statt, trotzdem betrug der Gewichtsverlust bis zum Exitus 18 Pfund, also täglich fast ein Pfund. Die Sektion ergab keinerlei Organerkrankung, aber das abnorm tiefe Gehirngewicht von 1100 g. Eine ähnliche Abnahme des Körpergewichtes trotz genügender Nahrungszufuhr ist bei akinetischer Motilitätspsychose nicht selten zu beobachten und beweist, wie schwer das ganze Krankheitsbild aufzufassen ist.

Nächst der Sorge für die Ernährung ist die für die Stuhl- und Urinentleerung am wichtigsten. Nicht selten wird wenigstens zeitweilig der Katheterismus der Blase notwendig, im übrigen ist durch regelmäßiges Herausnehmen der Kranken aus dem Bett und Führen zum Klosett eine Art von Gewöhnung anzustreben. Finden bei sehr benommenem Sensorium oder infolge anderer Bedingungen Entleerung ins Bett statt, so ist für peinlichste Sauberkeit Sorge zu tragen. Übrigens ist die Gefahr des Dekubitus so gering, daß ich bei der vorliegenden Krankheit niemals einen solchen gesehen habe.

Meine Herren! Nach meiner Überzeugung ist auch das Verhalten der Muskulatur ein besonderer und dankbarer Gegenstand der Behandlung, wenn ich auch größere Erfahrungen darüber nicht anführen kann, weil die Verhältnisse der Klinik dafür ungünstig liegen. Bedenkt man aber, welchen großen Wert der Zustand der Muskulatur teils für den Stoffwechsel, teils für das subjektive Wohlbefinden der Kranken haben muß, so wird man eine systematische Muskelbehandlung in allen den Fällen durchzuführen suchen, wo sie durch die äußeren Verhältnisse ermöglicht wird. Diese Behandlung wird in regelmäßigen passiven Bewegungen, Massage und lokaler Faradisation der Muskeln zu bestehen haben. Auf eine sorgfältige Hautpflege durch Waschungen und Bäder brauche ich nicht besonders aufmerksam zu machen.

Die P r o g n o s e der Krankheit ist selbst quoad vitam immer zweifelhaft, nicht nur wegen der in einzelnen Symptomen wie der Nahrungsverweigerung begründeten Gefahren, sondern auch nach der ganzen Natur der vorliegenden Krankheit, wie ich soeben schon betont habe. Außerdem ist das akute Initialstadium in vielen Fällen noch von besonderer Gefahr, indem die körperliche Ratlosigkeit zu Selbstmordversuchen drängen kann. So habe ich schon einen Fall angeführt, in welchem mehrfache Selbstmordversuche vereitelt worden waren, ehe der Kranke zur Aufnahme gelangte.[1]) Ist das akinetische Stadium überstanden, so ist im allgemeinen das Leben nicht mehr gefährdet, d. h. wenn nicht etwa besondere Komplikationen vorliegen, von denen ich hier nur die der Mundfäule und skorbutartiger Blutungen in die Gewebe erwähnen will. Dagegen wird erst jetzt die Frage aktuell, ob Wiederherstellung oder der Ausgang in Demenz oder in eine fortschreitende chronische Psy-

[1]) Vgl. auch Fall 2 Heft 1 der „Krankenvorstellungen".

chose zu erwarten ist. In vielen Fällen läßt sich die Prognose in dieser Beziehung aus der Körpergewichtskurve entnehmen. Ein rasches Steigen des Körpergewichtes mit entsprechender Besserung der psychischen Symptome gestattet einen ziemlich sicheren Schluß auf vollständige Heilung. Kommt es dagegen zu einem ausgeprägten Stadium der Demenz, so ist die Zunahme des Körpergewichtes für die Prognose nicht verwertbar, es kann dann immer noch selbst nach längerem Bestehen der Demenz — bis ein halbes Jahr und darüber — noch nachträglich zur Restitution kommen. Ein rasches Ansteigen der Körpergewichtskurve, während sich gleichzeitig ein ausgeprägtes paranoisches Stadium ausbildet, scheint von ungünstiger Bedeutung für den schließlichen Ausgang zu sein.

Fünfunddreissigste Vorlesung.

Akinetische Phasen bei hyperkinetischer Motilitätspsychose. Zyklische und komplete Motilitätspsychose. Bedeutung des paranoischen Stadiums. Exkurs über intrapsychische Akinese. Kennzeichen der psychomotorischen Akinese. Theoretische Betrachtungen zum Verständnis der Motilitätspsychosen.

Meine Herren!

Es mußte uns daran gelegen sein, zunächst an den beiden möglichst eng gefaßten Krankheitsbildern der hyperkinetischen und akinetischen Motilitätspsychose den festen Standpunkt zu gewinnen, von dem aus es möglich erscheint, auch in das Gebiet der an Zahl bei weitem überwiegenden Fälle einzudringen, die zwar ebenfalls durch spezifisch motorische Symptome ihr besonderes Gepräge erhalten, aber nach irgendeiner Richtung komplizierter sind, als die bislang betrachteten Fälle.

Zunächst sind es Verschiedenheiten des Verlaufes, die hier in Betracht kommen, und Kombinationen zwischen den beiden entgegengesetzten Zuständen der Hyperkinese und Akinese. Solche Kombinationen treffen wir durch zwei Haupttypen vertreten. Der eine besteht darin, daß entweder im Anfang oder zu irgendeiner Zeit des Verlaufes einer hyperkinetischen Motilitätspsychose auf Stunden oder höchstens wenige Tage das Bild einer akinetischen Motilitätspsychose auftritt. Offenbar handelt es sich in solchen Fällen um eine Steigerung des Krankheitsprozesses, so daß an die Stelle des Reizsymptomes das Ausfallsymptom tritt. Auch in dem Krankheitsbilde der agitierten Verwirrtheit kann man zeitweilig eine solche Steigerung der hyperkinetischen zu akinetischen Symptomen beobachten. In zwei Fällen der Art bildete ein ein- und zweitägiges akinetisch-parakinetisches Stadium den akuten Beginn einer verworrenen Manie. Der zweite Typus dieser Kombination besteht in der gegenseitigen Ablösung der beiden entgegengesetzten Zustände von Hyperkinese und Akinese, während jede einzelne Phase das oben geschilderte Bild der hyperkinetischen und akinetischen Motilitätspsychose produziert. Der Hauptunterschied gegen den vorigen Typus liegt also in dem protahierteren kontinuierlichen Verlauf jeder Phase, Sie sehen, meine Herren, es handelt sich um das Gegenstück zu der Ihnen schon bekannten zirkulären Psychose, welche in reinen Fällen eine eben solche Abwechslung von Manie und Melancholie zeigt. In der Tat kommt, wie bei der zirkulären Psychose, auch hier zuweilen ein mehrfacher Wechsel von akinetischen und hyperkinetischen Phasen vor, wenn auch nicht mit der Regelmäßigkeit, wie bei der zirkulären Psychose. Diese Fälle scheinen sich auch durch ihre ungünstige Prognose besonders auszuzeichnen.

Viel häufiger kommt es jedoch nur zu einem einmaligen Turnus der Art, und ich möchte deshalb den Namen zirkulär vermeiden und dagegen von der besonderen Form der zyklischen Motilitätspsychose reden. Fälle der Art habe ich fast nur bei jungen Mädchen und Frauen gesehen, und ihre Ätiologie scheint überwiegend menstruell und puerperal zu sein. Das hyperkinetische Stadium macht immer den Anfang, zwischen dieses und das akinetische oder auch erst auf das letztere ist oft ein deutliches Stadium des Erschöpfungsstupors eingeschoben, der schließliche Ausgang ist entweder Heilung, oder Tod, oder tiefe Demenz. Dem hyperkinetischen Stadium ist oft ein maniakalischer, dem akinetischen ein melancholischer Zustand beigemischt, d. h. das eine Mal intrapsychische Hyperfunktion, das andere Mal intrapsychische Afunktion. Meist sind die Kranken zugleich total desorientiert, besonders ist auch die motorische Ratlosigkeit immer sehr ausgesprochen. Man könnte in diesen Fällen von einer Substitution des einen Krankheitsbildes durch das andere sprechen. Wahrscheinlicher ist aber auch hier das akinetische Symptom immer der Ausdruck gesteigerter Intensität. Gerade in solchen Fällen zyklischer Motilitätspsychose kommt es nämlich vor, daß der Eintritt der akinetischen Phase in gewissen Teilgebieten der Motilität früher stattfindet als in anderen, besonders beobachtet man, daß der motorische Rededrang schon in Mutazismus übergegangen ist, während der motorische Bewegungsdrang noch einige Tage andauert, um dann ebenfalls in Regungslosigkeit überzugehen. In den ungünstig verlaufenden Fällen hat das hyperkinetische Stadium gewöhnlich einen angstvollen hypochondrischen Inhalt mit entsprechenden Phonemen.[1]

Wenn wir soeben gesehen haben, daß so entgegengesetzte Zustände wie die motorische Hyperkinese und Akinese kombiniert vorkommen können, so werden wir uns nicht wundern, wenn wir

[1] Beispiele zyklischer Motilitätspsychose sind die Fälle 6, 15 und 21 der „Krankenvorstellungen" Heft 1.

und zwar ziemlich häufig auf Krankheitsfälle treffen, deren Hauptkennzeichen ein Gemisch von akinetischen, hyperkinetischen und parakinetischen Symptomen ist. Diese Fälle von gemischter oder, wenn man will, kompleter Motilitätspsychose zeigen also nicht besondere Phasen, die nur je einer Kategorie angehören, sondern in raschem zeitlichen Wechsel ist bald die Hyperkinese, bald die Akinese oder Parakinese überwiegend, oder es bestehen von vornherein gleichzeitig akinetische, hyperkinetische oder parakinetische Symptome in verschiedenen Muskelgebieten. Eine besondere Erwähnung verdienen hier gewisse rezidivierende Fälle von nur Stunden oder Tage langer Dauer, mit schwerstem Affekt und totaler Desorientierung einhergehend und von einem Stadium der Erschöpfung und der Amnesie gefolgt. Solche Anfälle kommen auch vereinzelt als sog. transitorische Psychosen vor; Fälle, in denen sie in kurzer Zeit rezidivierten, habe ich immer ungünstig verlaufen sehen. Die naheliegende Vermutung, daß Epilepsie dabei im Spiele sei, hat sich nicht erweisen lassen. Der Umstand, daß in solchen Fällen kompleter Motilitätspsychose die Möglichkeit der Kommunikation mit den Kranken erhalten ist, eröffnet einen Einblick in die Verschiedenheit, welche dabei hinsichtlich der Desorientierung besteht. Das Sensorium wird dabei ebenfalls nur ganz vorübergehend getrübt oder bleibt ganz frei. So läßt sich feststellen, daß in gewissen Fällen fast ausschließlich die Motilität betroffen ist, und gerade diese Fälle scheinen sich durch rasche Ausbildung von Erklärungswahnideen auszuzeichnen, ohne deshalb ungünstig zu verlaufen. Gerade diese Kranken sind es auch, von denen man nach eingetretener Genesung die beste Auskunft über den rein motorischen Charakter ihrer Krankheitssymptome erhält.

Meine Herren! Eine ausschließlich parakinetische Form von Motilitätspsychose zu statuieren, ist nach den Erfahrungen der Klinik nicht gestattet. Wo in einem Krankheitsbilde lange Zeit oder auch die ganze Krankheit hindurch die abgeänderte Form der Bewegungen dominiert, wie Sie z. B. in einem Falle gesehen haben,[1]) stellt es sich doch heraus, daß Phasen von Akinese und Hyperkinese dabei zu unterscheiden sind, so daß die, wenn auch auffällige, Parakinese doch nicht selbständig besteht. Der Begriff der Parakinese ist offenbar nur ein Notbehelf, wie wir ja auch die Parästhesie peripherischer Nerven zum Teil der Hyperästhesie, zum Teil der Parästhesie unterordnen könnten, ohne einen wesentlichen Teil der Symptomatologie dadurch einzubüßen.

Meine Herren! Wie wir oben gesehen haben, liegt es in der Natur der akinetischen Symptome, daß die Entscheidung darüber,

---

[1]) Vgl. Fall 15 Heft 1 der „Krankenvorstellungen“.

inwieweit ihnen noch andere Identifikationsstörungen beigemischt sind, oft gar nicht und andere Male erst nach Ablauf des akinetischen Stadiums möglich ist. So müssen wir denn mit der Möglichkeit rechnen, daß auch das oben rein empirisch gezeichnete Krankheitsbild der akinetischen Motilitätspsychose zu weit gefaßt ist und noch Fälle enthält, bei denen der motorische Symptomenkomplex einem anderen ebenso erheblichen nur aufgepfropft ist und ihn zunächst verdeckt. Wie berechtigt diese Auffassung ist, sehen wir an einem Teil der Fälle von kompleter Motilitätspsychose. Dieselben lassen von vornherein außer den zeitlich wechselnden motorischen Symptomen das Bild des phantastischen Bedrohungswahnes mit schwerer Desorientierung auf allen drei Bewußtseinsgebieten erkennen und scheinen immer ungünstig auszulaufen. Ganz ähnlich ist der phantastische Bedrohungswahn im paranoischen Stadium einer akinetischen Motilitätspsychose zuweilen nur der Ausdruck einer Desorientierung, die vorher durch das akinetische Stadium verdeckt war. Auch diese Fälle haben überwiegend eine ungünstige Prognose. Andere Male ist der phantastische Bedrohungswahn bei wohl erhaltener allopsychischer Orientiertheit in dem gleichen paranoischen Stadium zu beobachten und nur mit hypochondrischen Sensationen meist überwiegend intestinaler Art verbunden. Auch diese Fälle nehmen überwiegend einen ungünstigen Verlauf, so daß wir einigermaßen berechtigt sind, den phantastischen Bedrohungswahn bei Motilitätspsychosen überhaupt als prognostisch ungünstiges Symptom aufzufassen.

Meine Herren! Um ein Verständnis anderer noch komplizierterer Fälle von Motilitätspsychosen zu gewinnen, wäre es angezeigt, alle diejenigen Symptome, die auf Identifikationsstörungen der psychomotorischen Bahn Zm beruhen, im Zusammenhange zu besprechen, wie wir das in analogen Fällen früher immer getan haben. Dabei stellt sich aber als notwendig heraus, vor allem darüber klar zu werden, wie sich die intrapsychische Akinese von der psychomotorisch bedingten unterscheidet. Ein Exkurs über die intrapsychische Akinese ist deshalb unvermeidlich.

Meine Herren! Die affektive Melancholie bot uns ein Beispiel dafür, daß die von einem hypothetischen Schema abgeleiteten Symptome und nur ausschließlich diese ein Krankheitsbild zusammensetzten, welches in der Wirklichkeit sehr häufig anzutreffen ist. Nicht ebenso einfach liegen die Dinge in bezug auf denjenigen Krankheitszustand, welcher als der schwerere Grad der intrapsychischen Funktionsstörung eine objektiv auffällige Akinese, d. h. einen Ausfall an psychisch veranlaßten Bewegungen zurfolge hat. Die selbständige Bedeutung eines solchen Zustandes, für den ich unter allem Vorbehalt den Namen der depressiven Melancholie anwenden möchte, ist mir im Laufe der Jahre mehr und mehr zweifelhaft geworden. Ich will zunächst die von unserem Schema abzuleitenden Kennzeichen dieses Zustandes kurz aufführen. Die Kranken der Art hören auf, aus eigenem Antriebe zu sprechen oder etwas zu tun, sie zeigen also die Symptome des initiativen Mutazismus und der initiativen Akinese. Auch die Expressivbewegungen sind entsprechend spärlicher, das Gesicht weniger belebt, während die Reaktivbewegungen zwar ebenfalls beteiligt, aber doch verhältnismäßig besser erhalten sind. Soweit die Reaktivbewegungen beeinträchtigt sind, geschieht dies nach der intrapsychischen Leistung, keinesfalls aber nach Unterschieden in den zu innervierenden Muskelgruppen. Mit dem gänzlichen Versagen der Assoziationstätigkeit hört der Affekt, der an das Gefühl der subjektiven Insuffizienz geknüpft ist, ebenfalls auf, und an Stelle der überwertigen Idee tritt ein Mangel an Gedanken, vielleicht sogar zeitweilig gänzlicher Gedankenstillstand. Denkbar ist auch ein Angstaffekt, sobald wir uns daran erinnern, daß auch das Versagen der Assoziationstätigkeit in gewissem Sinne eine Bedrohung des Körpers darstellt. Dagegen fehlen die spezifisch motorischen Symptome der Flexibilitas, Pseudo-Flexibilitas, der Muskelstarre und der Negativität.

Kranke, welche dem geschilderten Bilde entsprechen, kommen nicht selten vor. Schon die affektive Melancholie kann zeitweilig Anklänge daran zeigen, und ich glaube, in früheren Jahren Übergänge des einen Zustandes in den anderen beobachtet zu haben, wobei das Bild der depressiven Melancholie den schwereren Grad der Krankheit darstellte, Fälle übrigens, die immer einen sehr viel längeren Verlauf zeigten, als die große Mehrzahl der Fälle von affektiver Melancholie. Besonders schien mir eine eigentümlich retardierte sprachliche Reaktion für diese Fälle charakteristisch, eine sichtliche Erschwerung der Antworten, welche nur mit tonloser leiser Stimme oder nach mehrfachem Drängen und oft erst in dem Augenblicke, da ich mich von den Kranken abwendete, gegeben wurden. Das gleiche Zögern, die gleiche Erschwerung und Verlangsamung, anscheinend die Überwindung einer Art von Hemmung, kann sich in solchen Fällen auch auf alle anderen Reaktivbewegungen erstrecken. Noch jetzt ist es mir wahrscheinlich, daß derartige Übergänge von affektiver und depressiver Melancholie tatsächlich zuweilen vorkommen, während ich im übrigen die Bedeutung der depressiven Melancholie als einer selbständigen Krankheit nicht mehr vertreten kann. Die eingehendere Untersuchung derartiger Fälle in den letzten Jahren hat mir immer ein Plus von Symptomen enthüllt, welche allerdings nur, wenn sie gesucht werden, auch zu finden sind. Ohne daß ich zu einem abschließenden Urteil darüber gelangt bin, will ich doch meine Erfahrungen darüber kurz mitteilen.

Zunächst liegen mir eine Reihe von Angaben teils der Kranken selbst, teils ihrer Angehörigen vor, wonach im Beginn von Motilitätspsychosen durch Stunden, seltener durch Tage lang ein Zustand Platz griff, der am meisten dem oben geschilderten Aufhören jeglicher Gedankentätigkeit entsprach. Zuweilen wurde dabei eine bestimmte Stellung festgehalten, die übrigens an sich nichts Abnormes oder Gezwungenes hatte. Die Auskunft der Kranken, die sie später gaben, war für einen Zustand völligen Gedankenstillstandes, wie er normalerweise nur auf Augenblicke in dem Zustande sog. Fassungslosigkeit vorkommt, beweisend. Eine Kranke der Art befand sich bei ihrer Aufnahme in diesem Zustande und verharrte mit aufgeschürzten Kleidern unbeweglich in einem ihr verordneten Fußbade. Der motorische Charakter dieser Störung trat später deutlicher hervor, da sie eine Zeitlang Mutazismus hatte und die Zunge nicht zeigen konnte, während alle anderen Reaktivbewegungen prompt erfolgten. Eine zweite Reihe von Fällen sind nicht nur kurz dauernde Zustände, wie die eben geschilderten, sondern entsprechen einem eigenen Krankheitsbilde von längerem, immer über Jahresfrist sich erstreckenden Verlaufe, für welches vielleicht der Name Pseudomelancholie geeignet wäre. Diese Pseudomelancholie bildet meist nur das erste Stadium einer zusammengesetzten Psychose, welche im allgemeinen prognostisch ungünstig zu beurteilen ist, ausnahmsweise aber immer noch die Möglichkeit eines günstigen Ausganges bietet. Von diesem Krankheitsbilde ist früher[1]) schon die Rede gewesen. Die hierher gehörigen Fälle bieten meist auch noch gewisse Zeichen der affektiven Melancholie, so daß man sie als Grenzfälle zwischen dieser und dem oben theoretisch konstruierten Krankheitsbilde kennzeichnen kann. Sie erhalten aber entweder bald oder erst im weiteren Verlauf ein weiteres Kennzeichen, welches sonst der Melancholie vollständig fremd ist, indem sich Beziehungswahn hinzugesellt. Der Nachlaß der Melancholie, welche schon allein über Jahr und Tag dauern kann, bedeutet dann meist den Eintritt in ein weiterhin aszendierend verlaufendes Stadium des Verfolgungswahns und bald auch des Größenwahns.

Am wichtigsten ist der dritte Fall, für welchen allein schon die Aufstellung eines eigenen Krankheitsbildes der depressiven Melancholie praktisch gerechtfertigt wäre. Wiederholt habe ich Krankheitsfälle beobachtet, welche nach jeder Richtung ein zunächst

---

[1]) Vgl. S. 161.

reines Bild der oben abgeleiteten intrapsychischen Akinese darboten, welche sich aber später, zuweilen erst nach halbjährigem Verlauf, als Fälle von progressiver Paralyse entpuppten. Die paralytischen Symptome, namentlich von seiten des Projektionsapparats, traten hier erst hervor, als die vermeintliche depressive Melancholie in Besserung begriffen war und eine günstige Wendung erhofft wurde. Bei weitem häufiger freilich trifft man auf Fälle depresiver Melancholie, denen von Anfang an, sei es durch Beteiligung des Projektionssystems, sei es durch wirkliche Defekte, der paralytische Charakter aufgeprägt ist. Die Beimischung eines leichten Grades von Somnolenz scheint unter diesen Fällen eine besondere Gruppe herauszuheben, welche, nach dem Erfolge der spezifischen Therapie zu urteilen, der luetischen Gehirnerkrankung angehören. Unter den Heubnerschen Fällen[1]) dürften einige hierher gehören.

Meine Herren! Wie Sie sehen, handelt es sich auch in diesen Fällen, wie bei der Pseudomelancholie um eine bestimmte, meist initiale Phase einer zusammengesetzten Psychose (s. später). Anders verhält es sich mit einer Kombination von intrapsychischer Afunktion höheren Grades mit hypochondrischen Symptomen, welche die Deutung zuläßt, daß erstere und die daraus resultierende Akinese nur die psychologisch vermittelte Folgeerscheinung eines schweren körperlichen Krankheitsgefühls darstellt. Diese zum großen Teil heilbaren Fälle zeigen durch die ganze Krankheitsdauer die gleiche Kombination von Symptomen, sie bilden also ein einheitliches, wenn auch gemischtes Krankheitsbild. Es wird, im Gegensatz zu der früher[2]) erwähnten hypochondrischen Melancholie, durchaus von den psychosensorischen Identifikationsstörungen des eigenen Körpers beherrscht, nur daß dieselben ihrer Natur nach gerade einen besonderen Einfluß auf die Motilität üben. Der Affekt ist psychosensorisch bedingt, besteht also in einem hypochondrischen Unglücksgefühl und begleitender Angst. In Zeiten des Nachlasses oder auch der günstigen Wirkung eines Medikaments, wie des Opium, erfährt man wohl von den Kranken, daß sie sich zu krank fühlen, um denken, oder sprechen, oder irgend etwas tun zu können. Die akinetische Reaktion ist also psychologisch motiviert und nicht etwa wie in den früher[3]) erwähnten Fällen reflexartig durch kurzen Schluß bedingt. Die krankhaften Sensationen können verschieden lokalisiert sein, meist sind sie intestinal.

Meine Herren! Einer besonderen Betrachtung muß ich mir die häufigen Fälle von erworbener Demenz vorbehalten, welche ebenfalls

---

[1]) Heubner, Die luetische Erkrankung der Gehirnarterien.

[2]) Auf S. 254 u. 255.

[3]) Vgl. S. 208.

in der intrapsychischen Akinese ihr Hauptkennzeichen besitzen. Hier nur das Nötigste zur Abgrenzung gegen die depressive Melancholie. Man kann behaupten, daß die intrapsychische Akinese der erworbenen Demenz die gleiche ist wie bei der depressiven Melancholie, d. h. auch bei ihr beruht der objektiv wahrnehmbare Ausfall an Bewegungen auf intrapsychischer Afunktion und bildet so den Index für jene Symptome, die bei der affektiven Melancholie nur subjektiv empfunden werden: die mangelnde Fähigkeit der Entschließung, die Erkaltung der psychischen Gefühle und die Abstumpfung der Interessen. Es fehlt deshalb an Motiven für Willensbewegungen, die Kranken sitzen oder liegen still und teilnahmslos herum und lassen auch nicht die Spur eines autopsychisch bedingten Affektes erkennen. Dagegen hat die sehr auffällige Gedankenträgheit oft das Kennzeichen, daß zugemutete psychische Leistungen Äußerungen des Unmutes hervorrufen, und immer läßt sich gleichzeitig eine Verarmung an Kenntnissen, Urteilen, oft selbst an Begriffen nachweisen. Daß letztere „Defektsymptome", so ausgesprochen sie sein mögen, noch nicht an sich eine intrapsychische Akinese bedingen, wird Ihnen aus meinen Bemerkungen am Eingange unserer klinischen Studien noch erinnerlich sein.[1])

Als Kennzeichen der intrapsychischen Akinese haben wir nach allen diesen Erfahrungen die folgenden zu betrachten.

1. Die Störung ist immer gleichmäßig und allgemein, entsprechend unserer Annahme einer diffusen, über das ganze Assoziationsorgan verbreiteten Herabsetzung der Erregbarkeit. Nie machen sich Unterschiede zwischen verschiedenen Muskelgebieten geltend. Ganz besonders sind die sprachlichen Reaktionen genau in der gleichen Weise erschwert und verlangsamt wie alle übrigen. Ein vollständiges Versagen der sprachlichen Reaktion kommt nicht vor oder nur dann und in dem Maße, als kompliziertere psychische Leistungen verlangt werden.

2. Die Initiativbewegungen zeigen sich ganz allgemein stärker betroffen als die Reaktivbewegungen. Das gilt namentlich auch für das Sprechen, welches ohne äußeren Antrieb ganz aufhören kann: initiativer Mutazismus, während auf einfache Fragen immer noch gesprochen wird, wenn auch zuweilen nur sehr leise oder ganz tonlos und mit sehr geringen Lippenbewegungen, verlangsamt und zuweilen erst im letzten Augenblick. Was die Expressivbewegungen betrifft, so sind sie zwar spärlich, aber doch nicht fehlend, und wo es sich um Affekte wie das oben erwähnte hypochondrische Unglücksgefühl handelt, kommen solche gelegentlich auch durch Expressivbewegungen zum Vorschein. Zum Teil hier-

---

[1]) Vgl. S. 80.

her gehörig ist wohl die Eigenschaft, bei mündlicher Unterhaltung die fragende Person anzublicken. Bei intrapsychischer Akinese pflegt diese besondere Form der Reaktion nie verloren zu gehen.

3. Daß die intrapsychische Akinese die oben geschilderten Symptome spezifisch motorischer Art nicht in Begleitung hat, ist schon genügend hervorgehoben worden.

Meine Herren! Ehe ich nun zur Schilderung der psychomotorischen Akinese im einzelnen übergehe, möchte ich noch eines Symptomes erwähnen, das uns in Fällen von kompletter Motilitätspsychose oder auch in solchen von zusammengesetzter Motilitätspsychose zuweilen begegnet, es ist das sog. Zwangssprechen. Die betreffenden Kranken pflegen in Anfällen von bald nur minutenlanger, bald auch bis zu stundenlanger Dauer unter sichtlicher Anstrengung und mit allen Zeichen der Angst entweder einzelne Wörter, die oft gar keinen Zusammenhang erkennen lassen, oder eine bestimmte Reihe von Worten, wie z. B. die der Zahlenreihe, oder auch zuweilen ganze Sätze hervorzustoßen, meist ziemlich laut, mit gehobener monotoner Stimme, so daß ungefähr der Eindruck entsteht wie bei dem mechanischen, ausdruckslosen Rezitieren seitens eines Schülers. Der Inhalt, wo er überhaupt zusammenhängend ist, kann der augenblicklichen Situation entlehnt sein. Ein Kranker letzterer Art pflegte mit lauten Worten auch noch die Interpunktion, welche seiner Meinung nach in die von ihm gesprochenen Sätze gehörte, mitzusprechen, etwa in folgender Weise: „Wenn ich spreche, Komma, so spannen sie mich, Punkt. Ich kann nicht anders, Semikolon.“ Diese Kranken geben an, daß ihnen das, was sie sprechen, vorgesagt oder diktiert wird, und daß sie es nachsprechen müssen. Der Zwang, welcher dabei tatsächlich stattfindet, äußert sich auch wirklich unverkennbar in der mechanischen Art und Weise des Nachsprechens, in der sichtlichen Anstrengung, die darauf verwandt wird und die oft eine Irradiation auf andere Muskelgebiete zur Folge hat, sowie endlich in dem bald mehr unwilligen, bald ängstlich ratlosen Gesichtsausdruck der Kranken. Bei längerer Dauer dieses Zustandes ereignet es sich wohl, daß der Kranke schließlich in Schweiß gebadet und völlig erschöpft zurücksinkt und längerer Ruhe bedarf, um sich von der Anstrengung zu erholen. Nach den eigenen Angaben der Kranken kann es keinem Zweifel unterliegen, daß sie dem Zwange unterliegen, gehörte Stimmen nachzusprechen.

Wie in diesen Fällen die Kranken selbst angeben und auch durch ihr Verhalten erkennen lassen, daß sie einem Zwange unterliegen, so läßt sich andere Male durch die Beobachtng direkt feststellen, daß der Wille zu sprechen auf gewisse Widerstände stößt.

Man sieht nämlich bei Kranken, welchen es gelingt, einen psychomotorisch bedingten Matazismus zu durrchbrechen, eine Irradiation des Willensimpulses, welche weit über das mit Absicht innervierte Muskelgebiet hinausgeht. Der Kranke preßt z. B. konvulsivisch die Kiefer zusammen, reißt die Augen weit auf, die Stirn wird in Falten gelegt, die Nasenlöcher erweitert, die Halsmuskeln treten angespannt hervor, der Kopf wird zurückgebogen, die Schultern gehoben, wohl gar die Arme an den Leib gepreßt, und nun werden in keuchender gewaltsamer Weise die Worte hervorgestoßen.

Bei dem uns schon bekannten pseudospontanen Sprechen, das z. B. dem psychomotorischen Rededrange zugrunde liegt, macht sich dagegen das Gefühl des Zwanges weder subjektiv noch objektiv bemerklich. Es ist der gleiche Unterschied wie zwischen autochthonen Ideen und Zwangsvorstellungen.

Meine Herren! Noch einige weitere Tatsachen sind hier anzuführen, welche dazu dienen, uns über die Natur der akinetischen Symptome näher aufzuklären. Wie schon oben angedeutet, kommt es zuweilen vor, daß die allgemeine Regungslosigkeit, statt mit Muskelspannungen verbunden zu sein, die Form einer schlaffen Lähmung annimmt. Eine solche habe ich beispielsweise in Anfällen von mehrstündiger Dauer im akuten Stadium einer sehr schweren, innerhalb eines halben Jahres zur Verwirrtheit ablaufenden kompletten Motilitätspsychose gesehen. In diesen Anfällen, welche mit synkopalen Zuständen die meiste Ähnlichkeit hatten, verhielt sich die Kranke wie völlig leblos, ihre Gliedmaßen fielen, wenn man sie erhob, vollständig schlaff und nur der Schwere folgend zurück, die Schmerzempfindungen und Reflexe schienen bis auf Spuren an den empfindlichen Schleimhäuten der Augen vollständig erloschen, der Puls war beschleunigt und kaum fühlbar, von Atmung schien überhaupt nichts zu sehen. Dabei keine Cyanose, sondern unverändert blasse Färbung des Gesichts. Wiederholt wurde stundenlang die künstliche Atmung angewendet, bis wiederholte Anfälle über die Ungefährlichkeit des Zustandes belehrt hatten. Plötzlich nämlich, nach einer gewissen Dauer dieses Zustandes, konnte die Kranke sich erheben und fing dann an, mit theatralischer Gebärde herumzutänzeln und Lieder frommen Inhalts zu singen, vielleicht befand sie sich dabei in einem halb verzückten, ekstatischen Zustande. Rascher vorübergehend habe ich ähnliche Zustände, ebenfalls mit anscheinender Atempause von der Dauer mehrerer Minuten im status hysteroepilepticus zwischen zwei Anfällen gesehen, wobei namentlich auch die vollständige, einer schlaffen Lähmung total gleichende Haltlosigkeit des Kopfes auffallend war. Auch in diesen Zuständen läßt sich nicht verkennen, daß mehr vorhanden ist als eine Willenslähmung. Vorübergehend scheint ferner eine Ausschaltung des Willens in solchen Fällen vorzuliegen, wo sich die Kranken beispielsweise aus sitzender Stellung plötzlich gewaltsam zur Erde fallen lassen, oder zeitweilig nicht gehen können und ihre Beine wie leblos herunterhängen lassen, wenn man sie trägt. Beides war in einem etwas späteren Stadium bei derselben Kranken zu beobachten, welche die synkopeähnlichen Zustände durchgemacht hatte. Ich will nicht unterlassen, die sogenannten hysterischen Lähmungen hier wenigstens zu streifen. Sie haben mit den beschriebenen Zuständen eine innere Verwandtschaft, wenn auch ihre Eigenart in keiner Weise bestritten werden soll.

Die sogenannten hypochondrischen Lähmungen geben den Beweis, daß der Ausschluß des Willens sich in lokalisierten Muskelgebieten geltend machen kann. Diese Lähmungen gehören immerhin zu den großen Seltenheiten und scheinen fast ausschließlich bei schwerer hypochondrischer Psychose vorzukommen. Selbstverständlich handelt es sich niemals um Lähmungen einzelner Muskel- und Nervengebiete, sondern um solche ganzer Glieder oder wenigstens ganzer Gliedabschnitte. Nur mag man sie nicht mit den psychischen Lähmungen Charcots zusammenwerfen, welche ich für ein Produkt der Suggestion halte, so daß sie selbstverständlich jede beliebige Form annehmen könnten. Sieht man davon ab, so dürfte am häufigsten die hypochondrische Paraplegie vorkommen, [1]) allerdings mit fließenden Übergängen zur hysterischen Paraplegie. Nach eigener Erfahrung kann ich von einer hypochondrischen Hemiplégie berichten, welche rechtsseitig und mit motorischer Aphasie kompliziert war. Sie betraf einen hypochondrischen Geisteskranken, welcher bald auch hartnäckig die Nahrung verweigerte und nach mehrmonatlichem Verlauf der Krankheit zugrunde ging, ohne daß der Tod durch eine Komplikation verschuldet war. Die Gehirnsektion wurde mit Sorgfalt gemacht und ergab einen negativen Befund. Die rechtsseitige Lähmung hatte in diesem Falle Besonderheiten, welche sie auf den ersten Blick von einer organisch begründeten Hemiplegie unterschieden, am auffälligsten trat dies bei dem unbehilflich steifen, das kranke Bein wie ein schweres Gewicht nachschleppenden Gange hervor. Man hätte an Simulation denken können, wenn nicht der schwere Verlauf der Geisteskrankheit jeden Zweifel ausgeschlossen hätte. Das Verhalten des Armes ist mir leider nicht mehr genau erinnerlich, doch weiß ich noch so viel, daß Arm und Schulter wie absichtlich festgestellt schienen und daß ein ganz ungewöhnliches Bild resultierte, welches eben dehalb

[1]) Ein Beispiel davon ist Fall 23 Heft 3 der „Krankenvorstellungen“.

an simulierte Lähmung erinnerte. Die psychische Lähmung Charcots ist dagegen gewöhnlich eine schlaffe Lähmung. Man wird einwenden, daß das Vorkommen einer hypochondrischen Lähmung schon an sich für die Möglichkeit einer psychischen Lähmung im Charcotschen Sinne den Beweis liefere, diese Möglichkeit soll auch nicht bestritten werden, doch wird dann zwischen den hypochondrischen und den psychischen Lähmungen, welche letztere gerade bei Geistesgesunden vorkommen sollen, der eine fundamentale Unterschied bestehen bleiben, daß diese auf Ausschluß des Willens infolge normaler, nur nicht offenbarter Motive, jene auf derselben Anomalie des Willens infolge krankhafter Motive beruhen. Hält man dies fest, so wird die Behandlung der psychischen Lähmungen mit der der Simulation zusammenfallen.

Den sog. hypochondrischen Lähmungen verwandt sind Fälle von fixierter Kontrakturstellung, welche zuweilen in seltenen Fällen als Residuen der gleichen Erscheinung während der akuten Krankheitszeit nach Ablauf derselben zurückbleiben können, während alle übrigen Motilitätsstörungen geschwunden sind. Nach den wenigen Erfahrungen, die mir hierüber vorliegen, scheinen mit Vorliebe die Endglieder der Extremitäten befallen zu werden, so war die Kontraktur einmal auf beide Hände beschränkt, ein anderes Mal auf eine Hand und Spitzfußstellung beider Füße, und in dem ersten Falle mit einem mäßigen, in dem zweiten mit einem hohen Grade von Blödsinn verbunden. Nach der besonderen Entstehungsweise dieser Kontrakturstellungen ließ es sich nicht entscheiden, ob eine eigentliche Lähmung damit verbunden war, jedenfalls war eine spontane Gebrauchsfähigkeit der betreffenden Muskelgebiete ausgeschlossen. Selbstverständlich waren es nicht Fälle von progressiver Paralyse. Ich stehe nicht an, in diesen Fällen Analogien des Ihnen schon bekannten Falles[1]) von motorischer und partieller sensorischer Aphasie zu erblicken, welche Ausfälle ebenfalls nach einer schweren Motilitätspsychose zurückgeblieben waren, und sie durch Summation von Einzelausfällen der psychomotorischen Bahnen Z m zu erklären.

Was die Deutung der akinetischen Symptome anbetrifft, so kommt dafür besonders die Erscheinung der Pseudo-Flexibilitas in Betracht, bei welcher ganz gewöhnlich ein vollständig helles und waches Bewußtsein zugleich vorhanden ist. Ein selbständiger Wille des Kranken, etwas anderes zu tun, als man ihm durch die passive Bewegung aufnötigt, scheint hier nicht vorhanden zu sein, und so könnte man versucht sein, auch die mäßige allgemeine Akinese dieser Fälle auf ein Fehlen des Willens, d. h. auf intrapsychische Einflüsse zurückzuführen, auch das Verharren in den erteilten Stel-

---

[1]) Vgl. S. 6.

lungen läßt diese Deutung zu. Es muß aber dabei auffallen, daß man fast regelmäßig die Beobachtung machen kann, daß die Stellungen eher durch längere Zeit beibehalten werden, wenn man dabei zugegen bleibt und sich mit dem Kranken beschäftigt, als wenn man den Kranken sich selbst überläßt. Wie schon oben einmal angedeutet, müssen wir in diesem Verhalten eine Suggestionswirkung der von dem Untersucher ausgeführten Manipulationen erblicken, d. h. eine unwillkürliche Beeinflussung von an sich doch vorhandenen Willensvorgängen. Den Gegensatz dazu zeigen Fälle von Negativität bei vollständig erhaltenem Sensorium. So beobachten wir z. B. folgendes Verhalten: Ein Kranker, der bei vollem Bewußtsein ist, mit offenen Augen im Bett sitzt und an den Vorkommnissen an der Station offenbar Anteil nimmt, wird aufgefordert, den rechten Arm zu erheben. Da er es nicht tut, so versucht man, passiv diese Bewegung herbeizuführen und begegnet dabei einem Widerstande, der sich in gleichem Maße wie die angewendete Kraft steigert. Wenn der Kranke dabei unwillig wird, so ist man versucht, dieses Verhalten psychologisch durch die Absicht eines Widerstandes zu erklären. Trotzdem kann aus dem ganzen übrigen Verhalten des Kranken unzweideutig hervorgehen, daß es ihm nicht an dem guten Willen fehlte, dem Auftrage nachzukommen, und daß er sonst keinerlei Tendenz zeigt, sich irgendwelchen Anordnungen des Arztes zu widersetzen. Bedenkt man dann noch den Umstand, daß die Kraftleistung des Patienten bei seinem Widerstande oft sehr bedeutend ist und außer allem Verhältnis zu den übrigen Willensäußerungen des Kranken steht, so muß man zu der Auffassung gelangen, daß ein Wille zwar vorhanden ist, aber nicht zur Geltung kommen kann wegen innerer Widerstände und dagegen eine entgegengesetzte Richtung einschlägt, wobei der Kranke meist das Gefühl hat, daß er einem Zwange unterliegt. In gleicher Weise kann man bei dem Versuch, die Lippen des Kranken auseinander zu bringen und den Unterkiefer vom Oberkiefer zu entfernen, den entgegengesetzten Erfolg sehen, daß sich die Lippen fest schließen, die Masseteren und die Temporalmuskeln reliefartig hervorspringen, während sich bald darauf herausstellt, daß der Kranke auch die eigene Absicht, den Mund zu öffnen, bald gar nicht, bald nur unter großer Anstrengung ausführen kann. Zuweilen erhält man dann wohl die Auskunft auf die Frage nach den Motiven ihres Verhaltens, es sei ihnen durch die Stimmen verboten, die Bewegung geschehen zu lassen. Dieselben Stimmen sind es aber auch, die ihn nachher verhindert haben, spontan die Bewegung zu machen: „Sie lassen mich nicht sprechen, jetzt spannen sie und ziehen sie mich wieder,“ sind derartige charakteristische Äußerungen. Ich brauche nicht hervorzuheben, daß derartige verbietende und befehlende Stimmen das eigentümliche Verhalten der Kranken nicht erklären, in unserem Sinne sind sie nur der Ausdruck der an die bestimmte Situation geknüpften körperlichen Ratlosigkeit. Auf die Irradiation des Willensimpulses in derartigen Fällen habe ich schon oben Ihre Aufmerksamkeit gelenkt.

Ohne Zweifel am merkwürdigsten und spezifischsten ist die dritte Form der Reaktion der Kranken gegen passive Bewegungen, die wächserne Biegsamkeit. Diese ausschließlich unter psychotischen Bedingungen anzutreffende Erscheinung kann auch nicht einmal den Verdacht erwecken, daß eine krankhafte Veränderung der Willenstätigkeit ihr zugrunde liegen könne: sie muß offenbar als der spezifische Rindenreflex auf passive Bewegungen aufgefaßt werden, der nur unter bestimmten pathologischen Bedingungen rein zum Vorschein kommt. Diese Bedingungen aber sind die einer hochgradigen Regungslosigkeit, denn nur dabei wird sie beobachtet; mit anderen Worten, sie tritt dann auf, wenn der Einfluß des Willens bei der passiven Bewegung überhaupt nicht zur Geltung kommen kann; daher auch das bedingungslos an diese Störung geknüpfte Verharren in den erteilten Stellungen. Haben wir einmal diesen Standpunkt gewonnen, so erscheinen uns sowohl die Pseudo-Flexibilitas als die Negativität als Modifikationen der Flexibilitas cerea, die bei erhaltener Möglichkeit irgendeines Willenseinflusses auftreten. Der Versuch der passiven Bewegung wird innerhalb der Rinde wahrgenommen. Das eine Mal erregt er die Vorstellung von der auszuführenden Bewegung und erleichtert die entsprechende Willensaktion, das andere Mal entsteht der Gedanke der Unausführbarkeit der Bewegung, d. h. zu der Vorstellung der auszuführenden Bewegung gesellt sich zugleich der hemmende Gedanke einer zugemuteten Kraftleistung, die in der subjektiven Schätzung sehr groß erscheint; der Effekt des Willens wird dadurch in sein Gegenteil verkehrt. Von einer solchen Überschätzung des erforderlichen Kraftaufwandes zeugt dann auch die unter Umständen (s. oben) zu beobachtende Irradiation des Willensimpulses auf verbreitete Muskelgebiete.

Ein Teil der Muskelspannungen, welche man bei sonst regungslosen Kranken hervorruft, sobald man ihre Lage zu verändern sucht, hat vielleicht dieselbe Bedeutung eines modifizierten Rindenreflexes wie die Negativität. Die dauernden aber und die von passiven Bewegungen unabhängigen Muskelspannungen sind so überwiegend häufig mit Zuständen von Bewußtlosigkeit oder schwerer Benommenheit verbunden, daß es gezwungen wäre, sie mit irgendeiner Willenstätigkeit in Beziehung zu bringen. Ich beschränke mich auf den Hinweis, daß sowohl klinische als experimentelle Daten genug vorliegen, welche den Einfluß der zentralen Projektionsfelder der Motilität auf die Entstehung von tonischen Krämpfen und Kontrakturstellungen beweisen.

Meine Herren! In der Literatur unseres Faches werden Sie vielfach auf den Ausdruck Abulie zur Bezeichnung von Zuständen der Regungslosigkeit verschiedenen Grades stoßen. Wir sind jetzt in der Lage, das Ungeeignete dieses Ausdruckes nachzuweisen; nur für die initiative Akinese der Melancholie und des Blödsinns wäre er eine gerechtfertigte, wenn auch entbehrliche Bezeichnung. Nicht um eine krankhafte Störung des Willens, nicht um die Unmöglichkeit des Zustandekommens von Zielvorstellungen handelt es sich bei den Motilitätspsychosen, sondern um eine Identifikationsstörung zwischen Zielvorstellungen und den zentralen Projektionsfeldern der Motilität. Daher die Möglichkeit, daß lokalisierte Kontrakturen und Lähmungen nach Ablauf der akuten Psychose zurückbleiben, daher auch die Möglichkeit einer hypochondrischen Hemiplegie mit motorischer Aphasie. Eine Halbseitigkeit des Willens anzunehmen, wäre ein unsinniger Gedanke; dagegen ein Funktionsausfall oder eine wirkliche Unterbrechung der Bahnen, die der Wille zur Verfügung hat, um die motorischen Zentren einer Hemisphäre zu innervieren, ist denkbar und nicht ohne Analogien. Nur so erklärt sich auch das Zustandekommen des Affektes der motorischen Ratlosigkeit, der vielfachen und eigentümlich gefärbten Erklärungswahnvorstellungen und mancher anderer Erscheinungen. So kann man unter Umständen direkt beobachten, daß bestimmte Zielvorstellungen gerade eben durch das motorische Verhalten erst hervorgerufen werden, daß z. B. ein Kranker, den man in die Knie sinken läßt, Kopf und Augen nach aufwärts wendet und die Hände zum Gebet faltet. Oder eine zufällig erteilte Stellung erinnert ihn an die Situation eines Fechters oder Akrobaten und er fügt nun diejenigen Bewegungen hinzu, die das Bild vervollständigen helfen. Daß pseudospontane Bewegungen als primäre Erscheinung vielfach auch die gewohnheitsmäßig damit verbundenen Affekte erst hervorrufen, z. B. solche der Fröhlichkeit oder des Angriffs, ist gelegentlich schon erwähnt worden. Ebenso ist stets hervorgehoben worden, daß die gesamten Bewegungsäußerungen der hyperkinetischen Motilitätspsychose ohne Zutun des Willens erfolgen und als primäre Quelle begleitender Gedankengänge und Affekte aufzufassen sind. Noch viel mehr wird dies für die besondere Art der eng lokalisierten rhythmisch sich wiederholenden pseudospontanen Bewegungen gelten, welche bei der akinetischen Motilitätspsychose vorkommen und der Lähmung mit Kontrakturstellung der betroffenen Muskelgebiete vorangehen können.

Meine Herren! Aus den angestellten Betrachtungen geht mindestens soviel hervor, daß bei den Motilitätspsychosen derjenige große Komplex von Vorstellungen, welcher das Ich repräsentiert, das Bewußtsein der Persönlichkeit in unserem Sinne, von der Bewegungsmaschine des Körpers, die es zu beherrschen gewohnt war, gewissermaßen losgelöst ist, daß es den Bewegungsvorgängen, die trotzdem stattfinden, oder auch dem Stillstand dieser Maschine als Zuschauer gegenübersteht und seinerseits erst dadurch affiziert wird. Daß diesem Verhalten nur eine Lösung von Assoziationen, der von uns hypothetisch postulierte Vorgang der Sejunktion, zugrunde liegen kann, liegt auf der Hand. Ein besonderes Licht muß nun durch diesen Zusammenhang der Dinge auf diejenige Gruppe von Bewegungen fallen, welche fast ausschließlich unter der Herrschaft der Persönlichkeit stehen, nämlich die sprachlichen Äußerungen. Sie werden am leichtesten Schaden leiden und das feinste Reagens für den motorischen Charakter einer Psychose abgeben. Und das finden wir in der Tat durch die Erfahrungen der Klinik bestätigt. Wo Sie auf einen frisch Erkrankten stoßen, der Ihren Fragen eine auffällige Schweigsamkeit entgegensetzt und dadurch das Krankenexamen erschwert, versäumen Sie nicht, meine Herren, seine Glieder zu bewegen und in bestimmte Stellungen zu bringen; Sie werden dann oft überrascht sein, die Symptome der Pseudo-Flexibilitas und des Verharrens in Stellungen ganz ausgeprägt vorzufinden. Und die Erfahrung, daß beim Abklingen einer Motilitätspsychose eine Art von reflektorischer Stummheit, d. h. ein Ausbleiben der Antwort auf die Fragen des Arztes, während alle anderen Reaktionen prompt erfolgen, unser reaktiver Mutazismus, das letzte motorische Symptom bildet, habe ich so oft gemacht, daß ich sie für gesetzmäßig halten muß. Daß es gerade der reaktive Mutazismus ist und daß dieser gerade dem Arzte gegenüber in Erscheinung tritt, wird sofort verständlich, wenn ich Sie an die von einem temperamentvollen Fachkollegen beliebte Unterscheidung eines „Ober-“ und „Unterbewußtseins“ erinnere. Ebenso werden wir es natürlich finden, daß unter diesen Umständen der Sprachmechanismus besonders auf solche Fragen versagt, die gerade dieses Symptom selbst zum Inhalt haben. Ein zu begreifender Affektausbruch ist oft die einzige Antwort, die Sie durch fortgesetztes Drängen erreichen können.[1])

[1]) Bei einem 26jährigen jüdischen Kaufmann bestand ganz isoliert eine derartige Spracherschwerung. Er konsultierte mich in der eigentümlichen Weise, daß er mir einen

Meine Herren! Nunmehr erinnere ich Sie an die Darstellung, welche ich Ihnen im Eingange dieser klinischen Besprechungen von dem Bewußtsein der Körperlichkeit gegeben habe. Die Muskulatur mußte darin einen hervorragenden Platz finden, ja wir mußten ein dunkles Bewußtsein von dem Zustande unserer Körpermuskulatur, welches fortwährend Haltung und Gang reguliert, als uns stets im wachen Zustande begleitend voraussetzen, so daß wir der Kurve der psychophysischen Bewegung die Eigenschaft zuschreiben mußten, sich mit einer gewissen mäßigen Höhe der Erregung über dem gesamten Bewußtsein der Körperlichkeit zu erheben. Wenn wir uns dessen erinnern, so werden wir auch anerkennen müssen, daß die Bewegungsäußerungen der Kranken wie der Gesunden einen Erregungsvorgang, der sich im Bewußtsein der Körperlichkeit vollzieht, zur nächsten Voraussetzung haben. Die abnormen Bewegungsäußerungen, mit denen wir uns hier beschäftigt haben, fänden somit eine einfachste Erklärung in der Annahme einer Erkrankung des Bewußtseins der Körperlichkeit. Wir könnten dann die Definition des Willens, welche Ihnen noch gegenwärtig sein dürfte, auch so modifizieren, daß die motorischen Projektionsfelder zum Bewußtsein der Körperlichkeit gehören. Die Vorstellung von der etwa erforderlichen Kraftleistung für eine bestimmte auszuführende Bewegung gehört ebenfalls zum Bewußtsein der Körperlichkeit. Eine krankhafte Veränderung des sich aufeinander aufbauenden Gefüges der Bewegungsvorstellungen des ganzen Körpers wird unter Umständen zur Wahrnehmung gelangen und den Effekt haben, die Kraftleistung für jeden einfachen Bewegungsvorgang in der subjektiven Schätzung bis auf ein abnorm hohes Maß zu steigern, so daß die Bewegungen ganz unterlassen werden und Regungslosigkeit resultiert. Daß die Kranken abnorme Körperstellungen und Haltungen einnehmen, sobald sie zum Stehen und Gehen veranlaßt werden, erklärt sich ebenso einfach aus einer Störung des Bewußtseins der Körperlichkeit der Art, daß die Beziehungen zwischen Rumpf und Extremitäten an bestimmten Abschnitten der Wirbelsäule oder der sich normalerweise kompensierenden Innervation zusammenwirkender symmetrischer Muskelgebiete in ihrer Stellung zueinander, d. h. in ihrer gesetzmäßigen Assoziation, verändert empfunden werden. Der Kranke, welcher erst regungslos verharrte und die Lokomotion zu vermeiden suchte,

---

Zettel mit folgenden Worten überreichte: Fast immer, wenn ich mit Überlegung etwas sprechen will, bin ich trotz der größten Anstrengung nicht imstande, einen Laut hervorzubringen. Unbewußt spreche ich ganz fließend, ebenso beim Lesen und Singen. Dieser Zustand rührt schon aus der Schulzeit her und macht sich immer mehr geltend, so daß ich zeitweise glaube, ich wäre stumm.

findet dann, dazu gezwungen, eine in Unordnung geratene Bewegungsmaschine vor. Daß dieser Vorgang noch nicht mit den Halluzinationen auf eine Stufe gestellt werden kann, ist einleuchtend, denn bei diesen ist der krankhafte und abnorm starke Reiz die Hauptsache, während in unserem Falle eine Lockerung der festgefügten Assoziation zur Erklärung genügt. Das Festhalten bestimmter pathologischer Stellungen läßt in unserem Sinne ebenfalls nur auf die subjektive Empfindung einer Veränderung der Gleichgewichtslage zwischen impulsiver, kollateraler und antagonistischer [1]) Innervation bestimmter Muskelgebiete, welche bei der normalen Stellung zusammenwirken, schließen. Die maschinenmäßig sich wiederholenden, durch ihre Einförmigkeit ausgezeichneten Bewegungen sind den autochthonen Gedanken im Gebiete der Persönlichkeit vergleichbar, es sind autochthone Vorstellungen im Gebiete der Körperlichkeit und deshalb einförmig, weil in diesem Gebiete des Bewußtseins alles lokalisiert ist.

Die rhythmische Wiederholung kann in solchen Fällen darauf beruhen, daß ein lokaler krankhafter Reiz nur in bezug auf gewisse einförmige Bewegungen besteht, und daß er bis zu einer gewissen Größe anwachsen muß, um die Bewegung selbst herbeizuführen, womit eine Art Entladung gegeben ist, so daß zunächst der Antrieb zur Bewegung beseitigt wird, bis sich derselbe Vorgang wiederholt. Ganz ähnlich wird es sich mit dem Verbigerieren verhalten; auch hier muß ein lokaler Reizvorgang, der zur rhythmischen Wiederholung führt, bestimmten Sprachbewegungsbildern anhaften. Das Zwangsreden, d. h. das zwangsmäßige Nachsprechen halluzinierter Wörter, liefert uns ein Beispiel dafür, daß der Ausgangspunkt derartiger krankhafter Reizvorgänge im motorischen Gebiete auch in den zentralen Sinnesgebieten liegen kann, wenn dort vorhandene pathologische Reize in das Bewußtsein der Körperlichkeit übergreifen; denn die primäre Gehörshalluzination ist ja als ein Reizvorgang zu betrachten, der nicht nur das akustische Klangbild, sondern auch das dazu gehörige Organgefühl wachruft, und nur das Vorhandensein einer ausgeschliffenen Bahn, welche von jeher dem Nachsprechen gedient hat, erklärt neben der Stärke des ursprünglichen Reizes die Irradiation auf das motorische Sprachgebiet. Dabei zeigt sich in denselben Fällen dieser Teil des Bewußtseins der Körperlichkeit, nämlich das motorische Sprachgebiet, für den Willen des Kranken unzugänglich oder schwerer zugänglich als normal. Ein Analogon zu dieser Reaktion des motorischen

---

[1]) Diese Darstellung steht noch auf dem Boden der Duchenneschen Lehre. Die neueren Arbeiten von Hering jun. haben indessen dargetan, daß die Annahme einer antagonistischen Muskelkoordination nicht haltbar ist.

Gebietes im Bewußtsein der Körperlichkeit auf Reize, welche ihnen aus den zentralen Sinnesregionen zuströmen, ist in folgender Beobachtung zu finden. Ein derartiger Kranker wird im Bett sitzend angetroffen, die rechte Hand in einer Stellung haltend, als ob er etwas darin hielte, während man zunächst nichts darin sieht. Namentlich ist der Daumen gegen die zwei ersten Finger gestellt und die Fingerkuppen gegeneinander gepreßt. Es handelt sich um denselben Kranken, der von den Stimmen geschraubt und gezogen wird. Ich trage ihm nun auf, den linken Arm zu erheben, was er bereitwillig tut, dasselbe verlange ich dann bezüglich des rechten Armes, aber ohne Erfolg. Derselbe Versuch wiederholt, hat das gleiche Ergebnis. Nun versuche ich den rechten Arm in eine andere Stellung zu bringen und begegne zunächst einem wachsenden Widerstande, dann lebhaften Zeichen des Unwillens von seiten des Kranken. Eine genaue Untersuchung der Finger ergibt nun, daß der Kranke ein winziges Stückchen Zeug zwischen den Fingern hat, das seiner wollenen Zudecke entstammt. Nachdem man es weggenommen hat, macht er mit der rechten Hand ebenso wie vorher mit der linken alle Bewegungen, die man von ihm velangt. Während in solchen Beispielen ein abnorm starker Einfluß interkortikaler Leitungen sich geltend macht, weisen andere Beobachtungen, wonach zuweilen entstellte Wörter bei derselben Kategorie von Kranken produziert werden, darauf hin, daß der Einfluß dieser Leitungen — der sich ja beim Sprechen normalerweise immer geltend macht —, auf dieselben Schwierigkeiten stoßen kann, wie die Einwirkung des Willens auf die Sprachbewegungen; sonst wäre es nicht möglich, daß aus heiler Haut plötzlich paraphasisch gesprochen würde. Dieses Beispiel ist ebenfalls einer Verallgemeinerung fähig. Bedenkt man nämlich, daß z. B. beim Stehen und Gehen unsere Bewegungen fortwährend durch zentripetale Reize reguliert werden müssen, so wird man auch hier den Einfluß von interkortikalen Bahnen auf die zum Gehen und Stehen erforderlichen Bewegungsvorstellungen anerkennen müssen; dieselbe Hemmung, welche die Regungslosigkeit der Kranken verschuldet, auf derartige interkortikale Bahnen übertragen, erscheint dann sehr wohl geeignet, wie im Sprachgebiete die Paraphasie (sit venia verbo) herbeizuführen.

Sechsunddreissigste Vorlesung.

Einfache oder Grundformen der akuten Psychosen. Gemischte und zusammengesetzte Psychosen. Beispiele.

Meine Herren!

Sie werden sich erinnern, wie eindringlich ich immer betont habe, daß unsere klinische Kenntnis von den Psychosen noch sehr unvollkommen ist. So mögen sie auch im Auge behalten, daß die Ihnen vorgeführten Krankheitsfälle zwar der Mehrzahl nach gewisse häufiger vorkommende Krankheitstypen darstellen, daß sie aber in ihrem Inbegriff durchaus noch nicht die Mehrzahl der überhaupt vorkommenden Typen ausmachen, oder mit anderen Worten, daß die komplizierteren und deshalb auch weniger bekannten Krankheitsfälle an Zahl überwiegen. Das Prinzip, nach dem ich bei dieser Auswahl verfahren bin, ist Ihnen ja nicht verborgen geblieben, es ist eigentlich selbstverständlich und durch den Lehrzweck bedingt: es mußten Ihnen zunächst einfache, aus wenigen Elementarsymptomen sich zusammensetzende und möglichst vollständig verstandene Krankheitsfälle vorgeführt werden. Sie bilden für uns den Grundstock einer Krankheitslehre, auf den zum Verständnis der komplizierteren Fälle immer wieder zurückgegriffen werden muß. In diesem Sinne könnten wir die bisher abgehandelten Krankheitstypen als Grundformen der Psychosen bezeichnen. Es kann nun nicht in meiner Absicht liegen, eine Schilderung der über die einfacheren Verhältnisse hinausgehenden Fälle auch nur zu versuchen, nur über die Gesichtspunkte, nach welchen Sie diese in der Praxis überwiegenden Fälle zu beurteilen haben werden, möchte ich einige kurze Bemerkungen nicht unterlassen. Es ist selbstverständlich, daß wir nicht etwa den Versuch machen werden, sie in irgendein Schema, sei es auch so bewährt wie das unsrige, künstlich einzuzwängen. Jedoch leistet unser Schema auch diesen komplizierten Fällen gegenüber so viel, daß es uns zu einer Analyse der dabei vorkommenden Symptome verhilft.

Zunächst erinnere ich daran, daß wir schon vielfach Übergangsfälle zwischen je zwei der uns bekannten Grundformen akuter Psychosen gefunden haben. Sie gehören zu den einfachsten Beispielen jener komplizierteren gemischten Psychosen, wie wir sie nennen wollen. So sind Ihnen die Grenzfälle von Angstpsychose und affektiver Melancholie bekannt, die ich früher[1]) kurz skizziert habe. Sie verdienen ihrer besonderen Häufigkeit wegen hervorgehoben zu werden. Viel seltener ist der ebenfalls früher[2]) kurz erwähnte Fall der deliranten Angstpsychose, ein ziemlich reines Bild akuter Autopsychose von dem Inhalt des angstvollen Kleinheitswahns, bei welchem wesentlich nur der Verlauf und die Beteiligung des Projektionssystems dem Delirium tremens entlehnt sind. Das Krankheitsbild der agitierten Melancholie, das ich Ihnen ebenfalls als eine Angstpsychose gekennzeichnet habe,[3]) ist vielleicht einer einheitlichen Erklärung zugänglich, wenn man annimmt, daß das gehäufte Auftreten von Angstvorstellungen der Rededrang und die Ideenflucht verursacht. Jedenfalls ist das Zusammentreffen dieser beiden maniakalischen Symptome mit einer Angstpsychose sehr bemerkenswert. Auch die agitierte Melancholie entspricht einem der häufigeren Krankheitstypen. Die angeführten Beispiele stellen Mischformen dar, welche ganz oder überwiegend nur die autopsychische Desorientierung haben, so daß sie immerhin in der größeren Krankheitsgruppe der Autopsychosen verbleiben.

Als einen Übergangsfall zwischen Autopsychosen und Somatopsychosen haben wir dagegen das Beispiel der hypochondrischen Melancholie kennen gelernt.[4]) Die überwertige Idee, welche der affektiven Melancholie angehört, hat hier einen dem Bewußtsein der Körperlichkeit entlehnten Inhalt, dessen Herleitung von einer hysterischen Sensation meist nicht zu verkennen ist. Bei weitem überwiegend ist das somatopsychische Element in derjenigen Form der depressiven Melancholie,[5]) welche wir von einer schweren hypochondrischen Geisteskrankheit abgeleitet haben. In beiden Fällen läßt sich eine ursächliche Bedingtheit der einen von der anderen Symptomenreihe annehmen, jedoch in entgegengesetzter Richtung, so daß das hypochondrische Element in der hypochondrischen Melancholie die Folge, in der depressiven dagegen die Ursache der Autopsychose bildet. Eine ähnliche gegenseitige Bedingtheit haben wir bei den hypochondrischen Geisteskrankheiten

---

1) Vgl. S. 233.
2) Vgl. S. 231.
3) Vgl. S. 232.
4) Vgl. S. 254 u. 255.
5) Vgl. S. 431.

überhaupt als die Regel angetroffen und finden sie darin begründet, daß das Symptom der Angst, welches nur selten dabei fehlt, auch die entsprechenden Angstvorstellungen autopsychischer Art, welche zur autopsychischen Desorientierung in der Form des Kleinheitswahnes führen, im Gefolge haben kann. So verstehen wir, daß die Somatopsychosen nur selten rein auftreten und überwiegend häufig dem Begriff der Autosomatopsychosen entsprechen, also eigentlich zu den gemischten Psychosen gehören. Sie werden finden, daß ich bei meiner Darstellung der Somatopsychosen diesen Punkt immer berücksichtigt habe. Von einer anderen Kombination dagegen, die nicht minder häufig zu beobachten ist, habe ich dabei ausdrücklich abgesehen. Sie besteht in derjenigen nicht selten auch akut auftretenden Form der Desorientierung, welche wir als hypochondrischen Verfolgungswahn bezeichnen wollen. Auch dabei besteht ein innerer Zusammenhang zwischen den somatopsychischen und dieses Mal allopsychischen Symptomen, begründet zum Teil durch einfachen Erklärungswahn, zum Teil durch das Elementarsymptom des somatopsychischen Beziehungswahns, welches wir seinerzeit unter die Neubildung von Assoziationen rubriziert haben. Bei den akuten Psychosen ist sichtlich der letztere Zusammenhang überwiegend, und oft gerade in Fällen, welche die autopsychische Desorientierung durch Kleinheitswahn entweder nur zunächst oder auch überhaupt vermissen lassen. Solche Fälle werden wir den akuten Allosomatopsychosen zurechnen und finden darin eine wohl charakteristische Mischform zwischen Allopsychosen und Somatopsychosen. In anderen Fällen entwickelt sich auf der gleichen Grundlage, während die Angst bald einen sehr hohen Grad erreicht, eine Desorientierung auf allen drei Bewußtseinsgebieten, von dem charakteristischen Inhalt des phantastischen, zugleich hypochondrischen Bedrohungswahnes, ein oft sehr akutes Krankheitsbild total sensorischer Psychose, meist mit massenhaften Halluzinationen, Annäherungsfurcht und blinder Abwehr einhergehend. Auf autopsychischem Gebiete kommt es hier ganz gewöhnlich nicht nur zu Kleinheitswahnideen, sondern auch zu kontrastierenden Größenvorstellungen, und die Desorientierung hat oft die Neigung, nach letzterer Richtung zu gravitieren, während die Kleinheitswahnideen, in Phoneme gekleidet, energisch abgewehrt werden und der Affekt der Ratlosigkeit in dieser Beziehung vorwiegt. Der oben[1]) geschilderte ratlose Bewegungsdrang ist allen diesen Fällen eigen. Infolge der Desorientierung kann es auch zu den verschiedensten Handlungen der Ratlosigkeit kommen, worunter blindes Fortdrängen, Fenstereinschlagen, Angriffe auf die Umgebung und

[1]) Vgl. S. 377.

Selbstverletzungen der verschiedensten Art, je nach dem Sitz der hypochondrischen Sensationen, endlich die energische Abwehr jeder Nahrung hier ausdrücklich hervorgehoben werden sollen. Seine Abgrenzung findet das hier geschilderte Krankheitsbild wesentlich nach der motorischen Seite hin, indem wir nur solche Fälle dazu rechnen können, bei denen eigentliche Motilitätssymptome vollständig fehlen. Das Krankheitsbild der akuten totalen sensorischen Psychose mit dem Inhalt des phantastisch hypochondrischen Bedrohungswahns kommt nicht so selten in sehr kurzen, nur wenige Stunden oder Tage dauernden Anfällen vor, sei es auf intoxikatorischer, sei es auf degenerativer Grundlage. Von Intoxikationen ist es namentlich der chronische Alkoholismus, von degenerativen Zuständen die hysterische und epileptische Veranlagung, welche ein Hauptkontingent zu solchen Anfällen sog. transitorischer Psychose stellen. Auch vorangegangene Kopfverletzungen schaffen eine Disposition dafür. Für die länger dauernden Zustände der gleichen Art ist mir eine besonders innige ätiologische Beziehung nicht bekannt. Ich brauche nicht zu erwähnen, daß das Leben dabei immer schwer gefährdet ist. Bleibt es erhalten, so pflegt ein mehr oder weniger schwerer Erschöpfungszustand mit Erinnerungsdefekt zu folgen, an den sich die Rekonvaleszenz anschließen kann. Ein paranoisches Stadium kommt nicht zur Beobachtung. Was den Verlauf des akuten phantastisch hypochondrischen Bedrohungswahns bis zur Entwickelung des Höhestadiums anlangt, so kann dieses besonders in den Fällen transitorischer Psychose in wenigen Viertelstunden erreicht werden, in anderen Fällen entwickelt es sich innerhalb weniger Wochen aus einem hypochondrischen Initialstadium heraus, wozu bald Beziehungswahn und Halluzinationen aller Sinne, sowie Erklärungswahnideen verschiedenster Art treten. Gerade diese Fälle aber, von zunächst überwiegendem sensorischen Gepräge und sichtlich aszendierendem Verlauf, pflegen bei längerem Bestande des Höhestadiums mit Vorliebe auch motorische Symptome, und zwar wechselnd hyperkinetischer, parakinetischer und akinetischer Art, zu entwickeln und in diesem Stadium zu tiefer Erschöpfung und zum Tode zu führen. Solche Fälle sind mir wiederholt vorgekommen, hauptsächlich bei erblich schwer Belasteten, sie verdienen den Namen der akuten progressiven sensorischen Psychose. In einem Falle der Art, einen 40jährigen kyphoskoliotischen, erblich belasteten, aber nicht trunksüchtigen Arbeiter betreffend, vollzog sich dieser Verlauf innerhalb zwei Monaten, während deren der Patient, trotz zureichender Ernährung in der letzten Woche, 24 Pfd. am Körpergewicht verlor. Übrigens pflegt auch die

Mehrzahl der zur transitorischen Psychose gehörenden Fälle von spezifischen Motilitätssymptomen begleitet zu sein.

Meine Herren! Das oben skizzierte Bild des akuten phantastisch hypochondrischen Bedrohungswahnes gehört zu den affektvollsten Zuständen, die wir überhaupt kennen, bei einigermaßem längerem Bestehen, oft schon nach wenigen Tagen, pflegt es das Allgemeinbefinden in einem Grade zu schädigen, wie es sonst nur bei den schwersten körperlichen Allgemeinerkrankungen der Fall ist. Verfallene Züge, allgemeiner Muskeltremor, heisere, klanglose Stimme, trockener, borkiger Belag der Lippen, Zunge und Zähne, nicht selten, und dann wohl als Folgezustand, die Zeichen beginnender Blutzersetzung oder schwere trophische Störungen kündigen den bevorstehenden Exitus an. Die Ernährungsstörungen können auch eine pathologisch anatomische Begründung finden, wie z. B. entzündliche Herde in den Vorderhörnern des Rückenmarks bei multipler Gangrän der Haut.[1]) Solche Fälle sind es hauptsächlich, die von den Autoren als sog. Delirium acutum geschildert werden. Eine besondere Krankheit der Art werden wir aber deshalb nicht anerkennen können, sondern nur die leicht verständlichen Folgen eines rasch zur Kräftekonsumption führenden, besonders akut gefärbten Krankheitsbildes darin erblicken. Übrigens kommt es glücklicherweise nur selten zu diesen allerschwersten Fällen, und ein Teil dieser seltenen Fälle zeigt überdies Symptome von seiten des Projektionssystems beigemischt, so daß sie als Fälle von sog. galoppierender Paralyse in Anspruch genommen werden können. Auch wären Sie im Irrtum, wenn Sie meinten, die totale sensorische Psychose hätte immer den charakteristischen Inhalt des phantastisch hypochondrischen Bedrohungswahnes. Das ist durchaus nicht der Fall, sondern es überwiegen durchaus die gemischten Krankheitsfälle von nur mäßigem Affekt und individuell sehr verschiedenem Inhalt der Wahnideen, wobei eine gewisse Partialität der Desorientierung vorzuherrschen pflegt. Beispielsweise kann sich die somatopsychische Desorientierung auf den Wahn der Schwangerschaft beschränken, die autopsychische auf die begleitende Versündigungsidee und die allopsychische nur auf einen bestimmten Zeitabschnitt und auf bestimmte Verhältnisse beschränkt sein, so daß die gegenwärtige Situation noch richtig erkannt wird. Phoneme und Erklärungswahnideen bilden dann die akzessorischen Elemente des Krankheitsbildes.[2]) Andere Male finden sich ebenso partiellen Orientierungsstörungen noch vereinzelte, mindestens zeitlich nicht erhebliche Motilitätserscheinungen beigemischt, welche auch den

[1]) Sektion von Cohnheim ausgeführt.

[2]) Vgl. Fall 9 der „Krankenvorstellungen" Heft 3.

Erklärungswahnideen überwiegend häufig den bestimmten Inhalt einer zauberhaften Beeinflussung verleihen. Einige Beispiele der Art, überdies noch durch verhältnismäßig raschen günstigen Verlauf ausgezeichnet, finden Sie unter der Bezeichnung gemischter sensomotorischer akuter Psychosen in den Krankendemonstrationen aus meiner Klinik.[1])

Mischformen zwischen Motilitätspsychosen und mehr oder weniger verbreiteten sensorischen Psychosen sind Ihnen zum Teil durch meine oben gegebene Schilderung bekannt geworden. So erinnere ich Sie an die bei der Besprechung der verworrenen Manie hervorgehobene Tatsache, daß die hyperkinetische Motilitätspsychose mit allopsychischer Desorientierung einhergehen kann, Fälle, welchen ich ausdrücklich eine besondere Stellung vorbehalten habe. Sie kommen auf der gleichen menstruellen Grundlage vor und mit der gleichen Neigung zu periodischer Wiederholung wie die hyperkinetische Motilitätspsychose überhaupt und verdienen die Bezeichnung der hyperkinetischen Allopsychosen. Weniger häufig begegnen wir der Kombination von hyperkinetischer Motilitätspsychose oder auch von agitierter Verwirrtheit mit schwereren hypochondrischen Symptomen, doch sind mir einige Fälle der Art vorgekommen, in denen ein nur wenige Tage dauerndes hypochondrisches Stadium mit Neigung zu schwerer Selbstbeschädigung die hyperkinetischen Symptome teils ersetzte, teils ihnen aufgepfropft erschien. Die hypochondrischen Symptome stellen in diesen Fällen ein kurzdauerndes Stadium der Akme her. Die Zugehörigkeit der Motilitätssymptome zum Bewußtsein der Körperlichkeit wird dadurch aufs neue illustriert. Andere Male geht die akute hyperkinetische Motilitätspsychose von vornherein mit totaler Desorientierung einher, wie aus dem ablehnenden Verhalten zur Zeit des Erregungszustandes und der späteren Auskunft der Kranken hervorgeht. Ein Beispiel der Art haben Sie ganz kürzlich gesehen.[2]) Daß das mehr oder weniger ausgeprägte Bild einer hyperkinetischen Motilitätspsychose zu den Erscheinungen einer totalen sensorischen Psychose später hinzutreten kann, und daß der schwere Verlauf gewisser Fälle von akuter progressiver Psychose dadurch begründet sein kann, habe ich ebenfalls schon erwähnt. Sie erinnern sich bei dieser Gelegenheit, daß gewöhnlich nicht eine hyperkinetische Motilitätspsychose, sondern eine komplette Motilitätspsychose bei diesem progressiven Verlaufe zustande kommt.

Bei der akinetischen Motilitätspsychose mußten wir es von vornherein aufgeben, nur die reinen Fälle zu betrachten, die Tat-

[1]) Vgl. Fall 28 Heft 1 und Fall 2 Heft 2 der „Krankenvorstellungen".

[2]) Vgl. Fall 20 Heft 3 der „Krankenvorstellungen".

sache, daß es sich hier meist um Mischfälle handelt, ist Ihnen also schon genügend bekannt. Doch will ich noch ausdrücklich betonen, daß eine bestimmte Kombination, und zwar die mit hypochondrischen Symptomen, fast die Regel bildet, wieder ein Hinweis darauf, daß die Motilitätspsychosen selbst zu den Somatopsychosen im weiteren Sinne gerechnet werden müssen. In einer ganzen Reihe von Fällen hat sich dagegen die Tatsache, daß die allopsychische Orientierung erhalten blieb, mit genügender Sicherheit feststellen lassen. Davon war einer auch somatopsychisch vollkommen orientiert, dagegen aber mit phantastischem Kleinheitswahn und überhaupt dem Bilde der affektiven Melancholie kompliziert. Abgesehen von diesem letzteren handelt es sich dabei um Fälle von ungünstigem Verlauf, während andere Fälle mit totaler Desorientierung auf sensorischem Gebiete zu vollständiger Heilung, wenn auch einige Male erst nach Jahren, gelangt sind. Es erscheint nicht gezwungen, die Partialität dieser Fälle mit der Umschriebenheit der direkten Herdsymptome bei den Gehirnkrankheiten in Parallele zu bringen. Daß von den Fällen akinetischer Motilitätspsychose, die mit totaler sensorischer Desorientierung einhergehen, die mit phantastischem Bedrohungswahn eine besondere Bedeutung beanspruchen und im allgemeinen prognostisch ungünstig zu beurteilen sind, habe ich oben schon genügend betont.

Meine Herren! Die zyklische Motilitätspsychose hat uns Gelegenheit gegeben, die Mischformen von Manie und Melancholie mit den beiden entgegengesetzten Phasen dieser Krankeit kennen zu lernen. Solche Kombinationen und daraus resultierende Fälle gemischter Psychose finden wir nun auch abgesehen von den Motilitätspsychosen nicht so selten, und wir werden es nur begreiflich finden, daß eine Desorientierung jeglicher Art, soweit sie nicht selbst Effekt einer Manie oder Melancholie ist, häufig genug mit einer diffusen Steigerung oder Herabsetzung der Erregbarkeit der Assoziationsbahnen einhergeht. Überwiegend häufig handelt es sich hierbei um noch unbekannte, im übrigen sehr verschiedene Krankheitsfälle. Dagegen sind gewisse Kombinationen bekannterer Art auch uns schon gelegentlich aufgestoßen. So habe ich früher [1]) gewisser Fälle von maniakalischer Allopsychose Erwähnung getan und möchte das vorhin Gesagte noch dahin vervollständigen, daß in Fällen von hyperkinetischer Motilitätspsychose gerade dann die Orientierung in der Außenwelt gern Schaden zu leiden scheint, wenn die Kranken gleichzeitig maniakalisch sind, oder ein ausgeprägtes rein maniakalisches Bild das einleitende Stadium der Krankheit gebildet hat.

---

[1]) Vgl. S. 390.

Eine praktisch wichtige Kombination allopsychotischer Symptome mit Manie verdient noch eine besondere Erwähnung. Das Krankheitsbild der zornmütigen Manie, welches ziemlich häufig als selbständige Krankheit auftritt, besteht im wesentlichen aus einer Kombination von Manie mit Angstvorstellungen und entsprechenden Phonemen, ohne daß es deshalb zu erheblicher allopsychischer Desorientierung zu kommen braucht. Meist ist jedoch allopsychischer Beziehungswahn und Hypermetamorphose zugegen. Auch über Angst selbst wird geklagt, und zuweilen beobachtet man Annäherungsfurcht und Schreckhaftigkeit. Ein besonders typischer Fall der Art trat in genau vierwöchentlichen Perioden von je 14 tägiger Dauer rezidivierend auf, ohne daß an eine menstruelle Ätiologie gedacht werden konnte, denn es handelte sich um einen in der Pubertät befindlichen 18 jährigen Jüngling, der übrigens körperlich auffallend zurückgeblieben und erblich schwer belastet war. Wie in diesem Falle, so scheint die zornmütige Manie überhaupt überwiegend günstig abzulaufen. Die nicht seltene zornmütige Manie der Paralytiker hat gewöhnlich nur die Bedeutung einer Krankheitsphase.

Eine weitere Kombination, wenn auch nicht von Manie, aber von konsekutiver asthenischer Verwirrrtheit mit allopsychischer Desorientierung habe ich bei Gelegenheit der verworrenen Manie berührt und ebenso hervorgehoben, daß die gleiche Kombination auch bei primärer asthenischer Verwirrtheit zu beobachten ist.[1]) Es mag dabei dahingestellt bleiben, ob ein ursächlicher Zusammenhang zwischen der nachweislichen Assoziationsschwäche und der allopsychischen Desorientierung besteht. Das Vorkommen der im Anschluß daran erwähnten asthenischen Aut-Allopsychose der jungen Mädchen würde allerdings geeignet sein, diese Annahme zu unterstützen.

Viel weniger bekannt als die Kombination maniakalischer Zustände mit anderen Psychosen ist die Vermischung der affektiven Melancholie mit solchen, und ich muß mich damit begnügen, sie gerade nur erwähnt zu haben. Ich erinnere dabei an das vorher erwähnte[2]) Vorkommen der Melancholie gleichzeitig mit akinetischer Motilitätspsychose oder mit der akinetischen Phase einer zyklischen Motilitätspsychose.

Meine Herren! Außer den gemischten Psychosen, mit denen wir uns soeben beschäftigt haben, unterscheiden wir zusammengesetzte Psychosen. Dieselben zeichnen sich dadurch aus, daß die Krankheit bei ihnen in voneinander unabhängigen, ver-

[1]) Vgl. S. 392, 393 u. 394.

[2]) Vgl. S. 450.

schiedenartigen Stadien oder Phasen verläuft. Zunächst eine allgemeine Bemerkung über die Bedingung der Unabhängigkeit oder Selbständigkeit dieser Phasen. Bei den meisten akuten Psychosen müssen wir ein Initialstadium anerkennen, welches, wir wir gesehen haben, durch den eigentümlichen Affekt der Ratlosigkeit sein besonderes Gepräge erhält. Die Ratlosigkeit kann zu Angst und Verzweiflung gesteigert sein, oder die Angst ist selbst als eine besondere, somatopsychische Form der Ratlosigkeit aufzufassen. Dieses Initialstadium können wir unmöglich als selbständige Erscheinung auffassen, denn der darin vorherrschende Affekt ist nur die Reaktion auf die gleichen Elementarsymptome, welche zur Desorientierung führen und die Eigenartigkeit einer bestimmten einfachen Psychose bedingen. Wie Ihnen erinnerlich, hat gerade dieses Initialstadium den ersten Anlaß dazu gegeben, daß man sich den Verlauf jeder Psychose als in Stadien erfolgend vorstellte; das erste dieser Stadien sollte demnach ein melancholisches im Sinne der älteren Autoren sein. Hat die akute Psychose ihren Höhepunkt überschritten und kommt es zur Ausbildung eines besonderen paranoischen Stadiums vor der definitiven Heilung, so werden wir darin ebenfalls nicht ein selbständiges Stadium in dem oben postulierten Sinne erblicken können. Für uns ist dieses Stadium nichts weiter als das mehr oder weniger reine Bild der Desorientierung nach Abklingen der akuten Krankheitssymptome, die zur Desorientierung führten. Wo es statt zu dem paranoischen oder auf dieses folgend zu einem dementen Stadium kommt, gilt für dieses genau die gleiche Überlegung, weil es genau ebenso einen Folgezustand darstellt, wie das paranoische Stadium. Auch die endlichen Ausgänge in Unheilbarkeit, d. h. entweder chronische Geistesstörung oder Demenz, können für uns in diesem Sinne keine eigentlichen Stadien sein.

Sie sehen, meine Herren, daß wir auf diese Weise dazu gelangen, die meisten der uns schon bekannten, seien es einfache, seien es gemischte Psychosen von dem Begriff der zusammengesetzten Psychosen auszuschließen. Nur in einer Hinsicht werden wir im Zweifel sein können, nämlich ob die Aufeinanderfolge konträr entgegengesetzter Zustände, wie von Manie und Melancholie, im Sinne selbständiger Stadien zu deuten ist. Auch hier liegt ja die Auffassung nahe, daß die gesteigerte Erregbarkeit, welche dem einen Stadium zugrunde liegt, die Herabsetzung der Erregbarkeit in dem anderen Stadium nur vorbereitet oder auch bedingt, ganz ebenso, wie wir im peripherischen Nervensystem diese beiden Phasen häufig aufeinander folgen sehen. Bekanntlich hat Meynert tatsächlich einen solchen kausalen Zusammenhang vertreten und durch vasomotorische Einflüsse erklärt. Die gleiche Überlegung würde sich auf die einander folgenden Phasen der Hyperkinese und Akinese erstrecken. Ich möchte jedoch von dieser Überlegung nur so weit Gebrauch machen, daß ich die der Rekonvaleszenz einer Melancholie voraufgehende Manie[1]) und ebenso das umgekehrte Verhältnis als einen solchen Folgezustand anerkenne. In jedem Falle werden wir die zirkuläre Geisteskrankheit und die zyklische Motilitätspsychose als besondere Fälle von zusammengesetzter Psychose im Auge behalten. Nehmen wir diesen Standpunkt ein, so stellt sich, wie schon Ziehen richtig erkannt hat, heraus, daß die zusammengesetzte Psychose bei weitem seltener auzutreffen ist, als die Fälle einfacher oder gemischter Psychose.

Unser besonderes Interesse werden die Fälle zusammengesetzter Motilitätspsychosen erregen, weil sie es offenbar sind, die Kahlbaum zur Aufstellung seines Krankheitsbildes der Katatonie veranlaßt haben. Wir verstehen unter zusammengesetzter Motilitätspsychose ganz allgemein alle diejenigen akuten Psychosen, die in verschiedenen Stadien verlaufen, wenn eines von diesen das Bild einer Motilitätspsychose darbietet. Das häufigste Vorkommnis ist hier der schon öfter erwähnte Übergang einer Angstpsychose in eine Motilitätspsychose, und zwar werden wir dann von zusammengesetzter Motilitätspsychose sprechen, wenn schon das erste Stadium der Angstpsychose eine längere, mindestens auf Monate ausgedehnte Dauer hat, so daß es nicht einfach als Initialstadium gedeutet werden kann. Überwiegend häufig entwickelt sich die Angstpsychose zur akinetisch parakinetischen Motilitätspsychose[2]) und dann oft von der besonderen Färbung, daß Zeichen des Angstaffektes entweder immer beigemischt bleiben, oder wenigstens zeitweilig die Akinese durchbrechen. Der weitere Verlauf dieser Fälle scheint überwiegend ungünstig zu sein. Seltener und dann in besonders schweren und affektvoll gefärbten Fällen findet die Entwicklung zu hyper-parakinetischer Motilitätspsychose statt. Das erste Stadium hat dabei den Inhalt des phantastischen Kleinheits- und Bedrohungswahnes und zeigt die bei der Angstpsychose gewöhnlichen Fluktuationen anscheinender Besserung. Die motorischen Symptome sind einförmiger als bei der hyperkinetischen Motilitätspsychose, die Parakinese wiegt vor, und sie dienen großenteils zum Ausdruck der Angst, wie z. B. rhythmisches Schreien u. dgl. m. Statt des direkten Übergangs der Angstpsychose in eine Motilitätspsychose beobachtet man häufig auch eine Steigerung der Angstpsychose zunächst zu total sensorischer Psychose mit dem Inhalt

---

[1]) Vgl. S. 338.

[2]) Ein Beispiel davon ist Fall 21 Heft 2 und Fall 18 Heft 3 der „Krankenvorstellungen“.

des phantastischen Bedrohungswahnes und dann erst die weitere Steigerung zum Bilde einer Motilitätspsychose, ein Verlauf, der wie das schon oben[1]) erwähnte Krankheitsbild einer akuten progressiven Psychose entspricht. Statt einer totalen sensorischen Psychose kommt es auch häufig zu derjenigen Modifikation, wobei das Bewußtsein der Außenwelt nur durch schreckhafte Halluzinationen beteiligt ist, ohne daß die Orientierung direkt darunter leidet. In allen diesen Fällen erscheint die Motilitätspsychose als der Wellengipfel einer aufsteigenden, und zwar extensiven Krankheitskurve.

Wenn wir nun auch in der Angstpsychose und ihrer Steigerung zur Motilitätspsychose den häufigsten Typus akuter progressiver Psychosen anerkennen müssen, so kommen doch auch häufig andere Formen vor, wobei zwar der Wellengipfel ebenfalls eine Motilitätspsychose darstellt, der Anfang der Krankheit aber durch irgendeine andere Psychose gebildet wird. Besonders häufig gilt das für die der Angstpsychose nahe stehende akute Halluzinose, von der wir eine besondere progressive Verlaufsform, die, wie ich ergänzend hinzufüge, zu kompletter Motilitätspsychose führen kann, schon gelegentlich[2]) kennen gelernt haben. Auch die besondere Form zirkumskripter Autopsychose durch überwertige Idee kann den gleichen progressiven Verlauf nehmen. Ein besonders instruktiver Fall der Art betraf einen 41 jährigen Nachtwächter, der im Dezember 1895 aufgenommen wurde und zunächst nur die überwertige Idee zeigte, daß ein Fräulein aus gebildetem Stande ihn liebe und ihm dies auch durch ihr Verhalten gegen ihn zu erkennen gegeben habe (autopsychischer Beziehungswahn). Die Detention führte zu der Erklärungsvorstellung, daß ein Rivale ihn beseitigen wolle. Schon nach zwei Monaten konnte ich den Kranken in einem ganz veränderten Zustande vorstellen, da er sich allgemein verfolgt glaubte, den Körper durch Gift ruiniert, sich selbst schwer krank und hinfällig wähnte, dabei ein Graf und in der Kindheit von Räubern vertauscht zu sein glaubte, drohend und zugleich gewalttätig wurde. Zeitweilig waren diesem Stadium hyperkinetische und parakinetische Symptome beigemischt. Hier hatte also eine zunächst ganz zirkumskripte Erkrankung den progressiven Verlauf bis zum Auftreten von Motilitätssymptomen eingeschlagen. Das erste sonst durchaus reine Stadium zirkumskripter Autopsychose war hier nur dadurch auffällig, daß es mit zahlreichen, übrigens eigenartigen Phonemen einherging, eigenartig insofern, als sie ausschließlich in Liebesworten seitens jenes Fräuleins bestanden, so daß der Kranke sich dafür den technischen Ausdruck „Herzenssprache“ geschaffen hatte. Ätiologisch

---

[1]) Vgl. S. 447.

[2]) Vgl. S. 268 u. 269.

kam zweifellos sexuelle Enthaltung, da der Mann seit zwei Jahren von seiner Frau getrennt lebte, und seit einem Jahre zu wenig Schlaf in Betracht, Alkoholmißbrauch lag nicht vor. Mit dem Bilde einer akuten Allopsychose mit allopsychischer Desorientierung von mehrmonatlicher Dauer begann der Krankheitsfall eines 30 jährigen Dienstmädchens, welches dann allmählich vollständig regungslos wurde und etwa $1\frac{1}{2}$ Jahre lang das Bild einer akinetischen Motilitätspsychose darbot. Die Kranke scheint jetzt, nach allmählichem Nachlaß der Akinese, bis schließlich auch der Mutazismus verschwand, ohne Defekte in die Rekonvaleszenz einzutreten. In drei gesonderten Stadien verlief der Fall eines 28 jährigen Schneidermädchens, welches $\frac{3}{4}$ Jahr lang melancholisch erschien, dann unter rascher Zunahme der Erscheinungen ein weiteres Vierteljahr auch in bezug auf Außenwelt und Körperlichkeit desorientiert blieb und schließlich den Symptomenkomplex der akinetischen Motilitätspsychose bot. Ich konnte sie Ihnen etwa $\frac{1}{2}$ Jahr nach dem Beginn dieses letzteren Stadiums total verblödet, mit Kontrakturen beider Hände, einer fixierten Rumpf- und Kopfhaltung, welche an den berühmten Sehhügelfall von Meynert erinnerte, beim Gehen und Stehen in Spitzfußstellung oder mit den äußeren Fußrändern auftretend, vorstellen. Der sich rasch vollziehende Übergang des ersten in das zweite Stadium wurde durch das Auftauchen inkohärenter Verfolgungs- und Größenideen gekennzeichnet.

Die allmähliche Umwandlung des einen Krankheitsbildes in das andere und die sichtliche Progression, die in der Zunahme der Extensität der Symptome liegt, bedingen es, daß die Unterscheidung besonderer Stadien in den geschilderten Fällen etwas künstlich erscheint, sie tritt auch wirklich nur demjenigen Beobachter frappant entgegen, der die Kranken nur seltener und in größeren Zwischenräumen zu sehen bekommt.

Ganz anders ist der Sachverhalt in einer Reihe von anderen Fällen. So konnte ich Ihnen vor einiger Zeit einen Kranken zeigen, der das Bild einer akinetischen Motilitätspsychose mit schwerer Benommenheit darbot und angeblich akut erkrankt war. Gewisse Anhaltspunkte der Anamnese führten uns zu dem Verdacht, daß es sich um eine paralytische Erkrankung handelte, und in der Tat konnte ich Ihnen nicht lange darauf denselben Kranken frei von Motilitätssymptomen im Zustande jenes phantastischen Größenwahnes demonstrieren, welchen wir als die spezifisch paralytische Form der expansiven Autopsychose kennen gelernt haben.[1]) Hier hatte der eine Zustand den anderen abgelöst. Auch die Manie

[1]) Vgl. S. 354.

bildet nicht selten ein Verlaufsstadium der zusammengesetzten Motilitätspsychose. Sie kann auf die akinetische Motilitätspsychose, sei es bald, sei es nach einem Zwischenstadium von anscheinender Demenz folgen, gewöhnlich nicht ganz rein, sondern mit einer Beimengung von Hypermetamorphose oder sensorisch agitierter Verwirrtheit.[1]) Das maniakalische Stadium scheint in dieser Kombination von günstiger Vorbedeutung zu sein und entweder direkt oder nach einem weiteren Stadium des Erschöpfungsstupors zur Heilung zu führen. Die gleiche günstige Bedeutung bewährte die Manie in einem Falle, in welchem sie als drittes Stadium auftrat, nachdem ein Stadium agitierter motorischer Verwirrtheit und ein zweites der residuären Halluzinose vorangegangen war. Dabei kam als erschwerendes Moment eine floride Phthise in Betracht, welche es nicht zu einer erheblichen Zunahme des Körpergewichts kommen ließ. Als Ätiologie ließ sich bei der Patientin, einer 32 jährigen Strohhutnäherin, außer erheblicher Belastung, Überarbeitung, Kummer und Sorgen, ein Blutverlust durch äußere Verletzung und schließlich ein Influenzaanfall nachweisen. Kurz erwähnen möchte ich die Kombination einer rein motorisch bedingten kompletten Motilitätspsychose mit schwerer hypochondrischer Psychose der Art, daß letztere sich ausbildete, nachdem die Motilitätspsychose vollständig abgeklungen war und die bestimmte Erwartung bevorstehender Heilung erweckt hatte. In einem Fall schloß sich an einen einmaligen Turnus zyklischer Motilitätspsychose, übrigens puerperaler Ätiologie, ein weiteres anscheinend ungünstig verlaufendes Stadium selbständiger Wahnbildung auf Grund sensorischer Symptome an. Besonderes Interesse mußte ein Fall erregen, in welchem ein 16 tägiges Stadium geordneter Manie, gefolgt von einem zweitägigen anscheinenden lucidum intervallum, einer akinetischen Motilitätspsychose voranging, die bei aller vollständigen Ausprägung doch nie den Grad erreichte, daß Patient unsauber wurde, dabei vier Monate anhielt und ihrerseits von einem paranoischen Stadium und schließlich von Demenz gefolgt wurde. Das maniakalische Bild des ersten Stadiums hatte bemerkenswerterweise in Zeiten höchster Erregung eine Beimengung von übrigens nur angedeuteten Motilitätsstörungen, indem der Kranke zuweilen in gebieterischen Stellungen verharrte und dabei eine gewisse Starre des Ausdrucks zeigte. Der 20 jährige Kranke war erblich belastet und hatte einen geisteskranken Bruder.

Auch das schon an sich gemischte Bild der zornmütigen Manie kann als Stadium einer zusammengesetzten Psychose auftreten. So ging es in einem Falle von erblich degenerativer Ätiologie bei

[1]) Vgl. S. 382 u. 383.

einem 15 jährigen Knaben einem zweiten Stadium der hyperkinetischen Motilitätspsychose voraus, welchem ein weiteres Stadium schweren Erschöpfungsstupors folgte; der Kranke, der schon wiederholt kurz dauernde Anfälle von Psychose durchgemacht hatte, wurde zunächst vollständig gesund. In nur Stunden dauernden, unregelmäßig mit täglichen bis viertägigen Intervallen wiederkehrenden Anfällen zornmütiger Manie, deren Zwischenzeiten teils annähernd normal, teils aber auch und überwiegend von Angstzuständen mit schreckhaften Halluzinationen eingenommen waren, bestand das zweite $^1/_2$ Jahr lang dauernde Stadium einer zusammengesetzten Psychose, deren erstes Stadium eine Angstpsychose von etwa einmonatlicher Dauer ausmachte. Der zurückbleibende Folgezustand ergab eine hochgradige inhaltliche Verwirrtheit mit autopsychischer und allopsychischer Desorientierung im Sinne der früher vorhandenen Halluzinationen und mäßig gereizter Stimmungslage. Die 52 jährige Kranke bot keine Aussicht auf Heilung mehr und wurde nach einer Pflegeanstalt der Provinz verlegt. Auf weitere Beispiele zusammengesetzter Psychosen komme ich bei Gelegenheit der ätiologischen Gruppierung der Psychosen noch zurück und möchte hier nur den einen Punkt betonen, daß die progressive Paralyse, wenn sie als zusammengesetzte Psychose verläuft, häufig auch ein Stadium der zornmütigen Manie und besonders gern im akuten Beginn der Krankheit produziert.

Siebenunddreissigste Vorlesung.

Die progressive Paralyse eine ätiologische Krankheitsgruppe. Prodromalsymptome. Spinale und kortikale Symptome. Verschiedene Formen der paralytischen Psychosen. Verlauf als zusammengesetzte Psychose. Die paralytische Demenz. Remissionen und paralytische Anfälle. Atypische Paralyse. Aufsteigende Paralyse. Diagnose. Behandlung. Anatomischer Befund.

Meine Herren!

Die progressive Paralyse ist uns im Laufe dieser klinischen Besprechungen so häufig und in so verschiedener Gestalt entgegengetreten, daß Sie schon auf die praktische Bedeutung dieser Krankheitsgruppe geschlossen haben werden. Weit größer noch ist aber ihre prinzipielle, theoretische Bedeutung. Denn die zu ihr gehörigen Fälle zeigen nicht nur, und zwar allein unter allen Psychosen, einen fast konstanten anatomischen Befund, sondern wir wissen auch, daß die Konstanz dieses Befundes einer Konstanz bestimmter Symptome entspricht, die fast allen Fällen gemeinsam ist, während davon abgesehen eine sehr verschiedenartige Lokalisation des Krankheitsprozesses, wieder aber mit entsprechend verschiedener Symptomatologie, gefunden wird. So bietet sie uns das Beispiel einer Gehirnkrankheit, bei welcher anatomischer Befund und Symptome einander entsprechen. Freilich gilt dies bis jetzt nur für die Symptome von seiten des Projektionssystems und der Ausfallserscheinung der Demenz. Aber der Analogieschluß ist gestattet, daß, was für diese gilt, auch für die nicht minder große Verschiedenheit des psychischen Krankheitsbildes zutreffen wird, wenn man imstande ist, diese Krankheitsbilder symptomatologisch zu fixieren. Und so bietet uns die progressive Paralyse den Ausblick in eine allgemeine anatomische Begründung der Psychosen. Sie sehen, meine Herren, daß es auch aus diesem Gesichtspunkt nötig ist, an unserem Standpunkt festzuhalten, wonach die progressive Paralyse nur eine ätiologische Zusammenfassung von sonst untereinander sehr verschiedenen Psychosen bedeutet.

Die paralytische Atiologie zeigt sich den Giftwirkungen am nächsten verwandt, nur mit dem Unterschiede, daß es sich um eine Giftwirkung handelt, die als im Organismus immer wieder neu entstehend vorgestellt werden muß. Der progressive, deletäre Charakter der Krankheit ist auf keine andere Weise zu erklären. Trotzdem man diese auch hinsichtlich der analogen spinalen Erkrankung — der Tabes dorsalis — notwendige Auffassung durch die Annahme eines metasyphilitischen Giftes im Gegensatz zu dem syphilitischen erklärt, wird man doch nicht umhin können, eine Bakterienwirkung als Grundlage für dieses eigentümliche Verhalten anzunehmen. Doch will ich schon hier bemerken, daß vereinzelt Ausnahmen von diesem deletären Verlauf beobachtet werden. Im Lauf der Jahre sind mir, allerdings unter Tausenden von Fällen ausgeprägter paralytischer Psychose auf nachweislich syphilitischer Basis, einige wenige vorgekommen, die vollständig geheilt worden und nicht rückfällig geworden sind. Wie Sie aus diesen Bemerkungen ersehen, fasse ich die Paralyse als den Inbegriff der syphilitisch bedingten Psychosen auf, ein Standpunkt, der mehr und mehr die allgemeine Anerkennung findet und auch nach den Erfahrungen unserer Klinik berechtigt erscheint. Daß damit nicht ein ausschließlich ursächliches Verhältnis der Syphilis zu einer bestimmten Psychose behauptet wird, wird Ihnen schon aus wiederholten gelegentlichen Äußerungen klar geworden sein. Man kann immer nur die Vorliebe einer bestimmten Ätiologie für eine bestimmte Krankheitsform anerkennen.

Mit dieser Einschränkung muß man als spezifisch paralytische Psychose den phantastischen Größenwahn betrachten, jene schon früher erwähnte[1]) e x p a n s i v e Form der A u t o p s y c h o s e, welche fast nur auf syphilitischer Grundlage zur Beobachtung kommt. Doch habe ich schon früher auf das allerdings seltene Vorkommnis der von K a h l b a u m sog. Progressiva divergens hingewiesen,[2]) welche wahrscheinlich, und Ihnen den Fall einer 86 jährigen Frau mit dem gleichen phantastischen Größenwahn vorgestellt, welche sicher nicht syphilitisch begründet waren. Der phantastische Größenwahn bildet ebenso wie die anderen noch zu erwähnenden schärfer ausgeprägten Psychosen gewöhnlich nur ein wochen- bis monatelang anhaltendes, allerdings häufig das erste Stadium einer zusammengesetzten Psychose.[3])

Bekannt sind die P r o d r o m a l s y m p t o m e der progressiven

---

[1]) Vgl. S. 354.

[2]) Vgl. S. 355.

[3]) Ein gutes Beispiel dieses phantastischen Größenwahns ist Fall 14 Heft 3 der „Krankenvorstellungen“.

Paralyse, welche meist von schwerem Krankheitsgefühl begleitet sind. Sie bestehen in Kopfschmerzen, Schlaflosigkeit und gereizter Stimmung und können ein bis zwei Jahre lang dem Ausbruch der akuten Psychose vorangehen. Jedoch werden Kopfschmerzen verhältnismäßig häufig ganz in Abrede gestellt. In diesem Prodromalstadium, welches häufig von schwerer Neurasthenie gar nicht zu differenzieren ist, hört man auch subjektive Klagen über Vergeßlichkeit und mangelnde Leistungsfähigkeit, ohne daß diese Symptome objektiv nachweisbar sind. Bei einem Teil der Fälle finden sich jedoch schon zeitig und auch schon in diesem Prodromalstadium die Symptome von seiten des Projektionssystems ausgeprägt. Sie bestehen, wie ich kurz rekapitulieren will, in einer meist gerade nur angedeuteten Fazialisparese oder Zungenabweichung, in der sogenannten paralytischen Sprachstörung und einem Tremor der Stimme, der Zunge und der Lippen. Die paralytische Sprachstörung bewegt sich zwischen zwei Gegensätzen, die man als Silbenstolpern und Verwaschenheit der Sprache bezeichnen kann, wenn man nicht die anatomische Kennzeichnung der kortikalen und bulbären Sprachstörung vorziehen will. Zur Feststellung des Silbenstolperns bedient man sich gewisser Probewörter, die man nachsprechen läßt, wie Zivilisation, Armeereorganisation, Exterritorialität u. dgl. m. Die Stimme wird vibrierend bis zur Ägophonie. Fehlen in diesem Prodromalstadium diese für die Paralyse entscheidenden Symptome, so ist die Diagnose immer noch zuweilen möglich, sobald man charakteristische spinale Symptome nachweisen kann. Diese spinalen Symptome[1]) gehen zuweilen allen anderen Erscheinungen der Paralyse voran und sind deshalb das allerwertvollste diagnostische Hilfsmittel. Hier nur soviel, daß es die Zeichen sogenannter Strangerkrankung des Rückenmarks sind, also teils Hinterstrangssymptome, teils Seitenstrangssymptome. Zu den ersteren muß man die reflektorische Pupillenstarre rechnen. Auf Pupillenungleichheit kann man bei weitem nicht soviel Wert legen. Besonders mache ich aufmerksam auf gewisse charakteristische Zeichen kombinierter Strangerkrankung, und zwar finden sich hier zwei Typen, die gleich verwertbar sind, nämlich eine Steigerung der passiven Beweglichkeit der Beine zugleich mit Steigerung der Sehnenreflexe, und eine Herabsetzung der passiven Beweglichkeit, also ausgesprochene Steifigkeit, zugleich mit einer Herabsetzung oder auch gänzlichem Schwinden der Sehnenreflexe. Bei längerer Beobachtung kann je einer dieser Befunde von dem andern gefolgt sein, beispielsweise also das verschwundene Kniephänomen wieder-

---

[1]) Vgl. Gaupp, Die spinalen Symptome der progressiven Paralyse. Psychiatr. Abhandl. 9. Heft.

kehren! Was ihre diagnostische Verwertung betrifft, so ist zu beachten, daß die Neurasthenie zwar eine Steigerung der Sehnenreflexe, aber niemals eine Herabsetzung derselben mit sich bringt.

Was die nächste Ursache der Krankheit betrifft, so ist unzweifelhaft angestrengte geistige Arbeit häufig vorangegangen. Jedoch würden wir uns eine falsche Vorstellung machen, wenn wir allein das Quantum der Arbeit berücksichtigen wollten, sehen wir doch oft Männer mit unausgesetzter angestrengter Geistesarbeit ein hohes und rüstiges Alter erreichen. Ich möchte im Gegenteil behaupten, daß selbst angestrengte geistige Arbeit der Gesundheit durchaus zuträglich ist. Was allein schädlich wirkt, das ist die Arbeit unter Emotionen. Wer sich gezwungen sieht, über seine individuellen Kräfte hinaus zu arbeiten, von bestimmten Terminen gedrängt wird, eine Verantwortlichkeit zu übernehmen, der er nicht gewachsen ist, mit Aufregungen, Kummer und Sorgen dabei zu kämpfen hat, der kann leicht auch bei rein geistiger Arbeit Schaden nehmen. Man wird nicht verkennen, daß das um sich greifende Strebertum diesen Schädlichkeiten Vorschub leistet. Aus dem Angeführten ebenso wie aus der größeren Häufigkeit syphilitischer Infektion erklärt sich das bedeutende Überwiegen des männlichen Geschlechtes, besonders in den gebildeten Ständen. Das Lebensalter, welches mit Vorliebe befallen wird, ist das zwischen 30 und 50, besonders aber zwischen 35 und 45 Jahren.

Der expansiven Autopsychose am nächsten steht die paralytische Manie; auch in dieser Beziehung verweise ich auf meine früheren Ausführungen.[1]) Meist ist das Bild der Manie durch das gleichzeitige Vorhandensein von phantastischem Größenwahn eigenartig gefärbt. Andere Male ist es insofern unrein, als auch Hypermetamorphose oder hyperkinetische Symptome die Manie begleiten. Doch kommen Fälle von ganz reiner Manie paralytischer Ätiologie unzweifelhaft vor,[2]) und nach ihrem Ablauf tritt zwar nur sehr selten vollständige Heilung, aber häufig eine sehr gute Remission von längerem Bestande ein. Andere Male klingt die Manie dadurch ab, daß sie in den besonneneren Zustand des einfachen phantastischen Größenwahnes übergeht.

Auch die affektive Melancholie ist nicht selten paralytisch bedingt, wenn auch meist nicht vollständig rein, sondern entweder mit Beimischung leichten Beziehungswahns, oder von Symptomen einer Angstpsychose, oder auch beiden der reinen Melancholie fremden Bestandteilen. Die Kenntnis des Umstandes, daß eine

---

[1]) Vgl. S. 353.

[2]) Verhältnismäßig rein ist der Fall von paralytischer Manie in Heft 3 der „Krankenvorstellungen“ Fall 30.

Erkrankung an Melancholie in einem Alter von 35 bis 45 Jahren immer den Verdacht auf Paralyse erweckt, ist ziemlich verbreitet.

Der paralytischen depressiven Melancholie ist ebenfalls schon Erwähnung getan. Auch hier ist häufig Beziehungswahn beigemischt, so daß die Differentialdiagnose von Pseudomelancholie in Frage kommt.

Von paralytischen Allopsychosen ist vor allem das paralytische Delirium hervorzuheben. Zum Unterschiede von den vorerwähnten Formen paralytischer Psychosen, welche mit Vorliebe die Anfangsstadien der Krankheit bilden, kann der delirante Zustand in jeder Phase der Krankheit auftreten, oft ziemlich plötzlich und überraschend. In den meisten Fällen ist es deshalb nicht schwer, die Diagnose richtig zu stellen. Im übrigen kann das klinische Bild bis in alle Einzelheiten dem des Delirium tremens gleich sein, wie ich schon oben [1]) hervorgehoben habe. Indessen ist dies immerhin selten. Meist ist schon das Überwiegen des eigentlichen Dämmerzustandes und die Unmöglichkeit, die Kranken daraus zu erwecken, auffallend. Die Benommenheit des Sensoriums tritt häufig ganz in den Vordergrund der Erscheinungen, so daß man von einem paralytischen Stupor sprechen kann. Die deliranten Züge, die denselben meist eigenartig färben, sind oft nur der Beteiligung des Projektionssystems durch Muskeltremor, Stimmtremor und Muskelsteifigkeit entlehnt. Statt der Bewegungsunruhe prävaliert ein akinetisches Verhalten.

Von anderweitigen Allopsychosen muß ich eines Falles Erwähnung tun, in welchem das reinste Bild der Presbyophrenie in ihrer deliranten Form durch einige Tage bestand, um sich dann durch einen paralytischen Anfall und nachfolgende spezifisch paralytische Symptome von seiten des Projektionssystems als einen Fall von Paralyse aufzuklären. So lehrreich dieser Fall in prinzipieller Beziehung ist, so kann ich ihn doch nur als seltenes Vorkommnis hier anführen. Von halluzinatorischen Allopsychosen ist mir ein ebenfalls seltener Fall in Erinnerung, eine Prostituierte betreffend, welche zwei Jahre lang als chronische Halluzinose auf der Klinik lag und jedes Semester als solche vorgestellt wurde. Sie erinnern sich, daß bei ihrer letzten Vorstellung zu meiner Überraschung Symptome von seiten des Projektionssystems bemerklich wurden, welche uns über die paralytische Ätiologie aufklärten, wie denn auch der weitere Verlauf die Diagnose der Paralyse bestätigt hat. Auch von akuter Halluzinose gibt es Fälle von paralytischer Ätiologie, welche sich zum Teil erst nach Ablauf des paranoischen Stadiums durch auffallende Defekte, Einbuße an Merkfähigkeit und

---

1) Vgl. S. 278.

paralytische Sprachstörung in ihrer wahren Bedeutung herausstellen. Doch wird es hier oft schwer sein und nur durch eine genaue Kenntnis der Anamnese gelingen, die alkoholistische Pseudoparalyse [1]) auszuschließen. Bei dieser Gelegenheit will ich erwähnen, daß die noch vielfach verbreitete Meinung von der Seltenheit der Halluzinationen bei Paralyse gänzlich irrig ist. In unserer Klinik haben wir häufig genug akute paralytische Psychosen gehabt, bei denen die Halluzinationen ebenso oder noch stärker vertreten waren, wie in entsprechenden Krankheitsfällen anderer Ätiologie.

Daß die Angstpsychosen nicht selten paralytisch bedingt sind, habe ich schon bei deren Besprechung hervorgehoben.[2]) Ganz besonders ist die hypochondrische Angstpsychose dem Verdacht der Paralyse ausgesetzt, wie überhaupt das große Gebiet der Somatopsychosen zum Teil die schwerst verlaufenden Fälle von Paralyse stellt. Beispiele davon habe ich schon früher erwähnt, u. a. die Anfälle schwerster somatopsychischer Ratlosigkeit und Desorientierung, die eine im weiteren Verlauf rein demente Form der Paralyse einleiteten.[3]) Doch muß ich auch einen früher erwähnten[4]) Fall schwerer Hypochondrie hierher rechnen, den ich als Beispiel einer residuären Halluzinose mit günstigem Ausgang nach akuter Psychose angeführt habe. Schon bei dieser ersten Erkrankung lag der Verdacht auf Paralyse vor, da vorangegangene Lues bekannt war. Nach einem Zeitraum von fünf Jahren vollständiger Gesundheit trat ein Rezidiv, diesmal in Form der expansiven Autopsychose auf, welches in deletärem Verlauf binnen Jahresfrist zum Tode führte. Ein Fall rapidesten Verlaufes verdient hier Erwähnung, in welchem zunächst eine einfache intestinale Somatopsychose ohne phantastische Deutung durch Wochen bestand und als wirkliches Darmleiden behandelt wurde. Daran schloß sich jedoch eine Phase hypochondrischer Symptome von ganz phantastischem Gepräge, der Kranke beschrieb Gänge, die durch sein Gehirn liefen, in denen ein ganzer Fabrikbetrieb mit allen möglichen Hantierungen vor sich ging, und bald entwickelte sich daraus der schwerste phantastisch hypochondrische Bedrohungswahn. Unter anderem wurde der Kranke die letzten Wochen von der gräßlichen Sensation gemartert, daß ein Tiger auf ihm liege und seine Leber zerfleische. Der ganze Krankheitsverlauf des 38jährigen Mannes betrug vier Monate. Lues war vor zehn Jahren vorangegangen und mehrfach behandelt worden. Bei Gelegenheit der

---

[1]) Siehe später.

[2]) Vgl. S. 233.

[3]) Vgl. S. 256 u. 257.

[4]) Vgl. S. 113 u. 114.

totalen sensorischen Psychose habe ich schon erwähnt,[1]) daß akute aszendierende Psychosen vorkommen, die sich als paralytisch erweisen und eine sog. galoppierende Form der Paralyse darstellen. Auch diesen Fällen sind gewöhnlich entweder bald zu Anfang oder im weiteren Verlaufe Symptome des phantastisch hypochondrischen Bedrohungswahns beigemischt. Während die erwähnten Fälle sich zum Teil durch einen je nach dem Inhalt verschieden gefärbten, zuweilen aber dem Grade nach geradezu furchtbaren Affekt auszeichnen, beobachtet man in anderen, zum Glück häufigeren Fällen gerade das Gegenteil. Die schwersten hypochondrischen Vorstellungen werden fast ohne allen Affekt geäußert: z. B. die, keinen Kopf, kein Herz, keine Lungen, keinen Magen zu haben, oder vollständig hohl zu sein, „nur eine Röhre", wie ein gebildeter Kranker sich drastisch äußerte. Diese Erscheinung ist durchaus selbständig und nicht von der etwa gleichzeitig nachweisbaren Demenz abhängig. Sie finden einen typischen Fall der Art in den Krankenvorstellungen aus meiner Klinik.[2]) Der gleiche Kranke hatte aber in einem früheren akuteren Stadium seiner Krankheit wochenlang das Bild schwerster somatopsychischer Ratlosigkeit gezeigt, allerdings nicht in der Form der Agitation, sondern nur einer fast gänzlichen Unzugänglichkeit und Hilflosigkeit, während nur vereinzelte gelegentliche Äußerungen und Handlungen auf den totalen Verlust der körperlichen Orientierung hindeuteten.

Von Motilitätspsychosen paralytischer Art habe ich die hyperkinetische Form schon wiederholt erwähnt. Gewöhnlich sind ihr maniakalische Züge, phantastischer Größenwahn und Hypermetamorphose beigemischt und bildet dieses Krankheitsbild nur ein mehrwöchentliches, meist späteres, Stadium der Krankheit.[3]) Hat sich eine aszendierende sensorische Psychose zu totaler gesteigert, so ist ganz gewöhnlich ein Hinzutreten hyperkinetischer Symptome bei paralytischer Ätiologie noch zu beobachten. Als ein verhältnismäßig häufiges Vorkommnis möchte ich bei dieser Gelegenheit den isolierten Rededrang der Paralytiker hervorheben, einen Rededrang ohne spezifisch hyperkinetische Färbung, sondern ideenflüchtig bedingt, aber auch ohne eigentliche Manie. Dieser eigentümliche isolierte Rededrang bei sonstigem anscheinend besonnenen Verhalten wird fast nur bei Paralytikern beobachtet, die einzige mir bekannte Ausnahme bilden leichteste Fälle von zirkulärer Geisteskrankheit. Vereinzelte hyperkinetisch parakinetische Sym-

---

[1]) Vgl. S. 448.

[2]) Heft 3 Fall 26.

[3]) Ein gutes Beispiel paralytischer hyperkinetischer Motilitätspsychose ist Fall 8 Heft 2 der „Krankenvorstellungen".

ptome, wie Verbigerieren und Bewegungsstereotypien, sind bei Paralytikern späterer Stadien ungemein häufig anzutreffen. Sie erinnern sich, daß ich zur Demonstration dieser Symptome gerade Paralytiker häufig verwandt habe. Auch in ihren Beziehungen zu Aphasie und Lähmungen sind diese Fälle zuweilen besonders lehrreich. Eine Art der Echolalie mag hier kurz berührt werden, welche zugleich mit schwerer motorischer Ratlosigkeit der Paralytiker zuweilen beobachtet wird und einen so rasch erfolgenden Reflex produziert, daß eigentlich mitgesprochen wird, nicht nachgesprochen. Ein Beispiel davon finden Sie in den Krankenvorstellungen[1]) aus meiner Klinik. Nebenbei gesagt findet man sonst die Echolalie meist nur als ein- bis zweisilbiges Echo, zuweilen bei schon vollständig blödsinnigen und leeren Paralytikern und in der Form von Antworten. Die folgende Unterhaltung dürfte einigermaßen typisch dafür sein: „Sind Sie groß?" „Groß." „Sind Sie klein?" „Klein." „Sind Sie ein Mann?" Mann." „Sind Sie eine Frau?" „Frau" usw.

Die akinetische Motilitätspsychose ist bei der progressiven Paralyse verhältnismäßig selten in reiner Ausprägung anzutreffen, wenn man berücksichtigt, daß die verbreitete Muskelstarre der Paralyse ihre besondere spinale Begründung hat. Andeutungen davon sind jedoch in den späteren Stadien nicht so selten anzutreffen. In einigen mir bekannten Fällen bildete jedoch eine ausgeprägte akinetische Motilitätspsychose das erste akute Stadium der Paralyse, welches von einem zweiten der sensorisch agitierten Verwirrtheit und einem dritten der paralytischen Demenz mit paralytischen Anfällen gefolgt war. Hin und wieder trifft man auf Krankheitsbilder, welche ein eigentümliches Gemisch eines paralytischen Deliriums mit akinetischer Motilitätspsychose aufweisen. Auch akinetisch-parakinetische Zustände, die durch das Vorwiegen der motorischen Desorientierung und Ratlosigkeit eine besondere Färbung erhalten, sind zu erwähnen.[2])

Schließlich will ich nicht unterlassen, gewisse Dämmerzustände mit Benommenheit des Sensoriums hier zu erwähnen, welche ganz wie nach epileptischen so auch nach paralytischen Anfällen auftreten können, meist gewisse Herdsymptome, wie z. B. Zeichen sensorischer Aphasie, beigemischt haben und nach mehrtägiger Dauer sich zurückzubilden pflegen.

Überblicken wir das Gesamtbild der progressiven Paralyse, soweit sie als eigentliche Psychose aufzufassen ist, so ist sie in den

[1]) Vgl. Fall 18 Heft 2 Nachtrag.

[2]) Vgl. als Beispiel Fall 18 Heft 2 der „Krankenvorstellungen".

meisten Fällen geradezu das Vorbild einer zusammengesetzten Psychose, welche nacheinander ganz verschiedene Stadien durchläuft. Jedes dieser Stadien kann eine reine einfache Psychose sein, gewöhnlich aber zeigt das Krankheitsbild noch gewisse fremdartige Bestandteile, unter denen die ungemein häufigen Erinnerungsfälschungen nicht vergessen werden sollen. Unter den möglichen Kombinationen ist eine etwas hänfiger als alle anderen, nämlich die, bei welcher ein Stadium phantastischen Größenwahns von einem solchen der Manie mit allopsychischer Desorientierung und schließlich einem Stadium ausgeprägt hypochondrischer Symptome gefolgt ist. Mindestens ebenso häufig jedoch, als dieser eine nach verbreiteter Anschauung als spezifisch geltende Verlauf beobachtet wird, sind die Fälle einfacher Psychose, die nur durch den raschen Übergang in Demenz und die Zumischung der oben erwähnten Symptome von seiten des Projektionssystems von anderen einfachen Psychosen unterschieden sind. Oder es kommt zu einem bunten Gemisch auch zeitlich wechselnder Symptome und dadurch zu einem komplizierten, jeder einfachen Psychose fernstehenden Krankheitsbilde.

Schon dieser regelmäßige Ausgang in Demenz beweist die Richtigkeit der besonders von C. Westphal seinerzeit hervorgehobenen Beobachtung, daß die Paralyse fast immer schon zeitig Zeichen von Demenz erkennen läßt. Doch sind es gerade die als einfache Psychosen verlaufenden Fälle, in welchen nach der ganzen Art ihres Krankheitsbildes eine nähere Feststellung in dieser Hinsicht oft nicht gelingt. Noch am leichtesten ist hier das nicht schlechthin der Demenz zuzurechnende Symptom der verminderten Merkfähigkeit zu konstatieren. Aber auch dieses verliert bei sehr schweren Affekten seine Bedeutung. Andererseits gibt es Fälle, welche keine Spur eines Defektes und auch nicht eine Einbuße an Merkfähigkeit erkennen lassen, wie die schon angeführten Beispiele paralytischer Manie. Der phantastische Größenwahn dieser Fälle hat zwar einen gewissen Defekt des Urteils zur Voraussetzung, da die Realität der Dinge offenbar ignoriert wird, indessen finden wir hierin einen Widerspruch, der nicht größer ist als der bekannte und nach meiner Meinung ebenfalls zu Unrecht als Defektsymptom verwertete Mangel an Kritik, den alle Geisteskranken gegenüber ihren Halluzinationen zeigen. Übrigens finden Sie ein Beispiel paralytischer Manie ohne phantastischen Größenwahn in meinen „Krankenvorstellungen".[1])

In einem nicht unerheblichen Bruchteil der Fälle vollzieht sich der Verlauf der progressiven Paralyse nicht in der Form einer oder mehrfacher Psychosen, sondern als eine bald mehr gleich-

[1]) Vgl. Fall 30 Heft 3.

mäßig, bald mehr schubweise fortschreitende Demenz, eine Verlaufsform, welche zu der Benennung Dementia paralytica geführt hat. Bei Gelegenheit der erworbenen Demenz komme ich auf diesen Verlauf noch einmal zurück. In allen diesen Fällen findet man zugleich entweder ausgeprägte spinale Symptome oder paralytische Anfälle mit darauf folgenden Herdsymptomen. Die Einbuße an geistigem Besitzstand kommt hier ohne den Umweg einer anderweitigen Psychose ähnlich wie die allmählich anwachsenden direkten Herdsymptome bei organischer Gehirnkrankheit zustande, sie beginnt als autopsychischer Defekt und endet schließlich in körperlicher Desorientierung.

In der letzt betrachteten Verlaufsweise haben wir den gleichmäßigsten und kontinuierlichsten Verlaufstypus der Krankheit zu erkennen, er ließe sich durch eine langsam ansteigende extensive Kurve versinnlichen und gehört eigentlich dem Gebiet der chronischen Psychosen an. Wo eigentliche Psychosen in den Verlauf eingeschoben sind, zeigt dagegen die Krankheit wenigstens zeitweilig immer ein akutes Gepräge und ist deshalb auch von Meynert ausdrücklich den akuten Psychosen zugerechnet worden.

Meine Herren! Das vielgestaltige Bild der progressiven Paralyse ist durch die vorstehende Schilderung immer noch nicht genügend gekennzeichnet, es fehlen dabei noch gewisse Schwankungen in der Intensität des Krankheitsprozesses, welche sich in den meisten länger dauernden Fällen geltend machen und gewissermaßen Etappen in dem mehr oder weniger gleichmäßigen Fortschritt der Krankheit bedeuten. Diese Schwankungen machen sich in zwei entgegengesetzten Richtungen geltend, als Nachlässe der Krankheit, sogenannte Remissionen, und als akute Steigerungen derselben, die sogenannten paralytischen Anfälle. Die Remissionen bilden vielfach den nächsten Ausgang akuter paralytischer Psychosen, besonders häufig des paralytischen Größenwahns, jener schon vielfach erwähnten spezifisch paralytischen Autopsychose, und der paralytischen Manie. Man kann die Remissionen als gute und schlechte unterscheiden, meist nach dem Kennzeichen der Krankheitseinsicht für die Symptome der akuten Psychose. Kommt es nicht bis zur Krankheitseinsicht, sondern nur zum Schwinden oder Nachlaß der akuten Krankheitssymptome, so dauert die Remission meist nur Wochen oder Monate. Ausnahmsweise kann jedoch auch diese nach dem Kriterium der Krankheitseinsicht ungenügende Remission zur definitiven Heilung — im Sinne des anatomischen Prozesses — führen, wie in einem mir seit 13 Jahren bekannten Falle, dessen fehlende Krankheitseinsicht sich in den ersten Jahren durch wiederholte bis an die höchsten Instanzen getriebene Beschwerden über unsere Klinik geäußert hat. Die guten Remissionen haben nicht nur das Kriterium der Krankheitseinsicht, sondern zeigen auch zuweilen ein fast vollständiges Schwinden der Defektsymptome. Diese Form der Remission geht nicht so selten in vorläufige, d. h. über Jahr und Tag dauernde Heilung über.

Die paralytischen Anfälle haben, wie zuerst Lissauer[1]) mit aller Schärfe erkannt hat, unzweifelhaft die Bedeutung einer Steigerung des auch sonst vorliegenden Krankheitsprozesses zu akuten Schüben. Bei Erörterung des anatomischen Befundes komme ich darauf noch zurück, bemerke aber schon hier, daß die vorliegenden monographischen Behandlungen der progressiven Paralyse gerade in diesem einen Punkte vollständig unzulänglich sind und bedenkliche Rückfälle in veraltete Anschauungen aufweisen. Ich beschränke mich auf die notwendigsten klinischen Daten. Die paralytischen Anfälle sind bald einfache Ohnmachten oder selbst bloß Schwindelanwandlungen, zuweilen auch länger dauernde synkopale Zustände, bald apoplektiforme, bald epileptiforme Anfälle. Im Beginn der Krankheit werden am häufigsten die einfachen Ohnmachten oder Schwindelanwandlungen beobachtet, und diese haben fast immer eine zeitweilige Beeinträchtigung der Sprache und Faciolingualparese zur Folge. Nach stunden- oder tagelanger Dauer pflegen diese Erscheinungen vorüberzugehen. Die Sprachstörung kann dem Grade noch sehr verschieden sein, aber auch kurze Zeit einer motorischen Aphasie gleichkommen. Die apoplektiformen Anfälle können dem apoplektischen Insult organischer Gehirnkrankheiten sehr ähnlich sein, sie hinterlassen meist eine Hemiplegie oder auch hemiplegische Symptome im weitern Sinne, wie Hemiopie, sensorische oder motorische Aphasie, halbseitige Rumpflähmung, Tastlähmung einer Hand u. dgl. m., überwiegend trifft man auf das gewöhnliche Bild der frischen Hemiplegie. Die epileptiformen Anfälle sind zum Teil eigentlich epileptische Anfälle, die denen der epileptischen Neurose vollkommen gleichen, aber eine bemerkenswerte Neigung zur Wiederkehr und Ausbildung eines Status epilepticus zeigen. Häufiger entspricht das Bild des Anfalles mehr oder auch durchweg dem der sogenannten Rindenepilepsie, indem zunächst und bei noch erhaltenem Bewußtsein ein bestimmtes Muskelgebiet, z. B. das Faciolingualgebiet, befallen wird und dann erst die Kämpfe sich mit der bekannten Gesetzmäßigkeit weiter verbreiten. Auch diese Anfälle von Rindenepilepsie pflegen Herdsymptome zu hinterlassen, sehr bemerkenswerterweise auch solche sensorischer Art, wie sensorischer Aphasie oder Hemiopie, nicht selten auch eine Kombination sensorischer Symptome bis zur

---

[1]) Siehe später S. 479.

Asymbolie. Diese Herdsymptome pflegen jedoch rasch, oft schon in wenigen Stunden zu schwinden. Sind einmal derartige Anfälle von Rindenepilepsie aufgetreten, so zeigen sie die Neigung, in der gleichen Form wiederzukehren. Das sich daran anschließende Herdsymptom pflegt dann mehr und mehr zu dauern und schließlich für immer zurückzubleiben. Solche Fälle sind es hauptsächlich, aus denen Lissauer seine grundlegenden Anschauungen über die paralytischen Anfälle gewonnen hat. Daß ausnahmsweise auch Anfälle von bulbärem und spinalem Gepräge bei der progressiven Paralyse vorkommen können, hat zuerst Cl. Neisser[1]) in einer dankenswerten Arbeit gezeigt. Die schweren paralytischen Anfälle gehen mit nicht unerheblicher Temperatursteigerung einher.

Sehen wir hier zunächst von den Herdsymptomen im Gefolge der paralytischen Anfälle ab, so hat doch jeder Anfall in klinischer Beziehung die Bedeutung einer nachweisbaren Zunahme der Demenz. Dem paralytischen Anfall, ganz besonders aber jeder Serie von paralytischen Anfällen folgt ganz gewöhnlich ein stuporöses Stadium, dessen Rückbildung zu einem erheblicheren Grade der Demenz, als vorher bestand, ganz allmählich zu verfolgen ist. Was die Häufigkeit der paralytischen Anfälle betrifft, so werden Andeutungen davon kaum in einem einzigen Falle vollständig fehlen. Zu ausgeprägten Anfällen mag es etwa in der Hälfte aller Fälle kommen, dauernd zurückbleibende ausgeprägte Herdsymptome beobachtet man nur in einem Bruchteil der Fälle. Seit allgemeiner Einführung der Bettbehandlung sind die paralytischen Anfälle auf unserer Klinik verhältnismäßig selten geworden. Ausnahmsweise trifft man auf Fälle, bei denen apoplektiforme oder epileptiforme Anfälle mit darauffolgenden Herdsymptomen so im Vordergrunde des klinischen Bildes stehen, daß sie nach klinischen Kriterien den organischen Gehirnkrankheiten zugerechnet werden müssen. Solche atypische Fälle von Paralyse hat ebenfalls Lissauer näher studiert und ihren anatomischen Befund festgestellt.

Auf den Verlauf der paralytischen Psychosen ist die klinische Form, unter der sie auftreten, nicht ohne Einfluß, wie ich wiederholt angedeutet habe. Im übrigen ist die Dauer der Einzelfälle bis zum letalen Ausgang sehr verschieden und kann zwischen wenigen Wochen — galoppierende Formen — und mehr als zehn Jahren schwanken. Im Durchschnitt großer Zahlen ergibt sich ein Zeitraum von etwa $^5/_4$ Jahren, vom Eintritt in die Anstaltsbehandlung ab gerechnet.

Meine Herren! Die Diagnose der progressiven Paralyse ist für die Mehrzahl der Fälle leicht zu stellen, da die Kombination

---

[1]) Die paralytischen Anfälle. Stuttgart 1894.

einer ausgeprägten Psychose mit den oben geschilderten Symptomen von seiten des Projektionssystems ungemein charakteristisch ist, besonders wenn letztere in einer gewissen Vollständigkeit vorhanden sind und wenn gleichzeitig die Demenz schon ausgesprochen ist. Werden die kortikalen oder spinalen Symptome nur vereinzelt angetroffen, so werden folgende Erwägungen am Platze sein. Es ist immer an den Zufall zu denken, daß eine Rückenmarkskrankheit mit einer Psychose nur zusammen trifft, also beispielsweise jemand mit Tabes oder spastischer Spinalparalyse oder einem chronischen myelitischen Herde an einer akuten Psychose erkrankt, ohne daß ein innerer Zusammenhang zwischen diesen beiden Krankheiten besteht. Bei einem solchen zufälligen Zusammentreffen, welches freilich nach meiner Erfahrung äußerst selten ist, wird dann die Anamnese ergeben, daß eine selbständige Rückenmarkserkrankung lange vorher bestanden hat. Viel häufiger tritt wirklich zu einem ausgesprochenen Rückenmarksleiden eine eigentlich paralytische Psychose hinzu, und mit Vorliebe entwickelt sich daraus die einfache paralytische Demenz. Diese Fälle hat man wohl als aufsteigende Form der Paralyse unterschieden oder mit dem Namen Taboparalyse belegt. Meynert schrieb ihnen einen besonders rapiden Verlauf zu, wobei ihm offenbar nur die Fälle eigentlicher paralytischer Psychosen, nicht die der einfachen paralytischen Demenz vorgeschwebt haben. Liegen anamnestische Anhaltspunkte für eine länger bestehende Rückenmarkskrankheit nicht vor, so wird durch den Nachweis von sogenannten Hinterstrangs- oder Seitenstrangssymptomen oder noch sicherer von einer Kombination beider Symptomenreihen und des bei Strangerkrankungen des Rückenmarks durch den paralytischen Prozeß fast immer vorhandenen Symptoms der reflektorischen Pupillenstarre die Diagnose einer paralytischen Psychose gesichert. Die bloße Differenz der Pupillen bei vorhandener Lichtreaktion hat lange nicht den ihr zugeschriebenen diagnostischen Wert. Zu beachten ist, daß gewisse Symptome der Tabes, wie z. B. eine Gangstörung oder das Rombergsche Symptom durch das gesteigerte Kraftgefühl einer paralytischen Manie vollkommen verdeckt werden können. Daß eine Psychose mit kortikalen Symptomen durch Zufall zusammentreffen könnte, ist ebenfalls zu bedenken. In dieser Beziehung ist besonders die Kenntnis des Umstandes wichtig, daß jede früher überstandene, wenn auch sonst ausgeglichene motorische Aphasie ein ausgeprägtes Silbenstolpern auf die Dauer zurücklassen kann. Daß gewisse paralytische Psychosen schon durch die Besonderheit ihrer klinischen Form zur Diagnose berechtigen, ist oben wiederholt betont worden.

Die Hauptschwierigkeit in der Diagnose besteht jedoch nicht gegenüber den Psychosen von anderer Ätiologie, sondern gegenüber den organischen Gehirnkrankheiten. Besonders schwierig stellt sich hier der schon erwähnte Fall der atypischen, von Lissauer als „abnorm lokalisiert“ bezeichneten Paralysen. Diese sind zu einem Teil von Herden organischer Gehirnkrankheit gar nicht zu diagnostizieren, besonders wenn man ihre große Seltenheit gegen das verhältnismäßig häufige Vorkommen kortikaler Epilepsie bei Tumoren des Hirnmantels abwägt. Sieht man von diesen Fällen ab, so ist die Differentialdiagnose gegen Lues cerebri, und zwar ebensowohl das Gumma, als die luetische Endarteriitis, als die häufige Kombination beider Vorgänge die Hauptaufgabe. Das Hauptkriterium ist hier die bei Lues cerebri erhalten bleibende Krankheitseinsicht. Schon jede Unterschätzung der etwa vorhandenen Herdsymptome in ihrer Bedeutung ist für Paralyse verdächtig. Die Sprachstörung ist aus dem oben angegebenen Grunde lange nicht so verwertbar, eher schon die durch Mischung eines unregelmäßigen Zitterns mit Paragraphie häufig ungemein charakteristische Schreibstörung. Haben sich Herdsymptome ohne vorangegangenen apoplektiformen oder epileptiformen Anfall langsam entwickelt, so spricht dies für Hirnlues und gegen Paralyse. Es liegt in der Natur der Dinge, daß aus dem klinischen Bilde der Hirnlues später das der Paralyse hervorgehen kann, dem entsprechen auch klinisch ziemlich häufige Übergänge zwischen beiden Krankheiten. Ein lehrreiches Beispiel davon finden Sie in meinen Krankenvorstellungen.[1]) Sie verstehen ohne weiteres, daß es sich hierbei um eine Frage von größter Wichtigkeit handelt, da wir in der Paralyse eine Krankheit vor uns haben, die durch spezifische Behandlung nicht mehr zu beeinflussen ist, während die Hirnlues die energischste antisyphilitische Behandlung erfordert, dann aber auch heilbar ist.

Eine selbständige Bedeutung muß die Diagnose des paralytischen Anfalles beanspruchen. Meine Herren! So oft Sie zu einem sog. Schlaganfall gerufen werden, muß Ihr erster Gedanke der sein, daß Sie es möglicherweise mit einem paralytischen Anfall zu tun haben. Erfahren Sie, daß der Anfall nicht einfach apoplektisch aufgetreten ist, sondern unter Temperatursteigerung und epileptiformen Erscheinungen, so gewinnt die Vermutung der Paralyse an Wahrscheinlichkeit. Immer wird erst eine sorgfältige Anamnese darüber Aufschluß geben können, ob dem Anfall etwa die bekannten Prodrome der Paralyse vorausgegangen sind, oder etwa schon ein Schwindelanfall mit vorübergehender Sprachstörung vorher statt-

[1]) Vgl. diese, Fall 30 Heft 3.

gefunden hat, oder Zeichen geistiger Störung bemerkt worden sind. Erfahren Sie von einer schon früher auffälligen Demenz, die von einem bestimmten Zeitabschnitt datiert wird, und haben Sie es mit dem Prädilektionsalter der Paralyse, zwischen 35 und 45 Jahren, zu tun, so ist die Wahrscheinlichkeit sehr groß. Meist wird auch das Verhalten der Pupillen diagnostisch verwertet werden können, da Pupillenstarre das häufigste spinale Symptom der Paralyse bildet.[1] Die übrigen spinalen Symptome dürften selten verwertbar sein, da der apoplektische Insult an sich eine Schlaffheit oder, allerdings seltener, eine mehr oder weniger ausgeprägte Starre der Glieder herbeiführen kann. Jedoch ist zu bemerken, daß gerade die Hemiplegie des paralytischen Anfalls dadurch ausgezeichnet ist, daß sie schon sehr zeitig, d. h. schon nach ein bis zwei Tagen, mit einer Herabsetzung der passiven Beweglichkeit einhergehen kann. Dieser Zeitpunkt richtet sich nach der Wiederkehr der spontanen Bewegung, welche gerade nach dem paralytischen Anfall immer sehr bald zu erwarten ist. Im übrigen hat die Hemiplegie des paralytischen Anfalls keine Besonderheiten, höchstens wäre noch hervorzuheben, daß beim paralytischen Anfall eine konjugierte Ablenkung der Augen, zuweilen auch des Kopfes, nach der entgegengesetzten Seite viel häufiger ist, als bei den Anfällen der sogenannten organischen Gehirnkrankheiten. Die Hemiplegie des paralytischen Anfalls ist zumeist von ganz kurzer Dauer, zuweilen nur von stundenlanger, öfter von der Dauer einiger Tage. Sie pflegt sich meist vollkommen zurückzubilden, ebenso eine etwa vorhandene motorische Aphasie oder andere Herdsymptome. Sie begreifen daher die große Wichtigkeit, welche eine richtige Diagnose für die Prognose der nächsten Zukunft hat. Freilich gestaltet sich die Prognose der ferneren Zukunft dafür beim paralytischen Anfall um so trüber. Kommen Sie statt zu einem apoplektischen zu einem epileptischen Anfall oder einem Status epilepticus, so ist die Diagnose gegen genuine oder symptomatische Epilepsie oder sogenannte Eklampsie zu stellen, wofür jedenfalls die Anamnese und gegebenenfalles eine Urinuntersuchung Anhaltspunkte liefert. Blutentziehungen sind beim paralytischen Anfall absolut kontraindiziert.

Meine Herren! Auch hinsichtlich der Behandlung der Paralyse fallen dem praktischen Arzt ganz bestimmte Aufgaben zu. Ich muß mich darauf beschränken, sie gerade nur anzudeuten. Sie liegen vor allem auf dem Gebiete der Prophylaxe. Ist Ihnen bekannt, daß Ihr Patient früher Lues überstanden hat, und finden sich die oben erwähnten Prodromalsymptome oder sonstige Erscheinungen sogenannter zerebraler Neurasthenie ein, liegt etwa gar

---

[1]) Vgl. Gaupp l. c.

außerdem noch eine ausgesprochene Disposition zu Erkrankungen des Nervensystems oder zu Psychosen vor, so werden Sie die einschneidendsten Maßregeln nicht scheuen dürfen, um der drohenden Gefahr zu begegnen. Eine antisyphilitische Behandlung jedoch ist nur dann indiziert, wenn bestehende Lues, sei es des Gehirns, sei es anderer Organe, nachgewiesen werden kann, und auch dann ist die Behandlung mit größter Vorsicht so zu leiten, daß jede Schwächung der Konstitution, besonders aber eine Abnahme des Körpergewichts, dabei vermieden wird. Es muß deshalb erste Bedingung für die Einleitung einer solchen Behandlung sein, daß der Kranke seine Berufstätigkeit unterbricht und sich bald in die Rolle des Kranken findet. Eine Schmierkur, so nebenher appliziert, während der Kranke seiner Berufstätigkeit nachgeht, wirkt oft geradezu deletär. Am zweckmäßigsten wird jede eingreifende Behandlung mit dauernder Bettlage und Überernährung verbunden. Sind keinerlei Spuren florider Lues vorhanden, so ist auch eine antisyphilitische Behandlung kontraindiziert. Jedoch scheint Jodkalium in kleinen Dosen (von $^1/_2$ bis zu 1 g p. die), längere Zeit angewandt, günstig zu wirken. Hauptsache ist jedoch die Hebung der Ernährung und Abstellung derjenigen Schädlichkeiten, welche wir oben als nächste Ursachen der paralytischen Psychosen kennen gelernt haben. Bringt die Berufstätigkeit solche Schädlichkeiten mit sich, so soll man Unterbrechungen derselben von einem halben bis zu einem ganzen Jahr nicht scheuen, und wo diese wirkungslos bleiben, auch vor der gänzlichen Aufgabe derselben nicht zurückschrecken. Eine Untersuchung auf spinale oder kortikale Symptome der Paralyse wird hier meist die Kriterien an die Hand geben, welche Sie zu so eingreifenden Maßregeln bestimmen müssen.

Ist das Stadium des Zweifels vorüber und liegt deklarierte Paralyse vor, so ist es Ihre Aufgabe, so zeitig als möglich die Entmündigung herbeizuführen, da die Verzögerung dieser Maßregel nur zu häufig den materiellen und sozialen Ruin der ganzen Familie zur Folge hat. Sind Sie irgend im Zweifel, ob und wann die Unterbringung des Kranken in eine Irrenanstalt notwendig ist, so gehen Sie immer am sichersten, wenn Sie im positiven Sinne entscheiden. Der Fachmann wird freilich in vielen Fällen den Zeitpunkt der Internierung noch lange hinausschieben können.

Der anatomische Befund der progressiven Paralyse läßt sich am besten überblicken, wenn wir ihn in einen makroskopischen und mikroskopischen einteilen. Der makroskopische Befund ist nur nach längerem Verlauf der Krankheit ausgeprägt, da er gewissermaßen nur das Endergebnis des floriden anatomischen Prozesses darstellt, etwa wie die Zyrrhose den Ausgang einer Lebererkrankung bildet. Dieser Ausgang ist die Atrophie des Großhirnmantels, welche sich am ausgeprägtesten in dem Gewichtsverlust dokumentiert. Dieser Gewichtsverlust ist nicht gleichmäßig über alle Teile des Hirnmantels verbreitet, sondern macht sich im Durchschnitt der Fälle am meisten am Stirnlappen geltend, wobei allerdings zu beachten ist, daß der Stirnlappen im Meynertschen Sinne verstanden wird, also die vordere Zentralwindung noch mit in sich begreift. In diesem Durchschnitt findet sich jedoch die Tatsache verdeckt, daß vereinzelt Fälle von vorzugsweiser Beteiligung eines Schläfe-, Scheitel- oder Hinterhauptslappens, oder dieser drei Lappen, oder doppelseitiger vorwiegender Erkrankung der gleichen Lokalisation vorkommen, wie die „abnorm lokalisierten" atypischen Fälle Lissauers beweisen. Folgende Zahlen entnehme ich der Tabelle Meynerts, welche an Sorgfalt der Wägungen und Zahl der Fälle von keinem neueren Autor übertroffen worden ist. In einem erheblichen Bruchteil der Fälle nimmt auch der Hirnstamm am Gewichtsverlust teil. Am wenigsten scheint immer das kleine Gehirn in Mitleidenschaft gezogen zu werden, so daß man an ihm einen Maßstab für den Wert der übrigen Zahlen besitzt.

Betrachten wir als annähernd normales Gehirngewicht das der Maniaci, so hatten diese im Durchschnitt von

	ein Gesamtgewicht	des Hirnmantels	des Hirnstammes	des Kleinhirns
39 männl. Fällen	v. 1376 g	v. 1082 g	v. 148 g	v. 146 g
53 weibl. „	„ 1221 „	„ 957 „	„ 131 „	„ 133 „

Die Paralytiker dagegen zeigen im Durchschnitt von

	ein Gesamtgewicht	des Hirnmantels	des Hirnstammes	des Kleinhirns
145 männl. Fällen	v. 1215 g	v. 933 g	v. 135 g	v. 146 g
29 weibl. „	„ 1068 „	„ 819 „	„ 119 „	„ 130 „

Der Hirnmantel zeigte folgendes Verhältnis zu seinen Teilen bei den Maniacis:

	Gesamtgew.	d. Stirnlappens	d. Scheitellappens	d. Hinterhauptschläfelappens
b. d. Männern	1376 g	450 g	251 g	380 g
„ „ Weibern	1221 „	404 „	213 „	339 „

bei den Paralytikern dagegen

	Gesamtgew.	d. Stirnlappens	d. Scheitellappens	d. Hinterhauptschläfelappens
b. d. Männern	1215 g	380 g	216 g	337 g
„ „ Weibern	1068 „	323 „	202 „	294 „

Außer dem Gewichtsverlust findet die Atrophie in sichtlichen Veränderungen der Hirnoberfläche und der Hirnventrikel ihren Ausdruck. An der Hirnoberfläche zeigt sich ein mehr oder weniger verbreiteter, hinsichtlich der Lokalisation sehr unregelmäßig verteilter Verlust an Rindensubstanz. Nicht selten der ganze Hirnmantel, andere Male große Strecken davon zeigen eine Reduktion der grauen Rindensubstanz bis auf die Hälfte oder ein Drittel der normalen Breite, ja man findet zuweilen vereinzelte Stellen, an denen die Rindensubstanz vollkommen fehlt. Die Markleisten der Windungen und das gemeinschaftliche Marklager zeigen sich ebenfalls beträchtlich verschmälert. Diesem Schwunde der Hirnmantelsubstanz entspricht meist eine Vermehrung der freien Schädelflüssigkeit, ein Hydrocephalus externus.

Das Verhalten der Pia mater zeigt zwei Gegensätze. Bei weitem überwiegend begegnet man dem Befunde, daß die Pia verhältnismäßig zart, wenn auch vielfach getrübt ist, letzteres wieder besonders über dem Stirnlappen, und dabei der Hirnoberfläche so fest anhaftet, daß sie mit ihr verwachsen erscheint. Versucht man trotzdem die Pia abzulösen, so bleiben Fetzen von Hirnsubstanz an ihr haften, oft in großer Ausdehnung, oft auch nur an den Windungskuppen, und es bleibt eine geschwürig aussehende Rindenoberfläche zurück, welche sich bald unter dem Zutritt der Luft auch rötlich färbt. Dies ist die sogenannte D e k o r t i k a t i o n, welche früher als Beweis einer verbreiteten Entzündung der Hirnoberfläche, „Periencephalitis“ — „Meningoencephalitis“ —, aufgefaßt worden ist. Davon ist man jetzt wohl allgemein zurückgekommen, da die mikroskopische Untersuchung eine solche Deutung nicht bestätigt. Nach den Erfahrungen unserer Klinik handelt es sich fast immer um eine Mazerationserscheinung, die eine gewisse Zeit zu ihrer Ausbildung erfordert. Hat man Gelegenheit, die Sektion bald oder nur wenige Stunden nach dem Tode zu machen, so gelingt es bei einiger Vorsicht fast immer, die Dekortikation zu vermeiden. Nur ein kleiner Bruchteil der Fälle macht eine Ausnahme, und bei diesen ergibt dann auch die Untersuchung an Schnittpräparaten eine wirkliche Verwachsung der Pia mit der Hirnoberfläche. Bekanntlich trifft man ja auch auf die gleiche Erscheinung der Dekortikation bei anderen für die Mazeration günstigen Bedingungen, so besonders, wenn durch einen Hydrocephalus internus bei Meningitis oder Hirntumor die Rindensubstanz gegen die straff gespannte und durchscheinende Pia gepreßt ist und die Windungen nach außen und gegeneinander abgeplattet sind. Im Gegensatz zu diesen überwiegend häufigen Fällen von Dekortikation trifft man nicht selten auch auf das entgegengesetzte Verhalten einer stark verdickten und reichlich mit Flüssigkeit durchtränkten, gewöhnlich auch schwer zerreißlichen Pia. In diesen Fällen pflegt die Pia sehr leicht und ohne jeden Substanzverlust von der Hirnoberfläche abziehbar zu sein.

Das Niveau der Windungen kann je nach dem Grade der Atrophie durch reichliche Einsenkungen und Fältelungen differenziert, die Konsistenz anscheinend vermehrt sein. In allen alten Fällen findet man auch eine Erweiterung der Ventrikel und Hydrocephalus internus als Zeichen allgemeiner Atrophie. Die Ventrikelwände sind sehr häufig abnorm fest und zeigen den Befund der sogenannten Ependymitis granulosa, die namentlich an bestimmten Prädilektionsstellen anzutreffen ist und sich bis in den vierten Ventrikel erstrecken kann. Ich betone bald hier, daß trotz dieses Befundes an der Ventrikeloberfläche der Hydrocephalus immer nur als Folgeerscheinung diffuser Atrophie, bestimmt, ein Vakuum auszufüllen, aufzufassen ist. Solche Folgeerscheinungen finden wir nun außerdem auch am Schädeldach und an der Dura mater. Am Schädeldach begegnet man häufig einer diffusen Verdickung ohne sonstige Abweichungen der Struktur. Zuweilen jedoch zeigt sich auch mehr oder weniger verbreitet ein Schwund der Diploë und eine Art von Eburnisation. Dieser Befund dürfte selbständig als syphilitische Knochenerkrankung zu deuten sein. An der Dura mater finden sich, meist als zufälliger Befund und während des Lebens undiagnostizierbar, häufig die Veränderungen der sogenannten Pachymeningitis haemorrhagica. Diese bestehen zum Teil nur in vereinzelten Blutflecken und organisierten Resten davon, zum Teil findet man größere Blutungen frischen Datums neben vielfachen membranösen Bildungen, die als Residuen früherer hämorrhagischer Schübe zurückgeblieben sind. Nur selten erstrecken sich die Blutungen in größerer Mächtigkeit bis auf die Schädelbasis, meist ist überwiegend die Konvexität befallen, und eine Hirnhälfte kann durch einen derartigen Blutsack abgeplattet erscheinen. Trotzdem ist es am wahrscheinlichsten, daß die Atrophie die Hirnsubstanz und das dadurch gesetzte Vakuum den ersten Anlaß zu diesen Blutungen geben. Was die Symptome der hämorrhagischen Pachymeningitis anbelangt, so habe ich schon bemerkt, daß ich selbst anatomisch sehr ausgeprägte Fälle in den Spätstadien der Paralyse meist für undiagnostizierbar halte. Nur in dem einen Falle einseitiger Stauungspapille, der mehrfach beobachtet worden ist, wenn die Blutung sich bis in die Scheide eines Nervus opticus erstreckte (Fürstner), wird die Diagnose zuweilen möglich sein.

In manchen Fällen, besonders von der oben erwähnten atypischen Form der Paralyse, ergibt sich außer dem geschilderten noch der grob anatomische Befund einer merklichen Atrophie des Sehhügels auf einer oder auf beiden Seiten. Das weiße Stratum zonale des Sehhügels kann dabei in großen Strecken grau erscheinen und die Konfiguration so verändert, daß beispielsweise das Pulvinar leistenartig zugeschärft hervorspringt, auch die Konsistenz kann ins Schwammige verändert sein. Aus Befunden dieser Art ist die Anregung zu den Arbeiten Lissauers hervorgegangen.

Alle vorgenannten Veränderungen lassen sich ungezwungen als Folgeerscheinungen des eigentlich zugrunde liegenden destruktiven

Prozesses auffassen, den uns der mikroskopische Befund enthüllt, während man früher, befangen durch die Virchowsche Lehre von der Entzündung, immer an primäre Entzündungsvorgänge an dem die Gefäße begleitenden Stützgewebe und an der Neuroglia geglaubt hat. Eine richtige Erkenntnis des wirklichen Vorganges haben wir erst der Exnerschen[1]) Entdeckung von dem Markreichtum der Großhirnrinde und den darauf basierenden Arbeiten von Tuczek[2]) zuverdanken. Die Vervollkommnung der Weigertschen Methode der Markscheidenfärbung und die Arbeiten von Lissauer[3]) haben dann die wichtigsten Fortschritte in unseren Kenntnissen geliefert.

Im folgenden beschränke ich mich darauf, nur gewissermaßen die Quintessenz und das prinzipiell Wichtigste von dem mikroskopischen Befunde anzuführen, und betone, daß ich dabei eine gewisse Kenntnis der modernen Neuronlehre und ihrer Anwendung auf die Erkrankung ihrer peripherischen und spinalen Abschnitte durch degenerative Neuritis voraussetze. Ein primärer Zerfall, eine Nekrose der nervösen Gebilde, analog der degenerativen Neuritis im peripherischen Nervensystem, ist von Anfang an und für die Dauer der wesentliche, alle Krankheitssymptome der Paralyse bedingende Vorgang. Die früher als Zeichen primärer Entzündung aufgefaßten Veränderungen an dem Stützgewebe der Gefäße und an den Fasern wie Zellen der Glia sind sekundäre oder reaktiv auf die primäre Nekrose der Nervengebilde erfolgende Veränderungen, sie stellen also Folgen und Ausgänge der Krankheit, quasi eine Narbenbildung als Ersatz für gesundes Gewebe, nicht die eigentliche Krankheit dar. Die Krankheit verläuft im allgemeinen progressiv und perniziös, so daß ich sie früher[4]) mit der progressiven Muskelatrophie in Parallele gestellt habe. Dies erklären wir durch das Vorhandensein eines sich immer wieder neu erzeugenden Giftes, welches die spezifische Wirkung hat, einen Zerfall der Nerven-

---

1) Sitzungsber. der Kaiserl. Akad. d. Wiss. in Wien 73. Bd. 3. Abt.

2) Vgl. besonders: Beiträge zur pathol. Anatomie und zur Pathologie der Dementia paralytica, Berlin 1884.

3) Publiziert sind nur: Sehhügelveränderungen bei progressiver Paralyse. Dtsch. Med. Wochenschr. 1890 Nr. 26 und ein Autoreferat eines Vortrages vom 2. März 1891: Klinisches und Anatomisches über die Herdsymptome bei Paralyse. Allgem. Ztschr. f. Psych. 48. Bd. S. 397. Die Vorarbeiten zu einer umfassenden Publikation sind z. T. in dem hinterlassenen Entwurf zu einer Habilitationsschrift enthalten. Eine Überarbeitung dieses vielfach nur den Eingeweihtesten verständlichen Manuskriptes soll eine der nächsten Aufgaben für die Arbeiten aus meiner Klinik bilden. Es wird daraus hervorgehen, wie weit Lissauer allen Mitarbeitern an eindringender Kenntnis des paralytischen Prozesses voraus war.

4) Lehrbuch der Gehirnkrankheiten S. 539.

elemente des Zentralnervensystems, und zwar überwiegend im Hirnmantel, herbeizuführen. Der nekrotische Zerfall ist am ersten nachweisbar an den Nervenfasern, aber nur, weil diese in ihrer Ernährung von den Ganglienzellen abhängig sind, die als die Hauptangriffspunkte der Giftwirkung gelten müssen. Dem entspricht, daß es zuerst gelungen ist, den Zerfall der Nervenfasern nachzuweisen, und zwar wissen wir seit Tuczek, daß gewöhnlich zuerst in der oberflächlichsten, der von Meynert als ersten, rein grauen bezeichneten Rindenschicht die Fasern zugrunde gehen. Späterhin wird das Netzwerk feiner Fasern in der supraradiären und intraradiären Schicht und schließlich werden die Radien selbst betroffen. Die Zellen schienen zunächst gar nicht verändert. In späteren Stadien mußte man dagegen auf einen erheblichen Zellschwund aus dem Umstande schließen,[1]) daß die Rinde in allen ihren Bestandteilen, also auch den Zellschichten, gleichmäßig verschmälert war. Außerdem habe ich schon immer Rindenstellen gefunden, an denen die Zahl der Ganglienzellen sichtlich verringert und das mikroskopische Bild der Rinde derart verändert war, daß an Stelle der normalen, regelmäßigen und zierlichen Zeichnung ein ungeordnetes Durcheinander von Fasern, Zellen und Bestandteilen der Glia zu finden war. Jetzt weiß man durch die Arbeiten Nissls und seiner Nachfolger[2]) daß auch die Ganglienzellen der Rinde in jedem Falle von Paralyse schwere Veränderungen erleiden. Jedoch das Verdienst, den Zellenschwund ganzer Schichten der Hirnrinde zuerst festgestellt zu haben, gebührt unzweifelhaft Lissauer. Diesem Forscher gelang es in Fällen von atypischer, „abnorm lokalisierter" Paralyse eine schichtenweise Degeneration derjenigen Rindenregionen im Scheitel- und Occipitallappen welche als Ausgangspunkt der Herdsymptome zu betrachten waren, nachzuweisen. Der Zellenschwund in diesen Fällen erstreckte sich nicht kontinuierlich über die Rinde, sondern trat in unregelmäßig verteilten Flecken auf und betraf vorwiegend die Schicht der dicht angeordneten, kleinen, und der reihenförmig gestellten, nach einwärts an Größe zunehmender Pyramiden, also die zweite und dritte Schicht Meynerts. Schon makroskopisch war er am gehärteten Gehirn als ein der Rinde parallel verlaufender hellerer Streifen mitten in der durch Chromlösung dunkel gefärbten grauen Rindensubstanz kennt-

[1]) Vgl. Lehrbuch der Gehirnkrankheiten S. 539.

[2]) Die Methylenblaufärbung Nissls ist in ihrer Bedeutung für die Pathologie der Ganglienzellen der Weigertschen Markscheidenfärbung gleichzustellen. Angaben über die Methode findet der Leser im Arch. f. Psych. 26. Bd. S. 609. Über die Art der Zellenerkrankung bei Paralyse äußert sich Nissl im Arch. f. Psych. 28. Bd. S. 987. Vgl. ferner Cramer dess. Arch. 29. Bd. S. 1 und Alzheimer, S. 1019, ferner Alzheimer, Monatsschr. f. Psych. u. Neur. 2. Bd. S. 83.

lich. Diese Fälle waren es auch, welche Lissauer den Nachweis ermöglichten, daß von diesen Stellen aus eine sekundäre Degeneration der Markfasern durch das sonst intakte Marklager nach anderen Stellen und besonders auch nach abwärts in Stabkranz und innere Kapsel zu verfolgen war, und daß überhaupt die Veränderungen des Markes bei der Paralyse durchweg auf sekundärer Degeneration beruhen. Klinisch waren die atypischen Fälle Lissauers dadurch ausgezeichnet, daß überwiegend nur die Herdsymptome des Scheitel- und Occipitallappens, nämlich Tastlähmung und Hemiopie vorhanden waren, und daß diese sich im Anschluß an paralytische Anfälle in der oben gekennzeichneten Weise entwickelt hatten. „Die paralytischen Anfälle erscheinen danach als ein plötzliches heftiges Anschwellen des paralytischen Prozesses in bestimmten Rindenterritorien." Daß die Veränderungen des Markes großenteils als systematische aufzufassen seien, hatte schon Tuczek hervorgehoben und besonders auch betont, daß die von ihm in sechs Fällen nachgewiesene Degeneration der dicht unter der Rinde liegenden kürzesten Assoziationsbündel, der Fibrae propriae Meynerts, immer solche Stellen betraf, an denen zugleich die Markdegeneration der Rinde ausgesprochen war.

In den Fällen Lissauers zeigte sich auch die Substanz des Sehhügels erkrankt, ein Nachweis jener sekundären Degeneration an subkortikalen Ganglien, auf welche v. Monakow mit Recht so großes Gewicht legt. Auch diese Degeneration führt zu einem Verschwinden von Fasern und Zellen nervöser Art, so daß nur ein grobmaschiges, schwammiges Gewebe zurückbleibt, innerhalb dessen die regelmäßige zierliche Zeichnung der Sehhügelsubstanz vollkommen fehlt. Je nach der Art der Herdsymptome zeigten sich verschiedene Regionen des Sehhügels in dieser Weise verändert, eine Bestätigung der Monakowschen Lehre von den Sehhügelkernen. Nicht von der sekundären Degeneration betroffen zeigten sich in den erwähnten Fällen das vordere Gebiet des Sehhügels und der äußere Kniehöcker, während der innere Kniehöcker sich wie die anderen Kerne des Sehhügels verhielt und bei sensorischer Aphasie durch paralytische Erkrankung des Schläfelappens sekundär degenerierte.

Aus den Befunden von Lissauer geht hervor, daß der paralytische Prozeß eine sehr verschiedene Intensität und Verbreitung haben kann, daß er sich ferner an bestimmten Stellen zu wirklicher paralytischer Herderkrankung der Rinde steigern kann, und daß diese Steigerung klinisch in der Form der paralytischeu Anfälle zutage tritt. Die Markerkrankung zeigt durchweg den Charakter der sekundären Degeneration.[1]) Damit sind gewisse fundamentale Erfahrungen gewonnen worden, die den Arbeiten Tuczeks an Wichtigkeit nicht nachstehen.

Was die Lokalisation des paralytischen Prozesses betrifft, so ist noch folgendes zu bemerken. Tuczek hatte in allen seinen Fällen den Stirnlappen am meisten erkrankt gefunden und war zu der Auffassung gelangt, daß der Faserschwund im allgemeinen von vorn nach hinten fortschreite und über das Gebiet der Zentralwindungen nicht hinausgehe. Dem gegenüber hatte aber schon Zacher[2]) gefunden, daß auch der Scheitel-, Occipital- und Schläfelappen, und zwar zuweilen stärker als der Stirnlappen, erkrankt waren, und auch die Angabe Tuczeks, daß der Faserschwund immer in den Tangentialfasern der äußersten Rindenschicht beginne und dann erst die tieferen Schichten ergreife, keine allgemeine Gültigkeit hat. Die Befunde Lissauers sprechen ebenfalls dafür, daß der paralytische Prozeß eine ganz unregelmäßige, fleckweise Verteilung hat und durchaus nicht ausschließlich in der äußersten Rindenschicht beginnt. Fast allen Fällen gemeinsam ist jedoch ein merklicher Faserschwund an der Insel, der Brocaschen Windung und den unteren Gebieten der Zentralwindungen, so wie auch klinisch die Sprachstörung und eine Parese der Faciolingualgebietes fast allen Fällen zukommt. Eine so überwiegend herdförmige Lokalisation wie bei den oben erwähnten atypischen Fällen ist dagegen sehr selten.

Im übrigen ist noch zu bemerken, daß der paralytische Prozeß nicht auf den Hirnmantel beschränkt ist, sondern außer dem Sehhügel auch andere subkortikale Regionen befallen kann. So ist von A. Meyer[3]) ein Schwund von Markfasern in der Kleinhirnrinde nachgewiesen, von H. Schütz[4]) das Mark des zentralen Höhlengrau und der motorischen Hirnnervenkerne ergriffen gefunden worden. Die Verschiedenartigkeit der paralytischen Anfälle hängt vielleicht damit zusammen.

Seitdem Weigert[5]) uns über die normale Verteilung der Glia im Gehirn belehrt hat, sind wir in der Lage, auch die Wucherungen der Glia hinsichtlich ihrer Lokalität zu verwerten. Unter anderem findet sich der Befund Meyers am Kleinhirn

---

[1]) Eine glänzende Bestätigung findet dieser Satz Lissauers in der Arbeit von Stralinger, Monatsschrift f. Psych. u. Neurol. 7. Bd. S. 1, welche während der Korrektur dieser Zeilen erschienen ist.

[2]) Über das Verhalten der markhaltigen Nervenfasern in der Hirnrinde bei der progressiven Paralyse. Arch. f. Psych. 18. Bd. S. 60 u. 348.

[3]) Arch. f. Psych. 21. Bd. S. 197.

[4]) Ibidem 22. Bd. S. 527.

[5]) Vgl. Anm. zu S. 150.

schon in der großen Arbeit Weigerts[1]) bestätigt. Wucherungen der Glia stellen sich überall da ein, wo das nervöse Parenchym zugrunde gegangen ist, ihr Ort zeigt deshalb einen lokalisierten Ausfall an Nervensubstanz an. Als ein bestimmtes Stadium in diesen Wucherungsvorgängen beobachten wir das massenhafte Vorkommen von zum Teil riesenhaften Astrozyten, und zwar entsprechen sie den frischeren, zeitlich dem Schwund der Nervensubstanz bald folgenden Stadien. Später verschwinden sie zum großen Teil wieder, und es bleibt die faserige Gliawucherung auf die Dauer zurück. In gewissen Fällen scheint jedoch eine derartige Reaktion von seiten der Glia ganz auszubleiben, es bleibt dann stellenweise nur das weitmaschige Netz der normalen Gliafaserung in Form rarefizierter Streifen oder Flecken zurück.

Zu den gleichen Ergebnissen hinsichtlich der primär parenchymatösen Art der Erkrankung ist neuerdings Binswanger in seiner sorgfältigen Monographie[2]) gelangt. Bei ihm finden wir auch über das Zustandekommen der entzündlichen Veränderungen und gegebenenfalles der Verklebungen der Pia mit der Hirnrinde befriedigenden Aufschluß. „Die Gewebszerstörung in der Rinde mit ihren Folgeerscheinungen führt zu stärkerer Ansammlung pathologisch veränderter Lymphflüssigkeit im extravaskulären Saftbahnsystem. Ihr vornehmlichstes Abflußgebiet bilden die in der Gliahülle und an der Hirnoberfläche vorhandenen Sammelräume. Hier verändert die gestaute Lymphflüssigkeit absterbendes Gewebe im Sinne der Koagulations- und hyalinen Nekrose, ruft aber auch hyperplastische Vorgänge an der angrenzenden Pia und deren Gefäßen hervor. Die Folgen dieser letzteren sind partielle Verwachsungen der Hirnoberfläche mit der Pia mater, Verödungen großer Abschnitte des epizerebralen Raumes, Verlegungen der Einmündungsstellen der extra- und intravaskulären Lymphräume.“ Es ist leicht ersichtlich, daß auf diese Weise die äußersten Rindenschichten leicht einem Mazerationsprozeß post mortem anheimfallen können. Im übrigen scheint mir jedoch Binswanger den Einfluß dieser Vorgänge auf den Verlauf des Leidens zu überschätzen, und besonders irrt er sich in deren Anwendung auf die paralytischen Anfälle.

Meine Herren! Wenn Sie mich fragen, welches Schlußergebnis auf Grund dieser Rindenbefunde für die Theorie der Krankheit zu ziehen ist, so ist es kurz folgendes: Der paralytische Prozeß bewirkt fast immer einen raschen Untergang nervöser

[1]) L. c. S. 73 u. 107.

[2]) Die pathologische Histologie der Großhirnrindenerkrankung bei der allgemeinen progressiven Paralyse . . . Jena 1893, S. 169.

Elemente der Hirnrinde in erheblicher, örtlich übrigens sehr wechselnden Verbreitung. Nach Meynert[1]) beträgt der Gewichtsverlust binnen Jahresfrist etwa 100 g. Dem entspricht im Krankheitsverlauf der die meisten Fälle von Anfang an begleitende Blödsinn. Dieser Blödsinn ist also von dem Umfang, nicht von der Lokalisation des paralytischen Prozesses abhängig, wie er auch klinisch als eine Summenerscheinung aufzufassen ist. Die Vorliebe, mit welcher die obengenannten Lokalitäten bald befallen werden, entspricht dagegen den häufigsten kortikalen Symptomen von seiten des Projektionssystems. Bei dieser Auffassung kann es uns nicht wundernehmen, daß von Zacher[2]) ein verbreiteter Faserschwund in der Hirnrinde auch bei senilem, alkoholistischem und epileptischem Blödsinn gefunden und seitdem mehrfach bestätigt worden ist. Auch hierbei deckt sich die klinische Ausfallserscheinung mit dem anatomischen Befunde.

Was die Veränderungen des Rückenmarkes betrifft, so beruhen sie sicher zum Teil auf sekundärer Degeneration, so z. B., wenn erst in späten Stadien der Krankheit eine allgemeine Unbehilflichkeit mit Muskelrigidität und Steigerung der Sehnenreflexe auftritt. Andererseits beweisen schon die oben gemachten Angaben über das frühzeitige Vorkommen von spinalen Symptomen bei der Paralyse, daß die Strangerkrankungen des Rückenmarkes häufig eine selbständige Bedeutung haben. Das Band, welches sie mit dem paralytischen Prozeß am Gehirn verbindet, ist offenbar die gleiche Beschaffenheit des einwirkenden Giftes. Wissen wir doch auch von der Tabes dorsalis, daß sie ebenso wie die Paralyse eine Nachkrankheit der Syphilis ist. Daß das eine Mal nur das Rückenmark erkrankt, das andere Mal ausschließlich oder überwiegend das Gehirn in Form der Paralyse, daß die Tabes bald als solche verharrt, bald nach vieljährigem Bestande noch zur Paralyse führen kann, muß von der jeweiligen Disposition der befallenen Individuen und besonderen funktionellen Schädlichkeiten abhängig gedacht werden.

---

[1]) Klinische Vorlesungen S. 214.

[2]) L. c.

Achtunddreissigste Vorlesung.

Bemerkungen zur Ätiologie der akuten Psychosen. Ätiologische Gruppierung der Psychosen. Alkoholpsychosen. Eifersuchtswahn der Trinker. Alkoholischer Stupor. Pseudoparalyse. Kokainismus. Polyneuritische Psychosen durch Blei- und Arsenikvergiftung, bei Tuberkulose und Syphilis. Hereditäre Psychosen. Epileptische Psychosen. Perseveration.

Meine Herren!

Die progressive Paralyse verdiente eine etwas eingehendere Besprechung. Im übrigen habe ich auf die Ätiologie der akuten Psychosen wiederholt Bezug genommen, eine zusammenfassende Darstellung und zugleich Ergänzung meiner früheren Bemerkungen darüber soll den Gegenstand meiner heutigen Vorlesung bilden.

Eine allgemeine Wahrnehmung drängt sich bald jedem Fachmann auf: Als nächste Ursache oder Veranlassung für den Ausbruch akuter Psychosen finden wir ungemein häufig irgendwelche schwächende Momente angegeben, d. h. Einflüsse, welche den Ernährungszustand und das Allgemeinbefinden in kurzer Zeit erheblich herunterbringen. Ein Blutverlust oder die wiederholten Blutverluste durch Menstruatio nimia, die Gravidität, das Puerperium und die Laktation wirken meist auf diesem Wege krankheitsauslösend, ebenso aber eine unzeitgemäße oder übertriebene Entfettungs- oder vegetarische Kur, ein lang dauernder Magenkatarrh, fortgesetzter Kummer und Sorgen, indem sie Schlaf und Ernährung beeinträchtigen, endlich akute Krankheiten. In letzterer Beziehung ist namentlich die wieder endemisch gewordene Influenza hervorzuheben, da sie die Vorbedingung, eine rasche Reduktion des Körpergewichts herbeizuführen, ganz besonders prompt erfüllt. Die monographischen Bearbeitungen verschiedener akuter Krankheiten als Ursache der Psychosen werden Sie darüber belehren, daß es ganz verfehlt wäre, einen gesetzmäßigen Zusammenhang zwischen der Art der Krankheit und der klinischen Form der darauffolgenden akuten Psychose vertreten zu wollen. Wenn Sie trotzdem beispielsweise von Erschöpfungspsychosen als einer besonderen klinischen Krankheitsgattung sprechen hören oder lesen, so ist dies nur wieder dasselbe Mißverständnis, auf das ich schon wiederholt aufmerksam gemacht habe. Ja noch mehr, man kann mit einigem Recht behaupten, daß in dem soeben erörterten Sinne bei weitem die meisten akuten Psychosen Erschöpfungspsychosen sind.

Freilich ist ein gewisser Grad der Inanition durch die vorher erwähnten oder andere Schädlichkeiten meist nur das auslösende Moment. Es bedarf gewöhnlich außerdem noch einer schon vorhandenen Disposition, damit gerade eine Geisteskrankheit daraus erfolgt. Diese Disposition kann entweder angeboren oder erworben sein. Welche große Rolle die angeborene Disposition oder erbliche Belastung (Griesinger) bei den Geisteskranken ebenso wie bei den sogenannten funktionellen Nervenkrankheiten spielt, ist Ihnen ja längst bekannt. Die ersichtliche Degeneration, welche man in manchen Familien deutlich verfolgen kann, beruht darauf. Ich will nur auf den einen Punkt aufmerksam machen, den ich immer noch nicht genug betont finde, daß eine ausgesprochene erbliche Disposition vorhanden sein kann, ohne daß es jemals zu einer akuten, noch zu einer chronischen Psychose kommt. Allerdings wird aber der Arzt in allen Fällen, wo sie vorhanden ist, möglichst darauf bedacht sein müssen, die vorhin erwähnten auslösenden Schädlichkeiten von seinen Patienten fernzuhalten. Für die Diagnose einer Geisteskrankheit ist aber die erbliche Belastung an sich nicht verwertbar. Bei dieser Gelegenheit möchte ich nicht unterlassen anzuführen, daß ich auffallend häufig Phthisis der Aszendenten bei den akuten Psychosen angegeben finde. Daß die Prognose der auf dem Boden erblicher Belastung erwachsenen Geisteskrankheiten im allgemeinen dadurch nicht schlimmer wird, sondern wie sonst von der klinischen Form der Psychose abhängt, ist eine genügend bekannte Tatsache.

Die erworbene Disposition zur Geisteskrankheit beruht meist auf Schädlichkeiten, die auch in organischen Veränderungen des Gehirns ihren Ausdruck finden. Dahin gehören der Hydrocephalus internus, auch wenn er im übrigen zur Abheilung gelangt ist, wie wir ja vielfach sehen, aber auch dann, wenn keine auffällige Formveränderung des Kopfes davon zurückgeblieben ist, sondern nur partielle Verklebungen oder Divertikelbildung an den Hirnventrikeln, ein Befund, auf den namentlich Meynert mit Recht Wert gelegt hat. Eine in der Kindheit überstandene Meningitis und ferner jedes Kopftrauma, sobald es nachweislich mit Gehirnerschütterung einhergegangen ist, bedingen ferner eine erworbene Disposition. Hinsichtlich der Meningitis möchte ich bei dieser Gelegenheit bemerken, daß eine Heilung der Meningitis, auch der tuberkulösen, viel häufiger angenommen werden muß, als man es im allgemeinen tut. In der Kindheit überstandene Krämpfe, ganz gleich welcher Veranlassung, müssen ebenfalls als eine Schädlichkeit betrachtet werden, aus der eine Disposition zu Geisteskrankheiten hervorgehen kann. Offenbar ist der epileptische Insult, besonders wenn gehäuft, an sich nicht nur Folgezustand, sondern zugleich Ursache gröberer anatomischer Veränderungen im Gehirn, die nicht immer ganz zum Ausgleich kommen. Ganz ähnlich wird das Verhältnis der akuten Psychosen zu früher überstandenen schweren Infektionskrankheiten, namentlich dem Typhus und der Malaria, aufgefaßt werden müssen. Wir nehmen an, daß im Verlauf derselben anatomische Veränderungen des Gehirns gesetzt werden können. Schließlich erwähne ich als eine der häufigsten Ursachen der erworbenen Disposition gewisse Giftwirkungen und unter ihnen vor allem den fortgesetzten Alkoholmißbrauch.

Daß die normalen Zeiten körperlicher Umwälzungen, wie der Pubertät, des Klimakteriums, endlich der Seneszenz, besonders für den Ausbruch von Psychosen disponieren, habe ich wiederholt hervorgehoben und mit der großen Bedeutung, welche die Veränderungen des Körpers für das Bewußtsein haben, begründet. Liegt schon hierin eine allgemein verbreitete, sicher auch dem normalen Menschen zukommende Disposition, so wird sich diese besonders dann geltend machen, wenn noch eine erworbene Disposition durch die vorhererwähnten organischen Veränderungen besteht

Nach diesen allgemeinen Vorbemerkungen können wir dazu übergehen, den Einfluß zu studieren, welchen bestimmte ätiologische Momente auf Form und Verlauf der durch sie bedingten Geisteskrankheiten erkennen lassen. Dabei dürfte sich am meisten empfehlen, von schon Bekannterem auszugehen. Als spezifisch alkoholistische akute Psychose haben wir das Delirium tremens kennen gelernt, eine Form deliranter Allopsychose, welche fast ausschließlich dem chronischen Alkoholismus zukommt. Indessen habe ich schon früher darauf hingewiesen, daß gewisse Ausnahmen vorkommen, die immerhin Beachtung verdienen.

Ich erinnere daran, daß wir auch ein chronisches und protrahiertes Delirium tremens kennen gelernt haben. Eine noch akutere alkoholistische Psychose habe ich gelegentlich schon erwähnt, man bezeichnet sie gewöhnlich als pathologischen Rauschzustand, und wir wissen, daß derselbe meist in Gestalt einer akutesten Allopsychose mit allopsychischer Desorientierung und traumhaften Halluzinationen auftritt. Der Inhalt der veränderten Situation scheint immer ein phantastisch bedrohlicher zu sein, und dem entspricht der hochgradige Affekt, welcher zum Unterschiede vom Delirium tremens den pathologischen Rauschzustand begleitet. Die Dauer dieser Zustände beträgt nicht über Stunden, so daß wir sie als Beispiele transitorischer Psychose betrachten können. Gefolgt sind sie von tiefem Schlaf und meist auch vollkommenem Erinnerungsdefekt nach demselben. Daß ganz ähnliche transitorische Psychosen auch nach einmaliger Alkoholvergiftung oder selbst ohne dieselbe vorkommen können, sobald ausgesprochene Disposition zu Geisteskrankheiten vorhanden ist, habe ich schon gelegentlich erwähnt.

Die akute Halluzinose habe ich früher eingehender behandelt. Vielleicht habe ich jedoch die Prognose der erstmaligen Erkrankung in diesen Fällen zu günstig gestellt, da ich neuerdings wiederholt einen Zustand chronischer Halluzinose als Fortsetzung der akuten Halluzinose bei Alkoholisten angetroffen habe. Daß andererseits das früher von mir erwähnte Krankheitsbild der chronischen Halluzinose [1]) von dem Inhalt des physikalischen Verfolgungswahns bei Alkoholisten häufiger anzutreffen ist, ist längst bekannt.

Die polyneuritische Psychose, welche uns ebenfalls schon früher beschäftigt hat, ist überwiegend häufig alkoholistischer Entstehung. Diese meist heilbare Krankheit kann unter Umständen fortschreiten bis zu dem klinischen Bilde der Seelenblindheit und Asymbolie. Ein Fall der Art ist Ihnen aus meinen Krankenvorstellungen [2]) erinnerlich.

Haben wir es bisher mit verschiedenen Formen von Allopsychosen zu tun gehabt, so ist uns gelegentlich doch auch eine Autopsychose aufgestoßen, welche freilich nicht ganz sicher alkoholistischer Entstehung ist, ich meine den unter dem Namen der Semmelwochen bekannten „zweiten Zustand". Es ist sogar wahrscheinlich, daß derselbe immer nur bei sogenannten Degenerierten auftritt, immerhin muß die Möglichkeit, daß der Zustand selbst durch Alkoholismus verschuldet ist, für manche Fälle zugegeben werden.

Die Bedeutung einer zirkumskripten Autopsychose durch überwertige Idee hat wahrscheinlich der sogenannte E i f e r s u c h t s - w a h n d e r T r i n k e r, wenigstens trugen einige reinere Fälle der Art diesen Charakter. Die überwertige Idee beruhte das eine Mal darauf, daß der Ehemann von seiner schon etwas älteren und mit Kindern reichlich gesegneten Frau mit seinen Ansprüchen auf ehelichen Verkehr wiederholt abgewiesen worden war. In einem zweiten Falle ließ sich zwar das zugrunde liegende affektvolle Erlebnis nicht sicher ermitteln, doch war vermutungsweise ein

---

[1]) Vgl. S. 159 u. 160.

[2]) Vgl. Heft 2 Fall 9.

ähnlicher Sachverhalt anzunehmen und der Eifersuchtswahn tatsächlich so isoliert, der daran sich anschließende Beziehungswahn so ausschließlich auf diesen einen Punkt gerichtet, daß das ganze Krankheitsbild nur als zirkumskripte Autopsychose durch überwertige Idee verständlich war. Diese Fälle tragen zwar ein chronisches Gepräge,. gehören aber durch eine akutere Entstehungszeit auch den akuten Psychosen an.

Viel häufiger, vielleicht sogar am allerhäufigsten, wenn man auch abortive Fälle dazu rechnen will, sind die Angstpsychosen bei Säufern. In meinen Krankenvorstellungen finden Sie einige Beispiele davon, darunter einen sehr lehrreichen von abortiver Angstpsychose.[1])

Der alkoholistische Stupor verdient hier kurz erwähnt zu werden. Die Benommenheit des Sensoriums dabei, die Somnolenz, welche nur der von Tumorkranken zu vergleichen ist und mehrere Wochen, ja selbst monatelang bestehen kann, macht das Krankheitsbild dem von organischen Gehirnkrankheiten so ähnlich, daß ich meinerseits auch an einer organischen Begründung durch Hydrocephalus internus nicht zweifle. Auch die Gangstörung, welche diese Kranken zeigen, sobald man sie aus dem Bett genommen hat, ist nur der bei senilem Hydrocephalus internus zu vergleichen. Der Puls kann dementsprechend mäßig verlangsamt sein. Eine allgemeine Muskelsteifigkeit mit sehr ausgesprochener Steigerung der mechanischen Muskelerregbarkeit ist ebenfalls diesen Fällen und dem senilen Hydrocephalus internus gemeinsam. Stauungspapille pflegt in beiden Fällen zu fehlen, aber Atrophie der Optici mit erheblicher Sehstörung habe ich nach überstandenem alkoholistischen Stupor einige Male zurückbleiben sehen. Im allgemeinen ist die Krankheit heilbar, und zwar auch definitiv, sobald eine dauernde Abstinenz durchgeführt wird. In anderen Fällen kann der Stupor in einen Defektzustand übergehen, dem Züge von Asymbolie, übrigens sehr verschiedenen Grades, beigemischt sind.

Eine besondere Bedeutung unter den alkoholistischen Psychosen haben die Fälle von sogenannter Pseudoparalyse zu beanspruchen. Man beobachtet sie besonders nach lange fortgesetzten ungewöhnlich schweren Alkoholexzessen. Das paralytische Gepräge wird der resultierenden akuten Psychose dadurch aufgedrückt, daß die Ihnen schon bekannten Störungen der Sprache und der Gehirnnerven ebenso wie beim Delirium tremens und wahrscheinlich ebenso organisch begründet, bei den Kranken nachweisbar sind. Aber darüber hinaus können auch spinale Symptome, d. h. Zeichen von Strangerkrankung, Pupillendifferenz und Pupillen-

---

[1]) Vgl. Heft 1 Fall 12.

starre zugegen sein wie bei echter Paralyse. Die akute Psychose hat gewöhnlich zunächst auch delirante Züge beigemischt, späterhin bietet sie ein Bild, das am meisten der akuten Halluzinose entspricht, jedoch mit Angstzuständen von großer Selbständigkeit, zeitweilig allopsychischer Desorientierung und Zügen von Demenz ausgestattet ist, auch ein paranoisches Stadium nicht entwickelt. Das sehr schwankende Krankheitsbild kann Jahre hindurch bestehen und schließlich dennoch in Heilung übergehen. Andere Male bleibt ein immerhin mäßiger Defekt zurück, der bei durchgeführter Abstinenz nicht weiter fortzuschreiten braucht. Ich bemerke ausdrücklich, daß die Heilung sich nur auf die Psychose und die spezifisch paralytischen Begleiterscheinungen der Sprachstörung, des Zungentremors usw. bezieht; die eigentlich spinalen Symptome pflegen sich nicht zurückzubilden. Ohnmachtsanfälle, die im Verlauf der Krankheit vorkommen, können die Diagnose von echter Paralyse noch mehr erschweren.

Psychosen, die durch kombinierten Morphium- und Kokainmißbrauch bedingt sind, begegnet man nicht selten, während ich eigentliche Psychosen nach ausschließlichem Morphiummißbrauch noch nicht gesehen habe. Das unvermittelte Auftreten eines physikalischen Verfolgungswahns mit rascher Systematisierung und ferner eigentümliche Tast- und kombinierte Halluzinationen der Haut, so daß die Kranken pilz- oder schimmel- oder haarartige Gebilde aus ihrer Haut herauswachsen sehen und fühlen, scheinen einigermaßen spezifisch für diese Fälle zu sein.

Den Alkoholpsychosen am nächsten stehen vereinzelte Fälle, in denen mit Wahrscheinlichkeit eine Blei- oder Arsenikvergiftung angenommen werden konnte. In ersterer Beziehung schwebt mir ein Beispiel vor, einen 39 jährigen Schriftsetzer betreffend, dessen Krankheitsbild am meisten dem einer überwiegend sensorisch agitierten Verwirrtheit entsprach, mit kontinuierlichem Rededrang und überwiegend inkohärenter Ideenflucht, ferner sehr ausgeprägter Hypermetamorphose, übrigens ohne wesentliche Affektbeimischung. Nach einer Dauer der Krankheit von etwa zehn Monaten begann er dement zu werden und verfiel körperlich, Tod ein Jahr später, nachdem allgemeiner Muskeltremor und zeitweilige Zustände von Erregung mit dem Inhalt hypochondrisch phantastischen Bedrohungswahns aufgetreten waren. Polyneuritische Symptome an den Extremitäten waren nicht zugegen. Auf chronische Arsenikvergiftung war wahrscheinlich der Fall einer 50 jährigen Blumenmacherin zurückzuführen, welche 30 Jahre lang viel mit Arsengrün zu tun gehabt hatte, seit vielen Jahren an Kopfschmerzen, zuletzt auch an Schwindel gelitten hatte und plötzlich unter den Symptomen einer

Angstpsychose mit Halluzinationen erkrankt war, bald aber auch pseudospontane Bewegungen des Mundes zeigte und unter rascher Steigerung aller Symtome (verwirrter Rededrang, Größenideen, Verbigerieren, parakinetische Gangbewegungen, dabei zu fixieren, örtlich und zeitlich orientiert), ebenfalls körperlich rasch verfiel, trotz genügender Nahrungsaufnahme, und innerhalb 18 Tagen zugrunde ging. Die Sektion ergab ein Gehirngewicht von 1250 g, mäßigen Hydrops ventriculorum. Der Erkrankung dicht vorangegangen war eine mehrwöchentliche Cystitis. Mit Nachlaß der motorischen Unruhe hatte sich Rigidität der Beine und Fußklonus konstatieren lassen, einige Tage vor dem Tode war Parese des linken Nervus facialis von peripherem Charakter aufgetreten. Ähnlich wie dieser Fall gemischter sensomotorischer Psychose sind mir auch andere Fälle begegnet, in denen ein schwerer, rasch zum Tode führender Verlauf durch die klinischen Symptome in keiner Weise begründet erschien, so u. a. eine typische Angstpsychose, welche innerhalb sieben Wochen tödlich verlief und bei der Sektion zwar die Zeichen einer Phthisis incipiens, aber keine anderweitige Erklärung für den raschen Verfall bot. Umgekehrt ist mir ein Kranker im letzten Stadium einer langjährigen Tuberculosis pulmonum erinnerlich, welcher in den letzten 14 Tagen eines der reinsten Bilder von akinetisch-parakinetischer Motilitätspsychose darbot. In allen diesen Fällen wird der Verdacht, daß die akute Psychose eine polyneuritische mit ungewöhnlichen klinischen Symptomen ist, nicht von der Hand zu weisen sein.

Hinsichtlich der polyneuritischen Psychose, welche durch ihre der Ätiologie entlehnte Bezeichnung hierher gehört, verweise ich Sie auf meine frühere Vorlesung. In der Literatur werden Sie meist die neuerdings auch von Jolly akzeptierte Bezeichnung Korsakowsche Psychose dafür angewandt finden, und in der Tat hat zuerst Korsakow[1]) die Aufmerksamkeit auf gewisse charakteristische Züge des bei Polyneuritikern zu beobachtenden Krankheitsbildes gelenkt. Sie werden aber finden, daß von Korsakow Krankheitsfälle als hierher gehörig beschrieben werden, die bei weitem komplizierter sind als das von mir entworfene, möglichst eng gefaßte Bild. Aus diesem Grunde halte ich noch jetzt den Namen der polyneuritischen Psychose für den richtigeren, bin aber weit entfernt, den Verdiensten Korsakows dadurch zu nahe treten zu wollen. Der Haupteinwand, welcher sich auch gegen den von mir bevorzugten Namen machen ließe, gereicht ihm nach meiner Auffassung gerade zu besonderer Ehre. Wie ich nämlich durch die vorher erwähnten Fälle schon andeuten

[1]) Arch. f. Psych. 21. Bd. S. 669.

wollte, erstreckt sich die polyneuritische Begründung der Psychosen in dem weiteren Sinne, daß eine der Polyneuritis ähnliche Degeneration der nervösen Elemente im Gehirn als anatomischer Befund der Psychose anzunehmen ist, wahrscheinlich weit hinaus über den eng gefaßten Begriff der sogenannten polyneuritischen Psychose. Da wir auch bei der Paralyse den entsprechenden Befund vorgefunden haben, so würden die oben angeführten Tatsachen nur die längst bekannte Erfahrung bestätigen, daß die degenerative Neuritis sich mit Vorliebe auf dem Boden der Syphilis, des chronischen Alkoholismus und der Tuberkulose entwickelt. Noch darüber hinaus gibt das oben erwähnte häufige Vorkommen der Tuberkulose in der Aszendenz der von akuten Psychosen der verschiedensten Art betroffenen Individuen zu denken.

Von hereditären Psychosen wird man nur im allgemeinsten Sinne sprechen können, da eine hereditäre Veranlagung im weiteren Sinne bei den akuten Psychosen ungemein häufig, nach meiner Schätzung etwa in der Hälfte aller Fälle angetroffen wird. Noch stärker dürfte der Prozentsatz ausfallen, wenn man nur die von vornherein chronisch verlaufenden Psychosen und die häufigen Grenzfälle zwischen Psychosen und geistiger Gesundheit in Betracht zieht. Bei Erwähnung der Arbeiten Magnans habe ich mich über diesen Punkt schon ausgesprochen.[1] In die letztere Kategorie gehören besonders die an Zwangsvorstellungen leidenden, aber sonst noch als gesund geltenden Individuen. Eigentliche Zwangsvorstellungspsychosen zeigen sich ebenfalls mit Vorliebe bei erblich schwer belasteten Individuen, doch ist es wieder sehr lehrreich, daß ich Ihnen einen sehr reinen Fall von Zwangsvorstellungspsychose[2] vorstellen konnte, bei dem sicher nur die senile Involution des Gehirns als ätiologisches Moment in Betracht kam und Heredität ganz ausgeschlossen war. Wie die Zwangsvorstellungsneurose, so findet auch die hypochondrische Neurose ihre Hauptvertreter unter den Hereditariern. Sie werden sich erinnern, daß unter den hypochondrischen Psychosen, von denen ich Ihnen berichtet habe, einige besonders schwere Fälle ebenfalls bei schwer Belasteten aufgetreten waren. Das Fieberdelirium, welches sich als eine besondere Form symptomatischer Psychose betrachten läßt, tritt besonders leicht bei erblich belasteten Individuen auf. Wieder mehr den Grenzfällen zugehörig sind die krankhaften Triebe bei sonst für gesund geltenden Menschen. Häufig mag dabei eine Art von Suggestionswirkung eine Rolle spielen, wie z. B. bei dem in manchen Familien geradezu endemisch herrschenden Selbstmord-

[1] Vgl. S. 163.
[2] Vgl. Fall 17 Heft 2 der „Krankenvorstellungen“.

trieb. Aber nicht minder begegnet man in den gleichen „degenerierten" Familien dem Stehltrieb zur Zeit der Menstruation, Perversitäten der Sexualempfindung u. dgl. m. Die transitorischen Psychosen mit Einschluß des pathologischen Rausches zeigen eine zweifellose Vorliebe, hereditär belastete Individuen zu befallen. Endlich erwähne ich noch die oben geschilderte moralische Autopsychose [1]) und eine besondere Form der primären Demenz, welche sich zur Zeit der Pubertätsentwicklung besonders gern bei erblich schwer belasteten Kindern einstellen. Hinsichtlich der Manie, der affektiven Melancholie, der zirkulären Geisteskrankheit erinnere ich an meine früheren Bemerkungen zu deren Ätiologie.

Es läßt sich nicht verkennen, daß unter den hereditär bedingten Psychosen zuweilen ganz besonders schwere Fälle vorkommen. Doch überwiegen bei weitem die leichteren und besonders die sogenannten Grenzfälle, welche freilich die bürgerliche Existenz oft mehr in Frage stellen, als eine schwere akute Psychose. Im ganzen möchte ich Ihnen den Satz einprägen: Die erbliche Belastung bedingt zwar sicher eine größere Neigung zu geistiger Erkrankung, aber mit Ausnahme einiger weniger, besonderer Fälle keinen schwereren, sondern eher einen milderen Verlauf der einmal ausgebrochenen Psychose. Freilich muß man auch eine gesteigerte Neigung zu Rezidiven anerkennen.

Die Epilepsie spielt ätiologisch bei den Psychosen eine sehr bedeutende Rolle. Im allgemeinen kann man den sogenannten Dämmerzustand als spezifisch epileptische Psychose anerkennen, jedoch mit der Einschränkung, auf welche wir hinsichtlich der ätiologischen Beziehungen schon immer gestoßen sind. Als Hauptkennzeichen des Dämmerzustandes haben wir eine gewisse Benommenheit des Sensoriums und die totale allopsychische Desorientierung kennen gelernt. Diese Desorientierung ist im epileptischen Dämmerzustand nicht selten zur Asymbolie gesteigert, wobei zugleich ein leicht verständlicher Ausfall an Willensimpulsen, eine wirkliche Abulie vorhanden sein kann. Andere Male werden traumhafte Handlungen, besonders solche schwer gewalttätiger Art, begangen, offenbar unter dem Einflusse traumhafter Halluzinationen. Wenn derartige Dämmerzustände zur Beobachtung kommen, so fällt immer auch den Laien das verstörte, sonderbare, durch die allopsychische Desorientierung bedingte Wesen der Kranken auf. Solche Zustände sind meist nur von kurzer Dauer, halbstündig bis mehrstündig, nur selten über einen Tag hinaus. Ihr Verhalten zum epileptischen Anfall ist verschieden. Überwiegend kommen sie postepileptisch zur Erscheinung, zuweilen aber auch präepileptisch

[1]) Vgl. S. 309 u. 310.

oder in Stellvertretung eines epileptischen Anfalles. Meist fehlt später jede Rückerinnerung, ausnahmsweise ist jedoch eine, wenn auch nur summarische, Erinnerung erhalten, und man erfährt dann, daß die Gewalttat in Abwehr einer bedrohlichen Situation verübt wurde. Während in dieser Form des Dämmerzustandes geordnete Handlungen nicht ungewöhnlich sind, ist der epileptische Wutanfall in seiner typischsten Ausprägung nur ein blindestes Umsichschlagen, Schreien und Geifern in maximal gesteigertem Abwehraffekt. Diese Anfälle eines furibunden Dämmerzustandes, die nur dem Zustande eines gehetzten Tieres zu vergleichen sind, sind nur von minutenlanger bis höchstens halbstündiger Dauer und von absoluter Amnesie gefolgt. Den Gegensatz dazu bilden länger dauernde, zuweilen sogar wochenlang anhaltende Dämmerzustände mit harmlos delirantem Bewegungsdrang. Diese Kranken sind wie beim Delirium tremens auf Momente zu fixieren, jedoch lange nicht so attent wie der eigentliche Delirant, und im Gegensatz dazu von einer überraschend gut erhaltenen Merkfähigkeit. Andere Male, aber wie es scheint seltener, ist der Dämmerzustand genau wie beim eigentlichen Deliranten immer nur dann ausgeprägt, wenn man den Kranken sich selbst überläßt, abgesehen davon erscheint der Kranke vollständig hell und attent. Auch in diesen Fällen ist die wohl erhaltene Merkfähigkeit sehr auffallend und als spezifisch epileptische Eigentümlichkeit des Deliriums aufzufassen. Sie erinnern sich eines Beispiels,[1]) in welchem zugleich eine retroaktive Amnesie bestand und die Differentialdiagnose von der polyneuritischen Psychose durch die wohl erhaltene Merkfähigkeit ermöglicht wurde.

Wo der Dämmerzustand mehr überwiegt, ist oft das Symptom der Perseveration (Neisser) sehr ausgesprochen, das von den organischen Gehirnkrankheiten und besonders von der Aphasie her wohl bekannte Haftenbleiben an dem vorher gebrauchten Ausdruck. Dieses Symptom wird am besten durch eine Unterhaltung illustriert, welcher Sie bei der klinischen Demonstration einer Kranken vor kurzem selbst beigewohnt haben. „Wie heißen Sie?" „Martha Glockner." „Wie alt sind Sie?" „Martha Glockner." „Wo sind wir hier?" „Martha Glockner." — „Wie alt sind Sie?" „22 Jahr." „Wo sind wir hier?" „22 Jahr." „Was ist Ihr Beruf?" „22 Jahr." — „Wer bin ich?" „Der Vetter Georg." „Wer ist dieser Herr?" „Der Vetter Georg." — „Wer ist der andere Herr?" „Der Vetter Georg." Abgesehen von dieser Unterhaltung wird Ihnen die Kranke, ein 22 jähriges Mädchen, das, von einem epileptischen Vater ab-

[1]) Vgl. Fall 7 Heft 2 der „Krankenvorstellungen".

stammend, selbst von Kindheit an an Epilepsie litt und drei Tage vorher einen schweren Status epilepticus überstanden hatte, noch durch ihre sonderbaren Bewegungen, die ich Ihnen damals als die Lässigkeit eines Gigerl, aber in höchster Übertreibung, charakterisierte, in Erinnerung geblieben sein. Auch bei diesen Bewegungen machte sich eine Tendenz zur Wiederholung geltend, so z. B., wenn sie mich als ihren vermeintlichen Vetter zu umarmen versuchte. Die Kranke sah schwach und angegriffen aus, taumelte, sichtlich vor Schwäche, und zeigte auf der Abteilung einen Mangel an Initiative, der bis zur Unsauberkeit ging. Gegen Stellungsveränderungen zeigte sie eine so auffällige Nachgiebigkeit und ein solches Verharren in unbequemen Stellungen, daß sich uns damals unwillkürlich der Vergleich mit dem dekapitierten Frosche von Golz aufdrängte. Die Aufmerksamkeit dieser nicht eigentlich benommenen, aber geistig leer erscheinenden, allopsychisch vollständig desorientierten Kranken war nur schwer zu erregen und ihre Merkfähigkeit aus diesem Grunde nicht zu prüfen. Nur allereinfachste Aufträge oder Fragen wurden verstanden, darüber hinaus versagte die Patientin. Es zeigte sich rascheste Erschöpfbarkeit. Wie Sie sich erinnern, suchte ich diese Erschöpfungssymptome als vorübergehende Folgen des Status epilepticus von den übrigen Symptomen des Dämmerzustandes zu differenzieren. Doch läßt sich nicht verkennen, daß der vielfach nach epileptischen Anfällen zurückbleibende geistige Erschöpfungszustand, welcher als postepileptischer Stupor bezeichnet wird, fließende Übergänge zu den eigentlichen Dämmerzuständen jeder Art zeigt.

Dieselbe Kranke, die ich Ihnen eben als Beispiel eines postepileptischen Dämmerzustandes angeführt habe, hatte ein halbes Jahr vorher schon einmal Aufnahme finden müssen, ebenfalls wegen einer postepileptischen Psychose. Damals aber handelte es sich um einen ganz anderen Zustand, nämlich um eine hypochondrische Psychose, deren Hauptsymptom eine vermeintliche halbseitige Lähmung, und zwar links, war. Von einer eigentlichen Lähmung konnte dabei nicht die Rede sein, auch eine Schwäche war nur in den ersten drei Tagen nachweisbar. Facialis und Zunge blieben frei, die passive Beweglichkeit und die Reflexe verhielten sich normal, die Sensibilität war stark beteiligt. Die Kranke konnte damals schon nach acht Tagen geheilt entlassen werden. Dieser Bericht wird Ihnen einen Fall von hypochondrischer Paraplegie mit schlaffer Lähmung beider Beine in Erinnerung bringen, ebenfalls postepileptischer Natur und von kurzer Dauer. Der besondere Entstehungsmodus der Lähmung durch psychomotorische Identifikationsstörung ließ sich in diesem Falle in belehrender Weise demonstrieren.[1]) Immerhin handelt es sich um seltene Vorkomnisse.

Viel häufiger beobachtet man schwere sensorische Psychosen mit verbreiteter Desorientierung, meist von dem Inhalt des phantastisch-hypochondrischen Bedrohungswahnes, fast immer zugleich mit beigemischten Größenideen, und hyperkinetische, zugleich auch eigentümlich parakinetische Motilitätspsychosen, meist postepileptisch und die Dauer einer oder einiger Wochen nicht überschreitend. So ist mir ein Epileptiker erinnerlich, der während seiner Psychose die lebensgefährlichsten Turnkunststücke ausführte, dabei stumm und offenbar allopsychisch desorientiert. Die Kompliziertheit dieser Bewegungen stempelt diese Fälle zu wirklichen Psychosen. Man sieht aber auch, und dies um vieles häufiger, die Bewegungsunruhe der Jaktation die tiefe Bewußtlosigkeit des postepileptischen Stupors zuweilen stunden- und tagelang begleiten.

Von den angstvoll halluzinatorischen Zuständen bei Epileptikern haben Sie schon oben[2]) ein typisches Beispiel kennen gelernt. Man könnte diese Zustände von nur halbstündiger bis stundenlanger Dauer, die dem furibunden Dämmerzustande verwandt, aber durch die erhaltene allopsychische Orientierung davon unterschieden sind, nach ihren wesentlichen Kennzeichen als Fälle akutester Halluzinose zusammenfassen. Fälle epileptischer Melancholie sind mir noch nicht begegnet. Dagegen kommen maniakalische Zustände, allerdings nicht ganz rein, da vereinzelte hyperkinetische Symptome beigemischt sind, in seltenen Fällen zur Beobachtung. Ein Beispiel der Art haben Sie selbst gelegentlich kennen gelernt.[3])

Ob der sogenannte zweite Zustand bei eigentlichen Epileptikern vorkommt und nicht vielmehr spezifisch hysterischer Natur ist, möchte ich trotz eines Falles, den ich selbst erlebt und früher auch erwähnt habe,[4]) noch nicht als ganz sicher betrachten. Von französischen Autoren wird hervorgehoben, daß diese Zustände sich durch eine gewisse Stereotypie des Verhaltens, durch die Wiederkehr genau der gleichen Handlungen in gleicher Reihenfolge vor anderen auszeichnen. So verhielt es sich in der Tat bei dem schon erwähnten Beispiel. Diese Uniformität der Anfälle scheint aber nur gerade dem sogenannten zweiten Zustand eigen zu sein, im übrigen beobachten wir gerade das Gegenteil, nämlich ein gewissermaßen polymorphes Verhalten der verschiedenen Anfälle bei den gleichen Individuen.

---

[1]) Vgl. Fall 23 Heft 3 der „Krankenvorstellungen“.
[2]) Vgl. S. 211.
[3]) Vgl. Fall 24 Heft 2 der „Krankenvorstellungen“.
[4]) Vgl. S. 305.

Suchen wir sonst nach charakteristischen Zügen für die epileptisch bedingten Psychosen, so ist hauptsächlich ein rascher Ablauf, meist in Heilung, fast allen Fällen gemeinsam. Fast immer kommt es aber zu Rezidiven. Die Fälle von Epilepsie, welche mit Psychosen kompliziert sind, pflegen schließlich, und oft schon sehr bald, in Verblödung überzugehen. Im übrigen handelt es sich zwar überwiegend, aber durchaus nicht ausschließlich, um sogenannte Dämmerzustände. Das Sensorium kann vielmehr auch vollständig frei und die allopsychische Orientierung ganz intakt sein. Wenn die Psychose nicht in einem Dämmerzustand besteht, so zeigt sie eine Vorliebe für affektvolle Färbung, besonders ein plötzlich aufflackernder zornmütiger Affekt macht sich häufig geltend. Dazu kommen nicht selten auch wirkliche Muskelzuckungen, oder übertriebene, ausfahrende, gewaltsame, zwecklose Bewegungen, die gelegentlich an einem Krankheitsbilde auffallen, das sonst nicht zu den Motilitätspsychosen gehört. Offenbar haben wir in diesen Erscheinungen die Spuren der durch die wiederholten epileptischen Insulte bedingten gesteigerten motorischen Erregbarkeit zu erblicken. Bekanntlich finden sich bei vielen Epileptikern auch Andeutungen von Herdsymptomen, besonders nach schweren Insulten und nach Serien von Anfällen, ausgeprägt. Dasselbe macht sich auch bei den epileptischen Psychosen zuweilen geltend, und zwar besonders Andeutungen von Paraphasie. Ferner kann das Haftenbleiben, die Perseveration, sowohl in sensorischer als motorischer Beziehung, als eine gemeinschaftliche Eigenheit vieler Fälle von epileptischen Psychosen betrachtet werden.

Neununddreissigste Vorlesung.

Fortsetzung der ätiologischen Gruppierung der Psychosen. Die hysterischen Psychosen. Hysterische Absenzen. Das hysterische Delirium. Pubertätspsychosen oder hebephrenische Psychosen. Kahlbaums Heboid. Senile Psychosen. Klimakterische Psychosen. Menstrualpsychosen. Puerperalpsychosen. Allgemeine und spezielle Ätiologie. Inanitionsdelirium. Symptomatische Psychosen.

Die hysterischen Psychosen zeigen in vielen Beziehungen eine Verwandtschaft mit den epileptischen Psychosen, so u. a. in der Vorliebe für sogenannte Dämmerzustände. Besonders bei Hysteroepileptischen beobachtet man eine bestimmte Form derselben im Anschluß an den Anfall so häufig, daß von französischen Autoren ein eigenes Stadium des hysteroepileptischen Anfalles daraus gemacht worden ist. Es ist aber nicht sowohl die Benommenheit des Sensoriums als die totale allopsychische Desorientierung, welche das Hauptmerkmal dieser meist nur ganz kurz dauernden Zustände ausmacht. Die Kranken verhalten sich einer traumhaft veränderten, meist sehr affektvoll gefärbten Situation entsprechend. Besonders irgendein Unglück, das sie betroffen hat, der Verlust von Angehörigen u. dgl. m. spielen dabei eine Rolle. Schon dieses sogenannte emotionelle Stadium der hysteroepileptischen Anfälle fällt also in das Gebiet der deliranten Allopsychosen.

Noch viel mehr entspricht diesem Begriff das sogenannte hysterische Delirium, eine selbständig auftretende akute Psychose mit sensorisch bedingtem Bewegungsdrang und totaler allopsychischer Desorientierung ohne bestimmte herrschende Affektlage. Die spontanen Äußerungen dieser Kranken sind infolge ihrer vielfachen sensorischen Ablenkungen, auch durch Hypermetamorphose, in hohem Grade inkohärent, die Kranken sind nur ganz gelegentlich und auf Momente zu fixieren und Antworten von ihnen zu erhalten. Tasthalluzinationen und abnorm fein lokalisierte Phoneme spielen eine Hauptrolle. Asymbolische Beimengungen werden nach dem Verhalten der Kranken gegen Nahrungsaufnahme und körperliche Besorgung wahrscheinlich. Allgemeiner Muskeltremor, das Auftreten sogenannter Seitenstrangssymptome[1]) und körperlicher Verfall können die psychischen Symptome begleiten und in wenigen Wochen zum Tode führen. Auch überwiegend hypochondrische Symptome werden beim hysterischen Delirium zuweilen beobachtet. In einem ebenfalls schwer verlaufenden Falle machte die sensorische Agitation nach etwa sechswöchentlichem Bestande der Krankheit dem typischen Bilde der motorisch agitierten Verwirrtheit, d. h. einer hyperkinetischen Motilitätspsychose mit maniakalischen Zügen, Platz. Dieser Umschwung schien der Hebung der Kräfte und des Allgemeinbefindens durch fortgesetzte künstliche Ernährung zuzuschreiben zu sein. Ein ebenfalls rascher Umschlag führte zu voller Restitution mit Krankheitseinsicht, doch erfolgte nach anderthalb Jahren ein Rezidiv, über dessen Ausgang ich nicht unterrichtet bin.

Die sogenannte Katalepsie der Hysterischen, d. h. Fälle von relativ kurz dauernder akinetischer Motilitätspsychose, habe ich schon oben erwähnt.[2]) Das Sensorium ist dabei meist tief benommen und häufig, nach dem verzückten Gesichtsausdruck zu schließen, von ekstatisch religiösen Traumeserlebnissen erfüllt. Ein zurückbleibender Schwächezustand ohne paranoisches Stadium geht rasch in Heilung über. Es kommt jedoch auch vor, daß diese ekstatischen Zustände rezidivieren und in ein kontinuierliches Krankheitsbild vollständiger Regungslosigkeit übergehen. Einen Fall der Art sah ich mit dem Tode enden. Die erwähnten Fälle sind ausgeprägte Psychosen. Häufig genug beobachtet man aber auch Krankheitsfälle, welche nicht so sehr das Gepräge der distinkten akuten Psychosen haben, als vielmehr Übergangsfälle oder Mischfälle zwischen hysterischer Degeneration oder Charakterdepravation und vereinzelten psychotischen Symptomen darstellen. Auf den Irrenabteilungen großer Städte, wie z. B. in unserer Klinik, stellen die Prostituierten ein besonders großes Kontingent zu diesen durch ihre Undisziplinierbarkeit sehr lästigen Kranhkeitsfällen. Doch können auch aus ganz gesitteten Verhältnissen stammende Kranke zu dem gleichen Zweifel, ob mehr Ungezogenheit und moralischer Defekt oder Krankheit vorliege, den Anlaß geben. Prüfungen auf den geistigen Besitzstand und die Merkfähigkeit ergeben oft eine verblüffende Eingeengtheit des ersteren und erhebliche Reduktion der letzteren. Dennoch braucht es sich nicht um dauernde Defekte zu handeln. Die Behandlung dieser Fälle ist äußerst schwierig, hat aber nur dann Aussicht auf Erfolg, wenn sie immer von der

---

[1]) Vgl. Bonhoeffer, „Seitenstrangserscheinungen" bei akuten Psychosen. Psychiatr. Abhandlungen Heft 2. Breslau 1896.

[2]) Vgl. S. 414 u. 415.

Voraussetzung der krankhaften Bedingtheit des Verhaltens der Kranken ausgeht. Von Ganser[1]) sind ganz neuerdings Fälle beschrieben worden, in denen Kranke mit anscheinend freiem Sensorium und voller Besonnenheit die an sie gerichteten Fragen so unzutreffend und verkehrt beantworteten, daß man eine Absicht der Täuschung um so eher vermuten mußte, als es sich zum Teil um Strafgefangene handelte. Der Nachweis von sogenannten hysterischen Stigmata führte aber, wie wir glauben mit Recht, den Verfasser zu der Anschauung, daß ein sogenannter Dämmerzustand in diesen Fällen anzunehmen sei. Diese Auffassung findet auch darin eine Stütze, daß die vorher geschilderten unzweifelhaft hysterischen Kranken häufig das gleiche Symptom der wie absichtlich sinnlosen Antworten zeigen. Nur ist der Name Dämmerzustand aus den schon früher angeführten Gründen für diese Fälle zu beanstanden. Nicht das Sensorium ist herabgesetzt, sondern die Extensität des vorhandenen psychischen Materials ist eingeschränkt, es besteht eine Einengung des Bewußtseins wie bei der Suggestion der Hypnotisierten im wachen Zustande. So sieht man auch sonst bei Hysterischen ganz atypische Fälle von Psychosen, wie z. B. einen Verfolgungswahn, der nur gegen eine Person gerichtet ist, wobei die sinnliche Gegenwart dieser Person halluziniert wird, während doch die allopsychische Orientierung erhalten bleibt. Von dem spezifisch hysterischen „zweiten Zustande" habe ich oben schon das Nötige gesagt.

Unabhängig vom hysteroepileptischen Anfall habe ich namentlich bei Kindern und in der Entwickelungszeit stehenden Schülern ziemlich häufig kurz dauernde hysterische Psychosen beobachtet von halb- bis mehrstündiger Dauer, die ganz unregelmäßig rezidivierten, vielfach nachweislich nach Emotionen irgendwelcher Art. Man wird sie den transitorischen Psychosen subsummieren müssen. Die Anfälle bestehen meist in angstvoller Verkennung der Stituation, ähnlich dem bekannten Bilde des pavor nocturnus der Kinder, in milderen Fällen stellen sie eine Art abortiver Angstpsychose dar, d. h. es kommt zwar nicht zur Verkennung der Situation und der Personen, aber zu lebhaften Angstvorstellungen, zuweilen auch in Phoneme gekleidet, mit triebartigem Fortdrängen, Anklammern an die Angehörigen oder auch blindem Umsichschlagen, Zerreißen, Wühlen u. dgl. m. Als Ursache dieser bei zweckmäßiger Behandlung rasch heilenden, ohne dieselbe aber allmählich ebenfalls abklingenden hysterischen Psychosen lassen sich meist Emotionen und irgendwelche schwächende Momente, wie geistige Überanstrengung, zu wenig Schlaf u. dgl. m., ermitteln. Eingeleitet werden

[1]) Arch. f. Psych. 30. Bd. S. 633.

sie gewöhnlich durch ein vorbereitendes Stadium, in welchem Kopfschmerzen, Herzklopfen, vasomotorische Symptome und Ohnmachtsanwandlungen bestanden haben. Fast immer ist in diesen Fällen eine Insuffizienz der Nervi phrenici als Grundlage der Angst nachzuweisen. Mehrtägige Dämmerzustände mit totaler allopsychischer Desorientierung fast bis zur Asymbolie und beigemischten episodischen parakinetischen Symptomen kommen zuweilen im Anschluß an große Emotionen ebenfalls bei jugendlichen Individuen vor. So habe ich Ihnen gelegentlich einen 15 jährigen Bäckerlehrling vorgestellt, der seit langem zu wenig geschlafen hatte, in den Wochen vorher kurz dauernde Absenzen, meist nächtlich, mit darauffolgender Amnesie gehabt hatte und akut erkrankt war, nachdem eine Unterschlagung, die er begangen hatte, zur Entdeckung gekommen war.

Bei weitem häufiger als die hysterischen Psychosen sind hysterische Neurosen, die unser Gebiet berühren, ich erwähne nur die Zwangsvorstellungsneurose und die Angstneurosen. Ausnahmsweise kann es aber zur Entwickelung der entsprechenden eigentlichen Psychosen kommen.

Meine Herren! Aus dieser Schilderung werden Sie entnehmen, daß die hysterischen Psychosen häufig schon aus dem klinischen Bilde, das sie darbieten, diagnostizierbar sind. Das Hauptmittel der Diagnose ist aber immer, daß das Bestehen hysterischer Symtome vor Ausbruch der akuten Krankheit nachgewiesen werden kann. In dieser Beziehung ist es auch von Wichtigkeit zu wissen, daß eine Hauptquelle der Hysterie bei jungen Mädchen die über das individuelle Maß der Leistungsfähigkeit gesteigerte geistige Arbeit ist. Mädchen, die ihr Lehrerinnenexamen machen, ohne hysterisch geworden zu sein, werden Sie nur selten antreffen. In manchen Fällen wird der Nachweis von sogenannten hysterischen Stigmaten zur Zeit der akuten Krankheit möglich und dadurch die Diagnose zu sichern sein.

Was die Prognose der hysterischen Psychosen betrifft, so ist sie lange nicht so sicher zu stellen, wie die der gewöhnlich rasch heilenden epileptischen Psychosen. Doch wird man oft von Heilung überrascht in Fällen, die klinisch ungünstig zu liegen schienen. Das hysterische Delirium scheint fast immer zu heilen, namentlich scheint eine zurückbleibende chronische Geistesstörung nicht zu fürchten zu sein. Die Hysteroepilepsie scheint wie die Epilepsie in den Fällen, die mit Psychosen kompliziert sind, schließlich zum Blödsinn zu führen. An sich hat die Hysteroepilepsie jedoch diese Wirkung nicht, während bekanntlich Epileptiker mit häufigen Anfällen immer blödsinnig werden. Die Prognose der akuten Psychosen ist im allgemeinen günstig, jedoch ist die Gefahr der Rezidive groß, wenn die zugrunde liegende Hysterie nicht geheilt wird.

Die Psychosen der Pubertät oder hebephrenischen Psychosen haben schon früher häufig Erwähnung gefunden. Sie erinnern sich, meine Herren, daß ich mich früher auch des Ausdruckes Hebephrenie bedient und damit den von Kahlbaum und Hecker geschilderten besonderen Krankheitstypus anerkannt habe. Ich bin jedoch von diesem Standpunkte durch die Erfahrungen der Klinik mehr und mehr abgebracht worden und kann jetzt nur noch die allerdings sehr erhebliche Bedeutung der hebephrenischen Ätiologie vertreten. Viel eher als die Hebephrenie bin ich geneigt, die von Kahlbaum so genannte Heboidophrenie oder kürzer das Heboid als spezifische Psychose des Pubertätsalters anzuerkennen, da dieses viel schärfer umrissene Krankheitsbild, in welchem die der Pubertätszeit überhaupt eigene, hier aber gesteigerte Affektuosität eine so große Rolle spielt, fast nur auf dem Boden der Pubertät vorzukommen scheint. Freilich muß ich dann annehmen, daß gewisse konstant dabei vorkommende Symptome auch von Kahlbaum nicht genügend beachtet worden sind. Ich meine hauptsächlich Angstempfindungen, Angstvorstellungen und hypochondrische Sensationen. Im übrigen verweise ich Sie auf Kahlbaums Schilderungen der einschlägigen Fälle; diese Fälle sind übrigens verhältnismäßig selten, so daß ich nur wenige davon zu Gesicht bekommen habe.

Viel häufiger sind die ebenfalls einigermaßen spezifisch hebephrenischen schon früher erwähnten Fälle, in welchen das Krankheitsbild der sogenannten originären Verrücktheit von einer rasch fortschreitenden Demenz begleitet ist. Diese in das Gebiet der chronischen Psychosen fallenden Krankheitsfälle verdienen die Bezeichnung der hebephrenischen expansiven Autopsychose. Jedoch bleibt das Krankheitsbild bei einem Teil dieser Fälle nicht bestehen, sondern geht, zuweilen schon nach einem viertel- oder halbjährigen Bestehen, in einen Zustand der Attonität über, welcher seinerseits nur dem tiefsten Blödsinn Platz macht.

Demnächst am häufigsten dürften Motilitätspsychosen jeder Art, besonders aber die akinetische Motilitätspsychose, die nächste Veranlassung ihres Auftretens in der Pubertätszeit finden. Die bekannte Neigung der akinetischen Motilitätspsychose, in Demenz überzugehen, dürfte zum Teil auf diesem ätiologischen Verhältnis beruhen und ebenso die fälschlich der besonderen Krankheitsform zugeschriebene Neigung zu Rezidiven. Doch sind mir auch Fälle von in die Pubertätszeit fallender akinetischer Motilitätspsychose bekannt, welche zu so vollständiger Restitution geführt haben, daß der Lebensgang der betroffenen jungen Männer dadurch nicht gestört worden, auch ein Rezidiv bisher nicht eingetreten ist. Die ungünstige Vorhersagung, welche Kräpelin diesen Fällen stellt, trifft also nicht einmal für die Fälle der Pubertätszeit ausnahmslos zu.

Eine unverkennbare Vorliebe, in der Pubertät aufzutreten, hat ferner die hypochondrische Angstpsychose, jene besondere der einfachen Angstpsychose nahestehende Form der Somatopsychose. Jedoch kommt es in einem Teil der Fälle zu einem kontinuierlichen und ausgeprägten Krankheitsbilde erst, nachdem schon längere Zeit, bis zu Jahresfrist, vereinzelte Angstanfälle von nur stundenlanger Dauer vorangegangen sind und eine der verminderten Leistungsfähigkeit entsprechende unglückliche Stimmung sich herausgebildet hat. In einem Falle der Art, welcher schließlich zur Heilung gelangte, war die fälschlich gedeutete Wahrnehmung von Pollutionen und Erektionen, verbunden mit einer Geruchshalluzination, einem Verwesungsgeruch, der auf die Geschlechtsteile bezogen wurde, und in Anfällen sich steigernder Angst die Hauptelemente des langsam sich zurückbildenden Krankheitsbildes. Zur definitiven Heilung kam es erst nach Jahren, in der Zwischenzeit machte sich eine Herabsetzung der Merkfähigkeit und rasche Ermüdung bei geistigen Ansprüchen auch für den Kranken selbst störend bemerklich. Der frühere geistige Besitzstand wurde jedoch niemals wesentlich berührt. Ein solcher milder Verlauf entspricht vielleicht einem Abortivfalle hebephrenischer Psychose. Jedenfalls kommen bei weitem häufiger Fälle vor, die man als langsam aszendierende Somatopsychosen bezeichnen könnte, in denen ganz unmerklich, gewissermaßen einschleichend, eine hypochondrische Psychose von oft unbestimmter oder wechselnder Lokalisation der körperlichen Beschwerden, bald aber mit dem Erfolg vollständiger Untätigkeit sich herausbildet. Ein akuter Schub, der zu total sensorischer Psychose mit dem Inhalt des phantastisch hypochondrischen Bedrohungswahnes führt, kennzeichnet dann, oft erst nach Jahren, einen florideren Krankheitsprozeß. Der zurückbleibende Defektzustand zeigt dann zuweilen sehr ausgeprägt die von Kahlbaum hervorgehobenen Züge des hebephrenischen Schwachsinnes.

Schließlich erwähne ich noch die oben flüchtig berührte [1]) ganz akute Psychose, die ich wiederholt bei jungen Mädchen angetroffen habe. Dieses Zusammentreffen scheint mir nicht zufällig zu sein, sondern für die hebephrenische Ätiologie der Krankheit

---

[1]) Vgl. S. 397.

zu sprechen. Daß sie trotzdem ohne Defekt heilen kann, habe ich schon hervorgehoben.

Ich begnüge mich mit diesen, wie Sie wissen, durchaus nicht erschöpfenden Bemerkungen, welche wesentlich den Zweck haben, meinen Standpunkt zur Frage der Hebephrenie zu begründen. Im ganzen müssen wir zugeben, daß die hebephrenischen Psychosen in den meisten Fällen gewisse charakteristische Züge erkennen lassen. Diese sind aber nicht in der besonderen kindlichen Form, dem albernen und läppischen Wesen, welches bei dem resultierenden Schwachsinn dieser Altersperiode nur natürlich erscheint, zu finden, sondern in der vorherrschenden Neigung zu ungünstigem Ausgang, oder bei günstigem Ausgang zu wenigstens zeitweiligem Auftreten eigentlicher Defektsymptome, in der Vorliebe für gewisse Krankheitsbilder, die aber durchaus nicht ausschließlich der Pubertätszeit angehören, in der Neigung zu Rezidiven und bei chronischem Verlauf zu schubweiser Steigerung, so daß akuteste Krankheitsbilder interkurrent vorkommen. Endlich ist für die meisten akut einsetzenden Fälle, zum Teil aber auch für die chronisch entwickelten, hervorzuheben, daß sie als zusammengesetzte Psychosen verlaufen, d. h. in verschiedenen Zeiten ganz verschiedene Krankheitsbilder produzieren. Dies geht so weit, daß ich beispielsweise in einem seit vielen Jahren abgelaufenen Falle mit tiefem, fast tierischem Blödsinn noch das Auftreten einer hyperkinetischen Motilitätspsychose, und zwar bei unverändertem Anstaltsaufenthalt, also Fernhaltung aller äußeren Schädlichkeiten, beobachtet habe. Infolgedessen haben Sie Gelegenheit gehabt, einen Fall zu sehen, den ich Ihnen in dem einen Semester als affektive Melancholie, in dem darauffolgenden als ein Bild hyperkinetischer Motilitätspsychose, und schließlich als den reinen Defektzustand hochgradigen Schwachsinns vorgestellt habe.[1]) Es war bei Gelegenheit dieses Falles, daß ich noch auf einen Umstand aufmerksam machte, der in Fällen von Hebephrenie häufig zu beobachten ist. Dies ist das verhältnismäßig belebte, der inneren Leere nicht entsprechende Gesicht, welches besonders auffallend ist, wenn man es mit dem glatten und blöden Gesicht der meisten Paralytiker selbst in früheren Stadien dieser Krankheit vergleicht.

Über den Einfluß der Seneszenz oder der senilen Involution des Gehirns auf Form und Verlauf der Psychosen ist nur wenig bekannt. Doch kommt auch dieser Ätiologie eine einigermaßen spezifische Psychose zu, die schon früher geschilderte Presbyophrenie. Sie erinnern sich, daß dieses Krankheitsbild in seinen wesentlichen Zügen mit dem anderen der polyneuritischen Psychose übereinstimmt. In einigen nebensächlichen Punkten lassen

[1]) Vgl. Fall 16 Heft 2 der „Krankenvorstellungen".

sich jedoch gewisse Unterschiede statuieren. So scheint die allopsychische Desorientierung der Presbyophrenie zeitlich dem Grade nach zu wechseln, wenigstens ist mir dieses Verhalten vielfach entgegengetreten. Bei der polyneuritischen Psychose ist sie eher permanent. Ähnlich verhält es sich mit den deliranten Zuständen der Presbyophrenie. Sie machen sich zuweilen nur des Nachts geltend, und es gibt Grenzfälle, in denen nur derartige nächtliche Delirien neben den eigentlichen Defektsymptomen das ganze Krankheitsbild ausmachen. Daß die Presbyophrenie sich nicht mit dem Begriff der senilen Demenz deckt, habe ich schon hervorgehoben. Auch hier ist schon der attente Gesichtsausdruck und die prompte Reaktion auf Reize beweisend, ganz abgesehen von der Ihnen schon bekannten Heilbarkeit der akut auftretenden deliranten Fälle.

Im übrigen scheint das Senium sehr verschiedenartige Krankheitsbilder zu produzieren. Ziemlich häufig sind Fälle von affektiver Melancholie, wobei allerdings die Ihnen schon bekannten, mehr in das Gebiet der Angstpsychosen gehörenden Grenzfälle überwiegen. Die Prognose dieser Fälle ist, wie Sie sich erinnern, trotz des Seniums im allgemeinen günstig zu stellen, nur die Gefahr der Rezidive ist dabei größer als sonst. Für einen Fall von Zwangsvorstellungspsychose[1]) und von zirkumskripter Autopsychose durch überwertige Idee[2]) haben wir nur das Senium als Ätiologie ermitteln können. Von akuten Angstpsychosen haben wir Beispiele kennen gelernt, die einen besonderen, von dem gewöhnlichen abweichenden Verlauf zeigten, indem ein physikalischer und altruistischer Verfolgungswahn daraus entstand, der verhältnismäßig rasch mit totaler allopsychischer Desorientierung einherging. Wir kamen damals auf die Vermutung, daß wir die besondere senile Ätiologie der Fälle für diesen Verlauf verantwortlich zu machen hätten. Es scheint nun, daß auch von Anfang an chronisch verlaufende Fälle von chronischer Halluzinose, wie wir sie genannt haben, und selbst ohne Entwicklung eines physikalischen Verfolgungssystems bei alten Leuten nicht selten zu dem gleichen Ausgange der allopsychischen Desorientierung führen können. Eine 78jährige Frau, die ich hier im Sinne habe, verkannte alles im Sinne des Gefängnisses und zeigte übrigens ein intelligentes, besonnenes und tätiges Verhalten. Auch ein Fall von akinetischer Motilitätspsychose zeigte im paranoischen Stadium eine auffällige allopsychische Desorientierung. Der Fall ist dadurch merkwürdig, daß die Psychose trotz des vorgerückten Alters im Zeitraum von zwei Jahren zu

---

[1]) Vgl. ebenda Fall 27 Heft 2.

[2]) Vgl. ebenda Fall 23 Heft 1.

vollständiger Heilung gelangte. Nur die Zeichen der senilen Amnesie blieben auf die Dauer zurück und verhinderten unter anderem durch den Gedächtnisdefekt eine eigentliche Krankheitseinsicht für die Zeit der akuten Psychose.

Was die spezielle Ätiologie der senilen Psychosen anbetrifft, so ist nicht selten ein Schlaganfall als nächste Ursache der Psychose nachweisbar, und zwar auch in Fällen von vollständiger Rückbildung der hemiplegischen Symptome. Dies gilt besonders für die Fälle von Presbyophrenie, aber auch für Fälle anderer Art trifft es zuweilen zu. So möchte ich besonders einen Fall von Hemiplegie bei einer alten Frau erwähnen, bei der die Psychose den Inhalt eines eigentümlich gefärbten hypochondrischen Verfolgungswahns hatte. Sie glaubte nämlich, der Verfolger wäre ein Kerl, der neben ihr im Bett läge und sich der gelähmten Körperhälfte bemächtigt hätte.

Der Einfluß des Klimakteriums auf die Entstehung der Psychosen ist bekannt. Einen näheren Zusammenhang mit einer besonderen klinischen Form akuter Psychosen können wir noch am ehesten für die Angstpsychosen in Anspruch nehmen und finden ein Verständnis dafür in den mancherlei vasomotorischen Störungen und Fällen von Angstneurose, welche auch bei sonst normalen Frauen die Zeit des Klimakteriums beschwerlich machen. Andere Male entwickelt sich die Krankheit chronisch mit einem langsamen einschleichenden Stadium des Beziehungswahns, oder man beobachtet einen subakuten Ausbruch und schubweise Rezidive, die zugleich Verschlimmerungen bedeuten. Die klimakterisch bedingten Psychosen scheinen überwiegend ungünstig zu verlaufen. Doch dürfte auch hier die Form der Psychose von Einfluß sein, da Sie einen Fall kennen gelernt haben,[1]) der in Rekonvaleszenz vorgestellt werden konnte und den Grenzfällen zwischen affektiver Melancholie und Angstpsychose angehörte. Ebenso sind mir Fälle von kompletter Motilitätspsychose des Klimakteriums erinnerlich, die einen günstigen Ausgang genommen haben.

Von Menstrualpsychosen ist schon wiederholt die Rede gewesen. Als spezifische Form der Menstrualpsychose haben wir die hyperkinetische Motilitätspsychose kennen gelernt, und ihr nahestehend durch engen Zusammenhang mit der Menstruation die verworrene Manie oder agitierte Verwirrtheit. Ich erinnere Sie daran, daß beide Krankheitsbilder nahe Berührungen untereinander haben, ja einander ersetzen können, und daß sie meist in einer Anzahl von Anfällen in etwa vierwöchentlichen Perioden wiederzukehren pflegen. Doch beobachtet man auch vereinzelte Anfälle

[1]) Vgl. Fall 22 Heft 3 der „Krankenvorstellungen".

der Art, welche in günstigen Fällen ebenfalls innerhalb eines vierwöchentlichen Zeitraumes ablaufen und in vollständige Heilung ohne paranoisches Zwischenstadium übergehen können. Was den Zeitpunkt des Ausbruches, der immer sehr akut erfolgt, betrifft, so ist er überwiegend häufig prämenstrual, zuweilen fällt er in die Zeit der Periode oder mit deren Ende zusammen. Kommt es statt dieses rekurrierenden Verlaufes zu einer kontinuierlichen, länger dauernden Psychose, so bleibt gewöhnlich auch ein paranoisches Stadium, das meist zugleich ein Stadium residuärer Halluzinose ist, zurück, es kann aber auch dann noch zur Restitution kommen. Ausgang in Blödsinn wird man wesentlich nur dann zu fürchten haben, wenn etwa die menstruelle hyperkinetische Motilitätspsychose oder verworrene Manie zugleich als hebephrenische Psychose aufzufassen ist.

Nächst häufig menstruell bedingt und dann ebenfalls zu periodischem oder richtiger rekurrierendem Verlaufe neigend sind allerlei Mischformen der Manie. Eine reine Manie auf menstrueller Basis ist verhältnismäßig selten. Von den Mischformen sind besonders eine maniakalische Allopsychose und eine maniakalisch-hyperkinetische Allopsychose anzuführen, also Krankheitsbilder, die im übrigen dem Typus der verworrenen Manie oder agitierten Verwirrtheit entsprechen würden, aber außerdem noch eine allopsychische Desorientierung aufweisen. Auch die zornmütige Manie ist hier zu erwähnen, jene Mischung von Angstpsychose und maniakalischen Symptomen, die ich schon früher gelegentlich geschildert habe. Da auch die agitierte Melancholie eine gemischte Psychose mit Bestandteilen teils der Manie, teils der Angstpsychose darstellt, so ist es vielleicht nötig, den Begriff der zornmütigen Manie noch etwas näher zu präzisieren. Die zornmütige Manie bewahrt im allgemeinen das Gepräge der Manie, die agitierte Melancholie dagegen läßt trotz des Rededranges und der Ideenflucht in keinem Augenblicke vergessen, daß sie eine Angstpsychose ist. So finden wir bei der zornmütigen Manie das anspruchsvolle, herrische, brutale, unter Umständen auch obszöne Verhalten der maniakalisch Kranken, meist auch ausgesprochene Größenideen und wenigstens zeitweilig eine krankhafte Euphorie. Die Differentialdiagnose hat sich deshalb hauptsächlich gegen die Manie zu richten, ist aber freilich auch in dieser Beziehung meist sehr leicht. Rededrang und Ideenflucht werden durch halluzinierte Angstvorstellungen häufig abgelenkt und unterbrochen, Beziehungswahn, zuweilen Annäherungsfurcht und außerdem Hypermetamorphose machen sich geltend, alles Symptome, die der reinen Manie fremd sind. Daß auch die zornmütige Manie häufig einen rekurrierenden Typus zeigt, und zwar nicht nur bei menstrueller Ätiologie, habe ich schon angeführt. Relativ selten, aber doch noch häufig genug kommen akinetische Motilitätspsychosen und Angstpsychosen in deutlichem Zusammenhang mit der Menstruation vor.

Die Menstrualpsychosen stehen im allgemeinen hinsichtlich ihrer Heilbarkeit in einem übleren Rufe, als sie es verdienen. Besonders sind es wohl die periodischen Fälle und die aus früherer, in der Behandlung weniger sorgfältigen Zeit stammenden Erfahrungen, welche zu diesem ungünstigen Urteil Anlaß gegeben haben. Nach meiner Erfahrung pflegen die meisten Fälle auch nach mehrfachen Rezidiven schließlich zu heilen, aber allerdings ist eine besonders sorgfältige Behandlung dabei nötig. Bekanntlich ist bei schwerer erblicher Belastung die rezidivierende Manie, zum Teil auch im Anschluß an die Pubertätsentwicklung oder das erste Auftreten der Menstruation, nicht selten zu beobachten. Solche Fälle, die, wie ich wiederholt betont habe, mit Unrecht den Namen der periodischen Manie tragen, mögen zum Teil mit den Menstrualpsychosen verwechselt worden sein.

Meine Herren! Von Puerperalpsychosen ist Ihnen allen die Puerperalmanie am geläufigsten. Sie haben aber erfahren, daß die hyperkinetische Motilitätspsychose, die man offenbar bisher nicht von der Manie zu scheiden wußte, die häufigste Form der Puerperalpsychose darstellt. Sehr bemerkenswerterweise pflegen auch die puerperal bedingten Fälle der hyperkinetischen Motilitätspsychose mehrmals in etwa vierwöchentlichen Zeiträumen zu rezidivieren, und zwar sind dies die im allgemeinen günstiger verlaufenden Fälle. Etwa ebenso häufig nämlich ist der erste Anfall puerperaler hyperkinetischer Motilitätspsychose nur der Anfang einer zyklischen oder schließlich, wenn der regelmäßige Typus sich verwischt, einer kompletten Motilitätspsychose, und diese Fälle sind, besonders wenn es nicht bei einem einmaligen Turnus bleibt, immer sehr ernst zu beurteilen. Seltener als diese Fälle, aber immer noch ziemlich häufig anzutreffen sind die von vornherein akinetischen Motilitätspsychosen. Verhältnismäßig selten ist die reine Manie, es scheint aber, daß ein rascher günstiger Verlauf diese Fälle auszeichnet. Im übrigen scheinen es überwiegend schwere Krankheitsbilder von Psychosen zu sein, die sich an das Puerperium anschließen, besonders dann, wenn außer dem Puerperium noch andere Schädlichkeiten, wie überreichliche Laktation, fieberhafte Komplikationen oder eine schmerzhafte Mastitis den Kräftezustand besonders stark reduziert haben. Beispielsweise kommen die schwersten hypochondrischen Psychosen, auch mit allopsychischer Desorientierung, auf dieser Grundlage vor. Dem günstigen Rufe, in welchem die Puerperalpsychosen hinsichtlich ihrer Heilbarkeit im allgemeinen stehen, wird der erfahrene Fachmann keinesfalls beistimmen können.

Meine Herren! So summarisch die Übersicht ist, die ich Ihnen im vorstehenden gegeben habe, so werden Sie doch daraus ersehen, welchen Nutzen auch die ätiologische Betrachtungsweise für die Kenntnis und das Verständnis der Psychosen bietet. Sie werden aber auch überall den Satz bestätigt gefunden haben, den ich Ihnen so oft und reichlich einzuprägen suchte, daß die ätiologische Betrachtung nur dann einen Nutzen gewährt, wenn wir sie von der klinischen Begriffsbestimmung der verschiedenen Psychosen streng trennen und nicht etwa den Anspruch machen, bestimmte klinische Formen von ausschließlicher ätiologischer Bedingtheit künstlich zu konstruieren.

Vielleicht empfiehlt es sich, an dieser Stelle die ätiologischen Momente nach ihrer Bedeutung zu klassifizieren. Wir hätten dann allen Grund, bei jedem Krankheitsfall die allgemeine Ätiologie und die spezielle Ätiologie, und zwar diese im Sinne der nächsten auslösenden Ursache, auseinanderzuhalten. Es kommt nicht so selten vor, daß entweder die eine oder die andere Art ätiologischer Einwirkung vermißt wird, ebenso häufig sind beide nachweisbar, oder die gleiche Schädlichkeit kann ebensowohl der allgemeinen als der speziellen Ätiologie zugerechnet werden.

Schon oben habe ich erwähnt, daß ich die Erschöpfungspsychosen als eine besondere Gruppe nicht anerkennen kann, weil irgendein erschöpfendes Moment bei der großen Mehrzahl der akuten Psychosen als nächste Ursache der Krankheit nachzuweisen ist. Dagegen kann ein deliranter Zustand bei Inanitionszuständen anerkannt werden. Wir nähern uns damit dem Gebiet der symptomatischen Psychosen, d. h. solcher Psychosen, welche in ihrem Auftreten und Verlauf eine unverkennbare Abhängigkeit von anderen körperlichen Erkrankungen zeigen. Jedes Fieberdelirium würde in diesem Sinne als symptomatische Psychose aufzufassen sein, besser wohl aber als psychotischer Zustand den eigentlichen Psychosen entgegengesetzt werden. Allen diesen deliranten Zuständen scheinen außer den bekannten Symptomen der Halluzinationen, besonders der traumhaften, gelegentlicher Angstvorstellungen und einer mehr oder weniger an Jaktation erinnernden Bewegungsunruhe immer auch wenigstens zeitweise eine allopsychische Desorientierung eigen zu sein.

Im übrigen bedürfen die symptomatischen Psychosen noch eines genaueren Studiums nach den Gesichtspunkten, die Sie hier in meiner Klinik kennen gelernt haben. Nach den wenigen Erfahrungen, über welche ich verfüge, kommen am häufigsten die symptomatischen Angstpsychosen bei dyspnoischen Zuständen im Gefolge von Herz-, Nieren- und Lungenkrankheiten zur Beobachtung, und zwar in allen Graden der Intensität bis zu den einfachen Angstanfällen herab, welche als Angstneurose aufgefaßt zu werden pflegen, sobald derartige palpable Läsionen nicht vorhanden sind. Im übrigen dürften fast alle klinische Formen gelegentlich symptomatisch zur Erscheinung kommen. So habe ich beispielsweise eine symptomatische affektive Melancholie bei Perityphlitis und eine nur dreitägige hyperkinetische Motilitätspsychose bei fieberhafter Erkrankung durch Eiterbildung im Processus mastoideus beobachtet. Überwiegend scheinen aber die akuten Infektionskrankheiten zu symptomatischen Psychosen zu disponieren, und zwar am häufigsten unter dem Bilde angstvoll gefärbter deliranter Dämmerzustände. Die durch die schwere körperliche Erkrankung bedingten Symptome des Muskeltremors und der Sprachstörung können dann zur Verwechslung mit deliranten Zuständen der progressiven Paralyse Veranlassung geben. Die Prognose der symptomatischen Psychosen ist ausschließlich von dem Verlauf der Grundkrankheit abhängig, deren Aussichten freilich nur ungünstig dadurch beeinflußt werden können.

Vierzigste Vorlesung.

Krankheitsverlauf. Körpergewichtskurve. Intensive und extensive Krankheitskurve. Akkumulierender und substituierender Verlauf. Ausgang in Tod, in psychische Invalidität, in paranoische Zustände. Inhaltliche Verwirrtheit. Dementia oder Blödsinn und Schwachsinn. Angeborene und erworbene Demenz. Hauptkennzeichen der erworbenen Demenz. Ursachen derselben. Paralytische Demenz, postapoplektische, epileptische, alkoholistische, hebephrenische Demenz.

Meine Herren!

Das Material von Tatsachen, welches ich Ihnen bisher vorgeführt habe, gestattet uns einige allgemeine Betrachtungen über den Verlauf der Psychosen und ihre Ausgänge anzustellen. Wir waren davon ausgegangen, chronische und akute Psychosen zu unterscheiden. Ein näheres Eingehen auf diese Unterschiede des zeitlichen Verlaufes hat aber bald ergeben, daß akute Krankheitsbilder auch bei den nach dem Maßstab der Zeit als chronisch anzusehenden Fällen zeitweilig häufig anzutreffen sind. Dieser Umstand findet in akuten Schüben, welche den chronischen Verlauf unterbrechen, außerdem aber auch in dem Hinzutreten von Symptomen, die an sich oder in ihren praktischen Konsequenzen schwere Affekte mit sich führen, seine Erklärung. Immer werden wir einen kontinuierlichen, nicht von freien Zeiten unterbrochenen Verlauf zur Bedingung machen müssen, um eine Psychose als chronisch anzuerkennen. Die sogenannten periodischen Psychosen, welche in Wirklichkeit rekurrierende oder rezidivierende Psychosen sind, werden wir also nicht zu den chronischen Psychosen rechnen dürfen, mögen auch die Rezidive so nah aufeinander folgen, daß die praktische Bedeutung dieses Unterschiedes aufhört. Im allgemeinen haben die chronischen Psychosen einen aszendierenden Verlauf, d. h. sie führen zu mehr und mehr zunehmender Desorientierung. Dies gilt besonders dann, wenn man die Fälle chronischer Geistesstörung, welche nach akuten Psychosen zurückbleiben, von den eigentlichen chronischen Psychosen unterscheidet, wie ich das früher getan habe.

Rechnet man dagegen letztere, einem allgemeinen medizinischen Sprachgebrauch folgend, ebenfalls zu den chronischen Psychosen, so können wir auch einen deszendierenden Verlauf unterscheiden, wenn nicht etwa der Zustand unverändert stabil bleibt, was nur selten der Fall sein dürfte. Der deszendierende Verlauf ist dann gleichbedeutend mit der allmählichen Wiedergewinnung der Orientierung, ohne daß sie immer vollständig erreicht wird.

Die akuten Psychosen müßten wir nach dem zeitlichen Verlauf in die Unterabteilungen der perakuten, der akuten und der subakuten Psychosen unterscheiden. Von praktischer Wichtigkeit ist namentlich die letztere Unterscheidung, welche wir jedoch nur dann für anwendbar erachten wollen, wenn es sich darum handelt, ein Krankheitsbild von an sich akuter Färbung, das sich aber dennoch zeitlich langsam entwickelt hat, von den chronischen Psychosen zu unterscheiden. So entwickeln sich z. B. die paralytischen Psychosen meist subakut. Die praktisch weniger ins Gewicht fallende Unterscheidung eines perakuten Krankheitsbeginnes findet namentlich auf die sogenannten transitorischen Psychosen eine Anwendung. Wollte man alle Fälle, welche innerhalb 24 Stunden ein schweres Krankheitsbild produzieren, hierher rechnen, so würde schon ein erheblicher Prozentsatz aller akuten Psychosen darunter fallen. Freilich muß dabei von Prodromalsymptomen rein körperlicher Art, wie Schlaflosigkeit, Abgeschlagenheit der Glieder, Kopfschmerzen, Übelbefinden u. dgl. m., abgesehen werden. Zu den Seltenheiten gehören Fälle wie der früher erwähnte [1]) des Fräulein v. F., in welchem eine akute Psychose von einem bestimmten Augenblick ab, hier dem des Erwachens aus dem Schlafe, in voller Höhe bestand, um dann weiterhin einen deszendierenden Verlauf zu zeigen. Solche Fälle werden wir vielleicht mit vollem Recht als apoplektiform betrachten müssen und werden dadurch unwillkürlich an ebenfalls seltene Fälle von Polyneuritis erinnert, in denen auch apoplektiform das volle Krankheitsbild hereinbricht. Auch diese ganz akut einsetzenden Fälle verharren eine gewisse Zeit auf der Krankheitshöhe, ehe sie weiterhin deszendierend verlaufen. Selbstverständlich können sie aber auch tödlich oder in Demenz auslaufen.

Die große Zahl der akuten Psychosen, bei denen der Krankheitsbeginn sich innerhalb der durch die ebengenannten Grenzfälle gebildeten Gegensätze vollzieht, entspricht immerhin einer Art der Krankheitsentwicklung, die im Vergleich zu den körperlichen Krankheiten verhältnismäßig langsam vor sich geht, so daß sie eigentlich mehr in gewissen chronischen Krankheiten, wie etwa der Phthisis pulmonum, ihr Analogon finden. Dementsprechend zeigen die

---

[1]) Vgl. S. 296.

meisten akuten Psychosen, besonders aber alle subakuten, zunächst einen aszendierenden Verlauf. Ein Beispiel dafür gibt uns die akute Halluzinose, welche zugleich vortrefflich geeignet ist, den Sinn der vorangegangenen Sätze zu illustrieren. Dieses seiner Affektfärbung nach anscheinend rasch zu voller Krankheitshöhe gelangende Krankheitsbild zeigt doch insofern einen ansteigenden Verlauf, als der physikalische und bald auch altruistische Verfolgungswahn sich im Verlauf von Wochen mehr und mehr heranbildet, so daß im paranoischen Stadium ein gewisser höchster Grad der allopsychischen Desorientierung erreicht wird, während zugleich die Symptome, die diese Wirkung hervorbringen mußten, abzuklingen beginnen. Letzteres Verhalten ermöglicht die Wiederkehr der Orientierung und dadurch einen weiterhin deszendierenden Verlauf. Nach mehrfachen Anfällen der Art kommt es dann häufig zu einem Anfall von ungünstigem Ausgang. Dieser wird dadurch bedingt, daß die Elementarsymptome, statt abzuklingen, andauern und sogar noch zunehmen, so daß der Nachlaß des Affektes nur durch die Gewöhnung und Akkomodation an die äußeren Verhältnisse bedingt ist. Dieser letztere Verlauf vollzieht sich also kontinuierlich aszendierend und führt zu immer weiterer Entfremdung von der Wirklichkeit. Man könnte diese Verlaufsform wegen ihrer verhängnisvollen Bedeutung auch als den progressiven Verlauf von akuten Psychosen kennzeichnen, und Sie erinnern sich, daß ich von akuten progressiven Psychosen in diesem Sinne wiederholt gesprochen habe. Kommt es nach dem Höhestadium der akuten Psychose zu einem deszendierenden Verlauf, so haben wir es ersichtlich mit den von alters her bei allen akuten körperlichen Krankheiten unterschiedenen drei Stadien, einem Stadium incrementi, acmes und decrementi zu tun.

Im übrigen hatte der geschilderte Verlauf noch die Eigenschaft, kontinuierlich zu sein. Es gibt indessen nicht nur einen kontinuierlichen, sondern auch einen remittierenden und intermittierenden Verlauf. Intermittierend werden wir eigentlich den Verlauf schon in jedem Falle bezeichnen müssen, wo es zu einem oder mehreren luziden Intervallen kommt. In diesem Sinne könnte man also vielen Fällen von Manie und verworrener Manie einen intermittierenden Verlauf zuschreiben. Indessen empfiehlt es sich, diese Intermissionen von kürzester Dauer für die Praxis zu ignorieren. Wir würden dann einen intermittierenden oder auch rekurrierenden Verlauf nur in solchen Fällen anzunehmen haben, in welchen sich eine Kette von einzelnen Anfällen aneinanderreiht, wie es z. B. bei der hyperkinetischen Form der Menstrualpsychose der Fall ist. Die Intermissionen müssen hier um so mehr der eigentlichen Krankheitszeit zugerechnet werden, als sie zum Teil durch Zustände körperlicher, zuweilen aber auch geistiger Erschöpfung ausgefüllt werden. Daß in solchen Intermissionen, welche nicht zu voller Krankheitseinsicht führen, die Bezeichnung Intermission im strengeren Sinne überhaupt nicht zutrifft, bedarf keiner Erörterung. Solche Fälle würden also Beispiele eines remittierenden Verlaufstypus sein. Zuweilen zeigen chronisch aszendierende Psychosen einen intermittierenden Beginn. So bildeten z. B. zwei distinkte Anfälle eines deliranten Zustandes die Vorläufer eines primären Größen- und konsekutiven Verfolgungswahnes bei einem 35 jährigen Manne, der kein Potator war. In Fällen der Art geht die in der ersten Intermission vorhandene Krankheitseinsicht in den darauffolgenden Intermissionen verloren. Dadurch wird der Verlauf remittierend, oder wohl richtiger, staffelförmig ansteigend. Der remittierende Verlauf ist häufig zugleich ein staffelförmig ansteigender oder auch absteigender. Die meisten Angstpsychosen sind Beispiele eines solchen remittierenden Verlaufes, in denen die Angst und die darauf beruhende autopsychische Desorientierung zwar meist kontinuierlich besteht, aber in Anfällen gesteigert wird, die zu allopsychischer Ratlosigkeit und den entsprechenden, in Phoneme gekleideten allopsychischen Angstvorstellungen führen. Von diesem fluktuierenden, besser aber wohl remittierenden Verlaufe der Angstpsychosen ist wiederholt die Rede gewesen.

Meine Herren! In den soeben gemachten Bemerkungen werden Sie das Bestreben erkannt haben, den Verlauf der Psychosen gewissermaßen in Form einer Kurve auszudrücken. In der Tat würde es ein großer Fortschritt sein, wenn wir von diesen oft über Jahre sich erstreckenden Krankheiten durch Anfertigung einer zutreffenden Krankheitskurve einen raschen und sofort orientierenden Überblick gewinnen könnten. Nur dürfen wir uns die Schwierigkeiten nicht verhehlen, welche einem solchen Unternehmen entgegenstehen. Nach welchen Kriterien könnten wir eine derartige Kurve konstruieren, wenn wir es vermeiden wollen, in Willkür zu verfallen? Sicher müssen es objektiv greifbare Daten sein, die wir ausschließlich verwerten dürfen. Solche Daten finden wir beispielsweise in dem Verhalten des Körpergewichts vor, und nach meinen Bemerkungen über den merkwürdigen Einfluß der Geisteskrankheiten auf die Ernährung und den Stoffwechsel [1]) werden Sie nicht besonders erstaunt sein, wenn ich Ihnen als nächstliegende Methode, eine solche Kurve zu konstruieren, diejenige anführe, die Daten des Körpergewichts als Ordinatenhöhen zu verwerten. In der Tat gibt es eine große Zahl von Krankheitsfällen, bei welchen eine derartig

[1]) Vgl. S. 156.

konstruierte Kurve für den ersten Anblick ein oft überraschend treues Gegenstück der Krankheitskurve zu sein scheint, überraschend treu insofern, als alle Schwankungen des Verlaufs, die klinisch hervorgetreten waren, in umgekehrten Schwankungen der Körpergewichtskurve sich gewissermaßen zu spiegeln scheinen. Auch bei den akuten Schüben chronischer Psychosen kommt dieses Verhalten oft sehr ausgeprägt zum Vorschein. Ferner beobachtet man bei einem rekurrierenden Verlauf akuter Psychosen, z. B. der hyperkinetischen Motilitätspsychose oder der zornmütigen Manie, nicht selten, daß die Körpergewichtskurve in den Zwischenzeiten zwischen den Anfällen staffelförmig ansteigt, während zugleich die klinische Form der Anfälle milder wird, bis dann ein kontinuierlicher Anstieg die definitive Heilung anzeigt. Indessen beobachtet man Abweichungen von diesem Verhalten, ohne daß immer interkurrente Krankheiten oder zufällige Komplikationen eine Erklärung dafür geben, und schon das häufige Vorkommen solcher Komplikationen würde der Verwertung der Körpergewichtskurven als Krankheitskurven häufig hinderlich im Wege stehen. Ein Blick auf die chronischen Psychosen lehrt außerdem, daß bei diesen häufig genug das Allgemeinbefinden in keiner Weise in Mitleidenschaft gezogen wird. Wir werden also zwar den praktischen Wert der Körpergewichtskurve als Spiegelbild der Krankheitskurve für die meisten Fälle von akuten Psychosen anerkennen, aber auch nicht überschätzen dürfen und vor allen Dingen a priori zugeben, daß ihr wissenschaftlicher Wert vorläufig zweifelhaft ist.

Auch theoretische Erwägungen weisen uns auf andere Gesichtspunkte hin. Wir müssen offenbar bei den Psychosen wie allerwärts zwischen Intensität und Extensität des Krankheitsvorganges unterscheiden. Dementsprechend wird für jeden Fall eine besondere Kurve für die Intensität und Extensität konstruiert werden müssen. Was wir unter Extensität zu verstehen haben, ist nicht schwer zu sagen: es ist ebenso die Zahl der besonders zu unterscheidenden Elementarsymptome als die dadurch bedingten Veränderungen des Bewußtseinsinhaltes, oder mit anderen Worten der Umfang und der Grad der Desorientierung. Wir kennen Psychosen, die in ihrem ganzen Verlaufe hinsichtlich der Extensität ein gleichbleibendes Verhalten zeigen, bei welchen auch die Desorientierung nur dem Grade nach, nicht dem Umfange nach schwankt. So ist die affektive Melancholie und die reine Manie in ihrem ganzen Verlaufe der gleiche Symptomenkomplex. Die damit einhergehende Desorientierung, d. h. die Selbstunterschätzung oder der Kleinheitswahn, die Selbstüberschätzung oder der Größenwahn, bleibt nicht nur auf das Gebiet der Persönlichkeit beschränkt, sondern bevorzugt auch in diesem ein für allemal bestimmte Gedankenrichtungen. Es sind wesentlich Schwankungen in dem Grade der Orientierung, die sich dabei geltend machen, und diese zeigen noch dazu eine unverkennbare Abhängigkeit von dem Grade des Affektes, wie sie denn auch ihre Herleitung aus dem Affekt schon durch die von uns angewandten Namen der autopsychischen Angstvorstellungen — wir könnten sie auch Unglücksvorstellungen nennen — und der Glücksvorstellungen verraten. Infolge davon genügt eine intensive Kurve für diese Fälle, um den Krankheitsverlauf vollständig darzustellen. Den Gegensatz zu diesen Fällen bietet die allmähliche Summation von Elementarsymptomen und inhaltlichen Veränderungen in rein chronisch verlaufenden Psychosen. Für solche Fälle wird eine rein extensive Kurve den Krankheitsverlauf vollständig wiederzugeben imstande sein. Dieses Verhältnis könnten wir auch so ausdrücken, daß wir das eine Mal die extensive, das zweite Mal die intensive Kurve der Abszissenachse parallel verlaufend setzen.

Meine Herren! Aus der Übersicht, welche ich Ihnen am Schlusse der Krankenvorstellungen gegeben habe, werden Sie entnommen haben, daß die von mir als sogenannte Grundformen oder einfache Psychosen unterschiedenen Fälle überwiegend den gleichen Symptomenkomplex während ihres ganzen Verlaufes zeigen. Für alle diese Fälle wird deshalb die Intensitätskurve von überwiegender Wichtigkeit sein. Jedoch trifft dies nur im weitesten Sinne zu, im einzelnen finden wir vielfach auch Schwankungen der Extensität, ich erinnere nur an die Fälle von intestinaler Somatopsychose, welche sich rasch zur fast totalen Desorientierung über den eigenen Körper steigerten. Es wird also für die große Mehrzahl der akuten Psychosen überhaupt unerläßlich sein, beide Kurven herzustellen. Greifen wir auf das schon oben erwähnte Beispiel der akuten Halluzinose zurück, so setzt sich der oben seinem Gesamteindruck nach geschilderte Verlauf aus zwei ganz verschieden gestalteten Kurven zusammen. Die akute erste Zeit der Krankheit entspricht offenbar der größten Intensität, wie auch der verzweifelte Entschluß zum Selbstmord als rein äußerlicher Index dafür betrachtet werden kann. Diese Intensität pflegt während des Anstaltsaufenthaltes, auch wohl infolge desselben merklich herunterzugehen, zeigt übrigens gelegentliche Exaltationen, die sich an äußere Anlässe, wie z. B. eine Situationsänderung, anschließen können. Schließlich verliert sich mehr und mehr der Affekt, und die Intensitätskurve nähert sich ziemlich rasch der Abszissenachse. Die oben gegebene summarische Darstellung des Krankheitsverlaufes konnte diesem Verhalten nicht Rechnung tragen, sie entspricht offenbar einer einseitigen Berücksichtigung der extensiven Krankheitskurve, welche im allgemeinen eine entgegengesetzte Form aufweist wie die intensive, d. h. aszendierend verläuft und sich erst später mehr oder weniger rasch der Abszisse nähert. Aus diesem Beispiel ersehen wir zugleich, welchen Maßstab wir besitzen, um die Intensität der Krankheit vorzustellen. Es ist ausschließlich der Affekt, welcher hierfür in Betracht kommt, für dessen Gradverschiedenheiten wir im allgemeinen auch ein gutes Unterscheidungsvermögen besitzen. Was Angst, Unglücksgefühl, Verzweiflung, Fassungslosigkeit sind, drängt sich jedem Beobachter ohne weitere Überlegung auf. Ich muß nur darauf aufmerksam machen, daß der tiefere Sinn unserer Intensitätskurve es erfordert, alle diese verschiedenen Grade des Affektes als Ausdruck des einen Grundaffektes aller akuten Psychosen, der Ratlosigkeit, aufzufassen. Ich glaube sogar, daß die krankhafte Euphorie der Maniaci zum Teil auf Ratlosigkeit zurückzuführen ist, sicher aber kann bei anderen maniakalischen Zuständen, wie z. B. maniakalischen Allopsychosen, die sichtliche Heiterkeit und die Neigung zum Lachen häufig darauf zurückgeführt werden, daß die Kranken die vermeintlich veränderte Situation komisch finden. Ausdrücklich möchte ich aber betonen, daß diejenigen Affekte, welche nicht auf Ratlosigkeit zurückzuführen sind, für die Konstruktion der Intensitätskurve unverwertet bleiben müssen. Bestimmtere Angaben über die Form der beiden Kurven und ihr Verhältnis zueinander bei den verschiedenen Psychosen, die Ihnen etwas näher bekannt geworden sind, möchte ich absichtlich unterlassen, da dieser Teil unserer klinischen Aufgabe noch durchaus in der Entwicklung begriffen ist. Ich beschränke mich auf die Andeutung, daß das Verhalten des Körpergewichts überwiegend von der intensiven Kurve abhängig und die Prognose des Einzelfalles von dem Verhältnis der beiden Kurven zueinander bedingt erscheint.

Meine Herren! Bei der extensiven Kurve ist noch eine Besonderheit zu erwähnen, die zur Kennzeichnung aller derjenigen Psychosen, bei denen sie überwiegend wichtig ist, unentbehrlich ist. Wir haben oben gesehen, daß die Mehrzahl der akuten Psychosen zunächst einen aszendierenden Verlauf nimmt. Für die extensive Kurve kommt dies gewöhnlich einer Summierung von Krankheitssymptomen gleich, so daß wir von einem akkumulierenden Verlauf der Krankheit sprechen können. Sie erinnern sich nun meiner Schilderung der zusammengesetzten Psychosen. Betrachten wir diese jetzt in Beziehung auf ihre intensive und extensive Kurve, so werden wir den reinsten Typus zusammengesetzter Psychose dann vor uns haben, wenn die aufeinanderfolgenden Krankheitsbilder nicht durch eine Kumulation von Symptomen, sondern durch eine Art gegenseitiger Ablösung verschiedener Symptomenkomplexe zustande gekommen sind. Wir müssen demnach außer einem kumulativen einen substituierenden Verlauf unterscheiden und sehen, daß letzterer sich nur auf die extensive Kurve bezieht. Die Schwierigkeit, auf die ich bei Gelegenheit der zusammengesetzten Psychosen schon aufmerksam gemacht habe, daß eine spätere Phase der Krankheit einfach als die Steigerung einer früheren aufzufassen sein kann, erscheint durch diese Betrachtung in einem besonderen Licht. Vielleicht wäre es sogar richtig, den Begriff der zusammengesetzten Psychosen ausschließlich auf solche Fälle zu beschränken, die durch ein substituierendes Verhalten der extensiven Kurve ausgezeichnet sind. Man könnte sich vielleicht verschiedener Farben bedienen, um die inhaltliche Verschiedenheit der Symptome in diesen Fällen auch an der Kurve anzudeuten.

Meine Herren! Ich komme nun zu einem kurzen zusammenfassenden Überblick der Ausgänge der Psychosen und ergreife die Gelegenheit, auf einen Punkt hinzuweisen, den ich nirgends genügend hervorgehoben finde. Die Psychosen, die, in nicht zu engem Sinne gefaßt, so häufig sind, daß mindestens zwei pro mille der Bevölkerung auf die Behandlung in Irrenanstalten angewiesen sind, gehören zu den gefährlichsten und das Leben sehr bedrohenden Krankheiten. Schon die Statistik der großen Irrenanstalten ergibt, wenn sie nicht etwa ausschließlich Bewahranstalten für chronische Fälle sind, eine Mortalität von etwa zehn Prozent der Fälle. Rechnen wir dazu noch die Unzahl der Selbstmorde, die von nicht rechtzeitig bewahrten Geisteskranken außerhalb der Anstalten ausgeführt werden, so erhalten wir eine Mortalitätsziffer, die an diejenige der schwersten chirurgischen Eingriffe heranreicht. Der Ausgang in Tod gehört bei allen akuten Geisteskrankheiten zu denen, mit denen man von vornherein rechnen muß. Dieser Ausgang wird einmal durch Zwischenfälle, die die Folge der Unberechenbarkeit der Kranken sind, wie Selbstbeschädigungen u. dgl. m., herbeigeführt, dann aber auch durch den Krankheitsprozeß an sich, wie ich schon wiederholt betont und mit Beispielen belegt habe. Das in solchen Fällen zuweilen vorhandene Fieber findet oft — auch bei der Sektion — keine andere Erklärung, als durch den Krankheitsvorgang im Gehirn selbst. Zwischen diesen beiden Extremen liegt eine große Zahl von Krankheitsfällen, in denen der Tod als Folge ungenügender Ernährung, mangelnden Schlafes und fortgesetzter motorischer Unruhe, also durch Inanition infolge gesteigerten Verbrauchs erklärlich wird, und endlich sind die Komplikationen mit Wundkrankheiten und inneren Krankheiten zu erwähnen.

Der entgegengesetzte Ausgang in vollständige Heilung ist nur bei den akuten oder subakuten Psychosen anzutreffen. Er ist glücklicherweise bei weitem häufiger, als in Laienkreisen bekannt ist, und beträgt im Durchschnitt mindestens 30 %. Der Heilung nahestehend ist der Ausgang in psychische Invalidität, z. T. von anderen Autoren als Heilung mit Defekt bezeichnet. Diese Invaliden sind zwar ohne nachweisliche gröbere Defekte geheilt, aber nicht widerstandsfähig genug, um ohne Hilfe anderer selbständig in der Freiheit zu existieren. Jede Widerwärtigkeit, die ihnen zustößt, setzt sie der Gefahr eines Rückfalles aus, und besonders pflegen Halluzinationen, meist im Sinne des Beziehungswahns, in diesen affektvollen Zuständen leicht aufzutreten. Die Folge davon ist, daß diese Kranken nach wiederholten Versuchen der Entlassung endlich dauernd in den Irrenanstalten verbleiben, wo sie die nötige Schonung und Rücksicht und auch Gelegenheit zu einer nützlichen Tätigkeit finden.

Der Ausgang in paranoische Zustände hat uns früher ausführlich beschäftigt. Daß es hier zweckmäßig ist, die beiden Fälle der zurückbleibenden einfachen chronischen Geistesstörung und der sich weiter entwickelnden chronischen Psychosen zu unterscheiden, will ich nochmals betonen.[1] Der erstere Fall nimmt hauptsächlich zwei verschiedene Formen an. Das eine Mal finden wir nach Ablauf der akuten Psychose gewisse Elementarsymptome noch entweder dauernd oder zeitweilig fortbestehen und die Wiedergewinnung der Krankheitseinsicht verhindern, hauptsächlich sind es Phoneme und Beziehungswahn. Wir haben solche Fälle früher als residuäre Halluzinose gekennzeichnet. Dem gegenüber zeigen andere Fälle ein reines Bild von dem Endergebnis jeder akuten Psychose, der Fälschung des Bewußtseinsinhaltes, natürlich auch ohne Krankheitseinsicht, aber oft auch ohne alle akuten Elementarsymptome. Diesen Ausgang können wir als Bewußtseinsfälschung oder inhaltliche Verwirrtheit bezeichnen. Der Ausdruck Verwirrtheit ist für diesen Zustand, bei dem wir oft auf eine wohl erhaltene formale Logik treffen, deshalb angemessen, weil jede umfänglichere Fälschung des Bewußtseinsinhaltes den Anschein der Verwirrtheit hervorrufen muß. Die Voraussetzung der Übereinstimmung des gedanklichen Materials, welche für das gegenseitige Verständnis der Menschen notwendig ist, fällt hier fort, und dadurch werden die Kranken trotz an sich richtiger und logischer Denkoperationen für uns unverständlich. Natürlich gewinnen auch die Ausdrücke der Sprache für diese Kranken vielfach einen anderen Sinn, und besonders bedienen sie sich zuweilen einer Anzahl von technischen Ausdrücken, die nur

[1] Vgl. S. 99.

für ihren eigenen Gebrauch erfunden sind und den Anschein der Verwirrtheit noch verstärken müssen. In dem Ausdruck „Stimmen“ haben Sie einen solchen weit verbreiteten technischen Ausdruck schon kennen gelernt. Es gibt noch manche, ebenfalls in merkwürdig übereinstimmender Weise von den Geisteskranken angewandte derartige Ausdrücke. So bedienen sich viele des Ausdrucks „Spiegelsprache“, um zu bezeichnen, daß ihre eigenen Gedanken auf eine ihnen unerklärliche Weise — etwa durch Spiegelung — anderen bekannt geworden sind. Aus einem Schriftstück entnehme ich ferner folgende kleine Probe: „Erkrankung wegen Entziehung Meiner körperlichen Regulierung und Meines Panzers im bürgerlichen Stande. Die Sammlung der verlorenen Machtuhren, die Mir Mein hoher Vater mitgab, Wäscheausstattungs-Machtuhr, Schatzuhr, Garderobenuhr, Erkrankungsuhr, Gesundheitserhaltungs-Machtuhr usw. ist in vollem Umgange. Weil es mein bürgerlicher Stand nicht erlaubte, das noch gegenwärtig regierende kaiserliche Haus zu besuchen, bin Ich in die Anstalt für Irrenkranke beordert worden, um das Ende der Sammlung meiner Mächte und die vollständige körperliche Panzerung hier abzuwarten. Majestät Elisabeth Margaretha, nach meines Erziehers Zeitrechnung geboren d. 15. Februar 1868.“

Etwas eingehender muß der wichtige Ausgang in Dementia, d. h. Blödsinn oder Schwachsinn, besprochen werden, da dasselbe Symptomenbild auch primär als selbständige Krankheit nicht selten vorkommt.

Meine Herren! Wir unterscheiden eine angeborene und erworbene Demenz. Nur die letztere, welche auch den Ausgang vieler Geisteskrankheiten bildet, soll uns hier näher beschäftigen. Hinsichtlich der ersteren beschränke ich mich darauf, Sie auf die Darstellungen von Emminghaus[1]) und Meynert[2]) zu verweisen, bei letzterem finden Sie namentlich auch die Verbildungen des Schädels in ihren Haupttypen geschildert. In gleiche Linie mit dem angeborenen Blödsinn muß der in früher Kindheit erworbene gestellt werden, weil er ebenso wie ersterer die weitere Entwickelung des Gehirns verhindert. Dem Grade nach lassen sich bei dem angeborenen oder frühzeitig entstandenen Blödsinn nach Emminghaus, dem wir uns anschließen können, drei Abstufungen unterscheiden, je nachdem die geistige Entwickelung auf dem Standpunkt der frühesten Kindheit stehen bleibt: Idiotie, oder auf dem der

[1]) Die psychischen Störungen des Kindesalters, in Gerhards Handbuch der Kinderkrankheiten.

[2]) Siehe das Kapitel über angeborenen Blödsinn in den Klinischen Vorlesungen S. 274—297.

späteren Kindheit: Halbidiotie, oder erst als Unfähigkeit zur Erreichung der vollen geistigen Reife von der Pubertätszeit ab zutage tritt: Imbezillität. Die Abgrenzung dieser drei Grade gegeneinander ist natürlich nur künstlich und in vielen Grenzfällen überhaupt nicht durchzuführen. Im übrigen ist sie aber praktisch gut verwertbar.

Meine Herren! Gehen wir nun zur Betrachtung der erworbenen Demenz über, so bedarf es freilich noch sehr weiterer eingehender Untersuchungen, was wir unter Blödsinn oder Schwachsinn zu verstehen haben. Sicher ist es eine Ausfallserscheinung, ein Defektzustand, und man könnte versucht sein, ausschließlich den quantitativen Maßstab anzulegen und Blödsinn gleichzusetzen dem Verlust an geistigem Besitzstand oder Bewußtseinsinhalt jeder Art. Doch werden Sie bald das Bedenken haben, daß auch normalerweise der geistige Besitzstand sehr verschieden ist, wie ich ja selbst bald am Eingang dieser Vorlesungen schon betont habe.[1]) Sie könnten nun meinen, daß wir dann immer noch das Kriterium hätten, eine Verringerung des geistigen Besitzstandes nur dann anzunehmen, wenn dieser nachweislich vorher bedeutender war. Damit hätten wir zu gleicher Zeit den wesentlichen Unterschied zwischen angeborenem und erworbenem Blödsinn gefunden. Aber auch dieses Kriterium unterliegt gewissen Bedenken, denn zweifellos geht auch normalerweise von dem geistigen Besitzstand vieles wieder verloren, wie Sie leicht feststellen können, wenn Sie einen älteren Arzt oder Juristen oder Mathematiker in der griechischen Formenlehre examinieren wollten. Ein Verlust an positiven Kenntnissen wird also nur dann als krankhaft angesehen werden können, wenn diese vor kürzerer Zeit erworben waren oder in der Zwischenzeit seit der Erwerbung immer wieder aufgefrischt worden sind oder Anwendung gefunden haben. In dem Interesse, je nachdem es für ein bestimmtes Wissensgebiet erhalten geblieben oder verloren gegangen ist, wird sich vielleicht ein verwertbarer Maßstab für derartige sogenannte Gedächtnisdefekte finden. Immerhin wird eine Einbuße an den gewöhnlichsten, je nach dem Stande oder Bildungsgrade vorauszusetzenden Kenntnissen ein wertvolles Kriterium des erworbenen Blödsinns sein können.

Nur als ausschlaggebend dürfen wir es nicht betrachten, denn es gibt Zustände, in denen hochgradige derartige Defekte bestehen können, die Kranken aber die volle Einsicht dafür haben und dadurch ein gesundes Urteil bekunden. Wenn diese Kranken ihrem Defekt Rechnung tragen und zugleich attent und einer leidlichen Aufmerksamkeit fähig sind, werden wir mit Recht Anstand nehmen,

---

[1]) Vgl. S. 80.

sie als blödsinnig zu bezeichnen. Man hat deshalb von jeher auf die Urteilsfähigkeit ein besonderes Gewicht gelegt und gemeint, in der verminderten Urteilsfähigkeit den Hauptbefund des Blödsinns statuieren zu können. In der Tat muß man anerkennen, daß dieses Kriterium durch den Umstand, daß es ein quantitatives Element in sich einschließt,[1]) besonders geeignet erscheint, eine Störung der Gedankentätigkeit — denn auf einer solchen beruht jedes Urteil — zum Maß der Leistungsfähigkeit des Assoziationsorganes zu machen. Jedoch wird mit einer Fehlerquelle dabei gerechnet werden müssen. Diese bezieht sich auf das Urteil, welches die Kranken gegenüber ihren Wahnideen oder überhaupt allen psychotischen Elementarsymptomen gegenüber zeigen. Ebensowenig wie man verlangen kann, daß ein Kranker dem Zeugnis seiner Sinne mißtraut und eine Halluzination deshalb, weil sie mit anderen Erfahrungen kontrastiert, als nicht wirklich und krankhaft erkennen sollte, kann man überhaupt einer Wahnidee gegenüber, sie mag inhaltlich noch so unsinnig sein, ein freies Urteil verlangen. Wer dies dennoch tut, und Sie können eine solche Auffassung sehr verbreitet finden, der verkennt das eigentlichste Wesen aller Geisteskrankheiten, welches gerade darin besteht, daß solche gegensätzliche Vorstellungen auftreten und nebeneinander bestehen können. Allerdings geschieht dies nicht ohne Affekt, eben den Affekt der Ratlosigkeit, sobald es sich nicht um ganz langsam einschleichende Gegensätze handelt, wie bei den ganz chronisch verlaufenden Psychosen. Das Bestreben der normalen Bestandteile des Bewußtseins, diese Gegensätze auszugleichen, ist die uns schon bekannte Grundlage der Systematisierung. Wenn wir früher das Bestehen mehrerer ganz verschiedener, in der Norm sich gegenseitig ausschließender Vorstellungsgruppen nebeneinander in demselben Bewußtseinsorgan als Zerfall der Individualität und zugleich als Ausgang einer früher überstandenen Psychose kennen gelernt haben, so habe ich doch gelegentlich immer wieder darauf aufmerksam gemacht, z. B. bei Erwähnung jenes akutesten Anfalles von Halluzinose bei einer Epileptischen,[2]) daß auch in ganz akuten Krankheitsfällen ein analoges Nebeneinander kontrastierender Vorstellungen zu beobachten ist. Sogar der wie kein anderer tief in die Erscheinungen eindringende Geist Meynerts ist dieser Tatsache nicht ganz gerecht geworden. Wenn er z. B. die Wahnideen des Paralytikers schlechthin als blödsinnig charakterisiert und diesen Blödsinn selbst in dem Assoziationsmangel begründet findet, so geht er darin unzweifelhaft zu weit. „Wenn der Paralytiker sich für einen Reichen, für einen König erklärt, so unter-

[1]) Wie wir bald sehen werden, vgl. S. 526.

[2]) Vgl. S. 212.

scheidet er sich vom Paranoischen, der fast immer nur Ansprüche darauf erhebt, dadurch, daß er seinen Wahn für Tatsache erklärt. Die wahnhafte Persönlichkeit müßte ja durch bestimmte Attribute sich kennzeichnen. Der Erreichung des Wahnes müßte etwas vorangegangen sein, was er mindestens zu erfinden hätte. Daß der Mangel der Attribute des Reichen, des Königs ihm nicht auffällt, ist ein Assoziationsmangel.“ Dies die Worte Meynerts.[1]) Wie Sie wissen, ist jedoch dieser Assoziationsmangel ganz allgemein gegenüber jeder Wahnidee anzutreffen und beruht auf dem fundamentalsten Vorgange aller Geisteskrankheiten, der Sejunktion. Es ist dabei verhältnismäßig gleichgültig, woher die Wahnidee entstammt. Gerade das typische Beispiel des „Paranoikers“, der primäre Größenwahn durch Primordialdelirien, ist in frischeren Fällen, solange die Konfabulationen noch nicht festeren Bestand gewonnen haben, für den Kranken selbst unerklärt, wird aber deshalb nicht weniger als Tatsache betrachtet. Für uns ist dieses Beispiel weiter nichts als ein von vornherein deutliches Ausfallssymptom, die autopsychische Desorientierung, welche bei vorherrschendem Glücksgefühl den Inhalt des Größenwahns annimmt. Eine solche Desorientierung kann nur auf Lösung von Assoziationen, dem von uns postulierten Vorgange der Sejunktion, beruhen. Handelt es sich statt um Primordialdelirien, um einen Größenwahn durch autochthone Ideen, wie in den beiden früher erwähnten Fällen[2]) A. und Sch., so ist uns der Mechanismus seiner Entstehung nur um ein Glied mehr bekannt, aber im übrigen ebenfalls auf Sejunktion zurückzuführen. In diesen Fällen fehlte es an jeder eigentlichen Intelligenzstörung. Auch die Urteilslosigkeit der mit fixen Ideen behafteten Kranken, z. B. der Querulanten, gegen ihre überwertige Idee ist nicht anders aufzufassen, und der Standpunkt Hitzigs, der einen Intelligenzmangel und einen gewissen Grad des Schwachsinns darin erblickt, ganz und gar verfehlt. Mit demselben Rechte könnte man die allopsychischen Angstvorstellungen akuter Fälle, die immer einen zur Wirklichkeit kontrastierenden Inhalt haben und sich bei wohl erhaltener allopsychischer Orientierung — im engeren Sinne gemeint — siegreich behaupten, als Beweise des Blödsinns deuten. Daß die Wahnideen auf somatopsychischem Gebiet das allerabenteuerlichste Gepräge zeigen können, ohne den Schluß auf eine mangelhafte Urteilskraft überhaupt zu gestatten, wird Ihnen nach deren besonderer Entstehungsweise am leichtesten verständlich sein. Aus diesen Betrachtungen ergibt sich die Berechtigung, eine besondere Form der paralytischen expansiven Autopsychose zu statuieren, ohne daraus

[1]) Klinische Vorlesungen S. 222.

[2]) Vgl. S. 311 ff.

auf einen vorhandenen Blödsinn zu schließen. Wo, wie in den meisten Fällen, dennoch ein Blödsinn vorhanden ist, kann er vielfach als vollkommen selbständige Begleiterscheinung gedeutet werden. Zuweilen aber kommt es vor, und Sie selbst haben einen Kranken der Art gesehen, daß der phantastische Größenwahn mit einem wohl erhaltenen geistigen Besitzstande und sogar mit guter Merkfähigkeit einhergeht. Sie erinnern sich, daß dieser Kranke[1]) zu gleicher Zeit eine auffällige Krankheitseinsicht dokumentierte, aber auch seinem Glücksgefühl durch die Äußerung, eine solche Krankheit könne man sich wohl gefallen lassen, treffenden Ausdruck verlieh. Diese Größenideen sind also trotz ihrer phantastischen Färbung weiter nichts als ein Seitenstück zu den ebenfalls phantastischen Angstvorstellungen, es sind Glücksvorstellungen.

Aus diesen Betrachtungen werden wir den Schluß ziehen, daß Urteilsdefekte bei Geisteskranken nur, soweit sie sich auf andere Dinge als ihre Wahnideen oder überhaupt sonst vorhandene psychotischen Elementarsymptome beziehen, den Schluß auf Blödsinn oder Schwachsinn — den geringeren Grad des Blödsinns — gestatten. Mit diesem Vorbehalt aber sind fehlerhafte Urteile wohl zu verwerten, z. B. wenn die Kranken bei sonst besonnenem Verhalten nicht imstande sind, das auffällige Benehmen anderer Geisteskranker richtig als krankhaft zu beurteilen. Auch in den Absichten für die Zukunft enthüllt sich oft sehr deutlich eine mangelhafte Urteilsfähigkeit, wie z. B., wenn ein Buchhalter, der einfache Rechenexempel nicht mehr lösen kann, dennoch meint, in seine frühere Stellung zurückkehren zu können. Den besten Prüfstein jedoch für die Urteilsfähigkeit eines Menschen bilden seine Handlungen, wie wir bald sehen werden.

Der angeborene Blödsinn liefert uns zahlreiche Beispiele dafür, daß er unter Umständen noch ein tätiges und nützliches Leben unter gewissen einfachen Bedingungen ermöglicht. Auf dem Lande findet man allenthalben hochgradig schwachsinnige Individuen, die ihr Leben lang eine bestimmte einförmige Arbeit zur Zufriedenheit leisten können, sobald es nicht nötig ist, irgendwelchen veränderten Bedingungen dabei Rechnung zu tragen. Treten aber einmal unvorhergesehene Umstände auf, so zeigt sich in der verkehrten Handlungsweise der Urteilsmangel, oft bei Anlässen, die jedes Kind richtig zu beurteilen imstande wäre. Beispielsweise hat ein hochgradig Schwachsinniger lange Zeit die Arbeit, das im Walde gehauene und zerkleinerte Holz zu sammeln und auf einem Wagen in den Hof zu fahren, selbständig besorgt. Eines Tages liegt ein großer Stein auf dem Wege, gegen den er anfährt, und statt nun

[1]) Vgl. Fall 25 Heft 3 der „Krankenvorstellungen“.

diesen Stein wegzuräumen, treibt er sein Gespann immer wieder an und prügelt die Tiere halb tot. Auch für den erworbenen Blödsinn und Schwachsinn werden wir aber besonders die Handlungen, welche unter abgeänderten Bedingungen zu leisten sind, zum Maßstab ihrer Urteilsfähigkeit benützen können.

In vielen Fällen verrät sich der Schwachsinn durch ein noch leichter zugängliches, gröberes Merkmal, nämlich eine Verringerung der Zahl der Begriffe. Dieses Symptom möchte ich nicht schlechtweg mit dem Mangel an Urteil identifizieren, bei welchem immer noch eine gewisse Kompliziertheit der Aufgaben Voraussetzung ist. Es ist wesentlich ein Mangel an Unterscheidungsvermögen zwischen einander nahestehenden Begriffen. Legt man dieses Kriterium auf kompliziertere abstrakte Begriffe an, so kann es dazu dienen, selbst feinere Defekte aufzudecken, die sonst dem Untersucher leicht entgehen könnten. Derartige Aufgaben sind z. B. die Unterschiede zwischen Zivilisation, Bildung und Kultur, zwischen Nation, Volk und Staat, zwischen Religion, Glauben und Überzeugung u. dgl. m. Auf solchen feineren Unterscheidungen beruht auch das, was man Takt und Gewandtheit, besonders aber das Treffende im Ausdruck nennt, und so kann eine schiefe, unzutreffende, verschrobene Ausdrucksweise das auffälligste Symptom des Schwachsinns darstellen. [1]) Willkürlich herbeigeführt entsteht dadurch eine besondere Art des Witzes, wie die Produktionen des ewigen Quartaners Karlchen Mießnik und des nicht minder berühmten Wippchen, des Kriegsberichterstatters der Berliner Wespen beweisen. Aber auch viel gröbere Unterscheidungen sind den Kranken zuweilen nicht möglich, z. B. zwischen Preußen und Deutschland, zwischen Landtag, Abgeordnetenhaus und Herrenhaus, zwischen Berg und Gebirge, zwischen See und Teich, zwischen Mauer und Wand, zwischen Tür und Tor, zwischen Mann, Sohn und Bruder, zwischen Frau, Tochter, Schwester und Mädchen, zwischen Ochse und Kalb, Stier und Kuh u. dgl. m. Die Einbuße an Begriffen kann so weit gehen, daß der Sinn selbst einfacherer Fragen, wie z. B. nach der Jahreszeit, nach der Himmelsgegend, nach der Religion, nicht mehr verstanden wird, während doch sonst noch ein attentes Verhalten besteht.

Während das mangelnde Unterscheidungsvermögen zwischen verschiedenen Begriffen eine quantitative Einbuße an demjenigen, was wir Inhalt des Bewußtseins genannt haben, erkennen läßt, gibt schließlich wieder das Verhalten der Bewußtseinstätigkeit zu dem fundamentalsten Symptom des erworbenen Blödsinns, nämlich dem Ausfall an Initiativbewegungen als Ausfluß intrapsychischer Tätig-

---

[1]) Ein lehrreiches Beispiel der Art habe ich in der „Monatsschrift für Psychiatrie und Neurologie" II. Bd. S. 298 veröffentlicht.

keit, zur Untätigkeit Veranlassung. Wir haben schon bei der depressiven Melancholie die beiden Erscheinungen, daß die Kranken aufhören zu sprechen und daß sie aufhören, etwas zu tun, als objektives Merkmal der intrapsychischen Akinese kennen gelernt. Für einen irgendwie erheblichen Grad des erworbenen Blödsinns wird genau die gleiche Erscheinung zu erwarten sein, es entspricht aber durchaus den hier überall geltend gemachten Anschauungen, daß es wesentlich die Fälle erworbenen Blödsinns von etwas akuterem Gepräge sein werden, für welche diese Übereinstimmung mit dem uns bekannten Krankheitszustande der depressiven Melancholie besteht. — In solchen Fällen mehr akuter Färbung liegt es auch ganz in der Natur der Dinge, daß zuweilen eine Differentialdiagnose zwischen depressiver Melancholie, jenem an sich heilbaren und jedenfalls noch entwicklungsfähigen Krankheitsbilde, und primärer Demenz überhaupt nicht möglich ist. Unter Umständen kann auch die Herabsetzung der Merkfähigkeit eine Teilerscheinung des Blödsinns oder Schwachsinns sein. Wir haben aber gesehen, daß dieses Symptom auch bei den akuten Psychosen, unter Umständen also, wo von Blödsinn nicht die Rede sein kann, vielfach anzutreffen ist. Ähnlich verhält es sich mit der Aufmerksamkeit, nur daß diese noch viel häufiger und in der verschiedensten Weise, besonders durch interkurrente Reize, in Mitleidenschaft gezogen wird. Immerhin werden die höchsten Grade des Blödsinns auch dadurch charakterisiert sein, daß bei ihnen die Aufmerksamkeit nur schwer, wenn überhaupt noch, zu erregen oder zu fesseln ist.

Was die U r s a c h e n des erworbenen Blödsinns oder Schwachsinns anbelangt, so ist er durchaus nicht ausschließlich die Folge von Geisteskrankheiten. Es gibt vielmehr eine Anzahl anderer Ursachen, auf die ich ganz kurz einzugehen gezwungen bin, damit Ihnen diese wichtigen Tatsachen nicht vollständig unbekannt bleiben. Wahrscheinlich organisch begründet ist der Blödsinn nach Kopfverletzungen. Einen solchen Zusammenhang haben wir als wahrscheinlich anzunehmen besonders in denjenigen Fällen, in denen die Symptome einer Gehirnerschütterung nach der Verletzung aufgetreten sind, da wir jetzt wissen, daß die Gehirnerschütterung mit einer Ortsveränderung der Arachnoidealflüssigkeit und vielfachen Gefäßzerreißungen einhergeht. Das so gesetzte Trauma kann so verbreitet sein, daß es den Untergang der nervösen Rindenbestandteile auf großen Strecken zur Folge hat. In anderen Fällen mag das Zwischenglied des Hydrocephalus internus eine Rolle spielen, denn so wenig wir von dieser seltenen Krankheit wissen, so scheint doch soviel sicher, daß ein Teil der Fälle auf Schädeltraumen zurückzuführen ist. Bei ausgesprochener degenerativer Anlage der Individuen wird mit der Möglichkeit zu rechnen sein, daß schon ein leichteres Schädeltrauma, das nicht von den klinischen Symptomen der Gehirnerschütterung begleitet war, dennoch einen degenerativen Prozeß der Nervenelemente einleitet, der dann selbständig weiter fortschreitet. Von organischen Gehirnkrankheiten ist die multiple Sklerose in den Fällen, welche zu verbreiteter Sklerosierung des Hirnmarkes führen, ein exquisites Beispiel primärer, langsam anwachsender Demenz. Durch die Beimischung paraplegischer Symptome oder von Augenmuskellähmungen oder von Optikusatrophie oder noch anderen bekannten Kennzeichen des sklerotischen Prozesses werden solche Fälle nicht selten diagnostizierbar. Die Lues cerebri führt zuweilen zu klinischen Bildern, die von der multiplen Sklerose kaum zu unterscheiden sind, vielleicht jedoch eine etwas akutere Färbung haben durch Beimischung stuporöser Erscheinungen. Nach Meningitis habe ich bei einem Erwachsenen einen erheblichen Grad von Blödsinn zugleich mit einem tiefen Daniederliegen der vegetativen Funktionen zurückbleiben sehen. Der so bedingte marantische Zustand führte nach zwei Jahren zum Tode. In der Pubertätszeit beobachtet man zuweilen einen verhältnismäßig rasch sich entwickelnden Blödsinn, welcher sehr hohe Grade erreichen kann, ohne daß wesentliche psychotische Symptome anderer Art ihn begleiten. Andere Male entwickelt sich ein solcher primär degenerativer Blödsinn der Pubertätszeit unter Begleitung von Beziehungswahn harmloser Art, besonders des autopsychischen Beziehungswahns, und nach vorangegangenen Anfällen von heftigen Kopfschmerzen. In Heilung übergehende Fälle von subakut sich entwickelnder primärer Demenz habe ich außerhalb der Pubertätszeit einige Male beobachtet, würde aber jetzt für zweckmäßiger halten, diese Beispiele in das Gebiet der depressiven Melancholie zu verweisen, von der sie klinisch ohnehin schwer zu differenzieren sein dürften. Von der senilen Demenz, der epileptischen Demenz, der postapoplektischen und alkoholistischen Demenz wird bald noch etwas eingehender die Rede sein. Von dem Blödsinn nach Geisteskrankheiten wird ebenso die paralytische Demenz noch besonders berücksichtigt werden. Im übrigen ist zu betonen, daß es besonders bestimmte klinische Formen der Psychosen sind, welche eine Neigung zeigen, falls sie nicht zur Heilung gelangen, in Blödsinn auszulaufen. Den paralytischen Psychosen stehen in dieser Beziehung die Motilitätspsychosen jeder Art, besonders aber die akinetische Motilitätspsychose, nicht zu fern.

Meine Herren! Fassen wir nun den Schwachsinn oder Blödsinn unter dem Gesichtspunkt ins Auge, namentlich die Merkmale hervorzuheben, die ihm je nach der verschiedenen Ätiologie eine verschiedene Färbung verleihen, so finden wir nur wenige einigermaßen verläßliche Anhaltspunkte. In erster Reihe muß hier namentlich wegen ihrer praktischen Wichtigkeit die paralytische Demenz stehen, denn von der Erkennung der Demenz hängt oft die praktisch so folgenreiche Diagnose dieser häufigen Krankheit hauptsächlich ab. Es läßt sich nicht bestreiten, daß die Mehrzahl der Fälle von progressiver Paralyse von Anfang an entweder ausschließlich oder in Begleitung von anderen zum Teil selbst akuten Krankheitsbildern mit einer zeitig schon ausgesprochenen und allmählich zunehmenden Demenz einhergeht. Die paralytische Demenz zeichnet sich nun besonders dadurch aus, daß sie in den meisten Fällen von vornherein auch eine Charakterveränderung in sich einschließt. Diese Charakterveränderung finden wir bei Meynert [1]) mit gewohnter Meisterschaft gedeutet. Die komplizierteren, ineinandergreifenden psychischen Koordinationen, welche den Charakter darstellen, zerfallen nach Meynerts z. T. wörtlich benützter Darstellung in der umgekehrten Zeitfolge ihrer Bildung, so daß ein immer einfacherer, weniger zusammengesetzter, primärer, dem kindlichen ähnlicher Charakter zurückbleibt, und daß wieder die persönlichen Sinnesreize zu den beherrschenden Impulsen werden. Diese Charakterveränderung beruht auf Erschwerung der Assoziation durch Untergang der Gehirnelemente. Die gesunde Intelligenz umfaßt in den Gedankengängen synergistische und antagonistische Impulse, wie die Bewegungskoordination synergistische und antagonistische Muskeln; es wirken aber auch auf die komplizierteste Koordinationsmasse, wie sie der Charakter darstellt, Momente aus allen abgelaufenen Zeitläufen der Hirntätigkeit ein, zugleich mit bestimmenden Momenten, in welchen der Schlußapparat auch noch bevorstehende Umstände herbeizieht. Eine solche unüberschauliche Koordination können die Handlungsimpulse des Paralytikers schon frühzeitig nicht mehr leisten, und wir begreifen, daß die Charakterveränderung den fließenden Übergang aus dem prämonitorischen Stadium darstellt.“ Die so geschilderte Charakterveränderung des Paralytikers hat also eine ganz andere Genese als die früher geschilderte der maniakalischen Kranken, sie beruht auf einem Ausfall an Gedankentätigkeit und infolgedessen einer größeren Bestimmbarkeit durch augenblickliche Reize, während in dem anderen Falle ein Überschuß von Gedankentätigkeit, dabei aber eine Nivellierung der Vorstellungen besteht. Der veränderte Charakter des Paralytikers verrät sich durch Reden und Handlungen, in beiden Beziehungen verrät sich die Demenz. Ein Beispiel wird das Gesagte am besten illustrieren. Ein Gefängnisinspektor, der sich bis-

---

[1]) Klinische Vorlesungen S. 221 u. 222.

her tadellos geführt hat, führt an Stelle der früheren Ordnung und Disziplin ein Willkürregiment ein, macht seinen weiblichen Sträflingen unsittliche Anträge, fraternisiert mit dem untergebenen Personal, läßt sich von den Lieferanten bestechen, verbringt seine Amtszeit zum großen Teil in öffentlichen Lokalen u. dgl. m. Am gewohnten Stammtisch prahlt er mit den Vorteilen seiner Stellung, den vielen Weibern, die ihm zur Verfügung stehen, den Nebeneinnahmen, die er durch seine Bestechlichkeit erwirbt. Begegnet er bedenklichen Gesichtern, so sagt er wohl, nur die Dummen machten es anders. Von Vorgesetzten zur Rede gestellt, hat er für alles eine Beschönigung, stellt alles in Abrede oder stellt sein Verhalten als mißverständlich aufgefaßt, als falsch oder gehässig beurteilt von seiten ihm feindlicher Personen hin, so daß der in die tatsächlichen Verhältnisse nicht vollkommen Eingeweihte aus seinen Reden kaum etwas Krankhaftes entnehmen kann. Der Inhaber eines renommierten Modewarengeschäftes machte den Käuferinnen, die ihm gefielen, in der ungeniertesten und anstößigsten Weise Liebesanträge während er sie bediente. Ein anderer bediente sich auf offener Straße bei einem Liebesantrag des abgekürzten Verfahrens, bald seinen Penis aus dem Hosenlatz hervorzuziehen. Die unsinnigen Einkäufe und Anschaffungen dieser Kranken gehören eben dahin. So schaffte sich ein Beamter von sehr mäßigen Mitteln an einem Tage ein Pianino, ein Harmonium und eine Drehorgel an. Sehr richtig bemerkt Meynert, daß ein vorgeschrittener Paralytiker noch alle sinnlosen Handlungen motiviert. Einer zieht sich nackt aus und braucht die Ausrede, daß auch die Kinder nackt herumlaufen. Der Schluß, daß er kein Kind ist, stört ihn nicht dabei. Ein anderer erklärt sich für Gott und küßt dabei dem Arzt demütig die Hand, weil ihm die Attribute übermenschlicher Erscheinungen nicht einfallen. Aber auch beim beginnenden Paralytiker verhält es sich mit seinen unsinnigen Handlungen ganz ebenso, sie sind ihm durch den Augenblick genügend motiviert. Gerade die unsinnigen, dementen Handlungen der Paralytiker sind das Charakteristische, die Charakterveränderung, die wir aus ihnen entnehmen, ist erst ein Schluß, den wir machen, ist eigentlich eine Ausfallerscheinung, ein Ausfall an Assoziationen, die Nichtberücksichtigung der circumstantia loci et temporis. Ich betone dies, weil die Kriminalität der Paralytiker oft Gegenstand Ihrer gutachtlichen Tätigkeit sein wird. Eine Charakterveränderung wird der Richter nicht leicht als krankhaft anerkennen, den Nachweis des Blödsinns aber, die Demenz der Handlungen, wird er ohne weiteres zugestehen müssen.

Die unsinnigen Handlungen können zu einer Zeit vorkommen, wo die äußere Besonnenheit und formale Haltung der Kranken noch keinen Schaden gelitten hat. Andere Male ist ein maniakalisches Verhalten, eine paralytische Manie, gleichzeitig zugegen, und damit sind ebensowohl eine Unzahl von Antrieben zu handeln, als auch die Nivellierung der Vorstellungen gegeben, aber die daraus allein resultierenden Handlungen, wie z. B. das' Herumvagieren, Reisen, Plänemachen, Unternehmungen der verschiedensten Art haben eine andere Entstehungsweise und brauchen deshalb auch weniger die Eigenschaft der Vereinfachung, der Demenz an sich zu tragen.

Ein zweites, ebenso wichtiges Kennzeichen der paralytischen Demenz ist in vielen Fällen eine von vornherein auffällige Untätigkeit und Schweigsamkeit. Nachdem die Kranken zuerst in der Häuslichkeit dadurch aufgefallen sind, daß sie aufhörten, etwas zu reden und etwas zu tun, den Berufspflichten aber zunächst noch in gewohnter Weise nachgegangen sind, bleibt beispielsweise ein Beamter eines Tages zu Haus, erklärt wohl auf Vorhaltungen seiner Angehörigen, er sei abkömmlich, entschuldigt aber sein Ausbleiben nicht. Spricht man mit ihm über diesen Sachverhalt, so erhält man eine beschönigende Auskunft, wohl auch das Versprechen, wieder ins Bureau zu gehen, tatsächlich aber bleibt der Kranke untätig und interesselos zu Haus. In solchen Fällen genügt oft der Anreiz der Unterhaltung, die Kranken zu einem anscheinend korrekten Gedankengang und entsprechender Antwort zu veranlassen. Von Sprachstörung braucht ebenfalls noch kein Anzeichen vorhanden zu sein. Es ist daher oft schwierig, den für den Kenner äußerst charakteristischen Ausfall an Handlungen zu verstehen und richtig zu beurteilen. In solchen Fällen wird man aber bei eingehender Untersuchung fast immer noch andere Anhaltspunkte für die Diagnose der paralytischen Demenz finden. Man erfährt, daß die Kranken ungewöhnlich reichlich und gierig essen, eine Prüfung der Merkfähigkeit ergibt auch diese reduziert, eine Unterscheidung zwischen einander nahestehenden Begriffen, wie Preußen und Deutschland, ist unmöglich. Ebenso entscheidend ist es, wenn man ausgeprägte spinale Symptome findet.

Die paralytische Demenz findet schon zeitig ein weiteres, objektives Kennzeichen in einem bald mehr glatten und unbelebten, bald entschieden blödsinnigen Gesichtsausdruck. Dieser Gesichtsausdruck ist um so auffallender, als er mit einer gewissen emotionellen Schwäche, einer leichten Rührbarkeit oder auch einem plötzlichen Aufflackern zu ausgelassener Heiterkeit bei an sich geringfügigen Anlässen verknüpft sein kann.

Von besonderer Wichtigkeit ist es, den paralytischen Blödsinn vom postapoplektischen Blödsinn zu unterscheiden. Es ist bekannt, daß die Mehrzahl der Apoplexien einen merklichen Intelligenzdefekt nicht zur Folge haben. Für einen Teil der Fälle jedoch gilt diese Regel nicht, und es kommt zu ausgeprägtem Blödsinn. Eine Erklärung für dieses Verhalten finden wir in einer besonders an der betroffenen Hemisphäre ausgesprochenen Atrophie des Gehirns, dem Seitenstück zu der von Hitzig beobachteten Tatsache, daß nach umschriebenen Exstirpationen am Gehirn oft eine Atrophie der ganzen Hemisphäre eintritt. Nach meinen Erfahrungen hat die postapoplektische Demenz nur in der einen Beziehung ein besonderes Kennzeichen, daß sie die höchsten Grade emotioneller Schwäche, den von den Engländern treffend bezeichneten Zustand der emotionellen Inkontinenz, darbietet.

Der epileptische Blödsinn hat meist ebenfalls gewisse eigentümliche Züge. Diese bestehen einmal in der den meisten Epileptikern eigenen Reizbarkeit und Unverträglichkeit, ihrer Neigung zu Gewalttätigkeit und gelegentlichen Wutanfällen. Außerdem kommt eine offensichtlich zur Schau getragene, oft recht äußerliche Frömmigkeit so häufig bei epileptischem Blödsinn vor, daß es gezwungen wäre, darin ein rein zufälliges Zusammentreffen zu erblicken. Endlich ist häufig, freilich nicht immer, besonders aber nicht nach Anfällen, eine überraschend gut erhaltene Merkfähigkeit hervorzuheben. Der Verlust an Begriffen ist oft sehr erheblich und in einer geschraubten, ungeschickten Ausdrucksweise zum Ausdruck kommend. Nicht selten steigert sich dieses Ungeschick in der Wahl der Worte zu vereinzelten paraphasischen Beimengungen. Ein gutes Beispiel dieser sonderbaren Ausdrucksweise finden Sie in meinen Krankenvorstellungen.[1])

Der alkoholistische Blödsinn hat das besondere Kennzeichen der beigemischten Gemütsstumpfheit und Brutalität, welche oft schon sehr ausgeprägt ist, wo die Defekte an geistigem Besitzstand noch wenig umfangreich sind. Später kommt es jedoch immer auch zu einem erheblichen Defekt der geläufigsten Kenntnisse. Daß immer auch Zeichen des chronischen Alkoholismus zugegen sind, ist selbstverständlich.

Die hebephrenische Demenz hat das allgemeinste Kennzeichen eines unreifen, dem Pubertätsalter entsprechenden Entwicklungsstandes. Daher das besonders von Kahlbaum und Hecker hervorgehobene Kindische und Läppische in dem Benehmen dieser Kranken. Demnächst möchte ich die ausgesprochene Denkfaulheit als einigermaßen spezifisch für die hebephrenische Demenz in Anspruch nehmen. Diese äußert sich oft in recht cha-

[1]) Vgl. Heft 2 Fall 24.

rakteristischer Weise. Die Kranken beantworten die Fragen aufs Geratewohl, wie es ihnen gerade bequem ist, ganz gleich, ob sie sich dabei widersprechen oder nicht. Die gleiche Frage, die vorher mit ja beantwortet wurde, wird bald darauf mit nein beantwortet, oder die Antwort besteht in einer allgemeinsten Redensart. Allmählich macht sich im Laufe des Krankenexamens ein unverkennbarer Unwille oder Mißmut über die zugemutete geistige Anstrengung geltend, auf Suggestivfragen erfährt man auch wohl, daß das Denken den Kranken anstrengt. Eine unwillige Drehung nach der anderen Seite oder die Äußerung: Lassen Sie mich doch endlich in Ruh!, unter Umständen auch ein tätlicher Zornesausbruch bezeichnen das Ende der Unterredung. Die Aufmerksamkeit dieser Kranken ist schwer zu erregen, besonders schwer zum Zweck einer Untersuchung zu fixieren, die Merkfähigkeit oft überraschend gut, wenn man sie nach der Erinnerung an gelegentliche Erlebnisse beurteilt. Auch erlebt man bei diesen Kranken zuweilen Überraschungen, indem sie gelegentlich Bruchstücke von Kenntnissen, z. B. von Sprachen oder sonstigem erlernten Gedächtnismaterial verraten, die man bei einem systematischen Examen vergeblich sucht. Der Gesichtsausdruck bleibt bei dem hebephrenischen Blödsinn, wenn auch zuweilen mehr oder weniger entstellt, doch meist viel belebter, als man dem Grade des Blödsinns nach vermuten sollte. Einen sehr ausgeprägten Fall hebephrenischen Blödsinns nach chronischer Psychose finden Sie unter meinen Krankenvorstellungen.[1]) Das Kennzeichen der geschraubten, schiefen, unzutreffenden Ausdrucksweise ist in vielen Fällen sehr ausgeprägt, wie ja nach dem Lebensalter der Kranken leicht verständlich ist, es ist aber nach meiner Erfahrung nicht in dem Grade für die Hebephrenie charakteristisch, wie die erst geschilderte Erscheinung der Denkträgheit.

Der Altersblödsinn führt meist zu einer allgemeinen geistigen Abstumpfung, einer egoistischen Einengung der Interessen, welche bis zu schmutzigstem Geiz und ausgesprochener Lieblosigkeit gegen Angehörige gehen kann, zuweilen sogar sich zu moralischen Verirrungen steigert. Das Hauptkennzeichen ist jedoch der fast gänzliche Verlust der Merkfähigkeit und ein entsprechender Gedächtnisverlust für die nächste Vergangenheit. Dem gegenüber kann das Gedächtnis für die fernere Vergangenheit wohl erhalten sein. Hin und wieder kann sich eine Neigung zur Konfabulation und ein delirantes Verhalten in den Nächten einstellen. Zum Altersblödsinn gehören ganz gewöhnlich gewisse körperliche Komplikationen, der tremor senilis, Sphinkterenschwäche, ein unbehilflicher, breitbeiniger, trippelnder Gang, gebeugte Körper-

[1]) Vgl. Heft 2, Fall 28.

haltung. Keine dieser Komplikationen steht in intimerem Zusammenhange mit der senilen Gehirnatrophie, als die hier noch zu erwähnende der pseudoapoplektischen Anfälle. Dieselben, wahrscheinlich auf hydrokephalischen Ergüssen beruhend, sind bald einfache Ohnmachten, bald länger dauernde somnolente oder komatöse Zustände und unterscheiden sich von den apoplektischen Anfällen durch das Fehlen halbseitiger Erscheinungen. Auch derartige Anfälle werden am häufigsten überstanden, wenn auch einer von ihnen schließlich zum Tode führt; in der Zeit der Erholung von denselben ist die Schwäche und Unbehilflichkeit der Beine, meist mit Blasenschwäche gepaart, das auffälligste Symptom. Derartige Anfälle können übrigens auch beobachtet werden, ohne daß vorher oder nachher ein irgend erheblicher Grad des Altersblödsinns bestanden hat.

Als anatomisches Substrat des Altersblödsinns ist die senile Gehirnatrophie oder senile Involution des Gehirns in Anspruch zu nehmen. Daß ein vorangegangener apoplektischer Anfall vorzeitig zu denselben Veränderungen des Gehirns und dem entsprechenden klinischen Befunde den Anstoß geben kann, ist schon oben erwähnt worden.

Einundvierzigste Vorlesung.

Dissimulation und Simulation von Geistesstörung. Aufgaben der Anstaltsbehandlung. Schlußbetrachtungen über die Aussicht auf eine pathologisch-anatomische Begründung der Psychosen.

Meine Herren!

Es konnte nicht die Absicht dieser Vorlesungen sein, Sie auch in den praktischen fachärztlichen Dienst der Irrenhäuser einzuführen. Wer von Ihnen sich vollständig unserem Fache widmen will, ist freilich darauf angewiesen, einen beträchtlichen Teil seines Lebens in Irrenanstalten und unter Geisteskranken zuzubringen, eine Aufgabe, die Sie sich in manchen Beziehungen nicht schwer genug, aber auch nicht dankbar und interessant genug vorstellen können. Jeder von Ihnen wird aber einmal in die Lage kommen, über die Unterbringung eines Kranken in die Irrenanstalt entscheiden oder ein Zeugnis über die wiedergewonnene Gesundheit ausstellen zu müssen, und es ist deshalb unumgänglich, Sie über einige praktische Fragen zu orientieren, wozu namentlich die spezifischen Aufgaben der Irrenanstalten und die Simulation und Dissimulation von Geisteskrankheiten gehören.

Verkennen wir nicht, ein Hauptbeobachtungsmittel der Psychiatrie ist die Sprache, mit anderen Worten, die Mitteilungen, die die Kranken selbst über den Inhalt ihres Bewußtseins machen. Offenbar kann man irgendwelche komplizierteren Gedankengänge des Kranken nur auf diesem Wege erfahren. Voraussetzung dabei ist entweder der gute Wille des Kranken, sich mitzuteilen, oder eine solche Form der Krankheit, z. B. die Manie, bei welcher schon an sich ein Drang zur Mitteilung besteht. Trifft diese Voraussetzung nicht zu, so kommt es vor, daß die Kranken wochen- und monate-, ja jahrelang absichtlich vollständig schweigen oder nur bei ganz außergewöhnlichen Anlässen sprechen. Zu den bewährtesten Mitteln, derartige Kranke zum Sprechen zu bringen, gehört die klinische Vorstellung, wobei man allerdings auf allerlei

Überraschungen und unter Umständen selbst auf eine dramatische Wendung der Unterhaltung gefaßt sein muß. Dieses absichtliche Schweigen hat natürlich mit dem Mutacismus, der Unfähigkeit zu sprechen, nichts gemein. Meist handelt es sich dabei um jene ablehnenden, mißtrauischen und verbitterten Kranken mit Verfolgungs- und Größenwahn, von welchen bei den paranoischen Zuständen schon die Rede gewesen ist. Es kommt andererseits vor, daß das Schweigen absichtlich auf jene Punkte beschränkt wird, die der Arzt wissen muß, um ein Urteil über die Geisteskrankheit zu gewinnen, d. h. daß der Kranke seine Wahnideen dissimuliert. Am häufigsten ist diese Dissimulation bei Kranken, welche sich längere Zeit in einem beruhigten Stadium befinden, nachdem sie vorher eine akutere Krankheitszeit durchgemacht haben. Sie haben nun die Besonnenheit zurückerlangt, welche nötig ist, um ihre Äußerungen zu überwachen, und sind von dem lebhaften Wunsche beseelt, der Freiheitsbeschränkung durch Aufenthalt in der Irrenanstalt ledig zu werden. Deshalb bemühen sie sich mit mehr oder weniger Erfolg, ihre Wahnideen in Abrede zu stellen, sobald sie durch irgendwelche günstige Umstände, z. B. ihre Anwesenheit bei Untersuchung ähnlicher Krankheitsfälle, in Erfahrung gebracht haben, welche Ideen etwa der Arzt für krankhaft halten könnte. Doch gelingt es in solchen Fällen immer, durch passend gestellte Fragen die Wahrheit zu ermitteln, und zwar besteht die Methode für diesen Zweck darin, daß man das Urteil des Kranken über die früher an ihm beobachteten Krankheitserscheinungen provoziert und so ermittelt, daß eine eigentliche Krankheitseinsicht, das Hauptkriterium der Gesundheit, noch fehlt. Falls der Kranke hartnäckig darauf verharrt, über die Punkte, auf welche es gerade ankommt, schweigen zu wollen, so wird man ihn nicht als gesund betrachten können. Manchmal zeigt es sich, daß der Kranke die gewünschte Auskunft nicht geben kann, weil ein Erinnerungsdefekt für einen Teil der Krankheit besteht, dann ist natürlich auch nicht zu verlangen, daß sich der Kranke zu ihnen bekennt. Im allgemeinen ist immer festzuhalten, daß die Kranken nicht geneigt sind, ihre Wahnideen zu verleugnen und sich, selbst wo es ihnen zweckmäßig scheint, nur unwillig dazu bequemen, daß sie ferner gerade deshalb die Grenze, wo die Zweckmäßigkeit beginnt, leicht zugunsten der Wahnideen verschieben. Gegenüber diesen häufigen Fällen kommt es auch vor, wenn auch ziemlich selten, daß ein Kranker im Anfangsstadium einer chronischen aszendierenden Psychose seine Wahnideen dissimuliert, in einer Zeit, wo der Kranke selber noch im unklaren ist, wie weit die sich ihm aufdrängenden Vorstellungen und vermeintlichen Beobachtungen der Wirklichkeit entsprechen. Diese oder jene befremdliche Äußerung, die dem Kranken nun vorgehalten wird, erklärt er für Scherz oder für Mißverständnis oder sucht ihr ein harmloseres Gepräge zu geben, und schließlich wird er auch wohl unwillig und bestreitet dem Fragesteller das Recht, sich in seine Angelegenheiten zu mischen. In solchen Fällen ist eine zuverlässige Auskunft der Angehörigen oder sonst dem Kranken näher stehender Personen über die Äußerungen und die Handlungen, welche den Verdacht auf Geisteskrankheit veranlaßt haben, unerläßlich, um den entscheidenden Entschluß zu begründen, daß der Kranke wider seinen Willen der Anstaltsbeobachtung unterworfen wird. Es schwebt mir ein derartiger Fall vor, wo es meinem Zuspruch sogar gelungen war, den Kranken zum freiwilligen Eintritt in die Anstalt zu bewegen, wo aber das Vertrauen des Kranken schon am nächsten Tage, als ich ihm die Entlassung verweigern mußte, verloren ging, und er von nun ab jede weitere Auskunft verweigerte, nur auf seine Entlassung bestand und diese schließlich durch Nahrungsenthaltung zu erzwingen suchte. Unter den obwaltenden Umständen war es mir äußerst peinlich, Zwang anzuwenden, doch wurde es unvermeidlich, und es wurde deshalb unter lebhaftem Sträuben des Patienten einige Male die künstliche Fütterung durchgesetzt, worauf sich der Kranke entschloß, seinen Widerstand aufzugeben. Nach Verlauf mehrerer Wochen entschlossen sich sodann die Angehörigen, sehr gegen meinen Rat, den Kranken aus der Anstaltsbehandlung zu nehmen, und scheinbar haben sie recht behalten, denn der Kranke hat den vorher geäußerten Wahnvorstellungen keine weitere Folge gegeben und seine frühere Tätigkeit in einem Geschäfte wieder aufgenommen. Wenn es auch scheint, daß durch einen derartigen Verlauf der Angelegenheit der Arzt in Unrecht versetzt wird, so ist mir doch gerade dieser Fall der unwiderleglichste Beweis dafür, daß man in allen ähnlichen Fällen dem Kranken keine größere Wohltat erweisen kann, als wenn man ihn zwangsweise in die Irrenanstalt überführt. Wenn nämlich in solchen Fällen relativ eine Heilung möglich ist, wie es in der Tat scheint, so wird sie am ersten dadurch herbeigeführt, daß die krankhaften Ideen durch Gegenvorstellungen bekämpft werden, und es gibt keine kraftvollere Gegenvorstellung gegen noch nicht vollständig fixierte Wahnideen als die Einsicht, daß sie die Detention und den Zwang in der Irrenanstalt zur unvermeidlichen Folge haben. Der Kranke hatte also die unbestreitbare Besserung, vielleicht die Heilung,[1])

---

[1]) Diese vor etwa zehn Jahren geschriebenen Zeilen muß ich jetzt dadurch richtig stellen, daß der Kranke nach Jahresfrist mutacistisch wieder aufgenommen und später unheilbar geworden ist.

wenn eine solche inzwischen eingetreten ist, hauptsächlich der Überführung in die Irrenanstalt zu verdanken.

Nach solchen Erfahrungen muß die Frage aufgeworfen werden: Inwiefern darf überhaupt das, was der Kranke spricht, den Wert eines objektiven Symptoms beanspruchen? Sind nicht vielmehr die Äußerungen der Kranken ganz von ihrem Willen abhängig? Könnte nicht auch unter Umständen ein Gesunder die Sprache von Geisteskranken nachahmen, oder, von diesem Falle abgesehen, ein Kranker mit Absicht ganz andere Dinge reden, als er eigentlich denkt? Unser Standpunkt in dieser Hinsicht ist kurz der folgende: Die Sprache mag durch den Willen noch so sehr beeinflußt sein, so bleibt sie doch immer eine Funktion des Bewußtseins, d. h. derjenigen Gehirntätigkeit, welche wir zu untersuchen haben. Diese Funktion mag nicht immer eine ganz einfache sein, so daß z. B. nicht ohne weiteres in jedem Falle die Bereitwilligkeit des Kranken vorausgesetzt werden kann, auf die an ihn gerichteten Fragen sachgemäß zu antworten. Doch wird es bei angemessenem Verhalten des Arztes, und sobald das Vertrauen des Kranken gewonnen ist, nur selten begegnen, daß ein Geisteskranker absichtlich, um den Arzt irrezuführen, anders redet, als ihm ums Herz ist. Wo der Kranke unter heftigeren Affekten steht, ist auch schon von vornherein die Selbstbeherrschung ausgeschlossen, welche zu diesem Vorgehen nötig wäre. Gewöhnlich wird das übrige Verhalten des Kranken ein sicheres Urteil darüber ermöglichen, ob er dem Arzte bereitwillig entgegen kommt oder nicht. In manchen Fällen kann dennoch die bestimmte Entscheidung darüber, daß und inwieweit ein Geisteskranker simuliere, nur sehr schwer abgegeben werden. Zwei Gesichtspunkte sollten dann bei der Beurteilung nicht außer acht gelassen werden. Erstens gibt es Geisteskranke, welche den sich massenhaft aufdrängenden unsinnigen Gedanken mit halber Kritik gegenüberstehen, so daß sie z. B. selbst über den Unsinn lachen, welchen sie im gegebenen Momente produzieren. Diese Kranken gehören meist in die Gruppe der auch anderweitig charakterisierten Motilitätspsychosen, der Inhalt ihrer Wahnideen ist oft ein religiöser und zeichnet sich gleichzeitig durch phantastische Färbung und Monotonie aus. Die Monotonie steigert sich oft zur Verbigeration. Das übrige Verhalten dieser Kranken stellt es über jeden Zweifel, daß es ihnen mit den Wahnideen ernst ist, selbst wenn es gelingt, von ihnen selbst das Geständnis zu erhalten, daß sie soeben Unsinn geredet hätten. Freilich pflegen sie dann dazuzusetzen, es käme ihnen so ein, sie wüßten es sich selbst nicht zu erklären. Die Erscheinung hat eine gewisse Ähnlichkeit mit dem Zwangssprechen, welches wir bei derselben Kategorie von Kranken angetroffen haben. Schwieriger ist der zweite Fall, wo meist auch die äußeren Umstände den Verdacht der Simulation nahe legen. Es handelt sich meist um Gefangene, welche den Verdacht, sei es wirklicher Geisteskrankheit, sei es der Simulation, erregt haben und deshalb zur Beobachtung in die Irrenanstalt geschickt werden. Die Erfahrung lehrt nun, daß die meisten dieser Individuen wirklich geisteskrank sind, selbst wenn sie nachweislich auch simulieren. Die reine Simulation ohne bestehende Geisteskrankheit oder Schwachsinn ist an sich selten, so daß auch der erfahrenste Irrenarzt nur vereinzelte Fälle davon kennen lernt. Möge man bedenken, daß ein Geisteskranker meist die Unannehmlichkeiten der Gefängnishaft genau ebenso peinlich empfindet wie ein Geistesgesunder, und daß er deshalb den Vorteil ergreift, den ihm das Gefühl der über ihn kommenden Krankheit an die Hand zu geben scheint. Mindestens hat die Aussicht, in die Irrenanstalt überführt zu werden, für ihn nichts Schreckliches und deshalb nicht den Wert eines Motivs zur Selbstbeherrschung. Liegt es so, so genügen meist wenige Tage einer nachsichtigen, Vertrauen einflößenden Behandlung in der Irrenanstalt, um das Krankheitsbild reiner hervortreten und die willkürlichen Übertreibungen verschwinden zu lassen. Freilich bleibt oft auch dann noch ein befremdliches Krankheitsbild zurück, z. B. eine der Krankheitsform an sich nicht zugehörige Neigung zu roher Gewalttätigkeit, zu allerlei schamlosen Handlungen, Kotessen u. dgl. m. Aber solche Modifikationen werden uns dadurch verständlich, daß es sich in diesen Fällen um sittlich verkommene und verwahrloste Menschen handelt, meist schon aus Familien stammend, in denen sie sich zu Verbrechern entwickeln mußten. In anderen Fällen stellt sich bald heraus, daß zwar die Geisteskrankheit simuliert ist, aber ein, sei es angeborener, sei es erworbener Schwachsinn, dem Versuch der Simulation zugrunde liegt, oft mit epileptischen Anfällen kompliziert. Nichts ist aussichtsloser, als Simulanten der letzteren Art durch Zwangsmaßregeln, wie Hungern u. dgl. m., bekehren zu wollen. Wenn man von diesen beiden Möglichkeiten absieht, so ist die Zahl der zurückbleibenden wirklichen Simulanten, wie schon oben gesagt, nur sehr gering.

Meine Herren! Im Laufe dieser Vorlesungen habe ich ungezählte Male betont, daß hinsichtlich der Behandlung der Geisteskranken Ihre Hauptaufgabe darin besteht, rechtzeitig die, wenn erforderlich, zwangsweise Überführung der Kranken in eine Irrenanstalt zu veranlassen. Es gibt nun erfahrene Irrenärzte, welche den Standpunkt vertreten, daß durch zweckmäßige Einrichtung eines Privathauses dasselbe erreicht werden kann, wie durch die Anstaltsbehandlung. Daß das nicht in allen Punkten zutrifft, werden wir sogleich bei Besprechung der Zwecke der Anstaltsbehandlung erkennen müssen.

Die Anstaltsbehandlung hat folgende Aufgaben zu lösen: 1. die Überwachung der Kranken. Dazu gehört die von der Anstaltsbehandlung nicht zu trennende Beschränkung der persönlichen Freiheit. Nur eine Irrenanstalt mit ihrem eigens zu diesem Zwecke organisierten inneren Dienst, ihrer Abgeschlossenheit und den mancherlei Vorkehrungen, welche das Entweichen der Kranken erschweren, kann zugleich den Kranken das individuell zuträgliche Maß persönlicher Freiheit gewähren. Wo Mauern und Umzäunungen fehlen, wie bei den sogenannten freien Anstalten, ist doch durch ein wachsames Personal dafür gesorgt, daß die Kranken das Terrain der Anstalt nicht überschreiten dürfen. Entweichungen aus der Anstalt sind freilich nie vollständig zu vermeiden, wenigstens werden Zuchthaussträflinge und ähnliche mit raffinierter Schlauheit nur auf die Entweichung bedachte Elemente immer Mittel und Wege finden, die Freiheit zu gewinnen, steht ihnen doch das Haupthindernis hier nicht entgegen, welches sie sonst zu finden pflegen, der Posten mit dem geladenen Gewehr. Das Irrenhaus soll aber auch hinsichtlich der Vorsichtsmaßregeln, die gegen das Entweichen getroffen sind, keineswegs an das Gefängnis oder Zuchthaus erinnern. Die Verhütung der Flucht ist gewiß nicht der Hauptzweck oder nur einer der wesentlichsten Zwecke der Anstalt, im allgemeinen wird man sogar behaupten können, daß das Entweichen eines Geisteskranken ein harmloses Ereignis ist. Trotzdem wird eine gut eingerichtete Anstalt die Entweichung so erschweren, daß man wenigstens bei denjenigen Kranken, bei welchen es darauf ankommt, nach dieser Richtung vollständig beruhigt sein kann. Solche Kranke sind einmal die Selbstmordsüchtigen, dann aber die nicht so seltenen Fälle von Wahnideen, welche in der Feindseligkeit gegen bestimmte Personen gipfeln. Auch gegen jede Art der Selbstbeschädigung bietet eine gute Anstalt die beste Garantie.

2. Die unausgesetzte ärztliche Beobachtung. Bei keiner anderen Art von Kranken ist es so wichtig, daß etwa eintretende Veränderungen des Zustandes sofort vom Arzte bemerkt und die etwa nötig werdenden Maßnahmen getroffen werden. Wo der Kranke sonst alle Orientieruug verloren hat, bewahrt er doch oft noch dem Arzte sein Vertrauen, weil dieser ihm vermöge seiner Vorbildung das meiste Verständnis entgegenbringt. Der Zuspruch des sachverständigen Arztes ist in diesen Fällen durch keinen anderen

zu ersetzen, am wenigsten durch den wohlmeinender Angehörigen, welche durch die Veränderungen der Gefühle und Anschauungen der Kranken oft am allerersten betroffen werden. In guten Anstalten sind die Ärzte einen großen Teil des Tages mit den Kranken zusammen, in jeder Anstalt ist ein Arzt sofort erreichbar, wenn es die Not erfordert, und diese Bedingung tritt verhältnismäßig oft ein, sei es infolge der besonderen Schwere des Krankheitsbildes, sei es infolge von Zwischenfällen, welche durch unberechenbare Handlungen der Geisteskranken bedingt werden. Schon die Ernährung macht bei vielen Geisteskranken die beständige Einwirkung des Arztes notwendig.

3. Die Pflege des sozialen Instinktes. Durch die Veränderungen ihres Bewußtseinsinhaltes und die damit gesetzte Desorientierung verschiedenen Grades und Umfanges werden viele Kranke der Kommunikationsmittel mit der Außenwelt und speziell mit den Personen ihrer Umgebung fast vollständig beraubt, sie sind dann entweder andauernd widerstrebend oder vollständig passiv und jedenfalls in einer hilflosen, auf die Intervention anderer Menschen angewiesenen Lage. Hier kommt den ärztlichen Bemühungen häufig das tiefeingewurzelte Herdengefühl zu Hilfe, das die Kranken oft noch bewahren, wo andere Verständigungsmittel vergeblich angewandt werden. Das Beispiel, das die anderen Kranken geben, welche sich in demselben Raume aufhalten, welche ebenfalls aufstehen, sich waschen, kämmen und ankleiden, selbst essen oder sich füttern lassen u. dgl. m., verfehlt in seiner regelmäßigen eintönigen Wiederkehr oft auch in solchen Fällen nicht seine Wirkung. Die Teilnahme an Spaziergängen, an gemeinschaftlichen Spielen, Andachten, Singübungen u. dgl. m. üben in ähnlicher Weise eine erziehliche Wirkung.

4. Die Möglichkeit einer vollkommenen Isolierung. In manchen Zuständen ist es wünschenswert, die Kranken auf Stunden, Tage oder Wochen vollkommen isolieren zu können, ohne daß der Raum oder die Kleidung der Kranken ihnen irgendwelche Mittel zur Selbstbeschädigung bieten. Dazu bedarf es besonders eingerichteter Räume ohne alles oder nur mit befestigtem Möblement, mit festen glatten Wänden und ebensolchem Fußboden, mit festen, am besten undurchsichtigen Fensterscheiben. Ebenso kann das Lager und der Anzug des Kranken aus festem, unzerreißbarem Material hergestellt werden. Derartig hergerichtete Räume, bei uns Beruhigungszimmer genannt, bietet die Irrenanstalt, und wenn sie nur selten und auf ganz bestimmte Indikationen hin belegt werden, gehören sie zu den nützlichsten und heilsamsten Einrichtungen der Anstalt. Die speziellen Indikationen dafür hier anzuführen, würde

über den Rahmen dieser Vorlesung hinausgehen. In guten Anstalten wird übrigens, und das soll hier besonders hervorgehoben werden, die Isolierung von Kranken immer nur auf spezielle Anordnung des Arztes unter Überwachung desselben vorgenommen.

5. Die zweckmäßige Anwendug etwa nötig werdender Zwangsmittel. Die Anwendung von Zwangsmitteln ist dann erforderlich, wenn die Kranken sich selbst zu beschädigen drohen oder dies bereits getan haben, Verbände nicht liegen lassen wollen u. dgl. m. Das schonendste Verfahren ist unter diesen Umständen die Anlegung einer Zwangsjacke mit langen Ärmeln, welche vorn geschlossen sind und sich in einer Art von Gurten verlieren. Im Notfall ist außerdem noch die Befestigung der Arme an den Bettseiten oder die Anlegung eines sogenannten Zwangsriemens quer über den Rumpf des Kranken erforderlich, sodaß der Kranke verhindert wird, seine Lage im Bett allzuerheblich zu verändern. Nur eine Irrenanstalt bietet für diesen Zweck die geeigneten Utensilien — oder sollte sie wenigstens immer bieten. Nur eine Irrenanstalt ferner ermöglicht bei solchen Zwangsmaßregeln deren kontinuierliche Überwachung durch die Ärzte.

Meine Herren! Wir sind am Schluß unserer Betrachtungen angelangt, und es könnte sein, daß die große Reihe neuer Tatsachen, die Sie hier kennen gelernt haben, und die so deutlich ausgeprägte Verschiedenheit der Krankheitsfälle, die ich Ihnen vorgeführt habe, Sie zu dem Glauben verleiteten, Sie hätten die vorkommenden Geisteskrankheiten nun gründlich kennen gelernt. Dieser Meinung muß ich leider entgegentreten und Ihnen klar zu machen suchen, daß wir über die ersten Grundbegriffe der Psychiatrie in diesen Zusammenkünften nicht hinausgekommen sind. Sie werden selbst reichlich Gelegenheit finden, sich davon zu überzeugen, wenn Sie der verwirrenden Mannigfaltigkeit der Fälle in der Praxis gegenüberstehen. Nur das Verdienst kann ich in Anspruch nehmen, Ihnen aus dem reichen Material meiner Klinik gewisse einfachste Fälle herausgesucht und Sie dadurch allmählich vorbereitet zu haben, auch an die komplizierteren Fälle mit einem gewissen Verständnis heranzutreten. Ich brauche nicht zu betonen, daß diese Schwierigkeit hauptsächlich für die akuten Fälle Geltung hat. Nach meiner naturgemäß sehr subjektiven Schätzung mögen diejenigen akuten Psychosen, die ich hier berücksichtigen konnte, nur etwa die Hälfte aller Fälle ausmachen. Eine schon etwas deutlichere Vorstellung von der Reichhaltigkeit des klinischen Materials, das es zu bewältigen gilt, werden Sie aus den drei Heften von insgesamt über hundert Krankenvorstellungen gewinnen können,[1])

[1]) Krankenvorstellungen aus der psychiatrischen Klinik in Breslau, 1.—3. Heft. Breslau 1899—1900. Schlettersche Buchhandlung.

welche ich aus meiner Klinik herausgegeben habe. Aber auch für die Auswahl dieser Fälle war überwiegend der Lehrzweck bestimmend, so daß unter ihnen die einfacheren Fälle ebenfalls überwiegen. Den deutlichsten Begriff von der Reichhaltigkeit unseres klinischen Materials werden Sie vielleicht dann bekommen, wenn ich Ihnen mitteile, daß mir immer noch, und zwar gar nicht so selten, Fälle begegnen, die in Symptomatologie und Verlauf von allen früher gesehenen so merklich verschieden sind, daß ich sie als neu und noch nicht dagewesen rubrizieren muß. Und so geht es jedem älteren Irrenarzt, wie ich durch mehrfache Anfragen in Erfahrung gebracht habe. Daher auch die große Schwierigkeit, ein größeres Krankenmaterial zu übersehen und im Gedächtnis zu behalten, die noch größere Schwierigkeit, auch nur die Grundtatsachen, die dem Material entnommen werden können, zu fixieren, und endlich die allerschwerste Aufgabe, die häufigsten oder wichtigsten Krankheitstypen für den Versuch einer objektiven und naturgetreuen Darstellung auszuwählen.

Mit dieser Schwierigkeit meiner Aufgabe hängen gewisse Fehler zusammen, die meiner Darstellung notwendig anhaften, auf die ich aber nicht unterlassen will, noch besonders aufmerksam zu machen. Meine Darstellung beruht auf etwa 5000 sorgfältig geführten Krankengeschichten, die im Laufe von 15 Jahren unter meiner Leitung und Überwachung angefertigt worden sind. Das unausgesetzte Studium dieser Krankengeschichten, ihre Kontrolle durch fortlaufende Beobachtung, die Vergleichung der ähnlichen Fälle untereinander, dazu das besondere Studium einzelner Symptome an den Kranken erforderte einen solchen Zeitaufwand, daß es mir unmöglich war, auch die in der Literatur enthaltenen Beobachtungen anderer Autoren in dem Maße, wie es notwendig gewesen wäre, für meine Zwecke zu verwerten. Die eigenen Fälle boten für mich den Vorzug, daß sie für meine Absichten vollständiger untersucht waren, zumal es mir durch Photographien, welche einen integrierenden Bestandteil unserer Krankengeschichten bilden, meist gelang, die ganze Persönlichkeit ins Gedächtnis zurückzurufen. Sie werden daher manches nicht erwähnt finden, was von urteilsfähigen Fachgenossen als bedeutende Leistung geschätzt wird und überhaupt alles, was für meine nächsten Zwecke entbehrlich war. In dem naiven Standpunkt Griesingers, der sich in seinem Lehrbuch fast ausschließlich auf fremdes, nicht selbst beobachtetes Material stützte, werden Sie den wohl noch tadelnswerteren Fehler in entgegengesetzter Richtung finden. Auf Vollständigkeit darf ich also in keiner Weise Anspruch erheben. So habe ich auch absichtlich die praktisch wichtigen Fragen der gerichtlichen Psychiatrie gar nicht berührt, eine Unterlassung, die nicht auf Mangel an eigener Erfahrung beruht. Wenn Sie eine weitere Anleitung in diesem Gebiete bedürfen, so verweise ich auf den vortrefflichen Leitfaden der gerichtlichen Psychiatrie von A. Cramer.[1]) Auch für das schwierige Gebiet des Blödsinns und Schwachsinns finden Sie in dem schon erwähnten Buche von Emminghaus, für das nicht jedem schmackhafte Gebiet der Sexualpathologie in dem Buche von v. Krafft-Ebing[2]) hinreichende Belehrung.

Trotz dieser Mängel glaube ich, Sie im allgemeinen den richtigen Weg gewiesen und ein gewisses Verständnis der Psychosen überhaupt eröffnet zu haben. Auch ein sicherer Boden, auf dem weiter gearbeitet werden kann, ist, glaube ich, gewonnen. Über die Ziele, die uns dabei vorschweben, kann kein Zweifel bestehen. Neben dem breiteren Ausbau der klinischen Krankheitslehre bildet die pathologisch-anatomische Begründung der Psychosen unsere nächste Aufgabe. Noch vor 20 Jahren mußte man gewärtig sein, von den klinischen Vertretern unseres Faches verlacht zu werden, wenn man dieses Ziel überhaupt nur als in der Zukunft erreichbar hinstellte, ein ausschließlich kritischer und unfruchtbar skeptischer Standpunkt konnte sich ungestraft breit machen. Wie sehr wir trotzdem dem anzustrebenden Ziele näher gerückt sind, will ich versuchen in einigen wenigen Schlußbemerkungen darzutun.

Ich stelle den Satz voran, daß für die große Mehrzahl der akuten und chronischen Psychosen ein anatomischer Befund noch aussteht. Die angeblichen Befunde, welche in den meisten Lehrbüchern aufgezählt werden, wie Trübungen und Verdickungen der Pia mater, vermehrter oder verringerter Blutreichtum des Gehirns, ödematöse Durchtränkung des Gehirns, Vermehrung der Ventrikelflüssigkeit u. dgl. m., sind in keiner Weise verwertbar, da sie zu den gewöhnlichsten Befunden bei den verschiedensten körperlichen Krankheiten gehören, durch die Art der Agone, Lagerung der Leiche und andere zufällige Einflüsse, besonders häufig aber auch durch komplizierende körperliche Krankheiten bedingt sein können. Es hieße nur den Tatbestand verschleiern, wenn man derartigen Befunden für die überstandenen Geisteskrankheiten irgendeinen Wert beilegen wollte. Für die meisten Psychosen steht es also hinsichtlich ihrer pathologisch-anatomischen Begründung genau so, wie für die Fälle von degenerativer Polyneuritis vor etwa 30 Jahren. Der Umschwung in der Erkenntnis dieser Fälle ist bekanntlich durch den Nachweis mikroskopischer Veränderungen der periphersten

---

[1]) Zweite Auflage Jena 1900.

[2]) Psychopathia sexualis, 9. Aufl. 1895.

Nervenabschnitte, und zwar in auffällig systematischer Bevorzugung der motorischen Nerven erfolgt. Es dürfte Ihnen bekannt sein, daß man jetzt zu der Auffassung hinneigt, die Degeneration dieser distalsten Enden der motorischen Nerven sei stets die Folge einer Erkrankung derjenigen Nervenzellen, welche mit den motorischen Nerven vermittelst ihres Achsenzylinderfortsatzes und der vorderen Wurzelfasern zusammenhängen; sind wir doch längst gewöhnt, die Ganglienzellen der Vorderhörner für die Ernährungszentren der vorderen Wurzelfasern zu halten. Die Erkrankung der Ganglienzelle selbst kann dabei unseren jetzigen Untersuchungsmethoden noch verborgen bleiben und unzugänglich sein. Es muß nun jedem Unbefangenen auffallen, daß diejenige Gruppe von Psychosen, für welche ein konstanter anatomischer Befund vorliegt, nämlich die progressive Paralyse, ebenfalls zunächst den gleichen Befund einer Faserdegeneration anscheinend ohne Ganglienzellen ergeben hat. Ich verweise in dieser Beziehung auf meine frühere Darstellung. Dieser Faserschwund nun erwies sich, wie Lissauer dargetan hat, als ein systematischer, der sekundären Degeneration entsprechender, und Lissauer gelang es auch in gewissen Fällen, die Quelle dieser sekundären Degeneration in dem Untergange ganzer Zellschichten nachzuweisen. Was ihm mit der mühevollen Methode der Verfolgung der Körnchenzellen gelungen ist, sehen wir jetzt mittels der vollkommneren Marchischen Methode in der Arbeit Starlingers[1]) glänzend bestätigt. Ein Blick auf die dieser Arbeit beigegebene Tafel genügt, um den systematischen Charakter aller dieser Degenerationen hervortreten zu lassen. Es ist ebenso der vollkommneren Methode Nissls[2]) zu verdanken, daß jetzt auch die Erkrankung der Ganglienzellen in jedem Fall von Paralyse sicher gestellt ist. Wie Sie wissen, haben die paralytischen Psychosen gewöhnlich von Anfang an einen gewissen Grad von Blödsinn beigemischt. Es dürfte wohl kein Zufall sein, daß gerade bei dieser Gruppe von Psychosen, die mit einem solchen groben Ausfallssymptom ausgestattet ist, auch zuerst der Nachweis einer konstanten anatomischen Veränderung, eben der geschilderten Faserdegeneration der Rinde, gelungen ist. Nun hat sich andererseits herausgestellt, daß auch zu anderen ätiologischen Gruppen gehörende Psychosen, wie die senilen, die alkoholistischen und epileptischen, die gleiche Veränderung der Hirnrinde in Gestalt des Faserschwundes zeigen, sobald sie wie die paralytischen zu dem Ausfallssymptom des Blödsinns geführt haben.[3]) Der verbreitete Faserschwund in der Hirnrinde ist also nicht etwa

---

[1]) L. c.

[2]) Vgl. S. 478.

[3]) Vgl. S. 482.

eine Eigentümlichkeit des paralytischen Prozesses, wie auch die bei der Paralyse nachgewiesene Zellenerkrankung nach Nissls maßgebender Darstellung keine für die Paralyse spezifische Form der Zellenerkrankung darstellt. Man wird also darauf gefaßt sein müssen, daß demnächst auch infolge der alkoholistischen, senilen und epileptischen Ätiolgie analoge Erkrankungen der Ganglienzellen in der Gehirnrinde aufgefunden werden. Wo es nicht zu dem Ausfallssymptom kommt, wie bei allen heilbaren akuten Psychosen alkoholistischer, seniler und epileptischer Begründung, werden wir eine Zellenerkrankung ohne Faserdegeneration, d. h. einen heilbaren Vorgang in der Ganglienzelle voraussetzen dürfen. Dies ist die eine Gedankenreihe, welche für eine große Zahl akuter Psychosen eine anatomische Begründung in nicht zu ferner Zeit erwarten läßt.

Andere Tatsachen, die zu dem gleichen Ergebnis führen, liegen auf dem rein klinischen Gebiete. Schon die eine Tatsache, daß wir eine besondere Form der Psychose, begleitet von polyneuritischen Veränderungen des peripherischen Nervensystems, kennen gelernt haben, läßt sich für eine innere Verwandtschaft der polyneuritischen Erkrankung mit derjenigen, welche sich im Gehirn abspielt und die Psychose produziert, verwerten. In ihrer Symptomatologie ist diese polyneuritische Psychose mit der spezifisch senilen Psychose, der Presbyophrenie, identisch. Wir können deshalb auch für die letztere die gleiche Veränderung im Gehirn erwarten, besonders wenn wir in Betracht ziehen, daß das Ausfallssymptom eines schweren Gedächtnisdefektes beiden Krankheiten gemeinsam ist. Daß die Presbyophrenie nicht von polyneuritischen Lähmungen begleitet ist, darf uns in dieser Vermutung um so weniger beirren, also auch sonst gar nicht so selten polyneuritische Psychosen diagnostiziert werden müssen — auf Grund des klinischen Bildes —, ohne daß polyneuritische Veränderungen am peripherischen Nervensystem gefunden werden. Ein höchst bemerkenswerter Fall der Art hat sich später als unzweifelhaft paralytisch herausgestellt. Das klinische Bild der polyneuritischen Psychose muß also trotz der voraussichtlich zu findenden polyneuritischen Veränderung, d. h. degenerativen Neuritis oder mit anderen Worten Faserschwund in der Gehirnrinde, als selbständige Erkrankung des Gehirns, die auch ohne Erkrankung des peripherischen Nervensystems vorkommt, aufgefaßt werden. Umgekehrt besteht eine gewisse Wahrscheinlichkeit dafür, daß auch andere klinische Krankheitsbilder auf dem Boden der gleichen polyneuritischen Pathogenese erwachsen können. Ich erinnere an meine Erwähnung eines Falles von agitierter Verwirrtheit nach Bleiintoxikation, eines Falles von ungewöhnlich reiner akinetischer Motilitätspsychose in den letzten Wochen vor dem Ausgang einer langjährigen Lungentuberkulose, ferner an die verschiedenen Formen von alkoholistischer Psychose und das häufige Vorkommen von Tuberkulose in der Aszendenz der Geisteskranken. Ziehen wir dazu noch in Betracht, daß auch der paralytische Prozeß in der Hirnrinde das Gepräge der degenerativen Neuritis trägt, zum mindesten seinem gewöhnlichen Ausgang in Faserschwund nach, so drängt sich uns die Folgerung auf, daß für einen großen Teil der akuten Psychosen dasselbe zutreffen möge, wie für die degenerative Neuritis des peripherischen Nervensystems, daß sie nämlich der Giftwirkung des Alkohols, der Syphilis und der Tuberkulose auf die Ganglienzellen zuzuschreiben sind.

Meine Herren! Ich habe Sie wiederholt darauf hingewiesen, daß die paralytischen Psychosen ihrer Symptomatologie nach nicht nur untereinander äußerst verschieden sind, sondern auch häufig genau die gleichen Krankheiten darstellen, wie die Psychosen anderer Ätiologie. Selbst die Begleiterscheinung des zeitig nachweisbaren Blödsinns kann diesen Fällen fehlen, wie ich besonders für die paralytische Manie ausgeführt habe. Da wir an der allgemeinen Begründung der Paralyse durch einen greifbaren pathologischen Prozeß nicht zweifeln können, so werden wir also auch den verschiedenartigsten paralytischen Psychosen einen für sie charakteristischen anatomischen Befund zuschreiben müssen. Es wäre höchst merkwürdig, wenn die gleichen Geisteskrankheiten von anderer Ätiologie nicht ebenfalls eine anatomische Veränderung der gleichen Lokalitäten, wenn auch vielleicht anderer Art, weil Folge einer anderen Giftwirkung, ergeben sollten.

Meine Herren! Daß die Geisteskrankheiten im Vergleich zu anderen inneren Krankheiten als besonders schwer und das Leben bedrohend aufzufassen sind, habe ich wiederholt hervorgehoben. Nicht selten sind sie von Fieber begleitet, ohne daß eine Komplikation zur Erklärung dafür gefunden wird. Andere Male bewirken sie ohne erkennbaren Grund eine rapide Abnahme des Körpergewichts und führen zum Tode, ohne daß in anderen lebenswichtigen Organen eine Erkrankung nachgewiesen werden kann. Sollte nicht in solchen Fällen das Gehirn, der Ausgangspunkt der beobachteten klinischen Symptome, auch der Ort der Krankheit und dieser mindestens mikroskopisch nachweisbar sein? Diese Erwartung hat sich in der Tat in einer Reihe von akuten zum Tode führenden Psychosen, in denen das Gehirn untersucht worden ist, wirklich bestätigt. Ich erwähne namentlich Fälle von Cramer nach Insolation, Fälle von sogenanntem akuten Delirium, ebenfalls von Cramer,[1]) und endlich eine neueste Arbeit von Alzheimer.[2]) In allen diesen Fällen ließ sich entweder durch die Weigertsche Methode der Markfärbung oder vermittelst der Nisslschen Methode der Methylenblaufärbung der Ganglienzellen eine verbreitete Erkrankung, sei es der Fasern, sei es der Ganglienzellen der Hirnrinde, nachweisen, so daß die Verallgemeinerung dieses Befundes für die meisten Fälle besonders schwer verlaufender Psychosen gar nicht zu umgehen ist. Die Art dieser Zellenerkrankung festzustellen, ist im wesentlichen noch eine Aufgabe der Zukunft. Vorläufig genügt es unserem klinischen Bedürfnis, daß ebenso relativ gutartige und heilbare, als schwere und zur Destruktion tendierende Erkrankungsformen unterschieden werden können. Die paralytische Zellerkrankung gehört zu den letzteren. Im übrigen scheint mir ein besonders wichtiges Ergebnis der Arbeit Alzheimers darin zu bestehen, daß bei gewissen Erkrankungen der Ganglienzellen sehr bald auch die Glia in Mitleidenschaft gezogen wird, in anderen dies nicht der Fall ist. Die letzteren scheinen die relativ gutartigen, leichteren Erkrankungsformen der Ganglienzellen darzustellen. Dem entspricht es auch, daß wir gerade bei der Paralyse die Gliawucherungen fast ausnahmslos anzutreffen pflegen. Doch mögen auch andere nicht paralytische Psychosen von schwerem Verlauf, wie beispielsweise akute Motilitätspsychosen mit raschem Ausgang in Blödsinn, den schweren, mit einer Reizwirkung auf die Glia verbundenen Erkrankungsformen der Ganglienzellen angehören.

Berechtigen uns nun die noch nicht sehr zahlreichen Fälle, welche ich hier im Auge habe, zu dem Schlusse, daß alle akuten Psychosen, auch die an sich nicht schwer verlaufenden, wenn sie etwa durch eine Komplikation zur Sektion gelangen sollten, einen ähnlichen, wenn auch nicht greifbaren, so doch unter dem Mikroskop sichtbaren anatomischen Befund ergeben würden? Diese Frage kann nach meiner Ansicht nicht bejaht werden. Eine gewisse Breite von funktionellen Psychosen wird jedenfalls zugestanden werden müssen, wenn auch der zurzeit herrschenden Neigung, dieses Gebiet ins Ungemessene auszudehnen, entgegengetreten werden muß. Zu dieser Annahme rein funktioneller Psychosen werden wir unter anderem für die Fälle reiner Manie und affektiver Melan-

---

[1]) A. Cramer, Faserschwund nach Insolation. Zentralbl. f. allgem. Pathol. I, S. 185. Pathol.-anat. Befund in einem akuten Falle der Paranoiagruppe. Arch. f. Psych. 29. Bd. 1. Heft.

[2]) Alzheimer, Das Delirium acutum. Arch. f. Psych. 29. Bd. S. 1019. Beiträge zur pathologischen Grundlage einiger Psychosen. Monatsschr. f. Psych. u. Neurolog. 2. Bd. S. 82.

cholie dadurch genötigt, daß sie in der zirkulären Psychose derartig kombiniert vorkommen, daß die eine Phase innerhalb weniger Stunden in die entgegengesetzte Phase umschlagen kann. Gröbere anatomische Veränderungen dürften durch ein solches Verhalten vollständig ausgeschlossen sein. Auch für die Fälle reiner Manie, welche mit der maniakalischen Phase der zirkulären Psychose vollständig übereinstimmen, trifft dieser Schluß schon deshalb zu, weil wir Zustände gesteigerter Erregbarkeit des Nervensystems ganz allgemein ohne gröbere anatomische Veränderungen antreffen. Dagegen ist für die selbständige affektive Melancholie, welche wir auf eine allgemeine Herabsetzung der Erregbarkeit des Assoziationsorganes zurückgeführt haben, die Möglichkeit schwererer Schädigung nach den Analogien des peripherischen Nervensystems für gewisse Ausnahmefälle zuzulassen, ganz entsprechend der Erfahrung, daß die affektive Melancholie ausnahmsweise unheilbar wird und schließlich zum Blödsinn führt. Auf den Mechanismus der Funktionsstörung, welcher die entgegengesetzten Zustände der intrapsychischen Hyperfunktion und Afunktion bedingt, bin ich früher absichtlich nicht eingegangen. Doch muß ich an dieser Stelle die durchaus wahrscheinliche Hypothese Meynerts erwähnen, wonach es sich um eine Neurose in einem subkortikalen Gefäßzentrum, wahrscheinlich dem der Medulla oblongata handelt, welche zu den entgegengesetzten Zuständen einer diffusen Hyperämie und Anämie des Assoziationsorganes führt. Die dauernde Anämie würde unter Umständen zu wirklicher Schädigung der Nervenelemente führen, was uns ja durchaus verständlich erscheint. Ich erinnere hier an den Gegensatz von funktioneller Hyperämie infolge nutritiver Attraktion der Gewebselemente, welche eine feinste Lokalisation zuläßt, und der diffusen, jeder Lokalisation feindlichen Hyperämie in der geistvollen Betrachtungsweise Meynerts. Ebenso wie die Manie und Melancholie wird man diejenigen akuten und chronischen Psychosen, welche ausschließlich unter den Bedingungen gesteigerter, an sich nicht krankhafter Funktion entstehen und verharren, den funktionellen Psychosen zuzurechnen haben. Die von mir sogenannten fixen Ideen mit allen sich daran anschließenden Folgeerscheinungen gehören hierher. Nur wo im weiteren Verlauf noch von dieser Quelle unabhängige Erscheinungen auftreten, wie z. B. in den Fällen akuter progressiver Psychose, die als zirkumskripte Autopsychose beginnen, wird man auch einen anatomischen Befund erwarten dürfen.

Es erhebt sich die weitere Frage, ob ein anatomischer Befund auch in Fällen vollständig geheilter akuter Psychose vorausgesetzt werden darf? Es würde damit die Gelegenheit gegeben sein, den

Sektionsbefund an solchen Krankheitsfällen, die später nach der Heilung an einer interkurrenten Krankheit sterben, wissenschaftlich zu verwerten. Darüber wird uns natürlich nur die Erfahrung belehren. Indessen ist es a priori nicht unwahrscheinlich, daß das Bewußtseinsorgan selbst eine gewisse Einbuße an nervösen Elementen ertragen kann, ohne daß ein nachweisbarer Defekt zurückbleibt. In der Weigertschen Methode der Gliafärbung hätten wir für diesen Fall die Aussicht, noch nach überstandener Krankheit den Ort der schwersten Krankheitsvorgänge nachzuweisen. Wo es sich aber gar um Heilungen mit Defekt handelt, wie z. B. in dem Fall von schwerer Motilitätspsychose, den ich zu Beginn dieser Vorlesungen erwähnt habe, bei welchem eine partielle motorische und sensorische Aphasie zurückgeblieben ist, da dürfen wir mit ziemlicher Sicherheit ein positives Ergebnis dieser folgenreichen Untersuchungsmethode erwarten.

Sie sehen, meine Herren, so schwierig die Aufgaben sind, die unser harren, so töricht wäre es, leugnen zu wollen, daß sie nach dem jetzigen Stande unseres Wissens doch mit einer gewissen Aussicht auf Erfolg unternommen werden können. Aber freilich müssen wir stets bedenken, daß selbst ein erheblicher anatomischer Befund bedeutungslos ist, wenn er nicht mit bestimmten klinischen Daten in einen inneren Zusammenhang gebracht werden kann. Vor allen Dingen wird man den gleichen anatomischen Befund auch nur bei klinisch vollkommen übereinstimmenden Fällen erwarten dürfen. Daher die Notwendigkeit der Vorarbeiten, an denen Sie in diesen Vorlesungen teilgenommen haben.

Es wird nicht an Pessimisten fehlen, welche meine in vorstehendem ausgesprochenen Bemerkungen über die Aussichten auf eine anatomisch-pathologische Begründung der Psychosen für höchst überflüssig erklären und die dadurch genährten Hoffnungen nach Möglichkeit herabzustimmen suchen werden. Aber nicht nur, daß die geäußerten Anschauungen, da sie auf Grund einer fünfundzwanzigjährigen Erfahrung erworben sind, doch wohl unbedenklich auch ausgesprochen werden dürfen, ich hatte auch noch einen ganz besonderen Grund, etwas eindringlicher dabei zu verweilen. Sie haben nämlich auf diese Weise erfahren, daß der bisher erhobene anatomische Befund, so verschiedenartig die Fälle waren, uns immer die gleiche anatomische Veränderung enthüllt hat, nämlich degenerative Vorgänge an den Ganglienzellen und Markfasern der Hirnrinde. Für die allgemeine Pathologie der Psychosen ist dieser Umstand, den wir getrost verallgemeinern dürfen, von der allergrößten Bedeutung. Handelt es sich nämlich überall um die gleichen degenerativen Vorgänge des nervösen Parenchyms, so bleiben uns für eine wissenschaftliche Klassifikation der Psychosen nur zwei Normen übrig, die der verschiedenen Lokalisation des anatomischen Prozesses und der Verschiedenheit der Ätiologie entnommen werden müssen. Ich bin mit Absicht auf das schwierige Gebiet der Klassifikation in diesen Vorlesungen nicht näher eingegangen und muß Sie auf einen anderwärts gehaltenen Vortrag[1]) verweisen, wenn Sie sich darüber informieren wollen. Auf einen Punkt aber glaube ich zum Schluß Ihre Aufmerksamkeit lenken zu sollen, und das ist der, daß gerade diese meine letzten Bemerkungen geeignet sein dürften, die Notwendigkeit derjenigen theoretischen Erwägungen darzutun, welche uns in der ersten Hälfte unserer klinischen Studien, für Sie vielleicht oft recht schwierig zu verstehen, beschäftigt haben.

[1]) Über die Klassifikation der Psychosen. Psychiatr. Abhandl. Heft 12. 1899.

Druckfehlerverzeichnis.

Auf Seite 443 vorletzte Zeile von unten ist hinter dem Worte Paraphasie einzuschalten = so auf dem hier in Frage stehenden eine Parastasie und Parabadie =

Register.

C. Schulze & Co., G. m. b. H., Gräfenhainichen.

Printed in Dunstable, United Kingdom

91221461R00322